# 精神科臨床倫理　第4版

編

シドニー・ブロック

ステファン・A・グリーン

監訳

水野雅文

藤井千代

村上雅昭

菅原道哉

星　和　書　店

*Seiwa Shoten Publishers*

*2-5 Kamitakaido 1-Chome*
*Suginamiku Tokyo 168-0074, Japan*

# Psychiatric Ethics FOURTH EDITION

*by*
Sidney Bloch
Stephen A. Green

*Translated from English*
*by*
Masafumi Mizuno
Chiyo Fujii
Masaaki Murakami
Michiya Sugawara

English Edition Copyright © 2008 by Oxford University Press, Inc.
Psychiatric Ethics 4/e was originally published in English in 2008.
This translation is published by arrangement with Oxford University Press.
Japanese Edition Copyright © 2011 by Seiwa Shoten Publishers, Tokyo

# 「精神科臨床倫理 第4版」日本語版への序

日本の仲間たちが「精神科臨床倫理」の第4版を手にされることに、我々は大きな喜びを感じている。本書の初版以来、我々が三十年にもわたり改訂を重ねてきたことについては疑問に思われる向きもあるかもしれないが、この理由は明白である——精神医学の実践と研究の倫理的側面は新しい主題を取り込みつつその裾野を広げてきており、いまだにその扱いについて合意が見られていないのである。我々は編者として、本書の学問的レベルを常に最新のものとしておくよう努めてきた。この作業は、それ自体が実に刺激に満ちた探究であった。また同時に、精神科臨床倫理という分野はこの三十年の間に大いに発展を遂げてきたということ、そしてその発展は、あるいはほかのどの時代よりも目覚ましかったのではないかということを我々に認識させる作業でもあった。その結果、本書第3版（一九九九年）に掲載された各章を改訂し、さらに新たな章を加えることになった。第4版で新たに扱う主題は、臨床精神医学における倫理的意思決定へのナラティヴアプローチ、脳機能の研究のあり方および研究から得られた知見の応用に関する倫理的側面（脳神経倫理学）、利益相反の問題をはじめとする精神医学と製薬産業との複雑な関係性、コンサルテーション・リエゾン精神医学の倫理、臨床概念として広がりつつある心的外傷の位置付けとそれに関連して臨床家が直面する倫理的困難の五つである。我々は、本書を単なる参考図書ではなく一人ひとりが日々の業務で使用できるものにしたいという願いから、新たな分野が加わったことも考慮して、第3版に掲載されていた章のうち、改訂を必要としなかった三つの章については出版社のウェブサイトに移すこととした（www.oup.com/uk/isbn/9780199234318）。

このような成長分野であるにもかかわらず、精神医学を学ぶ医師に対する精神科臨床倫理の教育は立ち遅れたままである。関連文献のレビューや多くの国の仲間たちとの議論から見えてくるのは、期待外れの実情である。

我々はこの問題について熟考した結果、倫理教育が立ち遅れている主たる原因の一つは、明確な教育目標を設定することの重要性が認識されていないことと関連するのではないかとの結論に達した。これに関して再度文献レビューを行ったところ、到達目標を重視した教育課程はほとんど存在しないことが示唆された。到達目標を重視している場合であっても、目標自体が曖昧かつ多様であり、一貫性を欠くものであった。

そこで我々は、精神科臨床研修における倫理の重要性を日本の指導医と研修医の双方に評価していただけるようになることを願って、ここで示す倫理教育の目標を追及されることをお勧めしたい。その目標とは、⑴道徳的な性格を育成すること、⑵道徳的推論に関する技能を高めること、⑶道徳的な気付きを高めること、そして、⑷精神科専門職に望ましいと見なされている倫理規範についてよく知ること、の四つに分類される。目標を複数掲げることは容認されてしかるべきであるが、それらがあまりにも多様になると初心者を混乱させ、精神科臨床倫理そのものの一貫性についての疑念を生むことになるかもしれない。道徳的な性格を育成するという目標は、より思いやりがあり、情に厚く、感受性豊かで、謙虚で、寛容であることなどを臨床家に求めるものであり、あまりに遠大な目標で、称賛に値することではあるけれども現実的ではない。これは生涯かけて追及する目標であり、アリストテレスのいう「プロネーシス（実践知）」を積み重ねるなかで、専門職としての成熟の一部として培われていくものである。

その一方で、研修中の精神科医に臨床実践の道徳的側面に対する鋭敏な感覚を持たせるという目標は、必要なことではあるがそれだけでは不十分である。非自発的治療や自殺予防、それにセラピストの自己開示などといった悩ましい問題について、科学的な側面と倫理的側面を識別することは、健全な倫理的意思決定のためには不可欠ではあるが、それはあくまでも限定的で控えめな第一歩にすぎない。

　残る二つの目標は、複雑さの程度としては、先の二つの両極の間に位置している。すなわち、道徳的推論の技能を伸ばすためには、道徳理論に精通することや、その理論を適用する指針についての知識が要求される。また、研修医がいずれ会員となる専門職団体で合意が得られている原理（通常は倫理綱領あるいは倫理指針の形で示される）を熟知するためには、専門職としての実践のなかでこれらの原理の役割を実際に尊重することを学ぶという、さらに別の形の教育を受ける必要がある。

　我々は、精神科臨床倫理の教育では、一貫性があり統合された形での目標設定が何よりも優先されるべきであると結論付けたい。次に教育プロセスに関する我々の考えを述べる。そもそも医療倫理は、患者とその家族へのケアの質を向上させるうえでの要であるため、我々は教育学的な目標を「コンピテンス」という概念で置き換えることを提案する。倫理の習熟という観点からは、このコンピテンスこそ、我々が上級の精神科医に身に付けておいてほしいと望むものである。我々は次のことを提案したい。(a)おそらく二つ以上のコンピテンスが必要であるということ。(b)各コンピテンスはそれぞれに利点を有しているため、コンピテンス間に順位を付ける理論的根拠はないということ。(c)コンピテンスの最終的な形を明確に示すため、着目すべきそれぞれのコンピテンスを慎重に検討し、統合すること。(d)体系的に評価できるようにするため、コンピテンスを定式化すること。

　このような評価基準を満たすためには、研修医は、必要な知識体系を身に付け、一連の技能を身に付けていることを実践の場で示し、信頼される態度を醸成しなくてはならない。より具体的には、研修医は、臨床実践のなかで倫理的側面が持つ価値を認識し、それらを科学的諸側面と同等に尊重する必要がある。また研修医は、対処しなければならない臨床状況に内在する倫理的問題（例：患者の意思に反して治療すること、守秘義務を破ること、代諾の問題）を見出せなくてはならない。さらには、このような倫理的問題を取り扱うことのできる適切な技能（例：患者の意思決定に影響する隠在的な価値観を見出す技能、原則が相反していることに気付く技能、注意義務の役割を認識すること）を身に付けることも求められる。さまざまな論理的根拠を持つ理論的アプローチが数多く存在するため、研修医が哲学者並みにそれらを論じることはまず不可能である。しかし、多様な原則モデルに馴染み、特にそれらの強みと限界を心得ておくことによって、研修医は場面に応じた適切な道徳的概念を利用することができるようになる。これらの技能は、道徳的規則の繊細な適用を円滑に行うために必要な共感性によって補完される。このような技能を身に付けることによって、研修医は、倫理的な難題に直面した際に以前の経験を生かすことができるようになるのである。

　我々は本書が、精神科臨床倫理は研修で身に付けるべき重要な要素の一つであると日本の研修医が考えるきっかけとなることを願っている。さらには日本の仲間たちが、臨床実践と研究に関する倫理を、科学や技術と同様に自らの活動の要としていくにあたり、本書がお役に立つことを祈念している。

二〇一一年九月二十日

シドニー・ブロック、ステファン・A・グリーン

精神科臨床倫理第4版を、私たちの友人であり指導医でもあるポール・ショドフに捧げる。

シドニー・ブロック　ステファン・グリーン


## 謝辞

本書の初版制作時の編者の一人で、精神科の倫理を主題にした本を作ろうという最初のアイデアを共に創出したポール・ショドフが、半世紀を超える精神科臨床歴を経て編者を引退するときだと決断した際、私たちは非常に残念な思いがした。それにもかかわらず、本書の編集に際してさまざまな場面で、ポールは価値あるアドバイスをしてくれた。私たちは彼のこうした貢献と長年にわたる私たち二人の指導者としての関わりに心から感謝するものである。ポールが第4版を彼へ献呈したいという私たちの希望に同意してくれたことは大変嬉しいことである。実際のところ、そうすることが最も適切なのだから。彼は精神科臨床倫理の第一人者であり、高潔な精神科医のありようについてのすばらしいロールモデルである。

ベテラン（何人かは本書が最初に企画された一九七九年以来である）も新人もいるが、本書の寄稿者たちが、包括的で、学問的で、実践的な一書を生みだすという私たちの目標に対して献身的な取り組みをしてくださったことに感謝する。ここに私たちのチームの新たなメンバーを歓迎する。グウェン・アドシェッド、リチャード・マルティネス、マーガレット・コーディ、メリッサ・ゴールドスタイン、フランクリン・ミラー、ドナルド・ローゼンスタイン、スティーブン・モース、リンダ・カーデル、アドリアン・ソンダイマー、ピーター・ジェンセン、マルグリット・レーダーバーグ、トマー・レビン、マイケル・ロバートソン、ギャリー・ウォルター。大部分は精神科医であるが、非常に深く関わっている専門的研究や臨床の倫理的側面に、鋭い視線を持ちこんでいる。私たちはスターキャストを揃えるため、そして精神科の倫理的側面はすべての国の境界を超えるという事実を反映するべく、世界のあちらこちらから寄稿者を探した。一方で、寄稿者は自国で描かれた臨床的、法的、社会的図柄で、どこでも使える織物を織りあげることを選んだ。そういう意味で、私たちは読者に、自分たちの経験を頼りに本書をめぐる旅をしつつ、その経験を著者らにより厳選された詳細な記述と比較するようお勧めする。

オックスフォード大学出版局のスタッフ、特に本書を非常に熱心に支援してくれたマーチン・バウム、キャロル・マクスウェルに感謝したい。この第4版は私たちの目標に対する彼らの献身の証左である。

私たちはそれぞれの家族、フェリシティ、リー、デイビッド、アーロン、マドレーヌ、ジェシカ、ジュリアに、特に締め切りが迫ってきたときに「そこに居てくれた」ことに感謝する。シドニー・ブロックは二〇〇六～二〇〇七年度の客員教授として訪問中に刺激的で温かい「家」を用意してくれたコロンビア大学に心から感謝の意を表したい。

最後に、私たちは刊行以来三十年もの長きにわたり本書を「採用して」くれている、世界中の精神医学と関連領域の専門家である数百名にのぼる仲間たちに感謝を表したい。精神科臨床と研究の倫理的次元をさらに推し進めていくという役割を本書が引き続き担っていくのだと感じられることが、私たちにとってこのうえない励みとなっている。私たちはこの第4版も、精神保健の専門職臨床実践の倫理的側面に批判的かつ洞察力に富んだ援助を提供し、これまで同様に彼らの期待に応えることを望んでいる。

二〇〇八年十月

シドニー・ブロック、ステファン・グリーン

メルボルンとワシントンDCにて

# 監訳者の序

本書「精神科臨床倫理 第4版」は、Psychiatric Ethics Fourth Edition, Edited by S. Bloch and S. Green, Oxford University Press (2009) の全訳である。

精神科臨床における倫理は、わが国ではその重要性は認識されながらも、これまで十分には語られてこなかった領域であることを、専門家であれば認めざるを得ないだろう。邦題に「第4版」と加えたのは、原書の初版が一九八一年に刊行され、第2版からはソフトカバーで広く諸外国の精神科専門職の間で学ばれてきたという事実を、読者とともに受け止めたいという思いからである。

筆者が本書を知ったのはおよそ十年前のことである。それまで社会復帰を主テーマにしていた私たちの研究グループは、精神疾患の早期介入の研究と実践に関心領域を拡げようとしていた。早期介入や予防という未知の分野に分け入るにあたっては、予測される倫理的課題を整理し十分な理解を獲得しながら実践に進むべきである。このことは恩師の鹿島晴雄先生と早期介入の世界的先駆者でもあるIan R.H. Falloon先生から、強くご指導いただいていた点でもあった。当時開講したばかりの法と医療倫理の大学院コースを受講したものの、精神科領域における倫理の話題は乏しく、不消化分を補おうとして検索したところ偶然にも出会ったのが本書第3版であった。早期介入を推進する責任上の一心で読み進めるうち、たちまち精神科臨床倫理を俯瞰する体系立った構成と内容に惹きつけられた。当時翻訳出版を相談した哲学・社会科学書で知られる老舗のベテラン編集者から「こういう本が求められる時代になるといいですね」と丁重に断られたことは懐かしい思い出である。

二〇〇六年に筆者は東邦大学の精神神経医学講座へ赴任した。当講座は初代の新井尚賢教授以来、社会精神医学研究の伝統がある教室で、前任者の菅原道哉教授は慶應義塾の哲学科出身でもあった。着任したての教室で、この教室ならではの仕事をしていきたいと考えるうちに、改めて本書の翻訳を思い立ち第4版の出版を待って翻訳を開始した。しかし英文とはいえあまりに難解な文体に翻訳は行き詰まり、教室員の多くが音を上げた。今回ここに出版に至ることができたのは、長年の研究仲間であり共監訳者の藤井千代氏の尽力によるところ極めて大である。こうした中、本書の価値を理解されて出版を引き受け、訳出を辛抱強く待って下さった星和書店社長石澤雄司氏に心からの感謝を表したい。

本書が精神科医はもとより精神科領域のあらゆる専門家、法曹、行政、メディア、製薬企業など精神科臨床に関わる多くの人々に読まれ、わが国の精神科臨床がニーズに応える成熟を遂げることを心から願う。

監訳者を代表して
水野　雅文

二〇一一年十月

# もくじ

日本語版への序 iii

監訳者の序 ix

## 第I部　歴史的、哲学的、社会的背景

### 1　「精神科臨床倫理」の概観 ........... 3

倫理：論理的考察　3／本書の効果的応用　6／第4版における変更点　9／結論　10

### 2　精神科臨床倫理の歴史 ........... 11

ギリシャ・ローマ時代　12／中世とルネッサンス　13／十七世紀からフランス革命まで　15／十九世紀　17／二十世紀　24

### 3　精神科臨床倫理の哲学的基礎 ........... 29

道徳　29／古典的な倫理理論　32／古典理論に代わる理論　35／道徳的原則の枠組み　40／道徳的原則の性質と機能　48／職業道徳　51

## 4　ナラティヴ倫理 ……………………… 57

ナラティヴ倫理以前の倫理的土台　59／倫理事例および原則な理解　60／精神医学におけるナラティヴな理解　63／ナラティヴなアプローチと倫理　70／結論　72

## 5　精神医学における価値観と科学 ……………………… 75

ブラウン氏の物語　76／精神科臨床倫理の課題　77／精神障害特有の問題　77／言語分析と精神科臨床倫理における概念的課題　81／事実中心モデルから事実-価値観モデルへ　84／価値観とエビデンスの協働　95／価値観に基づく実践と非自発的治療　95／価値観に基づく非自発的治療のための教育　96／結論：まずは精神保健領域から　98

## 6　精神科臨床における専門職の意義 ……………………… 99

専門職の特性　99／専門職における道徳的理念の擁護者としての専門職　100／専門職の役割に対する懐疑論　102／価値観の擁護者としての専門職　104／役割に伴う倫理観　107／専門職という役割に伴う倫理観の意味　110／専門家の価値観への脅威　112／専門職と国家　114／専門職に内在する問題　115

## 7　精神医学の乱用 ……………………… 117

引き裂かれる忠誠心　119／直接的な精神科医-患者関係　126／結論　131

## 8 精神保健資源の配置 ……………………………… 133

保健医療全体の予算における精神保健への資源配置 137／精神疾患ごとの資源配置（治療ガイドライン） 139／個人のケアにおける資源配置 141／資源配置における合法性と公平性 144／向精神薬に関する指針の合理性についての説明責任 146／精神保健における資源配置の将来——ここから我々はどこへ向かうのか 148

## 9 精神科医と製薬産業 ……………………………… 153

利益相反 154／医療専門職 157／製薬産業が社会に及ぼす影響 164／倫理的判断 169／結論 175

## 10 倫理綱領 ……………………………………………… 177

歴史的背景 177／パーシバル：二十世紀への架け橋 182／精神科医療における倫理綱領の目的 185／倫理綱領の形式 190／RANZCPの倫理綱領 193／倫理綱領の手順 195／すべてを充足する倫理綱領はない 198／臨床における倫理綱領 201／倫理綱領の改訂 203／結論 204

## 第Ⅱ部　精神科臨床倫理の重点課題


11　守秘義務……209

守秘義務と法　210／守秘義務と地域精神科医療　214／守秘義務と診療業務　214／守秘義務と患者をめぐる会話　218／守秘義務と診療録　220／患者の死後または精神科医の死後の守秘義務　221／第三者からの情報請求と守秘義務　222／守秘義務とマネイジドケア　225／守秘義務と公共の利益のための情報開示　225／自分自身や他者への脅威となる患者と守秘義務　227／守秘義務と精神科遺伝学　231／子どもの治療に関する倫理と守秘義務　232／思春期における倫理と守秘義務　233／グループ、家族、カップルの治療に関する倫理と守秘義務　234／患者が複数の治療者を受診している場合の守秘義務　235／患者について書いたり話したりすることについて　236／守秘義務と精神医学教育　238／患者から得た情報の利用　241／通常の設定外で患者に関連する秘密情報を得た場合の対応　241／守秘義務の限界について患者に伝える　242／結論　242

12　非自発的入院と脱施設化……245

医療と法の価値基準　246／立法機関の価値基準　248／行政機関の評価基準　248／警察の価値基準　249／監査の評価基準　249／一般アドボカシー団体の価値基準　250／非自発的治療の倫理的側面　250／脱施設化に内在する倫理的問題　263／結論　266

## 13 自殺 …… 267

哲学的な視点：生命の価値 269／西洋思想における主要な倫理的アプローチ 271／臨床的側面 275／自殺に対する精神医学的介入の倫理 279／自殺幇助 284／心中 288／自殺傾向のある人に関する研究の倫理 289／結論 291

## 14 境界侵犯 …… 293

定義 293／境界横断 297／性的境界侵犯 298／非性的境界侵犯 307／予防対策 313

## 15 精神医学研究 …… 315

倫理的枠組み 316／プラセボ対照試験 322／意思決定能力の評価 331／結論 339

## 16 倫理学と精神科遺伝学 …… 341

はじめに 341／生命倫理の出現 342／歴史的遺産：優生学と精神医学と行動学 344／精神科遺伝学における倫理と研究 348／インフォームド・コンセント 350／倫理委員会 351／個人とその家族の役割 352／守秘義務 353／研究成果の商業化 354／遺伝学的研究が精神科臨床に及ぼす影響 355／結論 360

## 17 脳神経倫理学 ……361

はじめに 361／脳神経倫理学の定義 361／神経科学の知見における現在の限界点 363／人という概念に関する神経科学的課題 365／責任能力と意思能力 375／認知機能の増強操作 382／市民の自由に対する潜在的脅威：プライバシー、行動予測、治療 388／インフォームド・コンセント 392／慎重さという倫理 394／結論 396

# 第Ⅲ部　精神科臨床の倫理的側面

## 18 薬物療法の倫理 ……399

はじめに 399／精神科領域の薬物の発展の歴史と倫理 399／薬物療法のベネフィットとリスク 401／薬物療法のリスクと問題点 403／早期介入の倫理 407／薬理遺伝学と薬理ゲノム科学 409／薬剤経済学 410／製薬産業と臨床医 414／特定の患者群の治療を行うことの倫理 415／治療抵抗性統合失調症 416／精神科医と患者の関係性と薬の処方 417／インフォームド・コンセント 417／処方基準とガイドライン 419／薬物療法に関連した患者の権利 421／訴訟 423／治療を拒否された場合の精神科医の対応 424／結論 426

## 19 精神療法の倫理的諸側面 ……429

はじめに 429／精神療法と善行 432／精神療法と自律性 434／精神療法と無危害 437／精神療法と正義：害悪と守秘義務違反 441／精神療法における価値観：個人と集団 444／臨床における価

値観 447／精神療法における倫理綱領：職業的同一性の確立と維持 449／結論 451

20 児童青年精神医学の倫理……453

歴史的展望 453／専門家の責任と子ども 454／子どもと倫理 455／倫理原則と子ども 455／倫理的推論の過程と臨床への適用 458／同意と承諾 460／各機関の対立 461／評価と診断 463／治療 465／向精神薬による薬物療法とその他の身体療法 467／精神療法 469／守秘義務 470／文化と宗教 472／研究 473／子どもと成人の規制保護の対比 475／その他の倫理的検討 476／結論 478

21 老年精神医学における倫理……479

高齢者とはどんな人たちか？ 479／第一の全般的テーマ：自律性とパターナリズム 483／第二の全般的テーマ：自律性だけではない 484／第三の全般的テーマ：精神疾患を患っている高齢者の価値 486／第四の全般的テーマ：財源の要求 488／特有の諸問題 489／家族の利益と患者の利益の対立 502／真実を伝えること、だますこと 504／再び資源について：公共政策と個人的決定 506／専門家の役割 510

22 倫理学と司法精神医学……513

はじめに 513／異なる関係性 514／対峙的な状況：二人の主に仕える 515／司法精神科医の倫理的義務 516／守秘義務の基準 517／同意基準 518／複雑な同意の問題 518／誠実性と客観性の追求 518／審問のない司法鑑定 521／「治療者」対「鑑定人」 523／「お抱え鑑定人」問題 524／

適格性 525／「最終判断」問題 526／倫理的議論の対象となる領域 527／結論 533

23 地域精神科医療における倫理……535

はじめに 535／地域精神科医療の理念と実際 536／倫理的ジレンマ 540／地域精神科医療における倫理的問題の解決に向けて 547／結論 555

24 トラウマと心的外傷後ストレス障害……557

心理的トラウマ体験 558／子どもの心理的トラウマ 562／PTSD診断の倫理的側面 563／心理的トラウマの治療における倫理的側面 570／トラウマと社会 575／結論 577

25 コンサルテーション・リエゾン精神医学……579

「境界」問題とC-L精神医学における倫理 580／C-L精神医学の場において考慮すべき倫理的問題 582／守秘義務 582／複数の人への「忠誠心」と守秘義務 584／インフォームド・コンセントのための意思能力 586／終末期 587／C-L精神科医の介入を要する治療チーム関連の倫理的問題 588／「状況診断」 590／結論 598

# 第I部

# 歴史的・哲学的・社会的背景

# 1

# 「精神科臨床倫理」の概観

シドニー・ブロック（Sidney Bloch）
ステファン・グリーン（Stephen Green）

本書は、第3版では、もはや問う必要のない疑問から冒頭の章を始めた。「なぜ精神科臨床倫理に関する本が必要なのか」と。医療倫理は精神科の臨床と研究の両面において確固たる地位を占めるようになった。第2版においてはこの前向きな動きを支持する理由を述べるために数ページを割いた。これについて興味のある読者は、詳細については第2版を参照していただきたい。今回の第4版では、精神保健の専門職側の説明責任に対する義務が増大しつつあることと、「当事者」が情報を知る権利を求める運動とがあいまって、倫理的側面の重要性に関する認識が深まったと述べれば十分であろう。

## 倫理：論理的考察

倫理的側面への効果的な取り組みは、道徳的意思決定を下支えする哲学的基盤に関する知識によって大いに強化される。そのため読者には、トム・ビーチャム（Tom Beauchamp）による第3章の詳細な議論や、第4～6章で述べられる論理的考察に注目していただきたい。倫理（ethics）とは、「disposition〈行為・人との関係に現れる生来の〉気質、習性）」を意味するギリシャ語のethikosに由来し、ある行為の正邪、あるいはその行為の目的や動機の善悪という観点から品行について検討する道徳哲学の論説に哲学的原点がある。道徳哲学者は、さまざまな方法を用いて、倫理的な命題が証明されるか否かという問題に取り組み、いかにして価値判断がなされるかを示してきた。彼らは、善（good）、悪（bad）、正（right）、不正（wrong）、すべき（should, ought）、正義（justice）、義務（duty）、責務（obligation）、責任（responsibility）などといった多くの価値用語の概念についても考察している。核となる前提は、人々が行為の選択肢をいくつか持ち、その行為が完全には制約されていない場合には、下された決定や行われた行為が正しいのか間違っているのかという疑問が出てくるということである。

このような概念はいかにして精神医学に適用されるのだろうか。関連する道徳理論に精通した臨床家には、日常の臨床場面において出会う倫理的ジレンマについて構造的な枠組みを用いて考えることができ、さまざまな論理的アプローチの長所や限界を比較することもできるという強みがある。原理的な理論には、義務論、功利主義、四原則（原則中心主義と呼ばれることが多い）、徳理論、決疑論がある。ナラティヴ倫理は臨床的実践場面に用いられている比較的新しいアプローチであり注目を集めているが、本書ではリチャード・マルティネス（Richard Martinez）による第4章で触れているので、ここでは扱わない。一方でこの分野へ新たに参入したケアの倫理を紹介し、どうすれば精神科医が最善の倫理的判断を行うことができるのか、我々がよいと考える選択について簡潔に示すこととしたい。

その提唱者の名にちなんでカント哲学[1]とも呼ばれる義務論では、我々は道徳的義務に基づいて正しいことを為すべきであり、この理論は厳密な合理的根拠に基づいているとされる。この理論に基づけば、たとえば、我々は常にすべての患者に対してその人の予後についての真実を話す義務があるという主張につながるかもしれない。この「絶対主義者（absolutist）」の立場をとることは、患者に情緒的負担への心構えができていないときでも、臨床家が場合によっては悪い知らせを差し控えることを考慮するような余地も認められないといった点に不利益がある。またカント哲学では、責務が競合している状況への対応においても困難が生じる。たとえば、もし患者の自己決定を尊重するよう常に義務づけられていると、精神科医は身動きがとれなくなる。さらにその一方で、精神科医は道徳的には患者を自殺から守るよう常に義務づけられているとなれば、義務が競合し対応困難となる。

J・S・ミル（J.S. Mill）[2]の功利主義では、ある行為が道徳的に正しいとされるのは、他の選択肢との比較において、善なる帰結を生み出す可能性が最大となる場合、または悪い帰結を生み出す可能性が最小になる場合である。したがって先ほどの例でいえば、悪い知らせを伝えると患者の精神状態が悪化することになると判断する場合にはそうする必要はない。この理論の明らかな欠点は、ある決断の利益とリスクを正確に算定することが非常に困難であることと、臨床家が決定をする際にそれぞれがまったく異なる判断基準を用いる可能性があるということだ。加えて、それぞれの決定は公平に行われなくてはならず、すべての関係者の利益に等しく注意を向ける必要があるとされる。

原則中心主義[3]は功利主義とカント主義の間の矛盾をとりなす試みとして一九七〇年代後半に導入されたもので、中間レベルの原則（mid-level principle）[a]に基づいて道徳的意思決定を行う（第3章参照）。まずは危害を加えないこと（無危害）、他者の利益のための行為（善行）、他者の自律の尊重、各人を公平に扱うこと（正義）である。原則中心主義のアプローチでは、これらの広く受け入れられている原則は臨床倫理の出発点として有用であり、科学的知識のように実験から導き出された他の関連情報と系統的な臨床的観察をつなぐうえで柔軟に活用することができると考えられている。

徳理論は、アリストテレス[4]に最も近い倫理理論とされており、人の性格こそが道徳的行為者性の基本であるとされる。有徳な行為に通じる正直さや信用に足ること、協調、謙遜のような特性を獲得することこそが倫理的生活の基本である。そうすることがひいては公益を高めることになるのである。この理論の重大な欠点は、いかなる特性があればその人が有徳であるといえるのか、またその特性はいかにして獲得されるのかについて合意が得られていないということである。ソクラテスとメノン[b]、それにプラトン[5]は、徳は教えられるものなのか、実践を通じて育つものなのか、あるいは生来の気質であるのかという問を提起しているが、それに対する答は出していない。この理論は、我々が志向すべき善とは何かについて明確に定義していないことに関しても批判されている。善についての客観的な定義がないことにより、臨床家は、個人的な価値観に大きく影響されたり独善的な判断に至ったりするかもしれない。

決疑論[6]はケース中心の視点であり、倫理理論というよりも、道徳的な議論をいかにして行うかという方法論である。これは、義務論や功利主義のように一般的な指針を特定の状況に当ては

---

訳注a　中間レベルの原則（mid-level principle）：行為指針的な側面を強調することにより、功利主義などの一般的原理と具体的判断の間を媒介するという意味で「中間レベル」の原則と呼ばれる。

訳注b　メノン（Menon）：ギリシャ時代の哲学者、プラトンの著書（対話篇）のタイトルにもなっている。メノンが「徳は教えられ得るか」と問いただしたところ、ソクラテスは「徳とは何であるか」という問いに置き換え、「徳」の定義が始まった。（プラトン著、藤沢令夫訳、メノン、一九九四年、岩波文庫）

めようとする規則に基づくアプローチとは異なる。決疑論では、特定のケースの分析を通して倫理的洞察が生まれ、道徳的確実性が発展するのである。分析されたケースのいくつかは、将来のケースを検討する際の前例として供されることになる。決疑論に対する主な批判は三つある。一つは、反倫理的な実践を助長するような社会的文脈、たとえば慣習に従うように求める圧力がかかる中で分析が行われる危険性があるということである。もう一つは、道徳的思考は具体的ケースに限られており、資源配置のようにより大きな問題を検討することは困難だという点である。そして三つ目は、この方法論は、多元的な価値観が広がりを見せている現代社会においては容易には適用できないという問題である。

ケアの倫理[7]は、医療倫理の領域に最近になって現れたものであり、特に看護の領域において注目を集めている。これは徳理論、発達心理学、フェミニズム、スコットランドの哲学者デイヴィッド・ヒューム（David Hume）[8]の業績を用いたものであるが、最重要とされるのは、特定の性格傾向と対人関係の文脈である。ケアの倫理は、人が脆弱な人に対してケアの手を差し伸べようとする資質に関する価値観に根ざしており、公平な態度をとることよりも、他者への共感や思いやりを示すことを重視している。ケアの倫理は概念から派生したものではなく、そのため精神科医が偏向（たとえば、きわめて脆弱な患者を子ども扱いする傾向など）を持つリスクに関連するような主観性が入り込みやすいことに対して批判が向けられる可能性がある。

上記で手短にそれぞれの理論の違いを見てきたが、いずれにも欠点がある。それぞれに利点はあるのだが、それらの持つ限界によって損なわれてしまうのである。精神科医は、道徳的ジレンマへの対応に際して、これらの理論を当てはめていると身動きがとれなくなるということにもなり得る。我々は別の著述において、原則中心主義とケアの倫理は相補的で相乗作用的な枠組みを形作っており、特定の臨床場面に関する倫理的要点を柔軟に検討する機会をもたらすとともに、共感や心からの気づかいを通じて弱者である患者の信頼を得られるようにするものであると述べてきた[9]。もちろん読者には、本書を活用して現在あるすべてのアプローチについて検討して、最も魅力あるアプローチを見出してほしい。

## 本書の効果的応用

本書は一九八一年以来、自らの専門領域において倫理を効果的に適用したいと考える人、とりわけ精神科領域にこれから取り組む人に活用されてきた。一九八〇年にこの話題に触れた論評の中で、シドニー・ブロック（Sidney Bloch）は「研修医が、患者は自らの専門教育のためになくてはならない構成要素であると認識するようになる（だろう）[10]」との期待を表明している。それに続く、精神科研修医と関連領域の学生が実際的な知識や技能をいかに獲得するかについて述べた論評[11]の中では、教育プログラムの目標を慎重に描き出す必要性について主張した。今日挙げられる目標は次のように分類できる。道徳的な性格を育成すること、道徳的推論に関する技能を高めること、道徳的な気付きを高めること、メンタルヘルスの専門家に望ましいとされている倫理的規範についてよく知ること、などである。しかしこのように多様な教育を提供すると、初心者をまごつかせることになってしまう。ミヒェルス（Michels）とケリー（Kelly）は次のように説得力のある発言をしている。「認識を誤ると（中略）異なる目標間の葛藤によって、倫理学の教育プログラムの効果が深刻に蝕まれることになる」（文献12の504頁）。

道徳的な性格を育成するという目標について考えてみよう。研修医の性格を、より思いやりがあり、察しがよく、謙虚で、自己批判的な性格に変えるなどという教育は、称賛には値するけれども現実的ではない。このような成長は生涯かけて追及するものであり、アリストテレスのいう「実践知(phronesis)[c]」、すなわち実践から得た見識が蓄積されることによって得られる専門家としての成熟の結果の一部である。さらに、教育において着目する必要がある徳は何か、そしてその選択された徳を醸成するにはどのような戦略を計画すればよいのかといった疑問が生じる。初心者に臨床実践の道徳的側面に対する鋭敏な感覚を持たせるという目標は、考えてみれば必要なことではあるが、十分な目標とはいえない。非自発的治療や自殺予防のような現象において科学的側面と倫理的側面を区別することは、倫理的判断には不可欠ではあるが、その第一歩に過ぎない。我々が言及した他の二つの目標については、複雑さの程度はこれらの両極の間に位置する。すなわち、道徳的推論の技能を伸ばすためには、道徳理論（第3〜6章参照）に精通することや、その理論を適用する方法についての知識が要求される。価値観に関すること（第5章参照）や自分が所属する専門職団体によって合意が得られている原理（第6章参照）を十分に知ることについては、知識を得たうえで、さらに別の形での学習が必要とされる（第10章参照）。

我々は首尾一貫した目標を設定することこそ精神科臨床倫理の教育において一義的に重要であると主張したい。このプロセスに通底しているのは、倫理が患者のケアの質を向上するうえでの要であるという考えである。教育目標の本質をとらえるこ

訳注c　実践知（phronesis：プロネーシス）：アリストテレスは人間の徳を、性格の徳と思考の徳に分け、前者には、気前のよさ、節制、後者には、知恵、理解力、思慮（＝実践知、実践の現場で判断する能力）があるとする。

とが困難であるという観点に立てば、教育目標の代わりに「コンピテンス（competence）」[d] ということばに置き換えてもよいだろう。倫理に習熟するという意味において、研修医に何を求めるかということである。倫理的意思決定が複雑であることを考慮して、我々は次のことを提案したい。⑴おそらく二つ以上のコンピテンスが必要であるということ。⑵それぞれのコンピテンスが利点を有しているため、階層的に優劣をつけてとらえるのは理論的ではないということ。⑶着目すべきすべてのコンピテンスを明確に示すこと。⑷系統的に査定できるようにするため、コンピテンスを定式化すること。したがって我々は、研修医が関連する知識体系を習得し、特定の技能を発揮することができ、確固とした態度を身につけられるようにしていかなくてはならない。このプロセスを考慮し、我々は次のようなコンピテンスを習得させることを提案したい。

1. 研修医は臨床実践が倫理的側面と関連していることに気付き、それらが科学的諸側面と同等に重要であると認識できること。
2. 研修医は与えられた状況、たとえば本人の意思に反する治療の実施、守秘義務違反、代諾などの問題に対応する中で、特定の倫理的問題を見出せること。
3. 研修医は倫理的な諸問題に取り組むにあたって必要な技能を習得すること。たとえば患者の意思決定に影響する隠在的な価値観を見出す技能や、原則が相反していることに気付く技能、双方代理（dual agency）[e] の性質を理解し義務と責任の所在を認識できる技能などである。

上述のように、さまざまな論理的根拠を持つ理論的アプローチが存在するため、研修医は哲学者の卵として修業することなどできはしない。一方、原則モデルの強みと限界を心得ていれば、適切な道徳的概念を利用することができるようになる。これらの技能は、道徳的規則の繊細な適用を円滑に行うために必要な共感性によって補完される。3のコンピテンスは、専門職団体で合意形成された原則（通常は倫理綱領という形をとる）の有用性を正しく認識する能力と関連している。一定の方法でコンセンサスガイドラインを使用することにより、道徳的ジレンマに対して「賽の河原の石積み」をする必要はなくなると研修医に伝えることができるのである。

最後に我々は、一九八〇年の論評で述べられた、研修医は精神科医療倫理を自らの教育体験の最も重要な部分とみなすことになるだろうという期待を今一度伝えたい。また、精神科専門職および他のメンタルヘルスを学ぶ学生が、臨床実践や研究の倫理が、科学や技術と同様に我々の活動の中心であると確証する役割を積極的に遂行してくれることを我々は望んでいる。当然のことながら、我々は本書がこのプロセスにおいて重要な役割を果たしてくれるものと期待する。

## 第4版における変更点

研修医および資格を有する臨床家双方のニーズについて考えた結果、第4版にふさわしい新たな五つのテーマを見出した。新たな五章と、前版からの改訂により最新版となった章とを組み合わせることにより、今日の精神科医が直面する重大な倫理的諸問題をあまねく取り扱うテキストを提供することができたと考えている。新しく加えた章では、ナラティヴ倫理、精神科医と製薬産業の関係、脳神経倫理学、コンサルテーション・リエゾン精神医学、それにトラウマと倫理に関して取り上げる。ナラティヴ倫理は、特に米国において、臨床医学における倫理的判断に必要な手段であるとの認識が確立しつつある。司法精神医学者であるリチャード・マルティネスは、ナラティヴ倫理が臨床精神医学においてどのような役割を持ち得るかについて述べている。彼は自身の主張を実証するために、二例の印象的な症例を記述した。一般に製薬産業と医師、とりわけ精神科医との関係に対する関心は高まっており、特に企業からの影響が医師の処方パターンや教育活動、研究の客観性や科学的な高潔さに及ぶことに関する検討がなされてきた。ステファン・A・グリーン（Stephen A. Green）は、この複雑な展開とそれに伴う倫理的問題点についてレビューしている。脳神経科学は、劇的な展開を見せている研究領域であり、治療への意義も注目に値する。これまでは断念されてきた研究課題と、次々と得られる知見の臨床的含意の双方を考慮すると、精神科専門職はどちらかというと未知の領域である道徳的領域をいかにして歩いていけばよいのかについて真剣に考えなくてはならなくなるだろう。ステファン・モース（Stephen Morse）は、憲法学者であり心理学者でもあるのだが、倫理のより糸を解きほぐしてくれている。精神保健ケアとトラウマとの関連性は、過去十年間に世界中のあちこちで勃発した戦争において注目を集めてきた。心的外傷後ストレスの構造と、戦闘や自然災害における心的外傷後ストレス障害（post-traumatic stress disorder：PTSD）の診断的妥当性に関する議論は今も続いている。マイケル・ロバートソン（Michael Robertson）とギャリー・ウォ

訳注d　コンピテンス（competence）：あることを遂行する能力、資格、適正など。効果的に環境と相互に関わる能力ともされる。

訳注e　双方代理（dual agency）：たとえば精神科医が、患者に対する責任や義務があると同時に、家族に対する責任や義務もあるという状況。患者と家族の利益や価値観が競合した際には倫理的ジレンマに陥る。

ルター（Garry Walter）は、二人ともオーストラリアの精神科医であるが、診断と治療における倫理的含意を提示している。第3版までコンサルテーション・リエゾン精神科医が向き合う数多くの多様な倫理的課題に関する章を設けていなかったことに、我々はいささか困惑さえしている。マルグリット・レーダーバーグ（Marguerite Lederberg）とトマー・レビン（Tomer Levin）の二人は精神腫瘍学領域の精神科医であるが、二人が担当した章ではこれらの問題に対する方法論についての考察がなされている。

第3版に収載されていた三つの章、ハロルド・マースキー（Harold Merskey）による電気けいれん療法と精神外科についての倫理的諸側面、ウォルター・ライヒ（Walter Reich）による精神科診断における倫理的諸問題、ロバート・ミヒェルス（Robert Michels）とケビン・ケリー（Kevin Kelly）による精神科倫理学の教授法に関しては、オックスフォード大学出版のウェブサイト（www.oup.com/uk/isbn/9780199234318）で読むことができる。これらはオリジナルが現在においてもきわめて適切であるため、第3版からの変更はない。そこで改訂なく第4版に掲載するよりも電子ファイルとして利用可能とする方がより利便性が高いと考え、このように対応した。これをダウンロードしたい読者はウェブサイトを検索し関連リンクをたどっていただきたい。

## 結論

本第4版を熟読すると、精神科医が広範にわたる悩ましい倫理的諸問題に取り組んでいることがわかる。これらは精神科の臨床実務のタイプによって異なるものの、いくつかのテーマは精神科臨床全体に広がるものである。介入に伴う道徳的損失と道徳的利益をどのように査定するか。忠誠心の競合に直面した場合に守秘義務をいかに維持するか。手続きや治療に対する患者の同意をいかにして得るべきか。傲慢になることなく、臆病になりすぎることもない専門職としての職務の境界はいかにして設定すべきなのか。契約上の平等の精神と善意あるパターナリズムをいかにしてうまく両立させるか。患者とその家族、広くはコミュニティが衝突した場合、いかにしてそれぞれの利益を満足させればよいのか。患者の差別や搾取をいかに避けるか。患者は、その多くは権利を剥奪され無力になっているのであるが、彼らをいかにして擁護すればよいのか。これらはすべて、精神科臨床全般にわたるテーマである。

これらのテーマは臨床家に大きな影響を及ぼすものであり、その中には人間性や偶発性、それに曖昧さといった要素が織り交ぜられている。我々は編者として、本書の執筆者らがこれらのテーマの理解に至る道程に光を灯してくれたことを確信するものである。

# 2

# 精神科臨床倫理の歴史

デイビッド・F・ムスト
(David F. Musto)

いつの時代にも精神障害者の支援を委ねられた人の心を悩ませてきた倫理的問題の根底には、三つの要素が存在している。一つ目は治療者の役割であり、二つ目は精神疾患の特質の問題であり、三つ目は患者と治療者をとりまく文化的、宗教的、ときには政治的な環境である。一九七〇年代になると、これらの要素と精神科臨床倫理に関する研究は明確に分析されるようになり、新しい下位専門分野といえるまでになった。しかし、二十世紀の前半にはそのような正式な研究はほとんど存在しなかった。このように関心が欠如していたのも無理はない。なぜなら精神科という職が医学の専門分野として発展したのはつい最近のことであり、二十世紀においてはほとんどの場合、一般医学で採用され、議論されていた綱領が、精神科領域でも十分に通用したからである。しかし、第二次世界大戦以降に精神科領域に起こった劇的な変化により、この分野独自の倫理的問題に急速に焦点が当てられることとなった。

上に列挙した主要な要素は、ヒポクラテス以来、西洋の医学的伝統の中でさまざまな形をとってきた。ヒポクラテスの時代に精神科臨床倫理の問題と見なされていたことは、インフォームド・コンセントや「治療を受ける権利」といった我々にも馴染み深い分野における義務に相当する。(ただしこれらの用語は歴史的な記述としては必ずしも適切ではない)。過去を振り返るにあたっては、ある人物の行動が著しく異常で治療ないし自由の制限が必要であると判断されたとき、医学分野や他の文化的な根拠によってその判断が適切であると見なし得るような倫理的概念を探っていくことになろう。広い意味では、社会的統制が精神科倫理の研究課題として妥当であろう。しかし今回の短い論考では、これらの主題について伝統的な医学的文脈の中で検討する。倫理的課題が医学を、したがって精神医療をも超越するという認識は、この分野の最近の関心の高まりに対する見解の変化の基礎をなすものである。ここでの主題を医学の歴史的背景に限局するのは、それが本来記述すべき範囲であると判断したためではなく、単に紙幅の関係から譲ったものである。まずはギリシャ・ローマ時代から見ていくのがよいだろう。

## ギリシャ・ローマ時代

「ヒポクラテスの誓い」を、ギリシャ時代・ローマ時代の医療実践を代表するものとする見解は間違いであろう。ヒポクラテスの考え方は、中絶と自殺を黙認しているヘレニズムの柔軟な実践[1]よりも厳格な道徳的規範を持ち、その教義は後期のキリスト教の原則に似たピタゴラス派の考え方と近似している。しかしヒポクラテスの誓いは、守秘義務や患者の健康を最優先させることに関する最古の主張の一つである。

> いかなる患家を訪れるときも、それはただ病者を利益するためであり、あらゆる勝手な戯れや堕落の行いを避ける。女と男、自由人と奴隷の違いを考慮しない。医に関すると否とに関わらず、他人の生活についての秘密を守る。[2][a]

ヒポクラテスの誓いには、狂気（insanity）[b]について言及した箇所はない。ギリシャ時代は狂気に関する法規的な対策は少なかったようであるが、ローマ時代の法律では責任無能力者の財産に対しては信託権が設けられ、他の権利も制限されていた。精神疾患と酩酊は被告の犯罪責任を減免できる条件とされていたが、その判断は医師や精神疾患の専門家の助言なしに判事が下していたようである。[3]

古代西洋文化における狂気の治療は、セルスス（Celsus：一世紀中頃）が記述したような下剤をかける、瀉血、殴打、冷たい風呂に漬けるといった手荒な方法から、ソラヌス（Soranus：一～二世紀）が提唱した、患者の尊厳を尊重し比較的行動の自由を尊重するといった穏やかな治療法まで、さまざまである。この穏やかな治療法は実際にはこの時代にはあまり実践されていなかったが、十九世紀初頭の道徳療法に類似したものであり、患者に敬意を払い、比較的行動を制限しない情け深い治療法である。

精神障害に対する初期のアプローチにおいて自由の制限に幅が認められるのと同様に、狂気の原因として挙げられたものには、聖なる介入から器質的なもの、自然現象に帰するものまで多様であった。この時代から倫理的な課題を引き出したとしても、この頃の「狂気」の定義は不明確であり、狂気に対する反応もさまざまであることから、これらの課題に関する正確な記述をすることは困難である。医学的治療を受けている患者に関しては、荒々しい治療を行うことと自由を制限することは医師の特権であり、患者や家族はそのどちらに対しても口出しはできなかったことは明らかである。さらに、保護者がどの医学会派を信頼しているのか、あるいはどんな医学的治療も信用せず宗教的介入に頼っているのかによって、どのような形態の治療を行うかが決まっていた。

狂気の評価は単純なものであった。観察者の視点から見て納得できる理由がない奇妙さ、暴力傾向、自殺または他殺願望である。患者自身による奇異な弁明は、家族や周囲の判断をさらに強固にするだけの意味しかなかった。治療が疼痛を伴い有害であったとしても、医師は良心の呵責をまったく感じることなくその治療を実施した。なぜなら彼らが信じる医学理論によれば、一定の行動方針に則った治療が必要だったからである。現代であれば、この状況には倫理的問題が存在すると考えられるだろう。しかし当時の自信に満ちた医師や誠実な患者の保護者は、そしてもしかすると患者自身さえも、倫理的問題が存在するとは考えなかったのである。狂気とみなされた人が成り行き任せの方法でケアを受けるという状況は、公式の精巧なシステムが構築されるまでの間、何世紀にもわたって続いた。まず病院ができ、その後、二十世紀になってようやく、多くの精神保健の専門家が現れて、さまざまな形のケアが可能となった。

## 中世とルネッサンス

中世には、狂気に関して、何らの医学的進歩ももたらされなかった。むしろ、精神疾患に対する態度は、宗教から色濃く影響を受けるようになった。たとえば、預言者ムハンマドは、狂気の人は神に愛されし者で、真実を告げるために選ばれし者であるとの啓示を行った。ムスリム世界において、病院の設立や、見識ある医学専門家の養成に際してとられたこの態度は、イスラムがこの病気に対して人間的な立場をとる傾向にあったことを示唆するものである。ムハンマドの啓示により、患者の地位

訳注a　稲葉裕、野崎貞彦編、新簡明公衆衛生第2版、一九九六年、南山堂、299頁

訳注b　狂気（insanity）：本書では、insanity, insaneという用語が恣意的なレッテル貼りとして使用された歴史があることに鑑み、これらを「狂気」または「狂気の人」と訳出した。

は少なくとも治療者と同じレベルにまで引き上げられた。これは精神医学の歴史では稀な出来事である[4]。

ユダヤ教では、タルムードに書かれているように、狂気は病気の犠牲者であり物憑きではないとされた[5]。キリスト教の修道会は精神が錯乱した者に対して、限られてはいたが人間的な治療を提供していた。しかし修道院以外では、ローマ帝国が衰退するにつれて、ヨーロッパにおけるケアの資源は減少し続けた。それに続いて無秩序が訪れ、狂気に対して投獄、鞭打ちや拷問が行われるようになった。キリスト教の内部分裂によって、偏った意見を悪魔的な憑依や異端と同一視することになり、患者の不当な扱いが助長されるという不運が重なった[6]。互いに競い合う宗教分派活動の中では、今日ではまったく正常と見なされるような異端者の人権に対しての気づかいすら、ほとんど認められなかった。ましてや異端信仰の産物とされた歪んだ幻想や意見を持った人に対しては、何の気づかいもなかったのである。しかしながら、ヨーロッパ・キリスト教における狂気に対する態度を、極端に激しい方法で根絶してしまうべき悪魔憑きの信仰としてしまうのは不当であり、誤解を招くものである。中世の終わりにかけて、精神疾患に罹った者のために病院が設立されている。人道的な医師や介護者は確かに存在したのであり、十六世紀から十七世紀にかけてその数は倍増していく[7]。

同時に、狂気の人に対する法的なケアも、事例によってはバランスのとれた思慮深いものであった。これが、十三世紀から十七世紀にかけてイギリスで「愚者 (natural fool)」[c] または心神喪失 (non compos mentis) と判決された人たちに関する裁判記録を研究したリチャード・ノイゲバウアー (Richard Neugebauer)[8] の結論である。これらの記録は、この時代が一般に考えられているように残虐であり、精神遅滞と精神障害については悪魔学的な説明に支配されていたという見解を支持するものではない。生得的なものと一時的な状態を区別するための合理的な様式ができつつあり、責任無能力と判断された人間の財産と利益は守られ、懲罰的または残虐なことは敬遠されていた。

修道院内にある病院では聖ベネディクトの「病に苦しむ者のケアは他のいかなる義務よりも優先される[9]」という教義が遵守され、狂気の人に手厚いケアが提供されていた。プロテスタントの国で修道会が抑圧され、地所が没収されると、患者のケアは苦境に陥った。病院がいくつかあり、法的な保護があったことを考慮に入れても、中世では狂気に対して恣意的で気まぐれな対応しか提供されなかったのである。決断を下すための倫理的背景はその地域の宗教的伝統であった。これは慈善と思いやりが重要視されることもあるが、同時に悪魔憑きが疑われたときには手荒な処置が正当化され得るということでもあった。この時代においては、奇妙な行動や信念のある人が「愚者」に分類されることは稀であり、さらには我々が考える人道的な治療というものに対して幅広い合意が得られていたわけではない。健康や社会のどんな問題に対しても、制度的なケアや公衆衛生的ケアが低水準であったことから、精神疾患の治療に関する全体的な質は、らい病や伝染性疾患など他の疾患と同様に低水準だったであろう。

## 十七世紀からフランス革命まで

　フランス革命以前の二世紀の間に病院建設は増加したが、精神疾患のケアに関しては目立った進歩は見られなかった。精神疾患に対する伝統的な宗教的見解は、精神疾患は器質的変化の結果であることを示唆する解剖学や生理学の進歩と徐々に調和をとるようになった。しかし人道的な治療には、病的な行動や信念は器質的原因によるものであるという説明よりも、文化的に触発された反応の方がより大きく影響したようであった。脳や身体のある部分の病巣が精神疾患の原因になるという仮定は、人道的な治療とは対照的な治療法をもたらした。強力で破壊的な治療法は、病巣の矯正のために必要であるという理由で正当化された。その一方で、激しい治療を適用すると、病巣を癒して健康を回復させるという身体や精神が持つ自然の力を阻害してしまうという信念に基づいて、より穏やかな治療法も提唱された。

　しかしフランス革命以前に建てられた大規模な病院では、修道会によって運営されていた病院は例外として、穏健な治療法は稀であったと考えられる。科学の勃興により、身体の機能に関する新たな説明がもたらされた。力学的、物理的そして化学的理論が、四つの体液の均衡により健康がもたらされるというガレノス的伝統[d]に挑戦することとなった。新たな理論は新たな治療法を発展させた。それは強力な薬物や瀉血であったり、下剤をかけることや吸引療法であったりした。このような治療法が、隔離や鞭打つこと、恐怖を植えつけるという方法と競うようになったのである。そして、患者に実施した治療の実際の効果に基づいた経験的判断よりも、理論への信念が重んじられるという状況が続いた。一般に十八世紀の治療者は、自らの仕事は困難なものであり、手荒な手段も必要だと考えていた。

　アメリカとフランスの革命により、現世的秩序の中で人権と

訳注c　愚者（natural fool）：法的には、「生まれながらに理性を欠いた人」とされる。

訳注d　ガレノス的伝統：ガレノス（Aelius GalenusまたはClaudius Galenus：一二九～二〇〇年頃）は古代ギリシャの医学者。ガレノスの理論はヒポクラテスの四体液説を基礎としており、十六世紀ごろまで西洋医学に影響を及ぼし続けた。

いう観点から個人を重要視するという新たな価値観がもたらされた。この価値観は、神の不滅性と神の前での平等という宗教的伝統と競うこととなった。十八世紀の後半、特にフランスでは、精神疾患は社会の間違った秩序の結果とされた。すなわち患者は、搾取的な社会的環境の犠牲者だと見なされたのである。社会に非があるとする態度は病める人の解放につながった。それはまた、ケアが社会形態をとることを示唆するものであり、少なくとも革命絶頂期の熱気の中では、精神疾患の予後に関する楽観主義を引き起こした。

　患者をくびきから解放したことを称えられるフィリップ・ピネル（Philippe Pinel）だが、その努力がすべて彼独自のものであったわけではない。しかし彼は確かに先人たちよりも人間性ある態度を採用し、推進した。一七九〇年代のピネルの行動の基礎は革命に対する忠誠心であり、革命の必然的帰結の一つであった。すなわち、より進んだ社会では結果的に患者が減り、拘禁されている者も大きく改善するであろうという期待である。ピネルは患者の管理を廃止したわけではなく、実際のところむしろ強固な管理をしていた。しかし、可能な限り平等主義的態度で患者とコミュニケーションをとることは、フランス革命の精神の遵守であり、患者の健康にも利するものと考えていた。ピネルは、もし基本的に患者の人格と自尊心が尊重されるようであれば拘束は最小限で済むと確信していた[10]。

　これに反して、一七八八年に精神症状が再発したイギリスのジョージⅢ世は、伝統的な手荒なケアと徹底した拘束を経験することになる。なぜなら彼の主治医は、異常な行動には強い対抗手段が必要であるという自らの理論に従って、最高の治療を提供すべきだと確信していたからである。国王でさえも、今日では残虐であると考えられているような治療を免れることはできなかったのだ。そのようなケアに対する国王の反応に不安を感じたとしても、医師としての良心は揺るがなかった。ピネルが治療を温和なものに移行したときにも、国王の主治医と同様に穏やかな気持ちでいた。しかしいずれにしても、医師は完全に患者を支配下に置いていたのである。

　アメリカ精神医学の父であるベンジャミン・ラッシュ（Benjamin Rush）は、自身がフィラデルフィアのペンシルバニア病院でケアしている患者に対して、進歩的治療を導入した。拘束を最小限にする治療の試みの中で、改革者たちは多動で不穏な患者の問題に直面するというありがちな状況に陥った。ラッシュは、自分自身の息子も長年この病院の患者であったが、「落ち着く椅子」のような拘束器具を考案した。この器具は、自身をさらに傷つけるような患者の動きを防ぐと同時に、（狂気に関する彼の理論に従って）脳への血流を減少させた。ラッシュが目指していたのは、必要な拘束と治療が、意図しないまたは望ましくない影響を、決して引き起こさないようにすることであった[11]。

## 十九世紀

十九世紀には多くの国で医療専門職の倫理規定が公表された。たとえば一八〇三年には、トーマス・パーシバル（Thomas Percival）医師が医の倫理に関する正式な声明を発表している（第6章・第10章参照）。パーシバルの当面の目的は、マンチェスター病院に勤める医師の葛藤を軽減するために、倫理綱領と作法とを確立することにあった。しかし、病院敷地内などに存在するアサイラム（asylum）[e]の精神科患者に関する所感では、人間的なケアをすることと秩序を守る必要性との間の葛藤が打ち明けられている。以下の記述から、パーシバルの考え方はピネルやラッシュの意見とさほどの違いはないことがわかる。

> 法律はきちがい（lunatic）[f]を鞭打つことを、もしそれが必要な状況ならば正当化する。しかし、以前に指摘されたように、狂人（insanity）のためにアサイラムに勤務する医師は、責務に専心し、道義心と人間性に則って不幸に苦しむ人々に安全をもたらし、思いやりと寛大な態度と、確固とした有効な管理とを両立させる義務がある。そして、拘束衣などの近代的臨床実践の改善は、体罰による支配の必要性を排除することになった[12]。

パーシバルは優しくありたいと考えてはいたが、狂気に対して特別な知識を持っている医師は、若くて知識のない医師には手荒に見えるような行動を実践してもよいと確信していた。「躁病のような事例」では「若い感受性の強い医師が躊躇するような大胆な治療を採用する必要もあるだろう」と記載している。このような事態が起こった場合、新米医師は「臆病風に吹かれることなく、より経験を積んだ専門職仲間によって自分の心を強化しなくてはならない」という。しかしパーシバルはこの助言はそれほど厳密にとらえるのではなく、「向こう見ずであるよりも、用心して間違える方がより誠実である」とも警告している[13]。人道的ケアを唱導する人たちは、病院の秩序を保ち患者の入院を制限しなければならないという問題に繰り返し直面した。パーシバルは、アサイラムで適切なケアが実施されるように厳しい監督を実施し、内科医や外科医、または薬剤師の署名した証明書なしには断じて入院させせないようにした。また

訳注e　アサイラム：（精神疾患の）患者を外界から隔離し、収容・保護するための施設。

訳注f　きちがい（lunatic）：語源は後期ラテン語のlunaticus。「狂気」が月光の影響とされていたことによる。現代では侮蔑的な意味を含む。

人身保護令状の提供を重視し、他の入院患者の法的保護も求めた。ここでは狂人のケアに関して二つの面で倫理的な問題が生じる。すなわち、監禁することが正当化され得るのかという問題と、監禁されている間に提供されるケアが可能な限り人道的であるかどうかという問題である。

十九世紀に採用された倫理綱領は専門職の出現と関係している。したがってその基準は、団体外の医師や素人とは区別される専門集団の成員のために作成されたものであった。この綱領は、診察手順を規制したり、費用について詳細に記載したり、同僚の専門医との関係に言及したりといった、医学的礼儀作法に関することが際立った特徴であった。当初は医師たちが内部の専門的基準によって統制していた臨床の諸側面は、後には、成文法と第三者支払制度により、社会が支配するようになった。しかし一八〇〇年代には、特に米国では、専門職に関することは州の関心事ではなく、司法はライセンス付与の権限をまったく、あるいはほとんど持たなかった。医療の実践についての学派は多岐にわたり、そのため学派の中での差別化を図ることは、それぞれの支持者にとってはプライドの問題であるとともに経済的優位を保つために必要なものでもあった。それゆえ医師たちはさまざまな医学会を設立し、それぞれが行動綱領や基準を設けたのだった。

米国医師会（American Medical Association）が一八四七年に設立された際、そのメンバーはパーシバルの業績に基づいた倫理綱領を採択した[14]。米国医師会は二十世紀になるまでは大きな影響力を持たなかったが、この綱領は適切な臨床実践に関する倫理綱領として十九世紀半ばを代表するものである。最初のセクションでは、医師の高い道徳的義務が強調された。すなわち守秘義務のこと、そして、医師は、患者が治癒するにしても死に至るにしても、家族に希望と現実的な警告をバランスよく与えるよう留意しながら病の最終転帰まで診ていくのだということである。その後のセクションには、パーシバルの業績にはない「医師に対する患者の義務」と題された長い記述がある。患者は適切に訓練された医師を選ぶべきであり、関連する情報はすべて提供し、処方された治療計画に従い、回復後は「医師によって提供されたサービスに対する正当で揺るぎない価値を感じることができなくてはならない」とされている[15]。

綱領の後半は、医師どうしの作法と正式な医師になるための資質に関して詳述されている。最後の章の題名は「大衆に対する専門職の義務と専門職に対する大衆の義務」である。医師と検視官との関係、無料のサービスを提供する際のガイドライン、いんちき療法に関して啓発する必要性が説かれている。しかし、パーシバルの治療に関する入念な記載とは対照的に、病院内の治療実践についての論議はなく、アサイラムについては、医療関係者が注意を払うべき病院、学校、刑務所などのさまざまな施設の一つとして言及されているのみである。

### ◆フッカーの功績

米国医師会が綱領を採択した二年後の一八四九年、コネチカット州の医師ワージントン・フッカー（Worthington Hooker）は「医師と患者：相互の義務に関する実践的見解、医療専門職と地域との関係性および利害関係[16]」を公表した。これは米国における医療倫理の先駆的業績として近年ますます評価されるようになってきている。各章のタイトル「医学の技術」、「よく犯す間違い」、「いんちき療法」、「よい臨床実践と悪い臨床実践」、「病気を治療する際の希望の影響」、「病人との交際に関する真実」、「医師の道徳的影響力」はフッカーの倫理的関心を反映している。「病気における心と身体の相互作用」と「狂気」の二つの章は特に注目に値する。フッカーは、パーシバルと同様に、精神疾患の者を静養所（retreat）に移動させるよう主張した。そして「養生、つまり仕事や娯楽について肉体的にも精神的にも調整すること」に信頼をおき、「薬物療法は最小限」とした。フッカーは、精神障害者やその他の患者を故意にだますような慣行が世に蔓延していると認め、これを批判している。フッカーは早期治療を推奨し、その費用は患者が居住する市と州が共同で負担するべきだと述べた。ある人が精神障害であるか否かを判断する最適な方法は何かという課題について、フッカーはフランスの方法を支持していた。それは専門家から構成される委員会が何日もかけて審査を実施し、しかる後に判断するというものであった。フッカーは自身の経験において、多くの場合警察と刑務所の幹部が最終判断をし、ときには医師の進言は妨害と受けとめられていたことを残念に思っていた。「これが現在の我々の法廷の見解と慣習であり、精神障害者の人権がしばしば蹂躙されてきたとしても不思議ではない」との評価を下している[17]。誰が精神障害者を施設に収容するのかという問題については、コネチカット州とマサチューセッツ州では、医師ではなく市当局が判断していると述べている[18]。さらに悪いことに、たいていの場合当局は、危険な行為を行った後にしか収容しない。フッカーは、「法規に欠陥があるため、怠慢によって野放しにされた精神障害者の常軌を逸した破壊的行為に、地域がショックを受けることがあっても不思議はない」と結論付けている[19]。精神障害者が早期に治療を受けることに期待を込めて、精神障害の疑いがあるものは「正規の資格を持った医師によって構成される、精神障害に関する常任委員会で」審査されるべきであると述べている[20]。

フッカーは、精神障害の判断の際に専門家を関与させることを求めた。そしてその主張に従い、概ねその通りのことが十九世紀に実現した。フッカーは、専門家の知を適用することが収容されている者の権利を向上させ、収容過程で起きる間違いを減少させ得ると考えた。注目に値するのは、フッカーが、地域と患者のためには、顕在化した危険な行為が起こるまで待つのは好ましくないと考えていたことである。一方、文化的な偏見が専門的判断を歪める可能性があることや、強制収容に関する判断を完全に臨床家に委ねると患者の法的保護が制限されるかもしれないことなどの今日的議論には気が付いていない。

### ◆人間の倉庫としての病院

これ以降何世代にもわたって、精神科患者に関しては、強制収容の是非とケアの人間性以外の問題が提起されることはほとんどなかった。目下大いに関心を集めている行動制限に関する倫理については、一八〇〇年の臨床実践と関心事から切り離して分析することも可能ではあるが、困難を伴う。強制収容された患者の権利は少なく、精神科専門職の原始的な形といえる当時の治療方法は、主に病院へ入院することであり、元の状態に戻るか状態が改善する、あるいは親戚が引き取るか死亡するまで病院に暮らし続けることを意味していた。ケアの質を懸念する人の主な関心事は、パターナリスティックな関係性をいかに親切に、効果的で効率的に実施するかということであった。患者への個別の配慮は費用が嵩むものであり、ケア提供者個人や病院の多大な献身が必要であった。緊密で親切な管理と相互の尊重、および健全な環境を通じて患者と交流しようとする試み――「道徳療法」――は、精神疾患の治療可能性に関する悲観論、患者をケアする人の過大な負担、そして病院が人間の倉庫と化してしまうという波の中では生き延びることができなかった。十九世紀半ばには、多くの国がこのような状況にあった。実質的な改革の可能性が減退するにつれて、倫理的問題への関心は悪影響を被ることになった[21]。

米国の精神障害者施設の管理者らは、一八四四年にある組織（後の米国精神医学会）を結成し、特に強制収容から病院の運営に至るまで、患者に関することを決定する権利について論議した。米国医師会に先立って結成されたこの組織は、専門職の名の下に彼ら医師たちが特別な役割を担っていたことを証明している。施設管理者たちは自らを、一般的な臨床からますます遠ざかっていき、財政的にはあまりにも無視され、地域社会からの誤解を受けながらも、並外れた洞察力と決断力を要求される専門家であるととらえていた。処遇が悪い、強制収容は不当だという患者の抗議に悩まされながら、管理者はこれらの訴えに誠実であろうとするよりも、法から身を守ることの方に関心があった。アサイラムが（ピネルの言葉を使えば）「道徳的処遇」を試みていたという点では（これはイギリスの改革者であるヨーク・リトリート〈York Retreat〉[g]のウィリアム・テューク〈William Tuke〉とサミュエル・テューク〈Samuel Tuke〉が目指していたことでもあった）、患者にとってより希望にあふれた健康的な環境が提供されていたといえる。[22] 管理者は、患者の環境をよりよいものにしようとする努力には何ら落ち度はないと信じていた。もしそれ以上改善されないとしたら、その原因は収容所にあるのではなく、政府からの財政的援助が不十分であるためだと考えていた。行動を矯正することについて懸念を抱くこともなく、健康的な精神的環境を創出するに当たって文化的な偏見を含む指針に従っているのではないかとの疑念もなかった。実際のところ、この時代の米国の精神科医は、病気の原因は、現在ニューイングランドプロテスタント行動指針と呼ばれている原理に従っていなかったか、無視していたからだと考えていた。[23]

### ◆パッカードの事例

ときとして起こる強制収容に関する大きな過失が契機となって、新たな法律と手続きが作られた。特に注目すべきは、危険な宗教的信念を持っているとの理由で、一八六〇年に聖職者の夫によってイリノイ州のある施設に強制入院されられたE・P・W・パッカード夫人（Mrs. E.P.W. Packard）の事例である。夫は厳格な原理主義者であり、妻の自由主義的な考えに子どもたちの心が汚染されることを恐れたのだった。数年後に受託人はパッカード夫人を解放したが、彼女の災難は終わらなかった。夫は婦人を自宅軟禁し、再度強制入院の可能性を模索していた。最終的には、一八六四年の裁判において、彼女は正気（sane）であると認められた。それから彼女は「たとえその意見が他の人にはばかげているように見えても」ある意見を表明しただけでは強制入院の理由にはならないという運動を開始した。[24] パッカード夫人の例のような不正な拘禁が起こったことで、病院の管理者はきわめて稀な誤りであると明言していたものの、管理者に対する抗議に信憑性がもたらされた。ある匿名の著者は、American Journal of Insanity[h]に次のように弁明している。

---

訳注g　ヨーク・リトリート（York Retreat）：イギリスの商人でクェーカー教徒であるウィリアム・テュークにより、イギリスのヨーク市に一七九六年に設立された精神障害者のための施設（設立当初はクェーカー教徒限定の施設であった）。ウィリアムの孫であるサミュエル・テュークは祖父の仕事を引き継ぎ、「道徳療法」を推進した。

訳注h　American Journal of Insanity：米国精神医学会の公式ジャーナル。一八四四年創刊。一九二一年より現在の名称 American Journal of Psychiatry に変更された。

社会と施設の間で利益が対立したり隔たりがあったりということはあり得ない。それらは同一のものであり、いかなる公的施設の役人でも、アサイラムに正気の人を受け入れて収容するなどといった意図を持っているはずはない[25]。

二〇〇七年、劇作家エミリー・マン（Emily Mann）は演劇「パッカード夫人（Mrs Packard）」をプリンストン大学のマッカーター劇場で初演した。

### ◆新たな手続きを試す

　米国において精神科専門職と精神病院（mental hospital）が確立され、病気の人のケアについての法律や慣例ができあがっていく一方で、新たな手続きと運用を試す機会が増加し、それに伴い専門家の間でも非専門家の間でも新たな倫理的問題が持ち上がった。異議を唱えた人の中でも突出していたのが十九世紀の医学に非常に批判的であった生体解剖学反対主義者であった[26]。オハイオ、メリーランド、オンタリオで起こった、今日からすると研究の行きすぎと思われるような三例（後述）に対して、米国と英国の医師から厳しい非難が浴びせられた。同業者から最初に非常に激しい糾弾があったことは特筆すべきで、専門職の自浄作用が敏感に働いていたことの例証である。しかしこれらの実験が当時の処遇の典型というわけではない。一方、アサイラム管理者の高い理想は、実際にはおそらく精神病院の日常と一致してはいなかった。出版された報告や勧告は精神医療の毎日の実践をよい方向に導くものではなかったのである。

　オハイオの実験は、一八七四年に著名なAmerican Journal of Medicineに掲載された。ロバーツ・バーソロウ（Roberts Bartholow）医師は、患者の潰瘍化した頭蓋から露出した脳を電気的に刺激することでその影響を調べた。数日後に患者は亡くなったが、バーソロウ医師はその患者の死と実験は無関係であるとした[27]。しかし、British Medical Journalはその手順と結論を非難し[28]、編集長は、クロード・ベルナール（Claude Bernard）が「実験的医学研究序説（Introduction to the study of experimental medicine）」で述べていることについて改めて明言している。

患者の救命や治癒、あるいは患者本人の利益に資するのであれば、その人を対象とした実験を行うことは義務でもあり権利でもある。したがって内科的、外科的道徳の原則では、たとえ科学、すなわち他人の健康に大いに寄与する場合でも、実験の対象となる人に少しでも害をなすのであれば実施しないという立場をとる[29]。

それに応えてバーソロウ医師は、自分の行動を正当化しようとしたが[30]、自分の行った手順は脳に侵襲的であったことを認め、そのような実験は繰り返さないと述べた。

バーソロウに関する報告は生体解剖反対主義者の文献の中で、貧しい患者の身体をぞんざいに扱う一方で有料患者に対しては細心の注意を払うような実験者の例として、繰り返し取り上げられている。生体解剖学反対主義者は実験動物と施療患者（charity patient）[i]には共通性があると考えていた。両者に対する実験に反対し、印象的な報告を通して大衆を喚起しようとした[31]。

一八九七年、精神障害者のための病院であるメリーランド病院（Maryland Hospital）の最高責任者ジョージ・ロー（George Rohe）医師は、狂気の緩和を目的とした骨盤内女性生殖器に対する手術の研究報告を行った。ローはこの治療をヒステロエピレプシー性メランコリー、産後の精神障害、躁状態と診断された患者に適用し、およそ三分の一の回復率が得られたと主張した[32]。オンタリオ州ロンドン市にあるアサイラムのホッブス（A.T. Hobbs）が類似の手術を報告している[33]。

ロー医師およびホッブス医師の報告に対する非難は、British Medical Journal の同じ号に掲載された。ジェームズ・ラッセル（James Russell）は、多くの女性の狂気には根底に婦人科的問題が潜んでいるという世に広まった思い込みには科学的根拠がないと主張した[34]。「近年、婦人科と精神科との関連性についてはかなり徹底して議論されてきており、精神鑑定医や神経科医から一様に集まった意見によれば…狂気に対する素晴らしい治療法であると称賛することはまったくばかげているという全体的な合意が得られているといえる」[35]。その手続きは犯罪的ともいえるものであった。女性たちはその治療がどのような結果をもたらすかについて了解してはいなかったのである。ラッセル医師が英国と米国の一二〇人の医師に質問したところ、予想した通り、女性生殖器が狂気と関連している、あるいは女性生殖器に対する手術が有益であると考えていた医師はわずかであった。これらの手術は現代の医学的実践の基準には適合していない。

ラッセル医師からの厳しく皮肉のこもった批判に対するロー医師の反論は、非常に力ないものであった。ロー医師は誤解であると述べ、狂気が治癒したという主張を繰り返した。ホッブス医師は「実際に疾病が存在しないのなら手術による介入を許可するはずがない」と反論している[36]。

狭い範囲で現代の精神科専門職の原型について検討しているのだということを念頭に置いて一九世紀を振り返ってみると、

訳注：i　施療患者（charity patient）：貧困のため無料で治療を受けている患者のこと。

精神病院の発展と入院患者の増加、あらゆる場面における「道徳療法」の衰退、医師と患者の関係性が劣化したことなどすべてが、精神疾患の根治に関して悲観的雰囲気があったことの証左といえる。梅毒、アルコール依存症など精神疾患の特定の原因に関する理解が進んだにもかかわらず、このような悲観主義は倫理的な関心に影を投げかけ、倫理がさほど重要ではないかのように思わせることとなった。そしてさらには、介護者によっては奇異な行動を呈した患者を人間以下の地位に貶めてしまうといった状況にもつながった。ベンジャミン・ラッシュのような改革者でさえも、そうした患者は動物のようなものであり、野生動物のように「調教」するのが適当であると述べている[37]。二十世紀、特に第二次世界大戦後には、精神科医の活動についての新たな構想と感性が生まれ、こうした考え方は大きく変わっていった。

## 二十世紀

十九世紀がほぼ一貫して精神疾患の治療可能性に関する悲観的雰囲気に覆われていた時代とすると、二十世紀は、精神科医やその他の精神保健専門家が、自らの専門分野に対して新たな楽観論を見出し、確信していった時代といえる。予後不良で十分なケアを受けられない何百人、何千人の患者を前にしてのこの楽観主義は、生物学的な研究の発展、力動的精神医学と社会精神医学の発展をよりどころにしていた。これらの新しい治療法を適用していく中でも、パターナリズムは依然として顕著であった。新しい治療法を適用するかどうか、またそれを誰に用いるのかといったことについては医師が決定していた。そしてその際、制度的あるいは職業的な障壁にぶつかることはほとんどなかったのである。精神医学とその関連分野は、精神障害者の長期ケアから、治療と治療手段の追及へと急速にその目的を変化させた。また、一八八〇年から一九六〇年にかけて入院患者が著しく増加していたにもかかわらず、精神病院の有益性に関して非常に懐疑的となっていった[38]。そして運び込まれる患者を受動的に受け入れることから、地域全体を積極的に支援できる方法の追求へと変化していった。精神医学に適用された公衆衛生モデルは、自費で精神科医を受診できる金銭的な余裕のある人や精神的機能不全のため巨大人間倉庫に強制収容された人のためだけではなく、すべての人に治療を提供するという偉大な目標の実現であるかのように考える人もいた。一九六〇年代の米国では、精神科医の数を増やし地域保健センターの全国的ネットワークを構築するという努力の背景として、この新たな役割が存在していた。

### ◆精神医学の権威に対する信頼の危機

二十世紀の半ばから、いくつかの展開によって、この精神医学の可能性に関する楽観論に影が差し、重大な倫理的問題が持ち上がった。この展開の中には現在ではなくなっている、あるいは勢力を失っているものもある。全体主義国家体制下の精神医学の不正な利用（第6章、第7章の、ナチスドイツおよび旧ソ連邦に関する部分を参照のこと）は、明らかに大衆の精神医学に対する信頼を揺るがした。東欧では、共産主義の崩壊が、精神医学の専門的水準が復活することにつながった。一九三五年から一九五〇年代中盤にかけて、特定の診断に対して精神外科が先進国各国で広範囲に適用されたことも、精神医学の信頼低下をもたらした。イングランドおよびウェールズ、そして米国に限定しても、控え目に見積もって約三万人の患者がこの間にロボトミーや関連の施術を受けている[39]。新たな治療に対する熱狂にはいくつかの要因があった。それは、統合失調症に対する治療の発見が困難なこと、定員オーバーのアサイラム、精神科医と神経内科医の競争、医学の他分野において生物学的研究が成功したことへの自信などであり、また、見落とせないのがメディアである[40]。これらの施術に反対する勢力の増大と新たな向精神薬の発展が、精神外科全盛時代に終止符を打った。

　もう一つの動向は反精神医学活動であった。反精神医学者は精神医学の出現と時を同じくして存在していたが、一九六〇年代の反権力的な雰囲気の中で初めて一定の力を持つに至った[41,42]。社会学者アービング・ゴフマン（Erving Goffman）や哲学者ミシェル・フーコー（Michel Foucault）が影響力のある著作を出版し、精神科施設の特性に疑問を投げかけた[43,44]。さらに統合失調症の病理的特性に関して、精神科医自身が最も過激な攻撃を仕掛けた（レイン〈R.D. Laing〉[45]）。そしてトーマス・サス（Thomas Szasz）は、精神疾患の存在自体を疑問視していた。サスは患者の同意なしに行動を制限するのは反倫理的であると論じた。精神科医のでしゃばった「援助」は警官や刑務官と同じであるとし、そのような人を収容する精神病院は監獄であり、精神異常の抗弁は脱法者の責任逃れであって、裁判所は懲罰を課すという義務を避けているとしたのである[46,47]。二十世紀後半に行われた研究により、多くの重篤な精神疾患には生物学的あるいは遺伝子的な決定因子があると判明したことが、このような疾患は単に社会的産物であるという議論の反証に役立った。

　しかしこのような風潮、特に反精神医学が世論に与えた影響は長く続いた。二十世紀の半ば以降、大衆は、エリート専門家の権威と彼らが広めた行動と逸脱の基準に対し、ますます懐疑的になっていった。今や専門家の意見が正確であるかどうかはたいした問題ではなくなり、専門家が行動規範を規定したり、患者の完全な同意と理解なしに患者の行動を修正したりする権利があるのかという問題がより重要とされるようになった。

　一方で二十世紀半ば以降に発展した三つの事柄も、現代の精神科臨床倫理と関連を持つようになった。すなわち精神療法に対する有効性、医療の「新経済学」、および新しいタイプの生物学的な治療法、とりわけ薬物療法のもたらし得る功罪である。

### ◆精神科臨床における新たな倫理的問題

一九五〇年代以降、精神療法は非科学的であり、その主張は証明不能で、治療が成功したとしてもそれはせいぜい「プラセボ」効果であるという、紛れもない「フロイトへの攻撃」が続いていた。多数の研究は精神療法が多くの神経症状態には有効であることを示唆しているが、どのような機序でなぜ有効なのかについては、臨床的に証明すべき多くの疑問が残されている[48]。精神療法以外の、向精神薬という低価格の新たな治療の発展を受け、精神療法のこの不確実性は、二つの倫理的問題を医師に提起した。一つは精神療法の正当性に関することであり、もう一つは薬物治療の乱用の可能性に関することである。また専門家の間では、精神療法および精神療法家は、それ自体善でもないし悪でもないとしかいえないという認識が高まっている[49]。倫理的で有効なケアを提供するためには、医師と患者双方の「非科学的」価値体系、すなわち宗教的信念や文化的な違いなどを考慮しなくてはならない。精神療法家は、特に患者との性的接触に関して、自らの行動を以前よりも厳重な警戒下に置くようになった。これはある意味、以前の特権的な地位を自ら放棄したものともいえる[50]。

また二十世紀になって、精神保健分野に対して著しい経済的圧力がかけられ、これが倫理的ジレンマを創り出すことになった。一九八〇年、哲学者のウィリアム・J・ウィンスレイド（William J. Winslade）は、薬による行動のコントロールに頼りがちな費用対効果の高い功利主義的な考え方と、長期間かつ高額となるかもしれないが個人ごとにきめ細かく対応するケアを提唱する価値観との間には、長きにわたる対立があることを指摘した[51]。

二十世紀の半ばには、公的資金の投入を削減したいという考えと、多くの患者は精神病院の外の方がより人間的な処遇を受けられるという、精神医学の賛同派と反対派の両者に共通する考えがあいまって、地域精神科医療センターの創設および一九六〇年代以降の大規模なアメリカの脱施設化がもたらされた。これはパターナリズムに対する自律性の勝利といえるが、そのために多くの精神障害者が適応できない生活環境に追いやられることになってしまった。また「新経済学」により、保険会社が比類ない水準で医師と患者の間に入り込むことになった。一般に、保険会社は患者の詳細な情報を求めてくる。このことはときとして医師を、患者の守秘義務を守るべきか保険会社の要求に応じるべきかといった居心地の悪い立場に立たせることになる。「マネイジドケア（managed care）」も、同様のジレンマを生じさせることになった。すなわち精神科医が他の精神保健分野の治療者と競い合い、自分の専門分野、特に精神療法の適用について公に納得させる必要があるというときに、マネイジドケアは最も費用対効果が高く「医学的に必要」な治療選択肢をとるよう迫ってくる[52]。可能な限り多くの人にケアを提供することを目的とした精神保健の費用削減の試みは、崇高なことである。同時に、現在多くの先進国の公的機関が財政逼迫に悩まされていることを考慮すると、避けられないことともいえよう。しかしこれは精神科臨床にとっては重大な倫理的難題を生じさせることになる。

この数十年で生物学的精神医学は大幅な進歩を遂げ、脳機能と脳内化学物質に関する理解は根本から変わった。新たに開発された薬物による生物学的な治療には大いに期待できるが、重大な倫理的問題も持ち上がってくる。二十世紀初頭の精神外科の過剰適用および乱用を引き起こしたのは、施設に収容することなく即効性があり効果的かつ経済的なケアを提供したいという医師の願望、医学会派間の競争、新しい技術が難治性の病気を治療できるかもしれないという過剰な期待と大衆の熱狂であった。新たな向精神薬に対してもこれと同じ力が働いており、乱用につながる可能性がある。要求に応じて劇的に人格を変化させることができるような次世代の「デザイナードラッグ」[j]についても、誰がその薬を処方するのかという問題はもちろん、それが持つ倫理的含意も非常に大きい。

一九九〇年代以来の神経科学の研究は倫理的課題の分析を不安定なものとした。ある研究によれば、道徳的決定を下す際に「直観的」に反応する個人個人に特有な脳のパターンが存在すると推測される。これは、道徳的判断は少なくとも一部分は感情に影響されており、論理的過程のみで判断しているのではないということを示唆している。この研究については第17章で詳細に議論される。神経科学者であるジョシュア・グリーン(Joshua Greene)は次のような疑問を提起している。「我々が絶対的真実であると認めている道徳的真実は、道徳的現実の性質に関する心から独立した(mind-independent)事実なのか、それとも性的魅力のように、一人ひとりの心の中にあるのか？[53]」。もちろん脳の複雑さの解明は始まったばかりであり、直感的道徳ともいうべき強固に張りめぐらされた特定の考え方に関することは、これから大いに発展する分野である。この動向は、十九世紀に、進化論から道徳と行動の法則を引き出すといった伝統的倫理概念に反する提言が行われたことになぞらえて考えることができる。この議論の中で神経科学がどれほどの説得力を持つのかはまだ明らかではないが、近い将来、脳研究

訳注j　デザイナードラッグ（designer drug）：現存する薬物（多くは違法薬物）の一部の分子構造を組み換えて作られた薬物。疑似麻薬とも称される。

がさらに大きな典拠となることについては疑う余地はない。

### ◆倫理綱領

こうした発展の結果、精神科医は未だかつてないほどに、倫理的問題や専門職の基準に対して注意を払うようになった。第二次世界大戦中に起こった悲劇的な医学の乱用がニュルンベルグ綱領につながった。これは医学研究の規範であり、その後ヘルシンキ宣言に取り入れられることになる（巻末参照）。一九四八年、世界医師会はジュネーブ宣言を公布した（巻末参照）。そして翌年には、各国の医学綱領のモデルとなるように作成された医の国際倫理綱領（International code of medical ethics）が公布された。これらの二つのテキストはヒポクラテスの誓いを現代的に言い換えたものである。精神医学界の中では世界精神医学会が一九七七年にハワイ宣言を採択した（巻末参照、マドリード宣言として改訂）。これは広く精神科医を対象に作成された最初の倫理綱領である[54]。これは旧ソ連邦で乱用された[55]精神医療と、西側の精神医療で実践された強引な公衆衛生施策とパターナリスティックな態度の双方に対応したものである。いくつかの国の精神医学会は独自の倫理綱領を策定した。たとえば米国精神医学会は、米国医師会の「医療倫理の原則（Principles of Medical Ethics）」を採用し、一九七三年には「医療倫理の原則および精神科医療のための注釈（Principles of Medical Ethics with annotations especially applicable to psychiatry）」（巻末参照）を作成した。このテキストはマドリード宣言とは異なり、治療者と患者の基本的な平等的関係を主張してはいない。むしろその強調するところは、ヒポクラテスの教義からの直接的引用であり、精神科医は患者や他科の専門職の信頼に値するよう努め、その信頼を維持していく必要があることを記載している。

現代は、精神医療の専門性はかつてないほどに発展しているが、患者や社会との関係について多くの問題を抱えている状態である。このような苦境の中にあっては、専門性の繁栄は、倫理的課題の分析をいかに適切に行うかにかかっている。専門性の科学的基盤が確固としていれば、いくつかの課題は切迫したものではなくなる。そして精神科医療が、これからも繰り返し証明可能な科学的研究成果に信頼を置き続ける方向に進むことが望ましい。しかしながら、そのような進歩に伴う倫理的悪影響についても、並行して注意深く見守っていく必要がある。

# 3

# 精神科臨床倫理の哲学的基礎

トム・L・ビーチャム
（Tom L. Beauchamp）

本書で論じられている道徳的問題は精神科の専門的実践の中で浮上したものである。この章では、他の章を読むための哲学的倫理を十分に理解し、哲学的研究が精神科臨床倫理といかに関連しているのかについて正しく認識できるような知識を提供する。哲学的省察のみでは専門職倫理の基礎として十分であるとはいいがたいが、精神科臨床やヘルスケアで一般的に受け入れられている仮説を公平に検証する際には有用である。

## 道徳

「倫理的」と「道徳的」ということばは、その意味において同等に扱われているが、「道徳」と「道徳哲学」（「倫理理論」も同様である）には異なった意味が与えられている。「道徳」ということばは、人間の行為の正邪の規範に言及するものである。この規範は、確固とした（しかしたいていは不完全な）社会的合意が得られていると広く認められているものである。道徳は多くの行為基準を網羅しており、その中には道徳的原則、規則、権利や徳などが含まれる。道徳の核となる部分は、個人が成長の過程で道徳的責任や道徳的理想に関することを学ぶ前から存在している。そしてその後、徐々に、万人に適用される道徳——筆者はこれを共通道徳（common morality）と呼ぶこととする——と、医師などといった特殊な集団の構成員のみに適用される規則とを区別することを学習するのである。

### ◈共通道徳と職業道徳

すべての社会で道徳的に謹厳な人すべてが共有している道徳性は、ただ一つの道徳性ではなく、万人にとっての道徳性である。道徳性が見られるところには必ず倫理的教訓が含まれている。したがって、道徳性とは普遍的なものといえる。近年特別扱いされている分野は人権であるが[1]、共通道徳の一部は義務と徳の規範の中にも見出される。道徳的生活を送るすべての人は、この道徳性の核となる特質を理解している。嘘をつかない、他人の物を盗まない、約束を守る、他人の権利を尊重する、罪のない人間を殺めたり傷つけたりしないといった類のことを知っているのである。そして人はこのような規範の妥当性と重要性には疑いを差し挟まない。

共通道徳は抽象的、普遍的で内容に乏しい一般的道徳規範を包含しているのに対し、専門職の綱領のような「特定道徳」は具体的であり、普遍的ではなく、内容豊富な規範を提示する。このような特定道徳は多くの責任、期待、理想、共感、態度や感性を含み、さまざまな文化的伝統、宗教的伝統、専門職の実践基準、施設内の規範の中に認められる。職業道徳（professional morality）は特定道徳の中の一つであるが、数多くある特定道徳の一つにすぎないともいえる。宗教的道徳はまた別の形態をとる。特定道徳は多様性や不一致を容認するが、共通道徳は我々すべてが道徳性として認めているものを取り込んでいる。真実を話すこと、他人のプライバシーを尊重すること、秘密の情報を漏らさないこと、他人の肉体に侵襲を与える前に許可を得ること、人を殺めないこと、痛みを与えないこと、所有物を盗んだり奪ったりしないこと、他人に危害を加えないようにすること、これらは道徳的意識を持っている人が一般に共有している教訓の例である。

場合によっては、これらの教訓が、対立する他の規範に覆されることが正当と認められるような状況もあり得る。すべての規範は、他の道徳的要求と競合するような状況下では、覆されることが妥当と認められる可能性を有している。たとえば、誰かが殺人を犯すのを避けるために真実をあえて告げないことがある。また、ある人の権利を守るために他の人の秘密情報を開示することもある。原則や義務、権利は曲げられない基準というわけではない。これらは一般的な規範であって、状況に合わせて他の規範とのバランスをとり、具体性を持たせなくてはならない。

### ◈道徳的正当化

我々は共通道徳の特徴を十分に把握しているため、通常は、どのような振る舞いが道徳的であるのかを判断する際に困難を感じることはない。我々は、規則や事例、道徳的手本等に照らしながら道徳的判断をする。これらの道徳的指標は、判断の正当性を問われない限りにおいては有効に働く。しかし我々は、道徳的問題が浮上した際には道徳的な熟考を開始する。道徳的判断に到達する過程では、道徳的な理由づけによってその判断を擁護できるようにする。この過程はしばしば道徳的正当化と呼ばれる。そこで用いられる道徳的な理由は、ある一連の行動が正当であると我々が信じるに足るのはどのような状況なのかを示している。

正当化の目的は、行動や信念に至る十分な根拠を提示することにより事例を立証することである。ある人は、前述の規則や倫理綱領のような既存の規則に訴えて正当化を試みるかもしれない。またある人は、権威主義的で制度的な合意や慣例、または共通道徳の中でも最も信頼に足る道徳的信念に訴えるかもしれない。いずれの場合も、提示された一連の行為に最適な道徳的根拠を付与するための説明がなされる。また正当化の際には、入手可能な関連情報をすべて収集すること、道徳的な熟考の過程において公平であることが求められる。その道徳的理由は公平な選択がなされたうえで適用されなければならない。一方で、法的義務や宗教的伝統などとの対立や、道徳的葛藤にも敏感でなければならない。

正当化にあたり、その道徳的理由が十分とはいえないまでも相応の理由である可能性はある。そして、正当化の試みは必ずしも成功するとは限らない。たとえば、精神的に病んだ人を非自発的に入院させるための相応の理由として、明確な他害の危険性の存在を挙げることができる。これとは対照的に、精神的に病んだ人に明らかな自傷の危険性がある場合や重篤な精神疾患のため治療の必要性がある場合は、それらが非自発的入院をさせるにあたっての相応の理由として示されることもあるが、自由を剥奪する理由としては不当であると考える人も多い。

自傷の危険性に基づいて非自発的入院をさせることは適切な判断であり、自傷のみでも入院を正当化する十分な根拠になると考えている人は、その根拠が公正かつ十分である理由について何らかの説明ができるはずである。すなわちその人は、提示した根拠が公正かつ十分であるという信念をさらに正当化する論拠を示し得るはずなのである。その人は、仮に誰も介入しなかった場合には精神障害者が悲惨な転帰をとりかねないと説明するかもしれない。あるいは、精神障害者のニーズに配慮することの道徳的重要性に関する原則を引き合いに出すかもしれない。要するにその人は、自分の見解を論理的に擁護するに足るだけの一連の論拠を示すよう求められるのである。

ここまで、主として道徳的判断の正当化に関心を向けてきたが、哲学者もやはり倫理理論の正当化には関心を寄せている。倫理理論は精神科臨床倫理について検討する際に役立つものであり、この分野の文献でしばしば取り上げられている。

## 古典的な倫理理論

以降の二節の目的は、倫理理論を擁護することでもなければ倫理理論によって精神医学における実際的な問題を解決することができると主張することでもない。道徳的正当化について考える際にしばしば役立つ理論をいくつか詳述することである。ここでは、功利主義、カント倫理学、徳倫理、ケアの倫理、決疑論に焦点を当てることとする。

### ◆功利主義理論

功利主義者にとっての道徳の目的は、危害を最小にし、益を最大にすることによって人間の幸福を増進させることである。功利主義者らは、ある行動や実践の生み出す帰結の善悪の均衡において、よい帰結が最大限となるか悪い帰結が最小限となれば、それらの行為は正当であると見なす。功利主義者は、無価値なものに対して有益な価値が常に最大限に上回るべきだとする「功利性の原理（the principle of utility）」を擁護する。功利主義者の論法からは、功利主義の四つの原則的な特徴が抽出される[2]。

1．功利性の原理

まず、行為者は善を最大化させることが義務付けられる。すなわち、可能な限り常に最高の価値となるような均衡を生み出すべきだということである。これは、何をもって善であるとか価値あるものであると解釈するかという問題につながる。

2．善の基準

帰結の本質の善し悪し、あるいはその価値は、基本財（primary goods）[a]や基本的ユーティリティ（basic utilities）[b]と見なされる事項によって測られる。多くの功利主義者は、人によって違いがないような普遍的な価値を生み出すべきだということで一致している。しかし、主観的に望んだことや欲したことを善（good）と見なす功利主義者もいる。善についてこのような解釈をする場合は、希望や欲求の充足が道徳的行為の目標となる。

3．帰結主義

すべての功利主義理論は、どのような行為が推奨されるかを判断する際に、誠実あるいは忠誠といった道徳的特徴に内在する徳（virtue）ではなく、その行動がもたらす結果のみを参照する。

4．公平性（普遍主義）

最後に、功利主義理論では、すべての当事者が平等で公正な配慮を受けなければならないとされる。

功利性の原理は特殊な状況下の特定の行為に適用されるべき

ものなのか、あるいはいずれの行為が善であり悪であるのかを判定する際の行為原則なのかという激しい議論が功利主義者の間でなされてきた。規則功利主義者は「欺いてはならない」「約束を破ってはならない」などの規則に照らすことで行為を正当化する。これらの規則の正当化は、その規則自体を功利性の原理に照らすことによって行われる。行為功利主義者は、単に行為そのものを直接功利性の原理に訴えて正当化を行う。

　多くの哲学者は、行為功利主義はただ便宜的に道徳の理屈を付けたにすぎないとして、その擁護者に対して異議を唱えている。行為功利主義の立場では、精神科医が秘密の情報を家族や警察に開示することで家族や社会が負担から解放され、結果的に最大多数の最大幸福になれば、その行為は望ましいとされる。行為功利主義に反対する多くの人たちは、厳格な規則が維持されなければならないと主張している。それはたとえば、精神科医が伝統的に支持してきた守秘義務の原則などである。このような一見して望ましいような原則は功利性の原理によって正当化できるため、もし行為功利主義者からすれば功利主義に値しないと判断するようなことであっても、それが功利主義ではないと考える必要はないのである。

　規則功利主義者にとって、規則は道徳性の中で中心的な位置を占める。したがって、特殊な状況下での要求であっても妥協は許されないという立場がとられる。妥協は規則を脅かすことになるのである。規則の有効性は、その規則を遵守することが他の代替規則を適用する（あるいは規則が存在しない）よりも社会的功利性を大きくするかどうかで論理的に判断される。功利主義の規則は、理論的には、人権があらゆる個人を確固として守っているように、あらゆる階層の個人を守るための確固としたものである。それでもやはり、規則功利主義者の理論が行為功利主義者と実質的に異なるのかという疑問は持ち続けるべきであろう。道徳的規則が対立する場合には、しばしばジレンマが生じる。たとえば守秘義務は、個人や社会福祉を守る規則と対立する。これらの葛藤を解消する規則がないとすると、規則功利主義者は簡単に行為功利主義者の軍門に下ることになるだろう。

◆カント倫理学

　二つ目の理論は「義務論」と呼ばれていたが、その起源がイマニュエル・カント（Immanuel Kant）の理論であることか

訳注a　基本財（primary goods）：権利や自由、収入や富など人が生きていくために必ず必要となる事物。

訳注b　基本的ユーティリティ（basic utilities）：現代生活に必要な最低限のサービスや設備。

ら、現在では「カント倫理学」と呼ばれることが多い。カントは、ある行為が道徳的な称賛に値するのは、その行為が真の義務を実行するという動機に基づいているときのみであると説いた。単に道徳的に正しい行為をしただけでは十分ではない。なぜなら人はそれを道徳とは何ら無関係な利己的な動機からも行い得るからである。たとえば精神科医が長い時間をかけて、苦しんでいる患者を是が非でも助けようとしていたとする。もしその行為が、そうしなければ患者の配偶者が治療費を払わないかもしれないから、というだけの理由によるものであり、その行為自体が重要であるという信念によるものではないとすると、精神科医がその行為を実践したことは正しくても、道徳的な賞賛には値しない。

　この概念においては、道徳が、万人を規制しつつ導いていく普遍的な原理や規則の合理的枠組みを提供する。カントにとって至上の原理は「道徳規則」や「定言命法」であり、その著作においてさまざまな形で言及されている。カントの最初の定式には、「あなたの意思の格律[c]が、常に同時に普遍的立法の原理として妥当しうるように行為せよ(3)」という原則がある。カントの見解によれば、プライバシーの侵害、窃盗、情報の意図的改竄などの悪行は「矛盾」を孕んでいるという。すなわちそのような悪行はある種の一貫性の欠如という帰結をもたらすのである。たとえば約束を守らない人間の格律を検証すると、矛盾を生じさせることなくこの格律を普遍的に意図し、行為するのは不可能である[d]ことがわかるだろうとカントはいう。この格律は、予め想定されている状況[e]と矛盾しており、あたかも「約束することは裏切りではないが、この私の約束自体が裏切りである」といっているようなものである。この格律が普遍化され万人がそれに従って行動するとしたら、この格律は意図された時点で矛盾を孕み、格律自体が損なわれてしまう。嘘をつくという行為が成り立つのは、嘘をつかれた相手が人は正直であるという前提を持っているからこそである。しかしすべての人間が嘘をつく世界では、嘘をつくことを是認する格律が真実を伝えることを不可能とし、嘘をつく人間は誰にも信用されないということになる。[f]この主張を説明するような例は、日常生活の中に数多く認められる。たとえば試験で不正行為をすることを許す格律は、試験が公平性を想定していることと矛盾してしまう(4)。

　カントは定言命法を、上記のものとは明確に異なった別の定式でも述べている。これは現代倫理学の中で上記の定式以上により広範に引用され、支持されており、特に生命倫理において頻用されている。その定式は「人はあらゆる人を単に手段としてではなく、目的として扱わなければならない(5)」と定めている。したがって人はそれぞれが自律的に定めた目標を持っている人間として扱われなければならない。ときにカントの理論は、他者を我々の目的の手段として扱ってはならないと断定的に主張しているのだと解釈される。この解釈はカントの見解を誤解している。カントは単に我々が他者をもっぱら我々の目的の手段のみとして扱ってはならないと唱えているのである。たとえば成人の研究対象者が研究への任意参加を依頼された場合、その研究対象者は研究者の目的のための手段として扱われたことになる。しかし、彼らはもっぱら他者の目的の手段として扱われたわけではない。なぜなら彼らが単なる召使や物体になったわけではないからである。彼らから同意を得ることによって、彼らを研究という目的の手段として扱うことが正当化される。カントの定言命法は、そのような状況にある人間が敬意と道徳的尊厳を持って扱われるべきであると要求しているのであり、このことは、他者の目的の手段として使用されるという状況も含め、いかなる人間にも適用されるということである。

　最近多くの著述家がカントの業績に再注目し、新たな道徳理論によりカントの理論を強化する一方で、カントに対する多くの哲学者からの異議に反論してきた。彼らによれば、カントは規則に縛られた著述家ではなく、繊細で実際的な道徳的ツールを提供した哲学者であるという。生物医学倫理やグローバル・ジャスティス (global justice)[g] などいくつかの分野でカントの理論を援用している著述家もいる。これらの著述家は、カントの道徳哲学が実践倫理や職業倫理に多くの教訓を提供できることを示した[6]。

## 古典理論に代わる理論

　功利主義とカント倫理学は二十世紀の大部分を通じて倫理理論の支配的なモデルであった。しかし最近の哲学に関する著作では、これらの理論を補完したり置き換えたりする必要性が注目されている。追加的な理論、代替の理論としては、(1)徳倫理、

訳注c　意思の格律：人が何をすべきかについての指針を与えるような、個人的な行動原則。「あなたの意思の格律が、常に同時に普遍的立法の原理として妥当しうるように行為せよ」とは、すなわち、他の誰もが自分と同様の行動方針をとってもよいように行動しなさい、ということ。

訳注d　偽りの約束をするという格律が普遍化した場合、皆が守れない約束をするということになり、約束の概念が自己矛盾に陥る（誰も約束を信用しなくなる）。

訳注e　予め想定されている状況：約束は守られるものであるということ。

訳注f　人は正直である、という前提が成り立たなくなるため、嘘をつくこと自体も不可能となり、自己矛盾に陥る。

訳注g　グローバル・ジャスティス（global justice）：より広い視点から見た正義。現在の世界において正義は実現されていないという前提から出発し、より正義と公正に近い選択肢を模索することによってグローバルな正義を実現することが重要であるとする概念。

⑵ケアの倫理、⑶決疑論の三つが挙げられる。⑴、⑵は精神科臨床倫理にとって本質的に重要な理論であり、⑶の決疑論には、医学教育に影響を与えた倫理における方法論についての理念が含まれている。

### ◈徳倫理

徳倫理は、歴史的にはプラトン（Plato）やアリストテレス（Aristotle）に代表される古代ギリシャ哲学の伝統に由来するものである。[7] 彼らは徳の性向の醸成こそが道徳的生活の中心であるとした。共通道徳において道徳的性格傾向、すなわち徳とされる例を挙げると、⑴無危害、⑵正直、⑶高潔、⑷良心、⑸信頼性、⑹忠誠、⑺感謝、⑻誠実、⑼愛情、⑽優しさ、である。これらの徳は普遍的に敬愛される性格傾向である。[8] このような性向を欠けば、どこでも道徳的性格に欠陥があるといわれる。この反対の性向は悪徳（悪意、不誠実、高潔さを欠く、残酷、など）である。これらは万人が認める道徳的欠陥である。

徳倫理は人の性格的な動機付け構造の役割を問題とする。たとえば良心的な人間は良心的な行動をとる性質を持つだけではなく、良心的であろうとする道徳的に妥当な欲求も持っている。そのような人間の特徴として、良心的ではない行動をとらないようにしようという道徳的関心や心構えがある。義務の法則に沿って行動しようという動機のみでは道徳的に十分な徳とはいえない。義務を単に義務だからという理由で常に実践するものの、他者の利益への配慮を極度に嫌う人を考えてみよう。そうした人は相手を慈しむ気持ちや、親しみや愛情からではなく、ただ単に義務的な要求には応じるべきだという理由から他者に対応する。たとえばある精神科医は、自分の道徳的責任を全うしてはいるが、その行為は職業的に尊敬されなくなる恐れがあるからという動機によるものであるという状況を想像してみてほしい。この精神科医は、働くこと、診察室を訪れるすべての患者と時間を過ごすことを嫌悪している。人の役に立とうとは露ほども考えておらず、金を儲けることだけを考えている。この人は道徳的責任を全うしてはいるが、その性格には道徳的欠陥がある。多くの献身的な医療専門職を導いているような、尊敬すべき情熱や献身、良心が欠けているのである。

もちろん、行為の真価すべてが動機や性格に求められるわけではない。その行為が望ましい結果をもたらすかどうかも判断されなくてはならないし、関連する原則や規則に合致することも必要である。患者を助けたいという適切な動機付けがある精神科医の例を考えてみよう。行為の動機がどのようなものであれ、望ましい結果を出すには能力的に不十分かもしれないし、感心できない、あるいは許されない方法で行動するかもしれない。職業的には、奨励や称賛に値する性向はしばしば役割責任に由来するものであり、これは性格傾向というより義務の一つの形として理解されている。専門職の役割は、制度的な期待と職業的な実践の質を評価する尺度に由来し、集団内の約束事や慣習、指導プロセス、治療することなどを内包している。すなわち、職業的文脈における徳は、実践と伝統によって確立されているのである。

　徳倫理は単なる知的興味の産物のように見えるかもしれない。しかし正しい欲求と動機を持つ道徳的な人は、必要な行為を行って道徳的理想を達成するためには何を為すべきかについて、道徳的でない人や道徳に無関心な人よりも理解している可能性がある。したがって、徳倫理には実用的な価値があるといえる。信頼に足る人に深く根付いた動機や欲求は、正しいことを行い、それが実現されているかどうかを気づかうことにつながっている。他の人の感情や関心、態度などが道徳と関係するときには、人が何を為すべきかという気付きに至らしめるものは、規則や原則よりも人としての思いやりや感受性である。この観点から徳倫理は、道徳的生活において義務の基本原則と並ぶ基本的理論なのである。

### ◆ケアの倫理

　「ヘルスケア」、「医学的ケア」、「看護的ケア」などのことばが示唆するように、ケアないしケアリングの徳は、まさに優れた徳である。今日、ケアの倫理と呼ばれるものは徳倫理の一つの形式として扱うことができるが、この章では、親しい対人関係において重視される性格傾向を強調する普遍的理論として扱っていく。これらの性格傾向には、共感、思いやり、忠誠、尊敬、愛が含まれる。特に「ケアリング」は、ケアすること、情緒的な献身をすること、親しく関わっている人のために行動しようという意思などを含む。ヘルスケアや研究の対象となる人たちは、多くは傷つきやすく依存的で、不健康あるいは病弱である。道徳的関係性においては、他人に対して深い思いやりを持ち、献身的になることが必要である[9]。これらは、権利や原則に基づく記述では取り扱われないような共感能力を表す特性である。

　ケアの倫理の最初の業績は、主に権利と義務の倫理を体現する男性との対比において、女性がいかにしてケアの倫理を体現するかを重視したことである。心理士であるキャロル・ギリガン（Carol Gilligan）は、少女や女性の面接を通した実証的研究から「ケアの声（the voice of care）[h]」をまとめた。この「声」は、ギリガンのいうには、個人の権利よりも他者との共感的な関係に重きを置く。ギリガン[10]は道徳的思考における二つ

訳注h　ケアの声（the voice of care）：邦題は『もう一つの声：男女の道徳観の違いと女性のアイデンティティ』（岩男寿美子訳、一九八六年、川島書店）

の様式を同定した。その一つはケアの倫理であり、もう一つは権利・正義の倫理である。ギリガンの実証的な心理学的データの解釈は、現代の道徳哲学が極端なまでに普遍的原則と規則を強調していることを嘆くアネット・ベイアー（Annette Baier）の哲学的倫理として再構成された。ベイアーは正義、権利、法律や自由と平等の下での自律的な選択を強調するカントの契約モデルを激しく拒絶した。ベイアーの観察によれば、特に家族や地域での意思決定における社会的協調の条件は、典型的には意図的な選好ではなく親密さであり、関係性のネットワークの中での不平等性をも含む。ベイアーは、伝統的な倫理理論が間違っている、あるいは時代遅れだと主張しているのではなく、それらの理論はより大きな社会や道徳的世界の一端を捉えているにすぎないと述べている[11]。そして、義務の類を放棄するようにと推奨しているわけではなく、ギリガンが提起したような、愛と信頼を含む心理的な要素に大きく依拠する人間のつながりや友情のための倫理が入り込める余地を作るべきだとしている。

この理論で明らかに欠如しているのは、普遍的な道徳的原則と公平さの算定である。ケアの視点からは、伝統的論理の中に見られる普遍性と公正性は、道徳性を過剰に捨て去っていると見なされる。公平さを強調するあまりに失われたものは、我々にとって最も親密な人を大切にする気持ちに含まれ、個人的生活や職業生活にも入り込んでいるような思いやりの心である。裁判所に期待するような盲目的な正義を追求する中で、個人固有のニーズに対しては道徳的に盲目であったり無関心になったりするかもしれない。それゆえ公平性は、ある文脈では道徳的善であっても別の文脈では道徳的悪となる可能性もある。

ケアの倫理の擁護者は、義務の原則は不適切あるいは役に立たないと考えている。義務の原則を擁護する立場からすると、ケアや思いやりや優しさの原則というものは、ケアリングにおいて思いやりを持って優しく対応するのはどのようなときが適切であるのかについての理解を形作るものだということになるかもしれない。しかし、この主張はいささか場当たり的ではある。ケアの倫理では、我々が道徳的な判断をするときのことを端的に表現すると、自分の感情や共感能力、親密感、それにケアリングを提供する人がいかに振舞うべきかという知識を頼りにしている、ということになりそうである。

ケアを基軸とした道徳が、精神科臨床倫理のような専門職倫理の中で確固とした存在感を示し得ると考える根拠は他にもある。それは、原則や規則を通じて医療専門職の責任を正確かつ適切に表現することは困難だということである。ケアをしている医師や看護師が患者と出会ったときにいかに対応すべきかを提示することはできるが、そのような一般化は個々の患者にどのように対応すべきかについての明確な指針としては十分でないことが多い。ある文脈によってはケアリングとなるような行為が、他の文脈ではプライバシーの侵害あるいは攻撃的行為と受けとられることもある。ケアの倫理はこのような関係性の文脈にふさわしい理論であり、他の多くの理論ではこのような状況にうまく対応できないのである。ケアの視点は、親、友達、医師や看護師の役割のように、その文脈の中で迅速に対応することや、かすかな手掛かりに注意を払い判断することが規則を順守するよりも重要であると思われる場合に、特に重要である。

### ◆決疑論

決疑論は古典的理論に代わる理論の三番目である。決疑論では特定の事例の意思決定過程に焦点を当てるが、特定の事例について新たに判断を下す場合には、それと比較的類似している以前の事例における判断をもとにする。決疑論者は、特定の事例に対処する際の原則と理論の効力については懐疑的な目で見ている。道徳的な考え方や判断は、一般的な指針ではなく体験談や模範例、先例に則るものだと考えているのである[12]。

ここで、医師がある判断をして患者に助言をする際にはどうしているか考えてみよう。患者の既往歴、過去に似たような患者の治療が成功した体験、予想される転帰の典型例などの個別的要素は、その患者についての判断と助言を行うときに一定の役割を果たす。しかし同じ病気であっても別の個別要素を持つ患者に対しては、前者とは大きく異なる助言をすることになるかもしれない。決疑論者は道徳的判断や道徳的勧告を、医師の判断や助言と類似したもののように見なしている。決疑論者の見解では、行為や行為者、方針に関する道徳的判断が成功するのは、判断をする人がある特定の状況について十分に理解し、同じような状況に対処した事例を正しく認識したときのみであるという。

判例になぞらえて考えることも理解の助けになる。裁判所の規範的判断は事件の評価を通じて正式な判例となる。したがってその後の裁判では、新たに扱う事件の細部の特徴は異なっていたとしても、規範的な判例に基づいた審判を行うことは合理的であるといえる。倫理でも事情は同じである。ある事例の規範的判断は、事例を比較することによって行う。新しい事例は、それと似たような事例群と比較され、それらとの類似点と相違点が検証される。競合する価値観の相対的な重みづけは、類似事例との比較によって類推される。社会的コンセンサスを示すような、あるいは社会的影響力のある慣例となるような事例が蓄積されることによって、道徳的指針が導き出される[13]。

タラソフ（Tarasoff）事例のようないくつかの事例は、精神医学に非常に大きな影響を及ぼしてきた。守秘義務に関して新たに判断が求められるような事例では、タラソフ事例における判断が、ある種の根拠として引き合いに出されてきた。生命医学倫理の論文では、その分析の特性が検討され、我々が熟考して結論を導くための方法として不可欠のものとなった[14]。しかし、タラソフ事例は決疑論的方法を完全に例証するものではない[15]。タラソフ事例に限らず他の判例についても、それらが十分に機能するためには、新しい事例においては類似の事例と比較する過程を通じて結論に至ることができると信じられていることが必要である。タラソフ事例には多くの特異な点があり、そのためこの事例を汎化して他の事例に当てはめるという目的に利用するのは難しい。決疑論は精神科臨床倫理にとって有用な方法となり得るが、事例を慎重に選択し、それぞれの差異を厳密に比較して体系的に検証することが重要である。

一見すると決疑論は、伝統的な道徳理論の原理と理論の枠組みに強く反対する立場をとっているかのようである。しかし決疑論を詳しく見ていくと、公平で普遍的な行為指針に過度に依存する近年の哲学に対して異議を唱えているだけであることがわかる。アルバート・ジョンセン（Albert Jonsen）とスティーブン・トゥールミン（Stephen Toulmin）の二人の決疑論者は、「よい決疑論とは、優れた判断力により、普遍的原則を特定の事例に適用することである」と記述している。類似事例や類似した判断の歴史が蓄積されるにしたがって、より自信を持って全般的な判断を行い得るようになる。「道徳的確信の核」の存在する判断ができるようになり、不確かな原則の中に確固とした要素が結晶化していくのである。このような汎化に対する信頼が増すと、そのような判断が仮のものと見なされることが少なくなり、道徳的知見が発展する[16]。したがって、決疑論は古典的倫理理論と矛盾するものではない。決議論は、一般的な理論を形成することではなく実践的な意思決定に重きをおいているというだけのことなのである[17]。

## 道徳的原則の枠組み

生物医学倫理には基礎となるいくつかの原則がある。一般的にこれらの原則は古典的倫理理論の中で認められており[18]、「まず、害すなかれ」という医療特有の原則が意味することに基づく医療における伝統的な綱領でも前提とされているようである。しかし他の一般原則も同様に重要である。これらの原則は、基礎となる原理の分析的な枠組みとして機能し、専門職倫理の指針を正確に示すのに役立つ。ジェイムズ・チルドレス（James Childress）と著者は、このように機能し得る四つのクラスターの道徳的原則について別の著書に記した[19]。

1. 自律尊重（自律的な人の意思決定能力を尊重する）
2. 無危害（危害の原因とならないようにする）
3. 善行（利益を提供し、リスクと利益の均衡を保つ）
4. 正義（利益や負荷、リスクを公正に配分する）

これらの原則は道徳的体系や理論を形成するわけではない。

しかしこれらが提供する枠組みによって、我々は道徳的問題を同定し、それについて熟考することができるようになる。この枠組みは抽象的かつ不十分なものであるため、道徳的熟考および判断の際には他の検討事項も考慮しなくてはならない。抽象的な原則には、現在精神医学に影響力を持つ職業的指針が明確に示しているような、道徳的状況の微妙な差異に十分対応可能といえるほどの内容は含まれていない[20]。多くの場合、どれか一つの原則や一般的な理論的分析をもとにすべてを決断するのではなく、事例や方針に関するより多くの情報を得るようにすることが最善の方向性である。

原則は、道徳的判断や方針を評価するためのスタート地点を提供するものの、道徳的問題の機微を取り扱うわけではない。以下では、原則を特定化（specification）する必要性と、ある原則が他の原則によって覆され得る状況について論じる。まずは原則そのものに焦点を当て、特にそれらの意義と道徳的含意について述べることとする。

### ◆自律尊重

自律尊重は、精神科臨床倫理における重要な道徳的原則である。これは個人の自由と選択を重要視する自由主義的道徳（liberal moral）と政治的伝統に由来している。道徳哲学では、個人的自律は自己統治（self-governance）を引き合いに出して論じられる。それは、他者からの統制的な干渉や自分自身の内側からの影響力、選択の自由を妨げる個人的な制約などからの影響を受けない、適切な自己理解に基づく私的な規範である。すなわち「自律」とは、外的な制約からも内的な心理的制約からも自由であることを意味し、さらには、理解することや意図すること、任意の意思決定ができることといった重要な思考能力が存在していることをも意味する[21]。

自律的行為者の尊重とは、個人の価値観や信念に基づいた選択と行動ができるように、個人の判断能力や評価能力を正しく認識したうえで認めることであり、これには行為者が特定の見解を持つ権利を認めることも含まれる。すなわち自律尊重原則を正式に言い表すとすると、行為の自律性は他から規制されるべきではない、ということになる。この原則は意思決定をする権利および自律性に関わる他のすべての権利に関する基礎となる。

多くの精神科臨床倫理の問題は個人の自律尊重の不履行に関わっており、それは巧みに操作して適切な情報を十分開示しないことから、医学的介入の拒否を認めないことにまで及ぶ。たとえば、自律的な患者が情報を与えられたうえで医学的介入を拒否する権利はあるかという議論では、自律尊重原則に則れば、介入を拒否するという自律的な判断は尊重されるべきであるということになる。精神科医療と司法が、非自発的入院となった患者や自殺を望む末期状態の患者の治療拒否権に重点的に取り組むようになったのは一九七〇年代後半になってからである。しかしこれは、現在理解されているような自律尊重に関する考え方が、我々の道徳的見解に加わったのはごく最近になってからであるとする根拠にはならない。これは単にこの原則の含意が、特に医学領域においては、最近まであまり認識されていなかったというだけのことである。

一九七〇年代以降、インフォームド・コンセントの必要性は医療において強固な足場を築いた。この要求は基本的に自律尊重の義務によって正当化されるが[22]、精神科臨床倫理の中では多くの倫理的問題を引き起こしてきた。たとえば、インフォームド・コンセントの必要性に鑑みれば、精神科医は、精神障害があっても危険のない人に対しては治療を正当な理由で強いることはできないということになりそうである。またそのような人からの治療同意は、自律的な同意であるとは認められないかもしれない。治療の正当性を認めるにあたって自律性が必要なのであれば、多くの治療は、たとえそれが患者にとって有益であるとしても正当に認められないということになってしまう。それでは、一体どうすれば治療を正当化できるのだろうか。後見人の同意を求めるべきなのか。医学的に有益であること自体が手続きのための妥当な道徳的根拠となるのか[23]。

自律尊重原則は、精神科臨床における日常的なやりとりに関しても多くの問題を提起する。たとえば、自律性を尊重しつつ患者の質問を注意深く傾聴し、質問に対して丁寧に答え、患者を見下したような態度をとらないといったことが求められる。自己決定をする行為者の個々の自律性を尊重するということは、熟慮のうえでの彼らの判断や世界観に当然払うべき配慮をしたうえで、彼らにはそのような治療を受ける権利があると認めることを意味する。精神科の患者は、うつ病などの精神的問題によって理解力や判断力、明晰に思考する能力が損なわれてしまい、選択をする能力に問題が生じるような脆弱な立場に立たされることが多い。また、このような患者をケアしている精神科医は、患者の選択権に挑むかのような形で患者の求めを却下するという難しい立場に立たされる可能性がある。このことは、敬意を持ってケアをしつつ、患者に恐怖や脅威を感じさせないようにするにはどのようにすればよいのかという問題につながる。

他のすべての道徳的原則も同様であるが、自律尊重原則に関して論争の的となっている問題がある。それは、ある文脈において原則の重要性について解釈したり、原則の適用に明確な限界を設けたりしなければならないのはどのような場合なのか、その原則が他の道徳的原則と競合した際にその状況をどのように扱うべきかといった問題である。ある人の自律的な意思表明の権利によって他の人の行動が強要されることに伴う問題や、患者や対象者の選択が他の価値観と競合するような場合に社会が制限を加えることは正当なのかという問題については、多くの議論が行われている。仮に患者の自律性の制限が適切といえるならば、それを正当化するための根拠は、常に善行や正義のような他の競合する道徳的原則に求めることになる。精神科臨床領域における興味深いケースの多くは医療的パターナリズムの問題に関することであり、これについてはこの章の後半で言及する。

◆無危害

ヒポクラテスの時代から、医師は患者に対して害を為さないと明言してきた。医学の倫理綱領の歴史の中で最も引用されてきた原理は、primum non nocere、すなわち「まず、害すなかれ」という金言である。[24] 英国の医師トーマス・パーシバル（Thomas Percival）が掲げた声明は、近代の医療倫理のさきがけであった。その中で彼は、無危害原則が医師の基本的な義務を規定するものであるとし、患者に危害が及ぶ可能性のある状況では患者の自律尊重原則をも凌駕すると主張している。

> 患者の質問に対して誠実に答えることが、その患者にとって致命的となるかもしれないような場合、真実を話すことは粗野で冷酷な過ちとなり得る。患者の知る権利は保留にされるか、ないことにされることすらある。なぜなら…それは本人や家族、社会にとって深刻な害となり得るからである。そして患者は、医師に対する信頼と人類共通の原則に基づき、自分は不利益となるものすべてから守られるべきであると強く主張する。[25]

同様の考え方は、古典的な医学関連の著書や綱領に繰り返し記載されている。そして医療現場における基本的な規則の多くが害を為すべからずという共通道徳の要求に由来していることについては、疑問の余地はほとんどないだろう。これらの要求の中には、殺すなかれ、苦痛を与えるなかれ、危害を加えるなかれ、喜びを奪うなかれ、などが含まれる。[26] 多くの生命医学倫理の文献には同様の、しかもより特異的な禁止事項を見出すことができる。それらは、危害を引き起こすことは、それが意図的であっても過失によるものであっても、基本的に道徳的悪であるという原理に基づいている。[27]

精神科医療における無危害原則に関する問題は、あからさまな虐待のこともあれば、わかりにくく解決がつかないような問題のこともある。精神科医療における無危害原則のあからさまな不履行例としては、政治的な反体制派を精神障害として分類し、有害な薬物で治療し、狂者や暴力的な人と一緒に強制収容したことが知られている。[28] 攻撃的で破壊的な患者に対する治療として向精神薬を使用することなどは、よりわかりにくい例である。このような一般的な治療様式は多くの患者にとっては有益であるが、患者によっては有害となる可能性がある。いいかげんな精神科医が適切な病歴を聴取しない場合や、不適切な量の薬物を処方した場合、副作用の監視を怠り、その対処をしない場合などには、やはり危害を与えることになり得る。[29]

ポール・アッペルバウム（Paul Appelbaum）は、刑事事件および民事訴訟の精神科鑑定を通じて「危害を及ぼすという問題」に関する調査を行い、精神科医療において無危害に関係する繊細かつ重大な問題を提起した。たとえば、裁判の中で情報を出さなかったことにより、本来科せられていたであろう刑よりも重い刑となる場合がある。アッペルバウムはわかりやすい無危害の例として、以下のような精神科臨床倫理の一般的問題を提示している。

> もし精神科医がよいことを行い、危害を避けることに熱心に取り組んでいるのであれば、結果として危害を及ぼし得るような法的手続きにはいかにして関与すべきなのだろうか。一方で精神科医は、裁判の場では医学の伝統的な倫理原則を放棄すべきということになれば、いかにして自身の偏向を正当化すればよいのだろうか。そしてもし、善を行い危害を避けるという義務が、法的な場面ではもはや精神科医を支配しないというのであれば、いかなる代替の原則が関与することになるのだろうか。…精神科医は一般に善行と無危害という原則の制約を受けているのではないのか。[30]

この問題は、法曹倫理から治療倫理の捉えにくい領域にまで広がりを見せている。たとえば、意思能力の評価の結果、非自発的入院が支持されるような場合である。[31] いずれにしても、個々の事例において危害と利益とが比較考量されることになる。この主題は、善行原則そのものと、精神科医療における善行原則の役割につながっている。

### ◆善行

当然のことではあるが、ヘルスケアの究極目標は患者の幸福であるとされている。医学の存在意義は、臨床的な診断と治療によって病気を治すあるいは予防することを通じて、健康を増進させるという目的の中に見出すことができる。道徳的生活の中での一般的な義務も、積極的な援助を求められる職業倫理における具体的な義務も、「善行」という一つのことばでまとめることができる。善行原則は、想定される危害を未然に防いだり取り除いたりすることにより、他者が重要で正当な利益をさらに推し進めることができるよう援助することを我々に要求している。[32]

　医学における善行原則を実体のあるものにしている基本的役割と概念は以下の通りである。医師が追求するよう義務付けられている明確な利益とは、医学的な診断を下すこと、疾患や外傷を癒すこと、苦痛を緩和させることなどである。危害は防がなくてはならないし、取り除くあるいは最小限にすべきは、外傷や疾病に起因する痛みや苦しみ、それに障害である。精神科医が提供可能な利益の中には、妥当な経済的援助方法を見つける援助や、ヘルスケアや臨床研究にアクセスしやすくするような援助も含まれる。この利益はあるときは患者のためであり、あるときは社会のためである。このような行為が常に求められるわけではなく、かなりの利益が期待でき、精神科医にとって最小限のリスクで提供可能なときに限って求められるものといえよう。精神科医があらゆる危険を冒して善行の義務を実行しなければならないわけではない。

　善行を分析すると、功利主義者が道徳的生活で要求してくるようなこと、たとえば移植のために腎臓を提供したり骨髄移植のドナーとなったりするような、犠牲の精神と極端な寛容さにつながる可能性があると広く考えられている。したがって善行の義務が要求する範囲と領域をしっかりと制限する必要はあるものの、明確な線引きは困難である。しかし幸いにも現在の状況では結論を出す必要はない。なぜなら少なくとも医学や研究といった特定の場面では、専門職の役割として他に利するような道徳的義務があることについては議論の余地がないからである。

　我々の道徳的直観では、他者に危害を及ぼさないようにするという義務のほうが、他を利する義務よりも強制力があるように思える。しかし、このような階層的順序[i]は道徳でも倫理理論でも認められていない。実際に与えた危害は無視できる程度か些細なものであり、その一方で阻止した危害は相当に大きいという状況もあり得る。たとえば治療的介入による救命は、たいていの場合、非自発的入院によって危害（自律尊重の不履行）が引き起こされることよりも重要視される。無危害と善行とを区別したいと考える理由の一つは、危害を避けるか援助するかのどちらかを行わなくてはならないが両方を同時にはできないようなときには、無危害と善行とが対立してしまうためである。二つの原理は場面ごとにその重要性が変化しうるため、常にどちらかの義務を優先させるような機械的な規則を設定することは不可能である。

　臨床や研究に携わったことがある人は、介入によってもたらされる危害のリスクは、患者や被験者、大衆にもたらされる可

訳注 i　階層的順序：ここでは、無危害原則の優先順位を常に善行原則よりも高い位置に置くことを意味する。

能性のある利益と比較検討しなければならないことを知っている。「害を為さない」と明言している医師は、危害を一切もたらさないと誓っているわけではなく、利益が負わせる危害を上回るような均衡を創り出すため努力するといっているのである。このことはニュルンベルグ綱領でも認められており、そこでは「(実験で)おこりうべき危険の程度は、その実験によって解かれる問題の人間への貢献度を越えるものであってはならない」と要求されている。この声明は正しいと思われるが、臨床倫理と実験倫理の双方で許容できるのはどの程度の危険性なのかという大きな問題が未解決のまま残る。

## ◆正義

あらゆる文明社会は、社会的協働を定義する道徳的・法的・文化的原理によって構築された協働的複合体である。正義は文明社会において最も広く議論されてきた主題である。ある人が公平で正当に、あるいはそれ相応に扱われた場合には、その人は正義に則って扱われたといえる。たとえば平等な政治的権利が市民全員に当然与えられるべきものなのであれば、それらの権利が認められたときに初めて正義が行われたといえる。「分配的正義(distributive justice)」ということばは、社会的協働の関係に構造を与える正当化された規範によって規定された、公正、衡平で適切な配分を指す。一般的にこの用語は、経済財[j]や基本的な政治的権利のような社会的基本財の分配について言及したものであるが、負担についても視野に入れている。国民健康保険に対する支払いは、分配された負担である。メディケア・チェック[k]や研究補助金は、分配された益である[33]。

正義にはただ一つの原則は存在しない。いくつかの原則が知られており、特定の文脈においては各々の原則が特定化[l]されなくてはならない。哲学者はまた異なった正義の理論、たとえば実質的正義の原則(material principle)[m]を規定する理論や原則の選択を擁護する理論などを展開している。これらの理論では、個々を比較し、その差異に相応しくあるような分配について詳細に検討することによって、形式的正義の原則(formal principle)[n]よりも具体的であろうとする試みが行われるのである。平等主義者の正義に関する理論は、基本財への平等なアクセスを強調している。自由意思論者の理論では、社会的・経済的自由の権利が強調される。そして功利主義者の理論では、上記の二つの基準をおりまぜて用いることにより、公および個人に対する効用が最大限となることが重視される。この三つの正義に関する理論は、それぞれが異なった原則を用いて我々の正義に関する直観的信念を捉えているものである。

精神科臨床におけるマネイジドケアは、分配の正義に関する多くの問題を引き起こした。たとえば、どのような形の精神的苦痛であれば健康保険を適応することが合理的であるといえるのか、そのような判断をする際に「医療の必要性（medical necessity）[o]」という概念が果たす役割は何か[34]、一部負担金の増額には一定の基準が必要なのか、といった問題である。これらは公平性の問題であり、これらの質問に対する我々の答えが創り出す正義の義務は、しばしば道徳的原則と交差することになる。

臨床における日常的問題の例は「精神科医が不平等だと確信している保険規制システムの抜け道を探ることは、どのような場合に正当といえるのか」という問いの中に見出すことができる。デニス・H・ノバック（Dennis H. Novack）らの調査では、保険制度は不平等であると感じていた医師の六八パーセントが、患者が正当な支払いを受けられるように第三者支払機関に対して進んで虚偽の記載をしたことが判明した。さらにこの六八パーセントの医師のうち八五パーセントは、自分の行為は「不正」ではないと主張していたという[35]。この調査からは、医師たちは現行の支払制度が非常に不公正であり、不均衡の埋め合わせをするためには虚偽の記載をするかもしれないと考えていること、しかし道徳的な正当化により、自分の行為は不正や嘘ではないと見なせると考えていることがわかる。経済原理が主導する現在の精神科医療では、正義に関する同様の問題が数多く持ち上がっている[36]。

正義の問題は、しばしば他の責任や忠誠心の問題とも対立する。このような問題は精神科医療では稀なことではない。思春期専門のコンサルテーション精神医学で起きた例を挙げよう。コンサルテーション担当の精神科医が、十六歳になる病気の若者の死因が重大な手術の失敗であることを発見した。精神科医は、その事実が診療録に記載してあるにもかかわらず家族に知らされておらず、今後も伝えられる予定はないとの情報を得ていた。ここでその情報を無視することは、単に患者の両親の知る権利を認めない（自律尊重原則の侵害）ということのみに留

訳注j　経済財：経済的価値を持つ財のこと。

訳注k　メディケア・チェック：メディケア加入者に医療費を還付するための小切手。

訳注l　原則の特定化：個別の文脈に対してその原則から引き出されてくる含意を特定すること。後に詳述される。

訳注m　実質的正義の原則（material principle）：二人以上の個人が平等に扱われるためには何が等しくなければならないかを特定する原則。たとえば、各人のニーズに応じて分配するという原則や、自由経済に配分を任せるという原則など。平等性のみならず差異をも内包する概念といえる。

訳注n　形式的正義の原則（formal principle）：「等しきものはひとしく扱え」という分配の平等性を正義とする概念。正義の普遍妥当性を是とする。

訳注o　医療の必要性（medical necessity）：医療保険において、医療を適用することが妥当であるとされる基準（給付支払基準）。

まらず、家族が補償を求める機会を失うことにもなるため、不正義といえる。したがってその精神科医は、若者の母親に対して外科的合併症に関する情報開示を行ったのである。[37]

## 道徳的原則の性質と機能

### ◆原則、規則、および権利の「一応の」性質

W・D・ロス（W.D. Ross）は、原則と原則が互いに衝突したときに問題解決をする際の助けとなる理論を打ち出した。ロスの見解は、実際の義務（actual duty）と対比させた、彼のいうところの「一応の義務（prima facie duty）」をもとにしている。この一応の義務は、特定の状況下で同等ないしはより強い義務と衝突しない限りは、常に実行しなければならない義務である。一応の義務は、他の条件がすべて同等であれば、常に正しく、拘束力がある。すなわち競合する道徳的要求がそれを覆したり上回ったりしないことが一応の義務の条件である。それとは対照的に実際の義務は、特定の状況において衝突する一応の義務どうしの相対的な重みを精査することで決定される。

ある精神科医が、自分の勤務する病院の従業員でもある患者の秘密情報を知っているとする。その従業員は、多大なストレスにさらされながらも昇進を目指している。しかし精神科医から見ると、その昇進が従業員と病院双方にとって悲惨な結末をもたらすものであると信じるに足る十分な理由がある。このような状況において、精神科医には守秘義務があり、無危害と善行の義務がある。精神科医は守秘義務を破ってもよいのか。人事部ではなく病院の管理者だけに情報を開示することによって、この問題に対処することができるだろうか。そのような情報開示は、一般的な守秘義務の強制力と矛盾しないのだろうか。このような一応の義務の対立に直面した際には、実際の義務を決定するためには、道徳的正当化の過程を通じてこれらの疑問に取り組むことが必要になる。

ハワード・キブシ（Howard Kibsi）は精神医学の教授であるが、彼は守秘義務における唯一の例外は、「裁判所によって情報開示が指示されたとき」であると主張している。[38] しかし守秘義務は一応の義務であるため、裁判所の求めに応じて情報を開示するべきかという命題は、大掴みすぎるともいえるし、限定的でありすぎるともいえる。[39] 精神科医による秘密情報の開示については、裁判所から命令されたという根拠のみで道徳的に妥当な正当化ができるとは限らない。これは、ジャーナリストや聖職者にもあてはまることであり、その意味では大掴みすぎる命題である。一方で、精神科医が患者から脅迫されている場合や、一般大衆に大きな危害が及ぶような事態について患者から情報を得た場合などの切羽詰まった理由によって守秘義務が覆される可能性もあるという観点から見れば、これは限定的すぎる命題でもある。いずれにせよ、道徳的規則の例外をすべて

挙げることは、それが一つあるいは複数の規則であれ、一般的な規則であれ職業的規則であれ、常にほとんど非現実的な望みである。

　これまでに、対立や例外がない道徳的規則のシステムを示すことができた哲学者は存在せず、そのような専門職の綱領もない。しかしだからといって、懐疑的になったり動揺したりするにはあたらない。一応の義務は道徳的生活の複雑さを反映しており、そのような状況で規則や原則を階層的に整理することは不可能である。生物医学倫理の枠組みを作るにあたっては道徳的原則をどのように組み合わせるのが最良であるのかという問題と同様に、各々の道徳的原則の相対的な重要性をいかにして測るかという問題も未解決のままである。しかし、前節で論じた、一般的な一応の義務である四原則は、議論の基本的な出発点として実用的であることや、事例や問題を熟考する際のよりどころとなることが証明されている。これらの原則と一応の義務に伴う困難は主に、ほとんどすべての困難な状況において、必要とされる実践的な仕事をするためには、それらの義務についてより一層の特定化が求められるということと関係する。これについては次の項で検討していく。

　最後に述べたいのは、多くの対立の状況（相当困難な状況でも、より選択が容易な場面でも）においては、そこでとった行為がたとえ道徳的に最良であったとしても悔いは残り、道徳的残滓、「道徳的痕跡」を残すものだということである。後悔や残滓は、行為が正しい選択であることが明らかで疑う余地もないときにさえも生じうる。我々は後悔すると同時に、引き続き義務を負うことにも気づく。果たせなかった義務についてはいかんともしがたいが、状況によってはさまざまな形でそれを代償することができる。たとえば、約束は守ることができないことを事前に相手に伝えるようにすることはできる。関係修復のため謝罪することもできる。道徳的対立が再び起こらないよう状況を変化させることもできるだろう。あるいは、適切な補償をするという方法もある。後悔と道徳的残滓の感覚が存続するかどうかは、残された義務を果たすことができるか否かによるかもしれない。一つの一応の義務が覆されたとしても、だからといってその義務の価値がなくなるわけではない[40]ため、このような後悔が残るのは自然なことである。

### ◆特定化と道徳的改革

　多くの場合、実際的な道徳的問題は、以前にも指摘したように、きわめて一般的な原則に照らすことでは解決できない。これらの問題に対処するためには、通常は、一般的規範をその状況に見合うように特定化する必要がある[41]。道徳的原則を実践に供するためには、文脈にそって特定化し、実現可能性や制度的な方針を考慮に入れる必要がある。具体的な規範でさえ確定的とはいえず、さらなる特定化を必要とする[42]。同意を得るという義務の特定化の簡単な例は、以下の米国法精神科学会（American Academy of Psychiatry and the Law）の「司法精神医学実践のための倫理指針（Ethical Guidelines for the Practice of Forensic Psychiatry）」の規定の中に見出すことができる。「司法鑑定の対象となった被鑑定者に対して、可能なときにはインフォームド・コンセントを得ること。同意が必要ではないときでも、被鑑定者に対して鑑定の性質を伝えること。被鑑定者に意思能力がない場合は、当該司法管轄区の法に則って代諾者の同意を得ること[43]」。

生物医学倫理のもう一つの問題は、以下に述べるような特定化によって対処されてきた。これは医療倫理の文献においては一般的なことである。「研究者は、研究から得られる科学的知識よりも対象者の福利を優先しなければならない」。これは、対象者の福利に対する責任とよい研究を実施する義務について言及したよい特定化といえそうであり、同時によい階層的規則のようにも思える。しかし、たとえばボランティアを募った調査では、ボランティアに何の利益ももたらさないと予想されるものもある。そのような研究においては、一定の危険が伴うものの直接的な利益は現実的には見込めないため、科学的知識よりも対象者の医学的福利を優先させることにはならない、あるいはそうできないのである。したがってここでは、たとえ危険が伴い直接的利益が見込めない場合でも同意能力のあるボランティアから適切なインフォームド・コンセントが得られれば、よい結果を得るために研究を実施することが正当化される、といったさらなる特定化が必要となる[44]。

生命医学倫理では、特に施設や公の方針を形作る際には、上記のような、これまで以上の特定化が重要となる。多くの精神科医が直面してきた、あるいはこれから直面するであろう問題の典型例は、先の論議でも取り上げた自律性の問題の中に見出すことができる。多くの精神科患者においては、患者が治療を拒否した場合にそれを考慮しないことは道徳的に間違っているが、判断能力が不十分であったり一時的な混乱を呈していたりするような患者において、相当の医学的有益性が見込める場合は、拒否を押し切って治療することは合理的であると思われる。治療拒否を常に受け入れなくてはならないという信条はあまりにも硬直的といえよう。しかし、どのような状況のときに拒否を押し切ってもよいのかを識別できるような合理的判断基準なしに、ある拒否は受け入れ、他は受け入れないということになれば、それは恣意的であるということになる。さらなる情報を提供することでその患者の自律性を促進できるのは（あるいは促進すべきなのは）どのような状況なのだろうか。そして患者に対する情報提供を差し控えるべきなのはどんなときなのだろうか。このような問いに答えを出すためには特定化が必要である。なぜなら、熟慮が必要なすべての事例においては、自律尊重原則や善行原則に対する責任の特徴やその限界について、より一層の特定化が必要だからである。当然のことながら、特定化した原則を実践の場で試したり、同じような患者や状況に直面している他の専門家と議論したりといったことは可能であるし、そうすべきでもある。

しかしながら、特定化という戦略がすべての深刻な道徳的対立に対する適切な解決策となるなどと期待することはできない。したがって特定化は、対立を解決するにあたって特定化と競合するような解決方法を必ずしも常に排除するわけではない。問題の多い事例では、解決のために役立ちそうな特定化の方法がいくつか提案される。専門職倫理ではそれに加えて、ある個人が選択した特定化を擁護するような特定化のプロセスと道徳的正当化が双方ともに不可欠となる。特定化が確かな情報と臨床経験をもとにして行われるのであれば、さまざまな症例に公正な方法で対処できる可能性は十分にある。

## 職業道徳

共通道徳がすべての道徳的に謹厳な人に受け入れられているように、多くの専門職が職業道徳を持っている。職業道徳には、道徳的責任について真剣に考えている専門家によって一般的に認められている行為基準が含まれている。医療の領域では、職業道徳が医療制度や医療活動のための一般的な道徳規範を規定している。医療においては、この領域に特有の役割や関係性があるため、他の職業では必要とされないような規則が求められる。たとえばインフォームド・コンセントや守秘義務といった規則は、個人の自立を尊重し危害から守るという一般的な道徳的要請に根差すものであるが、医療特有のいくつかの規則は、医療や研究といった領域の外では実用的でも妥当でもないかもしれない。

専門職は自主規制的組織を維持している。すなわち、その専門職の候補者が必要な知識と技能を獲得していると公式に認定された場合に限って、職業役割への参入を認めるような体制をとっているのである。医療や公衆衛生のような学問的職業の専門的背景の一部は厳密なスーパーヴィジョンによる訓練を受けて獲得されるものであり、そのような専門職は他者へのサービス提供に尽力することになる。ヘルスケアの専門職はその構成員のために義務を特定化し、それを課している。そうすることによってその専門職に関わる人たちに、構成員は有能で信頼に足ると信じてもらえるようにするのである。専門職に課される義務は役割の義務である。この義務は一般に認められた役割によって規定され、専門職の「倫理」を構成している。

しかし、専門職倫理の分野においては多くの道徳的対立が生じるものであり、以降では議論が続いているいくつかの事項に着目したい。

### ◈医療におけるパターナリズム

　自律尊重原則と善行原則はときに対立し、パターナリズムの問題を生じさせる。「パターナリズム」ということばは、あたかも親が自分の子どもを扱うかのように個人を扱うことを指している。生物医学倫理ではこのことばはより狭い意味で使用されており、個人の自律を制限するような治療を行う際に用いられる。パターナリズムとは、ある人の自律性を他者が意図的に制限することであるが、自律性を制限している人はその行為の根拠を、制限されている人の利益となるということのみに求める。パターナリズムの本質は、個人に対する利益の提供を根拠に個人の自律性を蔑ろにすることである。医療では、利益として期待されるのは医学的利益である。精神科医療では、パターナリズムを正当化する善行の義務は、典型的にはケアを提供するという専門職の義務である。

　パターナリズムの例としては、治療のために非自発的入院をさせること、「理性的な」自殺を止めること、蘇生を拒否していた患者を蘇生させること、患者が要求した医療情報の開示をしないこと、強制的な精神科治療、革新的な治療を試したいという患者の希望を聞き入れないことなどがある[45]。このようなパターナリズムは、特に近年では、広範囲にわたる患者の自律性を擁護する人たちから持続的な批判を受けてきた。そうした人らは、医師が必要以上に介入して患者の選択をパターナリスティクに支配していると考えている。

　一般に哲学者と法律家は、患者の自律性は医師-患者関係の決定的要素であり、患者が任意の選択ができないとき、ないしは自律的に行為できないときに限って医師の介入が正当と認められるとする立場を支持してきた。患者の病状が非常に重いため、判断や任意の選択をする能力が著しく影響を受けていたり、自分自身に関する重要な情報が把握できなかったり、医学的な治療や薬物の使用に関して慎重に判断して合理的な決断に至ることができなかったりするような事態は起こり得ることである。多くの議論では、このような状況での介入以外のパターナリズムは正当化できないとされてきた。

　しかし、自律的な選択が覆されるような状況下でもパターナリズムを擁護する人はいる。パターナリズムの原則を支持する人は、それが慎重な人であれば誰しも、いかなる善とニーズがパターナリスティクな保護に値するのか、いかなる条件であれば介入が正当化されるのかといったことについて的確に特定化するであろう。自律性を阻害することでしか、ある人の不合理で極端に危険な行為（終末期ではないときに蘇生術を拒否するなど）や危険の可能性があり不可逆的な転帰をもたらす（ある種の薬物がそうであるように）行為から行為者本人を守ることができない場合に限って、自律性の阻害が正当化されると主張する人もいる。この観点からは、パターナリズムが正当化されるのは、その介入によって未然に防がれる危害が、自由意思への干渉によって被る危害や侮辱（もしあれば）よりも大きいときのみということになる。そしてこのことを普遍的に正当化できれば、関連する類似の状況下では、常にそのような方法で対処することができる。

　ときに精神科医は、パターナリスティクな行為を行ったりパターナリスティックな形態の介入を認めるような議論を展開したりする。そのような例として、精神科医によっては、精神症状がないにもかかわらず自傷の危険がある人間を強制的に入院させようとする傾向があるという指摘がある[46]。また別の例として、ホームレスの人の自由権を擁護する社会運動と精神科医との間の対立が挙げられる。そのような立場をとる精神科医は、ホームレスの人の多くは自ら引き起こすかもしれない自身に対する危害から保護されるべき、または自分では確保しようとしない利益を提供されるべき状態にあるため、非自発的な民事上の拘禁を行う必要があると考えている。

　パターナリズム擁護者と反対者の根本的な違いの一つは、患者の「選択」において、自律的に行為するための能力の何を重視するかということである。パターナリズムの擁護者は、判断能力が減退した、あるいは損なわれた人の例を引き合いに出す傾向がある。たとえば、慢性のアルコール依存症や、抑うつ状態で自殺念慮を持つ患者などである。パターナリズムの反対者は、自律的な選択をする能力はあるが、その能力を行使する際に社会的な制約を受けてきた人に焦点を当てる。例として挙げられるのは、主として風変わりな行動を理由に強制的に施設に収容された人や、生命が脅かされている状況で合理的に治療を拒否することを選択する人である。したがってこの議論を形作る要素の一つは、自律性が何らかの方針によって制限されている可能性のある人の、任意性、自律性、同意と拒否の質の問題である。

　パターナリズムの形態によっては、その介入を正当化できない場合があることについては疑問の余地はない。しかし、救命治療や自殺予防といった非常に重要な目的のためという観点から見たときに、あまり重要でない情報を伝えないことや治療を受けさせるためのごまかしを正当化できるか否かという問題については未解決のままである。それぞれの事例の微妙な差異については異なる要素を比較考量（balancing）することによって判断され、そうすることによって、パターナリズム全般が正当化できるか否かという問題から議論を開始するのではないような道徳的省察が可能となる。事例を通じて論理的に考えるという慎重なアプローチと比較すると、パターナリズム全般を正当化できるかどうかといった極端な考え方は、患者にとっても専門家にとってもより大きな危害となるだろう。

### ◈専門職の倫理

精神科医は、米国精神医学会（American Psychiatric Association）の「医療倫理の原則（Principles of Medical Ethics）[47]」や、より専門的な指針である米国法精神科学会の「倫理指針（Ethical Guidelines）[48]」に記載された職業道徳の規準に適合するような義務を広く認めている。このような綱領は一般的な原則や共通道徳に照らすことによって擁護されることもある。しかし一般的には、専門職の綱領は、その専門職において既に広く受け入れられてはいるが不完全な道徳性を詳説するための試みである。この道徳性には、患者や研究対象者に対する責任（インフォームド・コンセントやプライバシー、守秘義務など）、社会に対する責任（利益の対立を避け、法的義務に従うことなど）、同僚、雇用主、資金提供者に対する責任（専門職の中で受け入れられないような行為や状況について報告することなど）が含まれる。

精神科医が認めている内在的な道徳と、それを高めるためのさまざまな試みについては本書の別の章で議論される。ここで一つ警戒すべき点を挙げる。それは、法的義務と専門職団体の指針はたいていの場合主要な道徳的権威として受け入れられており、専門職の多くはこのような法律や指針が倫理的に為すべきことを定めたものだと信じているということである。肝心な点は、このような方法で専門職の行為基準の枠組みを作ることについての問題である。法と綱領により認められた行為は一般に受け入れられるものと判断される。顧みられていないのは、その行動が、この章で議論してきた共通道徳や倫理理論の基準といった、法律とは無関係な道徳的基準からすると不適切となる可能性である。

判例法、成文法、および専門職団体は、法的義務と道徳的義務の双方に影響するような影響力ある指針を確立してきた。しかし道徳的規準は、法的基準や同業者内での基準とは区別されなければならない。法律や、多くの場合専門職団体は、主として許容できる行動すなわち何をする権利があるのかを規定している。その一方で道徳は、義務的で理想的な行為、すなわち何をするのが正しく何をするのが最適かについて規定している。さらに、訴訟手続きにおける法的責任と実行可能性の問題として求められる法律要求事項や専門職の要件は、道徳的にはそれほど厳格な要求はされないことが多く、道徳的要件とは非常に異なっている。

道徳と法には重要な共通部分があるとはいえ、法が道徳的問題に直接関与しているときでさえも、法が道徳的基準や価値観の宝庫であるとはいいがたい。法を遵守する人が必ずしも道徳的な感性に富んでいたり高潔であったりするとは限らない。また、その行為が法的に受容できるという事実が、必ずしもその行為が道徳的に受容できることにはつながらない。たとえば米国では、女性や奴隷の権利が、医学的な判断を下す権利も含め、認められていなかった時代がある。このような行為は、いかなる法が支持したとしても道徳的には不当である。現在米国では退職および解雇自由の原則を認める政策がとられ、それによれば病院の雇用主などが不正な理由で従業員を解雇しても（ある程度は）合法的となる。しかしこのような解職は、ときに道徳的に容認できない。また、精神科のような専門職に直接的に適用される行為基準を法が明確に規定することは稀である。当然のことながら、法は道徳的に間違っていることすべてを法制化するような試みには逃げ腰であり、同僚を非難する際の妥当な方法などという問題について言及することは稀である。

　医学と法は、その志向性がまったく異なっている。法の関心は、危害の発生と過失、自由の剥奪、法的責任、抑止力などに向けられている。医学は、危害を避けること、個人と社会に利益を提供することに関心がある。このような志向性の違いにより、医療の実践と法の間に多くの対立状況がつくり出される。医師幇助自殺は最近議論の的となった問題の例である。このような行為は、一般的に法律でも医学綱領でも禁止されている。しかし、これらの指針でこの種の行為が禁止されていたとしても、道徳的観点からすれば、法律や専門的集団の規定を必ずしも守らなければならないとは限らない。患者を助けるためという道徳的な正当化が可能であるならば、担当医がその患者を助ける行為は道徳的な間違いではない。

　このような視点をとることにより、州法への不服従を道徳的に正当化したり、専門職団体が勧告する禁止事項の非遵守に対する責任を回避したりといったことが可能となるかもしれない[49]。患者を助けるために慎重に考慮された非遵守や道徳的な不服従は、法律と専門職の綱領を守らなければならないという一応の義務があったとしても、道徳的に擁護できる可能性がある。医師はしばしば法律と専門職の倫理綱領によって制約されていると感じている。制約を受けているのは事実であるが、それは一応の義務によるものである[50]。この立場を受け入れることが道徳的義務の根源的価値を受け入れることを意味するわけではない。それはすなわち、道徳にはそれ自体の基準があること、そして法や専門職の指針との対立の中にあっても、道徳性を正しくいきわたらせることができる可能性はあると認めることなのである。

# 4

# ナラティヴ倫理

リチャード・マルティネス
（Richard Martinez）

トム・スパンバウアー（Tom Spanbauer）の小説 The man who fell in love with the moon（月に恋した男）では、主人公シェドは語り手でもある。彼は、ときに「おいおまえ」「外の小屋の子」「こっち来い小僧」などと呼ばれるわけだが、十九世紀アイダホのエクセレントという町にあるインディアン・ヘッド・ホテルで働くバイセクシュアルの少年で、先住民との混血児である。シェドは自分自身を「ベルダーシュ[a]」すなわち、二つの精神を持つ者あるいは第三の性の人であり、一つの身体の中に男性の精神と女性の精神の両方が宿る者だという。シェドは男娼として働き、自分が対応できる性癖を持つ客であれば男女を問わずにサービスをしてきた。物語では彼自身が、己の真の原点を理解するまでの道程について回顧的に述懐している。それは自分の名前の意味、両親のこと、部族のこと、そして究極的には自らのアイデンティティを探し求める道程でもあった。イダ・リチリウは、シェドが生まれた売春宿のオーナーである。彼女とシェドとの本当の関係は物語の最後になって初めて明かされる。この小説では、過去を理解しようとする試みのみではなく、自分の物語を語る中で人間存在に対する理解を形作っていくという独自の手法が描かれている。小説の始めの方で、シェドは物語についてのイダの理論を思い出す。

「人間とはそういうものさ」と、イダは言ったものだ。「みんな、しゃべらずにはいられない。人がしゃべるのを止められっこない。みんなしゃべり続けて、すぐに物語ができあがるし、だいたい物語のない人間なんて何なのさ?」（文献1の7頁）

スパンバウアーは物語を進めながら、物語るという行為の持つ奥深い本質について沈思熟考を行ってみせる。晩年にさしかかったシェドに、自分がそれまで歩んできた道程を語らせるという仕掛けによって、スパンバウアーは、道徳的、心理的、そしてスピリチュアルな理解を深めるためには、物語ることが必要であることに目を向けるようにと読者に促しているのである。あらゆる文化のすべての人間が物語の創作を行っている。記憶を取り出して組み立て、あるいは記憶を創り出して、語りの過程の中でその記憶を言語的な形式と構成を持つものにしていく。そうすることによって語り手と聞き手は両者ともに、その物語の意味を考え理解しながら思考と感情を共有する。過去、現在、そして未来をつなぎ合わせごく短い時間に凝縮することにより、個人の人生の物語に統一感がもたらされる。語り手と聞き手、書き手と読み手が「私は次に何をするべきだろうか」と考えながら回想し理解することを通じて、人生の指針を見出す機会が与えられるのだ。

スパンバウアーの小説に登場するもう一人の重要人物であるデルウッド・バーカーは、記憶と物語ることとの関係をまとめて次のように語っている。

煙も風も火も、感じることはできるが、触ることはできない。記憶や夢も、それと同じだ。そういうもので、この世界はできている。我々が髪や歯を生やし、赤い服を着て、骨と皮と物を見るための眼を持っているのは実は本当に短い時間だけだ。決して長くはない。ある連中は他の連中よりは少し長いかもしれない。もしおまえが幸運に恵まれたなら、物語を語る者になれる――その眼はどのようにものごとを見たのか、その髪はどのように風になびいたのか、その肌が愛撫をどう感じたのか、その骨はどのようにうずいたのか…人の心とは、どんなものなのか…（文献2の45頁）

医療専門職と患者も、小説とその読者と同様の過程をたどる。患者の語りと医療者の傾聴の中でこそ、その出会いの道徳的側面が精査され、解釈され、そして理解されるものであるという仮説が、ナラティヴ倫理の核心である。このようなナラティヴなアプローチは、精神医学、心理学、医学そして倫理学の医療雑誌や書籍の中でますます評価されるようになってきている[3]。この章では、精神科患者への臨床的および倫理的取り組みを改善するための理論または道具としてのナラティヴ倫理を概観し、二つの事例を提示して、ナラティヴなアプローチについて例証する。

## ナラティヴ倫理以前の倫理的土台

生命倫理の歴史については他の章でも解説されているが、ナラティヴ倫理の位置づけを歴史的観点から見ていくことは必要である。アルバート・ジョンセン（Albert Jonsen）は、著書『生命倫理学の誕生（The birth of bioethics）』（二〇〇九年、勁草書房）の中で、現代の医療倫理の発展の中に見られる古典的、宗教的、啓蒙主義的な道徳理論を概観している[4]。この学問領域が発展していくにつれて、三つの主要テーマが立ち現れた。第一のテーマは、道徳的主体の特質をめぐるものであった。生命倫理学者たちは、アリストテレスに起源を持つ徳倫理に着目し、倫理的な医療者であるために必要な資質を列挙した。アリストテレスは、よい選択をするために必要な行為、判断、知覚をもたらす性格的資質を定義している[5]。誠実さ、高潔さ、思いやり、知性は、医療専門家として必要な資質のほんの一部である。徳理論家にとっては、倫理的に正しい行為であっても、徳を伴わないものは道徳的には失格である。音楽や運動競技の技量と同様に、徳も、献身的な実践を通じて磨かれ高められてゆく。

第二のテーマは、正しい、あるいは適切な行為である。すなわち行為そのものの分析結果が問題として取り上げられる。たとえばカント（Immanuel Kant：一七二四〜一八〇四）の理論に見るような規則に基づいた理論、つまり義務論的理論においては、行為が正しいか間違っているかを決定するのはその行為固有の特性であるとみなされる。「あなたがそれによって幸福であるに値するようになることをなせ」[b]という黄金律は、正しい行為に関する理論においても中心的な基準となる。「何はともあれ、危害を加えるべからず」[c]は、医療における意思決定の指針である。真実を語るということもまた、医療倫理における規則に基づいたアプローチの例である。義務論的倫理の短所に対処するため、功利主義は行為の結果に着目した。中心となる前提は、すべての人間は等しい道徳的価値を有するというこ

訳注a　ベルダーシュ：北アメリカ先住民の一部の部族において、男性の身体でありながら心は女性であったり、その逆であったりすることは「第三の性」として社会的に認められていた。そのように、身体とは異なる性を持つ者として扱われる個人を「ベルダーシュ」と呼んだ。

訳注b　土山秀夫、井上義彦、平田俊博編著、カントと生命倫理、（一九九六年、晃洋書房）9頁

訳注c　トム・L・ビーチャム、ジェイムズ・F・チルドレス著、永安幸正、立木教夫監訳、生命医学倫理、一九九七年、成文堂、142頁

とである。功利主義理論は公的および社会的な政策上のジレンマへの対処としてしばしば用いられ、最大多数の最大幸福をもたらす行為を促す。

　個々の医療専門職が広く地域社会にどのような道徳的関わりを持ち、どのような形で参加しているのかということが、生命倫理論議の第三のテーマである。専門職に対しては、社会的責任が独自に定義されている。その一例として、医師であれば、非専門家の市民ならば負わないようなリスクをある程度は負うことを求められるといったことがある。ＡＩＤＳ流行の初期の時代には、医療者が負わねばならないリスクの程度についての議論がしばしば行われた。このジレンマは、古い時代の疫病のときからすでに存在したものである。社会契約論と専門職論がこのテーマを扱っているが、これらの理論では、専門職を専門職たらしめるような特殊な責任や職務について検討されている。

## 倫理事例および原則

　哲学者スティーヴン・トゥールミン（Stephen Toulmin）は、How medicine saved the life of ethics（いかにして医療が倫理学を救命したか）を著した。その中では、現実世界の倫理をめぐる事例が、生命倫理が一つの専門分野として進化をとげる際の中心的な役割を果たしたと主張されている[6]。医療において倫理事例が注目されるようになる前は、概念的な原則の理論的側面はごく少数の専門家にしか届いていなかった。倫理事例を検討することによって、医療関連で仕事をするすべての人が道徳的側面を顧みるようになり、患者とその家族が声を上げる場も作られるようになったのである。

　一九七〇年代にトーマス・ビーチャム（Thomas Beauchamp）とジェイムズ・チルドレス（James Childress）（第3章参照）は、医療専門職の職務の中で生じる複雑な倫理的ジレンマへの対処に必要なスキルを養うにあたっては、専門家を指導するための独自の知識体系が必要であると考えた[7]。そのため彼らは原則に基づくアプローチを開始し、それが後続世代の医療従事者のための規範となった。自律の尊重、善行、無危害、そして正義といった原則は特によく知られており、医療の中で広く適用されるようになった。しかし、それらは相互に矛盾することもあり得る。たとえば精神医学では、ある患者が第三者に対して危険を及ぼす可能性がある場合、法的および倫理的な緊張が生じる。患者の秘密を尊重する責務は、個人の尊重の原則から導かれる義務であるが、地域社会に対する責任とは対立するものである。

　このような、原則主義的アプローチにおける複雑さと限界に対応するためのさまざまな動きが、生命倫理の発展に寄与してきた。フェミニズム論、特にキャロル・ギリガン（Carol Gilligan）らによって提唱された「ケアの倫理（voice of care）」では、患者が置かれた状況の個別性に配慮することにより、その状況に固有の倫理的問題を明らかにしたうえで解決に導くことができるとされた[8]。決疑法という手法は、当該事例と類似した事例、または異なった事例とを比較する類比的思考による方法であり、たいていは「模範事例」との対比が行われる。この手法もまた医療倫理にしっかりと根付くこととなった。たとえば、倫理委員会のメンバーは、終末期ケアにおける意思決定の問題を含む医学文献および法学文献の中から「ダックス（Dax）事例」[d]や「クルーザン（Cruzan）事例」[e]、あるいは「デビー（Debbie）事例」[f]を引き合いに出し、当該事例がそれらとどの程度類似しているか、あるいは類似していないかを検討する。

上記のような動きは、すべて生命倫理の大きな発展といえるものであった。一方でこの生命倫理という分野は、倫理における道徳的ジレンマの複雑さを十分に理解するための努力の一環として、当初は不本意ながらも、次第に他の学問領域からのスキルや知識を取り入れるようになってきた。そして人文科学系のさまざまな専門家が倫理道徳的なジレンマに関する議論の過程に影響を及ぼすようになる中で、文学と文芸評論の役割が見出されてきた。ナラティヴ・アプローチは、このような医療倫理と人文科学との融合から誕生した[9]。

訳注d　ダックス事例：ダックス・コワート（Dax Cowart）は一九七三年に大火傷を負い、激しい苦痛のため死を意図して治療を拒否し、くり返し「死なせてくれ（Please let me die）」と訴えた。安楽死を求める裁判を起こす準備が進められていたが、最終的には本人が治療に応じ、火傷から回復した。

訳注e　クルーザン事例：一九八三年、ナンシー・クルーザン（Nancy Cruzan）は自動車事故により回復見込みのない植物状態となった。共同後見人である両親は娘の尊厳死を求め、チューブによる栄養補給の中止を訴えて米国ミズーリ州の巡回裁判所に提訴した。裁判の後、栄養補給の中止を認められ、一九九〇年に死亡。

訳注f　デビー事例：デビー・パーディ（Debbie Purdy）は二十二歳時に多発性硬化症を発症し、十三年以上この病気で苦しんできた。四十五歳時には車椅子に頼る生活であり、今後も徐々に病状が進行していくことは明らかであった。このためデビーは今後自分の尊厳が保てない状態にまで病気が進行した場合には、安楽死のため、スイスのNPO法人であるDignitas（医師、看護師等の医療従事者により安楽死を提供する団体）にいきたいと希望している。その際の移動には夫の援助が必要であるが、自分の死後に夫が自殺幇助罪に問われないという保証がない。このため、彼女の希望通りの行動をとった場合に夫が罪に問われないことを保証するよう求めて訴えを起こした。その結果、二〇〇九年、家族による自殺幇助に関する法を明確化するためのガイドラインが出された。

## 精神医学におけるナラティヴな理解

人文系の学者が生命倫理に関心を寄せるようになるにしたがって、小説、短編、詩、映画などが、倫理的ジレンマを描写する手段として、また専門的で複雑な難問への省察を促すための手法として、正当なものとみなされるようになった。文学者であり医学者でもあるウィリアム・カルロス・ウィリアムズ（William Carlos Williams）、アントン・チェーホフ（Anton Chekhov）、リチャード・セルツァー（Richard Selzer）といった人らが、医療教育における新たな潮流として登場し、その作品は、病気の体験のように、医学の道徳的側面と専門家気質というものの本質を探るための道具となった。そして病に関する手記や、架空の闘病体験記が医療人文系の教育課程に組み込まれ、医療における倫理的問題解決のための学問と実践に用いられるようになったのである[3、9]。

医療における倫理的ジレンマには、しばしば人間関係における対立が関係する。語りを通してそれらを解釈することは、道徳的な熟考の際に有用であった。そうすることによって価値観や信念もより明確になる。その成果は、今日ではナラティヴ倫理と呼ばれる一つの学問分野となった。すなわち、人文系学問と道徳哲学との統合である。生命倫理の学者たちは、その多くが分析哲学および道徳哲学を修得しているわけだが、この連携が医療における道徳的問題の解決に役立つと認めるようになった。

人類学や歴史学、科学哲学といった他の分野と同様に、ナラティヴ倫理も倫理事例がどのようにして生成されてくるのかを問うものである。近年では、医療における倫理的ジレンマの「実例」は、人間ドラマを客観的に描写したものというよりも、むしろ人間的なジレンマの表現形として、解体され、分析されるものとなっている。倫理事例は、出来事の正確な描写ではなく、創作された物語[g]とみなされる。倫理事例の語り手およびその語り手の行動方針は、今や探究に値するものとして注目されているのだ。そして、倫理事例を創り出す際の原動力となっている語り手の行動方針と到達目標は、事例そのものをよりよく理解するための研究テーマとなった。物語で語られていることだけではなく、物語では問題とされていない事柄も考慮すべきものではあるが、表現された事例の主観的な要素により重きを置く傾向が、生命倫理の中のナラティヴ倫理がもたらした影響を通じて発展していった。

チェンバース（Chambers）は著書The fiction of bioethics：Cases as literary texts（生命倫理の創作：文学作品としての事例）の中で、生命倫理の事例は創作または構造化された文学作品であり、ゆえに文学的分析の対象であると主張する[10]。一九七〇年代以来、生命倫理学者たちは、倫理事例を道徳的分析の対象となる客観的な現実とみなしてきた。チェンバースにとっては、事例とはナラティヴの形式をとったデータであり、自省的な道徳的熟考を実践するための分析対象となり得るものである。チェンバースは、あらゆる思慮には本質的に複雑さや曖昧さが伴うものであるということをも認めるといった、より包括的な知的誠実さを支持している。また道徳的な熟考の限界についても深く洞察している。

上記の視点を鑑みると、ナラティヴ倫理は、倫理的な意思決定においてはより慎重なアプローチであるといえる。すべての関係者は、状況や経験の受けとめ方の特性とそれに関する分析が、道徳的行為の実行よりも優先されるということを容認する。洞察は、倫理問題が発生する源泉となったジレンマを明確に認識している場合にのみ得られるものとされる。ナラティヴなアプローチは理想志向倫理（aspirational ethics）[h]へとつながるものであり、そこで重要とされる手段を用いることにより、我々はより的確な道徳的行為へと導かれるのである。

精神医学の研修においては、精神分析および精神力動療法はあまり重要とはみなされなくなっている。一方で精神薬理学的教育の重要性が高まるという変化が生じているが、ナラティヴなアプローチは、この変化にいくらかの均衡をもたらしている[11]。医療現場における経済状況の変化が、専門職のアイデンティティの倫理的側面を蝕みかねないという脅威の中で、人文科学が、教育における妥当性と役割を見出した。精神医学およびその関連分野は、歴史的に人文主義的伝統によって特徴付けられてきた。ナラティヴ理論とその適用は、これらの分野をこの伝統につなぎとめるための視点と方法を提供したのである。

## エンゲルの生物心理社会的枠組みとナラティヴな理解

精神医学は二十世紀の間、医学の臨床的および倫理的な伝統

訳注g　創作された物語：同じ出来事を語る場合でも、語り手の立場の違いによって、その出来事に対する意味づけは異なる。ここでいう「倫理事例」とは、語り手が、自分の置かれている状況や経験を意味づけるように創り出した「物語」である。

訳注h　理想志向倫理（aspirational ethics）：最小限倫理（minimum ethics）あるいは命令倫理（mandatory ethics）などが、通常すべきではないこと、あるいは最低限守るべきことなどを示す傾向があるのに対し、理想志向倫理では、最大の、あるいはより理想的な結果をもたらすような行動方針を追求する（Fuqua, D.R., & Newman, J.L.：Research issues in the study of professional ethics. Counselor Education and Supervision, 29, 84-93, 1989）。

に縛られてきた。科学の進歩が医療の形を変えるにつれて、生物医学的アプローチが評価と治療における主流となり、精神医学もそれに追従してきた。しかし生物医学的立場が優位となったことにより、精神医学（およびプライマリー・ケア）においては、ジョージ・エンゲル（George Engel）の生物心理社会的枠組みの重要性がさらに増した[12]。エンゲルは、医学が「全人的」に患者に関わる責任があることを再認識する必要性を説いている。その構想は、医学教育の中で広く教えられてきたにもかかわらず、日々の医療実践の中で実際に適用されるよりも、理論として多くの注目を集めてきた。

　エンゲルのアプローチはまぎれもなく患者を一人の人間として考慮しようとする試みではあったが、患者の体験の倫理的および実存的な側面についての検討はされていなかった。また、医師と患者の出会いには間主観的な性質があることを扱うものでもなかった。患者の個人史、文化的特性、そして自身の病の意味をめぐる探求について、真剣な取り組みが行われたわけではなかったのである。デイビッド・モリス（David Morris）は、こうした限界について Illness and culture in the post-modern age（ポストモダン時代の病と文化）の中で次のように説明している。

> 第一に、その影響はよくて間接的、悪くすると周辺的ですらある。医学部の中には生物心理社会的アプローチを教育の主眼とするところもあるが、多くは無関心か、学部全体で冷笑をもって迎えられるのが関の山である…第二に、混みあっている病院やクリニックでの診療とは、通常、薬物療法と手術を意味する。心理社会療法をしっかりと行うための時間はほとんどなく、そうすることの経済的な負担要因は大きい…第三に、そして最も重要なことには、エンゲルが生物心理社会的と呼んだ一九七七年のモデルは、文化的過程に対する理解を広げ、深めるにあたっては、二十年間のポストモダン的思考の成果をとり入れた大幅な改訂を必要としているのだ[13]。
>
> （文献13の73頁）

一九八〇年代、職業的な義務と責任の再検討が起こった時期とときを同じくして、医療人文科学と職業倫理が医療教育の中に登場し始めた。疾病予防、健康増進、苦痛の理解と緩和、終末期患者への積極的なケア、そして患者自身が病の経験を意味づけできるように援助することなどが、倫理および人文科学分野の文献中に新たなテーマとして登場した[14]。これらの課題は、エンゲルの枠組みよりも、さらに鋭敏に全人的医療の文脈をとらえることができるような枠組みを必要としていた。モリスは、その代替として生物文化的アプローチを提案した。生物文化的アプローチでは、物語ることが、疾病そのものというよりも病むという体験に焦点を当てるための手段となる。

精神医学およびその関連分野は、これらの新しい動きを考慮する必要性にせまられてきた。近代主義の科学的伝統の中にしっかりと確立された考え方では、「真実」とは、客観的に見た世界をその構成要素へと分解することによって探求されるものである。言語は信頼に足るもの、すなわち一義的なものであり、価値中立的であると考えられている。ポストモダン思想は、言語と知識は解体可能であるという認識のもとにこの見方を変えた。正しいか間違っているかという絶対的な真実にこだわるのではなく、ポストモダン主義は謙虚と寛容に価値を置き、人間業には不確かさと曖昧さがつきものであること、そして説明あるいは理解しようとする企てには限界があることを受け入れる[15]。

ポストモダンの精神医学は、それ以前のものよりも、患者にサービスを提供するよりよい手法であるといわれる[16, 17]。客観性と類型化は、ニュアンスと機微に取って代わられた。専門職は患者と「共に」、病が患者にとってどのような体験であるのかを探索し、何が治療的なのかではなく、何が患者にとって最大の利益になるかを明らかにしようと奮闘する。ポストモダンの、絶対的な真実に対する懐疑主義は、類型化やレッテル貼りへのこだわりに異を唱える。そしてしっかりと個人の責任を果たすことが支持され、奨励されるのである。

### ◆デイビッドの物語

デイビッドが転倒して入院したのは三十四歳のときだった。神経外科医らは、重度四肢麻痺、そして人工呼吸器に頼らなくてはならない状態は、不可逆的で終生におよぶという見解で一致していた。デイビッドは自分自身の予後について認識しており、入院の二カ月後から、治療チームに対して人工呼吸器を取り外し、死ぬことを認めてほしいと伝えるようになった。私は、デイビッドの「判断能力とうつ病の可能性」について評価するように求められた。判断能力評価の専門家として、私は彼に一度か二度会ったうえでこの要請に応えるために彼の能力についての判断をまとめるのだろう、そして判断と意思決定を曇らせる可能性のあるうつ病に、彼が罹患していないかどうかを評価するのだろう。そう思いながら、私はデイビッドの世界へと入っていった。その時点では、デイビッドとの関係を通じて私の人生が一変しようとは思いもよらなかった。

最初の診察では、デイビッドに精神疾患の既往歴がないこと、うつ病罹患歴がないこと、向精神薬使用歴がないことを確かめた。彼は、人工呼吸器のカフ圧を下げることによって意思を伝えることができた。最初に会ったとき、彼にはせん妄や精神病、錯乱、大うつ病の症状の兆候はなく、私は彼には判断能力があると考えた。しかし、彼の思考に一貫性があるかどうかの判断のため、また彼の価値観で重要視されていることについて徹底的に調べるために、さらに何度か面接する必要があるだろうとも考えた。集中治療室の中で一カ月以上にわたって自らの状況について熟考したのち、デイビッドは、人工呼吸器につながれたまま残りの人生を過ごしたくはないと強く感じた。彼が決意した事柄や家族のこと、そして信仰についての話し合いを重ねた後、私は、彼には確かに判断能力があり、ときに悲しみを感じはするものの、判断力を低下させるほどに重篤な抑うつ症状はないとの結論に達した。私は所見について主治医と話し合った後、それをカルテに書きとめ、診察を終えた。

### ◈ジョアンの物語

他の文献で、私はジョアンの物語を解説することにより、医療におけるナラティヴなアプローチの有用性を示した[3]。ジョアンは、治療を受け始めたとき四十歳で、三人の幼い子どもを連れた離婚経験のある母親だった。長年かかりつけだった精神科医が職を退いたため、私の診察を受けにきたのだった。前の精神科医は、大うつ病、不安障害、心的外傷後ストレス障害、および軽度の境界性人格障害と診断し、抗うつ薬や抗不安薬、さらには不眠時に使用する睡眠薬など、さまざまな薬剤を処方していた。ジョアンは十四年前に自殺を試みたことから治療開始となり、当初は入院加療が行われた。

最初に会ったとき、ジョアンは用心深く悲しげで、別の精神科医を探すように「強制された」ことに対して怒りを感じていた。それでも、家族のことや子ども時代のこと、そしてソーシャル・ワーカーとしての仕事のことなどの背景情報を話してくれた。自殺未遂直後の入院以降、何年もの間、うつ病や、間欠的に生じる悪夢や希死念慮に悩まされながらも、機能的には安定して過ごしてきた。結婚生活の期間、性的に満足したことはなく、男性との親しい付き合いに対する恐れと孤独を感じていた。幼い子どもたちの親権を持っており、命を絶たずにいる理由は、子どもたちとの関係で感じる喜びであった。

ジョアンは、父親から性的虐待を受けたことについて、まとまりのない記憶を述べた。父親は双極性障害に罹患しており、精神病症状が認められていたこともあったため、彼女はそれらの記憶が事実に基づくものだと信じていた。きょうだいの何人かは、性的虐待が実際にあったのだと言った。父親はジョアンが十六歳のときに自殺しているが、ホロコーストの生き残りであり、サディスティックで、苦悩を抱えていた。精神病症状の出現時には残忍な振る舞いを見せることも多かった。ジョアンは、父親は躁状態のときに最も暴力的で虐待的になると考えていた。二人の兄に対しては、特に加虐的だったという。彼女は、父親が夜中に兄たちを起こし、行進させてから気をつけの姿勢で立たせ、性的虐待していたときのことを話してくれた。二人の兄は成人初期に、ジョアンや姉妹たちとこのような生々しい話を共有していたのである。

### ◈デイビッドとジョアンの物語をナラティヴな視点から再検討する

私とデイビッドとの関わりは、彼には判断能力があり、抑うつ状態は、判例法の先例に基づく意思決定の観点からは考慮が必要なほどではない、という所見を出しただけで、終結としてもよかっただろう。デイビッドは、論理的に考える能力、複雑な情報を処理する能力、そして、人工呼吸器のカフ圧を下げた状態で意思疎通できる能力を示した。生物医学的なアプローチでは、コンサルタントとしての私の役割はこの段階で終了していただろう。

最初の三回のセッションで、私は、彼の生活歴および精神医学的病歴と、職歴、家族歴、さらには医学的状態と薬物療法、予後および精神症状について十分な情報を得た。この作業では、生物心理社会的枠組みが有用であった。しかしながら私の役割は、コンサルタントからセラピストへと変わり、医療チームに対応を求めているデイビッドの能力が当初推定されていたよりも総合的であることが明らかとなってからは、擁護者へと変わっていった。実際のところ、人工呼吸器のカフ圧を下げてデイビッドに話ができる機会を与えたスタッフは、それまでほとんどいなかったのである。そこで、命を終わらせたいというデイビッドからの要請について議論するために、私は医療チームに加えて法的部門とソーシャルワーク部門、倫理委員会のメンバーによる会合を依頼した。看護スタッフの取り計らいにより、デイビッドは会合に参加して自分自身で見解を表明することができた。私はデイビッドに、なぜそのような結論に至ったのかを説明するように求め、その際会合に出席していた全員が、彼は完全に理性的で、自分自身の運命を決めることができると認めた。「判断能力」に関して残っていたごく小さな疑問も解消し、彼のこの決断をする権利は全会一致で承認された。

その後は、自己決定のスピリチュアルかつ心理的な側面を探求する際に、彼を支えることが私の役割であるという理解のもと、私は二カ月にわたって週に二〜三回の頻度でデイビッドと会い続けた。最終的には、神（信仰）との和解ののち家族と牧師の支えを得ながら、彼自身にとって重要な事柄をいくつか完了し、彼は人工呼吸器をはずすことを決めた。死の直前に行ったデイビッドとの最後のセッションは、私にとって感動的で、価値観をも変えるような体験だった。私たちは相互に愛情といたわりを伝えあった。彼は感謝の気持ちを伝えてくれた――「私はあなたを見守っています。あなたのそばにいます」。デイビッドはとても信心深く、死後の世界と守護天使の概念を信じていた。彼は、家族や友人に対してそうであったように、病院のスタッフに対しても最期のときまで思いやりを示し続けた。

デイビッドに関しては、自分の役割や患者‐医師間の境界に関して、狭いものの見方をしていたのでは、この難問を切り抜けることはできなかったであろう。事実、このような類のない痛烈な状況の中でどうすべきかを示すような、いかなる理論も存在しなかった。彼の物語へより深く入り込み、ほかでもない現在の状況を道徳的にも臨床的にも認識することによって、私は、自分の役割およびデイビッドとの関係の複雑さをそのまま受けとめることに支えを見出した。ナラティヴ倫理が、この特別な関係の進展を支えるための概念的な枠組みを提供してくれたのであった。

ジョアンは、私を受診する前にすでに十四年間の治療を受けていたため、自分の精神医学的病歴と治療について手短に話す術を身につけていた。そのうえ彼女は、自分の物語について見事な生物心理社会的な説明をした。彼女のよくまとまった説明はとてもありがたいものだったが、私はナラティヴな衝動に駆り立てられて、物語にはもっと何かがあるのではないかと確かめてみた。彼女が私との関係を協力的な姿勢で始めようとしていることは明らかだった。私は、「なぜ、私たちの間で物事がうまく運ぶことが大事なのですか」とたずねた。彼女は、前の精神科医が引退したことに対する怒りと、すべてを最初からやり直さなければならないことへの不満を語った。さらに私は「私と一緒にやっていくにあたって、何が心配ですか」とたずねた。彼女は、模範的な患者を演じていなければ、私が彼女を治療したいと思わないかもしれない、今飲んでいる薬を変更されるかもしれないと考えていた。彼女はさらに、自分が傷つき損なわれていると感じており、これから一生治療が必要であるということへの苛立ちを感じていた。

ナラティヴなアプローチは、単にデータを収集するプロセスではなく、一連の質問を投げかけて注意深く傾聴することにより、対話を支持するものである。専門家は、精神医学の臨床では一般に当然のこととされている生物学的および精神力動学的役割の皮を剝ぐことによって、患者の期待を明るみに出すことを目指す。そして、苦悩する一人の人間としての患者に関心があること、さらにはどんなことであっても、患者から示されたものについて話し合う用意があることを伝えるのである。

ジョアンとの初期の面接では、私は、前の精神科医が去ったことへの喪失感と、すべてを最初からやり直さなければならないことへの戸惑いについて気づかうようにした。私は、信頼を破壊された経験を持つ苦悩する一人の人間としての彼女を理解したいという思いを強調した。のちにジョアンは、私たちの関係が始まった頃のこのアプローチのしかたは自分にとってとても励みになったと語った。彼女は、「薬物治療にのみ関心を持っているような医師」を想定していたが、人生の将来の方向性について、彼女自身の理解を広げるような対話を続けられる精神科医とめぐり合って安堵した、と話してくれた。

　多くの精神科アセスメントでは、質問は、診断に到達しそこから治療方針を導きだす手助けとなるように計画されている。一方ナラティヴなアプローチでは診断は二の次であり、まず患者を、語るべき物語があり、訴えを効果的に伝えるための助けを必要としている人として受け入れる。私たちの出会いを倫理的なレベルにまで引き上げて、ジョアンの自己決定を促すため、私は彼女にたずねた。「薬は、あなたの幸せにとって必要だと思いますか。薬を飲むことは、人として、また母親としてのあなたの自己感覚にどのように影響しますか。あなたの状況についての生物学的な説明を信じますか。疑問があれば何でも言ってください」。

　ナラティヴなアプローチは間主観的対話を必要とするため、私はいくつかの臨床的問題については薬物治療の意義に疑念を抱いていると打ち明け、彼女の置かれた状況に対する薬物の役割について、その科学的根拠を説明した。私がそうしたのは、ナラティヴ主義では相互関係の価値を大切にするという理由による。すなわち専門家が患者に情報を与えるのではなく、患者にとって何が最善かを決めるために、二人の人間が一緒に試行錯誤しながら考えていくのである。そのような自己開示は、不確かさや曖昧さを敬遠する生物医学的枠組みと比べて、ナラティヴな取り組みにおいては高く評価される。精神科医たちは、治療がいかなるプロセスをたどったとしても疑いを差し挟まないようにといわれている。

　ジョアンと私の間では、自殺は中心的なテーマだった。彼女は一度自殺未遂をしており、何年もの間、希死念慮に悩まされてきた。自殺によって苦しみに終止符が打てるかもしれないにもかかわらず、陰鬱と悲嘆の深い時期にもその感情に従わなかった主な理由は、子どもたちの存在だった。父親の自殺は彼女を自殺へと向かわせる付加的な要因だった。精神科医は、他殺と自殺の双方について、そのリスクを評価できるよう訓練されている。実際にはどちらについてもそれほど効果的に予測できるわけではないのだが、それでも精神科医はこのような問題への対処についての専門家とみなされている。確かに、リスクを評価して患者の安全を保つことは主要な義務である。しかし、患者が自殺の道徳的側面や実存的側面を探求するための手助けをするという専門職の義務については、一般的には議論されることはない。

　ナラティヴな視点では、自殺をめぐる議論は、実存的な領域や精神的領域、そして道徳の領域にまで踏み込むことになる。ジョアンの安全に気を配りながら、この主題をめぐって彼女の考えやファンタジーについて包括的で開かれた話し合いを行うことができ、そのような話し合いは非常に望ましいものであると強調することは、私に課せられた責務だった。入院させられたり批判されたりするのではないかという恐れのために情報を隠すようなことをしないようにと、私はジョアンを促した。私たちは、彼女の安全を保つために必要な基準について話し合い、それを明確にした。当初彼女は、自分がどの程度自殺に傾いているかについて話すことをためらっていた。彼女は、強制的に入院させられ、子どもたちを奪われるかもしれないと恐れていたのである。時間が経つにつれて、彼女は自殺について考えることと、その考えを実行に移すかもしれないという懸念との違いを区別できるようになってきた。彼女が絶望感にうまく対処できるようになるにつれて、希死念慮は薄らいできた。最終的に、彼女は真の意味で、より喜びに満たされることになった。そして、生きることに対する肯定感や、子どもたちへの愛情がいっそう深まったこと、さらには父親と同じ運命をたどらずにすんだことへの安堵を述べることができた。

治療過程を導いた中心的な指針は、善行の原則と、ナラティヴなアプローチによる相手の尊重である。ジョアンには語るべき物語があった。それは複雑な考えや感情に満ちた物語であった。私は彼女と共に、その悲嘆と絶望の物語を、創造的な物語へと転じる作業に参加したのである。

## ナラティヴなアプローチと倫理

デイビッドとジョアンの物語を通して見てきたように、ナラティヴなアプローチは、特別な治療関係を通じて、従来とは違った種類の臨床的理解を高めてくれる。複雑な倫理的様相をおびた臨床場面では、ナラティヴなアプローチは、精神科医が患者との出会いの道徳的側面を理解するための助けにもなる。デイビッドの選択に関していえば、彼の信仰生活のことも含め、ナラティヴな文脈において包括的に考慮することによって、医療チームのメンバーの何人かが人工呼吸器を取り外すことに対して感じていた苦痛は軽減された。デイビッドの死の選択は彼の人生の物語および価値観と矛盾しないものであるということを、よりしっかりと受け入れることができたのである。価値観については、彼の物語を鋭敏な耳で傾聴することによってのみ十分に評価することができる。もしこの問題を、倫理原則間の対立すなわち「自律の尊重」と「傷つけてはならないという専門職の義務」の対立として見たならば、スタッフは問題を理解することができずに「道徳的苦痛」を感じたかもしれない。スタッフはナラティヴなプロセスによって、自分たちにとってデイビッドの死の決断に共謀することは、彼を殺すことではなく、彼を尊重する行為になるのだと認識することができた。デイビッドは、決断する権利を有し、自らの決断に責任を持つことができる人であると考えられた。

ナラティヴな視点をとることによって、臨床家は、感性のより深いレベルで患者と苦しみを共にすることができるようになる。臨床家は、患者の苦悩に対して、医療の専門家であると同時にその証人ともなる。そうすることによって、さらなる臨床的および倫理的な義務と責任を受け入れる[18]。それには、患者への擁護と思いやり、患者と共に物語の意味を探求することなどが含まれる。これがまさに、デイビッドとの出会いの中で私に起こったことである。私とデイビッドの経験を、物語が並行して展開されているものと考えることによって、診断を超えた問いかけと傾聴を行うことができた。そしてそのような状況で、私は彼の判断能力についての意見を提出することができたのである。彼は胸襟を開き、それによって私は、彼の人生初期のトラウマと喪失について、食べ物や娯楽の好みについて、妻に対して抱いている怒りその他の複雑な感情について、そして他の人たちに対する気づかいについて知ることができた。最後の項目は、デイビッドが自分の死の日取りを決める前に皆に自分の内的葛藤を理解してもらいたいと強く考えたことから、最も重要なものとなった。四肢麻痺の状態で、人工呼吸器に頼ったまま残りの人生を過ごしたくないという彼の気持ちははっきりしていた。しかしデイビッドは周囲の人たちへの責任を感じ、彼らを愛しているがために、生命を断つことと苦闘していた。自分の死の選択が利己的なのではないかと悩み、その行為がいかに他者に痛みをもたらすものであるかを理解していた。この問題が家族と共に完全に処理されるまでは、彼が死の日取りを決めることはなかった。

デイビッドの決断は、決して自殺念慮に影響されたものではなかった。彼は死を望むというよりも、むしろ苦しみからの解放を求めていた。ナラティヴな手法によって、私たちは死をめぐる彼の宗教的信念について話し合うことができた。すなわち死が、よりよい何かへの移行であるという彼の考えについて話し合ったのである。ナラティヴな手法が、私たちの会話をリスク評価を超えた領域へと推し進めてくれたのだ。デイビッドも私も、非常に個人的な思いを共有し、それはときにはことばで表現することすら難しいものだった。彼は死や、死ぬことついて私がどのような立場をとるのかを率直にたずねてきた。そしてその対話の中から、彼自身の理解と信念を表現するためのことばを探すこともできたのである。

マイケル・ホワイト（Michael White）は、著書『物語としての家族（Narrative means to therapeutic ends）』（一九九二年、金剛出版）の中で、「人は、経験を物語ることよって、自らの人生や人間関係に意味を与える…これらの物語を演じる中で他者と交流することを通じて、人は、自分の人生や人間関係を形成する作業に主体的に関わっている」と述べている（文献19の13頁）。彼はいかに多くの人が、次のような理由で治療者のもとにやってくるかということを記述している。

> …他者がその人について持っている物語の中に置かれ…そして…これら他者の物語は…その人自身にとって好ましい物語を演じるには不十分な空間しかなく…これら他者の物語は、その人の人生経験を十分要約するものではないか、その人の人生経験の重要な側面を顕著に否定されているかである。

デイビッドは、医療スタッフと家族が、彼自身の苦悩がいかに大きいかを考慮しないままに、ただ生き続けるよう強く促しているように感じていた。彼が自分と家族について従来の見解に縛られなくなるまでには、何週間もの時間を要した。さらに、今の四肢麻痺の状態で生き続ける道を選ぶことは自分にとっては不可能だという深遠なる真実へ到達するのにも、同様に長い時間が必要であった。私との対話と、物語を語ることを通して、そして語りと傾聴を通して、デイビッドは自分の道徳的核心を発見し、最終的には自分自身にとって正しい選択に到達することができた。そして私は、彼が自分の新しい「人生経験」について熟考できるように拠り所を提供するという道徳的な責任があるのだと信じるに至るという機会に恵まれることとなった。私にできる最も大きな貢献は、時間と空間を提供し、中立的な立場で彼の苦悩に立ち会い、彼が人生の次の章を書けるようにすることだった。ナラティヴなアプローチによって、私は細部に気を配りつつデイビッドの苦しみを傾聴し、苦悩のもととなるものを理解することができた。そして彼に心からの理解を示し、完全なインフォームド・コンセントと人間の尊厳の尊重という倫理原則に根ざした介入を提供することができたのである。私は、彼が自分の置かれた境遇の中に主観的な意味を見出すための手助けをした。彼が共有したいと願うことはすべて熟考に値するものであると私が認めることによって、人生最後の二カ月間、デイビッドの苦悩は和らいだのだった。

ナラティヴな視点からは、他にも多くの恩恵がもたらされる可能性がある。疾患は病の経験として理解される。診断は、臨床的な不確かさに対する回答というよりも、複雑さの指標として認識される。患者は、診断と治療を要する「問題」として対象化されるのではなく、唯一無二の人として認められる。会話は、間主観的発見の役割を高みに導く。そして臨床家には、専門職としての誠実さと謙虚さ、そして人間のあり方に本質的に備わっている複雑さと曖昧さへの理解がもたらされるのである。

## 結論

生物医学モデルは、あいにくなことに依然として医学的および精神科的思考の主流となっていて、患者がそのような見方を望まない場合ですら、病気は敵であり科学技術はその解決策であると見なされている。人は、科学的な医学と技術の進歩に酔いしれてしまう。こうした進歩は、間違いなく我々の生活を変えてきた。しかしそれらは人間の苦悩を取り除いてはいない。我々は物語の語り手を必要としている。我々は物語を傾聴し、物語がいかにしてこの世界と我々自身について教えてくれるのか、そのやり方を理解しなければならない。医療においては、患者の物語は、我々をより適切な倫理的行為へと導いてくれる可能性がある[20]。

二十世紀の医師であり作家でもあるウォーカー・パーシー（Walker Percy）は、科学技術が神となり我々の意識を統治する世界に警鐘を鳴らしていた。

> 私の人生における最初の大きな知的発見が科学的手法の美しさであったとすれば、まぎれもなく二番目は、まさにその科学によって変容させられた世界の中に在る人間の、並外れた窮状についての発見だった。明らかになったのは、驚くべき矛盾である。すなわち、科学がますます進歩し、人間に利益をもたらしつづける一方で、この世界の中で人（人間）として生きるとはどういうことかについては、ますます語られなくなってきた。あらゆる科学の進歩が、まぎれもなく我々が生きている今この場から、我々を遠ざけてしまうようであった。（文献21の188、211頁）

パーシーは、世界を支配する科学技術に対してやむことのない批判を続けた。彼は、物語と、物語の特徴である神秘性とが極めて重要な役割を持つと力説した。また、解答を示すことよりもむしろ質問を投げかけること、そして一般的で壮大なことよりも「固有」で「限定的」なことを尊重することが重要であると強調した。パーシーにとって、物語ることとは、

> …孤独感の文字化や、多くの現代小説に見られるような恋愛模様の多様性を超えたものである。私は、物語ることは、進むべき道の探求にほかならないと考えている…すなわち物語る人とは、漂流した（ロビンソン）クルーソーのような苦境に立たされているというだけでなく、自分の苦境を敏感に感じ取っている人なのだ。クルーソーは何をしたか。彼は見回した。島を探検した。水平線を見渡した。海のかなたからの手がかりを求めた。海岸をしらみつぶしに調べた――何のために？　ボトルに入ったメッセージを見つけるためかもしれない。しかしそれは、どのようなメッセージなのだろうか。それが問題だ…メッセージはボトルの中ではなく、むしろ、見知らぬ人、恋人や友人とのたどたどしい、あるいは無言の対話の中に見つかるかもしれない。一人が話す。もう一人はその言葉の意味を推し量ろうとする――あるいはそのメッセージに何らかの意味があるのかどうかを判断しようとする（文献21の217頁）。

精神医学におけるナラティヴなアプローチは、患者と臨床家の間で、より豊かな関係を分かち合うまたとない機会を提供する。こうして、倫理的含意がより高く評価されるという特性を持つ出会いが可能となるのである。

# 5

# 精神医学における価値観と科学

K・W・M・（ビル）フルフォード
（K.W.M.（Bill）Fulford）

一九九〇年代以降、専門分野の垣根を越えた新しい研究が、哲学と精神医学の間でさかんに行われるようになった。この新しい研究分野は、一部には神経科学そのものによって促進されたものであり[1]、倫理学と価値理論学に加え、科学哲学および精神哲学の発展、現象学、思想史、精神医学を支える概念である言語分析学的研究などが含まれる[2]。

統計資料は、以下に示す通り印象的である[3]。世界中で四十以上の新たな学術グループおよび臨床実践グループの創設、国際哲学精神医学ネットワーク（International Network for Philosophy and Psychiatry）の設立、査読のある学術誌（Philosophy, Psychiatry, & Psychology）[a]の創刊、この分野における最初の「中核的研究拠点（centre of excellence)」（ウォーリック〈Warwick〉大学における「精神保健の哲学と倫理プログラム」）およびその後の四拠点の設立、国際学会の開催、専門書の複数の新シリーズの刊行、数多くの研究と新規の教育構想などがこの分野における動向として認められている[4]。

さらに顕著なのは、精神医学における哲学の広がりが臨床に影響を与えているということである。ここではこの臨床的な応用に焦点を当てていく。ブラウン氏（仮名）という実在する人物の物語に基づき、本章では⑴精神科臨床倫理の概念的な課題を特定し、⑵これらの課題に対応する際に哲学に関する研究がどのように役立つのかを明らかにし、(3)臨床における哲学、すなわち「根拠に基づく実践 (evidence-based practice)」に対応する語としての「価値観に基づく実践 (value-based practice)」の概要を示す。最後に、精神保健領域におけるこの分野の発展が、いかにヘルスケア全体の啓発につながっているかについて述べる。

## ブラウン氏の物語

ブラウン氏[5]は四十八歳、銀行支店長であり、妻によって救急部へ連れてこられた。顔面と頭部の焼けるような痛みを訴えていたが、家庭医からの紹介状には、ブラウン氏は重度のうつ病と考えられると書かれていた。三週間以上前より、彼は抑うつ的となってふさぎこみ、仕事への興味を失っていた。さらに早朝覚醒と体重減少も見られた。通常、彼は仕事熱心であり、快活で社交的な人であった。しかし彼にはうつ病の既往歴があり、直近の抑うつ状態の期間（今回と同様、頭痛と顔面痛を訴えていた）には致死的な自殺未遂に及んでいる。ブラウン氏は精神科を受診すべきという家庭医の勧めには腹を立てていたが、頭痛の精査のために救急部を受診することについては同意したのだった。

救急部の医師は、ブラウン氏が抑うつ的であることを見てとった。彼は疼痛についてまとまりのある説明をしたが、全般的な健康状態について尋ねられた際には疑り深い様子を見せた。その後医師はブラウン氏と話し、気分変動のあること、以前彼が自殺未遂を図ったときのような言動が認められることを確認した。

一連の身体的、神経学的検査の過程で、当直の精神科医はブラウン氏の健康状態についてさらに質問していった。彼は自分が「進行した脳腫瘍」であると信じこんでいたが、入院を勧められると怒り出し、「痛みを何とかして」くれさえすればよいのだと言った。精神科医は、ブラウン氏に癌の兆候はまったく認められず、うつ病の再燃ではないかと説明した。さらなる検査が必要ではあったが、焼けるような痛みがうつ病によるものであることはほぼ確実であった。ブラウン氏は、脳腫瘍は必ずしも「腫瘍そのものが見つかる」わけではなく、脳腫瘍があれば誰でも自分のような気分になるものだと主張し、うつ病再燃の可能性を考えようとはしないのだった。

精神科医は自殺の危険性が高いと判断し、ブラウン氏が抗議したとしても、精神科病棟に非自発的入院させる以外に方法はないとの結論に達した。入院後、ブラウン氏は抗うつ薬治療によって八週間で完全に回復した。退院後初回の外来では、アスピリンよりも強力な痛み止めをもらうためだけに救急部を受診したこと、その薬を使って自殺する計画であったことを認めた。

## 精神科臨床倫理の課題

ブラウン氏の物語から指摘できる最初の論点は、これは日々の臨床ではよくある話だということである。最先端医療における倫理問題の多くは臓器移植のような新しい技術に伴うものであり、いわば臨床の末端で生じるものであるが、非自発的治療によって引き起こされる問題は精神保健に関係する人全員の問題である。ブラウン氏の物語は一見、まぎれもなく倫理的であると映るかもしれない。非自発的治療における二つの主要な必要条件を満たしていた。すなわち重篤な精神障害（大うつ病）に罹患しており、明らかに自殺の危険性が高かった（第13章参照）。しかし倫理的に問題とはならない事例であることが明らかなようであっても、そのような場合にとるべき方策については根本的な意見の相違がある。[6] こうした意見の相違は、精神医学の深刻な倫理的乱用が、特に旧ソ連において認められたこと（第7章参照）にも関係している。[7]

ブラウン氏の物語にはもう一つ着目すべき点がある。すなわち精神医療において、倫理的問題は、その他の領域の医療と比較してより概念的であるということだ。後者では、治療が同意なしに行われるという状況が発生し得る。前者においても、たとえば子ども、意識のない患者、重篤な学習障害の人は、その人の最善の利益のために、同意なしに治療される可能性がある。また他者の脅威となる人（腸チフスの保菌者など）は、第三者の利益のため同意なしに治療され得る。しかし、意識が完全に清明で平均的な知能を有する成人患者であるにもかかわらず、他者を保護するためではなく（これも起こり得ることではあるが）その人自身の利益のために同意なしで精神障害の治療をされるという状況は、精神科医療でのみ生じる問題である。

## 精神障害特有の問題

つまりは、身体障害に対しては非自発的治療が正当化されないような状況であっても、非自発的な精神科治療であれば正当化されるという、精神障害の概念に特有の倫理が存在するということである。精神障害の概念の重要性は多くの点から明らかである。まず、精神保健法における非自発的治療の条件として、精神障害であることがその一つに含まれているという点が挙げられる。[8] 二つ目の点は、法的責任に関して広くいきわたっている倫理的直観に反映されている。これは、さまざまな法的記述

訳注a　Philosophy, Psychiatry, & Psychology : Association for the Advancement of Philosophy and Psychiatryの公式ジャーナル。一九九四年創刊。

において「心神喪失の抗弁」として具体化されている。米国の哲学者であり心理学者でもあるダニエル・ロビンソン(Daniel Robinson)は、重篤な精神障害（「狂気」）に罹患した人は何らかの深部感覚において不合理であり、それゆえ自らの決断や行動に対する責任がないという直観的洞察をしている[9]。この考え方は多くの文化圏で認められ、古代ギリシャ・ローマ時代にまでさかのぼる。

ここで、客観的能力、客観症状、認知機能の客観的基準という三つの方向性から精神障害特有の倫理的特徴を簡潔に述べることにする。

### ◆意思能力の客観的評価

ビーチャム（T.L. Beauchamp）とチルドレス（J.F. Childress）による慎重な分析によれば[10]（第3章参照）、自律尊重原則とは、単に選択の自由があるというだけでなく合理的な自由選択であるという。合理的であるかどうかは、言い換えれば、ある種の（見てとれる）「意思能力（competencies）」があると客観的に決定できるかどうかで決まる。すなわち首尾一貫した思考力、理解力や判断力などである。これらの能力は、（たとえば）認知症の症例では損なわれたり完全に欠如したりしている。つまり、認知症では、合理性が損なわれているため、自律的な選択能力が蝕まれているといえる。そのような場合には自律尊重原則の土台が崩れ、善行原則を優先させる、すなわち患者にとって最大利益となるように行動することになるため、非自発的治療が正当化される。

この見解はブラウン氏の例に当てはまるだろうか。ブラウン氏は認知症ではなくうつ病に罹患していたのであるが、理路整然と思考し、確かに熟慮の上判断している（後に判明したように、自殺についての熟慮ではあるが）。これらのことのみから見ていくと、彼に自律的な選択をする能力が欠如しているとはいえないかもしれない。しかし理解力についてはどうだろうか。結局のところブラウン氏は思い違いをしていた（脳腫瘍であるという心気妄想があった）のであるが、彼は理解力が欠如していたといえるだろうか。うつ病における理解力の不足は認知症とは異なるものである。認知症の場合は、一つ以上の認知機能の障害に起因する理解力の欠如である。一方うつ病の場合は、理解のしかたがゆがんでいる（すべてが悲観的に見える）。極端にいえば、この思考のゆがみは妄想によるものかもしれない。さらに妄想は、少なくとも原則的には、客観的に明示できるという強みがあると主張する人もいる。ブラウン氏の考えが間違っているかどうかは明らかではなかった（うつ状態を伴う脳腫瘍が深い位置にあり特定困難という可能性もある）。しかし実際のところ、脳腫瘍があるという彼の考えは間違っていたことが判明した。哲学者のアントニー・フリュー（Antony Flew）[11]

は、妄想の客観性を示すことは精神医学の乱用に対する一つの確実な防御であるとした。したがって妄想は客観的な症状であり、妄想の有無は科学的専門知識によって実証されたものと考えられ、人間の価値観といった気まぐれを超えたところで合理性の判断ができるようである。

### ◆症状の客観的評価

精神科臨床倫理における概念的な課題を正確に見出そうとする際、意思能力の客観的評価はある程度の判断材料となる。ビーチャムとチルドレスの分析は、身体医療における大部分の症例（たとえばその人に意識がない場合）にうまく当てはめることができ、認知症の症例でも有用である。先に述べた通り、フリューのような哲学者は妄想に対しても同様の立場をとってきた。すなわち妄想は客観的な事実に反するものであり、その意味では、理解力が欠如し自律的な選択をする能力が損なわれた状態と見なされる。

しかしながら、妄想の実際の内容およびその多様性に着目すると、妄想が誤っているという根拠を客観的に示すことはまったく難しいとわかる。第一に、誤った信念を持っているというだけでは病的とはいえない。そのため教科書的には、妄想とは文化的に見て典型的ではない、あるいは不正確な推論や不適切な根拠に基づく誤った信念であるという但し書きがつけられている[12]。しかしこのような追加的な基準を設けたとしても、日常的に遭遇する症例の妄想を定義することすら十分にはできない。ブラウン氏の信念は文化的に非典型的なものではなく、彼が脳腫瘍に罹患している可能性もあった。しかし彼は脳腫瘍ではなかったことが判明した。妄想とは客観的には間違っていることを信じている状態であるという点に重要な倫理的意義があると考えているフリューらにとって心強いことには、ブラウン氏の信念は間違っていたということになる。しかし──この「しかし」が重要なのであるが──妄想は、通常は誤りでありしばしば奇妙な信念なのであるが、必ずしも完全な誤りではない可能性もある。マイケル・シェパード（Michael Shepherd）はオセロ症候群に関する論文の中でこのことを指摘している[13]。性的パートナーの不貞に関するオセロ症候群患者の信念は、倫理的感覚からすれば不合理である。しかし、いかに不合理であったとしても、その信念は客観的に誤りであるとは言い切れず、事実と一致している可能性もある。第二に、妄想は本質的には誤った信念ではない。このことは、精神的な病気にちがいないと信じている心気妄想の患者の場合を考えれば理解できる。もし妄想が実際のところ本質的に事実に反する信念であるとするならば、精神的な病気であるという信念はパラドックスを内包することになる。つまりは、もし精神的な病気であるという患者の信念が誤っているのであれば、患者は（標準的な定義によれば）妄想状態である可能性があり、結局のところ患者の信念は正しいということになる。しかし逆に、もし精神的な病気であるという患者の信念が正しいのであれば、それは（標準的な定義による）妄想とはいえず、結局は患者の信念は間違っていることになる。精神的な病気であるという心気妄想は、もし妄想の標準的な定義が正しいとすると、正しい信念は誤りであり、誤った信念が正しいというパラドックスに陥るのである。[14]

### ◆認知機能の客観的指標

上記のような問題が存在することにより、精神障害に固有の倫理的特性を示すための三つ目の方法が導き出される。すなわち妄想を「誤った信念」として定義づけるのではなく、むしろ客観的に判断できる認知機能の障害から生じてくる信念と定義する方法である。妄想がそのような障害から生じるのであれば、妄想とは一般的には誤った信念であるが、ときに正しい信念という表現形をとる場合があってもよいことになる。[15]

このアプローチには、肝心の認知機能障害がまだ特定されていないという問題点がある。[16]もちろん将来的にそのような障害が特定される可能性はある。しかしそれでも、このアプローチには妄想そのものの精神病理から派生するより本質的な問題が残される。それは、妄想が、事実に関する信念――それは誤りであったり正しかったりするわけであるが――という形態ではなく、価値判断の形態をとり得るという問題である。[17]さらに、価値判断に関する妄想はまったくまれなこと（精神的な病気の心気妄想というパラドックスのように）ではなく、臨床的にごく普通に認められる。たとえばうつ病で一般的に認められる罪業妄想について見てみよう。あるうつ病患者は自分が核戦争を始めてしまったと信じているとする。このようなこと（事実であるとすれば）に対して罪の意識を感じるのは理にかなったことである。しかしその一方で、うつ病患者は自分がしてしまった些事を不道徳あるいは邪悪なこととして評価するかもしれない。言い換えると、後者において妄想的なのは事実についての患者の信念ではなく、事実の評価のしかたである。軽躁状態でも同様の例が認められるが、この場合は否定的すぎるのではなく肯定的すぎる評価の仕方となる。たとえば誇大妄想は、一般的には自己評価がその患者の能力に見合わないほど肯定的になるという形をとる。

妄想を不合理な考えの一種と考えれば、それが価値判断の不合理さという形態をとりうるという見解は当然のことといえる。哲学者たちは一貫して、合理性には価値負荷的（value-laden）な性質があると強調してきた。したがって、非合理性も同様に価値負荷的であるとしても驚くべきことではない。しかしこのことは、客観的な「拠りどころ」を見出すことによって精神科臨床倫理における概念的難題に対処しようとしている人にとって厄介な問題を生じさせる。非合理についての判断は医学の範囲を超えているのである。ビーチャムとチルドレスが述べているように、非合理かどうかの判断は、そこに一つ以上の価値観が含まれている限りは、結局「医療ではなく道徳的な問題」となるのだ。[18] しかし妄想は、非合理の範例であるとともに精神疾患の中核症状でもある。したがってビーチャムとチルドレスが正しいとすると、精神疾患は医療という科学の世界ではなく、道徳という人文学の世界に位置づけられることになる。この結論に至ったことにより、精神障害そのものの概念に関する長い論争の核心へと導かれるのである。

## 言語分析と精神科臨床倫理における概念的課題

ここでは、分析哲学の一分野である言語分析を用いて、精神障害の概念についての議論を概説する。そうすることによって後述の哲学的価値論と価値観に基づく実践に関する議論が導かれる。

### ◆言語分析

**精神疾患の論理地図**

精神障害の概念をよりよく理解するために言語分析が最初にできることは、概念的問題の特性を明らかにする方法の提供である。これは、オックスフォード大学の分析哲学者ギルバート・ライル（Gilbert Ryle）のいうところの「論理地図（logical geography）」を用いた方法である。[19] この方法は、議論されている領域内における概念の分析を説明する際に重要となる特徴を明示することを目的としており、概念的「データ」を示すための手段である。

図5-1は精神障害の概念に関する論理地図である。[20] この地図が示す重要な特徴は、身体障害に関わる科学・医療分野（地図の右側）と道徳的な問題（地図の左側）の間にまたがって多くの精神障害が存在するということである。精神疾患の中には、認知症のように概念的には身体障害に近いものもある。これらの疾患は、機能が障害されているという事実を科学的に示すことによって定義できる疾患と考えても差し支えない。その一方で、精神病質や性障害、アルコール依存症といった道徳的問題との鑑別診断（それぞれ非行、性的倒錯、酩酊との鑑別）が問題となるような状態もある。したがって、医療と道徳の間に位置するような曖昧な精神疾患概念を示すのは、先述の妄想のみではないということである。[20]

精神障害が曖昧な位置づけにあるという問題は、真に医学的な概念を構成しているのは何かという決着のつかない論争における重要な要素である。[21] 医学モデルの代案も提唱されており（心理学的モデル、社会的モデルなど）、その多くはこの地図に示されている領域（不安障害やうつ病の心理学的モデルなど）

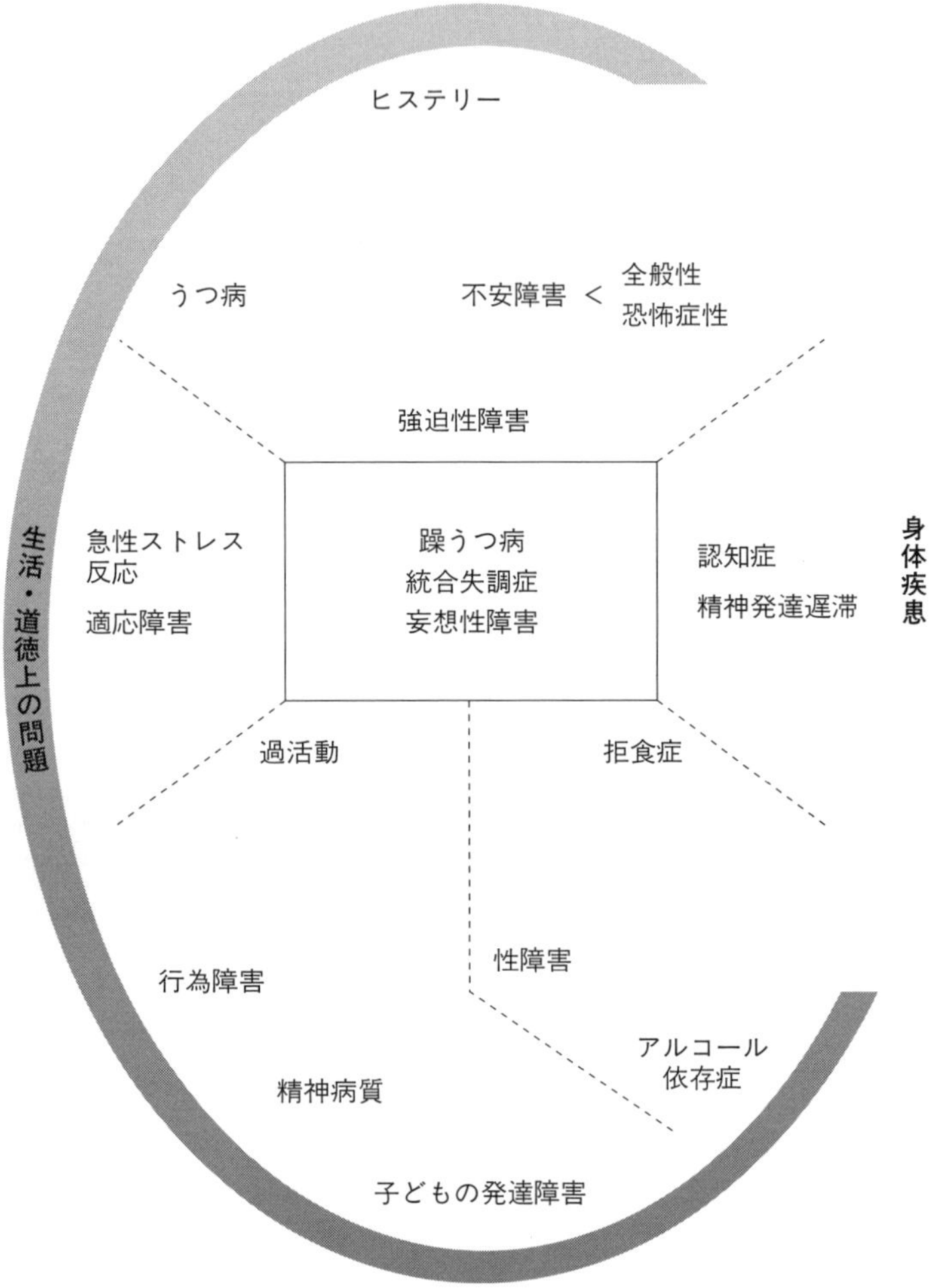
ヒステリー
うつ病
不安障害 ＜ 全般性
恐怖症性
強迫性障害
生活・道徳上の問題
急性ストレス
反応
適応障害
躁うつ病
統合失調症
妄想性障害
認知症
精神発達遅滞
身体疾患
過活動
拒食症
性障害
行為障害
アルコール
依存症
精神病質
子どもの発達障害

**図５－１　精神疾患の概念地図**

と関連し得るものである。しかしながらより急進的な考え方として、精神障害は病気であるという考えを完全に退けるトーマス・サス（Thomas Szasz）のような人もいる。[22] このような議論は、すべての精神障害を地図の左側、すなわち道徳の世界（サスにとって精神疾患は「生き方の問題」である）へ追いやろうとするサスのような反精神科医グループと、精神障害は身体障害と相違ないものと主張してそれらを右方向へ引きつけようとするケンデル（R.E. Kendell）[23] のような精神科医グループの間の勢力争いの様相を呈している。ここから先の議論に進むためには、言語分析に特有の方法を参照する必要がある。

### 哲学的フィールドワークと「より完全な見識」

J・L・オースティン（J.L. Austin）もオックスフォードの分析哲学者であるが、言語分析という手法を「哲学的フィールドワーク」と呼んだ。[24] 哲学的フィールドワークの本質（さまざまな形態をとり得るものであるが）は、議論から離れたうえで、その代わりに、どのような語句や表現を用いて議論が行われているかを見ることである。そしてオースティンが主張するところによると、それによって問題となっている概念の意味に関するより完全な見識がもたらされるという。

このアプローチを精神障害に関するサスとケンデルの議論に適用すると、双方は精神障害の意味ではなく身体障害の意味について議論しているという驚くべき結論へと導かれる。[25] 精神障害についての両者の意見は一致しないように見えて、その議論が実質的にかみ合わないのは身体障害の概念に関する議論に及んだときのみである。サスの身体障害の定義は「人体の構造および機能の統合性が既定の基準から逸脱していること」である。ケンデルの定義は「致死率の増加と生産力の減少をもたらすような生物学的不利益」である。したがって、精神障害に関しての議論だったものが身体障害についての議論となってしまったということになる。[26]

### 概念の使用法と定義

上記のような事態は、なぜそうだといえるのか。なぜ精神障害についての議論であったものが、同時に身体障害についての議論になってしまうのか。言語分析の三つ目の貢献は、このことを解明するための手助け、すなわち概念の「使用法」と「定義」の区別である。概念の意味、使用法、そして定義は同じこととらえられても当然であるといえるし、実際しばしば混同される。たとえば、一九六〇年代、一九七〇年代における統合失調症の概念に関する問題は、[27] 精神科医たちが異なる意味を持つ概念を同じ使用法で用いたことに起因している。そしてそのような問題は、明確な定義（DSMのような[28]）を導入することによって大幅に減少した。しかし意味と使用法、そして定義は常に合致しているわけではない。標準的な哲学的例題として、時間の概念をとりあげてみよう。（理論物理学で使用する場合は別として）時間という概念の使用において大きな問題が生じることはない。この意味では、我々は皆「時間」が何を意味するかを知っているといってもよい（我々は時間という概念の使用法を知っている）。しかし、時間を定義できるだろうか[29]！統合失調症の概念とは異なり、時間の概念は、確実で明快な定義ができないという事実にもかかわらず、その概念の使用にあたっては大きな問題は生じない。

したがって、精神障害に関する議論が身体障害についての議論のようになってしまった過程からは、後者が統合失調症の概念よりも時間の概念に近いことが見て取れる。身体障害の概念は、定義するよりも使用することの方が得意な概念の一つなのである。そしてこのことが精神障害に関する議論を異なった方向へ向かわせる。ここでさらに、精神障害の概念の使用にあたっては身体障害のとき以上の問題が生じること、そしてその理由を説明する必要がある（これは精神障害の概念がより価値負荷的な性質を持つことと関係する）。しかしまずは、身体障害の概念と精神障害の概念は同様にその意味が曖昧であるにもかかわらず、その使用法が問題となりにくい理由について説明する必要があるだろう。

## 事実中心モデルから事実-価値観モデルへ

言語分析的には精神障害に関することから身体障害に関することへと様変わりした議論の中では、この二つは等価となっている。すなわち、概念の使用に問題がない身体障害が問題山積の精神障害と同等の説明対象とされているのだ。身体障害を引き合いに出して精神障害について甲論乙駁できるような状況ではないということである。したがって、精神障害について議論するにはまず身体障害の意味について分析する必要がある。

### ◆事実中心モデル

米国の哲学者クリストファ・ブールス（Christopher Boorse）は、身体障害の概念に正面から取り組んだ先駆者の一人であった[30]。ブールスは、精神障害の概念に伴う問題の多くは、病気（illness）と疾病（disease）の区別ができなかったことに端を発していると述べた。彼はこの二つの用語を、それぞれ医学の臨床的な側面および理論的な側面から識別した。臨床的側面から見ると、健康とは価値負荷的なものであることから、病気は評価的な概念であるといえる。一方、医学理論の中核部分には「生物学その他の基礎科学の理論とつながりを持つ」事実に基づく多数の知識が存在する。疾患の定義は、このような知識の観点からなされるものであり、このためブールスは、疾患の概念には価値観は伴わないと結論付けている。

この分析は、生物医学的な考え方とうまく一致する。ほとんどの医師は、医学の実践に価値判断が入り込むことを認識している。それは倫理的な判断のみにとどまるものではなく、多くの価値判断、とりわけ感覚的判断や法的判断などが含まれる。さらに、病気は患者が不健康であると感じる範囲での臨床と関連するものである。ブールスの説明の通り、病気は主観的かつ価値負荷的なもので、不快感や症状についての感情や感覚の問題といえる。しかし生物医学的モデルに則れば、これらはすべて医師が専門とする疾病に関する科学的知識における周辺的な事柄である。したがって、医学理論すなわち診断と治療に関する医師の技能が属するのは、人体の構造と機能に関する科学知識によって定義される疾病の領域ということになる。

ブールスの分析には賛否両論多くの意見があり、実際に彼の研究に触発された論文が数多く生み出されている。[31] しかしながら言語分析的観点からは、彼が評価的効力のある概念を使用し続けることが主要な問題である。言い換えると、疾病の定義からその概念の使用に移る際に、ブールスは記述的に使用していた用語を評価的に使用するようになってしまったのである。たとえば、彼は疾病について、その種における正常な機能組織からの「偏位」といった価値観を伴わない定義をしておきながら、二行後の文章では、機能の有効性の「欠損」という価値負荷的な意味で使用しているのである。[32、33]

言語分析的観点からは、定義を使用する際のこのような誤りは大きな意味を持つ。ブールスの分析の中心となるのは、疾病は価値観に準拠することなく定義できるという主張である。この主張をめぐる問題は多数存在しており、実際、その問題には倫理理論の「である-べきである」の議論[b]に関するすべての課題が含まれている。[34] しかし言語分析的観点から考えると、価値観に準拠せずに疾病の定義をしているブールスでさえ、はっきりと評価的効力を持つ（彼の定義とは全く矛盾している）用語を使い続けてしまうということには、きわめて重大な意味がある。価値中立的（value-free）な定義をしながら、その概念を使用する際には価値負荷的となるという状況は、価値中立論（value-free theory）の支持者の著作でも認められる。[35] そのような状況から、価値中立的な用語で疾病の定義を（取り決めとして）することはできても、概念を実際に使用する際に一つ以上の評価的な要素が入り込むという事態は避けられないという

訳注b 「である-べきである」の議論：現に存在する「である」（事実）の中身をいくら検分したところで、そこには「べきである」（価値判断）を見出すことはできない（ヒュームの法則）に関する議論。

ことがわかる。すなわち、言語分析的には、現実問題として「疾病」という用語が我々にとってどういうものなのかを言語学的に研究する際には、評価的な要素が不可欠であるということである。それゆえ見かけ上はともかく、疾病および病気も、そして臨床医学の周辺的事柄も理論的核心も、それぞれに価値観を伴っているのである。

### 哲学的価値論

そこで問題となるのは、もし実際に疾病の概念も通常の身体障害（bodily disorder）の概念も本質的に価値負荷的なのであれば、それにもかかわらず、なぜ意味のうえでは純粋な事実のように見えるのだろうかということである。

ここで、価値用語の意味についての言語分析的哲学の一分野である[36]哲学的価値理論に立ち入ることにしよう。この哲学的価値理論はリチャード・ヘアー（Richard Hare）といった哲学者たちによって生み出されたものであるが、そもそも医学的な概念との関連はなかった。しかし価値用語の意味を洞察することは、（前述のような言語分析的な意味では）医学的な概念の意味についてより完全な見識を得るための基礎となり得る。そのような見識を得ることにより、身体障害の概念という、どちらかというと事実を内包した意味と、精神障害の概念という、どちらかというと価値観を内包した意味についての両方を理解することができる。まずは医学的ではない例として、ヘアーが例として挙げた「よいイチゴ（事実を内包した表現）」「よい写真（評価を内包した表現）」という言葉のそれぞれの使用法について、その違いを検討してみよう。

**【よいイチゴ（事実を内包した表現）とよい写真（評価を内包した表現）】**

価値用語は、ある状況下では、すべて主として事実に関する意味を伴って使用されるものであるとヘアーは指摘している。これは医学領域における価値用語を使用する場合に限ったことではなく、すべての価値用語についていえることである。最も一般的な価値用語は「よい」と「悪い」であるが、これをヘアーの挙げた例で検討してみる。「よい写真」あるいは「悪い写真」という表現を用いるとき、ここでいう「よい」「悪い」という価値に関する用語は明らかに評価を内包している。しかし対照的に、イチゴに関する「よい」「悪い」という表現は明確な事実を内包している。果物の品質を評価するための基準は事実に基づいて合意されたものであり、より説得力のある表現は後者である。オックスフォード大学の分析哲学者であるJ・O・アームソン（J.O. Urmson）[36]は、記述的な（もしくは事実に基づいた）特徴によってリンゴを「良」、「優」、「極上」に分類する例を示している。少なくともイチゴやリンゴなど果物においては、「よい」「悪い」という価値用語は事実に基づいた意味となる。しかし一方で他の文脈では（写真に関する表現の場合）、評価を内包することになるのである。

価値用語のこのような特性は、明らかに医学的概念とも関連がある。もしすべての価値用語が、ときに事実に基づく用語のように見える可能性がある（「よいイチゴ」のケースのように）とすれば、ケンデル、サス、ブールスらの意に反して、概して事実を内包した意味で使用されている「疾患」や「身体障害」といった用語は、結局のところ価値について表現する用語ではないとする理由は原理上存在しなくなる。そして、哲学的価値理論におけるヘアーらの研究によって示唆される価値用語の特性についての解釈は、医学領域でも見事に当てはまるのだ。この解釈は、後で述べる価値観に基づく実践の実際的な発展の根拠となり、理論の核心へと導くものである。次に我々はこの解釈について簡単に考察していく。

【よいイチゴ（共通の基準）とよい写真（多様な基準）】

ヘアーによれば[36]、価値用語が事実に基づく表現のように見えることがあるのは、基本的には価値用語の価値判断基準が事実に基づく基準となっているためである。そして問題となっている価値用語に付随するこの基準は、幅広く合意を得ているものである。これを図5-2に図示する。この図の左側に示すように、事実に基づいた「よいイチゴ」の基準は、幅広く合意を得ている。たいていの人は、皮の色が悪くブヨブヨしたもの（「悪いイチゴ」）ではなく、新鮮で甘く、害虫がついていないもの（「よいイチゴ」）が好きである。しかしよいイチゴは必ずしもそのような状態でなくてはならないというわけでもない。甘いイチゴよりもすっぱいイチゴが好きな人もいるだろう。とはいうものの、ほとんどの人がたいていの場合、共有された事実に基づいた基準によってそれぞれ「よいイチゴ」「悪いイチゴ」という表現を用いる。そしてこのような基準はそれぞれの表現の意味と関連することになり、その結果、「よい」「悪い」という価値用語を含む表現でありながら、日常的に使用する際には概して事実に基づく意味を含むことになるのだ。

図5-2の右側を見てみよう。ここで示されるのは、写真に関する「よい」「悪い」には幅広く共有されるような事実に基づいた基準がないということだ。写真の何をもって「よい」とか「悪い」とかいえるのかについては人々の間で大いに意見の相違がある。したがって「よい写真」「悪い写真」という価値用語は事実に基づく意味と関連しないことになり、この表現を日常的に用いる際には明らかに評価的となる。

【身体障害（共通の基準）と精神障害（多様な基準）】

再度図5-2を参照しよう。「障害」が「よい」「悪い」に相

**事実に基づく意味と評価的な意味**

イチゴ

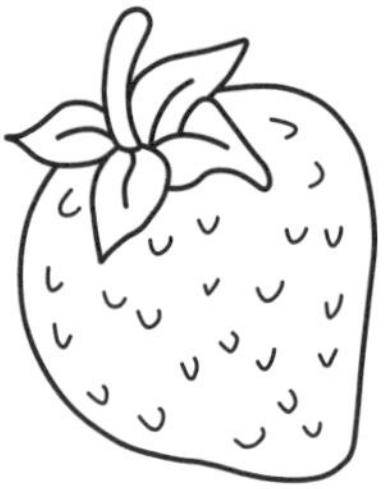

☺☺

**合意がある**

よいイチゴとはどのようなものか（＝甘い、つやつやしている、など）

**したがって**

「よいイチゴ」という語の意味は「甘い、つやつやしている、など」の事実を内包している

**類似の概念**

身体的医療の疾患概念

写真

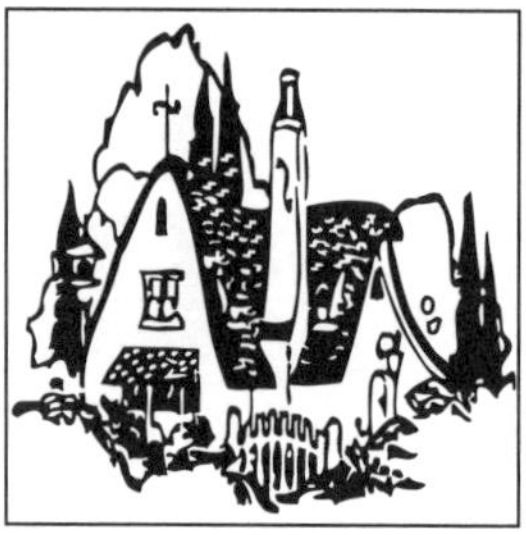

☹☺

**合意がない**

よい写真とはどのようなものか

**したがって**

「よい写真」という語の意味は一貫した事実を内包しない

**類似の概念**

精神医学的な疾患概念

**図５－２　「よいイチゴ」（「身体障害」に相当）と「よい写真」（「精神障害」に相当）**

当する価値用語であるならば、前述した価値用語の意味についての分析によって、「身体障害」が内包する意味がより事実に基づいているのに比べ、「精神障害」が内包する意味はより価値観を伴うものであることが十分説明できる。これらに何が対応するかは明白である。「精神障害」が価値用語とするならば、写真において使用される「よい」「悪い」に相当する。一方で「身体障害」は、イチゴで使用される「よい」「悪い」に相当する。

精神障害の典型的な症状である「不安」と、身体障害の典型的な症状である（身体的）「疼痛」の苦痛の比較は、この議論の核心をついている。すなわち我々が不安を評価する基準は、身体的疼痛を評価する基準よりも明らかに変動しやすい。疼痛は、ほとんどの人にとってはよくてもせいぜい「必要悪」である。しかし不安は、多くは否定的にとらえられるものではあるが、一方で積極的に不安を追求するような場合もある。たとえば、ホラー映画を見ること、ハンググライダーのような危険が伴うスポーツに参加することなどがこれにあたる。したがって、身体的疼痛についての比較的共有されている価値観と比較すると、人々が不安をどのように評価するかは多種多様であるといえる。そしてこのことが、精神医学においては（評価的にいえば）複雑ではない現象の一つである不安に関して事実であるとすれば、より高次の機能、たとえば願望、感情、信念、意志、動機などに対しては、価値評価に多様性があるという事実はより当てはまることになる。これらの現象に関して、何をもって「よい」あるいは「悪い」と判断するかについては、個人ごとに非常に大きく異なる。

　そして上記のこと、すなわち精神医学が関与する人間の経験や行動といった領域について人の持つ価値観に違いがあるということだけ見ても、精神障害の概念は身体障害以上に価値負荷的であるといえる。

### ◆障害に関する事実-価値観モデル

　ここに至って我々は、医学的概念を異なる方法で理解するための基礎を手に入れたことになる。生物医学的モデルが事実中心モデルであるとすると、言語分析学的研究から導き出されるモデルは事実-価値観モデルである。このモデルでは、医学の概念的な基本構造に、評価的な要素と事実に基づく要素の双方が取り入れられている。

　事実中心モデルから事実-価値観モデルへの動きを図5-3に示す。この図が示す通り、事実-価値観モデルは決して「反科学」ではなく、むしろ科学と人間の価値観が完全に等しく結び付けられたものである。したがってこのモデルは、常に言語分析特有の成果を伴った、医学の概念的構造についてのより完全な見識なのである。理論的にいって、そのような見識は精神科臨床倫理にとって重要である。精神障害が相対的により価値負荷的であることは精神科臨床倫理における課題の重要な側面であるが、それは（ケンデルが暗に示したように）精神医学には科学としての（推定上の）欠陥があるためでも（サスが主張したように）精神医学は医学というより道徳の問題だからでもない。より完全な見識を持つことによって、精神障害が価値負荷的となったのは、精神医学が関連する経験や行動といった領域に関する個人の価値観が多様であるためだということがわかる。この理論的な洞察から、精神科臨床倫理の特定の課題に対応するための実践的なツール――価値観に基づく実践のツール――が生み出されたのである。[37]

### ◆臨床における哲学：価値観に基づく実践の例

　価値観に基づく実践は、事実-価値観モデルに対応するものである。これはその名称が示す通り、根拠に基づく実践による医療における複雑で相反するエビデンスを扱うプロセスに、複雑で相反する価値観を扱うための補完的なプロセスを付け加えたものである。

　価値観に基づく実践は、価値観を扱うためのツールにとどまるものではない。倫理と法に加え、経済[38]、判断分析[39]、医学史その他の人文科学[40]、それに社会学や人類学[41]といったその他の関連領域も含まれる。価値観に基づく実践は、人間の価値観の多様

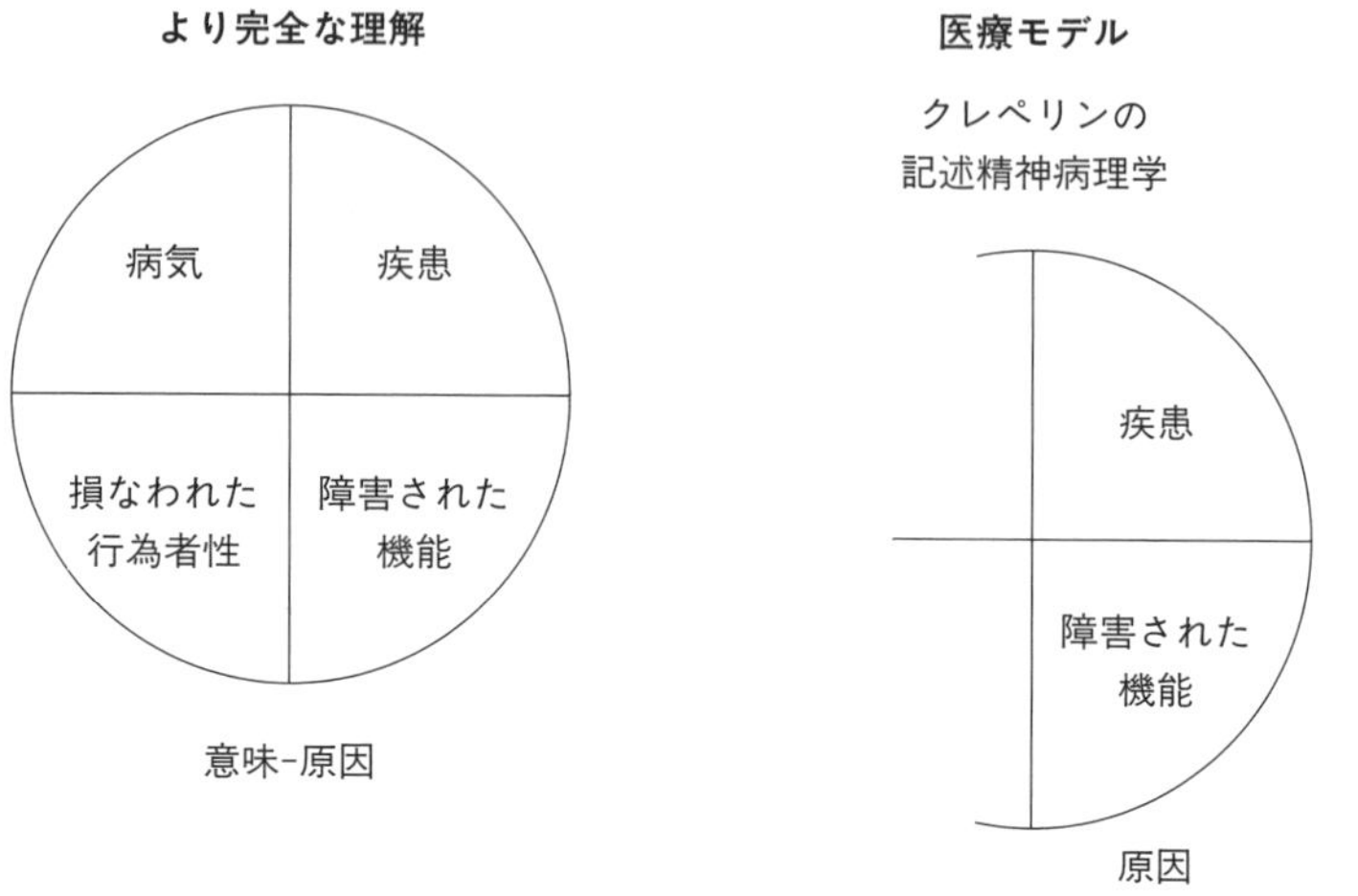


**図5－3　事実中心モデルから事実-価値観モデルへ**

性を強調し、その多様な価値観に基づいた臨床であるという点にその特色がある。価値観に基づく実践は「正しい結果」をあらかじめ想定するものではなく、価値観が競合する中で均整のとれた意思決定に導くための基礎となる「適切なプロセス(good process)」に依拠している。

**価値観に基づく実践における「適切なプロセス」**

この「適切なプロセス」は図5-4に示されている[42]。価値観に基づく実践には十の重要な「指針」がある。この10指針には、臨床技能訓練に関する四つの領域、サービス計画に関する二つの側面、エビデンスと価値観に関連する三つの事柄、関係者間の協調に関することが含まれる。

価値観に基づく実践は、重要な10指針に基づいて主要な関係者（患者／援助者、臨床家、および方針決定者）が協働することにより、技能訓練に関する一連の取り組みや施策、サービスの展開、さらには研究を通じて、精神保健の中で発展してきた。

**技能訓練**

価値観に基づく実践の技能訓練に関する最初の手引書「誰の価値観か？(Whose Values?)[42]」は、ある英国の大学と精神保健NGOの第一線のスタッフによって作成され、試用されたものである。

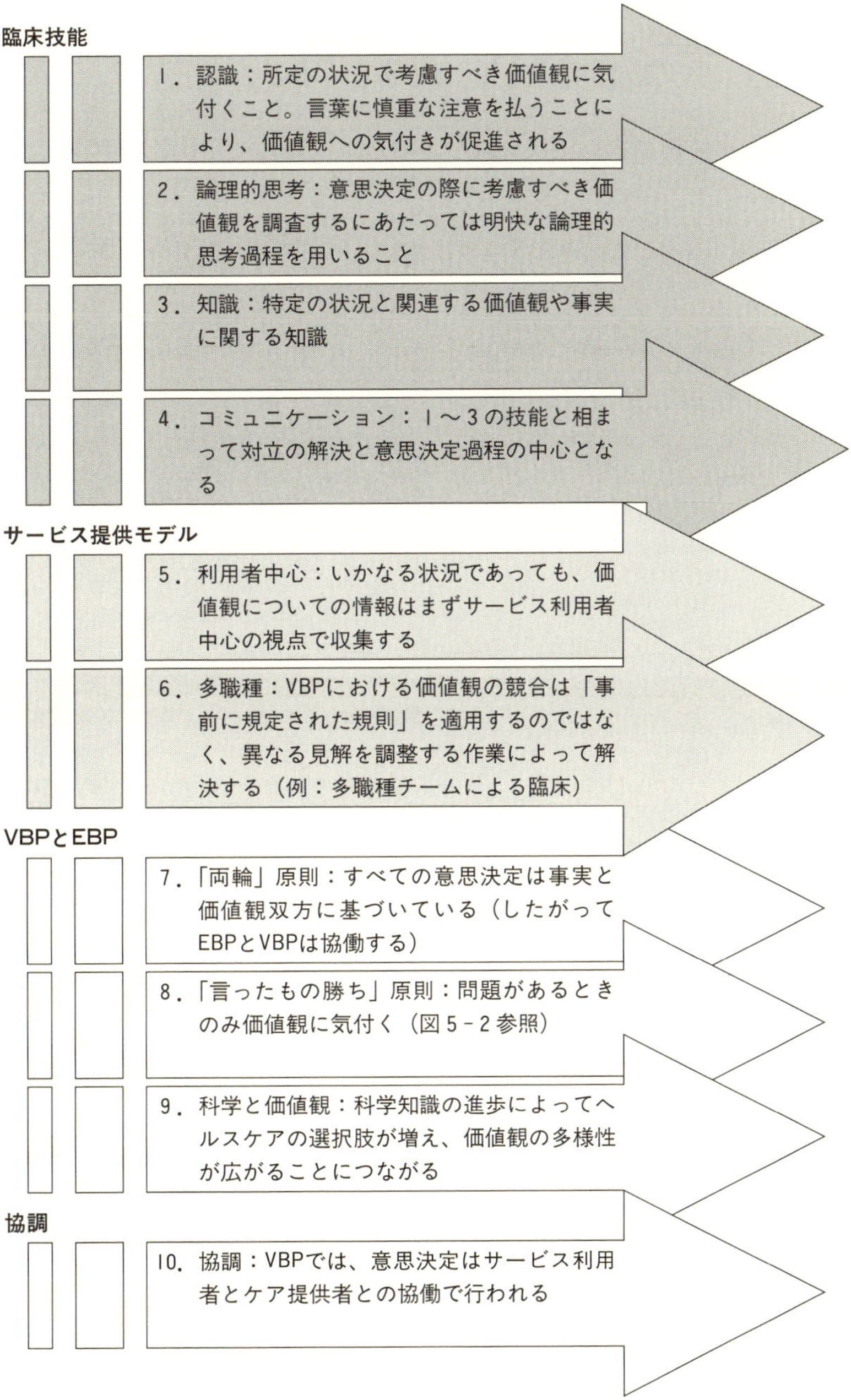
臨床技能
1．認識：所定の状況で考慮すべき価値観に気付くこと。言葉に慎重な注意を払うことにより、価値観への気付きが促進される
2．論理的思考：意思決定の際に考慮すべき価値観を調査するにあたっては明快な論理的思考過程を用いること
3．知識：特定の状況と関連する価値観や事実に関する知識
4．コミュニケーション：１～３の技能と相まって対立の解決と意思決定過程の中心となる
サービス提供モデル
5．利用者中心：いかなる状況であっても、価値観についての情報はまずサービス利用者中心の視点で収集する
6．多職種：VBPにおける価値観の競合は「事前に規定された規則」を適用するのではなく、異なる見解を調整する作業によって解決する（例：多職種チームによる臨床）
VBPとEBP
7．「両輪」原則：すべての意思決定は事実と価値観双方に基づいている（したがってEBPとVBPは協働する）
8．「言ったもの勝ち」原則：問題があるときのみ価値観に気付く（図５－２参照）
9．科学と価値観：科学知識の進歩によってヘルスケアの選択肢が増え、価値観の多様性が広がることにつながる
協調
10．協調：VBPでは、意思決定はサービス利用者とケア提供者との協働で行われる

注：VBP　価値観に基づく実践
EBP　根拠に基づく実践

**図５－４　価値観に基づく実践における適切なプロセスのための主要10指針**

| 技能 | 理論的根拠 | 哲学的リソースなど<br>（具体例を含む） |
|---|---|---|
| 3．価値観に関する知識 | 価値観に基づく実践は、価値観に関して(1)すべての経験的方法論（質的社会学の手法を含む）、(2)さまざまな哲学的手法、(3)複合的手法から導き出されるエビデンスを用いる | ・経験的方法論：定量および定性的手法（例：民族誌学、テクスト分析）。<br>・哲学的手法：（上述のような）分析哲学；現象学。例：Stangheilini, G.（2004）Deanimatedbodies and disembodied spirits. Essays on the psychopathology of common sense. Oxford：Oxford University Press<br>・複合的手法。例：<br>(i) 言語分析および社会科学<br>例：Colombo, A., Bendelow, G., Fulford, K.W.M. & Williams, S.（2003）Evaluating the influence of implicit medels of mental disorder on processes of xhared decision making within community-based multi-disciplinary teams. Social Science & Medicine, 56：1557-1570.<br>(ii) フレーゲの論理およびテクスト分析<br>例：Van Staden, C.W. & Fulford, K.W.M.（2004）Changes in semantic uses of first person pronouns as possible linguistic makers of recovery in psychotherapy. Australian and New Zealand Journal of Psychiatry, 38：4, 226-232. |
| 4．コミュニケーション技能 | 価値観に基づく実践では、コミュニケーション技能は(1)個人の価値観を引き出して理解し(2)価値観間の葛藤を解決するために重要である。 | 一般的なコミュニケーション技能に加えて上記の手法およびリソースを用いる。その他に、<br>・解釈学。例：Widdershoven, G. & Widdershoven-Heerding, I.（2003）Undersanding Dementia：A Hemeneutic Perspective. Chapter 6 in Fulford, K.W.M., Morris, K.J., Sadler, J.Z. & Stanghellini, G.（eds.）Nature and Narrative：An introduction to the New Philosophy of Psychiatry. Oxford：Oxford University Press, pp.103-112.<br>・推論的哲学。例：Sabat, S.R.（2001）The Experience of Alzheimer's Disease：Life Through a Tangled Veil. Oxford：Blackwell. |

**表５－１　価値観に基づく実践における４つの技能の哲学的リソース**

| 技能 | 理論的根拠 | 哲学的リソースなど（具体例を含む） |
|---|---|---|
| 1．価値観およびその多様性に対する気付きの促進 | 自分自身および他者の価値観はしばしば言外に示される。したがって、調和のとれた意思決定への最初のステップは(1)価値観そのもの(2)価値観の相異に対する気付きを促進することである。 | ・言語分析：紹介状などの日常的な文書を注意深く観察する。例：Fulford, K.W.M.,(1990) Philosophy and Medicine : Oxford Connection. British Journal of Psychiatry, 157, 111-115. |
| 2．価値観に関する論理的思考 | 倫理と法に関することでは、倫理的な結論を導き出すために、さまざまな論理的思考方法が用いられる。価値観に基づく実践においても同様の手法が、主として特定の状況に関係する価値観の調査および価値観の幅を広げるために用いられる。 | ・生物倫理学：原則論、決疑論（事例に基づく理論的思考）および総体的視点。例：Hope, T., Fulford, K.W.M. & Yales, A. (1996). Oxford Practice Skills Course : Ethics, Law and Communication Skills in Health Care Education. Oxford : The Oxford University Press.<br>・実体倫理学（substantive ethics）：功利主義（利益のバランスをとること。特に健康関連の経済的問題への対応に用いられる）、義務論（普遍的道徳規則に基づく理論的思考。特に法的問題への対応に用いられる）例：Dickenson, D, & Fulford, K.W.M. (2000) In Two Mind : A Casebook of Psychiatric Ethics. Oxford : Oxford University Press.<br>・分析倫理学（価値観の理論に関係する）。例：Hare, R.M. (1952) The language of morals. Oxford : Oxford University Press.（価値観の気づきの促進にも関連）：医療への適用については、Fulford, 1989 |

表5-1に示すように、技能領域に関する四つの指針は多くの哲学的素地の上に成り立っている。臨床では、これらの技能は相互依存的な関係にある。たとえば、価値観の違いを探るためには効果的な論理的思考という技能（指針2）だけでなく、価値観の違いを十分に認識できること（指針1）、ある臨床的文脈で認められやすい価値観の相違に関する知識（指針3）、効果的なコミュニケーション技能（言い換えれば、個人の価値観を引き出すための技能、指針4）が必要である。どのような技能訓練もそうであるが、臨床場面でこれらの技能を複合的に用いる前に、各技能についてそれぞれ教育を受けるのがよい。

**施策およびサービスの展開**

図5-4の指針5および6にあるように、施策およびサービスの展開への取り組みは、利用者中心の多職種によるケアを推進することと関連する。具体的な展開として次のような取り組みが挙げられる。

1．価値観に基づく実践の三つの主要原則を掲げた国家的な枠組み[43]が、英国の保健省内に設置された。このセクションは、精神保健施策の実行に関する責務を担う。

2．必須技能10項目（Ten Essential Shared Capabilities：10ESC）。10ESCは、精神保健に関わる多職種あるいは多施設チームのすべての職種が身につけるべき技能を規定したものである[44]。これらは、根拠に基づく実践と同様に、価値観に基づく実践の手引きにも明確に記されている[45]。

さまざまな具体的な施策は、国家的な枠組みと10ESCを基礎として発展した効果的なチーム医療を通じて、利用者中心の精神保健を促進することを目指している[46]。

◆精神科診断に関する研究

価値観に基づく実践のための研究の最前線は「診断」に関することであり、広く解釈すれば、精神保健上の問題をどのように理解すればよいのかといった領域のことを対象とする研究である。ここで考えておきたいのは、図5-4の指針7〜9の記述である。診断的アセスメントは、メンタルヘルスケアの他のすべての側面と同様に、事実に加えて価値観にも基づいているべきなのである[47]。

このような診断的アプローチをとることにより、価値観に基づく実践は生物医学モデルや生物医学倫理とははっきりと区別される。多くの医療では、診断は「純粋に」科学的な決定によって推定され、したがって価値観とは無関係である。このため診断をめぐる生命倫理の文献では、医学的診断カテゴリーをどのように解釈するかというよりは、主としてそのカテゴリーの倫理的適用に関することに焦点が当てられている[48]。しかしながら前述のように、精神科的ケアの失敗の多くは診断概念の誤使用から生じており、診断概念の意味が内包する評価的要素を認識できなかったために誤使用が起こったことが明らかな事例もある[49]。これに対応する形で、最近英国の保健省で立ち上げられたプログラムでは、価値観とエビデンスの双方をいかにして精神保健上の問題のアセスメントに取り入れていけばよいかということを検討している[50]。

## 価値観とエビデンスの協働

ヘルスケアにおける価値観とエビデンスの密接な関係を重視することにより、臨床的意思決定の際の協調という概念に、価値観に基づく実践特有の影響が及ぼされる。このことの重要性は、根拠に基づく実践の視点からも評価されてきている。根拠に基づく医療は最上の研究データにのみ関心を払っているかのように考えられがちであるが、サケット（Sackett）らはデータと臨床経験および患者の価値観をあわせて考慮している[51]。さらに、患者の価値観の多様性についても強調している（サケットらは患者の価値観を「個々の患者が臨床的な出会いに求める固有の好み、関心事および期待」と定義した[52]）。最終的にサケットらは、臨床家と患者が最適な臨床転帰と生活の質のための診断的・治療的同盟を形成できるのは、十分なエビデンスと臨床経験、そして患者の価値観が統合されたときのみであると結論づけている[53]。根拠に基づく実践と価値観に基づく実践が協働する必要性について、これほど端的な表現はないであろう。

## 価値観に基づく実践と非自発的治療

ブラウン氏の物語に示されたように、非自発的精神科治療は精神科臨床倫理における課題の中心となっている。非自発的治療は、精神保健に関わる者全員にとって重大な概念的難題となるのである。「強制」は、価値観に基づくアプローチの範囲外のことととらえられるかもしれない。しかしながら精神科医療の他の領域と同様に、非自発的治療についても、優れた実践への前向きなアプローチの重要性が認識されるようになってきた[54]。価値観に基づく実践ではそのようなアプローチの一環として、価値観が対立した際にバランスのよい意思決定を行うための技能に基づくプロセスとして、非自発的治療という倫理的難題の核心に対する適切な取り組みを行っている。非自発的治療では、ブラウン氏の例に見るように、価値観の対立が認められる。ブラウン氏が望んでいたのは「痛みに対処するための何か」をもらって家に帰ることだけだったが、主治医と妻は別のこと（うつ病の治療を受けてほしい）を望んでいたのだった。

さらに、価値観に基づく実践を支えている理論によれば、非自発的治療に関する倫理的課題の一部は、精神科医療が関わる領域に関する人の価値観の多様性から派生しているとされる。

**表5－2　価値観に基づく実践と非自発的治療**

1. 精神保健法は主要な価値観どうしのバランスを保つことを目指している。たとえば
    - 個々のケアにおける自律性
    - （個人および公共の）健康上の危険性と安全性の問題

    これらは重要な枠組みとなる価値観である。
2. 自律性と危険性/安全性は
    - 複雑な価値観
    - 時に相反する価値観

    が関係する。
3. 精神保健法を運用するにあたり、価値観に基づく実践が「適切なプロセス」に寄与するためには
    - 強力な政治的枠組み
    - 強力な教育方法（価値観に対する認識を高め、理論的思考、知識およびコミュニケーション技能を身に付けるための教育）
    - 継続的な研究（特に重要な診断学的概念、主として「精神障害」と「危険性」に関する研究）

    が必要である。
4. 適切なプロセスに必要なこれらの要素は、以下を考慮することにより強制治療の適切な実施を支え、強制治療の誤使用の危険性を減じている。
    - 複雑な価値観に対する理解を高めること
    - 相反する価値観どうしのバランスをとるようにすること

    共通する価値観の枠組みについては可能な限りすべてが基本理念に取り入れられている。

また、一見単純そうに見える事例をめぐって意見が分かれるような場合に、価値観の相違が関係していることがあり、これは診断カテゴリーの乱用の「脆弱因子」でもある。[55] 非自発的治療の主要な基準の一つが精神障害の診断であるという点を考慮すれば、アセスメントの際の価値観の取り扱いについて結論が出ていないという状況は重大な問題をはらんでいるといえる。危険性（非自発的治療のもう一つの主要な基準）および意思能力や合理性のような臨床的・法的概念のアセスメントの際には、さらにわかりやすい形で価値観が関係してくる。[56]

## 価値観に基づく実践と非自発的治療のための教育

価値観に基づく実践と非自発的治療との関連を表5-2にまとめた。このようなアプローチにおいて、英国の新たな精神保健法の実施を支えるための教育資料[57]が英国保健省内の「価値観に基づく実践チーム」により開発された。これらの資料は、以下に示すように(1)患者およびケア提供者である家族から得られたエビデンスを基に作成されている、(2)その法律を支えている理念に新たな役割を付与しているという二つの重要な点において価値観に基づいているといえる。

1. 患者の経験を生かす。この教育資料は、患者およびケア提供者の個人的な経験に関する一連の語りを基にしている。[59] この「ボトムアップ」型のアプローチには、直接

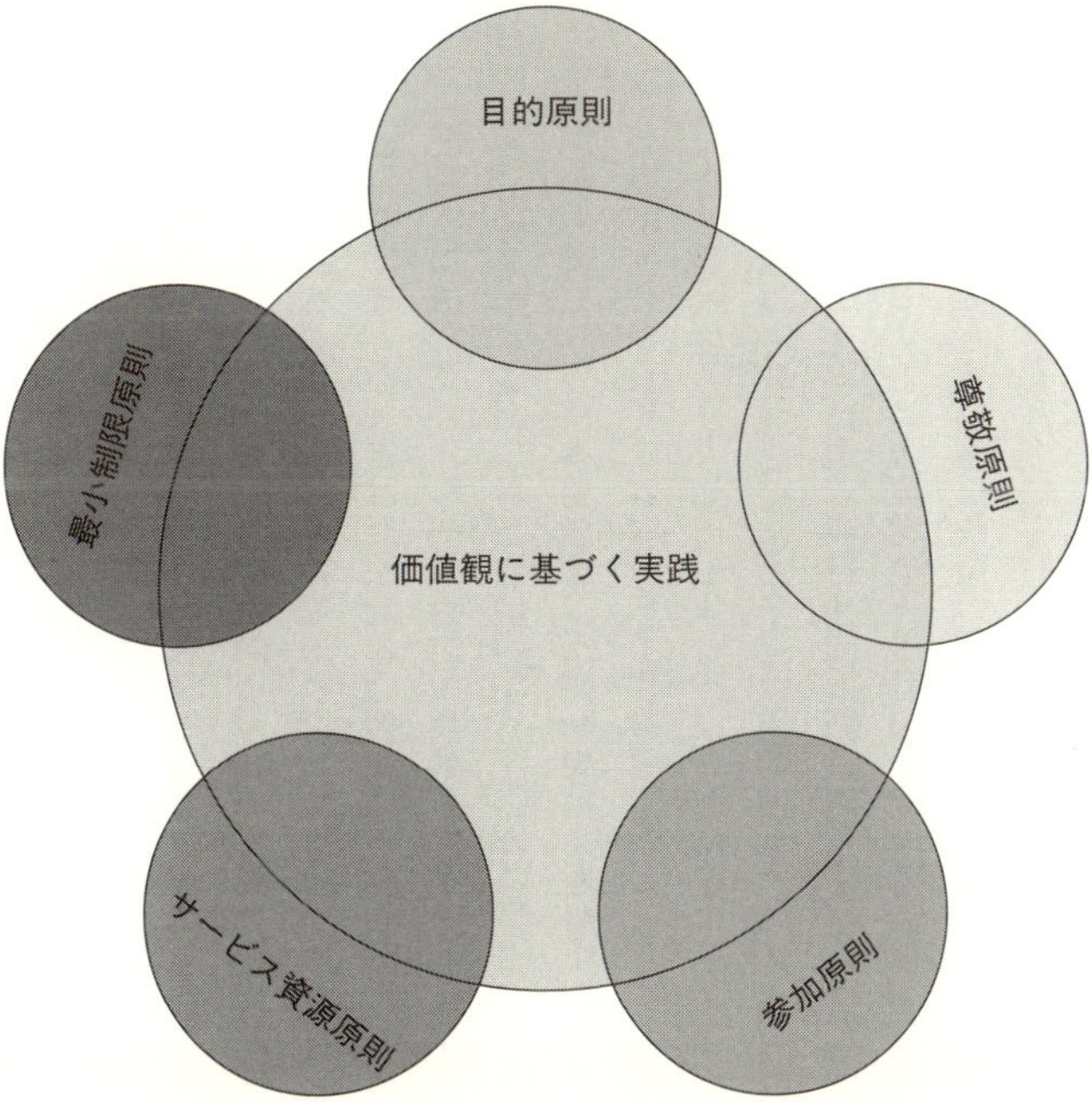


**図5－5　価値観の枠組みとしての基本原理**

訳注）

目的原則：スタッフは意思決定の理由を説明できなくてはならない。
意思決定および行動は利用者の最大の利益となるようにする。

尊敬原則：スタッフは利用者の年齢、人種、宗教、文化、性別、考え方や感じ方などに敬意を払わなくてはならない。

参加原則：ケアの計画を立てるにあたっては、本人やケア提供者、家族、本人の福利に関係する人が参加すべきである。

サービス資源原則：サービス資源は有効に活用し、公平に分配されなくてはならない。

最小制限原則：利用者の同意なしに意思決定が行われる際には、本人の自由の制限は最小限にしなくてはならない。

関連のある価値観のみならず、彼らの非自発的治療の経験（有害なものもあれば有益なものもあり、長期的には自己管理技能の回復と向上のための基礎データとなる）も重要なエビデンスとして組み込まれている。

2．基本理念の役割。この分野における他の法律と同様に、新たな精神保健法は基本理念を含む行為規範によって支えられている[60]。このような理念は、多くの場合臨床では顧みられることがないものである。しかし価値観に基づく実践では、それとは対照的に、調和のとれた意思決定を行うにあたりこれらが中心的な役割を果たす[61]。法律は「何を為すべきか」を、行為規範は「いかに為すべきか」を示す。そして基本理念は、法律や規定を適用するための枠組みを示している。（図5-5参照）

臨床技能の四つの分野（図5-4中の指針1～4）は、価値観に基づくアプローチによる非自発的治療において重要なものである。しかし、サービス環境は利用者中心かつ多職種であるべきとする指針5と6、意思決定の際には価値観のみならず根拠（患者とケア提供者から得られたナラティブなエビデンスを含む）にも基づくべきであるとする指針7～9も同様に重要である。そして、おそらくすべての中で最も重視しなくてはならないのは、臨床的意思決定における協力体制を維持することであろう（指針10[62]）。

## 結論：まずは精神保健領域から

価値観に基づく実践は、精神科臨床倫理における課題への取り組みに適している。なぜなら精神科臨床倫理の課題は、典型的には価値観の対立によって生じるものだからである[63]。精神医学における哲学という新たな学問領域が「脳の十年」と呼ばれる一九九〇年代に姿を現したことは、多くの人にとって驚くべきことであっただろう[64]。しかし実際のところ神経科学の発展は、この新たな学問領域に対する触媒として働いてきた。これがこの章の表題を「精神医学における価値観と科学」とした理由である。価値観に基づく実践の指針9が示すように、科学の発展により、精神科医療のみならずすべての医療において価値観に基づく実践の必要性が増大することが見込まれる[65]。そうなれば、精神科医療は、根拠と同時に価値観にも基づくアプローチを実践する最初の「医学領域」となる。すなわち精神科医療は、科学に基づくとともに人間の価値観の多様性にも対応できるような倫理的ヘルスケアモデルの発展における先駆的領域と見なされるであろう。

# 6

# 精神科臨床における専門職の意義

マーガレット・コーディ
（Margaret Coady）

「専門職（profession）」という言葉を定義するにあたっては、数々の試みが行われてきており、また、それらの定義に対して多くの議論がなされてきた[1]。本章では、マイケル・S・プリチャード（Michael S. Pritchard）の、前向きで現実的な楽観主義の精神で論を進めていきたい。「一般に広く受け入れられるような『専門職（profession）』あるいは『専門家（professional）』の定義は存在しない。しかしそのことが実りある探究の妨げとなるべきではない[2]」というものである。本章での探求は、専門職の本質についてのいくつかの主張を専門職が直面する倫理問題に結びつけるものとなるだろう。さらにその探求を通じて、道徳的討議を行うことにより専門職固有の倫理ハザードを克服するための方法を検討していく。

## 専門職の特性

定義を試みる際のこみいった要素を検討することにより、専門職や専門家という言葉が一般的に意味するものをある程度理解することが可能となる。専門職には平均的な職業よりも多くの知識、訓練および技能が要求されるという点が、重要な要素として挙げられる。専門職の動機は利他的なものであるべきで、自らの利益よりもクライアントの利益を優先すべきである。通常専門家は、専門職というものの価値を明確に示すため、医師会などの倫理綱領を有する共同体を組織する。また専門家は高い社会的地位にある。彼らは専門職集団として、そして個々の実務家として、ある程度の自律性を有している。専門職集団は、誰がその専門職に就くのか、誰を実務から外すのかといったことについてある程度の管理権を主張する。これは自主規制の理想であり、特定の専門家集団のみが高度の知識を有し、その特定の専門職に何が必要かを認定する責務を有するとの考えに基づいている。専門家個々人も、その職業が要求するものに対して自主性を発揮する。つまり、単に他人が予め作成した一連の手順に従うのではなく、自分の知識と専門職の実務に基づいて判断を下すことができなくてはならないということである。

上記の特性の大部分は相互に関連し合う。もし専門家が非専門家よりも専門領域についての優れた知識を持っているのであれば、ある人がその分野の専門知識を有しているといえるかどうか、あるいはその人が専門職として業務に携わることができるのかどうかについての判定は、その専門職としての訓練を受け、必要な知識を有した人のみが行うことになるだろう。すなわち専門家集団は、専門家としての参加資格に関してある程度の管理権を持つべきであるということになる。いかさま師と熟達の専門家との識別は素人には不可能であろう。加えて、専門家は多大な努力によって適切な知識と技能を身につけなくてはならないのであるから、社会的地位と金銭的な見返りの両方に値するのだという主張もなされ得る。

これらの特性はまた専門家にとっての倫理規範にも通じるものである。素人には専門知識の共有は困難であり、そのため特定の分野の専門家が下すような判断はできないということであれば、素人は、その専門家は知識と技術の両方を持っており、それらをクライアントの利益のために利用していると信じるしかない。決定的なのは、専門家の助けを求めている人は脆弱な状態にあるということである[3]。たとえば、病気にかかっていたり、経済的な損失の危機にあったり、あるいは投獄されようとしているかもしれない。このような脆弱性のため、彼らは搾取の危険にさらされる可能性がある。素人は、専門家を適切に評価するのに必要な手立てを持たない。したがって倫理綱領に基づく専門家の責務としては、クライアントの信頼を悪用しないと保証すること、さらに専門家自身の利益のためではなくクライアントの利益のために知識や技術を用いることが要求される。

## 専門家における道徳的理念

専門職を定義する主な目的の一つは、専門職の仕事は、単なる市場経済とは一線を画すものであると示すことである。ビジネスに関してアダム・スミス（Adam Smith）の「国富論」[4]からよく引用される表現に「我々が夕食をとることができるのは、肉屋、酒屋、パン屋の慈悲によってではなく、彼らが自らの利益を尊重することによる。我々は彼らの人間性ではなく彼らの自己愛に訴え、彼らに話すのは、我々のニーズではなく、彼らの得になる話だ」というものがある。このように、市場経済の背景にある動機付けは私欲である。専門職では、専門家を動機づけるものはクライアントの「必要性」であるという点において、市場経済とは異なる。クライアントは、自分の利益は最重要視されるものであり、臨床家自身の利益よりも尊重されると保証される必要がある。専門職は自分自身の利益をすべて放棄する必要はないものの、常に自分たちの利益よりもクライアントの利益を優先しなければならない。

　これらの要素を考慮したとしても、専門職とビジネスを明確に区別することは不可能である。ビジネスにおいてもまた、しばしば信頼に足るビジネスマンたることを要求されるものである。市場経済においてすら、買手の危険負担が常に妥当とはいえない。リンゴのような単純な物を買うときは、リンゴが腐っていないかどうか、買い手は見た目で判断できるため、買い手の危険負担は妥当かもしれない。しかし自動車工のような職業に関しては、多くの人は専門職というカテゴリーには入れないが、顧客は医師の診断を信用するのと同様に自動車工の判断を信用するしかない。どちらもセカンドオピニオンを得ることは可能であるが、クライアントすなわち顧客は、自分の知識だけを当てにすることはできない。専門職における利他主義と信頼性に関連する観点からは、どうあっても、専門職とビジネスの違いを明確に示すことはできないのである。

　ロバート・フリンワイダー（Robert Fullinwider）が専門職に関するより広い視点を提示している。[5] フリンワイダーは、各々の専門職は「その職業が直接的に公共の利益に資することができるという決定的な影響力」を有していると述べている。彼は次のように列挙している。

> 法の専門職は我々の法的ニーズを満たす。医学の専門職は病気や障害、痛みからの解放という我々の要求に応え、建築家は居住性がよく倒壊しない建物に対する要求、軍事指導者は外部からの攻撃に対する安全保障への要求、そしてジャーナリストは日々の出来事についての信頼できる情報への要求に応える。

　マイケル・デイビス（Michael Davis）[6] は、フリンワイダーといくぶん似た観点から、専門職の定義を試みた。すなわち「専門職とは、法律や市場、一般的な道徳性が要求していることの域を超えて、ある道徳的目標を道義上許容される方法で公に実践することによって生計を立てるために、自主的に組織された同業者の集団である」というものである。医学における道徳的目標は、患者個人のみならず、コミュニティ全体の健康であろう。医学の一分野である精神医学の道徳的目標は、これもやはり患者個人とコミュニティの精神的健康である。

　フリンワイダーとデイビスは、専門家の倫理的要件を、信用性と利他主義という徳を超えたところに求め、コミュニティにおける専門職の道徳的目的に由来するものと考えたのである。

## 専門職の役割に対する懐疑論

　専門職に関するこうした記載は、欺瞞的で無邪気な理想主義と映るかもしれない。専門職に対する批判には長い歴史がある。十六世紀、パラケルスス（Paracelsus）は医師と法律家の双方を非難し[7]、医療専門家について、「蛇のような集団」だと記している。

> 君たちは自然によって示された道から完全に逸れ、公衆を騙し、病人のポケットから略奪行為を行う以外の何物でもない人工的なシステムを構築した。医学の安全性などというものは、君たちの戯言に意味があるはずだと信じている大衆には、それらの言葉が難解すぎてわからないという事実に基づくものであって、結果的に大衆は騙されずに医療にかかることはできないのだ。君たちの技術の本質は、病気の治療ではなく、自分たちが密かに懐を温めること、貧しい人たちを騙し、土地の貴族の食堂への入室権を得ることだ。君たちは詐欺で生計を立てており、司法専門家の幇助によって詐欺行為が許され、法的刑罰から逃れているのだ。

　文学の世界における専門職への批判の中で最も印象的なものは、おそらくC・S・ルイス（C.S. Lewis）の小説[8]であろう。そこには、生体実験のための研究所を建設するため市街地を破壊しようと計画している研究施設の科学者たちが描かれている。ある新入りの研究員は、いかにして研究グループに適応していけばよいのかと悩んでいた。彼が図書館に入っていくと同僚が暖炉の前で談笑していた。このとき彼は最初の犯罪行動を実行するよう要求される。

> そこには葛藤もなければ大きな転機が訪れたという感覚もなかった。荒野での魔女の予言[a]や渡るべきルビコン川[b]が見えるときのように、その瞬間に事の重大性が完全に明らかになる、世界の歴史にはそういう瞬間があるものだ。しかし彼の場合は、仲間の専門家とのおしゃべりと笑いの中でいつのまにかその瞬間を通り過ぎてしまったのだった。彼ら専門家の力は実に強大で、個人としてはそれほど悪い人間ではない人々に、ひどい悪事を働かせるよう仕向けることができるのだ。

ここに示されているのは、専門職が持つ力には、倫理的目的を提供するということからは程遠い邪悪な行為へと導く何かがあるということである。

　専門職に対する批判は二十世紀後半にピークに達した。哲学者で神学者でもあるイヴァン・イリッチ（Ivan Illich）は、著書『脱病院化社会：医療の限界（Limits of medicine：Medical nemesis, the expropriation of health）』（一九七九年、晶文社）で知られているが、専門職を完全に利己的で偽善的なものとしている。医療専門家は、人間の重要なニーズを満たすよりもむしろ新たなニーズを作り出し、大衆が彼らを頼るように仕向けているというのである。専門職は、たとえば一般の人の自己治癒力あるいは自己学習能力を破壊し、専門職が提供するさまざまな解決策を神秘的なものにしようと企てる。したがって、より高次の知識を獲得することは、一般人を無力化しごまかすための作業の一部となる。自主規制は、専門家集団が統制力を増してさらなる権力を得ようとする試みとして受けとめられる。すなわち確実に供給不足になるようにすることで、自分たちの価値や金銭的報酬を高めることができるというわけである。ラーソン（Larson）は次のように述べている。[9]「専門家になるということは、特殊な知識と技術という希少資源への注文を別のもの、すなわち社会的・経済的報酬といったものに転換するための企てである」。

　一九七〇年代に、社会理論に変化があり、専門職の利他的本質に対する疑念がより強化された。利他主義はそもそも可能なのかという疑問が提起され、リチャード・ドーキンス（Richard Dawkins）の一九七六年の著書『利己的な遺伝子（The selfish gene）』（一九九一年、紀伊國屋書店）では、利他主義は進化の過程において遺伝子伝達を妨げるのではないかと論じられたのである。[10]その時代に支配的であった経済パラダイムにおいては、利己主義は主要な動機付け要因であると仮定されており、このことは専門職に関する分析にも適用された。[11]

　これらの社会理論や経済パラダイムの変化と並行して、多くの国で専門職の規範が作り変えられていった。[12]専門家は自律性を有するものとした以前の理念は、クライアントのニーズにより行動方針が決まるような自営業の専門家や、倫理綱領を通じ

---

訳注a　荒野での魔女の予言：シェイクスピアの戯曲「マクベス」において、将軍マクベスが陣営に戻る途中、荒野で三人の魔女と出会う。その後マクベスは魔女の予言に翻弄される。

訳注b　ルビコン川：紀元前四九年、ローマ内戦においてジュリアス・シーザーがルビコン川を渡った故事より、後戻りできない重大な決断を「ルビコン川を渡る」と表現するようになった。（シェイクスピアの戯曲「ジュリアス・シーザー」より）

てメンバーを指導するような組織の職員によってほとんど消滅させられたのだ。国家はしばしば実質的な規制を行う役割を担う[13]が、専門家の自律性についても制約してきた。そのような介入は自由市場イデオロギーとは相反するように見えるが、専門職の場合には、専門家による価格操作と談合を防ぐことによりサービス市場の自由化を図ることができる。また前述のように、専門職のサービス市場は、情報やサービスを判断する能力が消費者には不足しているという点においても、多くの他の市場とは異なっている。素人は相対的に無知であるという、専門家が自らの自律性を守るために用いてきた論拠は、今や政府が消費者を保護するための介入を正当化するために用いられているのである。

増加する法律制定の動きが専門家の生活を変えたのとときを同じくして、経済的要因のため専門家の雇用機会が変化していった。専門家の多くが会社や政府機関に雇用されるようになり、このような状況下では専門家をとりまく倫理的な状況が複雑になる。こういった状況では、専門家は雇用主とクライアント双方に対する倫理的責務を有する。そしてクライアントのニーズを判定すべきなのはクライアント自身なのか、専門家なのか、雇用母体、あるいは国家なのかといった疑問が生じ、大きな倫理的ジレンマとなるのである。

## 価値観の擁護者としての専門職

これまでに述べてきた専門職についての見方、それは事実上当て擦りに近いものではあるが、これによって政府は専門職に対する規制をより容易に主張できるようになった。これは、道徳的哲学者であるスチュアート・ハンプシャー（Stuart Hampshire）が、ナチスドイツによる倫理感の破壊を記した際にとった立場とはきわめて対照的である。

> ヒトラーおよびナチスの指導者たちが、ドイツ国内の他の集団や政党への対応において、話し合いの代わりに故意に武力および武力による威嚇を用いたとき、彼らは、扇動されやすく意気阻喪した大衆を作り出していることを承知していた。いつでも支配され、支配に適応する大衆である。中産階級と労働階級においては、利害の対立についての裁定や交渉の習慣的手順は、公衆道徳の核心部分であった。武力の使用が功を奏するとわかり、交渉という慣習が一掃されたとき、公務における道徳性そのものが破壊されてしまった。道徳性は家族や友人、専門職の間で、そしておそらく商売の中で存続した[14]。

経済学および社会学の文献に見られるような、偽善的で利己的なイメージに代わり、ハンプシャーは、専門家を価値観の宝庫であり擁護者である者として描写した。ナチズム下での医療専門職についての記載は、明らかに例外的なものではあるが、そこからハンプシャーが強調した論点についての洞察を得ることができる。ナチス親衛隊の医師と被収容者である医師数名の間には絆ができていた。被収容者のある医師の手記に「同僚といってもよい」ような絆であったと記載されている。しかしながら被収容医師には、医療を実施する上でのジレンマがあった。何人かの医師は、患者を死の選別から救うために虚偽の診断をしたと述べている。親衛隊の医師の方は、自らの治療的役割を完全に曲解していた。このことはフリッツ・クライン（Fritz Klein）と被収容医師との会話に示されている。

> （被収容医師が尋ねて言うには）クライン先生、あなたがこの仕事をしているのは不思議な気がします。あなたはヒポクラテスの誓いを思い出さないのですか？　彼は答えた。「私にとってのヒポクラテスの誓いは、人体から壊疽した虫垂を摘出せよと私に告げています。ユダヤ人は人類の壊疽した虫垂です。だから私は彼らを切り捨てるのです[15]」。

親衛隊の医師の一部には、人命を守りたいという思いが残されていた様子がある。ロバート・J・リフトン（Robert Jay Lifton）によれば、多くのナチスの医師は当初、殺人か治療かという葛藤を感じていたが、最終的にはほとんどの者が、死の収容所の気風を愚直に受け入れていったという。しかしながら、そこにはエドゥアルト・ヴィルツ（Eduard Wirths）という一人の医師がいた。リフトンによると、

> そこにいる他の親衛隊の医師とは…明らかに違う…彼の内面では、アウシュビッツで獲得した自我と以前の自我が共存しているというよりは、その二つの自我がせめぎ合っているのであった。一方の自我においては、ナチスに忠実で献身的なドイツ国家のナチス党員であり、ゲルマン民族であった。もう一方では、医学的博愛精神の確固たる擁護者であり、被収容者のために状況を改善しようとしていた。彼のナチス・ゲルマン的な自我は、彼にアウシュビッツ計画への忠実な参画を求めた。一方で彼の医師・人道主義者的な自我は、彼に被収容者を擁護する役割を与えた。彼は二つの自我を別々に保持しなければならず、同時に二つを統合させようという必死の試みも行っていたのだ[16]。

終戦直後、ヴィルツは縊死した。リフトンが記した二つの自我を調和させることができなかったのであろう。リフトンの二つの自我という解釈には疑問が投げかけられてきている[17]。評論

家のヘルガルド・クレーマーは、次のように述べている。

被収容医師たちは、ときおり果敢にも親衛隊の医師たちに、かつて誓ったヒポクラテスの誓いを思い出させようとした。それでもなお、ナチスは新しい種類の医師をつくりあげてきた。大規模な組織や研究施設を管理する医師で、嘱託医（Betriebsarzt）、すなわち最終的には強制収容所の医療管理業務を担うという特殊化された専門職である。これに対応して医師たちが持つようになった思考様式は、ヒポクラテスの誓いの宣誓文を軽視した、新たな優先順位を作り出した。軍医ヴィルツはこのような優先順位をよく承知していた。彼は病気にかかった被収容者をガス室に送り込むことにより、伝染病による被収容者の死亡率を大幅に引き下げ、アウシュビッツにおける伝染病との闘いを成功させたのである[18]。

リフトンのヴィルツに対する心理学的診断に賛同する必要はない。重要なのは、ヴィルツが、医師としての言語とナチスの言語の二つを用いていたという点である。彼は二つの自我とはいわないまでも、二つの役割を有していた。自身の役割に関して次のように記している。「私はいつも自分の義務を果たしてきたし、自分に期待されていることと相反することはしたことがないといえる」。ヴィルツは、専門家の役割を歪曲した極端な例を提供してくれた。一方では健康と人命保護への関心を持ち続けていたが、ナチスとしてのイデオロギー（あるいは組織内での昇進という願望）のために、各個人の健康への配慮をおろそかにしてしまったのである。

ここまで示してきたのは極端な例ではある。しかしこれらの事例は、専門職において価値観がどのように作用していたのかを理解していくには有用である。なぜならそれらの事例は、法律家、聖職者、官僚、看護師、精神科を含む各科の医師といった多くの専門職集団において、衝撃的なまでに人命が軽視されたという証拠となるからである。歴史学者のマイケル・バーレイ（Michael Burleigh）[19]は、一九二〇年代における風潮の中で変化していった精神科医の役割に注目した記述をしている。当時、精神科医の多くが大規模な不妊計画につながる体制の一翼を担うことに同意した。後には「生きる価値のない人生」を生きていると見なされた精神疾患患者の、いわゆる安楽死計画に至った。一九三四年に制定された遺伝性疾患子孫防止法により、統合失調症や躁うつ病、「精神薄弱」などの遺伝性とされていた疾患を持つ人に対して、強制的な不妊手術をすることが認められた。この法律を執行するための特別裁判所が設立され、結果として十一年間で四〇万件以上の不妊手術が行われ、医師の仕事を増やす結果にもなった。これに関してバーレイは、やや厳しい批評をしている。「ほとんどの専門職のように、仕事量が増えたことに対する不平もあった一方で、脆弱な自尊心の強化という副次的な効果を享受してもいたのだ」[20]。バーレイは精神科医に対して物申しているわけではなく、「むしろ一般的に認められる、専門化するということの本質を考察したものである」と主張している。

同じく歴史家であるコンラート・ヤーラオシュ（Konrad Jarausch）は、ナチスドイツにおける三つの専門職——法律、教職、エンジニアを対象とした調査を実施し、「専門化すること自体に問題があるのか、あるいは特異な環境下での特別な乱用に由来する危険なのか」という疑問に対する回答を導き出そうと試みた[21]。これらの専門職は最終的にはナチスの支配に屈していた。「専門職たちは、ナチスの残虐性に対する盾となるのではなく、戦時中の残虐行為や大虐殺を効率よく実行できるようなシステムを支える重要な役割を果たしていた。専門化を制限することにより、必然的に完全なる組織化がもたらされた」[22]。

ナチスドイツの専門職に関するこれらの報告からすると、専門職を、価値観を持ち続ける者としたハンプシャーの見方はやや楽観的すぎる、あるいは甘い考えのように思える。一九三〇年代から戦時中のドイツでは、専門職は内面的な問題と外的な問題の双方に直面することとなった。外的な問題としては、まず収入や社会的地位、労働環境に関する脅威と直面した。その後、専門家団体から支配権とすべての自治権を剥奪するという政府の決定、そして政府の邪悪な目的に専門家が利用されるという事態に対処しなくてはならなくなった。しかし、専門職の仕事というものの内面にある問題を理解することはさらに重要である。ヤーラオシュの記述したところによると、それらは金と社会的地位への執着であり、行動規範書の文言には従うがその真意は無視するといった倫理的形式主義、そして公共の利益よりも組織固有の利益を優先させるという組織的エゴイズムであるという。興味深いのは、これらは以前議論された専門職に対するさまざまな批判と非常に似通っているという点である。

## 役割に伴う倫理観

専門職に内在する価値観に関するハンプシャーの主張を検討するにあたっては、彼の哲学的アプローチについて見ていくとよい。我々をとりまく社会的慣習に我々の価値観を組み入れる方法は、多くの哲学書の題材となっている。倫理哲学に関しては、二つの異なる、しかしおそらく相互に補完的な伝統について検討することができる。一つはカントの流れをくむものであり、規則や権利、公平さや普遍性に重きを置いている。もう一つの伝統では、共同体や親族、習慣や社会的慣習に内在する価値観が重要とされている。後者の見解を支持する者は、今日では共同体主義者として知られている。それは共同体を基盤とした価値観の本質に焦点を当てているため、専門職の倫理に著しい影響を及ぼす。カント哲学的アプローチに対する批判では、カント哲学は、概念的な理論形成を進めるにあたってあまりにも形式的な善の観念に偏っているとの主張がなされている。アラスデア・マッキンタイア（Alasdair MacIntyre）は、共同体に根ざした価値観を重視することで知られる哲学者であるが、カント的伝統では規則や抽象的原則に対する執着が見られるという批判をしている。マッキンタイアはそれよりもむしろ、現実場面でどういった人間であるべきかという問題が主たる倫理的課題であると主張している。

著名な先駆的哲学者であり、行為の実践に伴う価値観の重要性を訴えたのは、F・H・ブラッドレイ（F.H. Bradley）であった。ブラッドレイにとっては、自分の属する共同体の基本的価値観を批判することは、それが誠実に行われたとしても、不道徳寸前の行為であった。著書 My station and its duties（地位と責務）の中で、道徳的であるということは「自らの国の倫理的慣習」に従って生きることであると論じている。[23]

> その人が何をすべきなのかは、その人がどういった立場なのか、その人の役割は何であるのか、といったことに依拠する。それらのことはすべて、有機的組織体におけるその人の地位に由来するものである…それならば、彼が属しているそのような組織体はあるのか。もしあるなら、その本質は何か。…それは家族としての、あるいは自分の職業や地域社会における中間的地位としての、全体的に見れば国家というより大きな共同体としての真実である。[24]

ブラッドレイは、人間の道徳的審判には、共同体の承認が必要であると考えており、「この共同体では、いずれにしても、道徳性についての普遍的で一般的な見解は成立している」[25]と述べている。各個人の側から見れば、自分の見解の方が「まさに不道徳な行いをしようとしている」共同体よりも望ましいと考えるときには、共同体の見解に対して誠実な異議申し立てをしてもよいということになる。

ブラッドレイは、現代でいうところの共同体主義的な人物である。彼は、倫理における過度な形式主義、すなわち我々が見出さなくてはならない道徳的責務の本質は、いついかなるときにも当てはまるような抽象的原則であるという見解に、間違いなく異を唱えるであろう。ブラッドレイの主張によれば、我々は、社会的に決められている自分の役割を果たしているかどうかを自問自答するだけで自身の道徳的責務を確立することができるという。我々は何をすべきか、という道徳的熟考は不必要であり、危険でさえある。「女性だけでなく男性も、『熟考』する者は『惑う』であろう」[26]。ブラッドレイは、深い考えに基づくものではない単純な道徳性こそ理想であると考えた。

ブラッドレイの提唱する単純な道徳性は、大意としては、民衆は自分たちの役割に疑問を差し挟む余地はないということであるため、これに力づけられたのはナチスドイツの権力者のみであった。国家の役割に疑問を差し挟む余地もないのである。個人の権利は「お情け」[27]として存在するのみであり、「全体の権利」が要求されたときには抑え込まれるのは必至である。この理論は、文化を支配する試みとその部分的成功を正当化するという、ナチス時代全体を通じて行われてきた方法ときわめて類似している。

ブラッドレイとハンプシャーは、専門職は基本的な価値観を持ち続けるものであると考えているという点において、専門職に対する保守的な見解を共有している。しかしこの論点に関して、両者の間には二つの相違点がある。ブラッドレイは、共同体全体で、たとえば家族や専門職、個人といった下位集団の間に道徳的な不一致はないと考えた。彼は、各個人や各集団が全体に関わるときにのみ価値と意味を持つような、有機的共同体の存在を前提としている。対照的にハンプシャーは、伝統と慣習の重要性を認識しながらも、ナチス国家がドイツ国内にあるさまざまな反対勢力との交渉や議論という手順を破壊し、その結果公務における道徳性をも破壊していったやり口についても記述している。道徳性が残されていたのはわずかに家族や専門職といった範囲のみであり、しばしば英雄的行為が必要とされるような方法で、国家権力を拒絶することによって、その道徳性は維持されたという。

二人の哲学者の間の二つ目の決定的な違いは、ブラッドレイが道徳的熟考は必要ないと考え、そのような素振りを見せる人にも懐疑的であるのに対し、ハンプシャーは、道徳的熟考は困難とはいえ不可欠であると考えている点である。ハンプシャーは、善の概念は特定の時代や文化に内在するものであると考えていたが、相対主義[d]的な見解を完全には認めておらず、道徳についての理性的な熟考の可能性についてはより楽観的であった。彼は「裁定手続き」の基本的役割を定め、その手続きは普遍的なものであると考えた。それらの手続きは、「心の中で熟考するときに誰でもある程度用いている思考方法と表面的には同じ

訳注c　有機的組織体：家族、民族、企業、国家というような広がりを持つ組織体であり、互いに密接につながり、影響し合っている。有機的組織体が十分に活動するためには、その組織体の構成員がそれぞれの分担機能を遂行し、それぞれが密接に連携・連動して相乗的な効果を上げることが望ましいとされる。

訳注d　相対主義：価値の普遍妥当性を否認し、価値は歴史や文化の差異により変化すると考える立場。

もので、当人の合理性に比例するものである」[28]。実質的な善の概念は、個々の生き方に根ざすものであり、その生き方によって、それぞれの善の概念にふさわしい徳とは何かが決まる。しかし、このようにして形成された概念と裁定の手続きにおける歴史を超越した普遍的責務との間には葛藤が生じる。ハンプシャーの考えでは、たとえば相対主義者が、現在では奴隷制度は不当であるが過去においては不当とはいえないと主張するのは間違いであるという。過去において奴隷制度が不当ではないと見なしていた人は、自分自身を社会から切り離して奴隷制度に疑問を投げかけるという能力に欠けていた、というわけである。しかしハンプシャーのいうところの無分別は、必ずしも咎められるようなものではない。なぜなら、自分の置かれている状況から十分な距離をとることは途方もなく困難だからである。道徳に対する今の時代の考え方は、かつてと変わらず偏狭なものである。ハンプシャーは、集団間あるいは国家間における大きな貧富の差——将来的にはそれは不当であると見なされるであろう——は、現代社会の一側面として受け入れられていると推測しているのである。

価値観は個々の生き方に深く根ざすものであると考える人にとって常に問題となるのは、自分の属する集団の価値観および他の集団の価値観をいかにして評価するかである。ハンプシャーは、このような評価は、人類全体に適用される「裁定の手続き」を経ることによって可能であるとしている。我々は、このような裁定の手続きを行い、比較的抽象的な原則を考慮しながらより具体的な実践へと向かう。そして原則と実践の双方を相互に考慮しつつ、それぞれに修正を加えていく。このようにして、道徳的協議を行い、判断し、価値観を変化させていくのである。

## 専門職という役割に伴う倫理観の意味

これまで多くの価値観が専門職の伝統に取り込まれてきた。特定の専門職の一員であるということは、その専門家集団によって定められた多くの責務を担うことでもある。よく知られた例の一つは守秘義務の尊重である。これは、ほとんどあらゆる専門職の規約に記載されていることであり、医学の場合は、精神医学も含め、ヒポクラテスの誓いにまでさかのぼって認められる責務である。クライアントを強く弁護するという弁護士の責務もまた、専門家の業務において中心となる役割の一つであり、これは法の対審構造[e]における役割である。しかしながら、守秘義務の尊重、あるいはクライアントの弁護という役割に関しては、いずれも論争の的となる可能性があり、専門職は「共通道徳」と称されるものに反した行動をとるよう要求されることになるかもしれない。共通道徳と専門家の価値観との衝突が表面化した例が、デイビスにより記されている[29]。一九七〇年代中頃、若い二人の弁護士が、殺人の罪で告訴された容疑者の弁護を担当していた。彼らは容疑者と話す中で、容疑者が殺した若い女性の遺体を置いた場所を知ることとなった。被害者の両親は、娘について弁護士が持っている情報を、どんなものでもよいから知らせてほしいと嘆願した。しかし彼らは、弁護士の倫理綱領で許されていないことを理由に、その願いを聞き入れなかった。娘の遺体がある場所について両親が真実を知ったのは、それから九カ月後の公判のときであった。法曹界は、職業上の守秘義務の重要性を強調して弁護士の行動を擁護したが、報道機関は共通道徳の論理により、怒りをあらわにした。また、精神保健専門職における守秘義務については、タラソフ事例によって問題提起がなされた。これに関してカリフォルニア最高裁は、深刻な暴力の危険にさらされている人に警告する義務は、クライアントの秘密を守る職業上の義務よりも優先されるとの判決を下した（第11章参照）。この判決に続いて行われた専門職間の協議により、倫理綱領が書き換えられた。これは、専門職の価値観はその中に組み込まれているものだと考えている人々にふさわしい、道徳的協議のよい実例となった。この事例では、他の事例と同様に、法に対する怖れが道徳的協議を促したのかもしれない。それでもなお、精神保健専門職における守秘義務の価値は維持されており、除外事由となる可能性のある事項については詳細な規定が設けられている。

　自分の役割によって定められる行動をどのように正当化できるかという疑問に対して、米国の法学者であるデイヴィッド・ルーバン[30]は、充足根拠の四要素と名付けた方法を示した。論理の鎖の最初の輪は制度そのものであり、法の領域では、対審構造である。第二の輪は、制度から要求される役割、たとえば被告側弁護人という役割である。第三は、役割に伴う義務であり、法制度においてはクライアントの利益を代弁することである。最後は役割に伴う行為であり、弁護士にとっては、たとえば正当な証拠の信ぴょう性を損なわせることであろう。この論法においては、まず制度そのものが正当化できるかどうかを検討する。その後は、それぞれの輪が前の輪によって正当化できなければならない。このアプローチは有効である。なぜならこの方法により、弁護という役割の焦点を、ただ単に役割に言及しただけのものや最終的には役割が正当化されるべきであるという観点で制度を許可するようなものとは別にして考えることができるからである。またこのアプローチによって、法の制度ですら、その制度が役割を通じて許可することのすべてを正当化できるわけではないことがわかる。ルーバンのアプローチでは、

訳注e　対審構造：対立する両当事者が、各々自己に有利な主張および証拠を出し合い、それに基づいて中立的第三者が審判を行う方法。

いずれかの段階で論拠が維持できなくなるということが起こり得る。さらに、たとえ四つの段階すべてで論拠が維持できたとしても、各々の論拠のつながりが弱い場合、たとえば非常に邪悪な行為を行うという犠牲を払って非常に素晴らしい制度を維持するといったことに対して十分な根拠を提供することはできない。ルーバンは、例としてある村の文化を検査する科学研究チームを取り上げている。チームのメンバーが、村で復讐が行われようとしていることを知ったとき、それを復讐の対象者に警告すれば研究は台無しになるだろう。しかし人ひとりの死という問題は、その村の抗争に介入しなければ得られたはずの、より多くの知見よりも重要なことなのである。

ルーバンの方法に従えば、精神医学などの各専門科を含む医療専門職の最初の倫理的正当性は、病気を治し得る、あるいは苦痛を和らげる手段をコミュニティに提供することである。専門職団体による資格認定、継続教育、倫理綱領作成といった活動は、この目的に照らせば正当化し得る。そしてその制度の正当化により、倫理綱領に何が必要かを検討する際の指針が示される。医療専門職の制度化については、もう一つ倫理的正当性がある。たとえば、臨床家に対してより高次の教育を行ったり、医学的な知見を発展させたりしていくためには何らかの制度化が必要である。これらは治療提供と苦痛緩和という当初示した正当性に含まれると考えることができるかもしれない。しかし医学専門職の専門的知識はまた、治療や苦痛の軽減といった目的ではなくても、法廷など多くの場で正規に使用される。このように、医学専門職は他の集団と同様に知識集団であることを生業としている。したがってその存在は、知識を生み出し普及させるということにより正当化されるのである。

## 専門家の価値観への脅威

再度ナチスドイツの企て、特に専門職に関係する価値観を国家が操作しようとしたという露骨な事例に話を戻す。教育と情報の入手は、教職および図書館学という専門職と関連する二つの価値観と見なされる。ナチスのスローガンの「Das Buch——Unsere Waffe（書物——我らが武器）」は、教育と情報の入手の領域での支配権を奪い取るという意図の宣言であった[31]。教師と図書館員は、活動領域から、ユダヤ人に関してよい面が書かれた本、異人種間の友情が描かれた本、平和主義者の見解が記載された本のすべてを奪われた。その代わり、ゲッベルス[f]の「人民の文化的意思」という言葉に表現されているような、ドイツの伝統や祖先、景観や展望を誉めそやすフォルキッシュ（民族的）文学を構成する書物を普及させることになったのだった。この文化統制において、ある専門職協会が果たした役割は教訓的なものである。ヒトラーが権力の座に就いた直後、国家社会主義教員協会は、国家社会主義ガイドラインに沿った児童文学統制の主導権を握った。この集団は児童文学協会の支部および専門ジャーナルを支配した。幼稚園以上のすべての児童の教員は、専門職としての地位を維持したければこの組織に加わるよう強制された(32)。会議はすべてが検閲されており、その中で教師の役割についての個人的な信条を表明したり、それについての討議や批判が行われたりすることはなかった。ブラッドレイの倫理哲学の論理と、この検閲の正当化に追随する帝国文学評議会会長であるハンス・フリードリヒ・ブルンク（Hans Friedrich Blunck）の論理には、きわめて類似した点がある。

> …国家は文学作品作家の中から、国家の意思や欲求に従うものを選び出す権利を有する。国家はそうする権利を有しており――いつでもこの権利を行使してきた。ドイツ文化の崩壊につながる傾向のある文化運動に対抗するために(33)。

　ナチスによる専門家の価値観への攻撃と歪曲は、非常に計画的で手の込んだものであった。専門家の価値観に対する脅威についての他の事例はより偶然性の高いものであり、より切迫した経済的問題、政治的問題が価値観を圧倒したというような状況が多い。しかしこれらの脅威は、考えられているより狡猾なものであった可能性がある。スペースシャトル「チャレンジャー」の惨事はこの適例であり、専門家の倫理に関する討論ではよく用いられている。それは、米国のチャレンジャーの発射を、ある特定の日に行うよう政治的圧力が行使されたというものである。このイベントに関する広報は、学校を含め広範囲に行われていた。乗組員の中には、宇宙に行く初めての教師が含まれていたのである。その日の打ち上げの後には大統領の一般教書演説も予定されており、この任務は演説の目玉であった。しかしながら、シャトルの製造にあたったエンジニアは、悪天候のため安全性に問題があるとして、予定の日に発射を実施することについて懸念を表明していた。宇宙センターはエンジニアの承認が得られないまま実行するつもりはないと述べていたが、それでもなお、再考するようにとの圧力をかけ続けた。技術会社の管理側は、副社長のロバート・ルンドにエンジニアとしての立場を捨て、管理者の立場をとるよう要求した。すなわちルンドは、専門家の役割を降り、完全に違った役割を果たすよう求められたのである。結局彼は勧告を変更して発射に同意したが、それは乗組員の悲惨な死という結果をもたらした。

　チャレンジャーの例からは多くの倫理的問題が立ち上がってくる。この例は、専門家の価値観が、いかなる形で門外漢から

訳注f　ゲッベルス：ナチスドイツの宣伝相。

の脅威にさらされるかを明確に示している。外部からの圧力により専門的判断の実行が妨げられるのはエンジニアの集団だけではない。報道記者には企業のオーナーからの圧力に対する防御、科学者には製薬企業などの資金提供者からの防御（第9章参照）が必要かもしれない。すべての専門職がこのような圧力に直面するのである。専門職が守るべき価値観はコミュニティにとってきわめて重要なものである。しかしそのような価値観は、近視眼的に利益と権力を追及するような組織、あるいは価値観に対する脅威を認識できない、またはそれを守るべき知識を持たないような組織によって脅かされるかもしれないのだ。

## 専門職と国家

チャレンジャーの事例では、エンジニアという専門家によって示された価値観を軽んじる重要な役回りを果たしたのは国家であった。この役回りには、一般教書演説の前に発射させたいという政治的圧力も含まれていた。企業の管理側は、専門家の代表者に対し経済的および政治的な力に従うようにとの圧力をかけることによって、より大きな役割を果たした。この種の状況においては、倫理綱領は、専門家とクライアントの間の契約よりもいっそう広範囲に機能する。このような規則は、政府や管理者、異なる認識や職責を有する別の専門家、事業家連、政治団体や世論などからの圧力に対して、専門家が抵抗するための手段となり得る。

精神医学の場合でも、専門家の価値観を守るために倫理綱領を意図的に作り出す方法の例を見ることができる。オーストラリア・ニュージーランド精神医学会（Royal Australian and New Zealand College of Psychiatrists：RANZCP）の倫理綱領6-4から6-6には次のように記されている。

6-4　社会に広くいきわたっている道徳的、政治的、宗教的、その他同様の価値観に従っていないことを、精神疾患と診断する際の決定要因とすべきではない。

6-5　いかなる法的事情があっても、精神科医は、拷問や、残酷で非人道的、または下劣な刑罰には、直接的にも間接的にも関与すべきではない。

6-6　精神科医は死刑執行に関与すべきではない。

これらの記述は、単なる学会員個人に対する助言ではない。ここから見えてくるものは、ナチスドイツの専門職に陰惨な結果をもたらしたものと同様の圧力が精神科医に加えられていたのかもしれないということである。これらの記述は、精神科的な技能や知識の乱用に抵抗しようとする人に対して勇気を与えるものとなり得る。またそうした悪用によって恩恵を受けようとする人に対する警告にもなるだろう。

倫理綱領は、それ単独では専門家の価値観を守ることはできないだろう。ハンプシャーの説く道徳的協議を促すためには、専門家気質もまた必要である。そしてその協議は、実践の現実性に基づいた、多岐にわたる共同協議である必要がある。精神医学では、たとえば、精神科医が特別な責任を持つ知識基盤の性質、メンタルヘルスと精神疾患に適用される治療の性質に関する協議である。また、精神医学の実践に特有の誘惑についての考察も含まれる。フロイトが転移と呼ぶ、患者の無意識の経験から生じる治療者への感情移転もこれに関連する。精神科医と患者の間における現在または将来の性的関係の禁止は、このような協議が精神医学会で既になされているという証拠である（第14章、第19章参照）。

## 専門職に内在する問題

ヤーラオシュは「専門化すること自体に問題があるのか、あるいは特異な環境下での特別な乱用に由来する危険なのか」という問いを発した。これまでに検討してきた事例からは、専門家であることに内在する問題は確かにあるといえそうである。前に示したC・S・ルイスの小説の例は、エリート集団に属することへの魅惑によって、意思決定において道徳的側面が見失われてしまう可能性を示唆している。ナチスドイツの例には、専門職はどのような形で攻撃の対象となり得るかということだけでなく、その能力がいかにして悪用されていくのかも表れている。専門家の価値観の保護は、容易に専門家組織の権力の保護に変化し得る。そして同時に、その専門職の考えや実践を特徴付けるべき道徳的理想は歪められ、消失する。哲学者は倫理理論を吟味するのにしばしばナチスドイツの事例を用いるが、チャレンジャーの例で示されたような専門家の価値観に対する狡猾な脅威は、専門職が直面しやすい倫理的課題としては、より典型的なものである。

専門職の本質が問題含みであるのは、その役割に関して多くの葛藤が内在するためである。精神医学は、他の専門職と同様に、顧客（患者や家族）が相対的に無力な状態であることを考慮すればもしかするとそれ以上に、脆弱である。通常、患者および家族は、精神疾患の特性や起こり得る転帰、そして広範囲にわたる治療において果たすべき役割のために困惑している。倫理的な道を歩むためには、専門家は板挟みの狭い道を切り抜けなければならない。自主性を発揮しなければならないが、同時にクライアントおよびコミュニティに対しての説明責任がある。また、自らの知識基盤を発展させる必要があるが、他者の見識や経験を受け入れることも必要である。このことは、とりわけ精神科医の精神保健に関する知識に関して当てはまる。その知識は何よりも、患者とその家族、哲学者、生物学者、社会学者、神学者そして詩人といった人々によって培われるからである。精神科医は、過度に防衛的になったり孤立主義になったりすることなく自分たちの価値観を守っていかなくてはならない。特に必要なのは、その価値観について協議できるようにすることである。さらに、自分たちに与えられている権力と特権について認識しなくてはならない。特に、自分たちの職業に就きたいと考えている人の中から誰を選び、誰を認めないかを決める権限について認識することは重要である。そして一方で、その力は正しい目的と必要な範囲においてのみ使用するのだということを確かなものにする必要がある。言い換えればその力は、デイビスのいうところの、専門家によって提供される「道徳的理想」に調和する方法で行使されなくてはならないのである。

# 7

# 精神医学の乱用

ポール・ショドフ
（Paul Chodoff）

精神医学の専門家は、精神医学の目的や手段の乱用と無縁ではいられない。以下で論じるような職務放棄は、第二次世界大戦の開始以降に生じたものである。ここでのみ検討する話題だけではなく、本書の別の箇所で十分に論じられている問題もあるが、これらについても簡単に触れておくこととする。

乱用は、医療過誤あるいは誠意をもって下した臨床判断の誤りと混同される可能性があるため、明確な定義が不可欠である(1)。臨床判断の誤りについては改めて説明するまでもないことだが、医療従事者は誰しもときとして過ちを犯すものである。医療過誤は、医療従事者の専門知識を未熟な方法で適用する状況をいう。「自分たちは忙しい病棟に対応しなくてはならず、そのために身体拘束が必要な数名の難しい患者」がいて、その患者から相当な苦痛を受けていると訴える看護職員の要求に応じて向精神薬を処方することなどが、その例である。こうした状況とは対照的に乱用とは意図的なものであり、患者の利益に貢献するという目的以外の理由で、あるいはそもそも精神科治療を必要としない人にさまざまな方法で害を与えることを目的として、精神医学の知識、技能、技術を意図的かつ不適切に使用することである。乱用は常に精神科医および他の精神保健の専門職と、州治安当局や政治的権力を持つ人物または機関との共同で、しばしば全体主義体制の一部として、実行される。

精神医学の乱用は、結果的に誰かを傷つける可能性があるかないかは別にして、その実行者である精神科医がその行動は本質的に間違いであると必ず認識しているという点において常に反倫理的であり、明らかに職業倫理を冒瀆するものである。このように行動する精神科医は上司の命令に従う義務があると主張し、許しがたいことには、邪悪な目的ではなく善なる目的のための規制を守るという責任を放棄しているのである。このような状況においては、たとえ精神科医がひそかに患者の処遇を改善しようと努めこれ以外に倫理的立場を維持する方法がないと主張しようとも、そのような振る舞いもまた乱用行為そのものに加担していることになる。

筆者は本書の第3版でもこの主題を扱う章を執筆し[2]、その中で、倫理的な不正行為に対する精神医療従事者の態度が一九八〇年代に大きく変化したことについて強調した。ロビッチェル（Robitscher）[3]の明確な指摘にあるように、精神科医はこの年代以前には比較的自由に振る舞ってきたがために、自分たちの行為について説明する必要性に気付いていなかった。医療従事者の姿勢の変化は以下に挙げるいくつかの要因によるものと考えられる。それは、医師-患者関係のモデルとして自律尊重がパターナリズムにとってかわったこと[4]（「自律性の横暴」と呼ばれるもの[5]は、このモデルからの揺り戻しの兆しかもしれないが）、サービスへの支払者としての第三者機関の参入[6]、権威に対する敬意の全般的な失墜、独立した女性の増加、および一九八〇年代以降の米国精神医学会（ＡＰＡ）による一連の「精神疾患の診断・統計マニュアル（ＤＳＭ）」[7]刊行の影響などである。これらすべての要因は、本書第3版の章を執筆して以来いっそう強固なものとなっている。したがって今日の精神科医は、倫理的見地から見て、自分たちは専門職としてすべての行為に対し説明責任を負っているのだということを理解できないはずがない。しかし、医師-患者関係の対等化の動きはあるものの、両者の間には明らかな力関係の格差が存在する。この格差は治療上の利益の一要素となる可能性はあるものの、その一方で、精神科医が患者を搾取し自身の専門性を乱用することを可能にしているのも確かである。したがって、精神科医の権威は本質的には有益でも有害でもないのであるが、最終的にはその権威をどのように適用するかによって有益にも有害にもなりうる。

この権力の源泉は何だろうか。まず精神科医は臨床医であり、昔は医療的な癒し手を聖職者と同一視していたことをふまえた比喩としては、生死の鍵の管理人であり、助けを必要とするときに患者が向かう先である。この関係において精神科医および精神療法家は、苦痛や恥に満ちた人生の細部をも含む個人の秘密を知り得る立場にある。このような関係は精神科医に対する複雑な感情を呼び起こし、患者側の依存を増す傾向がある。したがって治療者は最大限に倫理的な誠実さをもって臨床的判断を行うべきであり、程度の差こそあれ、主として処方のみを行う精神科医にもこの忠告は当てはまるのである。

精神医学の乱用が起こる状況としては、一つには、臨床医の忠誠心が患者と他の機関（行政機関や軍、学術機関など）との間で引き裂かれる場合が考えられる。もう一つは、直接的な治療関係を背景として乱用が起きるという状況である。この二つは別々の状況ではあるが、相互に関連している。

## 引き裂かれる忠誠心

すべての精神科医は、患者に対する忠誠心と、政府その他の人や団体に対する忠誠心が対立する場合、まさに双方代理となる危険が差し迫っているのだと了解していなければならない[8]。二十世紀には、忠誠心が二つ以上の多方面に引き裂かれたことによって生じた身の毛もよだつ出来事が二つ、目撃された。それは精神障害という偽のレッテルを口実に、罪のない人に死をも含む大きな危害を及ぼしたという事実であり、その舞台となったのは旧ソ連およびナチスドイツという全体主義社会である。現在では幸いなことに歴史的関心の対象となっているのみであるが、その戒めを思い出すために、このような精神医学の乱用については定期的に再考する必要がある。本章では、日本や中国における乱用についても検討していきたい。

### ◆旧ソ連における精神医学の乱用

反体制思想を精神疾患と見なし、刑事裁判や民事上の拘禁のために診断を悪用するという精神医学の乱用はスターリン政権下の旧ソビエト連邦共和国の時代に始まったとされているが、その原型はロシア帝政時代に形作られていた。しかしこの乱用の実践が広まりを見せ始めたのはニキータ・フルシチョフ(Nikita Khruschev)が一九五六年に実権を握ったときであり、二十年以上にわたってその状況が続いた。ある反体制者はこの状況について、蔑みを込めて「人が持つ信条によって投獄されているという不都合な事実を確実に隠蔽する道具として、政府は精神医学を利用している[9]」と述べた。その犠牲者は主として人権活動などを行う反体制者といった社会政治活動家であった。他には、ウクライナ人、リトアニア人、クリミア半島のタタール人など、文化的権利やその他の権利の拡大を求める民族グループに属する人々や、国の定めた国教の「系列外」とされるバプテスト派や仏教などを信仰する人、国外脱出を図る市民、そして不正義を正すよう求めてくるため当局にとっては単なる「厄介者」でしかない少数の人たちも、犠牲者の一部に含まれていた。デモに参加したり、「サミズダート（地下出版物）」を所持していたりといった、さまざまな政治活動を行う人が逮捕されたり精神科施設に民事上の拘禁をされたりした。逮捕された場合には、被告人は、裁判にかけられ罪に問われる代わりに、モスクワのセルブスキー司法精神医学研究所（Serbsky Forensic Psychiatry Institute）において精神鑑定にかけられた。そこでは茶番の査定が行われ、形式的に「被告人は精神疾患に罹患しており、行動に対する責任は問えない」という予定通りの報告がなされた。親族や友人が法的手続きをとることは禁じられ、弁護といえるような弁護もされなかった。その後被告人は「患者」となり、事実上刑務所同様の特に警備が厳重な病院に収容され、その拘留はときには長期間にわたることもあった。一部の人には、治療目的ではなく懲罰的な目的で向精神薬による「治療」が行われた。退院後も、反政府主義者は監視下に置かれ、その行動も厳しく制限され続けたのである。

旧ソ連における精神科医の行動やその動機は、精神医学という権力を支配する倫理的な原理がいかに堕落して歪んだものとなりうるかを示す憂慮すべき図柄を描き出している。このことを検討するためには、初めに旧ソビエトの精神医学に影響したイデオロギーの基礎について考える必要がある。旧ソビエトでは西側の民主主義とは異なり、少なくとも原則的には、国家に対する義務が個人の権利よりもはるかに重要とされていた。そして、国はすべての市民の権利を象徴し具現化するものだと謳われていた。医学校卒業に際して、医師はヒポクラテスの誓いではなく、患者のみならずソビエト国家の利益と共産主義の道徳のために働くと宣誓する「医師の誓い（Physicians' Oath）[a]」を立てる。この種の教化の結果、「改革の考え」「自分の行動に対する批判的姿勢の欠如」「環境への不適応」などの反体制的行動は破壊的なものであり、そのような状態となるのは病的思考の影響下でのみであるという信念が広がっていった。このような考え方に基づいた動きは、専門家の中でも最も政治力のあったアンドレイ・スネツネッキー（Andrei Snezhnezsky）教授によって考案された独特で強引な診断システムによって助長されていった。その中には「一見正常のようであり」「症状がない」状況でも診断され得る「ものぐさ統合失調症」のような病気も含まれていた[9]。

この時代に当時のソビエト精神医学が正当化されていたことについては、以下に示す一九五九年に出されたフルシチョフの声明からもわかるように明白な事実である。

> 罪とは一般に認められる言動からの逸脱であり、しばしば精神障害によって引き起こされる。ソビエト国家において、特定の人には神経の障害があるといえるのだろうか。答は明らかにイエスである。だとしたら、異常な精神が引き起こす典型的な犯罪というものも存在する可能性がある。この見解に基づけば、共産主義に反対を唱えようとしている人々について、その人の精神状態は正常ではないと明言できる[9]。

精神医学を壊滅へと導く青写真として、これ以上に恐ろしく効果的なものがあるだろうか。

　生活のために国の保健機関に勤務していたソビエトの精神科医は、こうした圧力に対してどのような反応をしたのだろうか。彼らはこのような乱用への関与を何とか回避しようとしてはいたが、結果的には大部分の精神科医がその圧力に黙従していた。彼らがやむを得ず反政府主義者を治療していたのであれば、「政治的な観点から判断して」できるだけ早い時期にその役割から逃れるために、あらゆる努力をしたことだろう。それとは対照的に、非常に厳密な階級組織である専門職の頂点に立つ何人かの人は、政治的指導者の命令に積極的に従っていた。ごく少数の勇気ある精神科医は権威が何をしているのかを暴露するという反対行動をとったが、そうした精神科医らはその勇気のためにひどく罰せられることとなった。ソビエト精神医学に対して、世界中の精神保健団体から数多くの反対声明が出されるようになったが、その効果は不十分であり、乱用はソビエト連邦が一九八〇年代終わりに消滅するまで続いたのである。

　体制に反対あるいは反抗する人を抑圧し、その人の信用を傷つけようとするやり方は、不幸なことに堕落した全体主義体制にとっての誘惑の魔手であり続けた。たとえば、キューバ[10]や中国における精神医学の政治利用についても報告されている。中国の例については後述する。

### ◈ナチスによる精神医学の乱用

　旧ソ連における精神医学の乱用は痛ましく悲惨な結果をもたらした。しかしそれらの出来事も、ナチスドイツの精神医学に生じたほとんど理解しがたい一連の出来事と比較すると影が薄くなってしまう。シドニー・ブロック（Sidney Bloch）は、「十九世紀半ばにまでさかのぼる学問的伝統を持つ精神医学が、何万もの精神障害や慢性精神疾患の人に対して優生手術や（安楽死という誤った呼び名の）虐殺といった憎むべき所業を実行したナチス指導者と協力するなどという状況がどうして起こり得たのだろうか」と述べている[11]。

　ヒトラーの主治医であったカール・ブラント（Karl Brandt）が戦後に証言した[12]ところによると、ヒトラーは政治的キャリアの早い段階で、いずれは精神疾患を排除する試みを行うという方針を決定したとされる。ヒトラーが政権を握ったとき、ナチス当局が何万もの精神障害および精神疾患の人を断種できるよ

訳注a　医師の誓い（Physicians' Oath）：ここでいう「医師の誓い」は、一九七一年に出されたOath drawn up and approved by the Supreme Soviet of the USSR（ソビエト連邦最高会議により作成され、承認された誓い）のこと。

うにする法律が可決された。この計画は優生学という当時のエセ科学の原理を支持する動きによって促進され、米国、カナダ、スイス、スウェーデンなどを含む多くの国が精神疾患患者の断種に関わった。いわゆる「安楽死」も開戦当初から開始された。秘密計画の一部の機能を担うよう指定された精神病院において、七万人と推測される慢性期の精神疾患患者が精神科医および看護職員によって毒ガスによる死に追いやられている。この計画では、全入院患者に関する診断、罹病期間、生産力、民族的地位などの情報について、専門職が一枚の質問票を完成させていくという作業を要したが、すべてのユダヤ人は質問票による判断基準を満たしているかどうかとは関わりなくガス室送りとなった。その資料を調べるのは慎重に選抜された精神科医チームであり、その中には有名大学の医師もいた。彼らの任務は、その患者を死なせるべきかどうかを規定の基準に則って決めることであり、ある意味アウシュビッツのメンゲレ（Mengele）医師の先駆けともいえる。

そのような「生きる価値のない生命」についての優生学的議論は、当時の指導者らの考え方の最先端であった[13]。一九四一年八月、聖職者の抗議行動によって「安楽死」計画が公にされ計画は中止されたが、それから終戦までの間、さらに数千人の患者がネグレクトや飢餓によって命を落とした。精神科専門職は、このプログラムの開始から中止までのおよそ二年間[b]、受身のまま殺害を続けたのであった。

ロバート・ジェイ・リフトン（Robert Jay Lifton）[14]は、これらの出来事を純然たる悪徳によるものとするのではなく、医学専門家の行動を心理学的に説明する理論を展開した。リフトンは、悪事を行う者は自らの人格を、良心を伴う人格と良心を伴わない人格の二つに分ける手法を体得しているとする心理学的機序を提唱した。これが「二重化（doubling）」と呼ばれる現象である。二つの機能体に分割された自己はそれぞれが完全な自己として振る舞うため、医師が殺人者としての役割を果たすなどということも可能になったのである。この説明が妥当であるかどうかは別として、精神疾患に対して精神医学が行った行為を出発点として、その道程は死の収容所におけるユダヤ教徒やジプシー、同性愛者の殺害へと続き、ドイツの精神科医たちはその道を突き進んでいったのだった。

ナチスのホロコーストという戦慄の出来事は二度と起きてほしくはないものだが、一九九〇年代中ごろのボスニア紛争における「民族浄化」という事件に見るように、心配の火種は残されている。ホロコーストを正当化しようとするエセ科学的な論拠や合理化は、近年の関心事である医師幇助自殺にも厄介な影響を及ぼしている。

### 日本における乱用

全体主義の政府でなくとも精神医学の信頼が損なわれるような事態は起こり得る。第二次世界大戦後から一九八〇年代までの日本の状況は、その例の一つである。[15] 戦後の経済および社会の変化に伴って、それまでの慣習であった精神疾患の在宅療養が困難となり、施設における治療の必要性が著しく増大した。政府が公的医療に対して偏った見方をしていたため次々と法律が改正され、日本の精神科医療は、国の補助金と低金利融資によってその大部分が民間病院に委ねられることとなった。その結果「精神科ビジネス」の収益性がますます高まることとなり、どの先進諸国でも着実に入院患者数が減少していく中にあって、日本では入院患者が増大し続けるという正反対の現象が見られたのである。日本の精神病院の主たる使命は精神科医である経営者に利益をもたらすことであったため、患者は適切な治療を受けていなかった。積極的な改革の動きは、国際法律家委員会（International Commission of Jurists）が影響力ある役割を果たす中、一九八八年に新しい精神保健法として結実した。その結果、日本の病院が西欧の病院に劣ると考える根拠はなくなった。日本と同様の事態が西欧で起きることはなさそうだが、米国における営利目的のマネイジドケア会社が管理している精神科病院の方針については多少の不安材料がある。[16]

## 中国における乱用

中国における精神医学の政治的乱用は一九五〇年代の初頭に起きたとされている。[17] ロビン・ムンロー（Robin Munro）[18, 19] は人権活動家としても知られる中国人学者である。ムンローは、政治的・宗教的な抗議行動に対処するにあたり中国の政治権力と精神医学の権威がいかにして共謀したかについての包括的な報告を行ったが、その中には法輪功運動に関与した人の扱いに関することも含まれていた。法輪功は、一九九九年七月に不法な活動であるとの宣告を受け、国家転覆を狙った宗教カルトの烙印を押されている。ムンロー[18]は、相当数の反体制運動家が「国家の敵」として逮捕され、精神疾患と見なされ、精神病院に強制収用されたと主張した。彼は中国の精神医学の文献を入念に調べ、「革命反対の」活動を行うような政治犯が精神疾患に罹患していると診断され、結果的には収監ではなく非自発的入院をさせられたという多くの記録を発見した。ムンローによれば[18]、一九六六年から一九七六年の文化大革命の時代にはこのようなやり方が激化し、この時期の中国の精神医学的文献の中には、診断過程がいかに過度に政治的となっていたかを示すものもあるという（たとえば、多くの患者は「ブルジョア的なも

訳注b　T4作戦の名で知られるこのプログラムは、一九三九年十月から一九四一年八月にかけて実行された。

のの見方」をしているといった記載など）。反対意見を鎮圧する道具としての精神医学の復権は、一九九〇年代後半に法輪功運動への国の反応という形で始まった。一九九二年に設立された法輪功という団体は、瞑想の実践と呼吸の調整、および心身を涵養するための身体的運動を通じて真・善・忍を具現化する生活を勧めている。その数は不明であるが、法輪功の実践者たちは「悪魔のカルトによる精神障害」という新しく作られた診断名により精神病院に拘留され続けた。

ムンロー[18]は、現在でも中国における精神医学の乱用問題に関する主要な研究者である。多くの西欧の精神科医は彼が示すエビデンスに基づき、それらはソビエト型の乱用の別の例であるとして非難した。たとえば英国王立精神科医協会（Royal College of Psychiatrists）は、二〇〇一年の世界精神医学会（WPA）において、実態調査のための中国訪問を呼びかけた[20]。この調査は中国保健省の協力を得て二〇〇四年四月に計画された。しかし代表団が支障なく任務を遂行するための許可が下りず、訪問計画は土壇場で中止となった。この許可を拒絶したのは政府高官であることは明らかであった。精神科医協会の前会長であるジェイムズ・バーレイ（James Birley）は、「これは疑惑の域を超え、精神医学が間違いなくまたしても政治的目的に利用されているという揺るぎない事例である」と断言した[21]。米国人精神科医であるサニー・ルー（Sunny Lu）とヴィヴィアン・ガリ（Vivian Galli）はこのことについて、法輪功に対処するために中国の精神医学がとった動きに関する説明の中で繰り返し述べている。彼らは中国の精神医学のやり方を、「（法輪功を）根絶させるための残忍なキャンペーン」の一部と見なしていた[22]。

法輪功が迫害されているという訴えについては懐疑的な立場をとる米国の指導的精神科医もいた。ハーバードの法学・精神医学の教授であるアラン・ストーン（Alan Stone）[23]は、ムンローの研究の方法論を鋭く批判した。同じくハーバードのアーサー・クラインマン（Arthur Kleinman）は香港の共同研究者のシン・リー（Sing Lee）と共に中国における精神医学診断の研究を行い、ムンローの研究に説得力があるとは認められないとした。彼らは、ムンローの研究には「専門家全体の、組織的な乱用」とするだけのエビデンスはないと主張したのである[24]。一方で彼らは、共産党や警察の圧力下では精神科医が「乱用行為」を受け入れやすくなることについては認めている。精神科医らと、アムネスティ・インターナショナル（Amnesty International）[c]やジュネーブ精神科イニシアティブ（Geneva Initiative on Psychiatry）[d]、ヒューマン・ライツ・ウォッチ（Human Rights Watch）[e]などの人権団体、さらに西欧の政治家は協力し合って、反倫理的な行為を廃止するよう中国当局に圧力をかけてきた。二〇〇二年七月二十四日、米国議会は、法輪功メンバーに対する攻撃と制裁を停止し、「良心の囚人(prisoners of conscience)」[f]として拘留されている人を解放するよう中国側に求める決議を全会一致で採択した。

中国精神医学側の公式の反応は、興味深いことに、乱用行為があったという主張を支持するものであった。二〇〇四年のＷＰＡの役員会議において[20]中国側の代表団は、「宗教的・文化的信念」と妄想的思考とを区別するための訓練と技能が不足していたことによって過誤が生じ、その結果誤診が起きたことを認めた。しかし、彼らの見解ではこれは組織的乱用ではなく、どのようにして誤診が起こったのかを徹底的に理解するため、関連する事例の記録を調査し、その結果をＷＰＡと共有するという意向を表明した。

現地を訪問するという提案は、乱用のパターンや範囲を確認するには最も信頼できる方法ではあるものの、近い将来に実現しそうにはない。ＷＰＡその他の信頼に足る専門家組織が行い得る方法としては他に、他国に移住した乱用の犠牲者の追跡調査か、乱用事例を目撃した中国の精神科医への聞きとり調査しかない。問題となっている国が本質的に全体主義である以上、どちらの調査を行うにしても実施はきわめて困難である。したがってまだこの物語の「最終章」は語られていないことになる。

## 西側諸国における引き裂かれた忠誠心

トーマス・サス(Thomas Szasz)[25]の主張によれば、精神疾患なるものは存在せず精神医学の診断と治療は社会支配の道具であるという。全体主義の支配体制下ほどではないにせよ、西欧においても精神医学の乱用は起こり得るのであるが、だからといって、そのことを認識するためにサッズの考えを受け入れる必要はない。忠誠心が引き裂かれた状態では、さまざまな場

訳注c　アムネスティ・インターナショナル(Amnesty International):人権侵害に対する調査と、独立した政策提言およびボランティアによる市民の力に基づいて活動する国際的な人権団体。日本にも支部がある。

訳注d　ジュネーブ精神科イニシアティブ(Geneva Initiative on Psychiatry):前身は、一九八〇年にInternational Association on the Political Use of Psychiatryとして設立され、精神医学の政治利用に対する反対運動などを行った。二〇〇五年よりGlobal Initiative on Psychiatryと名称変更している。

訳注e　ヒューマン・ライツ・ウォッチ(Human Rights Watch):人権侵害の解決に向けた行動を求める世論をつくり出し、人間の権利と尊厳を守ることを目的に一九七八年に設立された非政府組織。

訳注f　良心の囚人(prisoners of conscience):言論や思想、宗教などを理由に不当に逮捕されたり、拘留、自宅軟禁などの処分が課せられたりしている人。アムネスティ・インターナショナルが提唱している用語。

面において精神科医がいかに振る舞うべきかという問題は複雑なものとなる。拘置所に勤務する精神科医に葛藤があることは明らかである。軍隊においては、作戦の成功は治療中の兵士の利益よりも優先される。アブグレイブやグアンタナモの捕虜に尋問を行う際には、何らかの精神医学的な関与はなかったのだろうか。

　精神科医が果たすであろう多くの役割のことを思えば、重要な倫理的課題に立ち向かうことは精神科医の義務である。精神科医にとって患者の利益への責務は、市民としての義務を完全にしのぐものなのだろうか。このような葛藤の例は米国には数多くあり、保険支払請求を正当化するためにつける診断名などもこれに関連する。司法精神医学（第22章参照）に従事する精神科医は、もし自分の臨床判断が死刑を後押しすることになるとしたら、患者の擁護者としてではなく公正な専門家として行動できるかどうかという問題に直面し、板挟みに苦しむことになる。治療費をすべて自己負担で賄えるような裕福な患者のみを診察し、技能を公平に提供しようとしない精神科医についてはどう考えればよいだろうか。有名な詩人であり有力者の友人がいたからといって、エズラ・パウンド（Ezra Pound）[26][g]は反逆罪の裁判を免れて入院となってもよかったのだろうか。ロウ対ウェード（Roe v. Wade）事例[h]以前の患者が安全な堕胎を受けられるようにするために、あるいは若い徴集兵にベトナムでの兵役を逃れさせるために、精神科医が疑わしい診断をつけたことについてはどうだろうか。

## 直接的な精神科医-患者関係

　乱用は患者と精神科医の直接的な関係性から生じてくる可能性もある。そのような乱用の基本的特徴は、関係性を治療目的に役立てるのではなく、個人的利益を得るために患者を搾取するという構図である。この種の乱用は少なくとも三つの様式で起きてくる可能性がある。すなわち、性的搾取、経済的搾取、精神病理学的搾取である。

### ◆性的搾取

　この話題は第14章でも取り上げられているが、目に余る倫理違反については精神科的不正行為を概観する中で扱うのが適切であろう。米国精神医学会（APA）の倫理的見解である「医療倫理の原則および精神科医療のための注釈（Principles of medical ethics with annotations especially applicable to psychiatry)」には、「精神科医と患者の性的関係は反倫理的である」と記載されている。[27] この明確な声明を修正する理由はほとんどないように思われる。このような厳密な態度は、以前精神分析が幅を利かせていた時代に蔓延していた態度とはまったく異なるということは注目に値する。当時は、このような不適切な行為は制裁の対象というよりも噂の種と見なされていた。このような姿勢の変化に大きく貢献したのは、公平な扱いを求めた女性運動の台頭であった。

APAの倫理原則[27]によれば、患者と精神科医の性的関係が反倫理的であるだけでなく、精神科医と以前に患者であった人の間の性的関係も禁止すべきとされている。後者は「一度患者になった者は常に患者である」という仮定に基づいている。王立オーストラリア・ニュージーランド精神科医学会（Royal Australian and New Zealand College of Psychiatrists）の倫理綱領第三版においても同じ立場が採用されている[28]。この性的関係の禁止条項の拡大は相当の議論が行われた後に定められたのであるが、まだすべての精神保健の専門職に受け入れられているわけではない。すべての治療関係がそのように深く親密であるかどうかは疑わしく、決して完全な真実ではないということ、薬物療法が普及している今日においてはむしろその可能性が低いことが、その禁止条項に反対する理由として挙げられている。このような性的接触の圧倒的多数は男性治療者と女性患者に起こることから、この見解には何らかの性差別的傾向が見てとれる。筆者の個人的意見としては、精神科医と元患者の性的関係は反倫理的であるという一般的な見解は非常に深刻に受け止めなくてはならないと考えている。しかし適切な注意が払われている場合には、ときに例外が認められてもよいかもしれない。以前に薬物療法で一時期治療を受けていた女性と精神科医が教会の会合で出会って性的関係を持つこと、ましてや結婚することを阻む、乗り越えることのできない壁など存在してもよいものだろうか。APAの倫理原則[27]によれば、大学教員（または指導者）と学生（または指導を受ける者）との性的関係は、反倫理的もしくは職権乱用になり得るため注意を払う必要がある。

訳注g　エズラ・パウンド（Ezra Pound）：二十世紀初頭の米国の詩人。音楽家、批評家でもある。後年はその反ユダヤ主義が問題視された。第二次世界大戦後、パリから米国に送還されたパウンドは反逆罪に問われたが、精神障害を理由に裁判を受けることなく精神科病院に入院し、その病院で十二年間を過ごした。

訳注h　ロウ対ウェード（Roe v. Wade）事例：妊娠中絶を規制する米国国内法の大部分を違憲とした判決（一九七三年）。裁判では、合衆国憲法は女性の堕胎の権利を保障しているとされた。この判決以前は、「妊娠の継続が母体の身体的または精神的健康を重大に侵害すると免許を受けた医師が信じる場合」妊娠の終了が正当化された。したがって当時、妊娠を終了させる正当な理由を持たない妊婦は、違法で危険な堕胎手術を受けることもあった。

### ◈経済的搾取

精神科医が患者から受け取る料金は正規の報酬であり、治療的判断を行うにあたり適切な役割を果たし得る。しかしながら報酬が治療的判断の主要な原動力となっていくと、治療者の行動は倫理的に疑わしいものとなり、専門職として精神科臨床の側面を重視するよりもビジネスの方により関心を持つようになってしまう[29]。精神科医の行動を富の誘惑が支配するとき、結果的に患者の利益の放棄につながる可能性があり、それはまさに乱用の一形態である。このようなことはさまざまな形で起こる。

製薬企業からの圧力は、非道なものとなる可能性がある（第9章参照）。たとえば、患者が精神療法ではなく薬物による治療を受けたならば、保険会社はより確実に支払いに応じてくれるかもしれない。製薬企業はまた、特定の薬物の使用に対しインセンティブを付与することもある。そしてほとんど言語道断といってもよいのだが、精神科医が製薬企業の資金提供を受けて薬物の臨床試験を行い、よい結果が出た場合のみ論文化するという可能性もある[30]。さらに、金銭的な見返りを受け取るために自分の患者を臨床試験に登録したにもかかわらず、利益相反については説明しない精神科医もいるかもしれない[31]。

精神療法による治療が行われている場合には金銭の果たす役割は大きく、セッションの長さや頻度、そして治療の終結点といった重要な側面にも影響する可能性がある。シャーフスタイン（Sharfstein）[32]の警告にもあるように、患者が保険会社や機関からの払戻金を頼りにしている場合、治療者は自分の診断の正確さだけでなくその診断が保険会社の支払基準にあてはまるかどうかについても考慮しなくてはならず、そのような役割の特性上、モラル・ハザードの問題に直面する可能性がある。一般に精神科サービスへの支払いが現金払いから保険会社などによる支払いに変更されたことは、少なくとも米国においては、倫理的環境[33]に深刻な影響をもたらした。これは、その変化により精神科医および患者の利益と社会の利益の対立[i]が生じる可能性があることによる。これは保険払いの患者の治療を行わないというという選択をする治療者の問題とも関連する。

### ◈精神病理学的搾取

精神科医への誘惑はセックスと金銭だけではない。とりわけ精神科医が精神療法を行うときには、反倫理的に振る舞ったり患者に対して虐待的となったりすることさえある。患者の福利よりも個人的満足の方が支配的な動機となってしまうと、道を踏み外す可能性がある。このような不適切な権力の利用はさまざまな形で起こり得る。それは性的あるいは経済的搾取と比べるととらえにくい形の乱用かもしれないが、それでも不安と混乱を引き起こすものである。たとえば患者の性的体験の詳細をすべて聞き出そうとすることは、覗き趣味的な満足を得ることがその主要目的となっているかもしれない。しかし別の見方をすれば、精神科医としての技能や影響力を十分に発揮したり、ある理論の理念を忠実に実行したりすることによって、最適な治療を選択するうえでの重要な指針が見出せるかもしれない。患者が治療者の行動や価値観を自分のもののように思いこむ、すなわち治療者と同一化してしまう場合、それがときには治療の助けとなるかもしれない。しかし、特に結婚に関する相談や家族療法といった「地雷原」では、明らかに度を超したものとなり得る[34]。

目に余る精神病理学的搾取としては他に、「性的虐待ヒステリー」と称される状態によって起きる、治療者の野心が患者との関係をいかに歪めるかを示す例が挙げられる[35]。一九八〇年代・九〇年代には多数の患者がさまざまな障害による徴候を示したが、主に多重人格障害は、父親や邪悪な養育者による多種多様な性的虐待を「思い出させる」ための催眠をはじめとする、さまざまな強制力の標的となった。「思い出した」記憶による申し立てに基づき告発された人は、その多くが懲役刑となった。APAに加入している精神科医の努力と被害者とされている患者の前言撤回の結果、控訴審では判決が覆り、その後場合によっては治療者を相手取った損害賠償請求がなされた。この現象は、患者にとって有害な根拠のない理論に過度に熱狂した治療者がいかに自身の専門性を傷つけてしまうかを示した見苦しい実例のようである。フロイトの伝記において、クレーマー(Kramer)[36]は、無意識と抑圧というフロイト理論のいきすぎた例として、彼がいうところの「記憶の失敗（memory fiasco)」の例を紹介している。

### ◆診断に関係する乱用

患者の権利擁護団体の努力により状況はある程度は改善しているものの、精神医学的診断には、精神医学以外の診断では遭遇しないようなスティグマがいまだについてまわる。また特定の診断がなされることにより、薬物の副作用から非自発的入院に至るまで、さまざまな不快な結果が個人にもたらされることもある。それが正確な診断である場合には乱用ではなく、適切な治療につながる。たとえ誤った治療法であっても、それが誠意に基づいていれば、これも乱用とはいえないかもしれない。

訳注・i　精神科医および患者の利益と社会の利益の対立：第三者支払機関が治療費を支払う場合、支払いがされるのはその保険のカバーする診断名がついたときのみである。したがって精神科医は患者の利益のため保険でカバーされる診断をつけようとする可能性があるが、これは社会全体の経済にとっては不利益となる可能性がある。

しかし、ナチスドイツやソ連（そしておそらく中国も）の例で見てきたように、社会統制の武器として診断が意図的に適用されるという状況は起こり得るのである。

特に米国で用いられている診断プロセスに固有の特性は、患者に対して直接的に影響を及ぼすのではなく社会一般に影響するような精神医学の乱用を引きおこす可能性がある。「急進的な診断法（furor diagnostics）」という用語は、情緒不安定のような状態の寄せ集めをDSMに詰め込むといった現象をごまかすものであるかもしれない。そして不幸にも、そのような情緒不安定には診断名とコード番号が与えられ、人間らしさをも定義しようとしているのである。なぜこのようなことが起こるのだろうか。その理由の一つとして重要なことは、精神医学的診断は主として精神医学の専門家と患者の間の会話や文章のやりとりに基づいており、他の医学分野の医師のように身体所見や検査所見を用いて診断するのが難しいという問題である。このような特有の弱点があるために、精神医学的診断の際には科学的正確さの追求以外の要因が入り込んでくる可能性がある。すなわち経済的要因、理論的要因、それに多様な個人的動機という要因が診断に影響するかもしれないのである。そうなると最終的には精神疾患が意味することの不確実性が増大し、「人間のありようを医療化する」[j]という厄介な傾向を助長することになる[37、38]。個人的利益のために試合で不正工作したことによって訴えられたバスケットボールの審判員の行為を、未治療の「ギャンブル執着症」のせいにするという特異な例[39]は、このような傾向を示すものである。

### ◆治療に伴う乱用

治療計画の失敗は残念なことではあるが、これは医療を実践するにあたっては避けられない共通現象であり、精神科臨床においても例外ではない。その時点で知り得る限りの臨床的エビデンスと誠意に基づいて指示された治療であれば、後にそのエビデンスが誤っていることが判明したとしても（何世紀も前の治療法である瀉血はその例である）、それは乱用ではないとして正当化することに何ら問題はない。しかしエビデンスが不十分であったり、専門職の判断が疑わしい理論や他の個人的考えに影響される場合には、我々は、患者の治療的利益が無視されたり悪用すらされかねないような灰色の領域に立ち入ることになる。ヘンリー・コットン（Henry Cotton）医師の職歴[40]は、そのことを示す非常に悪質な例である。米国の州立精神病院院長であったコットン医師は、統合失調症は「局所的な敗血症（focal sepsis）」が原因であると考え、その原因を取り除くという名目で多数の患者に結腸除去手術を受けさせた。ここまで極端ではないにせよ同様に問題視されることとしては、米国においてロボトミーが広く行われていたという状況が挙げられる[41]。

フリーダ・フロム-ライヒマン（Frieda Fromm-Reichmann）とい
が統合失調症患者の母たちに「統合失調症を引き起こす」というレッテルを貼ったことについては、それが乱用かどうかの判断はより疑わしいものなる。[42] 子どもに冷淡な態度をとったことが自閉症の原因とされて「冷蔵庫のような」というレッテルを貼られ、自閉症患者の両親が統合失調症患者の例と同様の扱いを受けていたことについてはどうだろうか[43]。十年にわたって一週間に三回の精神分析を行うことや（特に治療費が保険から支払われている場合）や、適応に問題のありそうなＥＣＴを実施することについて、それらの倫理性を疑問に思うのは考えすぎだといえるだろうか。精神療法によって同性愛者を異性愛者に変え、法的に受け入れられるような努力をすべきだろうか、それともそれは精神医学の乱用なのだろうか。

### ◆乱用の防止

精神医療の実践から確実に乱用をなくそうとするのであれば、一つには、申し分のない道徳性と分別を兼ね備えた人だけにこの専門職領域への参入を許すという方法が考えられる。このような解決策は現実的には難しいことを考慮すると、そこまで厳格ではない是正策を検討する必要がある。まず、すべての精神医学関連の組織が、倫理綱領の遵守を前提として運営されなくてはならない（第10章参照）。倫理綱領は、適切な行動のための規則を定めているだけではなく、違反が判明した場合の罰則や、違反を疑われている人を調査するための特定の手続きに関する規則も定めている。いくつかの規則や手続きについては同業者の合意を得られないかもしれないが、倫理綱領が自主規制のプロセスにおいて役立つことはまず間違いないだろう。

適切な倫理的行為が行われることを確実にするための方法として次に考えるべきなのは、倫理原則や倫理的陥穽の危険についての徹底的な教育を行うことである。これはまず精神科研修医の教育プログラムを通じて、その後は専門技能の継続的発展の一環としてすべての臨床医に対して行われるべきである。研修医から経験ある臨床医となる過程全体を通じて教育プログラムが行われることが期待されるが、研修要件をいかにして十分に教育していくかが問題である。しかし研修方法を改良することによって倫理的な職務放棄を減じることができる可能性はあるだろう[44]。

## 結論

精神医学の実践が将来いかに変化しようとも、専門職は、倫

訳注ｊ　医療化：従来医療的な問題でなかったこと（社会的問題や正常範囲の状態の変化など）が近代医療の対象として再定義されるプロセス。

理的過失やときに乱用といえるレベルにまで達する可能性と、常に相対することになるであろう。悩める人々を助けるという役割を担った名誉ある社会資源としての名声を維持するために、反倫理的な実践に対抗できるよう気を引き締めておくことは、すべての精神科医にとって不変の責務である。

# 8

# 精神保健資源の配置

ジェームズ・E・セービン
(James E. Sabin)
ノーマン・ダニエルズ
(Norman Daniels)

世界的に見て、精神科的治療は、治療費の多くが（たいていの場合大部分が）、治療を受ける個人の支払いではなく税収入や保険料によってまかなわれている。患者が自らの治療に対して支払いをするとき、自分自身の価値観や優先順位に基づいて自分の財産を配分していることになる。しかし公的機関や第三者機関が支払うときには、必然的に資源配置に関する重要な倫理的問題が浮上してくる。

この章では、精神科の資源配置に関する倫理について、以下の各水準ごとに述べる。各水準に、それぞれ特有の理論的および実践的な問題が浮かび上がってくる。

- 住民、保険プール[a]、社会が有する保健医療にあてるべきすべての資産のうち、どのくらいの割合を精神保健に配分すべきであろうか。これは、保健医療におけるそれぞれの診療部門への資源配分に関する「マクロレベル」の問題である。
- 精神保健部門においては、多くの潜在的な患者、さまざまな健康状態、さまざまな介入形態に対してどのような割合で資源を配分すべきであろうか。これは、精神科医療の中での優先順位の問題である。
- 統合失調症などといったある一つの対象領域においては、予防や早期介入からリハビリテーションや支援に至るまでの、有用となる可能性のある多様な治療要素に対して、どのように資源を配置するべきであろうか。これは、治療ガイドラインや疾患管理戦略に関する問題と見なすことができる。

・最後に、ある一人の患者のケアについて、どの程度の治療であれば「十分」といえるのだろうか。これは資源配置に関する「ミクロレベル」の問題であり、「利用管理（utilization management)」や「医療の必要性（medical necessity)」として広く知られている。

まずは、これら四つの水準で生じる主要な倫理的問題について議論し、実社会において取り得るアプローチを検討する。次に、資源配置方法の合法性と公平性の問題について考えていく。すなわち患者や臨床医あるいは社会が、その資源配置の方法を適法で公平であると納得して受け入れることができるのはどのような場合かということである。そして最後に、保健医療における資源配置について、社会が学びを深めていけるような方法をいくつか提案したい。

我々は、問題を明確にするためにはこれら四つの水準に分けることが有用であると考えている。しかし方針決定の際には、複雑で、ときとしてやっかいな水準間の相互作用について考慮する必要がある。その決定は「マクロレベル」から「ミクロレベル」への論理的な段階を踏んだ、連続した演繹的プロセスによってなされるのではない。方針決定が、審議の過程を明確にし、充実した深いものにしていくような相互作用に影響されることもあれば、精神保健のニーズとはほとんど関わりのない投資家グループや政治的な力による主張に影響を受けることもある。最初の四節ではそれぞれの水準ごとに議論していく。次の二節では、よりプロセス指向の視点から、方針決定の際に適用する倫理に焦点を当てる。

## 保健医療全体の予算における精神保健への資源配置

「保健医療に対する予算のうちどのくらいを精神科医療にあてるべきか」という問いは実社会においてよくなされるが、この「問い」そのものについて検討することもきわめて重要である。病状や障害の程度に応じて資源を割り当てるといった配分方法ではなく、精神科という部門単位で資源を配分するのはなぜだろうか。

その答えは、倫理原則とは相反するお役所主義的なものである。システムや予算は部門単位で編成されているため、当然のことながら、管理者や政策立案者は精神科や小児科、外科などの部門ごとに予算配分を決めることになる。精神科という一つの部門に対して予算配分を求めるのは、管理者の都合によるものなのだ。

精神科という部門の単位で資源配置を行うことに疑問を投げかければ、精神科にどのくらいの資源を配置すべきかという問いの答えも出る。たとえば、一九五〇年代に米国で健康保険が開始された当初から、精神科サービスは他の部門では用いられないようなやり方でケアの量を厳しく制限されてきた[1]。保険制度の中には、精神保健と物質依存に対するケアを完全に除外するものもある。このように、精神科部門を保健医療の他の部門から明確に区別するようなやり方は、理論的にも実際的にも非道徳的であると見なすべきである。

精神保健サービスも他の部門と対等の立場で配分を求めていくべきだと主張する理論的根拠は、保健医療そのものの道徳的重要性に関する我々の見解と、すべての人に基本的水準の保健医療を保証することは広く認識された社会の義務であるという道徳的基礎に求められる。本章では、保健医療は社会の構成員の機会均等を守り推し進めるという役割を担っていることから、それ特有の重要性が生じるという前提で話を進めていきたい。疾患は、人生設計を実行に移すという人間本来の能力を障害する。すなわちよい人生の構想を形作り、それを追求する能力が疾患によって妨害されるということであるが、効果的な保健医療により、そのような妨害を防いだり、軽減したり、修正したり、妨害の程度を制限したりできる[2]。保健医療が機会均等におおいに寄与していることを考慮すると、基本的な保健医療は、支払い能力に応じて分配される単なる商品のようなものではなく、社会の義務と見なすべきである。

もし機会均等への寄与という側面において、精神保健それ自体の重要性が一般的な保健医療と比較して本質的に低いという根拠があるのならば、精神保健サービスを他の保健サービスとは異なる種類のものとしてより低い地位に置くことが正当だということになる。実際は、精神疾患は、何の異論もなく保険の対象となっている多くの慢性疾患と同等かそれ以上に、人間本来の能力をおおいに障害する[3]。同様に、精神科的治療は精神疾患による障害の改善には特に役立たないという根拠があるのなら、精神保健サービスを基本的な保健医療から除外することを正当化できる。実際は、精神科的治療は他の多くの医学的治療の有効性に匹敵することがわかっている[4]。

したがって「優先順位設定のあるいかなる計画においても精神疾患と身体疾患は完全に同等のものとして扱うべきであり、

---

訳注a　保険プール：個々の保険会社では引き受けられない大きなリスクを引き受けるために資産をプールする保険会社の集団。プールした資産は、あらかじめ定めた配分割合により配分する。

研究やサービスに関して、精神疾患よりも身体疾患を優位に置くような差別はなされるべきではない」という強い道徳的主張をすることは可能である。[5] あるシステムにおいて、有病率や有効性その他の条件によって精神保健部門の優先順位が他の部門よりも高くなることもあれば、逆に低くなることもあるだろう。すべての保健医療予算のうちいかほどを精神保健に分配すべきなのかという問いに対するただ一つの「正しい」答えはない。とはいえ、精神保健部門を公平な条件での資源獲得競争の場に立たせないことは、道徳的に擁護できるものではない。

オレゴン州における資源配置の優先順位決定プロセスは、マクロレベルの資源配置プロセスにおける精神保健サービスのみに制限をかけるという慣例は非道徳的であるとの見方に対して、強力で実際的な根拠を提示した。オレゴンの優先順位設定と資源分配は、現時点において、ほぼ間違いなく最もオープンかつ明快な方法で行われているといえるだろう。オレゴンの方法は、精神保健を一つの部門として扱うのではなく、個々の精神疾患を、糖尿病や肺炎、虫垂炎などと比較して、民主的なプロセスで「資源獲得競争」をした場合にどうなるのかを示すよい試金石となった。

もしオレゴンの優先順位決定プロセスにおいて、精神障害が、他のすべての内科的・外科的疾患よりも体系的に低く評価されることになれば、精神保健サービスへの資源分配を精神保健部門にとって一意的に不利な規則に基づいて行うという世に広まった方法は、少なくとも公のプロセスによって明らかとなった事実を反映しているということになっただろう。しかし実際には、まったく異なることが起きていた。[6] 統合失調症の優先順位は、喘息と呼吸不全に続く位置にランクされた。薬物依存は腰の単純骨折の次であった。注意欠陥障害は高血圧の上に位置していた。保険の補償範囲外にランクされた精神疾患は、心気症、性転換症、境界型と統合失調型以外のパーソナリティ障害のみであった。

オレゴンの実例は、資源配置に関する重要な教訓と、保健医療の支出に対して政治的に受け入れ可能な限度を設定することができたという成果を残した。[7] オレゴンでは、一九八九年の優先順位決定プロセスに関する法律の制定に先立ち、保健医療の目標と利用拡大のためのコストコントロールの必要性に関して、数年にわたる草の根的な検討および教育プログラムが実施されていた。当時の州議会議長であり、のちの州知事であるジョン・キッツハーバー（John Kitzhaber）によれば、この取り組みにより指導者は、非常に果敢に、また巧みに、世論形成と公の議論を導いたという。

疾患の最終的な順位付けは、その疾患が与える影響と治療の有効性に関する評価による。[8] 多くの精神疾患は次の(a)〜(c)のいずれかに当てはまる。(a)治療により完全に回復し、死を避けられる（最も優先順位が高い）、(b)治療により死は避けられるが完全には回復しない、(c)治療により余命が延び、生活の質（QOL）が改善する。資源配置の対象外となる疾患はごく少数であるが、現在実施可能な治療法には反応が乏しいと判断されたため優先順位が低くなったものである。たとえば(d)治療を繰り返すこと（すなわち長期間の治療）により生活の質が改善される（十三番目）、(e)治療は生活の質をほとんど、もしくはまったく改善しない（最下位の十七番目）などである。資源配置対象となるかどうかのカットオフポイントの下に位置づけられる疾患であっても、それらが引き起こす障害という観点からはその問題の大きさが認められている。

オレゴンでは、精神障害の優先順位は他のすべての内科的・外科的障害に匹敵すると認められた。このことにより、マクロレベルでの資源配置において精神保健サービスを不利に扱う根拠はないという主張を理論的に支持したといえる。公正な資源配置プロセスにおいては、精神保健部門も他の部門と同じ立場に置かれ、同じ優先順位決定の方法がとられることになる。オレゴンは、このようなプロセスが実際に現実場面で実施可能であることを示したのである。[9]

## 精神保健部門内における資源の配置

保健医療システムおよび保険制度においては、通常精神保健に対して単独の予算が組まれていることを考慮すると、精神科部門内における資源配置はきわめて現実的な問題である。つまり関係機関は、どの程度の予算を、重篤で持続性の障害（統合失調症や双極性障害など）を持つ患者に割り振り、どの程度を、それより患者数の多い、より軽症の精神疾患（不安障害や軽度もしくは中等度のうつ病、適応障害など）に割り振るかを決めなければならないのだ。同様に、病院や地域サービスにそれぞれどの程度の財源を割り振るかについても決定しなくてはならない。

残念ながら、分配の不確定性原理（the indeterminacy of distributive principle）といわれるもの[10]のため、どのような決定をすべきかについて明確な理論的回答を出すことは困難である。我々は、最も重篤な苦痛や障害を持つ人に対してそれなりの優先権が与えられることを期待する。しかし、そうした苦悩の程度を比較することが可能かという実際的な問題を別にしても、それぞれの障害にいくら配分すればよいかを決める原則的な基準を定めることはできない。さらに、当局に対して予算を最大限効果的に使用してほしいと望む一方で、治療効果があまり期待できない患者から回復のための機会をすべて奪うようなことはしないでほしいとも願う。そして、精神保健プログラムの指導者に対して、住民全体に広く認められる疾患について把握し注意を向けてほしいと願っているが、大勢の人が得る小さな利益の合計と、少数の人が得る大きな利益の合計との比較方法について、その原則を示すことはできない。

予想外の展開があり、一九九〇年代に、英国の国民保健サービス（National Health Service：ＮＨＳ）は、一定予算内において精神保健への資源分配に関する原則がない状況に対処するため、体系化された独自の提言を作成した[11]。資源配置の第一線である各保健区ではその地区ごとの優先順位が案出されたが、管理者は健康省が決定した国家方針に従う必要があった。その方針には、「精神疾患による障害が最も重篤な者に、最も高い優先順位を与えるべきである[12]」と明確に記されている。この方針のもと、ＮＨＳは重篤な障害に焦点を当てた三つの目標を設定した。すなわち、「精神疾患を持つ人の健康と社会機能を有意に改善させる」「二〇〇〇年までに全人口の自殺率を少なくとも一五パーセント下げる」「二〇〇〇年までに重篤な精神疾患を持つ人の自殺率を少なくとも三三パーセント下げる」というものである[13]。

同時にＮＨＳは各地域の家庭医にかなりの権限を与えた。地域の家庭医は、普段の臨床において出会う重症度の低いより一般的な疾患に優先的に取り組むと予想される。言い換えればＮＨＳは、オレゴンのようにあらかじめ優先順位を決めるのではなく、「大多数のより健康な人」を優先させる家庭医に権限を与えることにより、「少数のより重篤な人」を優先させるという国家施策と地区管理者の優先順位決定の方針とのバランスのとれたものになるようなシステムを作ったのである。これは原則に基づいた優先順位の決定や患者のニーズと利益を定量化する試みによる成果ではなく、立場が異なる人の支援者同士が政治的な駆け引きを行った結果得られたものである。

抱えている問題の責任の所在が本人にあると見なされる場合、政策立案者はその問題に対してあまり多くの予算を配分しない傾向がある[14]。したがって、精神疾患は「身体的」疾患とは根本的に異なり、予算を配分する「価値」が低いという偏見的な見方を取り除くために、米国の多くの擁護団体は「生物学的な脳の障害」（法律では一般に統合失調症、統合失調感情障害、双極性障害、重症のうつ病、強迫性障害、パニック障害と定義される）は「身体」疾患と同等であると見なし、同じ立場で資金を分配されるべきであると主張してきた。疾患に対する自己責任論が持ち出されたような場合には、このような主張はしばしば効果的な政治的戦略となる。しかし、なぜ推定的な病因によってある疾患の優先順位を他より高くすることができるのかとなると、答えは難しい。これらの精神疾患は人生設計を実行に移す機会を、長い間大幅に障害するという事実の方が、これらに優先権を与えることに対するより強固な根拠となり得る。さらに、軽い障害であっても「生物学的基盤」があり、ＰＴＳＤのような非常に重い障害でも「経験に基づいて」いるということが今後の研究により明らかとなるのは間違いないことから、病因に基づいた優先順位の議論はいずれ一貫性を失っていくであろう。

　精神保健における資源配置に関する多くの熱い戦いは、倫理原則ではなく政治闘争を反映しているものと理解すべきである[15]。社会学的な観点からいえば、スティグマ化された精神保健部門を構成する各セクション同士が、資源配置方針に対して包括的な交渉ができるよう互いに連携するのではなく、資源配分をめぐって競争を始める羽目になってしまったとしてもさほど驚くべきことではない。たとえば、最適な臨床実践という観点からいえば、病院と地域サービスはいずれも統合されたシステムの一部となるべきである。しかし多くの社会においては、病院と地域サービスが、限られた精神保健の予算を争っており、それはサービスの優先順位に関する信条による争いであると同時に（あるいはそれ以上に）、仕事上や経済的な利害関係による争いなのである。同じように他の精神保健専門職も、ギルドのごときやり方で争っている。発達障害や物質依存の問題を抱える人といった、特定の人たちの擁護者は、他の精神保健上の問題を抱えた人の擁護者と協力して、精神保健部門全体を他の保健部門と同等に扱うべきであるという原則に基づいた議論を推し進めることはせず、自分たちが擁護している人たちのためだけに戦う傾向がある。

## 精神疾患ごとの資源配置（治療ガイドライン）

　特定の精神疾患に優先権を与えるという決定に際しては、その疾患による影響、別の介入方法の有効性、経費について熟慮する必要がある。近年この水準における資源配置プロセスはしばしば、治療ガイドラインやアルゴリズム、疾患管理戦略などの根拠に基づくアプローチを発展させる取り組みを通じて行われている。ここでの主要な倫理的問題としては、治療目標の選択やその目標達成のための治療形態に関わることが挙げられる。

　我々の見解では、第三者的な保険基金は、疾患や障害の影響を減じることによって正常な機能（および機会の平等）を取り戻すことを目的とした治療に力を注ぐべきであると考えている。本来的にはウェルビーイングや一般的能力を向上させるという目標が望ましいのかもしれないが、ここに力を注ぐべきではない[16]。精神保健領域では、診断可能な障害がない場合でも、治療により状態を改善できることがあるため、治療プロセスの目標を明らかにすることが非常に重要となる。このような治療法の例として最もよく知られているのは精神療法である。精神療法が適切に実施されれば、正常な発達過程で生じる問題や実存的問題に苦しむ人に対してもかなりの利益となる。また選択的セロトニン再取り込み阻害薬（ＳＳＲＩ）のような薬物も、臆病あるいは引っ込み思案といった、従来は正常範囲の性質の一形態と考えられてきた状態に対して利益をもたらすかもしれない。[17]

内気さを克服してより魅力的となり、典型的な人生の試練への効果的な対処能力を強化することは望ましい成果だと考えられるかもしれない。しかし、障害による悪影響の軽減を目的とするのではない手法は、治療ではなく「強化」と呼ぶ方がふさわしい。行動や態度を変えるための学習や訓練、自分の能力を伸ばすための努力、これらを精神科的介入で置き換えることができるという考えが広まると、精神保健の財源は危機にさらされるだろう。第三者的な保健医療資源は通常「強化」には分配されないし、されるべきではない。通常公共・民間の健康保険が美容外科に支払われないのは、このためである。

治療目標が決まると、次はそれを達成するための選択肢だが、患者も担当医もそれぞれたいてい好み——それもしばしば強い——の選択肢を持っている。たしかに、患者の希望と熟考された専門家の判断は、どちらも治療計画において重要な道徳的重みを持つ。しかしこうした好みの方法の方が、同じくらい効果的な代替手段と比較してより多くの資源を消費することになるのであれば、資源の管理者は、患者の希望や専門家の判断を尊重することとの対立を避けられなくなる。しかし、重篤な障害に対して患者の回復のための目標に十分配慮した治療を行う場合、治療そのものは、たいていそれほど高コストとはならないものである。[18]

関節炎からの回復と統合失調症からの回復を比較した場合、相対的にどちらにより価値があるかを一般的に論じることは非常に困難である。統合失調症とＰＴＳＤやパニック障害を比較する場合ですら同様のことがいえる。したがって疾患カテゴリー間の費用対効果を考慮した保健システムはほとんど存在しないのであるが、単一疾患カテゴリー内においてさまざまな治療コストについて考慮することは非常に重要である。特別な治療（たとえば長期間の集中的な精神療法や高価な新薬）が非常に効果的であるとわかっていたとしても、限られた予算内で資源配置を行う必要があるため、その治療が、より安価な他の治療よりも効果的なのかどうかを明確に示す必要がある。そしてもしその治療の方が効果的であるとすれば、有効性の上乗せ分は費用に見合っているかどうかを明らかにしなくてはならない。

「治療」を構成しているものは何か、という問題ですら、驚くほど複雑である。精神疾患を持つ人を援助するための介入の多く——住居の整備や就労機会、教育的矯正など——は、従来我々が「保健医療」と考えてきた領域には属していない。このことは逆説的な状況を招くことになる。すなわち「非医学的」介入よりも効果の乏しい「医学的」介入が、治療ガイドラインに含まれてしまう可能性があるということだ。つまり、もしすべての支払いを自分の資金で行うとしたら、人々は精神療法や薬物ではなく、住居や教育、就労サポートに投資するかもしれない。資源配置はこのパラドックスにどう対応すればよいのだろうか。

社会が行政区分を作り上げたこと、すなわち健康、住居、教育などの担当領域を各セクターに分割して割り振ったことは、責任の所在を明らかにしようとする努力が反映された現実的な方法である。この区別には哲学的な必然性はないが、区分が適切になされ管理が行き届いていれば、社会的には有益である。医学的な支出が相対的に過剰であり、精神障害のある患者のウェルビーイングに貢献できるような保健医療以外のセクターへの支援が不足しているという状況は、治療ガイドラインのレベルにおいて修正することはできない。「非医学的」介入資源の不足分を補うために「医学的」配分を利用すれば、前述した社会的責任の境界があいまいなものになってしまう。一方で、「非医学的」要因が患者のウェルビーイングに与える重要な役割を無視することは、臨床的にも倫理的にも無責任であろう[19]。

実際的な解決法としては、患者やその家族にアドボカシー技能を教育したり、調整業務やアドボカシー活動、ピアカウンセリングを治療の一部として提供したりすることによって、サービスおよびアドボカシー活動の調整を治療ガイドラインに含めるという方法が考えられる[20]。こうした取り組みは、「医学的」介入に配分された資源を「健康関連の非医学的」資源を最大限に活用するために使用するという方法である。他には、資金全体を健康分野、住宅整備分野、教育分野などといった担当分野ごとに割り振るのではなく、ある特定の人々のウェルビーイング改善という目的に焦点を当てて資金の流れを一本化するという方法が考えられる。このような方法は、幅広く多様な人を対象にしようとした場合にはきわめて複雑となり、政治的には実施困難である。しかし対象を、たとえば重篤な感情障害を持つ子どもといった、少数で障害が重く出費のかさむ人に絞った場合には実施できる可能性が出てくる[21]。

## 個人のケアにおける資源配置

自らの治療に対して自分で支払いをするとき、通常人は何が「十分な治療」なのかについての意見を明確に述べるものである。支出できる金額が限られている場合は、本人と担当医双方が望ましいと考えている目標も放棄せざるをえないかもしれない。一方治療費に保険などの資金をあてる場合には、何をもって「十分な治療」とするのかという問題に、患者と臨床医だけでなく、暗黙のうちに第三者が関わることになる。この問題に対する答えは、治療を提供する制度内で支出可能な資金の額によって異なる。資源が多ければ、より積極的な治療目標を追求し得る。資源が少ない場合には、目標は控えめにならざるを得ない。これまで多くの社会は、各個人の治療の限界をどこに定めるべきかについて、全体の資源には限りがあるという観点からの検討を十分にしてはこなかった[22]。

精神保健の治療には時間も費用もかかるという懸念への過剰反応として、多くの第三者機関は、症状から解放されて元の機能を回復するという目標設定に制限を加えてきた。元来健康で機能のよかった人が罹患する適応障害のような疾患の場合、症状を取り去り元の状態に戻すという目標設定は合理的である。しかし、多くの精神疾患は再発を繰り返す傾向にあることや、軽度ではあるが見過ごすことのできない障害が治療に先立って慢性的に存在している患者が多いということを考慮すると、急性期症状を取り除いて元の状態に戻すという治療目標に限定してしまうような柔軟性のない方針は、資金配置の観点から見て非常に問題があるといえる[23]。

同様に、資源に限りのある第三者機関においては、客観的な治療成果の基準を求めたり、治療目標を測定可能な機能障害（就業能力の不足やセルフケアの障害など）の軽減のみに制限したりすることで、管理を容易にしようとする方法が一般的となっている。しかし治療の目的が精神障害による悪影響の緩和であり、その目的は十分達成可能であると見込まれ、さらにその治療が費用対効果に基づいて計画されているのであれば、主観的な苦しみの除去という治療目標は妥当なものである。このような治療目標の設定は、客観的に測定可能な機能障害がなかったとしても合理的であるといえるだろう。治療目標に客観性を求めることによる問題は、うつ病の治療において最も鮮明に浮かび上がってくる。うつ病患者の中には、ほとんどの機能が基準に達していても、内的には希死念慮を生じるほどの強い精神的苦痛を感じている人もいるのである。

精神保健に関する支出においては、病院費用が占める割合が相当大きいことから、コスト抑制戦略としては入院期間の短縮が一般的な手段となる。弊害を生じさせることなく病院でのケアに分配される資源を抑えられたとしたら、それは倫理的に優れた戦略である。しかしながら、病院におけるケアの必要性は、しばしば病院外のケア提供者に依頼した場合にはいくらかかるかということと関連する。強い希死念慮や精神病症状を認める患者であっても、患者の安全に責任を持つ心構えのある家族や友人がいれば、家での治療も可能である。患者の家族や友人が自力で家でのケアを行えるように高水準のスーパービジョンを提供する場合と、入院する場合を比較して、保険などの資金からどの程度を入院費の形で分配すべきであるかということに関しては、明確な倫理的考察はほとんどなされていない[24]。

臨床医が、患者のケアという文脈で資源配置という社会的問題を考えることがはたして倫理的といえるのか、ということについては特に米国において活発に議論されてきた。米国精神医学会による「医療倫理の原則」の序文では、患者中心の（善行・忠誠）倫理と共同体主義的（管理責任）倫理とのバランスがとれた見方ができる可能性が示されている。

> この職業を専門とする者として、医師は、社会や他の医療従事者、自分自身に対する責任を自覚するとともに、なによりもまず患者に対する責任を認識しなければならない[25]。

　しかしながら、この社会に対する責任というものの本質や、どうすれば社会に対する責任と患者に対する第一義的な責任とを調和させ得るのかということについて詳説した精神保健の専門家はいない。ほとんどの臨床医は、ノーマン・レビンスキー（Norman Levinsky）が The doctor's master[26] という小論の中で熱く論じた道徳の理想を受け入れている。

> 医師は、各々の患者にとって利益になると医師自身が信じるすべてのことを、コストや他の社会的事項を顧みることなく実行する必要がある。ある患者をケアするとき、必要であれば、医師は社会全体の明白な利益に反してでももっぱら患者の擁護者として振る舞わなければならない[26]。

　精神保健を含むすべての保健医療は限られた資源の中で行われるため、最も潤沢な資金のある効果的なシステムにおいてでさえも、潜在的に有効な治療が行われない可能性は十分にある。しかしレビンスキーの考え方に忠実な臨床医は、有効性が期待できる治療であれば、その効果がいかに小さくても、また費用がいかにかさんでも、その治療を支持すべきであると信じている。この考え方とそれに伴う振る舞いは、日々の臨床における資源配置に重大な影響を及ぼす。患者および臨床医からの圧力により、精神保健部門が他の部門と同等の扱いを受けることや（文献26の112～114頁）、無視されるリスクのある患者（例：重篤な精神疾患や発達障害）が精神保健部門において公平な治療を受けること（114～115頁）、あるいは実質的な利益を享受できる可能性があるにもかかわらず適切な診断も治療もされていない人へのケアの提供（115～117頁）などが保証されるという側面を見る限りにおいては、レビンスキーの見解は間違いなく素晴らしいものである。しかしその見解が、治療に制限を設けることは不可避であり適正に制限を設ける試みは道徳的要請であるという臨床医や患者、大衆の認識と衝突するとなると、優先順位を設けるための公正かつ社会的に受け入れられる方法を規定するという重要な課題への取り組みが妨げられてしまうだろう。

　後半の問題についてはこの後述べることとする。

　臨床医は患者個人の利益となるいかなる介入でも支持すべきであるという信条に対しては、これに反対するより多くの人のニーズに基づいた主張がなされ得ると想定される。法制度はこのようにして機能している。[b] 米国がマネイジドケアの試みを実施した際には、保険会社に前述の信条に対する反対主張を行うよう要請しているが、その結果大衆の激しい反発を生じさせることとなり、法制度に組み込まれている対審主義は、医療分野においては現実的ではないことが示された。

## 資源配置における合法性と公平性

事実上すべての社会は、保健医療に対して高まる世間の期待と、それに費やされるコストの増大との間の葛藤に苦しんでいる。「資源配置」という味気ない文言が意味する政策や決断によって、資源配置の過程で十分な配分を受けられず、人生の目標を追求する能力を高めるためのサービスを受けられない人が、その弊害に苦しみ失望してしまうという事態は避けられない。

重要な社会的利益に関係するのは保険医療だけではないため、保健医療のための資源には必然的に制限が加えられることになる。また、提供可能な保健医療サービスの中には公的資金でまかなえるサービスよりも効果的なものもあることを考慮すると、すべての人に手の届く基本的な保健医療をつくり上げようとした場合には厳しい選択を迫られることになる。正義が求めているものは、基本的な保健医療を保証することによる公正な機会均等の促進である。しかしすべての人が入手可能な基本的な保健医療を提供するためには難しい選択をせざるをえない。そして難しい選択には痛みが伴うものである。

患者と臨床医、そして社会が、資源配置の決断を合法的で公平なものと見なすのはどのような場合かという問題は、臨床的にも政治的にも非常に重要である。臨床的には、保健医療——とりわけ精神保健医療——には信用と協力が必要である。もし患者やその家族が資源配置の過程で厳しい状況に追い込まれることとなり、保健医療への信頼を失ってしまえば、治療はより難しくなるだろう。そして苦々しい思いをし、落胆した医師が、臨床的に十分機能しなくなるという状態に陥るかもしれない。人は高い税金や保険料の払い惜しみをするが、政府が基本的な生活機能のために重要な保健医療を個人から不公平に奪っていると見なされると、政治的な攻撃や更迭の危機にさらされる。同じ理由により、保険会社は告訴の対象となる可能性がある。

資源配置方針と限界設定の方法が公平で合法的であると、患者、医師、社会から認められるようにするためには、次の四つの条件を満たすようにすることが最も確実であると我々は考えている。このことについては別の論文で詳細に論じている。[27]

1. 資源配置政策と限界設定は、公開情報とすべきである。このことは、特に米国においては重要である。米国では、市場競争原理により成り立っている保険業者とマネイジドケア組織が、自社の「医療の必要性」の基準を機密情報としていることがある。

2. これらの政策と決定は、合理的な資金制約のある中でいかにして人々の精神保健のニーズに応えるのかという疑問に対するわかりやすく説得力のある説明に基づくものとすべきである。政策の理論的根拠は、臨床的ニーズに注意を向けたものでなくてはならない。そして資源配置が行われる際には、どの程度の資金が調達可能かということを踏まえて、最も「お買い得」な選択をしたと認めてもらえるようにする必要がある。もし採用医薬品集[c]により使える薬剤が制限されているのであれば、臨床データや関連する得失評価に裏打ちされた論理的根拠について、明確に説明されなくてはならない。また、たとえば集中的な個人精神療法の優先順位を集団精神療法より下に位置づけるなど、ある特定の治療カテゴリーに制限を設けることについても同様の説明が必要である。

このような条件は、経験と常識によって支持されるものである。たとえ人々が失望感を抱いたとしても、失望の原因となった状況は合理的な判断によって引き起こされたものだと納得できれば、その人たち（および周囲の人たち）はそれを辛いことであると感じはしても、不公平だとは思わないであろう。米国の健康維持機構（Health Maintenance Organization：ＨＭＯ）は、その会員と医師との間で徹底的な協議を行い、精神保健の予算を最も重篤な患者が無制限の外来診療を受けられるように配分し、一方でより軽症の患者については九回目以降の外来診療には自己負担金を課すことにした。この方法により、全体的には予算内に収まることになる。患者とその家族は、新しい方針の下では負担がより重くなることについてはいい顔をしなかったが、新たな自己負担金が課されるという方針が不公平であるとの声はあがってこなかった[28]。

3. 資源配置の方針や限界設定の方法に関する異議や論争に対処するしくみは必須である。同時に、資源配置の方針を経験に則って変更していけるように、これらの課題から学んでいくというプロセスが必要である。米国では、四十二の州とコロンビア特別区において、保険会社の補償拒否について独立した審査を行う手続きが確立している。補償拒否は不当だと考えている患者や医師が、保険

訳注b　法制度はこのようにして機能している：法制度では、原告と被告の双方が自らの立場を主張し、第三者（裁判官や陪審員）が判断を下す（対審制度）。

訳注c　採用医薬品集：特定の医療機関や医療保険で使用できる医薬品のリスト。

会社に異議申し立てをすることに消耗してしまった場合には、州営の組織に訴えることができる。その組織に所属する独立した専門家が臨床状況を再調査し、独自の判断を下すのである。このような取り組みによって、質問や異議、訴えなどは、それらが正当なものであれば改変の好機と見なしてもらえるということが保証される。そして患者や医師、社会が、資源配置方針の健全性およびその短所について学ぶ機会にもなるのである[29]。

4. 上記の三つの条件が確実に満たされるよう、精神保健の資源配置プロセスに関する自主規制または公的規制が必要である。

我々が想定している資源配置のプロセス（これを「合理性に関する説明責任」と呼ぶことにする）は、多くの精神科の臨床医にとってなじみのある臨床手法に類似したものである。すなわち、判断の根拠を明示すること、言われたことに対して意見交換をする心構えのあること、そして経験を今後に生かすと約束することなどである。前述した資源配置の四つの水準それぞれにおいて、このように慎重なやり取りが行われなくてはならない。したがって必然的にこのプロセスには、保健医療全体に対してどの程度資源を配分するべきかという社会的考察、精神保健部門に対する資源配置および精神保健部門内での資源配置に関する関係者間での検討、各患者に対する治療計画についての医師-患者間での検討が含まれる。

多くの明敏な評者は、プロセスを公開すべきという我々の考えには同意せず、資源配置と限界設定は明示的なプロセスよりもむしろ暗黙の了解のもとに行うよう勧めている。最も顕著な暗黙の資源配置の例は、一九九〇年代にメカニック(Mechanic)により示された[30]。メカニックは、明示的な優先順位決定や資源配置方針では、治療が必要であるにもかかわらず優先順位が低くなってしまったり、治療をさほど必要としない人を優先的に扱ってしまったりすることになりかねないと主張した。彼はまた、特定の人に治療を提供しないという選択をしたことをあからさまに認めると、医師-患者間の信頼を損ねてしまうのではないかと危惧しており、個人のニーズと好みに対して最も柔軟に対応できるのは、暗黙のうちに行われる規則に縛られないアプローチであると主張した。興味深いことにメカニックはのちにこの論評を訂正し、「手続き上の公正さが維持された状況での患者擁護」の体制が必要であると論じた。この体制の構想は、合理的な枠組みについての説明責任から得られたものである[31]。

## 向精神薬に関する指針の合理性についての説明責任

薬剤費の急激な上昇は、世界的に問題になっている。精神保健サービスは長い間差別的な扱いを受けてきたことから、薬剤費を抑制しようとする動きの中で、精神科の薬物療法は不当な制約を受けるのではないかと擁護者たちが危惧するのはもっともなことである。

合理性に関する説明責任というものは抽象的な概念にすぎない。これを、臨床的知見に基づき、倫理的に正当で政治的に容認可能な薬剤の保険適用範囲を決定するための実際的なツールにするため、我々はラッセル・ティーガーデン（Russell Teagarden）とともに薬剤給付決定のための判断指針すなわち「倫理基準」を考案した[32,33]。これは、薬剤の保険適用範囲に関する四つの水準における判断基準を詳解したものである。また各段階においては、資源が限られていることを踏まえたうえで、公正な目で見て精神保健のニーズを適正に満たしているといえる保険適用の可否の根拠が示されている。この基準は、判断指針の理論的根拠を説明するための語彙を規定することによって、その透明性を高めている。また、方針を変えるためにはどのような議論を行うのが最も効果的かということについても示し、それによって改訂の可能性を維持している。

第一段階は、採用すべき医薬品のカテゴリーに関することである。これを決定するにあたっては、福利厚生制度が取り組むべき保健ニーズについての開かれた話し合いが必要である。うつ病や双極性障害、統合失調症、不安障害、その他の精神障害はかなりの機能障害を引き起こすものであり、これらの疾患の治療薬は、他の分野の医学的治療と比較しても有効性に差はない。したがって、これらの精神疾患の治療薬とされる医薬品カテゴリーを採用しないという倫理的根拠は存在しない。

第二段階は、同じカテゴリーに分類されるさまざまな医薬品の中からどれを選択するかという問題である。ここでは、保健ニーズのみならず経費についても議論する必要がある。精神科薬物療法における資源配置の中でも、この問題に関することが最も論争の的となる。第一段階の議論において、抗精神病薬や抗うつ薬、気分安定薬、抗不安薬といったカテゴリーに分類される医薬品を採用しない理論的根拠はないと述べた。しかし階層性の薬物給付管理ではジェネリック医薬品を使用した方がブランド医薬品を使用するよりも自己負担額が少なくてすむこと、あるいは他の医薬品よりも自己負担額が少ない特定のブランドの医薬品が決められていることを考慮すると、この第二段階において、あるカテゴリーの中からどの医薬品を選択し、インセンティブの付与[d]を通じて優先権が与えられるべきなのはどの医薬品かという問いを発することは非常に合理的なことだといえる。

カイザー・パーマネンテ（Kaiser Permanente）[e]は医療費定額前払いによるグループ診療を提供している米国のサービス団体であり、八百万人の会員を抱えている。この団体が実施しているＳＳＲＩへの対応は、第二段階（同カテゴリー内での薬物選択）における方針策定方法の具体例として挙げることができる[34]。倫理基準の第二段階について検討する必要性から、医師が運営するパーマネンテグループでは、広く用いられている四つのＳＳＲＩ（シタロプラム〈citalopram〉、フルオキセチン〈fluoxetine〉、パロキセチン、セルトラリン）の臨床効果について比較検討を行った。その結果、いずれのＳＳＲＩも明らかな「勝者」とはいえなかった[35]。うつ病に対する治療効果は同等であったため、初めてＳＳＲＩを処方する際には、費用優位性を薬剤選択の決定因子とすることが適切であるとされた。二〇〇一年にフルオキセチンのジェネリック医薬品が発売されたことを受け、カイザーは「フルオキセチンを第一選択に」というキャンペーンを実施した。この計画が開始されたときには、フルオキセチンは第一選択とされるＳＳＲＩのおよそ三〇パーセントであったが、一年後には八〇パーセントに達した。ケアプログラムを構成する他の要素についても、このように相当額の節約をすることは可能である。

　倫理基準の第三段階で問題となるのは、保険適用とすべき薬物の用途に関することである。ここでは第一段階と同様、最も重要な保健ニーズは何かということが主要な倫理問題となる。βブロッカーはあがり症に有効であるが、あがり症への対応は保健ニーズの優先順位としては低いと見なされていれば、薬剤給付計画ではこのような用途は認めないという判断が合理的であろう。同様に、中枢神経刺激薬は注意欠陥障害に対する使用は認められるであろうが、試験勉強のため遅くまで起きていたい学生に使用することは認められないだろう。

　第四段階では、患者にとって必要以上の負担やリスクとならないようにしつつ、保健ニーズを満たすような費用優位性を得るためには、保険適用が認められた医薬品をどのように処方するのが最も望ましいのかということが問題となる。多くの医薬品は、成分の含有量にかかわらず同じ価格である。錠剤を半分に割った場合のわずかな含有量の違いを臨床的に重要視する根拠はないため、五〇ミリグラムのセルトラリンを処方するときに、一〇〇ミリグラムの錠剤の半分という形で処方することは正当化できる。また、長期処方のためのメールオーダー薬局の利用も許可されてよいだろう。

## 精神保健における資源配置の将来
## ——ここから我々はどこへ向かうのか

　精神科医療における科学的根拠の継続的で速やかな発展、治療効果に関する研究、そして資源が限られた中での精神科ケアの供給を管理する技能、これらが相互に影響しあうことにより、精神障害に対する嘆かわしい偏見の伝統や、保健医療全般の資源配置における精神保健部門への差別は改善していくであろうことがおおいに期待される。これからの社会がいかなる方法で全体的な保健医療の資源配置を管理することになったとしても、精神科部門は他部門と、資源配置をめぐって現在よりももっと対等な立場で張り合うようになるであろうこともほぼ確実である。例として、米国での状況を考えてみよう。マネイジドケアの傾向が引き起こしてきたあらゆる論争に関して、間違いなく有益な結果が一つ存在する。それは、精神保健部門に特徴的な制限をすべて取り除き、精神保健は他と比較してよくも悪くもないのだと見なすことは、「パンドラの箱」を開けることとや「底なし沼」に落ちることにつながるのではないかという政策立案者や保健医療の指導者たちの懸念が減ってきたということだ。精神保健サービスに対する平等は一足飛びにやってくるわけではないが、いずれは達成されるであろう[36]。

精神保健部門を他の保健医療部門と同じ立場に置くことによって、臨床医と患者、政策立案者、そして社会が、精神疾患の治療目標についてしっかりと認識を深めることが急務となる。平均的な状態よりもさらに良好なメンタルヘルスやウェルビーイングの推進は、社会的な目標としては妥当かつ重要なものである。しかし社会がこれらの目的のために限られた資源を使うという選択をするとは考えにくい。むしろ我々が主張してきたのは、保健医療の目標を、精神障害によって引き起こされる人間特有の機能の障害を軽減することによって機会均等に貢献するという視点から正しく理解することにより、資源配置の限界を設定するにあたっての原則が見えてくるであろうということだ[16]。精神障害の影響を減らすことを目指す治療と、ウェルビーイングを向上させることを目指す治療との境目がどこにあるのかという議論に対して、明確な結論を出すことはできない。しかし資源配置方針の目的を考えるうえで、これらを区別することは重要である。すなわちもし、通常の生活における移ろいに対処できるようにするためのカウンセリングや精神療法は非常に有益であるが、これらのサービスに対して健康保険の資金や州の予算をあてないことには倫理的に正当な根拠があると認識すれば、資源の配置をしないことを正当化するために、これらのサービスが「悩める健常者」に対するものであると非難し

訳注d　インセンティブの付与：インセンティブ方式償還医薬品集では、患者が医薬品に対して支払う金額は、ジェネリック医薬品では最低額に設定されており、非推奨ブランド医薬品では最も高額となる。

訳注e　カイザー・パーマネンテ（Kaiser Permanente）：全米最大の非営利医療サービス団体。カイザーヘルスプラン法人、カイザー基金病院、パーマネンテ医療グループを運営している。一九四五年設立。

ようとは思わなくなるかもしれない。

カラハン（Callahan）は、今後の精神保健における資源配置を行ううえでの有用な地図と提言を示している[37]。カラハンは、有効な政策とは、「純粋な数字」（優先順位を臨床的、経済的事実や、我々が現実離れした望みとして一三七頁で述べたような原則から導こうとする努力）と「生々しい権力闘争」（政治的な力のみで決まる利害関係と権力とのぶつかり合い）の両極端の中庸からのみ生み出されると主張している。我々は、一四四～一四六頁に記した公平な資源配置方法を定義する四つの条件が、この中庸のあり方に関する実践的な特徴を初めて示したものであると考えている。

米国におけるマネイジドケアに対する反発の一部は、資源配置に関して苦渋の決断をする必要もあるということについて啓発活動をしたり、最善の方法についての公の討論をしたりすることなく、保険会社にそのコントロールを委ねてしまったことへの反応であると捉えることができる[38]。米国のシステムは、資源の利害関係者間の議論を促すのではなく、資源配置の責任者とケア提供の責任者間の論争をあまりにも助長させすぎた。資源管理のプロセスに、臨床的見解、患者の視点、現実的な資源の利用可能性の三つが統合されたとき、基本的価値観を維持しつつ経済的な節減も可能な治療プロセスを再構築することができるだろう。このことを実践した素晴らしい例として、マサチューセッツのマクリーン（McLean）病院での取り組みが挙げられる。この病院では、まず十カ条からなる「不変の価値観」を設定し、次に病院のプログラムを、これらの価値観を実現するための柔軟で費用対効果の高いものに改訂したのである[39]。

倫理的で効果的、かつ社会的に容認可能な資源配置と限界設定の方法を作り上げることは、すべての社会にとって重要な課題である。保健医療に対する各国のアプローチは異なっており、そのため問題となる状況や有利な条件も国ごとに異なっている。したがって国際的な視点でものごとを見ていくことが、必要な学びの近道であると考えられる。精神保健における資源配置に関していえば、米国では管理型の保健医療プログラムが優勢であることから、アルゴリズムや疾患管理戦略、各患者レベルでの資源配置管理については、米国が国際的に最もよい手本となり得る[40]。しかしながら、最近の米国の保健医療システムを統治する保健医療戦略は、非常に分散化し競合的となっているため、米国は（オレゴンの歴史的な例外を除いて）、よりマクロレベルの資源配置に関する系統的取り組みを学ぶには適さない。このような、より広いレベルにおける精神保健の資源配置について学ぶためには、英国の国民保健サービス（ＮＨＳ）や、オーストラリア、カナダ、オランダ、ニュージーランドといったより中央集権化された保健医療の提供を行っている国の例を見ていく必要があるだろう。

二十〜三十年前、医師は、死に至る病、特にがんについて患者に真実を告げることは非情かつ有害であると信じていた。それが今では、患者と医師、そして社会は、死すべき運命という究極的な限界に直面しながらも、よりよい形で互いに協力して治療計画を立てることができるようになっている。これと同様の学びの過程を通じて、今から二十〜三十年後には、保健医療資源の有限性による資源配置の限界に対して互いに協力して立ち向かえるよう、我々の能力を高めていきたいものである。

# 9

# 精神科医と製薬産業

ステファン・A・グリーン
(Stephen A. Green)

製薬産業と、精神科を含めた医師との関係は、間違いなく診療を改善させた。[1] 精神科医療は数々の薬物を手に入れ、薬物は治療に多くの選択肢をもたらしてきた。特に第二世代の抗うつ薬、非定型抗精神病薬、気分安定薬などについては、いくつかの研究で従来の薬物との比較においてその優位性に疑問が投げかけられている[2、3]ことを考慮したとしても、その登場は注目に値する。

しかし、これらの薬物の登場と時を同じくして、製薬産業は、ときに「非常に厄介な、犯罪的ですらある」手法を用いて医療的ケアに幅広い影響を及ぼしているとして、激しい批判の対象となった。[4] レルマン（Relman）とアンジェル（Angell）[5]は、製薬産業は資本力と「医師や専門・学術機関、連邦議会、さらには米国食品医薬品局（FDA）などの活動を管理監督しているすべての人に影響を及ぼすような」強力な政治的影響力を用いて、実質的にヘルスケアのすべての側面を支配していると述べた。コリアー（Collier）[6]は、イギリスの状況に関して同様に、製薬産業が「医学研究や卒後の情報提供、卒後教育の内容と方向性の大半を決めており、医学研究のデータの公表と世論形成者の態度に影響を及ぼし、患者や市民のご機嫌伺いをし」、政府と親密な関係を保っていると述べている。これほど辛辣ではないにせよ、他の人も注意を促している。ゴールドマン（Goldman）[1]は、利益への動機付けがビジネスを刺激して「生物学の発展が、患者のための製品に還元される」などという幻想を抱いているわけではないが、医療をよくするためには「そうしなくてはならない」という。同様にマーティン（Martin）ら[7]は、多くの場合「市民は学問と産業の結びつきから恩恵を得ている」ことを認めつつも、研究結果が「一部は経済的報酬に動機付けられる」という偏向を免れないと忠告している。またコイル（Coyle）[8]は、収益性を高めることと患者の福祉を推し進めることとの間の緊張関係が、製薬産業に対する「先入観」や「大衆の好意的とはいえない認識」を生じさせると述べた。実際、ある教授は、米国精神医学会（American Psychiatric Association：ＡＰＡ）の会議をＡＰＡ-グラクソ・スミスクライン大会だと評している[9]。事実、その大会で展示を行っていた会社の半分以上は、ＡＰＡとＦＤＡの規則に違反していたのである[10]。ウェイジャー（Wager）[11]は倫理規定やガイドラインの役割について力説し、そのような「誤解や意見の相違」に対処するため、専門家と製薬産業の間で話し合いを持つべきであると主張している。

　精神科医療は歴史的に精神療法に依存してきたため、製薬産業の関与は他の診療科よりも遅かった。しかし一九八〇年代には、ＳＳＲＩ（selective serotonin reuptake inhibitor）の登場と健康福祉財政の変化を契機として、薬物療法が広まりを見せ、製薬産業は多くの精神科医に多大な影響力を持つようになった。

　精神科医療の商業化（大部分が製薬産業との関係が発端であった）は、臨床や研究の倫理基準に対する関心を呼び起こした。精神科医の中には、製薬企業との結びつきによる金銭報酬を追求する者もいるが、これは現代の専門職のあり方として望ましからぬ状況である。また、製薬産業から財政支援を受けることを制限されないのなら医局では喜んで無給で働くという医局員もいるという報告もある[9]。実際のところ、もし精神科医がそのような陥穽に落ちていることをもっと意識すれば、多くの倫理的逸脱は減少または消滅するものと考えられる。

　本章では、製薬産業と精神科医療、そして同様に製薬産業と学術機関や行政機関との関係から引き起こされる倫理問題について探索していきたい。この問題は精神科医療に限らず医学的治療および研究のすべての面と関連するため、医療全般の状況についても見ていくこととする。製薬産業に関連する倫理の特徴は世界共通ではあるが、ここでは主として米国の事例を用いて検討する。まずは、きわめて重要な問題である利益相反から述べよう。

## 利益相反

　ヒポクラテス学派は、二つの基本的な目標を定義したことで、医師の行為の善悪に関する概念を形作った。その目標とは、(1)

医師としての仕事のあり方を方向付けるような価値観を確立すること、⑵専門知識を社会に提供するために学識や技術を高めること、とされる。価値観に関しては、患者の利益や福利を促進するため、善意によるパターナリズムを下支えする行為基準（個人情報の保護など）が定められている。第二の目標に関しては、専門職の進歩、ひいては社会への利益をもたらすための科学的知識の振興に重点が置かれている[12]。この二つのテーマの間には明らかな葛藤が存在しており、製薬産業が、医療専門職、そして結果的には患者にまで、害をなすほどの商業主義を推し進めていると考えている者も多い。商業主義の発展の内実とその程度は利益相反の増加といった形で具体的に現れており、有識者はこの現状を、医師の役割に関する道義的要件が危険にさらされている、あるいは今後危険にさらされ得る状況と見なすかもしれない[13]。トンプソン（Thompson）[14]は利益相反について、「第一義的利益（患者の福祉や研究の妥当性など）に関する専門的判断力が、第二義的利益（経済的利得など）に影響されやすくなっている一連の状態」という有用な定義づけをしている。第二義的利益を追求するにあたっては、競合する意見がそれぞれに優先権を主張するような医療上のジレンマ（たとえば患者が治療終結を求めた際、自律尊重とパターナリズムのどちらを選ぶかといったこと）が引き起こされることはない。利益相反で優先される利益はただ一つである。第一義的ではない利益（たいていの場合は経済的利益）が優位に立たないようにすることが重要である。トンプソンは、倫理的ジレンマと利益相反の違いを無視すると、利益相反が「避けられないほど蔓延してしまう」と警鐘を鳴らしている。

利益相反の程度は次の二つによって判断できる。⑴医療上の決断が二次的利益に影響される可能性、または影響されているように見える可能性。⑵その影響、あるいは影響されているという見かけから生じうる有害性の程度。利益相反の程度はさまざまであるが、カシラー（Kassirer）は「…患者の治療が脅かされたり、医療情報が歪められたり…捏造が行われたり、医師の判断が損なわれたり…専門職の尊厳や品位が傷つけられたり、専門職が軽視されたり、医師・研究者・学会に対する信頼が損なわれたりする」状況につながることはできる限り避けるべきだと警告している。

多くの精神科医は、研修医も指導医も、粗品（ペンなど）から教材（テキストブックなど）、ささやかな便宜（教育的回診の合間の弁当など）から贅沢な贈物（学会旅行など）まで、製薬産業から特典を受けてきている。許容範囲のものから不適切なものまでさまざまであるが、医師はそれが利益相反を生じさせるものであると気づいていないことが多い。ダナ（Dana）とローウェンスタイン（Lowenstein）[15]は、医師の間では「ちょっとした贈物くらいでは処方パターンに影響を与えることはない」というコンセンサスが得られていることを述べたうえで、その見解は、「たとえ個人が客観的であろうとしても、その判断は利己的な先入観の影響を受ける」という社会科学の研究結果とは相反するものであると指摘している。高く評価された研究[16]では、そのような先入観による影響はしばしば意図されず、無意識のうちに起きると結論付けられている。

　これらの観察は、ちょっとした贈物による影響に気づかない理由についての説明にはなるかもしれない。しかし、臨床研究の対象となる患者を紹介したことに対して謝礼や講演料を受け取ったり、製薬企業が後援する無料の継続的医学教育（continuing medical education：ＣＭＥ）を受けたり、肯定的な結果を暗に要求されるような、製薬企業が出資者となる研究を行ったりした場合に、潜在的または現実的な利益相反に気付かないなどということは理解しがたい。たとえば、二〇〇〇年から二〇〇五年までの間、ミネソタ州の精神科医は製薬産業より主に講演料として一六〇万ドルを受け取った。この間、州のメディケイド（民営保険の余裕がない貧困層のための制度）による子どもの抗精神病薬の処方は九倍以上に増えた。しかし医師らは、処方パターンは受領金とは関係しないと主張している。一九九八年から二〇〇四年までに最も高額の支払いを受けた精神科医は、自分の主たる動機は教育的貢献をすることであると答えている[17]。（対照的に、ダニエル・カーラット（Daniel Carlat）医師は報酬を受け取ることが自分の職業的尊厳を損ねていると感じ、抗うつ薬に関する講演をやめた[18]。）

　個々の医師に影響する外的因子もまた、利益相反に対して鈍感にさせる要因である。たとえば米国では、法律が製薬産業と医療専門職の結びつきを進展させてきた。一九八〇年、議会は外国の製薬産業の台頭を憂慮して、バイドール法（Bayh-Dole Act）を可決した。これにより、大学や小企業が国立衛生研究所（National Institute of Health：ＮＩＨ）からの国庫の支援を受けた研究で得られた発見の特許を得ることや、製薬産業へ独占的使用権を許諾して使用料金を課すことが可能になった。研究者や研究機関はバイオ関連企業の株式を取得して、共有している特許権が認可されたときに配当を得ることができる。二〇〇四年までに、製薬業界の大企業から発売された薬品の三分の一が、大学やバイオ関連会社からライセンス提供を受けたものである[19]。また議会は一九八〇年に、スティーブンソン・ワイドラー法（Stevenson-Wydler Act）を可決し、ＮＩＨの研究による発見に対して同様の取り決めを認可した。

　要約すると、連邦法は産業と専門家の商業的関係を強化するような社会通念を発展させたということになる。提携は、協力関係によって科学的価値が高められたという前提によって正当化され、利益相反につながるさまざまな政策と慣行をもたらした。それらが倫理基準の侵害にあたるかどうかは、ヘルスケアの質や費用、研究の客観性や職業上の尊厳が、どの程度損なわれるかによる。ここではこの問題について、産業、医師、医学教育、そして政府機関の相互の関係を、医療職というミクロの観点と社会というマクロの観点の両方から検討していく。

## 医療専門職

### ◆製薬産業が研修医や臨床医と接触することによる影響

医療専門職と産業の関係は、医学部時代から始まる。[20] 製薬企業販売員（pharmaceutical representatives：PR[a]、以下MRとする）が至るところに存在するためである。ほとんどの医学生や研修医は、MRが正確な情報を提供し[21]、それらは有益で役に立つと信じている。[22] これらの関係の中心には相互依存がある。意識的にせよ無意識的にせよ、恩義を受ければ負い目を感じるものである。贈物があればなおさらである。[23] 医学生や研修医はその影響を否定するが、データはその主張とは異なっている。[20,22,24] このため研修医は上級指導医より多くの贈物をもらうことになる。MRは研修医の態度、情報、診療（処方内容など）に大きな影響を及ぼす。[25,26] 大学病院の医師は、MRから何らかの資金を受け取り、そのMRの所属する製薬企業の薬品を処方医薬品集に加えるよう求められるといったことがより生じやすい。[27] MRとの関わりは、新薬の処方がより多くなることや後発品の処方が少なくなることと関係し、処方費用の高騰をもたらす。[24,28]

カナダ、米国、ニュージーランドおよびオーストラリアにおける調査によると、MRと研修医との関係性は研修中に強化されていくことが示されている。[29,30,31] カナダの調査[32]では、研修プログラムにおいてMRを制限した群としなかった群とを比較し、研修中にMRとの接触が増えるほど卒後にMRへの肯定的な態度を示し、情報に恩恵を感じる傾向があることが明らかとなった。このような制限をかけたことで、結果的に非公式にMRと接触するようになるのかどうかは明らかではないが、接触回数自体は減じられていた。これらの知見はMRが臨床医と接触することによる影響は研修医と同様であることを示唆しており、接触パターンは研修初期に形成されることがわかる。このことが必ずしも医師の行動が不適切になることを示唆するわけではないが、ダナとローウェンスタイン[15]は、製薬産業と高用量の処方をする医師との接触が、患者の経済的負担や健康状態に影響するような処方箋を発行させるのだと主張している。

訳注a　pharmaceutical representatives：我が国の医療情報担当者（medical representatives：MR）と本来的にはほぼ同義であるため、以下の訳文中ではMRと表記した。

### ◆教育

製薬産業はＣＭＥ（継続的医学教育）へかなり寄与している。それゆえに一部では、これは形を変えた広告宣伝であると見なされているのも驚くべきことではない[33]。このような教育の状況を支えているのは、よく引用される「会社は教育を通じて生き抜く[34]」という企業スポークスマンの見解である。パブリックシチズン（Public Citizens Health Research Group）による調査では、製薬産業は医学教育について「我々のメッセージを伝え、聴衆に製品の売り上げを高めるような行動をさせるための強力な手段である」と公然と述べていた。（この報告は後にランセット誌（Lancet）において論説のテーマとして取り上げられた[35]）。

製薬産業は主に営利団体を通じて直接的および間接的に教育活動の巨大ネットワークへの資金を提供する。Medical Education and Communication Companies（ＭＥＣＣ）は、開業医への資料のみならず、病院向けのＣＭＥのプログラムやプレゼンテーションを作成している。二〇〇五年以降、百以上の営利企業が製薬産業を援助し、広範囲のプログラムを計画した。大学の医師らに報酬を支払ってコースの開発を行い、それに出席するよう依頼し[9]、スライドやカリキュラム資料、ゴーストライターの手による講義資料を用意して、参加した医師には奨励金が支払われた。レルマン[33]は、講師となる医師の利益相反の可能性について、データを示して述べた。たとえば、研修医が製薬産業後援のグランド・ラウンドへ参加すると、参加しなかった者と比較して、ある特定の会社の薬物をより頻繁に処方するようになるという[24、25]。レルマンは、製薬企業がＣＭＥに侵入している状況や、教育活動の商業的援助が拡大する様子を解説し、医師は「自立しているとはいいがたく、真の専門家と称することすら困難である[36]」と述べている。

カシラー[9]は精神科における利益相反について、二つの例を提示している。一つは、二種類の抗うつ薬（いずれも同じ会社が製造している）の効果比較の文献において、一方が優れていることが認められたが、もう一方は特許が切れようとしているものであった（すなわち利益の低い商品となる）という例である。論文は代筆によるもので、著者はその論文が掲載されたジャーナルの編集に携わり、製造者からは顧問料を受け取っていた[37]。二つ目は、薬物の適応外使用に関する宣伝活動である。ＦＤＡから抗てんかん薬として認可された薬物の製造社は医師と共謀し、神経学や精神医学の雑誌へ代筆による論文を載せることで、薬物の適応を疼痛、偏頭痛、そして精神疾患へと拡大した[9]。米国ではこのような薬物の適応外使用は許容されているが、ＦＤＡの認可なしに適応外使用について広告することは違法とされている。製薬産業は医師らに適応外使用を議論させるという形をとることでこれらの制約を免れているが、実際にはその医師らは広告目的で雇用されているのである。[38] 抗精神病薬（ＦＤＡは統合失調症と躁うつ病として認可した）だが、高齢者の認知症に用いるようプライマリーケア医に推奨されている薬があるが、これも同様の状況である。これらの薬物を高齢者に使用した場合死亡率を高めるという事実もあり、危険性が現れている。これが明るみに出たとき、この会社は、認知症と考えられる高齢者が実際は診断されていない統合失調症であった可能性もあると主張した。[39]

　医師の利益相反に関するカシラーの意見に呼応する形で、レルマンとアンジェル[5]は、医師の方から、産業側へいわゆる教育プログラムを行うよう依頼することさえあると見ている。レルマンとアンジェルは、継続的医学教育認定委員会（Accreditation Council of Continuing Medical Education：ＡＣＣＭＥ）が認定した、特別に創設された医学教育会社について言及している。ＡＣＣＭＥは、医師が能力を維持できるよう支援し新しい情報を提供するため、「継続的医学教育の質的基準を選別、作成、促進させる」ことに特化した専門的組織である。[40] ＡＣＣＭＥは表向き、宣伝と教育が混同されないよう保護されていることになっているが、企業の代表が委員に占める割合を見ると、実際に保護されているかどうかは疑わしい。[41]

　自らの教育責任をかなりの部分、商業に任せてしまったことにより、医師の基盤がぐらついているとの批判は、ある意味当然ともいえる。専門職の基本的な義務は、メンバーの専門的知識や技術を高めることである。もしも科学的正確さより商品の宣伝を重んずることになれば、教育の努力は土台から崩れてしまう。さらに、そのような行為は特に精神科治療において、医師の意思決定に対して潜在的な影響を及ぼす。たとえばシャーフスタイン（Sharfstein）[42] は、産業が教育を通じて、生物-心理-社会モデルを次第に「生物-生物-生物」モデルへ改変していると述べている。研修医や若手精神科医は治療プランを立てるにあたり包括的な見方をせず、症状を軽減するにはどの薬品が最も効果的かということに集中するようになっている。同様にワンツァナ（Wanzana）とプリモー（Primeau）[43] は、「どの薬を選択するかを、効果や副作用、費用、そして耐性の違いによって検討することに焦点を当てすぎると、薬物を使うかどうかの意思決定過程を見過ごすことになる」と警告している。また、心理社会的治療よりも薬物治療を重視すると、過剰診断ひいては過剰処方をもたらすことになる。一九九〇年代に注意欠陥／多動性障害（ＡＤＨＤ）を考慮しすぎたという現象はこのことをよく表している。ハラス（Halasz）[44] は、オーストラリアにおける注意欠陥／多動性障害の「誤診」について検討し、産業が製品の利益を高めるために関与したことが一つの要因であると述べている。ハラスはこの見解の裏付けとしてdexamphetamineの処方データを提示している。一九九〇年代の米国における神経刺激薬の処方についても、同様の要素が関与していた可能性がある。[45] 一九九四年〜二〇〇三年の間に児童・思春期の双極性障害の診断が四十倍も増加した原因の一部は、向精神薬のマーケティングの促進が関係しているともいわれる。[46]

## ◈研究

### 学術機関外の研究

倫理基準が危険にさらされる利益相反がはびこっている活動としては、その他に研究が挙げられる。これは、学術機関における研究、学術機関外における研究のいずれでも起こり得る。一九九〇年代以前、米国の臨床試験の約四分の三は大学病院で行われていた。試験の計画、遂行、募集、解釈、報告は学術チームの責任の下で行われ、基金とまったく経済的つながりを持たず、試験から利益を得る可能性はなかった。しかし大学病院では、施設内研究委員会（倫理委員会、Institutional Research Boards：ＩＲＢ）などの管理組織の認可を受けるためには教授陣と企業との間の取り決めが必要であったため、学術研究がなかなか進まなかった。速やかに規制認可を得て市場に製品を流通させたい産業にとって、この遅れによる損失は大きい。このため多くの臨床研究が、学術機関以外の環境で行われることとなった。開発業務受託機関（contract research organization：ＣＲＯ）は二〇〇三年までにその数を千以上に増やし、第Ⅰ、Ⅱ、Ⅲ相試験における割合は、十年前の二七パーセントから六四パーセントへと増加した。[47] さらに、既存の薬物を評価する第Ⅳ相試験（いわゆる市販後調査、例：効果や報告されていなかった副作用の評価）は、担当患者を調査対象とできる多くの医師の診察室において、ＣＲＯが実施した。

この調査形式に関わる倫理的問題は多種多様である。第一に、目的が科学なのかマーケティングなのかを考慮しなければならない。前述のように、医師との接触は処方パターンに影響を及ぼす。[25, 26, 27] 臨床研究に患者を登録することに対して経済的な報酬を受けることによって、影響はさらに大きくなりそうである。

第二の問題は、ＣＲＯは第Ⅳ相試験から得られたデータを、医療専門職により限られた範囲で管理する中で分析・解釈しているということである。したがって、公の場や別の機関の治験実施者から距離を置いた状況で、一部のデータセットに基づき結果報告をすることが可能である。すなわち研究の中で明らかになった有害事象を報告しないでおくこともできるということになる。ザリン（Zarin）らは、[48] 抄録の形でのみ公表されている試験の三分の一以上は完全な学術論文にはならず、論文が公表された場合であっても特定の結果が省略されている可能性があると述べている。さらにザリンらは「ヘルスケアや政策の意思決定者は、ある介入について、エビデンス全体のうちの偏った一部のデータに頼らざるをえなくなり、ヘルスケアに関する決定は最適とはいえない状況になる」と断言している。

二つの有名な向精神薬をめぐる状況はこれらの懸念をよく表している。ＣＡＴＩＥ研究[2]においては一般人口と比べて高い割合でメタボリック症候群が観察されたが[49]、問題の発生はクエチアピンよりもオランザピンに多く認められた[50]。オランザピンの製造者は一九九九年からメタボリック症候群が高頻度に起きることに気づいており、市場調査においても、臨床現場の精神科医が同様の現象を報告している。それにもかかわらずこの会社はこれらのリスクを軽視していた（おそらくオランザピンの売り上げが二〇〇六年には世界で四十億円を超えるほどであったためであろう[17]）。医療情報提供者に対しては、メタボリック症候群の情報を最小限にするよう指導し、副作用情報を否定したのである[51、52]。同様の状況として他の会社では、パロキセチンが思春期に効果が認められないことを公開していなかった。内部文書によると、会社は「商業的に不利な影響が最小限になるよう、（二つの臨床試験から得られた）データの流出をしっかりと管理していた」という[53]。

第三の問題は、第Ⅳ相試験においては患者へのインフォームド・コンセントが脅かされるかもしれないということである。医師が試験を行うことで得られる自分たちの経済的利益について十分に開示しなかったり、同等の効果があるより安価な治療法（たとえば後発品）について十分に話し合わなかったりすれば、患者の自律性を損なうことになる。

第四の問題は、医師の主な動機が経済的報酬にあるとしたら、それは自らの尊厳を傷つけ、ひいては専門職の尊厳をも傷つけるということである。第二義的利益（臨床研究における）の役割が大きいほど、そのように専門職の真価が損なわれる可能性が大きくなる。

最後の問題は、第Ⅳ相試験は、学術研究の場で行われる研究よりも患者を大きな危険にさらしてしまう可能性をはらんでいるということである。ロー（Lo）らが指摘するように[54]、被検者に参加適応があるのか、適切な用量を投与されているのか、有害事象は起きているのか、それは薬物との関連があるのか、その有害事象について報告すべきなのか、といった安全性に影響する判断は研究実施者が行うが、医師が公平さを欠いていれば、これらの問題について注意を怠ることがある。さらに、ＦＤＡへの説明は資金提供者を通じて行うのか、ＦＤＡへ直接説明するのか明確でないことがしばしばあるため、ＣＲＯによって実施された臨床研究に対するＦＤＡの基準は不明瞭である。実際のところＦＤＡは、米国の保健社会福祉省から、試験参加者の安全を守るための努力が非常に限られていると批判されている[55]。カール・エリオット（Carl Elliott）は監督不十分から生じたひどい話を、ニューヨーカー誌（The New Yorker）

に紹介している[56]。

**学術機関における研究**

学術機関外の設定で実施された臨床研究は、学術研究へかなりの影響を及ぼしてきた。一九九一年、臨床試験のための産業資本の八〇パーセントが学術機関に集まっていたが、一九九八年にはこの数値は半減した[1]。この現象は、販売市場の成功につながる専門知識や科学文献、研究対象を募るルートに関して、産業が学術機関に依存しなくなりつつあることを示すものである[41]。

学術機関は非営利団体であるが、失った財源を取り戻すため、より企業家的となっていった[57,58]。二〇〇〇年までに、三分の二の学術機関が自らの施設における研究を後援する新規事業の株式を取得し[59]、ビジネスと学術の関係を促進するための「技術移転」会社を設立した。大学教職員と製薬企業の経済的つながりも急増した。三分の一が産業とのつながりを持ち[60]、一九九八年には、四〇パーセントが自由裁量資金を含む謝礼を受け取っていた[61]。経験的データから強調されるのは、利益相反を減じるためには法律が必要であるということである。米国では、三分の二の講座が運営部門に関係しており（研修やＣＭＥ活動のサポートなど）、同様に主任教授の六〇パーセントは産業との関係を持っている（コンサルタント、科学顧問、スピーカーなど）。そしてその主任教授の大部分は、これらの関係は専門職としての活動に影響しないと考えている[62]。

学術と商業の境界が曖昧になることにより、新たな「医療産業」の誕生が示唆される[60]。学術機関は自らを企業の取引先であると見なす傾向にあり、企業に接近するようになる。たとえば数百の研究論文を分析すると、その三分の一が、研究に際して（特許などの）個人の経済利益を得た筆頭著者の執筆によるものであった[63]。アンジェルはnefazadoneに関する論説について冷静な解説をしている[64]。十二人の著者のうち十一人が業者との経済的つながりを持っていた。潜在的な利益相反はかなり大きく、記事に対して三ページが用意され、ウェブ上にも宣伝が掲載された。

商業が学術へ入り込むことにより、実践的な面にも変化が生じる。たとえば産業と連携している講座は、そうでない講座と比較して、研究テーマを選ぶ際に、それが利益をあげるかどうかを考慮に入れる傾向が倍以上である[65,66]。既存の薬物の市場を獲得するために「模倣」薬物の開発に力を入れるといったことに見られるように、薬理研究の領域が基礎研究から臨床研究に移行していることも、実践的な変化に関連する所見である[67]。一九九〇年から二〇〇二年までの間、著しい改良（significant improvement）または新規化合物（new molecular entity：ＮＭＥ）に分類された薬物は一五パーセントのみであった[5]。

医療の企業化に関するもう一つの懸念は、製薬産業による後援と企業寄りの研究結果との関係である。[60,68] ペリス（Perlis）らは、二〇〇一年から二〇〇三年の間に米国の四つの専門誌（American Journal of Psychiatry, Archives of General Psychiatry, Journal of Clinical Psychopharmacology, Journal of Clinical Psychiatry）の全論文を調査した。その結果、著者の利益相反がある場合、ある薬物をプラセボよりも優れているとする率が有意に大きくなることが示された。[69] この状況にはいくつかの要因が考えられる。第一に、製薬産業が研究計画に深く関わっているという問題である。[68] たとえば、新薬と比較する対照薬が不十分な量であれば、見かけ上、新薬の方がより高い効果を示す。また、薬物を本来の適応症状よりも軽症の集団で試し、実際の臨床使用で生じるよりも副作用が少ないように見せるといったことがあるかもしれない。[70]

第二に、製薬産業とＣＲＯは（非学術機関におけるデータと同様に）学術機関で得られたデータを巧みに操り、たとえば出版を遅らせたり差し止めたりもするという問題がある。[60] 製薬産業が後援しているＳＳＲＩの研究がスウェーデンで監修している雑誌へ投稿された際、メランダー（Melander）らは、[71] その薬物が有意な効果を示すという内容の論文が、有意な効果がなかったという内容の論文と比較してあまりにも頻繁に掲載されていることに注目した。メランダーらは作為的な報告は出版データ歪曲の主たる原因になり得ると述べている。そして、肯定的な結果と否定的な結果の両方を含むすべての研究にアクセスできないことから、「特定の薬物を勧めたあらゆる試験は歪曲されたエビデンスに基づく」と結論付けている。抗うつ薬の治験に関する別の調査では、製薬産業は（ＦＤＡの承認のために実施された）研究結果の三分の一を公表しておらず、薬物の効果に関する偏った評価を生じさせていることが示された。[72] 製薬企業は実際にデータの公表を差し止めることがある。有名な例として、ある製薬企業の薬物使用に伴う肝機能障害のデータ公表に関する訴訟がある。[73]

最後に、研究者は自分たちの研究がどのように「市場へ出る」のかについて責任を負っているという問題である。[74] 妊娠期間中に抗うつ薬を中止した女性のうつ病は再発する危険性が上がることを警告した論文はその好例である。この論文の筆者のほとんどが製薬企業からコンサルタントまたは講師としての謝礼を受けていたが、彼らは製薬企業との六十件以上の金銭的な関係を開示していなかった。これは利益相反について記すという雑誌の理念に反することである。[75] それ以外にも、米国国立精神保健研究所（National Institute of Mental Health：ＮＩＭＨ）の上級研究者が、製薬企業からの二十八万五千ドルのコンサルタント料を開示していなかったために告発されたという例がある。[76]

利益相反が研究にどのような影響を及ぼすのか、その全体像については議論の余地がある。まず市場獲得という動機、これは強力なもので、学術の世界へかなり入り込んでいるため「市民はもはや新薬の治験が正当であるとは信じられなくなっている」という[5]。もう一方では、利益相反については「産学協同の潜在的価値に照らして評価すべきであり…科学的知識や公衆衛生、健康、そして生産性を大きく発展させる可能性がある」ともいわれている[60]。ボーデンハイマー（Bodenheimer）[1]は、学術と産業が連携した場合は、企業にとっての経済的利益と研究者の科学的目標とがバランスのとれたものになる可能性があるが、それとは対照的に、産業単独での研究は自分たちの利益を求めることに終始するとの見解を述べている。

## 製薬産業が社会に及ぼす影響

社会の多元的共存は、公衆と利益団体との動的相互関係によって特徴付けられる。いずれの側も、目標追求のためには経済的支援が必要となる。製薬産業は莫大な資産を用いて政治プロセスに関与し、市民やその家族が患者になったときにも影響を及ぼす。その財力は驚くべきもので、製薬産業は、一九八〇年代より二十年間にわたり、米国の全産業において最も高い収益を挙げた（二〇〇三年には第三位へ転落している[41,77]）。また二〇〇二年には、売り上げ規模全米上位五〇〇社における製薬十社の収益を合計すると、その他四九〇社の合計より高かった[78]。（政府の報告によると、製薬産業の利益は全米の産業の平均を上回っているとの合意がなされているが、その程度については意見の一致を見ていない[79]）。二〇〇三年、米国人の処方薬の消費額は二千億ドルであった。売り上げ上位十品目には、オランザピン（三十二億ドル）とセルトラリン（二十九億ドル）が含まれていた[80]。

この巨額の収益は、主に米国の医薬品が高額であることによって得られたものである。産業は、研究開発の経費を理由に高額な価格を正当化している。ある団体は、新薬の開発には十二年かかり、その間の費用は八億ドルであると概算するが[81]、この数字はいくつかの根拠により再検証され得る。第一に、この費用計算には「機会費用」、すなわちその研究や開発に投資しなかった場合に得られたはずの利益や所得が含まれている。このような算定は革新的産業に共通することであるが、製薬産業では新薬の開発に長期間を要するため、特に大きな機会費用が生じる[5,79]。第二に、この数字はＮＭＥを開発する場合をもとにして得られたものである。しかし、ＮＭＥではない薬（ＦＤＡが認可した薬の三分の二）はたいてい既存の製品を漸進的に改良したものであるため、研究費用や開発費用は実質的に低く抑えられる。第三に、産業は自社外で行われた研究の費用についても算定する。たとえば一九九五年に最も売れた五つの薬物について見てみると、その薬物の発見に関する主要論文十七本のうち十六本は企業外から出されたものであった[5]。第四に、研究開発の費用は法人税から控除されており、この税金控除に関しては議論の余地がある[5]。レルマンとアンジェルは新薬の開発費用は二億五千万ドル強であると試算しており、八億ドルは「架空の数字」であると主張している。

研究開発にかかる正確な費用は定かではないが、価格設定への影響は免れない。一九九五年には六五〇億ドルであった米国の処方薬の小売価格は二〇〇〇年までに倍増し、一三二〇億ドルとなった。さらに二〇〇一年にかけて一七パーセント上昇し、一五五〇億ドルに達した[82]。製薬産業の資産は給与にも反映し、CEOらへ数百万ドルが支給され、自社株購入権により給与に匹敵する額が補完された[83]。投資家や従業員への報酬とは別に、製薬産業は次に述べるような活動への投資も行った。

### ◆政治的影響

レルマンとアンジェル[5]は米国のヘルスケアシステムについて、「製薬産業なしには成り立たないが、あっても成り立たないだろう」と述べている。コリアー[6]も、英国における製薬産業の政治的影響力の大きさに注目し、同様の懸念を表明している。一九八〇年代より米国では、科学的研究と私的ビジネスの連携を一変させる法律の制定と時を同じくして、製薬産業の資産が急騰した。これは政治的影響の賜物なのだろうか。二人の上院議員がこれについて意見を述べている。バーニー・サンダース（Bernie Sanders）は製薬産業が「米国議会において幾百もの勝利をおさめ、敗北は皆無であった[41]」と述べた。リチャード・ダービン（Richard Durbin）は製薬産業が「議会を掌握している」と判断した[84]。彼らの指摘に関心を向けるのには理由がある。一九九七年から二〇〇二年にかけて、製薬産業はロビー活動に約五億ドルを費やした[41]。二〇〇二年には、一三八社から六七五人のロビイスト（議員数よりも多い）を雇い、約九千万ドルを費やした[41]。製薬産業は「完全に政府の援助へ依存している…その生命線は、政府お墨付きの特許やＦＤＡの認めた排他的営業権という形での専売である」[5]。ロビー活動は間違いなく前述のような立法を促し、そのことが学術と産業の急激な商業的結びつきの火付け役となった。

これに続く立法は製薬産業のさらなる経済的成功をもたらした。一九九二年の処方箋薬ユーザー手数料法（Prescription Drug User Fee Act）は、ＦＤＡによる審査が行われる際には会社が一つの新薬に対し三十一万ドルの手数料[b]を保証し、かなり多くの金銭が当局に流れ込んだ。二〇〇二年には、ＦＤＡの予算の五〇パーセントはこの手数料によるものであった。二〇〇六年には、予算十九億ドルのうち四億ドルが手数料であった。このような状況の変化により、本来ＦＤＡが制御すべき製薬産業にＦＤＡが経済的に依存するようになったとの指摘がある。この手数料は新薬の審査速度を速めることを目的としており、既に製造された薬の安全性の監視という目的とは対立するものである。[85] 標準的な薬物が認可されるまでの平均期間は一九九三年には二十二カ月であったが、二〇〇三年には十四カ月に短縮し、米国は新薬登場の遅い国から早い国へと変貌した。処方箋薬ユーザー手数料法の制定前には、米国で最初に登場した新薬が承認される確率は約八パーセントのみであったが、最近では五〇パーセントとなった。認可までの期間が短くなった影響はさまざまである。審査期間の短縮により、十八万～三十一万年分の患者の生命を救ったが、ここから有害な副作用により失われた五万六千年が相殺される。[86] また審査期間の短縮と比例して、認可された薬物が安全性の問題により市場から取り除かれることが以前よりも増えている。[41]

二〇〇七年に法律が再認されることを認識し、米国医学研究所（Institute of Medicine）はＦＤＡの審査に関して、認可プロセスの前後を強化し費用対効果に継続的な注意を払うことを目標とした次のような提案を行った。[87] (1)承認後の安全性を再確認するため、薬剤の認可を五年間とする、(2)消費者に新規薬剤は従来薬剤よりも安全性は不確かであるとの注意を促すため、警告マークを表示する、(3)初期五年間は広告を禁止する、(4)製薬産業が必須の安全性試験を遂行しなかった場合、罰金を科す権限および使用禁止と回収の権限をＦＤＡに与える。

製薬産業の影響は二〇〇三年のメディケア法案（Medicare Bill）にも認められる。この法案には「金銭面、影響を受ける人の数、政治的利害関係」という点において、一九六五年にメディケア[c]およびメディケイド[d]が開始されて以来最も重要なヘルスケアの法律とされている。[88] いくつかの観点から、この法案は製薬産業に利することがわかる。第一に、高齢者は保険について二つの選択肢[e]があるが、製薬産業の利益は民間の保険からのみ得られるため、この法律は長期的に見て医薬品費の制御にほとんど影響しないのではないかと憂慮されている。データによれば、この傾向は既に認められている。[89] 第二に、連邦政府は製薬産業との価格交渉が禁じられている。これは低コストに抑えられている退役軍人の管理組織と好対照である。第三に、この法律には議論の的となる「ドーナッツホール」[f]がある――メディケアでは、たいていの高齢者は免責金額が二五〇ドル、それを超えると、医薬品費七五パーセントが、二二五〇ドルを上限に支払われる。その後は費用が五千百ドルまでは支給がなく、五一〇〇ドルを超えると政府が実質的に全額を支払う。この結果、重症者の支払う医薬品費は、処方される薬が少ない人よりも高額で高負担割合になる。高齢者は通常、多量の薬物を必要とするため、個人、保険会社、政府、すべての支払者にとって費用の問題は深刻なものとなり、社会全体の経済状態に影響を及ぼす。

◆マーケティング

二〇〇一年に製薬産業は、収入の三五パーセントに相当する約二〇〇〇億円を「マーケティングと経営」に投資した[90]。この金額は、研究や開発や製造の費用よりも大きく、全従業員の三分の一がマーケティングに従事している。消費者への直接宣伝（direct-to-consumer advertising：DTCA）に二十七億ドル、販売員に五十五億ドル、医師への無料サンプルに一〇五億ドル、医学雑誌の広告に三億八千万ドルが費やされた[5、34]。

DTCAは、米国とニュージーランド以外の先進国では禁じられている。米国に関しては、一九九七年にFDAは放送による医薬品の広告に関する法律を改定した。原則的には情報量を制限し[g]、一九九六年から二〇〇〇年の間にDTCAにかける費用は三倍となった。FDAのガイドラインがこの増加の主な原因ではなく、消費者の健康関連情報に対する要望に製薬企業が応えたもののようである[91]。DTCAは薬剤広告のわずか一五パーセントに過ぎないが、宣伝する商品と対象の選択を注意深く行えば効果があがる。ある調査によれば、DTCAが医師と患者の間で話題になれば、医師が「治療選択肢としてはためらいを感じるような処方」をすることになる可能性も起きる[92]。

マーケティングは主として個々の医師を対象とする。このことは、製薬企業が販売員に持たせる予算や無料サンプル提供のための費用の大きさから推察できる。米国では約八万八千人の販売員が病院の医師を訪れ、医師一人あたりに約八千〜一万三千ドルを費やす[5、24]。さらに、偽装マーケティングとも揶揄される、

訳注b　三十一万ドルの手数料：製薬企業がFDAに新薬の審査を依頼する際に手数料を支払うことによって、FDAはより多くの専門家を雇用することができ、審査の質を下げることなく審査の効率を上げることができるとされた。

訳注c　メディケア：米国の公的医療保険制度。高齢者または障害者を対象としている。

訳注d　メディケイド：米国の公的医療保険制度。民間の医療保険に加入できない低所得者を対象としている。

訳注e　二つの選択肢：メディケアの加入者には、従来の公的医療保険のみならず、私的な保険の選択が促される。私的な保険を選択した場合は従来以上の保障が受けられる。

訳注f　ドーナッツホール：保険でカバーされないある一定の医療費部分のこと。

訳注g　一九九七年のガイドライン改定により、副作用の危険性については情報の入手先や入手方法を明示すれば、広告内に副作用情報を表示しなくてもよいことになった。

企業の後援による教育が行われる[5,33]。これらの活動費用は企業の宣伝費としては計上されていないが[90]、もしこれらを含めれば宣伝費は二・五倍となる[41]。

宣伝効果は研修医や臨床医が後発品より先発品を、既に定着した薬品より新しい薬品を選択する行動にも反映される[20,26〜28,32]。抗精神病薬による治療介入の臨床試験（Clinical Antipsychotics Trials of Intervention Effectiveness：CATIE）[2]や統合失調症における最新抗精神病薬による費用効果分析（Cost and Utility of the Latest Antipsychotic Drugs in Schizophrenia Study：CUtLASS）[3]の結果が既に周知されていることを十分考慮したとしても[93-97]、この点は明らかである。遅発性ジスキネジアの懸念があるため、統合失調症患者には第一世代抗精神病薬（first generation antipsychotics：FGA）の使用は実質的に控えられ、第二世代抗精神病薬（second generation antipsychotics：SGA）が使用されるようになった。しかし実のところ、FGAはSGAと同じくらい、神経学的な副作用なく治療効果をあげていた。CATIEの主任研究者は、SGAの絶大な人気を「強い営業の力」によるものであると同時に「新薬の力を信じる医師や患者の過剰な期待」によるものでもあると考えた[98]。CUtLASSの主任研究者は、SGA普及の「確実な一因」は、「製薬企業が販売において大仕事を行った」ことであると述べた[99]。たとえば、MRが退役軍人病院の精神科医に対して行うSGAの説明の多くは、FDAが認可した処方の情報と相反するものである[100]。製薬産業はCATIEとCUtLASSの両研究について方法論的な問題を主張したが、これらの研究は「二つの独立した資金源による無作為化対照試験で結果がほぼ一致している」ものとの合意が得られたことにより、批判は鎮静化した[101]。

医師へのマーケティングによる第二の利益は、薬剤の適応外使用の促進である。前述したように、FDAが認可していない適応外使用の広告は違法である。多くの企業は認可された特定の病気や状態を超えて製品の適応を拡大させようと努力している[39]。

広告宣伝は健康な人に薬物治療を必要であるかのように信じさせるため（「病気の商人」と呼ばれ）批判を浴びている[102]。オーストラリアでは、ある企業の広告を請け負った会社が、百万人以上の人が社交恐怖と診断されず苦しんでいるという報道発表を行った例がある。その企業は患者グループと協調して集会を企画し、専門家を呼んで「家庭医その他の医療関係者に対し、社交恐怖についての啓発を行った」。政府が社交恐怖と診断される人は三十七万人であると発表すると、企業は、宣伝文句は誇張であったかもしれないと認めた[103]。

国家の保健予算において処方薬の費用の割合が急激に増大しているため、マーケティングは個々の患者へ直接的影響を与えるのみならず、社会に対しても間接的に経済的影響を及ぼしている。米国の保健予算はGDPの一五〜一六パーセントに相当するが、限られた資源で社会的ニーズに応えるためには倫理的な意思決定を必要とする（第8章参照）。医薬品費は「国家の健康福祉計画において唯一最大の増加支出で、支払能力を大いに脅かしている」[104]。処方薬の費用は、一九八六年には二四〇〇万ドルであったが、二〇〇三年には一万七九〇〇万ドルへと高騰し、精神疾患治療薬の費用は倍増した[105]。ある研究では、向精神薬の費用は一九九七年から二〇〇四年にかけて二・五倍となったことが示されている[106]。

### ◆法的対応

企業は法的分野においても膨大な経済資源を動かしており、裁判の和解金なども含め、社会に影響を及ぼしている。たとえばある会社は、オランザピンを服用後に糖尿病を発症したとする訴訟二万八五〇〇件に対して合計十二億ドルを支払った[107]。またマーケティング活動に対する民事・刑事調査への対処として、米国政府へ十億ドルの罰金を支払っている。これは、企業の製品販売を取り締まるための法律に違反したことに対して支払われた罰金としては最高額であった[108]。別の会社は、パロキセチンの後発品製造を妨害したという訴えに対処するため、四十九の州へ合計一四〇〇万ドルを支払い、このため薬価がさらに高騰した[109]。一九九〇年代以降、この企業はいくつかの薬価を高騰させたことについての民事裁判にも応じている[110]。他の企業も同様の訴えに対応しており、税金の未払いでも相当額の罰金を支払っている[111〜113]。いかなる基準から見ても、法的対応のため企業が支払った金額は膨大である。にもかかわらず、企業は利益を蓄えている。

米国の製薬産業に影響するすべての法律が支持されているわけではない。ハッチ・ワクスマン法（Hatch-Waxman Act, 1984）はFDAの認可過程を単純化することにより、安価な後発品を速やかに製造できるようにしたものである。一方で法律は、医薬品の開発や臨床試験、FDAの認可までには長期間を要することの代償として、特許期間を五年間延長することを許可した。企業は後発品が市場に出回る時期をさらに三十カ月間遅らせるため、いくつかの法的策略を用い、法律が当初意図していた均衡は崩されていった。法的対応にはかなりの支出が伴うにもかかわらず、企業はこれらの活動を続けた（たとえば、特許権侵害に対する怪しげな申し立てを始めるなど）。特許の延長が成功すれば、さらなる利益として何十億ドルも得られるためである。

## 倫理的判断

医療倫理は、道徳的に正しい治療を確実に行うための試みの中で、医師と患者や家族、同僚との関係性における価値基準を検証するものである。精神科臨床倫理は、精神保健に特異的な問題への対処において、同様の目的を追求する。与えられた状況における正しい行動を決定するにあたり、確立された方法[114,115]を多様な理論的フレームワーク[116]に適用することにより、倫理的な意思決定が正当化される。製薬産業と医師（精神科を含む）との関係に特徴的な法律や診療の倫理的基盤を評価するための方法の一つは、それらの行動が基本的な倫理原則に及ぼす影響を確認することである。たとえば、研究を行うことによって、無危害原則すなわち「まず、害すなかれ」という原則が侵されるかもしれない。薬剤の適応外使用は善行原則と対立するかもしれない。マーケティング活動や第Ⅳ相試験協力者の募集は、自律尊重原則の主要な側面であるインフォームド・コンセントをおろそかにするかもしれない。価格設定方針とそれが保健費用に及ぼす影響は、社会的正義を侵害するかもしれない。

　専門職と産業との関係を統制する倫理的基準に焦点を当てた分析は、カシラーによって検討されてきたような既定の基準を適用することによって実施できる。それは以下のような基準である。[9]⑴患者の治療または研究の安全性に関する決定は、決して経済的検討事項によって侵害されてはならない、⑵医学情報は偏りのない方法で、「経済的しがらみ」に影響されることなく提供されるべきである、⑶商業的影響により「多くの人が治療を受けられなくなる」ほどに治療費を高騰させるべきではない、⑷利益相反を伴う医師はそれをすべて患者へ開示すべきである。

　さまざまな団体がこれらの原則を具体化するためのガイドラインを採用している。しかし、その臨床応用に関しては複雑な状況が生じる。たとえば、米国医学会（American Medical Association：AMA）は「相当な値打ち」のない贈物、「控えめな」食事や会合への参加を容認している。[117]この曖昧さが解釈の幅を広げることとなり、乱用の可能性が生じる。米国内科医師会（American College of Physicians：ACP）も同様に柔軟な基準を提唱しており、市民が判断した際に倫理的であるかどうかを基準として自分の行動範囲を決定することを認めている。[118]この方法は、控えめな贈物であっても臨床判断に影響するというエビデンスを考慮すると、倫理的行動と反倫理的行動とを判別する作業を明らかに複雑化してしまう。オーストラリア・ニュージーランド精神医学会（Royal Australian and New Zealand College of Psychiatrists）による倫理ガイドラインは、いくつかの理由でよく知られている。その倫理ガイドラインには、以下のような事項が含まれている。透明性の重視、個人的に行う研究に際して倫理委員会に諮ること、研究補助金を個人でなく組織に交付するよう提唱すること、研究結果の公表責任を出資者のみでなく調査者へも帰すること、などである。教育活動に関しては、精神科医は同僚、市民、そして政府やメディアから見たときに専門職の評判が傷つくような援助を受けないよう注意する必要がある。[119] 医師との関わりに関する米国の製薬産業の声明[120]は、製薬産業から医師への贈物に関するＡＭＡの倫理ガイドライン（一九九八年）に基づくものであるが、最低限の基準であると批判されている。[104]

いくつかの専門家組織は、より明確なガイドラインを提案している。米国医学生協会（American Medical Student Association：ＡＭＳＡ）の指針は、製薬産業後援の行事であると認められるようなＣＭＥ（継続的医学教育）には反対する立場をとり、臨床医・研修医・医学生は贈物を受け取らない、臨床医は講演料や顧問料を受け取らないことを求め、病院が製薬産業の後援を受けた講演会や食事会を実施することを禁じている。[121] そして製薬産業との潜在的な利益相反や、「金銭も贈物も接待も」受けないようにすること、「製薬企業によってばらまかれた情報」に頼らず、偏りのない情報を求めること、臨床・教育・研究における利益相反を回避することなどについて専門職を教育するため、ノーフリーランチ（No free lunch）[h]という医療団体が設立された。[122] 同様の目的を持った国際組織に、カナダのTherapeutics letter、[123] フランスのPrescrire、[124] 英国のDrug and therapeutics bulletin[125]がある。

ＡＭＳＡとノーフリーランチは例外であるが、ブレナン（Brennan）[13]らは学術団体の倫理基準に関して、「患者の福利や研究の尊厳に対する専門職としての責務を十分下支えするもの」ではなく、監視する仕組みも欠如していると非難している。カシラーのことばを借りれば、「『するべき（should）』ばかりで『ねばならない（must）』が足りない、根本的に強制力がない」[9] ということである。これらの見解が正当であることは経験的に証明できそうである。一九九〇年代、ＦＤＡと米国保健福祉省の監査部（Office of the Inspector General：ＯＩＧ）は、製薬産業と連邦政府の制度における利益相反に関連した不法行為が増加していることについて追及した。これを契機としてＯＩＧは、「製薬企業のためのコンプライアンス・プログラム」[126]を提案した。これは、「乱用の可能性が大いにある」製薬産業と医師との関係をはじめとする不法行為に対処するためのプログラムである。このガイドライン（ＯＩＧガイダンスと

訳注h　ノーフリーランチ（No free lunch）：二〇〇〇年に設立された、米国を拠点とする医療専門職（大半は医師）によるアドボカシー団体。No free lunchの原義は、ただの昼食はない、すなわち効用を得るためには何らかの対価を支払わなければならないというトレードオフの関係を意味する経済学の基本命題。

呼ばれる）の緻密な作成過程を見ると、利益相反を扱う専門職ガイドラインの不備が露呈する[104]。ＯＩＧガイダンスにより、いくつかの利益相反に対する管理が強化された（たとえば、研究補助金は販売やマーケティングと切り離すよう要求するなど）。そして、医師と製薬産業のやりとりを厳重に監視することを提唱している。しかしＯＩＧは、医師団体と製薬産業の圧力によって主張を撤回し、実際には「不正や乱用をかなり生じさせる」であろうと考えていたにもかかわらず、規制が緩和された現在のガイドラインを是認したのである。

　基準を設けようとするこれらの試みは、望ましい倫理原則を実行可能な政策へ転換することの難しさを表している。そして利益相反を阻止するには、専門職が自ら作定したガイドラインのみでは不十分であることがわかる。たとえば、資金計画の開示にあたっては、利益相反の程度については示さないのが通例である。そして大部分の患者は、医師と産業の経済的結びつきについて気づいておらず、その意味も理解していない。

　既存のガイドラインは主要な利害関係者——製薬産業、医師、研究所、研究成果によって製品の特許を得る大学——にとって有利なものであり、ＯＩＧガイドラインへの抵抗が行きわたるよう働きかけている[19]。これらの利害関係者全員が現在の体制から経済的利益を得ているのであるが、その体制は、利益が最も優先されるべき人——患者と家族——に危害と経済的困難を押し付けるような診療や政策を容認しているのである。ここで、利害関係者らの利益相反を減らし、患者を守るために計画[5, 10, 13, 41]された提言を総括しておく。

◆医療専門職

　患者からの負託に応えるため、医師は可能な限り利益相反を回避すべきである。ロスマン（Rothman）[127]は、「製薬企業の影響」は「医師自身のコントロール次第」であり、影響を減じさせる方法はあると論じている。

　第一に、医師は製薬産業の本質に関して学ばなければならない。「研修中に学び、身に付けた習慣はその後の診療に持ち込まれるため」、ブレナンら[13]は、客観性と科学性を「臨床研修の中心となる教義」にしなくてはならないと力説している。したがって医学生は、製薬産業との関係に付随した倫理的な陥穽について教育を受けるべきである。このような目的のプログラムが、いくつかの医学部において実施されている[128]。コロンビア大学医学部が実施している処方プロジェクトでは、教育病院において、臨床医や研修医が贈物を受け取らないような指導を励行している。同様の取り組みは既にスタンフォード大学、ペンシルバニア大学、エール大学においても実施されている[129]。

　第二に、贈物、食事、旅費、そして会議に出席したりオンラインのＣＭＥを視聴したことに対する報酬の支払いなどは禁じられるべきである。カッツ（Katz）らは[130]、安価な小さい贈物を認めるように方針を改訂することについての理論的正当性を提示している。薬品サンプルの提供は廃絶すべきである。なぜなら医師が製薬企業への恩義を感じ、より新しく高い薬を処方するようになるためである。さらに、薬品サンプルはそれを必要とする患者に渡されているという正当化については反証されてきた。実際のところ、サンプルのほとんどが裕福で保険に入っている患者に渡されているのである[131]。

第三に、医学研修やＣＭＥは、「製薬企業が関与する範囲内」で行われる限りは利益相反が続くことを考慮すると、変革されなければならない[33]。医学部は、製薬産業が教育活動に影響を及ぼす範囲を制限するべきである。カシラー[9]は、ＣＭＥコースの資金（たとえば、討議される内容に関連する講義における資金提供の金額および期間）のみならず内容（たとえば、学術機関が教育プログラムに現実的・組織的に関わる範囲）に関しても、より高い透明性を求めている。製薬産業は中心となる基金へ資金提供し、学術機関内の第三者グループがそれを配分するという形で研修に対して資金を援助すればよい。たとえば、ジョージタウン大学医学部が始めた無料のウェブサイト（www.pharmedout.org）のような活動に資金提供することができる[132]。他の対策として、製薬企業販売員が学術機関へ出入りすることを禁止し、学術集会における製薬産業後援のシンポジウムを排除する[13、33、41]、さらには製薬産業の援助から完全に独立した専門職団体を作る[41]という案がある。このような方法では、残念ながら確実に組織活動の規模は縮小するであろうが、利益相反の防止と引き換えになる点では容認可能である。

第四に、医学部では臨床試験の研究方法やデータ解析[133]、文献の解釈の仕方について、より責任ある薬理学の教育を行わなければならない。

第五に、医師は製薬産業が後援する講演派遣に応じたり、企業の社員をゴーストライターにして論文や論説を執筆させたりするべきではない。

第六に、医師は経済的な利益の生ずる研究を実施すべきではない。ブレナンらは[13]、医療機関における製薬産業が後援する研究を認めている。ただしこれが認められるのは、特定個人に配当が偏らないようにすべての資金をプールし、その配分を管理する仕組みが確立されている場合に限るとしている。また無制限の教育助成金を回避するため、その研究から得られる成果物を明確にしたうえで研究を請け負っているかどうかについてコンサルトを求めること、そしてすべてのコンサルティング契約に第三者を配置することも必要である。研究結果の報告に際し、雑誌の編集者は著者の利益相反について情報を得るべきである（これは次第に一般化しつつある）。編集者も利益相反とは無関係であるべきであり、医学会や研究所の責任者も同様である。

既に発表されているデータに関しては、独立した分析ができるようにすべきである[9]。米国の医学会は、すべての試験結果を、公表されたものかどうかにかかわらず市民へ公開するよう呼びかけている。これはすべての研究を学問的知見とし、偏ったデータのみが公表されるという事態を最小限にするためである[87]。個人的に治療を受ける患者は、治験により医師が受ける可能性のある経済的インセンティブについてすべて知らされるべきである。

### ◆政府

多くの国々で、医薬品費はさまざまな仕組みによって規制されている。フランスでは総支出額に制限が設けられており、イギリスでは利益の上限を定められ、日本では既存の薬品との比較後に新製品の価格を設定している。米国にはそのような規制がなく、二〇〇〇年から二〇〇五年にかけて処方薬が高騰し、健康福祉支出の増大につながった[134]。他の先進国と同様に規制を設け、不合理かつ不公平な価格を制御しなければならない。医薬品費は個々の患者負担を増すが、これは精神科医療においてもいえることである。たとえば、メディケイドのような州のプログラムでは、統合失調症の患者に対して新規薬と効果が同等の古い薬物を使用せずに高額な薬物を用いた場合、薬物療法以外の資源を制限しなくてはならない仕組みとなっている[135]。

製薬産業は、医薬品の価格は研究開発費が高額となるためであると述べているが、前述のように、その金額には議論の余地がある[5、81]。開発費用が不確かであることを考慮しても、価格の公平さには疑問が残る。化学的な違いはわずかであるにもかかわらず、新規薬として高額の価格設定がされた薬物の流通にも問題が多い[2、3]。政府の持つ規制権力の大きさと、その力をいかに用いているかを考慮すれば、この展開に対する政府の責任は大きい。実のところ、米国で医薬品の価格設定を制御する方法は既に存在している。企業が特許を取得した製品は、「妥当な条件で市民が入手可能（適正であると一般に認められるような価格）」となるよう法的に要求されている。そしてＮＩＨは、研究が「特別な状況（一般的には、市民に利益をもたらすことを意味するものと解釈される）」下にある公有財産となるよう求めることができる。これらの規定は、もしバイドール法の条項に違反した場合には、認可薬そのものの使用または特定企業に与えられた認可について政府が介入することによって、「利益、価格および競争的状況」を制御できることを意味する。しかし議会は決してそのような動きはしてこなかった[136]。

政府の第二の任務は、規制機関の改編である。たとえばＦＤＡは、日常的な業務を行ううえで、過度に製薬産業の資本へ依存しており、そのことが利益相反の温床をつくりあげている。（実際、前長官は自身の持ち株がらみの罪を認める答弁をした)[137]。FDAの独立性を強化するためには、製薬産業と何らかの経済的つながりを持っている専門家を除外することが必要であるが、FDAはこの目標に対して最小限の対応しかしていない[138]。

第三の任務として、研究デザインの偏りやデータ選択の偏りといった、研究の客観性を歪めるような行為を防止するため、独立機関を設立することができれば理想的である[41]。この提案の重要性は、それぞれ別個のプロジェクトであるCATIEとCUtLASSにおいて同様の結果が得られたことからもわかる。

最後に、政府は法律の乱用を抑制しなければならない。製薬産業が政府に対して過度な影響を及ぼさないようにするため、ロビー活動の形態を変える必要がある。米国における二〇〇六年の処方薬に対する出費の急増の主な原因は、新たなメディケアの医薬品収益によって引き起こされた政府の歳出の急騰であった[139]。これに関連する法律は猛烈なロビー活動により通過したものである。さらには、過度に長い特許期間は不正な競争を引き起こすため、禁止すべきである。

### ◆市民

精神科の患者、家族、そして一般市民は、医師と産業との関係を改めるよう主張するという重要な役割を担っている。これを主張するためには、草の根的な活動から選挙活動に至るまで、さまざまなレベルの活動が必要である。第一段階としては、この章で論じられている問題に関する知識を得ることである。公益団体(たとえば、Alliance for Human Research Protection[140]など)や、ノーフリーランチなど前述の団体[122~125]のウェブサイトにアクセスするのも一つの方法である。患者は、精神科医から勧められた薬剤についてそれを勧める理由を尋ね、精神科医が関連薬剤の効能と危険性について最新の知識を持っていることを確かめなくてはならない。また特定の治療を勧められたときには利益相反について確認しなくてはならない。

## 結論

精神科専門職と製薬産業の間に蔓延している利益相反は、多くの利害関係者を巻き込んだ組織的問題から生じるものである。利益相反は治療の質や費用、研究の目的、そして個々の精神科医や一般医療職の品位を損なわせ、精神科ケアにおける倫理基準を脅かす。いずれの立場の人も、そのような事態をもたらす行為や指針の改変に対する責任を担っている。利益相反を阻止するためには、こうしたことについて専門職や市民を教育すること、問題ある活動に関しては企業に責任を負わせること、改革を促進するよう政府の協力を得ることなど、協働の努力が必要である。

# 10

# 倫理綱領

シドニー・ブロック（Sidney Bloch）
ラッセル・パーギター（Russell Pargiter）

医学の一部門としての精神医学は、倫理綱領にとっては何世紀もの間副次的なテーマであった。しかし一九七〇年代になってようやく、精神医学の職能団体は会員のために倫理原則を設けることが望ましいと考えるようになった。その経緯とその後の展開を理解するため、ヒポクラテスの時代から現在に至るまでの医療における倫理綱領の展開を手短にたどっていくこととする。さらにそれぞれの綱領を比較し、道徳意識を高めるため、あるいは「同業者組合」を守るためといった、それらが使われてきた目的について検討する。また、倫理綱領が教育や自主規制の手段として用いられてきたことについても考えていく。これらのテーマを検討するにあたっては、オーストラリア・ニュージーランド精神医学会（Royal Australian and New Zealand College of Psychiatrists：RANZCP）の倫理綱領を用いた。

## 歴史的背景

精神医学における倫理綱領の今日の発展を理解するにあたっては歴史的背景を調べるという方法があるが、それによってさまざまな疑問が生じてくる。医療における最初の倫理綱領であると一般に認識されているヒポクラテスの誓いから、精神科医のための倫理綱領ができるまでの間、何世紀もの時を経なくてはならなかったのはなぜだろうか。それまでの一般的な倫理綱領（ヒポクラテスの誓い、その他）は精神科臨床にも適していると考えられていたのだろうか。精神医学に特有の倫理的課題が、十分には認識されていなかったのではないだろうか。もっと皮肉ないい方をすれば、精神疾患は身体疾患とはあまりにも異なっていると考えられており、十九世紀までは精神疾患のケアとは本質的に管理のみであったため、倫理的配慮は不必要であると見なされていたのではないか。（精神疾患患者が排斥されてきた理由についてはフーコー〈Foucault〉[1]の記述を参照のこと）。「新たな」団体の倫理的関心が具体化してきたのは、精神医学の職業化の動きに倣っただけのことではないのか。（例：米国精神医学会〈American Psychiatric Association〉の前身が設立されたのは一八四四年になってからであった。英国王立精神医学会〈Royal College of Psychiatrists〉の前身は一八五三年設立である）。

次第に進化していく医の倫理綱領を見ていく際の出発点となるのは明らかに、ヒポクラテスの誓いである[2]。おそらく紀元前四〇〇年頃に記されたこの誓約は、宗教的な一連の誓いから構成されている。その誓いによれば、医師は自らを高潔な同業者仲間の一員であると見なすよう求められ、師を敬い後続の医師を育成するという二つの義務が課されている。そのことが記された部分の文体には綱領の厳粛さ、さらには神聖さまでもが感じられるもので、その形式と内容は神秘的で、もっといえば崇高な印象すら与えるものである。対照的に誓いの後半では具体的な倫理問題を扱い、確固とした規則に言及している。たとえば、医師は患者の秘密を守るべきであり、患者を性的に搾取してはならず、自分の専門的技能を超える処置をしてはならない、といったことなどである。

この誓いの最も傑出した特色は、「私は彼ら（患者）に危害や不正が及ばないようにします」という表現で具体化されたパターナリズムであろう。また医師は患者に対する全責任を引き受けるよう求められる一方で、崇高な専門職の一員であり同僚から支えてもらえるという意味においては、保護されているともいえる。

古典的な形ではあるが、ヒポクラテスの誓いは専門職の実践の理念を打ち出しており、医療行為に関する革新的な規則も提供してくれている。ヒポクラテスの誓いが時の経過という試練に耐えてきたのは、あるいはこのような理由によるのかもしれない[3]。ギリシャ語で書かれたヒポクラテスの誓いはキリスト教とイスラム教の発展に伴い、これらの宗教に合うように、たとえばギリシャ神をキリスト教やイスラム教の神学理論に置き換えるなどの修正が加えられていった。

ヒポクラテスの誓いの影響力とは対照的に、医療に関する他の古代の倫理綱領は物珍しい存在として残されているのみである。しかしそれらの存在から、さまざまな文化の中で医療の倫理原則を成文化しようという取り組みが行われていたことがわかる。具体的には、インド、ヘブライ、それにペルシアの綱領が知られている。紀元一世紀にインドの医師によって書かれた医療教本であるチャラカ・サムヒタ（Caraka Samhita）[4]には、患者に思いやり深く接すること、決して患者を利用しないことを医学生に強く求めた誓いが含まれている。より具体的な指示としては、性的な搾取の禁止や常に最新の医療的知識を把握すること、守秘義務などが取り上げられている。

　アサフ・ハロフェの教本（The Book of Asaph Harofe）[5]は古代ヘブライの最古の医療教本として知られているが、医学生が卒業する際に誓うよう求められる誓約が含まれている。この本の著者とされているアサフ・ベン・ベラキヤフ（Asaph ben Berachyahu）は、紀元六世紀頃に活躍していたとされる。ここでも性的搾取の禁止と秘密保持の必要性について言及されていることに注目したい。しかしながらその誓いの大部分は宗教的な色彩を帯びており、医学生は、慈悲や知識の究極的な根源である神を信頼するよう強く求められていた。

　十世紀のペルシアの医師ハリ・アッバス（Haly Abbas）[6]の手による教本も、同様に神を重視している誓いの典型である。ヒポクラテスに敬意を表しつつも、アッバスは、神を全知全能であり英知の源でもある存在と見なすよう医師に強く説いている。アッバスは、師は尊敬されなくてはならず、次世代の医療のために必要なことは保護されなくてはならない、そして治療には思いやりある態度が必須である、と述べている。また、守秘義務の問題と性的搾取、教育の継続に関して特に具体的な言及がなされている。

　他の綱領が発展してくるまでには、それからさらに数世紀を要した。たとえば一六一七年には、中国の医師であるチェン・シークン（Chen Shih-Kung）[7]の記した外科医学の手引書の中で医療倫理について触れられている。一七七〇年にペルシアのモハメド・ホシン・アヒリ（Mohamed Hosin Aghili）[8]によって案出された綱領には、その構成要素としてさらに厳密な義務一覧が含まれている。その中には我々がよく知っている医療的な義務の先駆けといえるようなものもあった。たとえば「医師は、自分の専門知識が不十分であるとわかったときには同僚に意見を求めるべきである」「医師は効果のない治療を続けてはならない」「医師は同僚の能力について非難してはならない」「医師は一般市民に自分の知識を伝えるべきである」といったことである。

　医療倫理の成文化にあたって最も注目すべき貢献をしたのは、英国の医師トーマス・パーシバル（Thomas Percival）であった。一八〇三年に出版されたパーシバルの綱領は、本質的には医療倫理と作法の手引書である[9]。現代における医療倫理の考え方の創始者ともいえるパーシバルの果たした役割を考慮すると、この綱領については慎重に検討していく必要があるだろう。この倫理綱領の由来は非常に興味深い。著名な医師で敬虔なクリスチャンでもあったパーシバルは、一七九一年、当時マンチエスター病院内で第一線の患者介護を担う人たちの間で生じていた激しい葛藤を解決するための行動規約を策定するように依頼された。彼は数ヵ月のうちに規約を作り上げ、その規約は後に彼が作成した四章からなる倫理綱領の最初の章となった。この章は病院内での専門職の行為について定めたものであり、倫理綱領というよりは行為規範に近かったが、依然としてユダヤ教とキリスト教の原則が色濃く反映されていた。倫理綱領と行為規範の区別については後述する。医学生であった息子に捧げる形でパーシバルは、賢明な人は「明確な原則」に基づいて行動し、善なる人はこれらの原則が徳につながることを確信していると述べている。いくつかの教訓には宗教的特徴が組み込まれており、ある教えでは、病気を治療する際には宗教的な力が影響すると強調されている。他の箇所では梅毒患者の女性の治療を例に挙げ、はっきりと、批判的ともいえるような調子で「無分別な情欲と不道徳な放埒」を責めている。しかしパーシバルは、「改心や徳につながりやすくなる」慈悲の原則を採用すること、たとえば寛容であるよう同業者に求めることによって、この説教じみた訓示を補完している。また徳に基づきつつもあまり宗教的ではない教えとしては、パーシバルは医師に、患者の症状と同じように患者の感情にもきめ細かく対応するという思いやりある態度をとるよう求めている。

　パーシバルの綱領のかなりの部分は適切な実践に関する事柄であり、会計検査や医療の質を保証するにあたっての必要条件までもが指摘されている。これはたとえば、「薬物療法は適正な基準に基づくべきである」「病棟は過度に混み合わないようすべきである」「『医科学』を向上させるため、診療録へのデータ記載は怠りなくするべきである」「新しい治療法の有効性については入念に監視すべきである」といった教えである。以下に示すように、行為規範とは、典型的にはこのような臨床上の基準を示した指針のことである。

　医療スタッフ間の葛藤が倫理綱領の起源であることを考えれば、いくつかの規範が同僚間の問題に関係していたとしても驚くほどのことではない。「外科医と内科医はそれぞれの高度な専門的知識を互いに認め合い、困難例について互いに相談し、同僚の能力を責めることなく、すべての医療スタッフの意見を尊重すべきである」といった記載はこれに関係する。

　義務に基づく原則は現代の倫理綱領では中心となることが多く、前述のように古代の倫理綱領にさえも含まれているが、パーシバルの綱領の中ではこの種の原則に対してほとんど注目されていない。たとえば守秘義務に関する記載も非常に簡潔である。これは緊張を伴う専門職間の関係性を改善しなければならないという心理的圧力がパーシバルにかかっていたためかもしれないが、患者への義務は明らかに補足的なものとされていた。この不均衡はパターナリスティックな性格を持った倫理綱領にも反映されており「患者から感謝の気持ちや敬意、信頼感を引き出せるように、権威を兼ね備えた謙虚さを持つこと」との記述もある。さらに、患者には自らの選択で医師を選ぶ権利は与えられていなかった。

エドモンド・ペレグリーノ (Edmund Pellegrino)[10] はその思慮に富んだ論説の中で、パーシバルが自らの専門職を自己防衛しており、そのため患者の自律性に対する配慮が不足していることについては問題があると認めている。一方で、ジェイ・カッツ (Jay Katz)[11] やロバート・ヴィーチ (Robert Veatch)[12] のような著名な評論家の主張を紹介し、パーシバルの貢献を称賛してもいる。まとめの中でペレグリーノは、パーシバルの主要な功績は、専門職間の葛藤に対処するための新しい方法を考案したことであると述べている。ペレグリーノの著述により我々が気付かされたのは、パーシバルは通常の倫理的推論において専門的知識は求めておらず、ユダヤ教とキリスト教の教義が適切な医療行為の中心であるとしていたということである。したがって彼の教訓は必然的に徳に基づくことになり、その主意は、「患者の健康と福祉の保証人にふさわしい医師の人格が決して揺るがない」ようにすることであった。そこから導き出されるのは、よい医師となるためにはよい人間であれ、という明確な結論である。

我々は、医療における倫理的な実践を成文化していくうえでまずまとめるべき概念としての、徳と義務の矛盾に関する論理について早くから指摘してきた。この問題については後述するが、ここではまず便宜的に、パーシバルの置かれていた状況とその業績に関するペレグリーノ[10]の評価を引用しておく。

> パーシバルは我々に、十八世紀の有徳の人間が、患者や病院、社会に対する義務をどのように解釈していたかについて教えてくれる。周知の通り、彼の時代の文化的、社会的環境は今とは大きく異なっていた。したがって、パーシバルの公理すべてを蘇らせたところでせいぜい感傷的な時代錯誤となるだけであろうし、当時のあまり感心できない医学の風潮を再強化する危険をおかすことにもなろう。しかし、専門職間の葛藤や、キリスト教徒に求められる紳士的振る舞いが強調される状況にあっても存立できる倫理はあり、それらの要素の多くは時代や文化の制約を受けない。十八世紀の医師は、我々にこの倫理的な教訓と、倫理が求める個人的な徳や資質について示してくれるのである。

## パーシバル：二十世紀への架け橋

　時代や文化について知ることは、十九世紀のその後、そして二十世紀において、医の倫理綱領がいかに発展していったかを検討するための出発点となる。重要な出来事としては、一八四七年に米国医師会（American Medical Association：ＡＭＡ）が設立され、パーシバルの見解に基づいた綱領を直ちに採用したことが挙げられる[13]。その綱領では米国の医療界が置かれていた混乱が重要視されていた。医師の登録と規制に関する法律が混乱していたため、医師の質はさまざまだったのである。患者が訪れる開業医の多くは、専門知識を持っていると主張するが、にせ医者やペテン師もいた。ＡＭＡが直面していた課題は、ペテン師を捜し出し、適正な訓練を受けた医師が専門職のあるべき姿を示すことができるようにすることであった。

　したがって、ＡＭＡの綱領の主要な目的は、米国の医療のしかるべき基準を示し、一般市民が安心感を持てるようにすることであった。のちにこの目的が法的対策に置き換わったとき、この綱領は、より明確に患者を重視した義務に基づく文書となった。現在の版では注釈付きの七つの原則に集約されており、尊厳の尊重、守秘義務、医療教育の継続、一般の人々への教育、それに医療を通じて地域社会の改善に貢献することなどについての規定がある。

　さらなる大きな進展が見られるまでには、それからまた一世紀を要した。その契機となったのはニュルンベルグ医療裁判（連合国対カール・ブラント〈Karl Brandt〉ら、一九四六年）[14、15]であり、判決には人を被験者とする研究に関する先駆的な原則が含まれていた。この原則では、インフォームド・コンセントの過程と、予想される成果によって研究の実施を正当化できるかどうかについて検討すべきであるという考えに重点が置かれていた。医学研究に限定されていたとはいえ、その声明が存在するというだけでも、恐るべき医療犯罪があったのだという認識につながり、臨床実務の倫理基準を強化することを意図した世界医師会（World Medical Association：ＷＭＡ）創設への道が開けたのである。

　ＡＭＡの初仕事が倫理綱領の作成であったのと同様に、ＷＭＡは、一九四八年にジュネーブ宣言を作成した（巻末参照）。この宣言はヒポクラテスの誓いの現代版であり、指導者や同僚に敬意を表すること、宗教や人種、国籍、もしくは社会政治的な立場にかかわりなく患者を治療することといった側面が強調されている。一年後にＷＭＡは、より典型的な義務重視の綱領を作成した。この中では、専門職として最高水準の行為基準を維持し、反倫理的と見なされる一連の行為を避けるよう医師に求めている。かなり啓発的な内容であり、作成者は守秘義務や専門職間相互の尊重といった倫理的側面、さらに治療費や自己宣伝のような実利的問題にも熱心に取り組んでいたようである。

ＷＭＡの取り組みに触発されて、多くの国の医師会が自らの会員のために倫理綱領を案出し始めた。たとえばオーストラリア医師会は一九六四年に、旧ソビエト連邦は一九七一年に倫理綱領を策定している。

## 精神科医のための固有の倫理綱領

このような国家レベルの発展とときを同じくして、少数だが精神科団体の中には所属会員が遭遇する特有の倫理的ジレンマがあることに気付き始めたものもあった。しかし、米国精神医学会（American Psychiatric Association：ＡＰＡ[16]）が精神科に特化した最初の倫理綱領を作成したのは一九七三年になってからであった。その三年前にＡＰＡは、精神科医に適した倫理綱領を考案するよう倫理委員会に求めていた。しかしＡＭＡは、精神科医は臨床医であるため、既にＡＭＡの倫理原則に拘束されていると主張した。したがってＡＰＡは、ＡＭＡの原則から離れるのではなくその原則を補う形をとることになった。ＡＭＡは、一連の注釈を倫理綱領の中に盛り込むことで精神科倫理綱領の先例を作った。ＡＰＡはそれに続いて「特に精神科に適用される」一連の原則を案出した。

カナダ精神医学会（Canadian Psychiatric Association：ＣＰＡ[17]）は、同様の手順でＣＰＡ倫理綱領を作成した。すなわちＡＰＡの方法に倣って、カナダ医学会（Canadian Medical Association）の倫理綱領をもとにして、注釈を加えたのである。

これらの先駆的な動きは、精神科専門職全体から見ると特殊なことであった。他国の団体では、北米の動きに倣う準備がまだまったく整っていなかった。ＡＰＡが倫理綱領を制定してから三十年後、二人の英国人精神科医がなおも精神科医のための倫理綱領の必要性を訴えていた。サルカール（Sarkar）とアドシェッド（Adshead）は次のように述べている。「我々に必要なのは、臨床的に有意義で多様性をも尊重した価値体系に基づく精神科医としての倫理的同一性を定義することである[18]」。

一九七〇年代中盤には、精神科医のための倫理綱領の発展が世界精神医学会（World Psychiatric Association：ＷＰＡ）内にとどまっていたことが、国レベルでの関心が高まらなかった理由かもしれない。ＷＰＡの初めての試みである倫理に関する全体集会では、スウェーデンの医療倫理学者クラレンス・ブロンクィスト（Clarence Blomquist）教授が講演を行った。その講演では、ＷＰＡは精神科医に特化した綱領を採用すべきか、採用するとしたらどのような形がよいのかという問題に対応するための歴史的背景が述べられた。この講演が一年後のホノルルでの世界精神医学会総会における綱領の採択につながった。これがハワイ宣言であり、精神科医療における倫理基準の最小必要条件と見なされる指針から構成されていた。ハワイ宣言は後に修正を加えられ、マドリード宣言（巻末参照）と改められた。この宣言は、精神科医に対して一般的に求められる義務に基づいている。そこで求められているのは、患者の最善の利益に貢献すること、最も有効な治療法を提供すること、処置や治療を行う前にインフォームド・コンセントを得ること、専門技術と知識は適切な診断目的および治療目的のためだけに使用すること（政治的、宗教的な反体制者を、精神的に健康であるにもかかわらず、その異議を抑圧するために国家的に組織化された手段として精神病院に収容したという旧ソ連における精神医学の乱用の問題が、多くの人の大きな関心事となっていた[19]）、患者の秘密を守ること、説明の際に患者に参加を求めインフォームド・コンセントを得ることなどである。

この宣言の中では、精神科医が注意を払うべき多数の臨床状況について強調されていた。すなわち、患者の判断能力が精神疾患によって低下している場合のインフォームド・コンセントの問題、政治的乱用もしくは他の形の乱用に対する精神医学の脆弱性、司法精神医学の鑑定などの非治療的な関係への関与についての問題などである。

マドリード宣言は賞賛に値する構想ではあったが、精神科医にはあまり知られていなかった。これは、ＷＰＡは個人の会員ではなく精神医学の職能団体で構成されており、マドリード宣言がそれらの団体の定款には組み入れられなかったためである。それにもかかわらずＡＰＡとＣＰＡは、王立オーストラリア・ニュージーランド精神医学会[20]やロシア精神科医師会（Russian Society of Psychiatrists）[21]など少数ではあるが、倫理綱領の策定にあたり他国の団体と協力した。

ＷＰＡ以外の動きとして、国際連合（United Nations：UN）もまた精神疾患の人に対するケアの倫理基準を定めようとしてきた[22]。そして一九九一年、国連総会で精神疾患の人の「保護」とメンタルヘルスケアの改善を目的とした倫理原則一式が採択された[a]。この原則は以下のような項目を含む二十五の要素から構成されている。すなわち、患者の尊厳を尊重しつつ最小制限の環境下で最善の治療を提供すること、人種・社会階級・宗教といった非臨床的な基準に基づく診断は決して行わないこと、守秘義務を尊重すること、治療に関する意思決定能力がなく非自発的入院となっている場合を除きインフォームド・コンセントを得ること、患者は搾取されてはならないこと、などである。精神保健施設への非自発的入院については、満たすべき基準や第三者機関による公平な審査など必要な手続きについて関心が集まった。この文書の表題は「原則」とされているが、内容の多くは手続きの際に倫理的な問題が生じないようにするための対策や臨床水準の維持に関することである。したがって守秘義務のような、ケアに関するより倫理的な側面については非常に簡潔な記載となっている。これは、総会では倫理性の向上よりも、実行可能で世界に広く適用できるのは何かということの方に関心が集まったためではないかと考えられる。

国際連合は二〇〇六年に、障害者の権利に関する条約（convention on the rights of people with a disability）を採択した[23]。ここでいう障害者には精神障害も含まれている。この協定はその象徴的な役割にとどまらず、すべての障害のある人の人権を保護し、監視する手段でもある。残念なことに精神疾患に特化された条項は少ないが、いくつかの関連項目が含まれている。たとえば、法的能力は可能な限り尊重されるが、その能力が障害されたときには、その人の権利が定期的に再評価されるよう権限を持つ第三者機関が保証しなければならないといった記載である。

## 精神科医療における倫理綱領の目的

以上のような歴史を考慮すると、倫理綱領の主たる目的は以下の四つであることがわかってくる。

1. 精神医学の専門職の保護と地位向上
2. 自主規制の過程において不可欠な役割を果たすこと
3. 業務上の倫理問題に対する精神科医の感性を高めること
4. 専門職教育や専門性を向上させるための手段を提供すること

四つの目的が互いに相容れないということではないが、医の倫理綱領の検討を通して明確にいえるのは、一つの目的を重視することによって他の三つを軽視することになりがちだということである。第一と第二の目的については特にその傾向がある。それぞれの目的については以下で順に考察していく。

### ◆専門職の地位向上

専門職の利益の保護と促進を主目的として作られた倫理綱領は、「同業者組合」のための道具としての性質を持つ。すなわちその同業者組合の会員が、患者の利益とは無関係に、パターナリスティックな考えに基づいて自らの義務の性質や範囲について決めたものである。この種の綱領には、最もよくわかっているのは医師なのだという恩着せがましさの要素が内包されている。綱領の持つこのような性質は、医師に対する患者の信頼感や尊敬の念を喚起させるものであるともいわれている。

この種の倫理綱領に対する見方としては、専門職のご都合主義だとする立場と、集団の結束を図るための有効な手段だとする立場の二つがある。この二つの立場をまとめると、批評家た

訳注a　一九九一年に国連で採択された「精神疾患を有する者の保護およびメンタルヘルスケアの改善のための諸原則」のこと。

ちはジョージ・バーナード・ショーよろしく、皮肉たっぷりに「すべての専門職が素人に対する共同謀議に関与している」とでもいうのだろう。したがって、専門職の地位と権限の保護が最優先とされる倫理綱領は、その目的の実現に役立つという意味においてのみ、その妥当性が支持される。患者のことは、医師自身の利益に付随する二次的なものでしかない。すなわち患者は、自分で自分の幸福への責任を負うことが十分にできないのである。特に医療的な意志決定の場面においては、患者の発言権はないに等しい。ジェイ・カッツ[11]は医師-患者関係に関する論文の中で、この関係性における力の「非対称」と、それが医療専門職へ及ぼす有害な影響について力説している。

ニュルンベルグ綱領以前には、ほとんどの倫理綱領の中にカッツとは反対の見解が組み込まれていた。それはすなわち、専門家の見識それ自体が、責任感や献身といった高潔な伝統が具現化したものであるという考え方である。医学は単なる職業というだけでなく、生涯にわたって技術を教授する過程に関与し、そうするために必要な専門知識を確実に維持しなくてはならない。エヴァレット・ヒュー（Everett Hughes）[24]は以下のように指摘している。

> 専門家たちは、ある事柄の本質について他の人たちよりも深く理解しており、依頼人を苦しめていることや心配ごとについて、彼らよりもよく知っているのだと言明する。これが専門職としての考えと主張の本質である。専門家は、だからこそ自分は信頼されるべきなのだという。依頼人は専門家を信頼し、現在の問題に関係する秘密など、すべてを話すことになる。そして依頼人は、専門職の判断や技術を信頼せざるを得ないのだ。それに対して専門家たちは、職業上の行為がもたらすいかなる不幸な結果からも守られるよう求めている。専門家の間違いに対して意見を述べることができるのは同業者のみなのである。

ヒューは論評の後半で専門職の特徴は自己防衛にあると示唆している。彼はこのテーマについて詳述し、「親密な連帯意識」の必要性と「自己防衛の精神」の共有について言及している。これに関連して、生涯にわたる責任と献身という、前に述べた専門家の立場についてもう一度言及しておく必要がある。この立場から見たこの種の倫理綱領のきわめて顕著な特徴は、専門家は、専門職それ自体と仲間に対する責任と献身を誓っているという点である。

### ◈自主規制

前述の連帯意識は専門職特有の気風であり、逸脱した仲間を見つけるためには好都合な感覚である。さらにこの連帯意識は、倫理綱領の第二の目的となり得る自主規制にも関連する。概して専門職は、自身の活動すべてにおいて自律性を重視している。精神医学では、臨床実践において広く認められている慣例に合わせつつも独自に専門的判断を行うという能力も自律性に含まれる[25]。

個々の精神科医が主導権を持つことについては、標準的なケアができなくなるほど突拍子もない判断でさえなければ、支持されるものである[26]。このような自由度の高さによって、理論を展開するにあたってもその適用に関しても、臨床家は新しい可能性を追求することができる。同様に研究活動についても、技術や専門的知識を高めるための重要な手段として重要視されている。

しかしながらこのような自由は専門職内部からの制約を受ける。連帯意識には特定の規範や相互尊重の義務に対する忠誠心が必要とされ、逸脱した振る舞いをする会員は集団の結束を混乱させる。したがって、同業者に悪影響が及ばないように、そのような行為には制約を設ける必要がある。

このように述べていくと、専門家自身は暗黙のうちに、医療専門職の大部分は利己的であるという前述の批判と同様の価値判断をしていることに気付く。実際のところ、専門家が外部の権威、たとえば法律家団体や官僚、市民裁判などから制裁を受けないようにするための自主規制を行うにあたっては、この綱領が役に立つのである[27]。

対照的に、綱領に関係する自主規制は、最終的には職能団体ではなく患者の保護に貢献しているという見方もある。それは、この種の綱領には、優れた臨床にとって重要であると見なされている義務が要約されているという見解である。徳に基づく綱領とは異なり、義務に由来する綱領は指針を示すものであるとされているが、規範的すぎるというほどでもない。臨床実務を行うにあたっては、法律もしくは行政上の規制を遵守するだけではなく、自主規制を求めるような綱領を適用することにより、その水準をさらに高めていくことができる。

自主規制について、これまで臨床実務の観点から検討してきたが、これは専門家間の関係性にも拡大適用することができる。すなわち臨床家は自主規制をする際に互いに影響し合っているということである。多くの倫理綱領にはこのような特徴がある。ペレグリーノ[28]によれば、専門職の行動を判断する基準は、緩やかなものから非常に厳しいものまで幅があるという。そのような行動の基準が、倫理綱領によって、一連の法的規則を守ることのみを要求するという最低限の基準から、より厳格な基準にまで引き上げられる可能性がある。倫理綱領に由来する倫理原則とその関連規則についても、さらに高次の道徳的義務を要求するものから、ほどほどの水準でよしとするものまでさまざまである。最も厳しい基準を超越するためには、徳に基づく綱領に従った行動をとる必要がある。すなわち個人的な犠牲を払ったり、利他主義が自己利益にとってかわるほどの善行を行ったりすることによって義務を補うということである。

自主規制に関連した行動の基準に幅があることにより、当然の結果として、倫理綱領に含まれる義務と徳との均衡が問題となってくる。一見すると、両者を組み合わせることができればそれが最も望ましいように思える。しかしよく考えてみると、両者の間には潜在的な対立があることがわかる。義務に基づいた倫理綱領は、一連の指針に従うよう専門家に要求している。一方で徳に基づいた倫理綱領は、思いやり、正直さ、善行といった、定義することが難しいような特定の望ましい資質について示唆している。徳は、最も偉大な精神の持ち主を長い間悩ませてきた、複雑な問題である。『メノン（対話篇）』に記されているように、プラトン[29]でさえ、徳の問題に取り組む際には修辞学的な質問に訴えざるを得なかったのである。

> こういう問題にあなたは答えられますか、ソクラテス。――人間の徳性というものは、はたしてひとに教えることのできるものであるか。それとも、それは教えられることはできずに、訓練によって身につけられるものであるか。それともまた、訓練しても学んでも得られるものではなくて、人間に徳がそなわるのは、生まれつきの素質、ないしはほかの何らかの仕方によるものなのか…。[b]

### ◆道徳的感性の涵養

徳に関する前述の簡潔な説明から、道徳的感性（moral sen-sitivity）を養うという倫理綱領の第三の目的が導き出される。クロウザー（Clouser）[30]の定義によれば、臨床実務で現れてくる倫理上の問題に対する感性を高めることはすべての綱領の基本的役割であり、これは倫理問題を明確化することとも関連するとされている。「徳」ではなく「道徳的感性」ということばを使う意図は、前述したような徳の概念の取り扱いに関連する問題を避けるためである。道徳的感性とは、専門職の職務に内在する道徳的ジレンマに注意を向け、倫理的な本質を感じ取るための受容力である。道徳的ジレンマは必然的に「臨床的倫理意識（clinico-ethical consciousness）」を鍛えることになるが、その影響力は個人要因および状況的要因によって異なり、ほとんど影響がないこともあれば大きな影響を及ぼすこともある。

綱領によって道徳的感性の水準を高めるための方法は少なくとも二つある。(1)倫理綱領が存在することによって、専門家が道徳的問題の関係する不安や困惑を感じるような臨床状況に遭遇したとき、その都度その存在を思い出すことにより道徳的感性が高められると考えられる。これは、倫理綱領が非特異的な形で専門職に影響を与える方法である。(2)倫理綱領の内容は、間違いなく精神科医が経験する重大な出来事と関連している。たとえば非自発的入院、自殺予防、司法精神医学における精神科医の曖昧な立場、判断無能力の患者に対するインフォームド・コンセントといった問題である。したがって、精神科医が綱領の内容を知ることで道徳的感性が高められ得る。[31]

本書第3版の第24章（www.oup.com/uk/isbn/9780199234318から閲覧可能）で精神科臨床倫理の教育について述べたミヒェルス（Michels）とケリー（Kelly）は、研修医が自分たちの仕事における倫理的側面に対する感性を高められるような態度目標について言及している。道徳的感性が十分でなければ、倫理問題は科学的な問題あるいは技術的な問題として解釈されるかもしれない。同様の文脈でトンプソン（Thompson）[32]は、臨床実務における道徳的複雑さに対する気付きを促進する必要性について明確に述べている。ミシェルスらもトンプソンも、専門職（研修医も含む）が臨床における倫理的側面に積極的に関与し、取り組むことの重要性を強調しており、その取り組みが倫理的意識の高い人から見れば不十分であるとしても、それは必要なことなのだと述べている。

### ◆教育的機能

道徳的枠組みには、道徳的推論や道徳的意志決定、さらにはこれに付随する行為という三つの構成要素があるが、道徳的感性も他の要素と同様に重要とされている。精神科医療倫理を教育する手段としての綱領は、これら三つの構成要素を理解する際に役立ってくれる。倫理綱領は啓蒙主義的となることを避ける傾向にあるが、そこに含まれる原則を学習することにより、複雑な倫理上の問題でも体系的かつ批判的分析が可能なのだということを正しく理解できるようになるだろう。そうすることによって学生たちは、合理的な議論を通じて自分たちの根拠や見解を正当化し、道徳的決定に到達する術を学ぶことができる。[33]学生たちはまた、倫理綱領を通じて、倫理的推論の基本原理を構成している倫理哲学の概念に精通することができる。

米国精神医学会（ＡＰＡ）や王立オーストラリア・ニュージーランド精神医学会（ＲＡＮＺＣＰ）の綱領のような詳細な注釈付きの倫理綱領は、さらなる教育機会を提供してくれる。これらの綱領を学習することにより、たとえきわめて高邁な倫理綱領であっても脆弱性はあり、必然的に綱領の適用方法はさまざまであることや、たとえば二つの原則が衝突した場合など、状況によっては不適切な適用をしてしまう場合もあるというこ

訳注b　プラトン著、藤沢令夫訳、メノン、一九九四年、岩波書店

とが理解できるようになる。

同様に精神科医は、臨床で遭遇する特定の倫理的ジレンマに取り組む際に、どのような形で綱領に示されている原則や注釈を適用すればよいかを熟考することによって、綱領の有効な使用方法を学ぶことができるだろう。倫理綱領が精神科医の日々の道徳的意思決定に影響を及ぼす可能性はある。しかし綱領が道徳的感性の涵養と教育という機能を発揮できるのは、職能団体が綱領をその集団の中心的な価値基準としたとき、すなわち研修や継続教育において倫理を重視していることが示されるか、間接的にその重要性が認められたときのみであろう。

## 倫理綱領の形式

倫理綱領は、誓約（本質的には宣誓とほぼ同義）や実施基準、行為規範、倫理規定などさまざまな形式をとり得る。

誓約の中で最もよく知られている例は、ジュネーブ宣言の中で現代的な形に言い直されたヒポクラテスの誓いである。また綱領は、医療行為に関するジュネーブ宣言（巻末参照）、臨床研究に関するヘルシンキ宣言（巻末参照）、拷問に関する東京宣言といったＷＭＡの一連の宣言に見るように、宣言という形式をとることもある。

綱領の形式は、その綱領が何のために作られたのかを暗に示している可能性がある。すなわち徳に由来する綱領は通常誓約や宣誓の形式をとり、たとえばニュルンベルグ裁判などの出来事に対応するための抑止力としての効果を期待する場合、あるいは義務に由来する綱領の場合は手続き規定や規制規則の形をとる傾向がある。大半の綱領は、患者のケアや、専門職の中核的要素である誠実さに関する原則を、示唆あるいは明言している。さらに倫理綱領は、さまざまな方法で社会に対する義務に対応している。それはたとえば懲戒手順に関することであったり、近年ますます具体的となっている「消費者」（患者）の保護に関することであったりする。したがって、高く評価されるような専門職の行動を成文化するには二つのアプローチがあることがわかる。つまり、真の倫理綱領、そして行為規範もしくは実践規範とでもいうような形である。

前者については本章の初めの部分で述べられており、倫理綱領の本質的な特徴については以下のように要約できる。すなわち倫理綱領は道徳哲学の教義に根ざしており、徳と義務の均衡はどうあれ道徳的な教えは倫理綱領の核心であり、義務に関していえば、任務と責任が倫理的基礎を形作っている。

患者の秘密を守る義務について考えてみよう。これは、プライバシー尊重の原則に由来する。医師は、自分の世界を侵されない権利を保護するという任務に基づいて、患者の秘密を守る。義務論（カント派）的ないい方をすれば、プライバシーの尊重は自律尊重と密接に関連し、両者とも道徳性に求められる基本的な要件であると見なされている。帰結主義者にとって守秘義務は、ギヨン（Gillon）[34]が適切に要約しているように、以下のような考えに基づいている。

> 人々の健康や幸福、さまざまな利益、それに全般的な幸福は、患者が医師に十分に情報を伝え、かつ医師が患者の秘密を洩らさなければ、いっそう増していくだろう。反対に、もし患者が、医師は自分の秘密を守ってくれないと考えたとしたらどうなるだろう。患者は、医学的には重要かもしれないが伝えるのが恥ずかしいような情報については打ち明けてくれないだろう。そして彼らが最善の治療を受ける機会を減らしてしまうことになる。そのような状況では、もし患者が医師に情報を伝えたとしても、秘密が洩れることになるのではないかと不安になったり沈んだ気持ちになったりするかもしれない。

実利的な内容が倫理綱領の中に規範的に組み込まれる場合であっても、その内容は、やはり道徳性にとって本来必要とされていることに由来している。したがって守秘義務の場合、倫理綱領には、状況によっては守秘義務を破る必要があるといった複雑な条件を付与することになるかもしれない。しかしそのような注釈をつけることによって、もともとの道徳的枠組みが損なわれるわけではない（この問題については、のちほど王立オーストラリア・ニュージーランド精神医学会が採用した倫理綱領の形式を示す際に再度検討する）。

「行為（実践）規範」は、前述の点に関して倫理綱領とはまったく対照的である。専門職の行為をよりよいものにしていくという目的は類似しているが、その前提が異なっている。行為規範では、道徳原理それ自体は潜在的には規範を特徴付けるものかもしれないが、規範の構造上の基礎となるもの、あるいは準拠するものではない。その代わりに行為規範は卓越した実利的機能を担っており、「特定の活動領域における態度や帰結、手順などを統制するために策定された」一連の規則や規制、または基準から構成されている[35]。

精神保健領域では、たとえば専門職はいかにして自分の職務を追求していくべきかについて、特定の指針が示される。臨床指針（これは医療品質保証計画に含まれるかもしれない）と規則、規制、それに達成基準について、それぞれの違いを明確にするのは概して困難である。規範の法的地位については複雑な要因が関係してくる。行為規範は行為基準の設定と維持に必要な要件であると考えて、職能団体が完全に自発的にそれを策定する場合もあれば、法的手段または法に準じる手段を通じて外部団体から規範を課せられる場合もある。

次に示す事例を見ても、規範の法的地位についてはさまざまな考え方があることがわかる。一九八九年イギリス議会で採択された行為規範は、[36]一九八三年の精神保健法の中でその原型が示されていた。これは、精神保健法を完全に遵守するために必要なことを規定したものである。したがってこの規範には、たとえば後見人の責任、休暇に関すること、病院経営者の義務、薬物療法および精神療法の適用に関することなどの規定がある。所持品検査に関する項目は、規範をいかに適用すればよいかを示すよい実例であり、そこで述べられていることはこの法律におけるすべての条項に深く関連している。すなわち、所持品検査は「患者の尊厳に対して当然払うべき敬意を払ったうえで」患者の同意の下に行われるべきであり、同意が得られない場合には所持品検査は法的手続きに基づき「必要最小限の範囲で実行」し、患者から預かった持ち物の保管場所について本人に知らせるべきである、とされている。このような要件については明記されており、法的様相を呈している。

規範の法的側面は、全体としては不明瞭なままである。精神科医に示されているのは、「この法律（一九八三年の精神保健法）は、規範を遵守する義務は課していない。しかし訴訟手続きの際には、規範を遵守しなかったことが証拠として採用される可能性がある」という簡単な記述のみである。

職能団体が会員のための行為基準を設けるにあたり行為規範を導入することもあり、これは懲戒手順にも関連する。オーストラリア心理学会（Australian Psychological Society：ＡＰＳ）[37]は、この手順により一九六八年に行為規範を策定した（その後数回の改定があった）。倫理委員会および診療基準評価委員会には、依頼人や同僚あるいは他の職能団体から学会員への苦情を処理するという任務が割り当てられている。この状況においては、一つまたはそれ以上の規定に違反したことが明確に示された場合、行為規範は懲戒手続きの判断基準となり得る。

興味深いことにＡＰＳは、二〇〇七年、従前の行為規範から倫理綱領へと方向性を改めたのであるが、その際には「新しい倫理綱領は原則に基づいており、これまでの規範とは大きく異なっている」と言明していた。しかし実際には新しい綱領は、間違いなく行為規範と倫理綱領の両方の性質を持った混成物であった。この文書は、冒頭で一連の原則について述べるという典型的な倫理綱領の形式をとっている。特に強調されているのが誠実さである。すなわち心理士として「よい性格」であること、職業上の人間関係に寄せられる大いなる信頼について正しく認識することの必要性である。その一方でそれぞれの原則については、臨床家がその原則を「専門職に求められる特定の行為基準に合うような形式で」適用する方法を理解できるような説明がされている。このような説明は、行為規範に典型的である。これはたとえば、依頼人に関する記録を適切に管理するための明確な基準や、依頼人の受診を援助する際にその治療者が適任かどうかを見極める方法、それに心理学的サービスの宣伝方法などについての記述である。

米国心理学会（American Psychological Association）もまた、行為規範と倫理綱領の両方の性質が混合した形式の綱領を策定しようとしてきた。そのような方針をとっていたことは、心理士の倫理原則および行為規範[38]（Ethical Principles of Psychologists and Code of Conduct）という綱領の名称からも読み取れる。この中では、強制力はないが会員に対して強く望まれる五つの一般原則として、誠実さ、正義、善行と無危害、忠誠と責任、人間の尊厳に対する敬意が提示され、これらは会員をして「最高の理念」に向かうよう導くことを意図していると述べられている。対照的に倫理基準は職務を遂行するうえでの規則である。これらは強制力を持ち、その違反は除名などの処罰の対象となり得る。倫理基準は、記録の保管、料金と金銭的合意、データの盗用、メディアでの意見表明、検査結果の説明などを含む広い分野に対応している。守秘義務、インフォームド・コンセント、現在および以前の依頼人との性的関係、研究における欺きなどは、どちらかというと倫理綱領に近いものではあるが、倫理基準の規定の中に含まれている。

倫理綱領の形式を概観していくと、「母性は望ましいものである」といった声明から法に準じた文書に至るまでさまざまであり、綱領には多様な目的があることがわかる。綱領の持つこのような側面と前述の歴史的および概念的側面を前提として、次の節では王立オーストラリア・ニュージーランド精神医学会（ＲＡＮＺＣＰ）の倫理綱領について検討することにより、綱領の持つ多くの特徴を説明していきたい。

## RANZCPの倫理綱領

ここではまずこの倫理綱領の起源を示す。次に倫理委員会がいかにしてそれを案出し、二度の改訂を行ったかを解説し、最後にこの綱領が学会員に与えた影響について述べる。

一九八〇年代の後半、学会の評議員会ではオーストラリアの精神科医に特化した綱領が必要であるとの認識が次第に高まり、その任務は倫理委員会に託された。それまで倫理委員会はオーストラリア医学会の一般的な医の倫理綱領に依拠しており、具体的にはＡＰＡとＷＰＡの綱領を参照していた。しかしそれらの綱領の詳細は、オーストラリアとニュージーランドの平均的な精神科医には知られていなかった。そのころ専門家と社会の相互作用が批判にさらされており、個々の精神科医の誠実さに対して疑問が投げかけられていた。持続睡眠療法のような、既にすたれている有害な治療法を非常に不適切に適用したという不祥事に関係した医師は、特に問題とされた。実際に、治療の直接的な結果として、あるいは自殺という形で、患者が死亡した例もあったのである。続く世間の注目や、上級の司法調査委員会での審議によって、[39]学会の不都合な側面が明らかとなった。つまり学会には精神科医に対して明確な原則や指針を示すような綱領がなく、そのため自らを守る手段がまったくないことが判明したのである。その他の出来事も含め、このような酷い不祥事によって、容易に悪用できてしまう患者-医師関係に内在する力の不均衡が認識されるようになった。

このような力の不均衡を温床として芽生えてくる他の問題として特に憂慮されたのは、精神科医が患者に対して性的搾取を行ったという申し立てである。ニューサウスウェールズ州には健康問題に関する苦情処理を行う法令で定められた部署があるが、この部署は性的搾取の問題を精力的に追跡し、州の医療登録部局に報告している。実際に事実が証明された事例もあり、違法行為を犯した精神科医は登録抹消された。

またこの学会は、倫理的義務について当惑している多くの会員が存在することにも着目し、その状況を危惧していた。学会は、精神医学と姉妹関係にあるともいえる心理学の専門職が既に倫理綱領を策定していたことにも注目した。さらに会員の臨床活動の監視や継続的な医学教育の必要性に鑑み、臨床実務の基準の作成と維持を目的とした委員会が創設されたが、この委員会が機能するためには明確な倫理的基盤が必要であることは明らかであった。この任務については、長年にわたって一連の倫理指針作成の準備を進めてきた倫理委員会が責任を持つことになったが、規定すべき道徳性についての情報源は、前述のようにオーストラリア医学会やＡＰＡ、それにＷＰＡの綱領であった。

逆説的ではあるが、作成する倫理綱領の本質を決める際には、倫理委員会は本質的ではないものは何かについて考慮しなくてはならなかった。他の職能団体の関連文書を調査する中で、委員会は綱領が倫理原則と関連していることに着目した。しかしそれらは十分に明確ではないため、関連する規範は、著しく懲戒的なニュアンスを帯びた規制的なものとなる傾向にあると結論づけた。さらに委員会は、専門職によっては他よりもかなり規制が強い規範もあることに気付いた。一方で精神医学は、予測しがたい人間の行動を対象にしているため、専門的判断には倫理原則を厳しくあてはめなければならないのと同時に、許容範囲も広くとる必要があった。

学会の基本定款と付属定款の条項では倫理的および懲戒的側面に関して以下のように幅広い言及がなされていた。

> 精神医学における高水準の倫理原則と臨床能力を身につけ、それを維持していくこと。公正で高潔な正しい臨床行為を推進すること。医療過誤や搾取を抑制し、阻止すること。臨床実践における不確かな点と、専門知識を臨床応用するにあたっての疑問に対処すること。学会の名誉や評判、利益、業績

を保護すること。[40]

しかし評議会は、倫理委員会から完全に切り離された専門行為委員会（Professional Conduct Committee：ＰＣＣ）を新しく立ち上げることによって、倫理的側面と懲戒的側面とを明確に区別した。ＰＣＣができるまでは、倫理委員会が事実上の苦情処理機関として機能していた。この経験から、倫理委員会は規制的な形式の綱領の採用を止め、必要に応じた懲戒処分などの実施手続きと倫理原則に関する系統的記述とは区別するという方向に進んでいったのである。

質の高い精神科医療の実践を模索する中で、この学会は、思いやり、能力、能率、有効性といった互いに競合する要素のバランスをとらなくてはならなかった。この中のいずれか一つを代表的な倫理的要素であるとすることは、誤解を招きかねない。このような観点から、倫理基準に関してはこの学会の別部門が担当している。倫理委員会はこのような考え方に影響され、綱領には一般的な倫理的義務のみを取り入れることとした。しかし同時に、それらの義務は臨床的にも意義があるという保証もしている。このことから、倫理委員会が綱領の策定について協議するにあたっては随所で葛藤が生じていたことが見てとれる。すなわち綱領は、それに対する期待感を考慮すると必要最低限というわけにはいかず、一方で日々の臨床にほとんど適用できないほどに理想を追求しすぎてもならなかったのである。

## 倫理委員会の手順

このような理論的根拠が整った後、倫理委員会は、綱領を考案するための枠組みを作った。ひな形として採用したのはＡＰＡの綱領[16]であった。それは序文と一連の原則から構成され、注釈では、それぞれの原則と臨床実務のさまざまな側面との関連性について詳説されている。当初は合計十四項目からなる原則が、患者、精神科医、社会に関連する三つの見出しの下に振り分けられ、系統的に記載されるという形式をとっていた。注釈が加えられてからは見出しが削除され、原則は十四項目から九項目に削減された。この綱領の準備段階における資料収集や、多方面への諮問、議論および提案に関する実際の状況は、パーギター（Pargiter）とブロック（Bloch）[41]によって詳述されている。

守秘義務（表10-1参照）の原則と細則について検討してみよう。原則を現実世界に適用する際には、どのような社会的要求があるかによってどのように適用すべきかが決まるというように不確定要素が多いため複雑な問題が生じてくるのであるが、守秘義務の原則はそのことを示すよい例である。この原則は、何世紀にもわたって医の倫理綱領の特徴とされており、ＲＡＮＺＣＰの綱領に組み込むこと自体は何の問題もなかった。しかし簡潔でわかりやすい命題を抽出しようという委員会の決定に従って、守秘義務の原則はその本質的要素にまで絞りこまれることとなった。したがってこの綱領における守秘義務の原則は、ヒポクラテスの誓い（巻末参照）よりかなり短く、ジュネーブ宣言（巻末参照）の文体ほど難解ではない。しかし一方で、いくつかの関連問題を考慮したことにより、マドリード宣言（巻末参照）の卓越した点を失うこととなった。ただし失われた点に関しては、細則にその内容が反映されている（策定当初の綱領では九項目であったが、のちに十一項目に増えている）。それらの細則では、近代的技術の登場や、多職種で対応するという精神医学の特性についての言及がなされている。すなわち精神科臨床においては、複数の精神保健の専門家グループや、政府機関、非政府機関、法定機関、準法定機関などが患者に関する情報交換をする必要があることを考慮した注釈が付されているのである。

　したがって守秘義務の原則は非常に脆弱なものであり、常に危険にさらされている。守秘義務の原則を完全に守ることは不可能であるが、精神科医は、前述の十一項目からなる細則を十分理解することによって、この原則が実際に弱体化してしまうことがないよう保証するという特別な義務を負っている。

　ＲＡＮＺＣＰの倫理綱領は一九九二年に初版が出され、一九九八年と二〇〇四年には改訂が行われている。この二回の改訂を経た後に倫理の一般的な位置付けを再検討してみると、オーストラリアおよびニュージーランドにおいて全般的に倫理の役割が広がりを見せていたことと並行して、倫理綱領が精神医学に著しい影響を及ぼしていることがわかった。両国において、倫理問題がにわかに脚光を浴びていたのである。営利目的の組織であろうと、任意団体や政府機関であろうと、綱領（mission statement）を有していない団体はなく、通常それには倫理原則が反映されていた。

　学会業務における倫理の重要性が広く認識されるようになると、行為規範によって倫理綱領を補完するのが賢明ではないかと考えられるようになった[42]。ここでいう行為規範は、選任あるいは任命された役員にも、雇い入れの職員にも関係するものである。このようにして策定された新しい倫理綱領は、職業上の行為の基準や学会員どうしが相互に尊重し合う関係性を築くための手段として役立っている。その根拠となるのは、学会の基本定款と付属定款、および倫理綱領の原則8である。その条項には「精神科医は、医療専門職の誠実さを維持するという責任を共有しなければならない」とある。したがって学会員は、論争になった場合でも、同僚に敬意を表しつつ尊厳をもって対応すべきであるとされる。これ以外にも、たとえば以下のような条項がある。見解の相違が生じたときには、専門職の立場が優先されるべきである。役職を務めている人は良心的に義務を履

**表 10-1　原則 4**

| 原則 4 | |
|---|---|
| 精神科医師は患者に対する守秘義務を遵守するよう努めなくてはならない。 | |
| 4.1 | 患者情報は非常に慎重に扱うべき性質を有していることを考慮すると、精神科医は守秘義務に対する特別な責務を負っている。 |
| 4.2 | 精神科医は、情報技術や組織機構の変化を考慮に入れたうえで、臨床情報の秘密を守りその情報を保護するための適正な措置を講じるという特別の責務を有している。 |
| 4.3 | 他の情報源から得た患者情報に対しても、患者自身から得た情報と同様に守秘義務の原則が適用される。 |
| 4.4 | 法的な要請がある場合を除き、他の情報源から得た患者情報に対しては同じ守秘義務の原則が適用される。 |
| 4.5 | 守秘義務は絶対的なものではあり得ない。患者の最善の利益と安全、および他の人々の安全と幸福を促進するため、守秘義務の遵守と不履行との間の均衡を維持しなくてはならない。 |
| 4.6 | 精神科医は、担当患者が特定の人（人々）に危害を加えようとしている場合には、秘密情報を開示してもよい。対象となっている人（人々）および（または）関連機関にその情報を伝えることは、精神科医にとって最優先の義務である。 |
| 4.7 | 最適のケアを提供するために、同僚と臨床情報を共有する必要が生じるかもしれない。同意を得る過程において、患者に守秘義務の限界について知らせるべきである。患者が守秘義務の概念およびその限界について理解できない場合には、患者の代理を務めることが法的に認められている親族もしくは後見人から同意を得てもよい。 |
| 4.8 | 精神科医は、守秘義務の原則を遵守すると同時に、法による制限の範囲内で行動しなければならない。しかし精神科医は、法的手続きにおける情報開示の必要性については疑問を提起するか、限定的な情報開示とするよう主張すべきである。 |

**表 10-2　原則 6**

| 原則 6 | |
|---|---|
| 精神科医は専門知識や技術を乱用してはならない。 | |
| 6.5 | いかなる法的事情があっても、精神科医は、拷問や、残酷で非人道的、または下劣な刑罰には、直接的にも間接的にも関与すべきではない。 |
| 6.6 | 精神科医は死刑執行に関与すべきではない。 |
| 6.7 | 紛争や戦争の状態にあっても、精神科医は、一般に承認されている倫理指針を忠実に守るべきである。 |

**表 10-3　原則 8**

| | 原則 8 |
|---|---|
| | 精神科医は、医療専門職の誠実さを維持するという責任を共有しなければならない。 |
| 8.1 | 精神医学という医療分野は、誠実さと人間の幸福への献身を必要とする。 |
| 8.2 | 精神科医は、自分の職業生活や私生活が医療専門職としての誠実さに影響を及ぼす可能性がある限りは、いずれの場合においても道徳的基準を適切に維持しなければならない。適切な道徳的基準には、セクシャルハラスメント、搾取、すべての犯罪行為や反社会的行為をしないことが含まれる。 |
| 8.3 | 教育において対人コミュニケーションが重視されていることを考慮すると、精神科医は、精神科およびより広い範囲の医療専門職間の信頼と相互尊重を促進するという特別の責務を担っている。 |
| 8.4 | 意見の相違が生じた場合、精神科医は、自己宣伝をしたり他者を中傷したりすることなく、丁重な態度で自分の見解を表明しなければならない。 |

行しなくてはならない。遠慮なく自分の意見を表明すべきではあるが、自分の所属する委員会等の決議に関しては、それが「自分の考えとは違う場合でも」委員会の立場を支持すべきである。見解の不一致に関しては、公にするのではなくできる限り専門職の間のみで対処すべきである。見解の相違を表明する際には、相手の人間性を攻撃するのではなく、専門的な見地から意見を述べるべきである。嫌がらせ、不作法、不当な非難、中傷や自己宣伝は、すべて容認できない行為と見なされる。

## すべてを充足する倫理綱領はない

いかなる倫理綱領であっても普遍的に十分満足のいくものにはならないし、その綱領が普遍的に受け入れられるということすら期待できないであろう。たとえば、精神科医が旧態依然とした法律の下で活動しなくてはならないというジレンマや、他の文化圏であれば残酷で下劣とされるような行為に関与しなくてはならず、専門知識や技術を乱用せざるを得ないというジレンマに充分対応できるような倫理綱領は存在しない（表10-2の原則6、細則5、6、7参照）。また、精神科医がまったく異なった文化的価値や法律の枠組みを持った異国で臨床活動をする場合、その国の規約に関連するすべての局面について、その妥当性に対する疑問が生じてくる。現在関心が高まりつつある問題としては、たとえば、「尋問」の構成要素にはどのようなものがあるのか、尋問と拷問との境界はどこにあるのか、テロリストの疑いがある人に対応する際に、精神医学の専門知識を用いてもよいのか、といったことが挙げられる。

規範に違反した場合に懲戒的対応をすべきという立場と、自然的正義[c]を信条とする立場との間で起こり得る対立は、RANZCPの倫理綱領において最も意見の分かれる核心的な問題の一つである。これは、倫理綱領が人の私生活に入り込めるとしたら、それはどの程度なのかという問題につながる。綱領の私生活への干渉については、RANZCPの綱領では原則8において明確に是とされている（表10-3参照）。しかしながら原則8は十一の原則すべての中で最も徳に基づくものである一方で（細則1で「誠実さと献身」を重視していることに注目のこと）、それ以外の原則はより義務に基づくものであるため葛藤が生じてくる。職業生活および私生活における道徳的基準は、「職業生活や私生活が医療専門職の誠実さに影響を及ぼす可能性がある限り」維持されなければならないという原則8の細則2は、必然的に、個人的な価値観が職業的文脈に及ぼす影響についての議論を引き起こすことになる。この細則ではセクシャルハラスメント、搾取、犯罪行為、反社会的行為という四つの例が示されている。

パイプス（Pipes）[43]らは、米国心理学会の倫理綱領に照らしてこの問題を論じ、学会員が綱領に列挙されている義務に拘束されるのは、職業上の役割の一環としてのみであると結論づけた。つまり、私的な活動は「倫理綱領に拘束される範囲」には含まれないということである。一方で、職業上の役割と私的な役割の間の境界が曖昧であることを考慮し、会員に内省を行う能力を養うよう求めている。パイプスらは、そうすることによって会員は判断が難しい領域についてより意識するようになり、学会での合意が得られている理想的な価値観を躊躇することなく追求できるようになるかもしれないと述べている（理想的な価値観としては、さまざまな綱領の形式について検討した際に言及した、米国心理学会の綱領の一般原則である五つの項目を参照のこと）。

大多数の人は、患者のケアに悪影響を与えるような私的行為に制裁を科すことについては容認するだろう。専門職の信用失墜を引き起こしかねない私的行為については、より不明瞭な領域であり、意見の一致は得られにくい。ある行為が道徳的な非難につながるかどうかは、その状況が生じた文化圏における価

訳注c　自然的正義：人間の本性そのものに基づき普遍的に存在する正義のこと。対立概念は「人為的正義」。ここでいう人為的正義とは、規範によってつくり出され、規範が受け入れられている範囲内で実効性を持つ正義のこと。

値観や慣習によって決まることは明らかである。このように考えていくと、倫理綱領は流動的な文書であり、専門性や社会、それらの相互関係の変化を考慮しながら修正していくことが強く求められているのだとわかる（RANZCPには、このことが確実に実施されるような仕組みがあり、すべての文書を定期的に見直すという方針が明確に打ち出されている）。

前述のように、倫理委員会は他の委員会と協同で、長年にわたる精神科固有の倫理指針（当初の草案では八項目）の作成過程に関与している。これに関連する文書については、どの専門領域の会員でもいつでも閲覧することができる。

RANZCPで最初に倫理綱領についての提案がなされたとき、精神科医と（精神科医が活動している）社会との関係性をどのように取り扱えばよいのかということに関して激しい議論が沸き起こった。一つには、倫理綱領が対応する範囲は、専門職-患者関係と会員間の関係性に限定すべきだという見解があった。この立場をとる人は、社会における精神科医の役割は私的な事柄であり、臨床における責任を果たすうえでの従属的役割にすぎないと考えたのである。これとは反対の立場をとる人は、専門職は社会に対してきわめて重要な役割を果たしていると主張した。相対的に力を奪われている患者の権利擁護や、精神疾患や精神保健に対する地域社会の認識を高めること、それらの活動を通じてスティグマを克服することなどは、特に重要な役割であるとされた。この論争で勝利をおさめたのは後者であり、その考え方に沿った原則が採用された。この原則は主として精神疾患に対する公正な医療資源の配置に関することを扱っており、策定当初から現在に至るまで綱領に組み込まれている（原則11）。最初の論争が終了してからは、この件に関しての反対意見は出されていない。平均的な精神科医が、この原則11を患者や同僚に関する原則と同程度に真剣に受け止めているかどうかは定かでない。しかし間接的には、このような社会志向性の特徴を持つ倫理綱領が現実社会において政治や社会政策に適用されるにあたっては、より一層の困難を伴うということが示されている（この学会もしくは他の関連組織で重要な任務に就いている人は、必然的に正義の問題に注意を払う義務を負うことになる）。

バークマン（Berkman）ら[44]は、米国における十八の医学会と九の医療グループ、十二の医療保険を対象にその関連文書などを調査し、倫理綱領とその履行について比較検討した。この調査は、患者への義務、公正な資源配置に関する義務、社会の中で最も脆弱な人々に対するケアの義務という観点から行われている。医師-患者関係については、倫理指針の関連文書の中で概してよく考慮されていたが、その他の二つの義務については顧みられない傾向にあった。たとえば、患者に対する適切なヘルスケアを擁護する義務は、十分には扱われていなかった。

健康問題の社会政治的側面に対するこのような相対的無関心が、望ましい道徳的行為について成文化するための革新的な取り組みを促してきたことは確かであり、欧米の医師会ではこのような動きが認められるようになった。その審議の成果である医師憲章（Charter on Medical Professionalism）[45]は、三つの基本原則と、専門職としての責任に関する一連の項目から構成されている。この憲章は、医療における市場の動向とヘルスケアの提供に関連する問題により、医療専門職が患者および社会に対する責任を果たすことが困難となってきたことを前提として作成されている。その中では患者への利他的な献身と患者の自律尊重が強調されると同時に、ヘルスケアの提供における正義のような社会的側面も重要とされている。すなわち、公平な資源配置、性別や人種、民族、宗教、社会経済的地位による差別を取り除くことが重視されているのである。これに関連する専門職の義務としては、限りある資源の適正配置、利益相反を公開したうえで適切に対応すること（医師と営利目的の保険会社や製薬企業とのつながりが日常化していることを考慮している）、公平性への責務を通じてケアへのアクセスを向上させること、などが含まれている。ライザー（Reiser）とバナー（Banner）[46]は、この憲章が世に出たことを記念して論説を記した。彼らはその中で、医師は、宣言に触発された積極的な患者やその擁護団体、看護や公衆衛生の領域あるいは介護施設に勤務する専門家らと協力体制を築く必要があるという、有益な提案をしている。

## 臨床における倫理綱領

倫理委員会は倫理綱領の導入以来、母体である学会から意見を求められた際には、定められた通りに綱領に示されている原則を適用してきた[41]。その結果、倫理委員会が判断するにあたっては綱領が非常に有用であると認められた。実際のところ、それまで綱領なしでどのようにして対処してきたのかと疑問に感じられるほどであった。倫理委員会の報告では、特定の原則とその細則が引用として用いられている。以下に、臨床実務に関する倫理的側面、司法精神医学に関すること、教育とスーパービジョンに関することの三つの領域について倫理委員会が行った報告を要約し、代表的な事例として提示する。

1. 非自発的入院患者に非定型抗精神病薬であるクロザピンを投与するという行為は、臨床実務の問題を端的に描き出している。ここで問題となるのは、拘束されている患者が、有用性が証明されている治療への同意を拒否しており、その治療には可能性は非常に少ないものの致死的な副作用の危険がある場合、患者の拒否を覆すことが妥当かどうかという葛藤である。探究心の旺盛な臨床医は、他の専門家から明確な回答を得られなかったため、倫理綱領の枠組みに添って対応する倫理委員会に問い合わせた。倫理委員会が最初に参照したのは原則1（「精神科医は、個々の患者の本質的な人間性と尊厳に敬意を払わなければならない」）であった。関連する細則では、強制治療における精神科医の法令上の役割と、それに関連して自律性が障害された人の苦痛を緩和することへの責任が取り上げられている。倫理原則3では、精神科医は「患者に最善のケアを提供しなければならない」とされており、注釈では、利用可能なすべての治療の相対的な有効性と危険度を考慮する義務が重視されている。原則5はインフォームド・コンセントに対応している。これには、判断無能力の患者からインフォームド・コンセントを得ることは不可能であり、法定代理人（この事例では精神科の顧問医）の代諾が認められているという細則が付されている。さらに別の細則では、危険を伴う処置や治療に対する同意に問題があるときは最大限の注意を払うよう精神科医に求めている。また別の細則では、特に患者が判断無能力の状態にある場合、どのような状況であれば同意が撤回される可能性があるのかということについて述べられている。これらの重要な細則を念頭に置いたうえで、倫理委員会は、そのような状況において最善と思われる治療について考慮しないことは反倫理的であろうとの結論を下している。

2. 倫理委員会の意見を必要とした複雑な問題の別の例は、死刑執行につながる可能性のある訴訟手続きへの精神科医の関与の是非に関することであった。ここでは倫理綱領にある「精神科医は専門知識や技術を乱用してはならない」という原則と「精神科医師は死刑執行に関与すべきではない」という細則が引用されたが、「関与」の概念は曖昧であると考えられた。公判前の評価や証拠の提示という形での関与であれば、先に述べた原則と細則に則ることを前提として、倫理的に容認できると考えられた。しかし犯罪者が死刑判決を宣告された後に精神疾患を発症した場合、ジレンマが生じることは明らかであり、そのジレンマ解消への糸口もとらえにくい。しかしながらこの問題への対応は、少なくとも部分的には、「精神科医は、患者の本質的な人間性と尊厳に敬意を払わなければならない」という原則に従って行われた。

3. 学会の研修委員会から、教育場面で搾取が起きている可能性があるとの問題が提起された。問い合わせの骨子は、精神科医と患者の間であれば性的関係が境界侵犯であることは明白であるが、それは指導医と研修医との間にも当てはまるのかという問題であった。倫理綱領にはこのジレンマについての言及はないが、「精神科医は、医療専門職の誠実さを維持するという責任を共有しなければならない」という原則に照らすことが適切であると考えられた。さらに、この原則に対する二つの細則は、精神科医に「自分の職業生活や私生活が医療専門職としての誠実さに影響を及ぼす可能性がある限りは、いずれの場合においても道徳的基準を適切に維持しなければならない」と求めることによって、精神科医の義務の範囲を広げていた。別の細則では、医療専門職間の信頼と相互尊重を促進する必要性について言及されていた。問題となっている指導医と研修医は分別ある専門職で、あからさまなセクシャルハラスメントが起きていたわけではないようであるが、両者の関係は決して対等ではない。したがって、両者の関係性を危険にさらすような搾取が行われる可能性がある。関係性が反倫理的であるかどうかを決める際の根拠は三つある。すなわち、信託関係（言い換えれば、信用に基づく関係性）に対する裏切り、専門職の信用失墜につながる行為、患者への良質なケアへの悪影響である。これらの原則を考慮し、倫理委員会は、研修委員会から問い合わせのあった指導医と研修医との関係は反倫理的であるとの助言をした。さらに倫理委員会は、指導医および研修医との話し合いを通じて、倫理綱領を忠実に守る義務があることに留意するよう促すことを勧めた。RANZCPの倫理綱領第三版では、精神医学の研修医とその利益に関することを一部扱った改訂がなされた。

## 倫理綱領の改訂

前述のように、RANZCPの倫理綱領は一九九八年と二〇〇四年に改訂されている。この改訂は、学会のあり方の変化や社会の発展に伴って綱領の位置付けも変化しているという、倫理委員会の経験を踏まえた情報提供を受けて実施されたものである。たとえば、性的搾取や他の形態の搾取が増加していることから、第二版では、搾取に関することは細則から明確な原則に格上げされた。さらにこの原則は現在の患者および以前の患者双方に適用されるという詳細で明確な細則が付された。

二〇〇四年版の序文では、学会員が倫理綱領に示された原則を遵守していないということがおおいに問題視されていた。そこでは、原則を守らない会員は、「苦情処理手続きを経て、除名を含む懲戒処分となる」可能性があると述べられている。以前はこの種の「注意喚起」は、この綱領は他の団体においても「十分良質な精神科臨床の基準」として採用される可能性がある、といった注記にすぎず、違反の扱いは不明瞭で曖昧であった。この変化は、除名のような究極の制裁については、その決定を国の医薬登録委員会のような他の団体に委ねるのではなく、学会自体が権限を持つのだという会員への警告であることは明らかである。オーストラリアの医療体制においては、RANZCP会員資格の喪失は、職業的にも経済的にも深刻な打撃となる。APAとは異なりRANZCPの会員となるには試験に合格する必要がある。そしてRANZCPの会員になるということは、精神科専門医として活動するための要件を満たしていると連邦政府から認められ、国民医療保険計画による相応の償還を受けられることを意味する。

二〇〇四年版で新たに加えられた原則9では、精神科医は、研修医を含む同僚の健康や利益に配慮する義務があると述べられている。会員は、同僚が専門職として「不適格」であったり職業倫理に反する行為をしていたりといったことを知ったときには、当該事項について関係当局に照会するなどの適切な対処をする責任を負っている。他の注釈には、前述の指導医と研修医との関係性（二〇二～二〇三頁参照）についての記述がある。つまり指導医は、研修医との間にある力の格差を乱用してはならず、研修医との性的関係は容認されず、研修医が適切なサポートを受け正しく指導されるよう保証しなければならないとされる。また指導医は責任と熱意をもって行動し、研修医に対しての役割は教育のみに制限し、治療は行わないよう求められている。

## 結論

本章は、倫理綱領の存在自体が実は誤りではないのかという根本的な疑問を提起しないままでは不完全なものとなってしまうだろう。この点に関しては、ジョン・ラッド（John Ladd）[47]の主張が注目に値する。ラッドは、倫理学では「人は自律的で道徳的な主体であると考えられている」と断言している。したがって彼らにとっての道徳的行為を外的要因によって禁じることはできないという。倫理綱領は、倫理の問題を法的もしくは他の権威ある規則に変化させる。ラッドはまた「もともと倫理学は、他人志向（other-directed）というよりは自分志向（self-directed）である」と述べている。したがって彼にいわせれば、倫理綱領を持つRANZCPのような組織の行動は、尊大で独善的だということになる。実に手厳しい批判ではないか！　この批判は妥当なのだろうか。専門職の倫理綱領について学んだり著述したりしてきた我々も、本章を押し付けられたかわいそうな読者の皆さんも、時間を無駄にしてしまったのだろうか。

倫理綱領の研究に尽力してきた哲学研究者であるジュディス・リヒテンベルク（Judith Lichtenberg）[48]は、倫理的な行為と自律的行為を同一のものと考えることは合理的であると認めている。しかしまた一方では、「倫理綱領により、人々が確信を持って行動する可能性が高くなる」と仮定することもまた合理的であるという。これは一部には、倫理綱領により、人はより自らの行為の本質を意識するようになり「道徳的に望ましいと定められた方法で行動するようになる」ためである。

リヒテンベルクは別の方向から見た議論も提起している。それは、倫理綱領は、達成する価値があると考えている共通の目標を追求するために考案され、採用されたものであるという明らかな事実に関係することである。だからこそ前述のように、職能団体としての精神科専門職は倫理基準を練り上げてきたのだろう。その団体の会員は、この基準を守ることによって患者や同僚、社会に対する望ましい道徳的行為が促され、共通善(common good)に寄与できると判断したのである。

リヒテンベルクは倫理綱領を支持する立場をとっており、倫理綱領は職業生活において有用な役割を果たすという我々の結論と一致している。フリンワイダー(Fullinwider)[49]は、特別な知識と訓練を通じて脆弱で助けを必要としている依頼人にサービスを提供する集団という、専門職の本質について強調している。精神疾患を持つ人は、精神的苦痛と機能障害のため、著しく不安定な状態にある。倫理綱領のそのものによって、彼らの利益が守られるという保証はない。しかし我々が望ましい目標に向かっていく際には、倫理綱領が必ず役に立ってくれるだろう。さらに、RANZCPの綱領の序文に明記されているように、倫理綱領は、重要な倫理原則を遵守し、それに対応した臨床水準を維持するという学会の主要な目標を追求するにあたっての価値ある手段である。しかしそれは、価値ある手段ではあっても、これ一つだけで完全な手段ではないのは確かである。また精神科医は、倫理綱領によって「専門職としての良心と分別を身につけられる」と教えられており、そのような考えは、道徳的生活における意思決定に寄与する可能性のある他の因子にも反映されることになる。

我々は逆説的な方法で、精神科医のような専門職が望ましい道徳的行為の規範を成文化するため努力してきたことについての論評を終える。二〇〇五年にロバート・ベイカー(Robert Baker)[50]は、生命倫理学者のための倫理綱領を提案した。他の専門職が、自分の業務における倫理的問題への対処を決定する際に通常助言を求めるのは、まさにこの生命倫理学者である。またベイカーは、倫理綱領について協議するための草案を同僚らに提示した。その議論は、「誠実さと主体性」を行使し自分自身と一般市民に対して「その任務と理想、そしてその実践について信頼できる説明」を提示すべき臨床医が「職業化」していることが反映された綱領の概念をめぐるものであった(これは綱領の歴史に関する節で述べた、いかにして医療専門職を正式のものにしていくかという、初期のAMAが一八四七年に合衆国で取り組んだ課題とまさに同じである)。十六名もの著名な専門家がさまざまな見解を述べたうえで、その草案について興味深い論評を加えている。その一つは有名な道徳哲学者トム・ビーチャム（Tom Beauchamp）[51]の有益な見解である。ビーチャムは「『生命倫理の倫理』を成文化しようという考えは、なるほど賞賛すべきことではあるが、ベイカーの草案は概念的にも理論的にも実際的にも不完全である」と述べている。それではベイカーの努力は無益な行為なのだろうか。決してそうではない。ビーチャムが結論で述べているように、「これまで綱領を苦もなく作り上げた人は誰もいない」。我々もまったく同感である。

# 第Ⅱ部

# 精神科臨床倫理の重点課題

# 11

# 守秘義務

デイヴィッド・I・ジョセフ
（David I. Joseph）
ジョセフ・オネーク
（Joseph Onek）
メリッサ・M・ゴールドスタイン
（Melissa M. Goldstein）

治療の機会に見聞きしたこと…洩らすべきでないことは、
他言してはならないとの信念をもって、沈黙を守ります。[a]
（ヒポクラテスの誓い）

三人の人間は、そのうちの二人が死んでさえいれば、秘密を守ることができる。
（ベンジャミン・フランクリン〈Benjamin Franklin〉
「貧しきリチャードの暦」）

医療の実践とは、精神医学も含め、「人々を独自の方法で助けることを目的として、非常に複雑な知識を独自の方法で適用する」（文献1の10頁）もので、それは「元来、社会的で思慮深い技」である。我々は、会話し、物語をやりとりし、批評し、そしてお互いから学びあう（文献2の106頁）。結果として精神科医は「患者の秘密とプライバシーを、法が定める範囲内で守らなければならない[3]」。守秘義務は、情報が個人的なものとして守られるという前提でそれを他者に委ねること、と定義することができ、「内緒事や打ち明け話、信頼と信用、尊重すること、安心、親密さ、プライバシー」などと密接に関連している[4]。

守秘義務は、しばしば脅かされるものである。ある学生の次のような経験は、その脆弱性を示す典型例である[5]。その学生は自殺念慮のため自ら大学病院に入院した。その翌日、彼は大学から「心理的苦痛に関する指針」に基づき、カウンセリングセンターと管理部門が許可するまでは大学に戻ることを認めない旨の手紙を受け取った。入院中に、学生部長からは、彼がいわゆる「危険行動に関する指針」に違反したことを説諭する手紙も受け取った。この穏やかでない事例は、守秘義務がいかにないがしろにされ得るか、そしていかに深刻な結果を招き得るかをよく表している。

## 守秘義務と法

患者から打ち明けられた情報のうち、開示してはならない範囲を規制するのは法である。患者に関する情報について、精神科医が司法あるいは行政の手続き上、証言しなければならない場合に関しては、守秘特権法令が定められている。報告義務法は児童虐待や性的境界侵犯などの際に適用される。精神科医はしばしばこの法に基づき、当局へ情報を開示することを求められる。米国の多くの州では、保険会社や請求請負会社への情報の開示などといった領域のことについては、法令または裁判所の決定により規制されている。危険な患者に関して、被害を受ける可能性のある人に警告する義務はよく知られている。これは、守秘義務に関する精神科の倫理基準からすると開示できないような情報を、不法行為（損害）法に基づいて開示するよう求めるものである。

米国の法廷では、精神療法の守秘特権に対して多くの異議申し立てがなされてきた。離婚する際の夫婦カウンセリングの内容に関する守秘義務をめぐる事例（Redding v. Virginia Mason Medical Center, 75 Wn. App. 424, 878 P.2d 483 (1994)）や、夫が心理士に伝えた薬物乱用の事実に関して、同じ心理士の治療を受けている妻へ情報開示すべきかどうかをめぐる事例（Howes v. US, 887 F.2d 729 (6 th Cir. 1989)）なども含まれる。（証人の能力について議論されたレオン〈Leong〉とシルヴァ〈Silva〉の事例[6]も参照）。守秘特権のあり方が問われるようになると、精神科医が、関連する法に精通[7]していることと、守秘義務の厳守に積極的であることが重要となってくる。法によって求められる守秘義務と、専門職倫理によって課せられる守秘義務とは互いに関連している。倫理規範は、児童虐待に関する報告義務のように、法的な要請が守秘義務の原則よりも優先されるたびに改定される。一方で倫理規範は、法的義務をめぐる判定の根拠となることもある。精神科医による情報開示が信頼関係上の責務または暗黙裡の契約を侵害するかどうかを検討する際には、法廷は、倫理的側面を特に重視して判断する可能性が高い。守秘義務の限界をめぐる議論は続いており、絶対的な守秘義務の遵守を強く主張する人もいる。キプニス（Kipnis）[8]は「もし専門職として責任ある倫理的な合意に達しようと思うなら、医師は、各自の個人的な道徳や価値へのこだわりを考慮外とすること、法的なあるいは所属機関のルールや方針への配慮を少なくともひとまず脇においておくことができなくてはならない」という立場をとっている。

守秘義務の倫理的側面は、プライバシーおよび守秘特権との関係を考えることによってその輪郭をつかむことができる。プライバシーは、狭い意味では「自分の考えや信念、行動、意見などを他者に公表されないことについて、その時期や状況、特にその情報の範囲を、個人が自ら吟味して選ぶ自由[9]」である。またもっと広くいえば「個人の自律と自由の権利[4]」を指すものと定義できる。さらに守秘義務は、プライバシーの一側面と考えることができる。これに対して守秘特権は法的な概念であり、非公開の場で伝えられた情報のうち、司法あるいは行政の手続きの中でどこまで開示してよいかを決める個人の権利に関するものである。守秘特権が、牧師と懺悔する人、法律家とクライアント、医師と患者との間のコミュニケーションを保護しているということは、長らく我々の社会構造では不可欠となっている。しかし守秘特権に守られたコミュニケーションの概念は、法廷はすべての関連情報にアクセスできる、という慣習法が支持する伝統には逆らうものである[10]。「守秘特権 (privilege)」という言葉は、「内密の (private)」と「法 (law)」を意味するラテン語に由来する。このように概念化すると、なぜ政府が守秘特権をほとんど設定しないのかが明らかとなる。守秘特権は、特定の法令を通じて設定されることによってのみ認められる。しかし法令は、特に精神療法の実践に関連するものは、米国内でも州によってかなり異なり、世界的に見れば国ごとに相当な違いがある[11]。精神科医たちから法的な問題提起がなされ[12]、守秘特権に共通性を持たせるようにとの提言があったにもかかわらず[13]、守秘特権を放棄する権利は個人にのみ属している。

一九九六年に、合衆国最高裁判所において、精神療法における守秘特権の再審理が行われ〈ジャフィ対レドモンド〈Jaffee v. Redmond〉〉、裁判所は、治療上のやりとりを連邦裁判の中で開示する必要はないと裁定した[14]。過半数が「配偶者間や弁護士‐クライアント間の守秘特権と同様に、精神療法家と患者の間の守秘特権は、守秘義務と信頼の絶対的な必要性に基づいている」こと、そして開示にあたっては、患者に「行為や感情、記憶、恐れなどについて、すべてをありのままに開示する用意がある」ことが必須であると考えた。この見解に対し、次のような批判的な意見もあった。「精神療法家への受診を妨げられる場合と、自分の母親からアドバイスをもらうのを妨げられる場合とを比較すると、精神的健康がより顕著に損なわれるのは

訳注a　小川政恭訳、古い医術について、一九六三年、岩波書店、192頁

どちらだろうか。答えには疑問の余地はほとんどない。にもかかわらず、母子間に守秘特権というものは存在しない」。

医師らによる守秘義務違反によって、また「正義を保障されるという被告の権利、債権価値を保証して詐欺行為を避けなければならないという保険会社のニーズ、また将来的起こり得る暴力行為から社会を守りたいという要請[15]」によって、法システムは、少なくとも米国においては、どこまでが守秘義務の限界かということについて高い関心を寄せるようになった。さらには精神科医も、次第に行動規範のための指針を法に求めるようになっていった。これは無理からぬことではあるが、倫理的な問いへの答えを法に求めようとすると、結局は失望に終わってしまうものである。クエン（Quen）は、「法と呼ばれる抽象的概念があり、それは信頼でき、予見可能で、基準となるものである」と信じているのは非法律家のみであり、「実際のところ法は、成文法ですら、いちばん最近その法の解釈をした裁判官の言葉通りのことを意味するだけである[16]」と指摘している。誇張はあるものの、このような視点は、法に期待できる指針には限界があるということを的確に表している。さらには、法システムが考慮できるのは、機密情報の開示によって引き起こされ得る状況のうちのごくわずかな部分のみである。

米国精神医学会（American Psychiatric Association：APA）の「守秘義務ガイドライン[17]」やその他の関連資料[18]、米国心理学会（American Psychological Association）の「記録保管ガイドライン[19]」などは、治療者が患者のケアをめぐる意思決定を行う際の参考となる。日常業務における守秘義務の取り扱いは、法的要求によるものというよりも専門職倫理の問題である。ローウェンタール（Lowenthal）[20]は、精神科医が、法的責任を問われないように自らを守ろうとする行為は、倫理的に望ましいという信念に基づいた行為よりも、悪い結果をもたらす可能性が高い、と述べている。

治療関係における守秘義務の必要性は、当初は理論的仮説に基づいたものだったが、のちに研究[21〜28]によってその重要性が確認された。マーシュ（Marsh）[29]は、ジャフィ対レドモンドの裁判の後に精神療法家と患者の守秘特権の役割について検証し、守秘特権の存在がより自発的な情報開示に結びつくことを示した。守秘義務は、その価値は認められながらも「老朽化した概念」と見なされている[30]。マクマホン（McMahon）とノールズ（Knowles）[31]は、老朽化とは「時間の経過と衰えによって弱体化した、あるいは使い古された」という意味であるとし、守秘義務の復権を支持している。医療チームの設置、専門の細分化、第三者支払い機関、そして多くの精神医療サービスがマネイジドケアを通じて提供されるという状況は、患者の二つの希望、すなわち秘密を守りたいという希望と可能な限り最良のケアを受けたいという希望の間に葛藤を生じさせることとなった[26,30]。このような状況に加えて、児童虐待[32]などの領域における報告義務を考慮した結果、ストーラー（Stoller）[33]のいうところの「相対的守秘義務」という考え方が生まれた。リンデンタール（Lindenthal）とトーマス（Thomas）[34]は、逸脱行為をコントロールする役割を精神科医が果たせるようにするためには、守秘義務に何らかの限界を認めるべきであるとした。

　このように守秘義務が明らかに浸食されていることに対して、その絶対性を主張した人[34〜37]もいる。コトー（Kottow）[37]は守秘義務を「厳守されていなくては機能を停止してしまうような、対人コミュニケーションの手法」であるとする。守秘義務を破ることが潜在的な危険を避けるためであったとしても、破る行為そのものは必然的に「信頼と守秘義務の履行、そして治療的人間関係の誠実さ」を傷つけることになるというのである。ボラス（Bollas）とサンデルソン（Sundelson）は、完全な守秘義務を維持するためには、治療者は「患者について同僚と検討する場合、入院の手続きをとる場合、子どもの患者の利益のために行動する場合など、ありとあらゆる状況において、情報開示は、守秘義務が守られ守秘特権が維持されるという理解の下でなされるべきである」と述べている（文献38の156頁）。

　キプニス[39]も無条件の守秘特権を主張し、「守秘義務を破ることによって危険にさらされた個人を保護することはできるかもしれないが、それ以上に保護の対象が広がるわけではない」と断定する。すなわち社会が危険から保護されるわけではないということである。キプニスはさらに、「危険が差し迫っている人にそれを警告する法的義務を負う人は、他方で、情報を開示しない倫理的義務を負う人でもある」という皮肉を強調する。完全な守秘義務など現実問題としては絵空事であると精神科医たちが認識しているにもかかわらず、どのような場合に守秘義務が妥協されてよいのかという問題に関する患者の認識は驚くほど似通っている[24、27]。事例によっては、患者が遺言をめぐる紛争、後見手続き、あるいは人身傷害訴訟に関わっていないかどうかについて治療開始時に質問し、法的な手続き上やむを得ず情報を開示する可能性があると伝えることが重要となってくる。また、本人または他者への差し迫った危険がある場合などには、精神科医が倫理的または法的に情報開示を迫られる可能性があるということについても伝えておくべきであろう。患者に関する記録はいずれも人身傷害などの訴訟といった理由で公にされる可能性があり、診療録を患者自身のみならず保険会社などの第三者機関にも開示しなければならなくなる可能性があることを、精神科医は常に心にとめておく必要がある。

　本章では、法が情報開示を求める場合や、法的な要請がなくても精神科医が情報開示すべきと考える場合など、さまざまな状況について検討していく。精神科医が、情報開示の問題は患者の心理的問題に関わってくるものであると理解できていれば、治療関係への悪影響は最小限にとどまるだろう。このような視点は、患者に自殺傾向がある場合、患者が恥ずべきことと感じている情報（アルコール依存症など）を紹介元の医師に提供する場合、あるいは事情を知らない配偶者にＨＩＶ陽性であることを伝える場合などの問題に取り組む際には有効である。情報開示の問題にこうした角度から光を当てることにより、開示を強制されたと患者が受け止める度合いを和らげることになる。

## 守秘義務と地域精神科医療

（第23章参照）

地域精神科医療の発展により、守秘義務の遵守が困難となる状況がもたらされた。この事態に対応するため、あるクリニック[40]では、患者を識別する際には口頭でも書面でも番号を使用し、対応表によって名前を呼ばずに診察の順番がわかるようにした。さらに、複数の専門科を受診する場合には、患者ではなく臨床医の方が診察室を移動するようにした。スムクラー(Szmukler)[41]は、特に症状の重い患者においては、支援者の役割がケアの提供から監視へと変わってしまう恐れがあると力説している。また臨床医を受診する頻度や介入する機関の数が増えることによって、倫理的問題が倫理に基づくケアにおける重要な側面としてではなく、「官僚的几帳面さの問題」として扱われるのみとなってしまうことが懸念される。

## 守秘義務と診療業務

診療業務を行うにあたり、精神科医はさまざまな形でプライバシーと守秘義務に関与することになる。たとえば入り口と出口を別々に設けることにより、患者どうしが顔を合わせる可能性を少なくすることができる。待合室に複数の患者がいる場合、初めての患者に対して「私は医師のハミルトンです」などと言うのにとどめておくということもできる。電話では、電話特有の守秘義務上の問題が引き起こされる。職場にいる患者へ電話をかけるにあたってはジレンマが生じる。患者は、電話の際に精神科医であるとは告げてほしくないと頼むこと自体をためらう可能性があるため、職場に電話をかける場合にはどう対応してほしいかについて確認しておくとよい。留守番電話もまた問題を引き起こす。ある女性は、精神科医を受診していることを家族が承知しており、医師に薬について尋ねるため、患者自身が何度も緊急電話をかけていた。それにもかかわらず、医師がその質問についての回答を自宅の留守番電話に残すと、彼女はその医師の行為に対して激怒した。彼女は、その薬の情報は秘密にしておきたいと考えており、他の人に治療の内容を知られたくないと思っていたのである。さらに、電子媒体による情報伝達が広く普及したことにより、守秘義務の遵守がいっそう難しくなった。一九九六年、米国精神医学会（ＡＰＡ）は、技術の進歩がいかにプライバシーを侵害したかを力説する文書[42]を出した。ＡＰＡはそれを、ネットコミュニケーションと電子記録にも対応するように更新した[43]。他の保健医療機関も同様のガイドライン[44、45]を発行している。情報をファックスで送信することも、守秘義務へのさらなる脅威となる。精神科医は可能な限り、受取人がファックスを直接受け取ることができるかどうかを事前に確かめなければならない。また電話もそうだが、ファックスは誤送信の危険性がある。内科医へ送信されるはずだった精神科情報が、誤って患者の雇用主に送られたという出来事の報告や、ある女性の診療録が彼女の働く病院部署へ送信され、性器ヘルペスの既往が公になってしまったという報告もある[46]。臨床関連書類には、秘密扱いの診療録であるということを記したカバーレターを常に添付することが推奨される[47]。このような危険に鑑み、臨床情報のファックス送信は他に方法がない場合に限るべきである。

　電子メール（Ｅメール）もまた、守秘義務への脅威となる。間違ったアドレスにメッセージを送信してしまう可能性があるし、また送信者のコンピュータやネットワークへアクセス可能な人物なら誰でもメッセージを読むことができる。そのうえ電子メールは、法廷においても書面による記録と同様に提示可能である。米国における医療保険の相互運用性と説明責任に関する法律（Health Insurance Portability and Accountability Act of 1996：ＨＩＰＡＡ[48]）の安全保障規則は、適用機関（例：特定の保健医療機関、政府および民間の医療保険、医療保険請求代行会社）に、電子的に送受信される情報の「機密性、完全性、および使用可能性を保証する」ような保護手段を講じること、さらには情報の安全性に対して「理論的に予想されるいかなる脅威からも保護する」ことを求めている[49]。またＨＩＰＡＡのプライバシー規則は、守秘義務の対象となる医療情報については、いかなる種類のものであっても安全対策を実施するよう要請している[50]。患者と電子メールのやりとりをする際には、精神科医は、電子メールの機密性はせいぜい「はがき程度」と認識すべきである[51]。

　電子カルテ（electronic medical records：ＥＭＲ）[52]も新たな問題を生むことになった。ベンソン（Bengtsson）は、ＥＭＲは利用しやすく正確で、信頼できるものでなければならないと述べている。そして信頼できるアクセス権の管理、追跡可能な正確なログ記録の仕組み、機密データの暗号化の重要性を強調している。フリン（Flynn）[53]は、自分の記録を電子化することに同意した患者と拒否した患者とを比較することによって、精神科の電子カルテに対する認識を調査した。教育水準の高い患者の方がＥＭＲを拒否する傾向にあり、そのいちばんの懸念事項は不正アクセスであった。同意した群も拒否した群も、五〇パーセント以上の患者が、ＥＭＲに対して講じられているセキュリティ対策についての説明を受けていなかった。

携帯電話は機密情報を伝えるには危険性の高い手段である。盗聴は法により禁止されているものの、会話の傍受はよくあることであり、意図せずに傍受してしまうこともある。したがって、機密情報を伝える際には携帯電話は避けたほうが賢明である。ファックス、携帯電話、そして特に電子メールは、使用者の警戒心を解くような心理効果がある。これらのコミュニケーション手段を使用するときには、多くの人が不用心になりがちである。これらの機器が精神科医や患者の心理に与える影響は、守秘義務に対する危険性を増大させる。

守秘義務遵守のためには記録を注意深く保存する必要があり、精神科医は、臨床記録、支払い記録や予約表が安全に保管されていることを保証する倫理的な義務を負う。資料が机の上や鍵のない引き出しにあると、特に診察室が使用されていないときには、権限のない人でも容易に入手できるということは忘れられがちである。プライバシーと患者の記録については後ほどより詳しく扱うことにする。

秘書、会計士、会計事務請負業者などといったスタッフを雇用することによって、さらなる問題が生じる。これは、精神科医個人がスタッフの人選にほとんど関わらず、守秘義務の重要性が尊重されていないようなクリニックや病院などで特に問題となりがちである。精神科医は、スタッフに対する守秘義務の重要性についての教育と、守秘義務遵守のための訓練について責任を負わなければならない。

ＨＩＰＡＡは、医療情報プライバシーに関する米国の主要な法的枠組みである。その規定は、保健計画や支払いに関連する請求、登録、資格審査などといった特定の電子情報処理を扱う保健医療機関、政府および民間の医療保険、医療保険請求代行会社にのみ適用される。[54] そのような電子処理を行う業務について、「守秘義務の対象となる医療情報（protected health information：ＰＨＩ）」（名前、住所、社会保障番号などといった個人を特定し得るすべての情報を含む[55]）は、電子処理か、文書、口頭での情報伝達かを問わず、すべてＨＩＰＡＡの適用となる。[56] ＨＩＰＡＡは、プライバシー保護に関する連邦の最低ラインを設けたものであるが、上限は設定していない。ＨＩＰＡＡの基準は「対立する」州法に先立つ（あるいは優先する）のが一般的である。しかし州法の方がより手厚い保護を規定している場合には州法が優先される。[57,54] 法律は、ある種の医療情報に関してＨＩＰＡＡよりも手厚い保護を求めてくる可能性があり、米国の臨床医はそのすべてに通じている必要があるのだ。[54]

ＨＩＰＡＡは、プライバシー規定により許される、または必要とされる場合、あるいは患者（またはその代理人）が書面で許可した場合以外は、「法が適用される機関」がＰＨＩを使用したり開示したりすることを禁じている。治療や支払い、あるいはケア提供者による保健活動のために、患者に許可を求めることなく情報開示を行うといったことは一般的に行われているのかもしれない[58]。しかしこれは規定に定められたものではなく、黙認されているにすぎない。医療提供者は、情報の共有と守秘義務に関してより手厚い保護をしてもよいといえる[54]。実際にＨＩＰＡＡが情報の開示を求めるのは、患者あるいはその代理人がＰＨＩを請求した場合と、政府による調査目的の請求の場合のみである[59]。法の下で「許可されている」開示は、開示が許されてはいるが、必ず開示しなければならないという義務を負うわけではない。したがって医療機関にとっては、情報開示の請求があった場合にそれをどのように取り扱うかを決めることが重要となる[57]。さらに、（たとえば治療のための情報開示のような）ごく限られた状況以外では、医療機関によって開示される情報は、開示の目的を果たすために最低限必要な情報に限らなくてはならない[60]。ＨＩＰＡＡは、患者に対しては広く開かれている。すなわち、例外的な状況を除いては、患者には自分の記録の写しを入手する資格があり、正しくないあるいは不完全な情報を修正するよう要求する権利が認められている[61,62]。ＨＩＰＡＡは、記録の使用、開示、そして患者からのアクセスに際して、一般診療録と精神科診療録の区別をしていない。しかしブレンデル（Brendel）とブライアン（Bryan）は、アクセス権は「患者の自律を促すための重要な手法」ではあるが、「記録は、開示されるべきではない機密情報を含んでいるかもしれない」と主張する（文献54の180頁）。この理由により、「要求されたアクセスが、患者本人または他者の生命あるいは物理的な安全を脅かす可能性が高いと判断される」場合には、患者のアクセスに関する一般的な規定に例外を設けることが許されている[63]。

ＨＩＰＡＡプライバシー規定は、「精神療法記録」――治療者がセッション中の会話の内容に関するメモや分析を書きとめた書類で、他の医療記録とは区別されるもの――については、特別な保護を与えている。この記録の定義から外れるものには、薬物の処方とモニタリング、セッションの細目、開始および終了時刻、治療方法と頻度、臨床検査の結果などがある。また診断や機能的状態、治療計画、症状、予後および経過を要約したものも精神療法記録の定義からは外れている[64]。

マイオ（Maio）[65]は、精神療法の実施にあたりＨＩＰＡＡを適用する際の有効な枠組みを提示した。法によれば、ＨＩＰＡＡが適用される機関では、精神療法記録を使用または開示する許可を書面で得なければならないことになっている。これは、記録開示といった行為は、精神療法に先立って確認される一般的な同意事項とは相反するためである。許可を得る際には、どの情報が、誰へ、いかなる目的で開示されるかを示さなければならない[66,56,57]。通常であれば精神科守秘特権によって保護される機密情報（たとえば機能的状態、治療計画、そして症状など）のうちの多くの部分が、ＨＩＰＡＡの精神療法記録に関する条項のもとでは保護に該当しないものとなる[67]。しかしながら臨床医は、治療方針に応じて情報開示に関する判断をしてもよいとされている。

## 守秘義務と患者をめぐる会話

　精神医学は厳格な守秘義務を前提としている。しかし精神医学にとって不可欠な教育や研究を進めるためには、守秘義務という原則の定義があまりにも狭義のものとならないようにする必要がある。レビン（Levin）[68]が強調したように、「スーパービジョン、教育、学術発表の際に匿名により臨床症例を開示することは、まったく守秘義務違反ではない。それらは、治療過程への第三者の侵入、強制的な報告義務法、患者を犠牲にした冗長な宣伝広告、あるいは患者の身元や治療の内容を漏らすようなつまらない噂話などと同じ土俵で検討されてはならない。臨床症例の専門的使用を反倫理的な守秘義務違反や患者のプライバシーへの不当な侵入と同一視しようとする試みは、すべてまったくの政治的言辞である」（文献68の73頁）。とはいえ、臨床症例がスーパービジョン、教育、研究で使用される際には、秘密情報はできる限り完全に保護されるようにすることが重要である。

　他の科の医師と同様に、精神科医も自分の患者を話題にする。それらの会話は非公式の相談の場合もあるかもしれないが、怒りや罪悪感その他の感情を発散するためであったり、自己顕示欲を満足させるためであったりもするかもしれない。しかし、患者について話すことに何も倫理的問題はないように見える場合にも疑義は生じる。次の例を見てみよう。精神医学的評価のために患者を精神科医へ紹介したある家庭医が、パーティーでその精神科医に会ったときに患者のことを尋ねた。精神科医によっては、インフォームド・コンセントが得られていない状況では、その患者が精神科医を受診したかどうかという問いに答えるだけでも守秘義務違反であるとの立場をとる。一方、そのような態度は「守秘義務の誤用」であり、「まったく失礼なことだ」と考える精神科医もいる[69]。一般には、患者は自分が受診している専門家どうしで話し合いが持たれることを期待しており、どの情報を伝えどの情報を伝えないかの判断については専門家を信用している。ＨＩＰＡＡはこの患者感情を反映している。すなわち質の高いケアのため、そして医療が効果的に機能するために、ときには情報が不可欠であるとの見解を示している[58]。とはいえ患者が他の専門家から紹介されてきた際には、紹介者と話をしてもよいという許可をその都度患者に求めるようにすべきである。そうすることによって、情報開示の際には患者の自律性を尊重するという姿勢を強調できると同時に、紹介者との間の情報共有が妨げられることもなくなる。

口頭および書面での報告も、守秘義務に関する問題を引き起こす可能性がある。精神医学的評価のために家庭医から紹介されたある男性の例を挙げる。紹介先の精神科で、うつ病の家族歴があること、妻に対する否認された怒り、アルコール乱用および同性愛的指向が明らかとなったが、紹介者はこれらの情報をまったく知らないとする。この場合、もし患者が情報の開示を許可したとしたら、どの情報を書面で伝え、どの情報を口頭で伝えるべきか、どの情報は一切伝えるべきではないのか、といった疑問が生じる。紹介者である家庭医が患者に最善の治療を提供できるようにするために本質的に必要な情報は何かを見極めることに加えて、個人的な情報は患者のものである点をはっきり認識しておくことが重要である。たとえばもし患者が、治療に最も関連する所見であるにもかかわらずアルコール乱用の事実を伝えないでほしいと希望した場合、それは羞恥心か、あるいは心の底にある別の感情が影響している可能性があるので、精神科医はその理由を問題にすることができる。それでも患者が開示を拒否し続けるのであれば、最終的な決定権は患者にある。

　精神療法を受けている患者が向精神薬に関することなどの相談のために精神科医に紹介されるときも、守秘義務をめぐる同様の問題が起こり得る。一例を挙げる。脳卒中後の抑うつ状態のため精神療法を受けている患者が、抗うつ薬の妥当性を評価してもらうために精神科医に紹介された。紹介元の心理士は、患者は薬によく反応し、精神療法を「休止」していると精神科医に話した。一カ月後その心理士は、患者の治療は過去の近親相姦関係に焦点を当てたものだったと精神科医に「告白」した。心理士と患者がこの情報を内密にしておくことを選び、そのため患者についての精神科医の理解は著しく限定されたものとなったのであった。

　噂話[70~74]の問題は見逃されやすいが、これも守秘義務に対する深刻な脅威であり、「…他人を話題にして親密さを盛り上げ、敵対心を和らげるものであり、娯楽の要素もある[70]」ものと見なすことができる。噂話には、不安の克服、親密さの追及、児童期の性的関心の再演、心地よい興奮、自己顕示欲の満足、称賛の追及、嫉妬心の処理といった効用がある。精神科医にとっては、噂話は、生活のあまりにも大きな部分を秘匿しなければならない状況につきものの、心理的不全感を中和する役割も果たす。ランダー（Lander）[75]は、精神分析家が精神分析家としての役割を維持するためには治療者と患者の間に「非対称」な関係が必要であると指摘する。その非対称性が失われたとき、精神分析家は噂話に興じがちとなる。そのような堕落が生じたときには、厳しい自己省察を行うべきである。

　精神科医自身の家族に対して守秘義務を維持することは難しい場合もありうる。精神科医が、たとえば自殺傾向のある患者といった不安材料となるような症例に気をとられている場合、自分の心配ごとを話したいという思いと、守秘義務との間に葛藤が生じる。倫理的には、特に社会的あるいは職業的状況から個人が特定され得る場合は、精神科医は家族に対しても患者に関する話をしないという義務を負っている。

## 守秘義務と診療録

　精神科医が個人情報を診療録に記す際には、相当の注意を払う必要がある。どの記録も、人身傷害訴訟、児童後見訴訟といった訴訟、あるいは保険会社の要請に応じて提出しなければならなくなる可能性がある。しかし病院において、また病院ほどではないにしても、クリニックにおいても、スタッフは個人情報へアクセスする必要があり、綿密な記録は患者へのよりよいケアにつながる。情報を入手可能にする必要性と守秘義務との双方を考慮し、第三者に関するとるに足らない情報や、行動化されていない患者の衝動やファンタジーに関する記載は、十分用心して記述する必要がある。そのような情報を記録する必要があればそれらは別に保管し、定期的に見返したうえで、必要がないと判断されれば破棄すべきであろう。

　訴訟の対象となる可能性がある患者の記録に関しては特に配慮が必要である。たとえば患者が交通事故の訴訟に巻き込まれているような場合、患者が事故に対して責任があると考えていたとしても、それが正しいとは限らないため、記録されるべきではない。「個人的なメモ」をより手厚く保護する司法管轄区もあるが、多くの場合、それが別に保管されていたとしても保護されることはない。守秘義務を守るために精神科医と法律家が協力しなくてはならない一方で、法執行機関やその他の機関からのさらなる要請があるという状況も稀ではない。次のような例がある。ある精神科医が、診療所へ送られてきた爆弾によって負傷した。警察当局は、爆弾を送りつけた人間の身元を特定するための手がかりを見つけるため、精神科医の診療録を調査したいと考えた。精神科医の家族は（精神科医本人は重症のため対応できなかった）患者のプライバシーを守りたいと考え、その調査に反対した。裁判官は家族の希望を却下するという裁定をしたが、診療録を調査する精神科医については当局と家族がそれぞれ一人ずつ選任するという案を提示した。この解決法は、精神医療の必要性、当該精神科医、その患者、および法律をそれぞれに尊重しており、当局が調査方法に留意することなく召喚状によって書類の提出を命じることもできたことを考慮すると、特筆に値することである[76]。

　多くの精神科医は、召喚に応じるのは法的な義務であると考えがちである。しかし実際には、それは法律家が裁判所を通じて情報を求めたというだけのものである。精神科医はそれに対応する必要はあるが、情報を渡さなければならないというわけではなく、留保条件付きでその要請に異を唱えることができる。そうなると、相手方は情報の公開を命じるよう裁判所に求めなくてはならず、次に裁判所が情報開示にあたっての法的な障壁がないかどうかを検討することになる。精神科医が裁判所の命令に対立するような召喚に応じて情報を漏らした場合は、守秘義務違反の責任を問われるかもしれない[77]。患者について証言するように医師が呼び出されたときにも同様の原則が適用される[78]。次の例を見てみよう。ある男性を性的暴力について告訴した女性の診療情報が、召喚に応じるというだけの理由で被告側に開示された。法廷は、「許可を得ることなく精神科診療録を読みあげ、広めたことは、重大なプライバシーの侵害にあたる」として、被害者側に損害賠償の請求を認めたのである[79]。

先に述べたように、精神科医が、自分の証言が患者にとって不利益となるかもしれないと考えた場合には、法廷から強く求められたとしても証言しないことが倫理的な義務であると判断するかもしれない。この場合はその考えを裁判官に説明し、患者や当事者が第三者の精神科医によって評価されるように要請すべきである。法廷はたいていの場合そのような要請を受け入れる。マコーネル（McConnell）[80]はこのような見解を支持し、法が要求するからという理由で守秘義務を破ることは正当とはいえないと主張してきた。議会が不道徳な法を可決してしまう可能性があることを引き合いに出し、彼は「法に従わなければならないという一般的な義務の拘束力は状況依存的である」と主張する。キプニス[39]は、「専門職の義務を、単に法の要求を映し出すものとして定めること」は誤りであるという。「むしろ法の要請が、熟考された専門職の義務と対立しないようにすべきである。法は人間の所産であり、よい作品となることもあれば悪い作品となることもある。法は倫理的な基準を犯すような行為を強制することもできる。したがって、法的な義務が自動的に倫理的な義務となるわけではない」（文献39の9頁）。このことを示す次のような事例がある。ある中年男性が、青年の頃に一度、十代の少女の身体を触ったことがあると述べた。十分な調査の後、精神科医は彼が今後もその行為を繰り返すとは考えにくいとの結論に達し、児童性的虐待の報告義務法を破ることにした。

## 患者の死後または精神科医の死後の守秘義務

精神科医療記録は、患者の死後も守秘義務の対象となる。精神科医は、患者自身の死後でさえも家族に知られたくないような情報を多くの患者と共有する。患者が情報の開示に同意している場合には、状況はいっそう複雑である。次の事例は広く議論された。詩人アン・セクストン（Anne Sexton）はマーティン・オーネ（Martin Orne）医師の患者であったが、オーネ医師は治療の録音テープを詩人の伝記作家へ渡すことに決めた[81〜86]。

患者は、人助けになるのであれば（医師が適当と判断したときに）テープを使ってほしいと口頭で依頼し、それをオーネ医師に託していた。医師は厳しい倫理的な審査を受けることとなり、議論は今も続いている[87,88]。患者の死後も守秘義務が維持されると定めた法令を持つ司法管轄区はほとんどない。しかし高齢者の二〇パーセントは、家族の自分の情報を知られたくない家族のメンバーが少なくとも一人はいるという[88]。患者が死亡し、家族から患者の記録を求められたとき、精神科医は、秘密にしておくことを患者が望んだと考えられる情報は、可能な限り保護しなくてはならない。

精神科医には、自分の死後には医療記録が破棄されるように手配をしておく倫理的な義務がある。あるいは別な方法として、患者が同意しているものと想定して、新しい治療者へ記録を引き継いでもよい。

## 第三者からの情報請求と守秘義務

記録についての守秘義務は非常に重要な理念である。それにもかかわらず、米国精神医学会（ＡＰＡ）と主要保険会社との間で当初設定された審査手順では、治療を担当した精神科医が精神保健治療報告書を保険会社へ提出するにあたっては患者の同意が必要であるとは記されていなかった[89]。これは、守秘義務の重要性を考慮すれば驚くべきことといえる。

また米国において、過去のメディケイドの監査では、患者の記録のコピーを中央機関へ送るように要求していたこと[90]も注目に値する。モシャー（Mosher）[91]によると、メディケアの規則でも、「メディケアの患者を一人でも治療していれば、その精神分析家の全患者の記録を調査する」許可を保険会社に与えていた。ＨＩＰＡＡが（公的医療保険も含めて）保険会社に患者と医療提供者の記録を調査することを許しているのは、医療保険の適正な使用を確認するためであることは明らかである。一方で、この規則を精神療法記録にも適用できるかどうかはいまだ検証されていない。いずれにしてもこれらの事象は、第三者が関与してきたときに、守秘義務をめぐって深刻な困難が生じ得るということを浮き彫りにしている。

第三者（保険会社、雇用主、学校、免許認定機関など）からの開示請求は、守秘義務をめぐる対立を引き起こすのが常である[89~92]。患者は通常、情報の開示に同意するという事実から、さらなる困難が生じる。患者は、開示されるのは適切な資料についてのみであると考えて同意している可能性が高いため、実際にどの詳細情報を提供すべきかを決めるのは精神科医の責任となる。ロビッチェル（Robitscher）[93]が強調したように、患者がもはや治療を受けていない場合には、問題はさらに厄介なものとなる。

ときに治療者は、患者にとって不利な情報を明かさなければならない、さもなければ調査者に対して偽りの患者像を伝えなければならない、という立場に立たされる。守秘義務は、インフォームド・コンセントをめぐる複雑な問いを生じさせる――もし患者が同意を強制されなかったら、あるいはどのような情報が開示されるかを知っていたら、患者は情報開示許可書に承認のサインをしただろうかという問題。また治療者が自らの信条や慎重さ、良心の問題として情報開示を拒否してしまうと、そのために患者の治療的な進展を妨げたり、少なくとも何か隠しているのではないかと疑われたりするのではないかとの懸念が生じるため、結果的に治療者は情報開示するよう脅されているようなものだという問題である。

（文献93の234～235頁）

患者自身が同意を形成する作業を補佐することを通じて、精神科医は、患者が本人にとって不利益となるような行動をとらないように守ることができる。どの情報を開示するかを明記したサイン済みの同意書を渡されていたとしても、精神科医は、開示する内容について、現在治療中の患者、以前治療にあたった患者と話し合うべきである。そのような協議の後に、患者が同意を撤回する可能性もある。精神科医の中には、政府の安全保障のための人物調査といった状況での情報提供は原則として拒否する者もいる。そのような場合は政府機関が独自に精神医学的評価を行うよう要求することができ、そうすることによって患者との治療関係を守ることができる。

二〇〇一年九月十一日の世界貿易センタービルへの攻撃を受けて、米国愛国者法によって、医療情報やその他の個人の記録を入手するための合衆国政府の権限が、拡張された[94,95]。その主目的は、テロ防止のための監査力を強めることである。その一節[96]によれば、連邦捜査局（ＦＢＩ）は、国際テロまたは諜報活動を防御する目的の調査のために、医療記録を含む「任意の有形物」を提出させる命令を特別裁判所から得ることができる。ＦＢＩは記録が必要であるという「正当な理由」を明確に示すだけでよい[97]。それに加えて政府は、他の患者の記録に関しても、それが妥当と判断すれば提出を命じることができる。記録の提出を命じられた人は、開示命令を改変したり退けたりするような特別な裁判所命令を記録保管者が得ていない限り、調査の対象者を含むすべての人に、命令についても開示についても口外してはならない[98]。しかし、記録保管者は、ＦＢＩの命令が出されて一年以上経過してからでないと、その裁判所命令を求めることはできない[99]。この緘口令は、医療者はいかなる情報開示についても患者本人に知らせなくてはならないとする法的あるいは倫理的原則[100]とは対立するものである。

医療記録を差し押さえ、そして記録が開示されたことを患者に伝えないよう医師に命じるような権力の行使には、米国医師会とAPAの双方が反対してきた。[101] 患者-治療者間の守秘義務が侵害されるかもしれないという懸念は医療者にとってもっともなことではあるが、二〇〇五年初頭の時点では[102]、医療情報を入手するために司法省が法を公的に適用した例はなかった。[102] 開示の非公開請求により、二〇〇五年以後に医療情報が開示されたかどうかを知ることは難しい。しかし我々は、米国愛国者法に基づいたFBIの調査について、ある精神科医から情報を入手している（二〇〇七年四月十五日の私信による）。政府が記録を差し押さえる権限は、議会において更新されない限り、二〇〇九年末で期限切れとなる。[103] その際医療業界は、認識された権力の乱用のすべてを示し、改正の提言をする機会を得るだろう。

　もし精神科医が、自分が公共機関や政府機関に報告書を提出することになるとわかっているのであれば、最初からそれを明確に示すべきである。どのような情報を伝えるのかを患者に知らせ、患者がその内容について意見を言えるようにしなければならない。すべてを知ることが患者にとって危害となると精神科医が判断する場合には、倫理的にも臨床的にも慎重さが要求される。医療施設は守秘義務に則って情報管理を行っているが、その細部は施設ごとに異なっている。州立精神病院および精神保健センターの長を対象とした調査により、識別データは州事務局に以下の方法で報告されていることが判明した。三〇パーセントが患者名を提出、三一パーセントが住所を、二五パーセントが社会保障番号を、さらに、五一パーセントがこれらのうちの一つ以上を提出していた。[104] これとは対照的に、医学生の実習施設に勤務する治療者に対する調査では、守秘義務違反に対する強い抵抗感が見出された。[105] 患者の期待、精神科医の価値観、そして施設の方針のそれぞれの間に相違がある状況で、精神科医はどの情報が伝えられるかを明確にし、資料の取り扱いについての安全性を追求するという倫理的責務を負っている。ファーロング（Furlong）[106] は、精神分析家が第三者と関わること自体がすなわち「精神分析家を、善意の中立という倫理的立ち位置からはずすことになる」（文献106の382頁）と強調した。ネーデルスキー（Nedelsky）[107] の見解を引用しつつ、ファーロングは「守秘義務に伴う患者の権利とは、州の行為を制限するための所有権でも権限でもなく、配慮や尊敬、信頼といった価値にまつわる関係性を形成したり育成したりするために必要な『権利能力』である」と主張している。「区別する」という動詞に由来する秘密（secrecy）とは対照的に、守秘義務（confidentiality）は、ラテン語の「共に」および「信頼すること」という単語に由来する、とファーロングは指摘する。秘密とは「隠され、分けられ、そして切り離された」何かを指すのに対し、「関係性の中で共有することが、守秘義務に伴う自然な行動である」（文献107の381頁）という。守秘義務に関する患者の権利をこの視点から考えることにより、法規定に焦点を当てる狭い見方から離れて、その中心的意義が強化されることになる。

## 守秘義務とマネイジドケア

米国のマネイジドケア会社は、しばしば患者の診療録の提出を求めてくる。マネイジドケア会社へ開示される情報が多ければ多いほど、それが雇用主、生命保険会社、あるいは他の医師に開示される可能性も高くなる。マネイジドケア会社によっては、精神科診療録を、他の診療録と一緒に集中管理システムに入れることもあり、そうするとその記録を閲覧できる人間の数が増える。このことを考慮すると、精神科医は、どの情報を記録するかを決めるにあたって十分慎重になる必要があるといえる。一般には、診断または治療に関連しない情報は記載すべきではない。状況によっては、精神科医が別にメモを残しておきたいと思うかもしれないが、そのようなメモは必要以上に長い期間残しておくべきではない。頻繁な報告が必要となると、診察室に第三者がいるようなものであり、共有しても安全であると患者が感じる情報は制限される。

精神科医は、マネイジドケア会社に対して不必要な開示をしないように注意しなければならない。一九九六年五月二十二日付のニューヨークタイムズ誌（The New York Times）は、ある患者が、治療者がマネイジドケア会社に自分の診療録の調査を許可した直後に、（当然ながら）治療を中止したことを報じた。この治療者の安易な行動は、専門職は、ときに抵抗なく情報を提供してしまう可能性があることを示しているといえるであろう。精神科医は、どの情報が求められているのかを的確に判断して、必要最小限のみを提供するようにしなければならない。

## 守秘義務と公共の利益のための情報開示

精神科医は、適切な形で開示されれば公共の利益になるような情報があることに気がつくかもしれない。患者が以前の治療者と性的な関係を持っていたことを精神科医が知ったが、患者はそれについて告訴したり、倫理委員会や免許委員会に報告したりしたいとは思っていない場合には、劇的な状況が発生する。州法によってそのような情報は患者の希望とは関係なく報告することを要求する州もあるが、そうした法律がない場合は、精神科医に報告の義務はない。十分な検討の結果、（家族に知られたくないという希望や、公的調査の回避などのために）いかなる行動も起こさないという結論になるかもしれない。その場合には、もっと積極的な行動をとるよう患者に圧力をかけることも、倫理に反することになる。精神科医が以前の治療者や免許委員会と接触することに患者が同意した場合は、信頼関係の中で得られた情報に基づいて行動を起こすべきかどうかという意思決定は、倫理的な問題となる。

　施設などの場では、不適切な親交について、また別の種類の葛藤に遭遇するかもしれない。たとえばある患者が担当精神科医に、病棟に勤務する別の精神科医が自分と性的交渉を持ったと告げたとする。患者は、担当精神科医がその件について他の人と話し合うことを許さなかった。精神科医は非常に難しい倫理的なジレンマに陥った——その患者の秘密を守るのか、それとも彼が担当している他の患者たちを保護するのか。最初の段階としては、患者自身が行動すること、あるいは精神科医が行動を起こすことに対する承諾を得るべく、患者との話し合いをすべきであろう。米国精神医学会（ＡＰＡ）の「医療倫理の原則」[3]は、医師は「性格的または能力的に不完全であったり、詐欺やごまかしに関わったりするような医師については、摘発するように努める」と明記している。またその「注釈」では、患者との性的行為は倫理に反するものであり、「別の精神科医が仲裁することは、倫理的であるばかりでなくむしろ奨励されるものである」と明確に述べられている。もし患者が自ら行動を起こすことも精神科医に承諾を与えることも拒み続けるのであれば、そのことを知った精神科医の一方的行為は倫理的に許されると我々は主張したい。当該精神科医と直接話すこと、医師資格審査委員会に通告すること、病院の倫理委員会に相談もしくは申し立てを行うこと、病院の管理者に話をすることなどは、妥当な対処法である。どのような対応をとるにしても、精神科医の決定に関して、患者は完全な情報を伝えられなければならない。

　公共の利益のための開示をめぐる葛藤は、不適切な親交に関すること以外にもある。次のような例を考えてみたい。ある精神科医は、病院で勤務するソーシャルワーカーを患者として受け持っていた。精神科医はその患者から、病棟の精神科医が、患者を診察していない時間について診察したかのように保険会社に請求していることを知らされた。しかも患者は報復を恐れて、その情報を報告したいとは思っていないとする。この事例では、精神科医が何らかの行動を起こすというだけで、この情報を秘密にしておくという患者の権利を侵害することになるであろう。ショドフ（Chodoff）は私信（一九八八年六月）で珍しい状況を報告している。彼は、ある精神科医が、自分の患者が政治亡命を考えており、その際に機密情報を持ち出そうとしていることに気がついたという事例について耳にしたという。この事例では、国家の安全保障への脅威が守秘義務の尊重と対立する。米国では、ＨＩＰＡＡプライバシー規則により「合法的な諜報活動、対諜報活動その他の国家安全保障活動を指揮する目的」で、連邦当局者に守秘義務の対象となる医療情報（ＰＨＩ）を開示する権限が与えられている。[108]米国愛国者法も、この事例のような状況を想定している。しかし、社会に対する脅威がはたして情報開示の根拠となるのかという問いに対して答えを出すことは難しい。

## 自分自身や他者への脅威となる患者と守秘義務

一九七六年のタラソフ（Tarasoff）事例[109]以降、精神科医は、患者による第三者への暴力行為について責任を追及される可能性に直面した。タラソフ事例では、患者が殺人を犯す危険性があったにもかかわらず、患者が殺害の対象として考えていた相手に警告しなかったことについて、治療者が告訴された。カリフォルニア州最高裁判所は「治療者は、患者が他者に対して暴力行為に及ぶ危険が深刻な状況にあると事実認定した場合、あるいは適用可能な専門的基準に照らしてそうと判断した場合は、被害を受けると予見される人をその危険から守るために妥当な配慮をする義務を負う」と判断した。この基準は多くの法令の中で成文化されてきたが、その具体的な記述や適用の仕方はさまざまである。患者が実際に威嚇行為を行っていることが前提となる州もあれば、治療者がその脅威は明らかであるととらえただけで適用となる州もある。さらに司法管轄区によって、治療者が、被害を受ける可能性のある人に警告することが求められる場合と、被害を受ける可能性のある人と警察の両方に報告することが求められる場合とがある。また司法管轄区によっては、たとえば患者を入院させるなど、治療者が第三者を保護するためにさらなる対策をとる必要があるかもしれない[110]。カナダの法廷では、被害者保護のために同様の義務を課した例がある。しかしその他の国の裁判では、第三者を保護する目的で情報開示が行われた場合の守秘義務違反については容認しているものの、治療者にこのような義務を課すことについては消極的である[110]。

ひとたび患者が実際に脅しを行ったり暴力行為に及んだりした場合には、証拠提示のため精神科医が法廷に召喚される可能性がある。先に論じたように、患者と精神科医とのやりとりは、法廷手続きにおいても守秘特権によって守られている[14]。しかし、精神科医がタラソフ警告を出さなければならないような「危険な患者」については例外であるとの議論がなされてきた。米国では連邦控訴裁判所のみがこのような例外の存在を認め、患者の脅迫的な発言について精神科医が開示することを許可した。ただし、脅威の内容が深刻で、開示することが危害を回避する唯一の方法である場合に限られる[111]。他の法廷は危険な患者に関する例外を認めず、タラソフ事例のように第三者を差し迫った危険から保護するために守秘義務を破ることと、患者を有罪とするために守秘の対象となる治療者との対話内容を使用することとを区別している。これらの法廷は、ジャフィ事例によって確立された治療者の守秘特権により、タラソフ警告が出されていた場合であっても、治療者は患者の脅迫的な発言について法廷で証言することはできないと判断した[112、113]。第三者の保護が要求される州で臨床にあたる精神科医であれば、守秘義務を破ることなく危険にさらされた人物を保護するためには、患者を強制入院させるという選択肢をとり得るかもしれない。しかし司法管轄区によっては、それに加えて被害を受ける可能性のある人に対して警告を発するよう求めるところもある。したがって自分が臨床に従事している地域の法律を理解することは、治療者にとって非常に重要である。フェルトゥス（Felthous）[114]が指摘するように、警告を発する義務を定める法理論はあまりにも多様であるため、大きな原則を導くことはできない。

タラソフ的意思決定に内在する大きな問題の一つは、危険を予見する能力を精神科医に帰属させている点である。結果的に精神科医は、守秘義務を遵守する責任や、社会統制のための道具にはなりたくないという思いとは相反する立場に追い込まれた。それにもかかわらず、精神科医が、患者が危険な行為に及ぶ可能性は守秘義務違反を正当化できるほどに大きいと確信するような状況に遭遇することもある。

### ◆自殺と他殺

患者の自殺念慮について家族に伝えることや、他殺の可能性のある患者について被害を受ける可能性のある人に知らせることは、精神医学倫理の枠から外れるものではない。危険性があるという確信がどの程度強ければ情報開示が正当化されるかについては、その見解は精神科医によって異なる。しかし事実関係がその危険性を支持するなら、守秘義務を破るという決断は正当化される。そのような決断に至った場合、精神科医は、患者自身の行為によって守秘義務が脅かされているということを本人に知らせる責務を負うことになる。精神科医はさらに、守秘義務を破ることが医師-患者関係にとって意義あることとなるように、その後の行動指針を患者と共に工夫していく責任も負う。ロス（Roth）とメイセル（Meisel）[115]が記述したタラソフ型の状況に対する独創的な介入は、潜在的他殺傾向および自殺傾向がある事例（児童虐待とエイズの事例も同様）を扱う際のモデルとなる。精神科医が患者の参加または同意を得ないままに行動しなければならないこともあるかもしれないが、患者をその件に関わらせるように努力することで、守秘義務違反をしなければならない状況であっても倫理的な基準の維持が担保されるのである。

### ◆児童虐待

児童虐待については、法的には報告が義務付けられている[116]。しかし患者が現在は虐待を行っていない場合や、精神科医が治療の過程において患者が以前子どもを虐待していたことを知ったが、現在その子どもは未成年ではない場合、守秘義務をめぐる倫理的な問題が生じてくる。過去の虐待についての調査は、それが何年も前の出来事であったとしても、被害者にとって大変なストレスとなり得る。[117] 成人の患者が子ども時代に虐待を受けていたと知ったときにも、精神科医は同様のジレンマに直面する。そのような状況に法律が適用されないとしたら、虐待が現在行われていることを示す証拠が何もないという条件の下では、報告するかどうかの決定権は患者にある。患者が児童や未成年者を管理する立場にあり、かつ小児愛者の可能性がある場合、警告義務の実行は特に厄介な問題となる。特定の子どもに危険が及ぶ懸念がないのであれば、警告の義務を遂行することがすべての子どもや組織にとって適切であるかどうかを見極めなければならない。不必要に親や子どもの警戒心をあおるのはよいことではない。影響を受ける可能性のある個人ではなく施設に知らせるという代替的な行動方針も考えられる。

　ダグラス・イングラム（Douglas Ingram）医師の事例は、報告するべきか否かという意思決定に伴って起こり得る問題の複雑さを浮き彫りにしている。[118] 精神科の研修医で精神分析家志望でもあったジョセフ・ドゥ・マージ（Joseph De Masi）は、イングラム医師の患者であった。イングラム医師は、ドゥ・マージ医師が子どもと頻繁に接する立場にあるにもかかわらず小児愛的傾向を持っていることを認識していたが、これについては内密にしておくことにした。イングラム医師は精神医学の教授であり、大学の付属施設の指導精神分析家でもあった。ドゥ・マージ医師はイングラム医師の懸念を否定し、子どもたちに危害を加えるようなことはないと主張した。また特定の子どもに自分の興味が向いているということはなく、子どもたちに性的ないたずらをしたことはないし、そのようなことを考えたこともないと述べた。複数の精神科医や法律家と協議した結果、イングラム医師はこの情報を内々にとどめておくことを決意した。一九八六年、イングラム医師は、ドゥ・マージ医師にとって精神分析は適切な方法ではないと判断して分析を終了し、精神療法、すなわち患者の思考を対象として「ストレスを管理しながら、欲求に基づいて行動しないようにする」[119] ことを目的とした治療を開始した。何カ月か経った頃ドゥ・マージ医師は、ある病院で十才の少年に性的ないたずらをした罪を認めた。それから十年後、その少年は、自分の患者の危険性に関してしかるべき権威への警告を怠ったとしてイングラム医師を告訴した。陪審員は、ドゥ・マージ医師の危険性について誰にも警告しなかったことはイングラム医師の過失であったと判定した。判決文書に示された陪審員の考えによれば、イングラム医師は、特に学部内での地位を考慮すると、小児愛傾向に触れなくとも、ドゥ・マージ医師の精神科医としての適性に疑問があるという旨を研修プログラム側に伝えることは可能であったと判断される。この事例は守秘義務と教育の関係にも当てはまるものであるが、精神科医が協議を重ね、同業者の多くが倫理的であり合法的であると信じる方針で行動したとしても、損害を受けた患者が告訴し勝訴する可能性があることを強調するものである。

### ◆ＨＩＶとエイズ

　エイズの蔓延は多くの倫理的な問題を提起することとなった[120〜122]。守秘義務が問題となるのは、エイズを感染させるリスクを持つ人やＨＩＶ陽性の人が、そのことを知らない相手と性的交渉を持っている場合である[123、124]。米国精神医学会（ＡＰＡ）がエイズに感染している患者に関する一般的な守秘義務の方針を作成している[125]が、実際の行動方針については個々の精神科医がそれぞれの状況に応じて作成しなければならない。ＡＰＡは、患者が自分自身でパートナーに警告するよう促されたにもかかわらずそれを怠っていること、そしてどの情報が誰に伝えられるかをきちんと説明されたことを条件に、精神科医がパートナーや特定可能なパートナーとして考えられる相手に対して、その患者がＨＩＶ陽性であると警告することは、倫理的に許されるとする立場をとる[126]。一九九一年、米国心理学会は、ＨＩＶの感染状態に関する開示を第三者保護の目的で要求する法的義務に反対する決議を行った[127]が、医師が警告の義務と守秘義務の均衡を保つためのガイドラインも同時に発表した[128]。このテーマは現在も活発に議論されている[129〜132]。タラソフ事例が「保護する義務[109、133]」を設定したため、患者のパートナーに対して患者がＨＩＶ陽性であると伝える際には、パートナー自身にも検査を受け、治療を受けるように勧告しなくてはならない。ボイド（Boyd）[131]は、ＨＩＶ陽性患者との協力関係の構築は難しい場合もあることを指摘しつつ、エイズが関係する状況での患者と医師の「相互のエンパワメント」は「医療的善行と患者の自律」の双方をもたらすものであると力説する。ボイドはまた、ＨＩＶ陽性患者の多くは追跡を避けるために偽名や偽の住所を使用する可能性があり、このことは患者との連携を構築することの難しさを表す強力な指標であるとも指摘している。

　病院に勤務する精神科医は、患者のＨＩＶ状態に関する秘密をめぐる複雑な問題に頻繁に直面することになる[134、135]。非精神病で病状コントロールのうまくいっている患者が、他のスタッフにＨＩＶ陽性であることを知らせず秘密にしておきたいと希望した場合、精神科医はそれを尊重するべきであろうか。ＨＩＶ陽性で性行動の活発な入院患者が、その情報をスタッフや他の患者に知らせることを拒んだとしたら、病棟ではどのように対応するべきだろうか。うつ病でＨＩＶ陽性の男性がリハビリテーションのために転院することになっているが、その患者はＨＩＶ陽性の情報を先方へ伝えることに同意しない。精神科医は患者の許可なくこの情報を伝えてもよいのだろうか。うつ病のために入院したある屠殺労働者は、静脈注射による薬物の使用歴があり、ＨＩＶ陽性である。雇用主にこの情報を知らせることを本人が拒んだ場合、精神科医の責任ある行動とはどのようなものであろうか。ＨＩＶ陽性の患者が、そのことを自ら妻に伝えることも精神科医が妻に伝えることも拒む場合には、精神科医にとっての倫理的な行動指針とはいかなるものであろうか。

ＨＩＶ感染初期の患者のうち四分の一が、神経心理学的テストで軽度の認知症状態を示し、病状の経過とともに三分の一が中程度から重度の認知症状態となることから[136]、患者に最初のＨＩＶ検査を行うのが精神科医である可能性がある。臨床的にも倫理的にも望ましいのは、検査の実施前に、同意を得て陽性だった場合の行動方針を協議しておくことである。さらにエイズ患者の評価では、しっかりとした見通しを立てるという観点からだけでなく、患者にインフォームド・コンセントの能力があるかどうかを知る意味でも、器質的な障害についての慎重な評価も重要である。

### ◆その他の危険な状況

精神科医は、患者が社会に対して危険を及ぼす可能性を懸念しながらも、その被害を受ける人を特定はできないという状況にしばしば直面する。たとえば、バス運転手をしている患者が、深刻なアルコール乱用および薬物乱用の問題を抱えていることが判明した場合、精神科医はどのように対応したらよいだろうか。「医師は、危険性や責任について患者と話し合うことによって安全運転ができるように促していくことはできる。そしてときには患者の同意を得たうえで、しかるべき機関に医療情報および意見書を提供することもできる。しかしそもそも交通安全についての第一義的な責任を負っているのは州であって、医師ではない」とする見方もある[137]。しかしいくつかの司法管轄区では、医師は運転に適さない可能性がある患者について報告するよう要求するところもある[138, 139]。

## 守秘義務と精神科遺伝学

ハンチントン病やウィルソン病などのような遺伝性疾患には精神症状を呈するものもあり、精神科医が難しい倫理的ジレンマに直面する可能性がある。ある男性がうつ病の治療のために精神科を受診し、ハンチントン病であることが判明した。その患者は結婚したばかりであり、妻が子どもを持たないと言いだすことを恐れて、妻への情報開示を拒んだ。このような事例では、子どもが発病するのではないかという心労を妻子に負わせることになるとしても、差し迫った明らかな危険がなければ、精神科医による情報開示を正当化することは難しい。ある研究[140]では、いつどのような状況でなら、医療専門職が守秘義務違反をしてでも近親者の遺伝的疾患の情報を開示してほしいと考えるかについて調査が行われた。この調査では、疾病の重症度と遺伝子の表現率の双方について検討された。その結果、知らせてほしいとの希望が最も強かったのは、発病の可能性があり、病状が深刻なものであり、治療可能である場合であった。この著者らは、一般の人が遺伝子検査の確実性を過信している点を特に指摘し、遺伝子検査にありがちな不確実性についてもっと認識されていたら、守秘義務違反に対する人々の許容度はより低かったかもしれないとの仮説を立てている。さらにこの研究では、ノルウェー人の被検者はスウェーデン人の被検者よりも守秘義務違反に対して非寛容であることが示された。著者らは、この結果は、ノルウェーでは、危険が及ぶ可能性のある親戚に知らせるためであっても、医師の守秘義務違反が明確に禁止されていることを反映しているのかもしれないと考察している。

## 子どもの治療に関する倫理と守秘義務

成人の治療における守秘義務の取り扱いに関する指針となる原則は、子どもの治療においては相当に変更されなければならない。自立した個人としての自己感覚を獲得するまでは、子どもは真の意味での秘密という概念を持っていない。幼い子どもは両親が自分の個人的な考えや気持ちをわかっていると信じているし、隠すことでかえって自分の秘密が明かされると心配している可能性もある。[73] 七歳未満の子どもは、守秘義務に不可欠な個人責任の感覚を持たない[141]。エリクソン（Erikson）は「道徳や価値体系、そして倫理は、単純なものからより分化し洞察に富んだ段階へと各個人の中で段階的に発展する必要がある。初期段階の道徳的良心と高次の倫理的良心とを区別しなければならない」と強調している[142]。コランスキー（Kolansky）[143]は、完全な守秘義務を約束されたとしたら、子どもは心配が減るどころかむしろより心配になることもあると述べている。精神科医は完全な守秘義務という抽象的なゴールを追求するよりも、守秘義務について子どもにどのような説明をすべきかを吟味しなければならない。守秘義務を守るか守らないかの選択はそれぞれの子どもごとに判断するのはもちろん、同じ子どもについても、そのことが問題になるたびに毎回検討しなければならない。

子どもの治療をするにあたっては、守秘義務の取り扱いについて親と十分に話し合うことが重要である。理論的には、同意を与える人物は子どもと精神科医との間で話し合われたすべての内容を入手する権利があることになる。しかし実際にはコミュニケーションの内容は秘密であり、仮に何かを伝えるとしても、どの情報を親と共有するかについては精神科医が決定する。治療の開始時に、子どもの治療は守秘義務の対象となるものであり、情報開示は臨床的判断によって決められるという旨を両親に明確に伝えることは、倫理的に望ましいことである。さらにはそうすることによって、子どもの治療を親が突然に中断するような結果になりかねないような葛藤を取り除くことにもなるだろう。ときには、たとえば両親に情報を伝えることを拒否する思春期の統合失調症患者のようなケースで、最善の治療を提供する義務が守秘義務に優先されるようなこともある。また精神科医は、子どもの治療の内容は間接的にも伝わる可能性があることを忘れてはならない。リプトン（Lipton）[144]が述べるように、子どもの治療中に児童精神科医が親に対して行う質問は、子どもが話した内容を間接的に明らかにしてしまうような性質のものである。

児童精神科医は、親との話し合いの内容についての守秘義務をめぐってさまざまな立場をとる。精神科医は、セッションの内容は秘密にすると約束するかもしれないが、そこで得られた情報を精神科医の思考から切り離すことはできない。同様に、親から得られた情報は、精神科医の子どもとのコミュニケーションのあり方に影響を与える。親から得た情報には、児童精神科医が秘密にしておきたいと考えるものがあるかもしれない。そのような場合にも、その情報を子どもに伝えるか否かにかかわらず、情報が治療に何らかの影響を及ぼすものであるということを説明する必要がある。親とのセッションから得られたどの情報を子どもと話し合うかについては、臨床的な判断で決めるという点を強調しておくことが賢明であろう。

児童後見に関わる事例では法的な事柄が中心となるが、しばしば守秘義務の倫理的側面が問題となる。子どもの治療に関するすべての情報の管理権は、同意を与える法的な責任を持つ親に属する。たとえば、子どもがひと夏を親権を持たない親と一緒に過ごそうとしているにもかかわらず、親権を持つ親は精神科医に、子どもに関する情報は親権を持たない親へ一切提供しないよう求める、ということがあるかもしれない。親権を持たない親と話し合うことが子どもにとって有益であると精神科医が考える場合、法に従うことが患者から潜在的な利益を奪うことになるのではないかという倫理的なジレンマに陥る。まだ状況を理解できないような幼い子どもと関わる際には、問題はいっそう難しくなる。倫理的には、精神科医が親権を持つ親と集中的に話し合い、必要であれば子どもの利益のために法廷に介入を依頼し、親権を持たない親に適切な情報開示ができるよう許可を求めるべきである。

## 思春期における倫理と守秘義務

発達論的観点からすると、思春期の精神科治療ほど守秘義務の問題が複雑となる状況はない。思春期の患者が秘密情報の開示をめぐる意思決定の責任を負うだけの法的権利を有するとする司法管轄区もあるが、心理的未成熟さのため、最善の選択を行うことができない恐れもある[145]。

秘密を概念化する能力は徐々に発達するが、十二～十五歳までにはほとんどの子どもがその概念を理解し、秘密を尊重することができるようになる[146]。この年齢までには、倫理基準を発達させるために不可欠な、個人の責任という感覚を獲得している。また、治療における自らの位置づけについても理解できる[135]。守秘義務は思春期の若者にとって重要であるという長らく信じられてきた説を裏づける研究がある[147]。この研究では、児童の六〇パーセントには親に知られたくない健康上の心配事があり、二五パーセントは、もし親に知られる「可能性がある」なら医療機関を受診しないと考えていることが明らかになった。守秘義務の権利について知っていたのはわずか三分の一であった。このような事実を考慮すると、治療開始の段階で守秘義務について十分に話し合い、その限界を決めておくべきであろう。

思春期の若者が親の許可なく治療に同意する権利を持ち、守秘義務をコントロールすることができるとすると、患者が家出の計画を聞いたときに精神科医はどのような倫理的行動指針に従うべきだろうか。もし患者がコカインを頻繁に使用していることを認めたなら、倫理的には何が求められるだろうか。十三歳の少女が、両親が留守の間に十七歳のボーイフレンドと性行為の計画を立てている場合、精神科医は少女の秘密を守るべきだろうか。思春期の心理的な発達段階が、その年齢で法的に獲得する権利のレベルには追いついていないことを考慮すると、守秘義務に関しては現実的な対処をするのが賢明であろう。守秘義務に関する問題が生じた場合には、患者の権利を尊重したい気持ちと、治療を行い患者の幸福を守りたいという気持ちの両方があるということを精神科医が率直に説明することが、解決への道となる。重要なことは、事前の話し合いなく守秘義務が破られることはないと保証することである。

## グループ、家族、カップルの治療に関する倫理と守秘義務

グループ療法は「集団生活の一形態で、メンバー間にはプライバシーがほとんどなく、プライバシーが尊重されることもない。しかしグループの外では個とプライバシーが優先される」というように概念化できる[148]。守秘義務を守るにあたっての付加的な問題は、グループ内の境界があいまいであることや、守秘義務の責任が共有されているため個々の責任が軽くとらえられがちであることから生じてくる[74]。いくつかの州にはグループ精神療法中のコミュニケーションを保護する守秘特権法令があるものの、ほとんどの州には存在しない。スロヴェンコ(Slovenko)[149]は「守秘特権法令が定める規則のうち、特にグループ精神療法において重要なのは、コミュニケーションが『第三者』のいる場で行われた場合、それまで持っていた守秘特権が失われるということだ。守秘特権は二者関係を念頭において

作られたものであり、第三者の存在は守秘義務を汚染するといわれている」（文献149の204頁）と力説する。またスロヴェンコは、モリソン（Morrison）[150]らが、グループメンバーがより自己開示しやすくするためメンバー全員に協定書への署名を求めたことにも注目している。

これらの問題点を考慮に入れ、精神科医はさまざまな手法を取り入れてきた。たとえば、ファーストネームで呼び合うこと、メンバーに自分たちも共同治療者であると自覚させることによって責任感を持たせること、治療場面以外では会わないように注意すること、守秘義務違反が起きた場合には徹底的に分析すること、守秘義務に違反した人は治療を終了すること[151]、そしてすべてのグループセッションについて守秘義務を守るという契約書を作成することなどである。守秘義務はさまざまな状況で影響を受け脅かされることから、グループメンバーが守秘義務の重要性を忘れないようにするための工夫が必要である[152]。

グループ（または家族またはカップル）療法を受けている患者が個人セッションの際に明かした情報に、精神科医がまったく影響されないでいることは不可能である[153]。精神科医には、そのことを患者に伝え、情報をあからさまに開示することはないものの、コミュニケーションは打ち明けられた情報に無意識のうちに影響される可能性があることを強調して説明しておくという倫理的な責任がある。これは家族療法にも当てはまる。家族療法ではメンバーごとに発達段階が大きく異なるためさらなる困難が伴う。たとえば、子どもたちがプライベートな問題についての秘密を守ることは期待できず、したがってそのことを親にしっかりと認識してもらうことが不可欠となる。さらに治療者には、子どもの秘密を守るよう親に約束させる責任がある[154]。

## 患者が複数の治療者のもとで受診している場合の守秘義務

患者が複数の治療者のもとで治療をしている場合、治療開始当初に治療者どうしが話し合うことが推奨されることが多いが、さらにその後も継続した情報交換を行うことが望ましい場合もある。しかしながら、当初の情報交換について承諾が得られていても、必ずしも将来的な話し合いにまで適用されるとは限らない。個人治療を受けていたある女性が、子ども時代に性的虐待を経験した人のグループに参加した。彼女はグループに参加する前に、治療者どうしが話し合うことを承諾した。数カ月後、グループセラピーの治療者は、患者がグループへ参加することには不安があると伝えるため、個人セラピーの治療者と連絡をとった。個人セラピーの治療者は、グループセラピーの治療者が、治療者どうしが接触を続けることについての承諾を女性から得ていないことを知って、その会話を打ち切った。患者は治療者どうしの接触について承諾を求められなかったことと、個人セラピーの治療者が抱いている懸念について伝えられなかったことに対して怒りをあらわにした。

治療者どうしの情報交換は、すべて事前に患者と打ち合わせをしたうえで行われる必要がある。カップル治療を受けていたある男性は、個人セラピーの治療者にのみ浮気のことを話していた。カップルセラピーの治療者は、個人セラピーの治療者と話をしてもよいとの承諾を得たが、個人セラピーの治療者は、患者がどの情報を秘密にしておきたいと考えているかを確認するまでは話をしないことにした。このような問題を回避するため、いかなる話し合いにも応じないという個人セラピーの治療者は多い。治療者どうしの話し合いが実際に行われる際には、それぞれの話し合いの詳細が患者と共有されるべきである。

## 患者について書いたり話したりすることについて

患者について話したり書いたりすることに関する倫理的側面はかなり複雑な問題となる可能性がある。ガラッツァー-レヴィ(Galatzer-Levy)[155]が述べているように「精神分析の内容を出版することによって起こる結果について理論的に予見する」ことは、著者にとっても患者にとっても不可能である（文献155の94頁）。デイヴィス（Davis）[156]は、医学的な著述における、人類学用語でいうところの「厚い記述」[b]に伴う倫理的葛藤について検討している。デイヴィスは、そのような記述のみが時代を超えて普遍化できる倫理的規範や関係性の考察を可能とするのであり、「我々がそのケースについて考察したこと以上に議論を深められない」ことになるのを避けられると述べている。「薄い記述」はそれとは逆に、新しいものの見方を発展させる可能性を閉ざしてしまうという。

フロイト（Freud）はドラ（Dora）の症例[157]を通じてこれらの問題と格闘した。「医療的思慮分別の義務が最重要」であると考える人がいることを念頭に置きつつ、フロイトは次のように主張している。

> …医師は、患者個人に対する義務だけでなく、科学への義務も引き受けている。そして究極的には、科学に対する義務とは、同じ疾患で現在苦しんでいる、あるいは将来苦しむ可能性のある他の大勢の人々に対する義務以外のなにものでもない。それゆえ、医師が知り得たと考えているヒステリー症状の原因または構造について出版することは義務であり、患者当人を直接的に傷つけない範囲を超えないにもかかわらず出版しないことは、醜く臆病なふるまいである。（文献157の8頁）

臨床症例を口頭でのプレゼンテーションや論文に含めるにあたっては、守秘義務と、過度な隠蔽によって素材の科学的価値を失わせないように配慮することとの間に倫理的なジレンマが生じる。細心の注意を払って書かれたとしても、症例研究は「その研究が患者にいかなる影響を与えるのかは、社会的環境次第である」という重大な問題を引き起こす。「仮にそうした問題を減じることができたとしても、我々は、治療者（前の治療者）に対する患者の転移性の態度が続いていることによる影響を引き続き検討しなければならない。そのような転移性の態度が実際に存在することを我々は承知しており、それに対する配慮が必要である。患者の精神分析家が患者の伝記作家になることは、長期的に見てどのような意味があるのかを判断するのは困難である。[158]」。

ストーラー[33]は、本人の知らない間に症例報告を公表された患者の言葉を引用している。「あなたは言いましたよね」と彼女はきっぱりと言った。「論文が掲載されたことで私を傷つけたわけではないし、それが私だとわかるようなことはないから、自分のしたことは悪くないと」。（私の記憶では、これは少し違うような気がする。私は、その症例が彼女であると特定することはできないから必ずしも彼女を傷つけるとは限らないし、傷つけないために、相応の倫理にしたがって彼女に関する詳細部分には触れなかったのだと伝えたはずである）。「私に知らせたりも予告したりもしないで、あなたに対する私の絶対的な信頼という神聖な境界を踏みにじっておいて、なぜ私が傷つかないなどと言えるのですか」（文献33の382頁）。一方シャルフ(Scharff)[159]は、臨床症例の公表に対してそれほど強烈に否定的反応をされたことはないという。

リプトン[144]は、患者に関して記述する際に十分注意しなければならない状況について報告した。ある治療者が、研究グループで症例を提示した。その場にいたグループの一員が、報告者の許可を得ることも知らせることもないままに、その症例を論文の中で使用した。偶然にも患者の父親が症例の記述を読んでその患者が自分の息子だと気が付き、息子にそのことを伝えた。患者は予想どおり、報告を行った治療者に対して激しい怒りをあらわにした。症例報告を公表する際に精神科医が患者の同意を得なければならないのは明らかである。我々は、真の意味での同意とは、患者自身が公表される予定の文章を読んだうえで得られた承諾であると考えている。もし精神科医が症例報告に問題があると考えるのであれば、その症例は論文からは除外すべきである。もし著者情報から患者が特定される可能性が高いのであれば、論文を匿名で発表するという方法もある。

一九九〇年代以来、詳細な症例報告をめぐる倫理的問題に関

訳注b　厚い記述：言動そのものを平板に記録するだけではなく、人々の言動の背景にある文脈も含めて説明すること。

しては幅広い議論が行われてきた[160〜168]。患者に公表の承諾を求める時期はいつが適切なのか、自由意志によるインフォームド・コンセントを得るためにはどうすべきなのか、患者の守秘義務と科学的に正確な記述をすることの間の葛藤をどう取り扱うべきか、信頼と治療的連携をどう維持していくか、これらの問題はすべて議論の対象になってきた。内容を読むことなく臨床内容の公表に同意し、のちにその論文を読んで非常に苦しむことになった患者の反応についての調査を行った論文もある[169〜172]。その中では、当該の患者、倫理に基づいて行動したと考えていた精神科医、さらには何人かの倫理学者がこの不運な経験について考察している。ジル（Gill）[173]らが強調するように、「守秘義務において重要なことは、関わっている二者にとって守秘義務が何を意味するかということのみである」。

最後に、大規模な症例検討会に関する倫理的問題について考えてみたい。このような症例検討会では、インタビューされること、その内容が録音され教育目的で使用されることについて患者から事前の同意を得ることになるが、その際には、将来的にどのような形で使用されるのかについてできる限り具体的に示さなくてはならない。現在治療を担当している精神科医が患者の同意を得たい場合は、可能な限り同意が患者の完全な自由意志に基づくものになるように、治療に関わっていない精神科医にも相談するよう患者に勧めるべきである。さらに、同意は定期的に見直されるべきである。ソンダイマー（Sondheimer）とジェンセン（Jensen）（第20章参照）が力説しているように、成長してから録音テープを使用してほしくないと考えるようになる可能性のある子どもや思春期の患者については特に重要である。患者がインタビューを受けたり、録音テープが聴衆に流されたりするたびに守秘義務は危険にさらされるため、それ以上開示の程度が低い方法では効果的に情報を伝えることができないのか、十分に確認する必要がある。必須のことではないが、精神科医は聴衆に対し、患者やその家族の誰かを知っている場合は席を立つ義務があることを伝えるべきである。

## 守秘義務と精神医学教育

精神医学の教育では、常に研修生の個人的な考えや気持ちについて話し合うことになるため、指導者と学生の間に強い転移感情を引き出しがちとなる。また教育担当者は、内々に得た研修生の個人情報を持っているかもしれない。

入学審査委員会は、志願者の経歴の守秘義務をめぐって日常的に倫理的な選択を迫られる。次のような事例がある。委員会のメンバーに、ある志願者の治療を受け持ったことのある精神科医がいた。その志願者は重篤なうつ病だったのである。志願者は入学審査委員会に治療のことを報告しておらず、精神科医はそのことを非常に問題視していた。志願者が将来的に機能不全に陥ることを懸念した精神科医は、志願者、研修プログラムおよび地域のそれぞれに対してどのように忠誠を示せばよいのかという問題に直面した。彼はこの情報は秘密にすべきであると考え、公開しないという選択をした。

精神科の研修生（あるいは精神科医）がスーパービジョンを受けている場合、そのことを患者に告げる義務については、かなりの反対意見がある。内科や外科の患者は、自分の情報が教育目的で使われることを想定しているが、研修生による治療を受けている精神科の患者は、治療のセッション内容の詳細が自分の知らない人の間で日常的に議論されることになるとは思っていないかもしれない。精神科医は、この問題に対してさまざまな立場をとってきた[174、175、176]。伝えることで患者に不必要な負荷をかけると考えている精神科医もいる。スーパーバイザーは最初のインタビューに同席し、自分の役割について慎重に説明しなければならないと主張する精神科医もいる。比較的多くの患者に当てはまるようなある種の状況、すなわち患者が懐疑的になっていたり精神病状態であったりした場合には、スーパービジョンについてすべてを伝えることは、守秘義務遵守のために治療的連携を損なうという結果をもたらすかもしれない。患者が治療者に対してスーパービジョンを受けているかどうかを尋ねた場合には、そのことを率直に話し合うべきである。

スーパービジョンの重要性は、精神科の教育者にとってあまりにも当然のこととなっているため、「それが研修生のプライバシーを侵害するものであり、研修プログラム中の研修生の安全を侵害するものでもあるという見方をすることは困難である[177]」。スーパーバイザーは研修生の評価とはほとんど関連のない周辺的情報を大量に得ているかもしれないが、それらは秘密として扱うべきである。スーパービジョンは「仕事に関する精神療法[178]」と見なすことができ、教育と治療の双方に根ざしている。これは、スーパーバイザーにとっては守秘義務をめぐる倫理的な問題を、研修生にとっては個人情報をどこまで開示するべきかという問題を生じさせる。研修生はまた、患者の特定につながる情報をどこまでスーパーバイザーに明かすべきかという葛藤を経験する――患者のフルネーム、患者が話題にした人の名前などは、名の通った人が関わっている場合には特に厄介な問題である。この問題については、研修生とスーパーバイザーの組ごとにそれぞれ方針を決定する必要がある。しかしスーパービジョンの性質上、治療中に患者が打ち明けた内容を、研修生がスーパーバイザーに対して秘密にしておく必要はないであろう。

研修生の評価においても、守秘義務に関する問題が生じる[179〜181]。厳密な守秘義務の原則を採用したある心理分析機関では、精神分析家候補者に対する教育分析と評価を完全に分けることにした。しかし原則を厳守することはできず、さまざまな形で守秘義務を破ることになった[179、180]。守秘義務が脅かされる状況を以下に例示する。

1. 精神分析家が、治療中に研修生から別な研修生に関する悪評を聞く。彼は後者の評価に参加して懸念事項について話すが、情報の出所は隠す。
2. 研修生が、指導医の一人に、自分が深刻なうつ病であることを打ち明け、研修プログラムに携わっていない精神科医の治療を受け始める。研修生は研修で十分な成果をあげたが、指導医は彼の心理的な問題の大きさに懸念を感じる。研修生に知らせたり同意を得たりすることなく、その指導医が他の指導医とこの問題について話し合うことは倫理的に許されるだろうか。
3. ある研修生が精神科研修の管理者に、ある評判のよいスーパーバイザーが繰り返し性的な誘いをしてきたと報告する。彼女は別のスーパーバイザーにつくことを希望するが、管理者が今のスーパーバイザーと話し合ったり、スーパーバイザー変更の理由について他の指導医に知らせたりしないでほしいと考えている。報告の信憑性を確認した管理者は、彼女を別のスーパーバイザーにつけ、嫌疑のかかっている問題の人物には実際の指導を担当させないようにする。

これらの状況は複雑ではあるが、倫理原則に従えば、守秘義務を破るのはそれ以外に方法がない場合のみに限らなくてはならず、秘密情報を共有している関係者と事前に話し合わなければならない。

すべての治療者が研修生の治療と評価は厳密に分けなくてはならないと考えるわけではない。ブリトン（Britton）[182]は、治療にあたる精神分析家は、患者、職務、研修機関、そして社会に対して責任があると指摘している。「精神分析家は、研修機関の中で唯一、研修生が情緒的安定と倫理的高潔さを持ち合わせているかどうかについて深刻な疑いを抱く人物かもしれない」ため、ブリトンは「明確で、しかし厳密に制限された情報交換が精神分析家と研修機関の間で行われる」ことが望ましいとしている。精神科の教育者も同様の問題に遭遇するかもしれない。次のような事例がある。学部に所属する精神科医がある医学生を治療したとき、その学生は試験の際に不正をしていたと打ち明けた。のちに彼女はその精神科医の受け持つプログラムに研修生として応募してきた。このような難しい状況にアプローチするにあたっては、こうした問題に対しては、厳密な官僚的手順よりも原則を尊重することの方がよりよい指標となる、というブリトンの訓戒を思い出すのが賢明であろう。

## 患者から得た情報の利用

治療者が患者の治療過程で得た情報によって倫理的な問題が起こることもある。問題となるのは、その情報を使ってよいものかどうかということである。この点に関連して、インサイダー取引を取り締まる法律が、治療中に得た情報についても適用されるということが知られている。患者から得たインサイダー情報に基づいて投資を行う精神科医は、インサイダー取引を行ったとして有罪となる可能性があるのである。したがって、企業の社長が自分の会社の合併について精神科医に話したとしても、精神科医はこの情報に基づいて行動することはできず、それを他人に伝えることも禁じられている。精神医療の境界は、守秘義務遵守のためにも厳密に維持されなければならない。しかしその境界を管理できるかどうかは、精神科医の唯一の関心事は治療的目標の達成を促進することであるという理解にかかっている。投資のために情報を利用することは関係の性質を変えてしまい、倫理的な悪影響が及ぼされることになるだろう。

患者からの情報に基づき、精神科医は反倫理的ではない治療以外の行動をとることもある。銀行員の患者が精神科医の好意を得ようとして金利情報を話したとしたら、精神科医がそれを無視するとは考えにくい。同様に、患者の提案に応じて映画を見たり、本を読んだり、レストランで食事をしたりすることなどは、倫理的行為と反倫理的行為の境界線を越えているわけではない。それでも精神科医は、そのような行為は、たとえわずかであっても治療に影響するかもしれないということを認識していなければならない。

## 通常の設定外で患者に関連する秘密情報を得た場合の対応

精神科医には、しばしば自分の患者にとって重要な秘密情報を知る機会がある（「逆の守秘義務」）。小さなコミュニティや、同一集団を限られた数の精神分析家が治療することになるような精神分析機関では、精神科医はそのような情報をどう取り扱うかという問題にしばしば直面する。Ａという患者が精神科医に、Ｂ（別の患者）の薬物乱用について話したとする。Ａは自分が精神科医に告げたということをＢに伝えたり、自分が情報源だと知られたりしたくないと考えている。この場合精神科医はどう対処すべきであろうか。Ａに対する守秘義務を一方的に破ることは不当であろう。したがって精神科医とＡは、この問題を治療的に解決するよう試みなければならない。次に挙げる例は、専門職倫理委員会に参加することによって生じた別の種類のジレンマである。学会の倫理委員会に所属する精神科医は、自分の患者の娘が受診しようとしている精神科医に関する情報を入手した。その情報によれば、その精神科医は患者と性的な関係を持ったことにより学会から追放されようとしているということであった。倫理的（そして合法的）には、その精神科医に対しては自分はおおいに懸念を抱いているということを伝えつつも、その詳細と根拠までは述べないという解決策があるかもしれない。また別の状況として、小さなコミュニティではありがちなことであるが、精神科医がよく知っている人について、患者がその人の私生活の詳細を話すことがある。このような場合精神科医は、治療がより円滑に進むように、患者を別の医師に紹介することを検討すべきである。

## 守秘義務の限界について患者に伝える

完全な守秘義務を保証することは不可能である。しかし当然のことながら、精神科医は患者の診察を守秘義務の限界についての検討から始めるようなことはしたくないと考える。その一方で、限界に関する検討が少し遅れただけでも、法的な手続きにおいて開示されなければならない情報を損なうことにつながるかもしれない。守秘義務が破られる可能性を伝える責任と、効果的な治療連携と開かれたコミュニケーションを確立したいという思いとの間には本質的な対立があり、決断には熟慮を要する。法廷命令による評価、あるいは軍の命令による評価[183]である場合には、治療の開始時に守秘義務の限界について明確に伝えられなければならない。

## 結論

精神分析およびほとんどの精神科的治療では、「守秘義務に関する合意の一つは、精神分析家は患者の人生において（治療の力以外は）いかなる力も行使しない」ことであり、守秘義務は、決して使わない力についての認識を具体的に示したものである[93]。守秘義務は、精神科医からも患者からも高く評価されているが、その境界は、医療制度の変更、現代の科学技術、そして法律といった外的な要因によって脅かされる。また内的な要因としては、噂話を好む傾向や専門職どうしの話し合いの必要性、教育や研究活動、そして自殺、他殺、児童虐待などの危害からの保護の必要性などが守秘義務を脅かす。法と司法判断が役に立つことがあるかもしれないが、最終的には、精神科医が患者の利益を最大限引き出すための指針は、主として倫理規範から導かれることに変わりはない。

『オックスフォード英語大辞典（Oxford English Dictionary）』は、confidence（秘密、信頼）という単語を以下のように定義している。(1)「信用または信頼を寄せる精神的態度」、(2)「ある事実または事柄について自信または確かさを感じること」、(3)「自分自身への信頼からもたらされる確かさの感覚」、(4)形容詞：「職業的詐欺の手法で、被害者に金銭または他の貴重品を、『信頼』の証しとして差し出すように仕向けること」。

患者にとって信頼は、治療過程において中心的役割を担う。ジョセフ[184]が強調したように、守秘義務は、隔離されたところでプライバシーを扱うという精神医療の特性や転移、医師がつい秘密を話したくなってしまうことなどが問題となり得る。精神科医は、自分を信頼して内的な思いや人生の物語を託すようにと患者を促しておきながらその保護に失敗するという、精神科詐欺師とならないように十分注意する必要がある。マイスネル（Meissner）[185]は、道徳的選択にはしばしば大変な苦痛が伴うことに注目している。リア（Lear）[1]は、我々は「困難な事例の解決方法について継続的な議論を行うことを通じて、個人としても専門職としても、守秘義務に関してのよい判断」（文献1の14頁）をすることができると力説した。リアは、守秘義務を徳として概念化するのが最善であるという。そして「守秘義務の観点から見て、ある状況の中で何が正しい行いかを知りたいときには、徳を備えた人に尋ねなさい」（文献1の17頁）と述べている。そのように相談することこそが、関連する問題を明らかにし、患者、精神科医、そして専門職全体の利益を最大限に引き出すであろう。

# 12

# 非自発的入院と脱施設化

ロジャー・ピール
(Roger Peele)
ポール・ショドフ
(Paul Chodoff)

人々が同意なくして自由を剥奪されて精神科治療を受けさせられ、思考や感情、態度を変えてしまうかもしれないような厳格に管理された環境の下に置かれるという状況は、そもそもあり得るのだろうか。そのような状況は、有益な場合もあるが、まったく役に立たないこともあり、多くの人にとってはある程度効果的だが、有害にすらなる人もいる。自由に関する議論[1]を哲学的な起源とするこの問題が提起されてきた過程は、精神科の臨床に大きな影響を与えている[2]。一九六〇年代までは、主にこの問題に答えたのは臨床医であった。臨床医たちは、善意のパターナリズムという名目のもとで治療するときであっても、それによって人間の苦しみを和らげることを重視していたのである[3]。一九六〇年代には、さまざまな社会的、法的文脈において市民権運動が急速に活発化し、国家権力の足かせとなった[1～3]。この結果、医療側の権力、すなわち非自発的治療を強制することなどを制限する法律や判決が行われるようになり、脱施設化が大いに進むこととなったのである[4]。

精神的に病んだ人という最も脆弱な市民に対して、社会がその福祉の責任を負わないという状況があり得るだろうか。精神疾患による危険な結末から病者を保護したり社会を守ったりするためには、単に閉じ込めておくだけで充分なのだろうか。それとも社会は、苦痛と障害を引き起こす病から人々を解放するに足る治療を要求すべきなのだろうか。

　これらの課題はいずれも、倫理的にも法的にも多様な問題を引き出すものであり、幅広い議論が行われてきた。医療専門家、法の専門家、司法機関、立法機関、行政機関、法施行機関、認定機関、マネイジドケア組織、支援団体といったさまざまな機関が、それぞれの基本的価値基準を反映した立場をとっている。この基本的価値基準は、各機関の歴史的役割や責任、使命に根ざしたものである。これらの機関は多様な価値基準と倫理的文脈を持っており、それらが一致し共存することもあるが、そうならないことの方が多い。各機関の内部でさえ、全員が合意できるような優先順位や価値基準は明確にはなっていない。このことは医療従事者間においても当てはまる。

　そのため非自発的入院と脱施設化にまつわる議論は、競合する価値観と倫理的文脈の狭間で行われる。残念なことに、議論とその動向の方が先に立ってしまい、結果的に非常に多くの重度の病人が見捨てられる状況が引き起こされている。いかなる機関も反倫理的に振舞っていたわけではない。むしろ各機関は、それぞれに固有の価値体系を忠実に守ってきたのである。深刻な精神疾患の治療の焦点が定まらず、その責任の所在も明確でないこともまた、望ましくない結果を生みだすこととなった。この章でとりあげる主要な倫理的問題は、非常に脆弱で助けを必要としている人に対して誰が責任を負うべきか、精神科医が複雑で倫理的な難問に対処する際、いかにして誠実さを維持していくべきかということである。

　ここでは始めに、関連する当事者の価値基準と倫理的文脈を提示し、医療従事者とそれ以外の人との違いを比較する。さらに本章の主題、すなわち当人の意志に反して治療をすることと脱施設化に関する主要な倫理的側面について解説する。

## 医療と法の価値基準

医療の価値基準と法は、常にさまざまな形で対立し、このような対立はすべて非自発的治療に影響を及ぼす。

1. 法の目的は紛争解決（対審プロセス）を通じて正義をもたらすことであるが、医療の目的は合意の下で健康を回復させることである[5,6]。法は、正義を追求するうえでの内在的対立を前提とし、一方医療は、健康の追求に関する合意を前提としている。非自発的治療は、法的には自由の制限にあたり、適正手続き（due process：たとえば緊急入院の要請を適正に行うこと、弁護人を立てること、相当な理由、対審聴聞、立証責任など）の義務が課される。一方医療においては、多くの場合、非自発的治療は精神的健康の改善をもたらすための取り組みである。
2. 法による判定は、形式通り証拠法則に則って実施されるのに対し、医療は非形式的かつ科学的に行われる。非自発的治療に際しては、特に対審プロセスでは、法的手続き上の価値基準が医療的に望ましくない方法で負荷され、臨床医にあらゆる形の強制を避けるよう圧力となることすらある。[5,6]

3. 法は誤審に関して、一人の無実の人が罰せられるよりも十人の罪人を見逃す方がよいという見解であるが、医療は、一人の患者の命を救うためには、不必要な入院であってもさせる価値があるという立場をとる。法は、入院のみならず患者の反対を押しきって治療を行うことさえ、本質的に有害であり患者の自由を奪うものであると解釈するが、医療はそうした行為を患者が健康への道を享受するためのものであると解釈する。このように倫理や原則は非常に多様であり、これらの複雑な事柄について絶対的な道徳的判断を下すことは難しいことがわかる。

4. 法は、有責性（犯意）の判定の根拠を成す道徳的行為者性[a]の存在という前提を擁護するため、自由意志というものがあると見なしている。一方で、医療は予測を可能にするに足る決定論[b]を前提としている。すべての治療行為は、その行為がどのような結果になるかという予測の中で行われる。経験上のエビデンスまたは疾患概念に基づいて、薬物の処方、夢の解釈、アルコホーリクス・アノニマス（AA）への依頼などが行われる。治療の拠って立つ理論では、治療の正当性を失いかねないという理由により、三段論法のいかなる接点においても自由意志を組み込むことを認めていない。治療者が神経科学的仮説に基づく薬物療法あるいは心理学的理論による精神療法的介入を行う際に、患者が自由意志を持っていることを前提とすると、治療に対する反応の予測は成り立たなくなる。

法は基礎となる価値基準に「最小制限の設定（least restrictive setting）」という概念を導入している[7,8]。これは、患者にとっての肯定的な結果を求めようとしない、実りなき目標である。この概念は、苦痛の軽減と機能の改善という、より肯定的な医療の目標を無視し、対立することまでも容認していることになる。たとえば医療的視点では、深刻な精神疾患による障害を持つ患者が、病気の症状や病気による影響から解放されるためには、極めて保護的な環境の提供が最善かもしれない。精神科治療環境では、もし患者が路上生活をしていたら得られないよう

訳注a　道徳的行為者性：道徳的判断を行い、それに応じた行為を行うことに対する責任。
訳注b　決定論：人間の意志とは無関係に世界の動きは決められているとする説。

な利益を、ある程度守ることができる。したがって障害のある人は、治療環境下での生活の方が自由を満喫できるかもしれないのだ。

## 立法機関の価値基準

多くの代議士は、社会的利益の達成や社会悪の排除に貢献するような法案を可決させようと努める。しかし、多くの選択肢の中から取捨選択する必要があることから、精神疾患が著しく不当に扱われることが多くなる。これは、(1)精神疾患患者には投票行動を起こす人が少ない、(2)精神疾患に対するスティグマによって精神疾患患者は社会的・政治的に無力化している、といった理由による。政治的に導き出された価値基準は精神疾患患者の利益の軽視につながり、非自発的治療の判定に影響を与えている。

精神障害を持つ人はほとんどの場合無力であるが、少数の精神障害者の行為あるいはその行為に対する恐れが政治体制に影響してくる。精神障害者の暴力行為の発生率については議論のあるところだが、データからは一般人口よりも高率であることが示唆される[9]。精神障害者による暴力行為は立法者に大きな影響をもたらし、非自発的治療に関する法の拡大につながり得る。このことから特有の倫理的問題が提起される。援助を行うという約束の下に、ある人の自由を奪って不十分な設備の施設に入れることは正当化されるのだろうかという疑問である。非自発的入院を支持する人も、患者が強制的に入院させられる多くの公立病院の状況には閉口するかもしれない。

上記のように、精神疾患の治療に関する政治的な優先順位は低いものの、多数の立法機関が、とりわけ一九六〇年代に始まった市民権運動に触発された形で、少なくとも部分的には、需要に対して対応してきた[4]。

## 行政機関の評価基準

行政機関は、立法機関と同じく、市民は精神疾患患者のニーズに対してあまり関心がないという認識を持っているため、率先して取り組もうとしない。進歩的な政策の積極的展開を妨げるものは他にも、行動を起こしたために問題が紛糾するという事態を避けたいという思惑が最優先される官僚的性質や、法制定部門の怠慢がある。多くの場合、指導者が精神保健部門に対して望むのは「何の報告もないこと」であり、使命が限られている方がその目的は達成しやすいということになる。

行政機関が自らの責任範囲を狭めようとするという現象は、部門化と呼ばれる[10]。政治部門は社会資源を制限してきた。そのため、行政部門が責任を負う市民が少数であればあるほど、良質なケアを提供しやすいということになった。さらに、過失の回避が主目的となってしまうことがあり、この目的は責任を限定することにより実現可能となる。[10] こうしたことが非自発的治療の倫理に対して二種類の影響を与えている。第一に、非自発的入院を減らすことによってサービスの対象者が大勢になるという事態を避けたいと、各部門が考えるようになった。第二の影響は、責任の所在に関することである。公的施設が精神疾患患者の健康管理、住居、社会、就労、レクリエーションなどの生活のあらゆる面に責任を負っていたときには、責任の所在は明らかであった。しかしアサイラム（asylum）[c] が閉鎖されると、誰が何に対して責任を負うかについての混乱が生じた。言い換えると、精神疾患患者が病院から地域社会に出たときに、責任の所在が複数の機関に分散したということである。たとえば、住居、福祉、就労とリハビリ、資産管理などに関しての責任が分散することにより、結果的には、不幸にも多くの患者が見過ごされることになった。

行政機関の倫理に関するこのような説明を踏まえれば、精神疾患を持つ人に対して最終責任を負うことが問題含みだということがわかるであろう。

## 警察の価値基準

警察の価値基準の中で最も重要なものは公共の安全である。このため警察は精神疾患患者を市街から排除しようと躍起になる。精神疾患患者は害悪の源となり得るという見方によって、警察は非自発的入院の判断基準として自傷や他害に焦点を当てており、より幅広い基準には関心を持たない。たとえばワシントンDCでは、警察は何年もの間、入院させることができるのは殺人か自殺をしそうな人だけであると主張して、自活できないといった危険な状態に陥った人を判断基準に含めることを避けてきた。警察が行動を起こそうと決意した場合であっても、労力を惜しむあまりに、精神疾患の人を入院させるのではなく犯罪者として扱う傾向にある。前者の方がより時間がかかり、自分たちの管轄外であると考えるためである。このような価値基準や上述の他の要因により、特に米国においては、病院の代わりに刑務所に入る精神疾患患者がいくつかの司法管轄区で増加するという結果となった。

## 監査の評価基準

認定機関は非自発的入院に関する決定的な役割を担っている。そこでは、非自発的入院患者を引き受ける病院は、正しく機能している環境で治療が行われる施設であるという認定を受けるべきだとの主張がなされる。認定機関は、適切な退院計画の必

訳注c　アサイラム（asylum）：（精神疾患の）患者を外界から隔離し、収容・保護するための施設。

要性を強調する。すなわち、入院という「入口」の側面ではなく、退院という「出口」の問題に取り組んでいるということである。路上で亡くなる患者が数百にのぼったとしても街の病院の認定状況に影響することはないが、施設内で不審な死が一件あれば、直ちに調査のための監視官が送り込まれるであろう。認定機関は、施設が公的ニーズに応じているかどうかも含めて、非自発的治療に関する議論に活発に関与すべきである。

## 一般アドボカシー団体の価値基準

各種の一般アドボカシー団体は、精神保健のケア資源を改善していくべきだと主張する点では一致しているものの、非自発的治療に関する見解については必ずしも意見の一致をみていない。非自発的治療を原則的に許しがたいものと見なす団体もあり、その乱用に関する例を引き合いに出している（第7章参照）。他の団体、たとえば全米精神疾患患者家族会（National Alliance on the Mentally Ill：NAMI）は、特に「脳疾患」（主に統合失調症、双極性障害、大うつ病、境界型パーソナリティ）のような特定の患者群に対してのみではあるが、病院内や地域における強制的治療の価値を認めている。メンタルヘルスアメリカ（Mental Health America）という団体は、強制外来治療（outpatient commitment）には賛成していない。「回復モデル」を主張する人たちは、「消費者」（患者）の要望という観点から個々の治療ゴールを設定することを重要視しており、非自発的治療には抵抗を示しているが、ケースによっては適用せざるを得ないとして許容している。

いくつかの団体は、再発可能性のある精神疾患患者は、事前指示（advance directive）、すなわち「正常な精神状態」のうちに自分の病状が悪くなったときにどのような治療を望むかについて言明しておくという方法を支持している。この戦略は臨床家にとって役に立つものではあるが、法的基準に合致した場合には非自発的治療を行うべきであるという、法的な非自発的治療要件[11]を覆すものではない。一方、事前指示で求められている治療方法については、慎重に考慮に入れるべきである。

米国では二つの著名なアドボカシー団体が、非自発的入院に関して対立する視点を持っている。治療擁護センター（Treatment Advocacy Center）は支持、デイヴィッド・バゼロン精神保健法センター（David A. Bazelon Center for Mental Health Law）は反対を表明している（それぞれの論拠について興味のある読者は各団体のウェブサイト〈www.psychlaws.org〉、〈www.bazelon.org〉を参照のこと）。

## 非自発的治療の倫理的側面

本章では筆者らは、非自発的治療に関わる主な倫理的問題、非自発的治療の展開に対する賛成論と反対論、非自発的治療の支持者間での相違、インフォームド・コンセントの役割と乱用について概説する。

## ◆非自発的治療における主要な倫理的問題

一部の患者は精神病や認知症、重症の気分障害のために自己決定能力を失っているが、グリーン（Green）とブロック（Bloch）は次のように述べている。「そのような脆弱な人をいかにして扱うのが最善かということについては、精神医学においても、それを超えたところでも、意見の一致をみていない。社会は、一般的には、いつどのようにしてこの脆弱な人を守るのかという悩ましい問題を扱いやすくするために法律を割り当ててきた。しかしその結果法律は大幅に変化し、一部にはその適用プロセスの倫理的基盤を反映したような形で、多種多様な適用がなされている[12]」。

精神医学を「超えた」ところで言及される問題の多くは、これまで述べてきたようなさまざまな機関の間での価値基準の対立に関わることである。著者の一人は、論議の情緒的な側面を捉えて次のように記している。「両者が互いに、最悪の例を挙げて激しい非難の応酬をしている。市井の自由意志論者は、ドナルドソン（Donaldson）[d]は倉庫のような矯正労働収容所で長年末治療のまま監禁されたとか、回復不能な副作用を起こす強力な薬物で「治療」されたといって攻撃する。精神科医は、脱施設化に起因する大失敗が多くの混乱と悲劇を引き起こしたと反論する[1]」。この章では、合理的かつ冷静に論拠を検討していきたい。

## ◆非自発的治療に反対する論拠

非自発的治療への反対は四つの要点に整理される。

1. 精神疾患という概念に当てはめるべきではないような、カウンセリングや教育を必要とする「生き方の問題」が存在するのだとする人らは[13]、そのような問題を持つ人を非自発的治療の対象に決してしてはならないと強く主張する。

2. 精神疾患の存在を支持しながらも、病人は非自発的治療の対象とされるべきではないという強い信念を持つ人の主張。彼らにとって強制的収容は恐ろしいものであり、いかなるときでも、誰に対しても強要してはならないものである。こうした見解はしばしば、精神医学は悪くすれば邪悪なものであり、よくても見当違いのものであるという一般的な態度につながる。

訳注d　ドナルドソン：訳注g参照

3. 精神疾患の存在は正当であると論じ、治療は場合によっては人道的で効果的なものであるということには同意しながらも、患者の協力が得られるときにのみ行われるべきであり、強制は無効であるとともに倫理的に不当であると強調する人の主張。

4. 精神病は間違いなく存在し、治療は人道的かつ効果的であり得るもので、強制的な治療も有益かもしれないというモース（Morse）[14]のような見解を認める人の主張。もし二十四時間アクセスできる魅力的なクリニックや病院を社会が用意できれば、非自発的治療の必要性はなくなるだろうという立場をとる可能性もある。

非自発的治療に反対する立場の概要は、少なくとも地域社会における見解については、デイヴィッド・バゼロン精神保健法センターの声明に、以下のように記されている。「強制外来治療法（Outpatient commitment laws）は、（中略）刑務所や路上のホームレス、暴力行為を行う精神疾患を持つ人らの問題の解決策として提案されているものである。このような法律は、個人の憲法上の権利に受け入れがたい侵害を加えるのみならず、それによって地域社会における適切で効果的なサービスの不足を補完できるわけでもない、単純すぎる対応である[15]」。

### ◆非自発的治療に賛成する論拠

非自発的治療の必要性を支持する者は以下のように述べている。精神疾患は実在するものであって治療は有益であり、強制は多くの場合人道的かつ効果的である。また、治療施設が魅力的であることやアクセスが容易であることなどは、常に強制の必要性に取って代われるものではない。

精神疾患は架空のものであるという議論は、洗練された薬物療法と神経科学の劇的な進歩により、ますます根拠が希薄なものとなっている。ＮＡＭＩの見解に関するところで述べたように、関連する議論の一つは、社会が「生物学的」な病気と見なし、他の内科疾患や外科疾患と同様の治療を行うべきはどの病気か、ということである。サス（Szasz）[e]の主張は、少なくとも非自発的治療を必要とするかもしれない主要な精神疾患に関しては、「問題外」のこととなっている。

強制が一般医療において行われるのか、精神医学またはそれ以外の分野で行われるのかという問題も重要である。否定的な見解を主張する人は、純粋なイデオロギーに基づき、効果的な治療を行ううえで強制が重要な役割を果たしているという数多くの根拠を無視している。米国に拠点を置く、精神医学の発展に関する研究会　（Group for the Advancement of Psychiatry：ＧＡＰ）によると、「強制、説得、提案および指示は、保護と治療において合理的であると認められる範囲の行為であるが、それらは慎重に精査される必要がある。そしてそれらを実施するにあたっては、臨床医は良心に従って熟慮することが求められる」[16]。食事を摂ることも眠ることもできず、自殺企図のある五十二歳の抑うつ状態の男性を、本人が治療に猛反発しているにもかかわらず入院させることは、四十三度の発熱と頚部硬直を認める十六歳の女の子を強制的に入院させることと比較して特に不道徳ではないと、多くの人が考える。精神疾患は一部の人を児戯的な状態にする。そのため精神疾患の存在は、非自発的治療のためにパレンス・パトリエ[f]（国親）を実行する基準として正当化される。こうした論拠があるにもかかわらず、特にインフォームド・コンセントを医療倫理における中核的要素とした場合、患者に強制することに関して倫理的不快感がつきまとうものである。

たとえ強制であっても非自発的治療が効果的であるという主張は、以下の一連の根拠により支持される[16]。

- 児童や思春期の治療では一般的に行われている強制治療が成功していること。
- 刑務所か治療かを選べる場合に治療が有効であったこと。
- 治療に同意しなければ解雇するという脅しが有効であったこと。たとえば、医籍登録委員会が重症の医師に治療を受けるべきだと強く要求した場合、治療に同意しないのであれば除隊させると軍が兵士に迫った場合、雇い主がアルコール乱用の治療に同意しなければ解雇すると迫った場合など。
- 追跡調査において、患者は不本意な経験の後、治療を強要されたことに感謝していたという結果が得られたこと。

精神疾患の治療における強制の位置付けについて再考した後、精神医学の発展に関する研究会は、以下のように結論付けた。「我々はこれらの強制治療の状況を検討し、当初の強制は、長い目で見ればより大きな自由につながることを繰り返し確認した。我々は、強制は治療の対極に位置するという当初の前提に対する例外について調査研究を行い、強制について、それをするかしないかという観点からではなく、強制の程度とその理由という観点から考えるようになった…自発的な治療と強制治療は連続体であり、動機付けの強化には別の要素が作用している。我々は、このような強制治療についての楽観主義は正当化され

訳注e　サス：Thomas Szasz（一九二〇〜）反精神医学（狂気を身体医学モデルにより治療すべき疾患として無批判に規定してきた歴史を心理社会的、政治的次元から批判し、非生物学的な臨床実践を推進した精神医学の改革運動の総称）の主要な担い手の一人。

訳注f　パレンス・パトリエ：障害や加齢などのため、自己決定や自分自身の保護ができない人を保護する目的でパターナリスティックな介入を行う権限。

得ると信じている。患者が治療に抵抗している状況から、治療に応じ、それに協力できるようになるための援助をすることが適切なときには、我々は精神科医に対しこのような治療を提供するよう奨励する」[16]。

たとえ我々が、最重症の精神疾患のある人が監獄に遺棄されているという前述のモース[14]の提言を信じるとしても、倫理的には、彼らを危険で居心地が悪く、十分な人員配置のない精神科施設に委ねることを容認するわけにはいかない。法的決定もこの見解を支持してきた。ドナルドソン事例[g]では、連邦最高裁判所は、強制的に精神科病院に拘留される人は適切な治療を受けなければならないと述べた[8]。上級裁判所は、標準的なケアと治療についてさらに踏み込んだ説明を行った[17]。しかしながら、優秀なスタッフによる安全で快適な治療プログラムが利用しやすくなったとしても、非自発的治療の必要性がなくなるわけではない。優秀なスタッフのいる施設に入ることができるはずの大富豪が、妄想のため治療を拒否し、精神疾患の症状のため殺人あるいは自殺をしてしまうこともあり得る。

要約すると、非自発的治療の倫理的な合法性に対する熱い議論は、体系だったデータが示されたことによっていくぶん冷め、社会は別の問題に焦点を移すことになった。すなわち、どのような状況であれば、非自発的治療が許容されるのかという問題である。

### ◆非自発的治療の判断基準

特定のケースについて、非自発的治療を考慮するべきかどうかを判断する際の論点は二つある。一つ目は、そのような治療の必要性があるのかということ、二つ目は、もし必要性があるのならば、その決断は患者となる当事者以外の人がしてもよいのか、ということである。

一つ目の疑問に関しては複雑な理論立てがあるが、それらは二つの基本的な見解へと集約される。いずれの見解も、必要性ありとする場合には精神疾患と診断されていることが前提となる。二つの見解は、一方では治療の必要性を要求し、もう一方では危険性の存在あるいは危険性が生じるリスクの存在を要求するという違いがある。一九六〇年代までは、多くの司法管轄区で前者の見解が支配的であった。ときに乱用の懸念が生じた際には、その多くは、判断基準を変えることなしに適正手続きによって対処された。一九六〇年代以降は、司法判断と法律制定における判断基準においては、危険性に関することがより重要な役割を担うようになった。この判断基準がどのような形で実地に用いられるかはさまざまであったが、基本的には、精神疾患による他害あるいは自傷のおそれがあることと定義された。自分の身の回りのことができないことを自傷に含んだ場合、しばしばあることだが、危険性と治療の必要性との境界はあいまいとなる。普遍的ではないにせよ、このような幅広い解釈を行う立場をとった場合であっても、患者として扱う必要があるかもしれない以下の三つに当てはまる人については、依然として手が届かない。

1．精神疾患のため限界に近い生活を送っているものの、危険にさらされているという明確な徴候がない人。
2．精神疾患のため、はた迷惑で腹立たしい行為が認められるが、他人に危害を加えるわけではない人。このような人が違法行為に問われ、刑事司法制度が関与することはあまりに多い。
3．物質を乱用する人。非自発的治療により恩恵を受けることができるが、しばしば医療から脱落し、その代わりに司法制度と相対することになる[16]。

治療の必要性が確認された後は、その人が自分で決定を下すことができるのか、あるいは他の人が決断する必要があるのかといったことが問題となる。これについては、以下の四つの点から検討することができる[18]。

1．自分に選択権があると理解できる能力
2．自分の状態に関する理解力
3．理論的に考える能力
4．自分の状態と状況を正しく評価する能力。臨床的には多くの場合、「病識」があるかどうかの問題

最善の決定ができなくなる認知的な原因はいくつもあるが、希望に反し入院することになる主な理由は、自分に精神疾患があると認識しないことである。

患者に決断する能力がないことが明らかとなった場合、判定をする人は、二つの側面から対処することができる。その人が判断能力を失っていないとしたら、どうしたいと考えるかを決めること、すなわち代理判断である。もう一つは、その人にとって最善の利益になることは何かを決定することである。後者は、通常、非自発的な入院および治療の基本原理となる。これは一部には、判断能力が欠如した状態はしばしば長期に及ぶため、もし判断能力があれば何を望むかを知ることが難しいという理由による。

訳注g　ドナルドソン（Donaldson）事例：ドナルドソンは統合失調症の診断で治療と保護が必要とされ強制入院となったが、薬物療法等を拒否したため治療を与えられないままに約十五年間の入院継続を余儀なくされた。このためこれを不当として提訴し、最高裁で精神疾患であっても危険性がない者を強制収容することは認められないとの判決が下された。この判決では同時に州のパレンス・パトリエ機能についても言及されており、州が精神疾患の人を強制的に入院させることができるのは、治療を提供するという目的がある場合のみであるとされた。

◆同意のない薬物療法

非自発的入院は、必ずしも強制的な薬物療法を行ってよいということを意味するものではなく、さらに法規定が必要とされる。中核となる倫理的問題は変わらないままであるが、いくつかの司法管轄区における法律は、かつて施設で行われていた非自発的治療と非自発的入院を区別してきた[19~22]。このような区別に対応して、非自発的入院をした患者が治療を拒否できるようにするためのさまざまな方法が考え出された。それによって今度は、患者の意志に反した治療をするための法的または行政上の手続きが必要となった。そのような法的ハードルは、「緊急」事態における薬物の使用を妨げるものではない[21]。ストーン（Stone）は、患者の入院前に、非自発的入院と非自発的治療の二つに関する決定が同時に行われるべきであると提案した。それに対する反論として、入院した後は、自分や他人に対する危険性はもはや重要ではなくなるというものがあり、この見解が主流となりつつある。

◆外来患者の非自発的治療　（第23章参照）

外来場面における非自発的治療は以下のようにさまざまな形で行われるが、それらすべてにおいて上記と同様の倫理的問題が生じる。

1. 後見、すなわち他者が決断をすること。
2. 矯正機関または病院からの条件つきの退所あるいは退院。退所および退院の合意にあたっては、裁判所の命令により、患者は既定の治療プログラムに協力することになる。もしその者が従わなくなった場合には、関連施設に戻されることとなる。
3. 拘禁に代わる裁判所指示の治療。司法管轄区によっては、精神衛生裁判所または薬物関連犯罪専門裁判所（ドラッグ・コート）は、罪を犯した者に、刑務所に入所するのではなく治療を受けるという選択肢を提示する。これらの裁判所に関わった経験のある臨床医は、しばしば精神衛生裁判所とドラッグ・コートを区別するよう提案している。これは後者においては、患者との対峙が、妥当な水準よりもはるかに激しいためである。
4. 強制外来治療（「援助付き地域治療〈assisted community treatment〉」）。強制外来治療が一般的になる一方で、世間の反応は賛否両論であった[23]。米国では、たとえばワシントンDCでは功を奏し、次第に強制外来治療は強制入院治療よりも一般的なものとなった。地域密着型の対応を受けている者については、その後の入院回数は少なくなり、入院期間も短くなったのである[24]。

これらのアプローチの支持者はたいてい常に、危険性が低いことを非自発的外来治療の判断基準とすることを提案する。倫理的な問題は、どの程度の危険のリスクであれば非自発的外来治療を正当化できるかということである。後見を行う場合、危険性を予測することよりも、永続的に判断能力なしとした方が倫理的な負荷が軽くなるということが問題となる。

### ◆事前指示：解決策となり得るか？

グリーン（Green）とブロック（Bloch）は、事前指示について以下のように記述している[12]。「一九八〇年代に発展した工夫に富んだ着想であり…事前指示、ユリシーズ契約（Ulysses contract）[h]、自己義務的契約（self-binding contrast）、事前の治療権限付与（advanced treatment authorization）などさまざまな名称で呼ばれた。つまり、精神科患者は疾患が再発しやすい傾向にあり、再発した場合には、混乱のため説明を受けたうえで同意することができない状態となり、どのような行動方針が最善かということについて精神科医との合意形成ができない可能性があるということである。エピソードがさらに重篤となれば、どの治療が最も自分の利益になるのかを適切に判断することもできなくなる」。

事前指示は、「現実の」世界において関心を持たれていないようであることに加えて、法的に煩雑であるという問題がある[11]。米国では、その人が自分自身あるいは他人に対して危険を及ぼす場合は、事前指示が非自発的治療よりも優位となることはない。これまでに言及したいずれの機関においても、暴力死を引き起こし得る方針が合意されることはない。事前指示は、非自発的治療によって浮上する倫理的問題の解決手段とはなっていないのである。このアプローチは非常に合理的なようだが、実証的な再調査によって、患者は事前指示を行うことに対して両価的な感情を持っており、臨床場面ではあまり関心を持たれていないことが判明した。ある研究では、事前指示の提案を受け

訳注h　ユリシーズ契約（Ulysses contract）：判断能力があるときにある個人が治療を受けるという同意をした場合、その後判断能力を失って当該治療を拒否する場合でも、判断能力のあるときに行った同意がその人の「真の自己決定」であると見なして当該治療を実施するという約束。以下のギリシア神話に由来する。オデュッセウス（ユリシーズ）一行がセイレーン（半身が女性で半身が鳥の三姉妹、美しい歌声で船乗りを惑わし難破させる）のいる海域を通る際、オデュッセウスは水夫たちに耳栓をさせ歌声が聞こえないようにし、自らの体をマストに縛りつけさせ、自分が正気を失って暴れても決して解かないよう命じた。セイレーンの歌を聞いたオデュッセウスが暴れ出しても水夫は正気のときのオデュッセウスの命令に従いそのまま船を進め、無事海域を通過した。セイレーンの歌で生き残った人間がいた場合、セイレーンは死ぬ運命にあるという。

た七十一人の患者のうち、同意した者はわずか一人であった[25]。

### ◆国際的な展望

先に述べたように、非自発的治療の主たる判断基準として危険性に焦点を当てる方法はいくつかの国で実施されている。しかし適正手続きを実施することが必要となるため、その注目度は下がりつつある[2]。たとえば、イスラエルおよびオーストラリアのニューサウスウェールズ州では、現実検討や判断の能力が著しく低下している者、他者に精神的苦痛を与える者についても非自発的治療を認めることにより、危険性の判断基準の幅を広げた。

危険性を評価基準とする方向に傾いてきてはいるものの、治療の必要性を評価基準とする方法の方が依然優勢である。その人の健康と安全のため不可欠な治療を受ける必要性があるとき、病状の悪化を防ぐため、治療なしでは必要なセルフケアが保証されないような患者の福祉のため、緊急の介入が必要であり、より制限的でない選択肢が利用できないときなどが、その例である[2]。

### ◆非自発的治療の評価基準を危険性とした場合の結果

一見したところ、米国において精神疾患患者のホームレス化や収監の大幅な増加は、強制入院の基準が危険性を強調したものに変化したためであるかのように思われるかもしれない。しかし実際には、非自発的入院の数は減少してはいなかった[2]。オーストリアにおける評価基準も危険性によるものが主流であったが、非自発的入院率には、米国と同様に変化は認められなかった。この現象をどう解釈すればよいだろうか。裁判官や陪審員は、形式的な基準にかかわらず、患者にとって何が最も必要であると思うかということを強制入院に関する判断の根拠としているようである。このことに関してある市民的自由主義者の弁護士は、「陪審は、賢明にも常に収容の決定をする」と申し立てた。国際的な再評価の後、アッペルバウム（Appelbaum）は「法律が広く支持されている道徳感情を反映することができないのであれば、そういった感情により適応するよう、実践の中で法律を形作っていくことが課題である」と結論付けた[2]。

### ◆性障害患者の非自発的入院

興味深い論点の一つは、一般的には小児性愛である「性的精神病質」に関する価値基準の変化である。多くの司法管轄区には、性的倒錯の人を無期限に非自発的入院させることを許可する法律があった。治療を受けさせることなく病院に収容すべきではないという反対意見が一九六〇年代にあがり、この法律は途中で廃止されるか、実施されないという扱いになった。この状況は、一九九七年にカンザス州が危険な小児性愛者に対する無期限の非自発的入院を許可する法律を可決したことにより劇的に変化した。米国精神医学会およびその他の精神保健専門職は、このような法律に対して声高に反対意見を述べたが、最高裁判所は合憲であるとの判決を下した[26]。精神科医は、治療可能な精神疾患を患っているわけではない人を管理する役割を再び担うことに対し、倫理的見地から異議を唱えた。公的機関の精神科医もまた、非自発的入院からは利益を得られないと考えられる人のために限られた資源を使いたくないというだけでなく、性的倒錯の患者の危険性を予測する際に起こり得る致命的な間違いを避けたいという思いから、行政機関の評価基準の方を採用した。

### ◆訴訟能力を獲得するための非自発的治療

米国では、詐欺の嫌疑を受けた歯科医のチャールズ・セル（Charles Sell）の事例が、裁判を受ける能力を獲得するための非自発的治療に関する問題の例証となる[27]。一九九九年、セルには裁判を受ける能力がないことが判明したが、これは一つには、妄想のため弁護士への協力が難しいことが原因であった。病院側は、彼が訴訟能力を獲得できるように援助する目的で薬を処方したいと考えたが、セルは拒絶した[27,28]。法廷における彼の振舞いは著しく滅裂であり、裁判を受ける能力がないことが判明した。最高裁は、裁判を受ける能力を回復させることを目的に患者を非自発的に治療するためには、法廷は以下のことを確定する必要があるとの判決を下した。

1. 「重大な」犯罪であること。
2. 薬物の投与は、ほぼ確実に「被告が裁判を受ける能力を回復できる」ようにすべきであるが、「被告が弁護人に必要な情報を提供できる能力を著しく妨げる」ような副作用が出現しないようにすべきである。
3. 非薬物治療の効果は期待できないこと。たとえば、これまでに受けた社会心理的治療は役に立たなかった場合、もしくは奏功しない可能性が高い場合。
4. 薬物治療は被告にとって最大の医学的利益となること。たとえば、もしその人が危険な状態なのであれば、薬物によってその危険性に対処できるようになると考えられる場合[27,29]。

妄想が患者の唯一の精神病理である場合、効果的に妄想性障害を治療できるというエビデンスは乏しい。そのため最高裁の要求を適用することは、その人の意志に反して行われる薬物療法その他の治療法を正当化しようとしている臨床医にとって大きな課題となり得る。

### ◈処刑に直面している人に対する非自発的検査および治療（第22章参照）

米国では、処刑に直面している人の判断能力を評価すること、もしくは法的能力を獲得した後に処刑されるように死刑囚を強制的に治療することについて、激しく議論されている。精神医学の関与についての議論では、この件に関わる評価者または治療者は、否応なしに実行しなくてはならない課題を推し進めるため、政府職員であるかのような振る舞いをしていると見なされている[30]。反対者は、精神科医は常に治療者であり、その役割を避けることはできないと主張する。すなわち、法廷の質疑への対応は、二次的な役割であるということである。この見解は、裁判官の質問に答えることと、政府職員として働くこととを混同している。法廷が専門家の評価を求めるという決定をすることは、証人すなわち専門家が決断することを意味するものではない。また、ある人が処刑に適しているかどうかという特定の質問に答えることが証人の役割というわけでもない。「処刑には適さない」という診断は精神疾患の診断・統計マニュアル第四版（DSM-Ⅳ）には存在しないのである。実際、その人が処刑に対する精神的な備えができているのかという問題に直接的に答えることは、精神科医は自分の専門領域を超えてはならないという原則に反することである。言い換えれば、精神に関する知識を裁判官がどう扱うかということについて、もし司法精神医学がその決定をしようとすれば、「滑り坂」[i]の上に立ってしまうことになるのである。

精神科医が法廷の質疑に対応する役割を負うことは、治療者の役割と比較してあまり重要ではないというのは、不合理のように思える。裁判官は医学知識を利用して、多くの人を絞首台に送りこんだ。一方、司法精神科医は、精神についての自分たちの理解に基づく「真実」を伝えるという機能を有している。もし、法廷における自分たちの回答の使われ方に不快感を抱くのであれば、彼らはその役割を中断すべきである。また、法医学者として法廷のために働く医師が批判されるべきではないのと同様に、司法精神科医も批判されるべきではない。しかし前述の状況を複雑にしているのは、医師は刑の執行に参与すべきではないという議論である。逮捕から処刑に至る過程において、医師の参与に関する倫理的境界線はどこに引かれるべきだろうか。処刑に立ち会うことそのものについては、世界的に見て倫理的に容認しがたいことであるが、処刑に先行する過程のいずれの時点で境界線を引くべきかについて合意を形成することは困難である。たとえば、裁判官が被告に法的能力がないと判断した場合、次に発生する倫理的問題は、臨床精神科医（司法精神科医ではなく）は、被告に法的能力を獲得させることを目的とした治療を行うべきなのかという問題である。被告自身が治療を求める場合は、おそらく倫理的な問題はない。しかし治療が求められなかった場合は正反対の状況となる。[31] 死刑囚には精神疾患が高率に認められることから、これは非常に手ごわい問題であるといえる。[32] 世界保健機関、米国医師会および米国精神医学会はいずれも、実際の処刑プロセスにおいては、いかなる医学的な関与も禁止するということで一致している。しかし前述のように精神科医の間では、これが法的能力を獲得するための非自発的治療を含んでいるかどうかについて、判断が分かれている。

　現時点において米国では、判決や立法は、形はどうあれ、いかなる処刑においても医師に関与させないという断固とした立場を崩そうとしている。収容者を処刑できるようにするという目的で、非自発的な方法に基づいてその人の精神状態を改善させるという精神科医の役割については、倫理的な討議が続くであろうことは明らかである。

### ◈インフォームド・コンセントと非自発的治療

　インフォームド・コンセントは、非自発的治療をめぐる倫理の中核を成している。二つの主要な問題は、判断能力と自主性である。[12] ファン・スターデン（Van Staden）とクルーガー（Kruger）は、以下の四つの条件を満たす必要があると強調した。[33]

1. 患者は自分が何に対して同意しようとしているのか理解していること。
2. 患者は治療に賛成か反対かを選ぶ能力があること。
3. 患者は自分の選択を伝える能力があること。
4. 患者が医学的介入の必要性を受け入れていること。

　これらの点は、非自発的治療をとりまく倫理的な問題を検証するうえで有用な手段である。たとえ患者が精神病状態であったとしても、もし合理的に治療を決定する能力があれば、医師が倫理的義務に基づいて患者に十分な情報を与え、強要せずに治療するということが倫理的といえるのであろうか。このような治療の副次的影響については、さらに解説が必要であろう。

　患者に情報を伝えるという任務を、治療に関して決定する前のどの時期に行うのが適切なのかを決めることは困難かもしれない。患者は二ダースほどの抗精神病薬を飲むのか、もしくは一種類のみを選ぶのか。精神科医はすべての副作用について説明するのか、その患者に最も関連するもののみ言及するのか。利益と危害について適切に伝えることは本当に可能なのだろう

訳注 i　滑り坂：「滑り坂理論」。ある問題について従来の価値観を修正するような決定がいったん下されると、滑りやすい坂を転がり落ちるように、次々と価値観が修正され、ついには当初の価値観から大きくかけ離れてしまうという理論。

か。このような問題に対しては、臨床的判断が倫理的判断と衝突する可能性がある。

判断能力に加え、個人が正真正銘の選択権を持っているのかどうかという問題がある。これは、非自発的治療において非常に解決の困難な特徴である。特に貧困層にとっては、自主的な選択が理想とはいえないものであることは少なくない。もし治療が必要な状況である人が、人手や設備が不十分で不便な場所にあるクリニックでの治療を拒否した場合、それは最善の選択をしたといえるのだろうか。残念なことに、これはよく起こる疑問である。倫理的には、患者の自主的な選択によって合理的な選択ができるようにすべきであるといえる。自主的な選択は、強制されず、高い水準の提案や助言に基づくべきであるが[34]、緊急治療室のような状況ではそれは不可能なことも多い。

我々はこれまでのところ、患者の意思に反して治療を提供することについての倫理的側面に焦点を当ててきた。では明らかに判断能力がないにもかかわらず、患者が同意した場合についてはどう考えるべきだろうか。一部の臨床医は、倫理的であるといえるのは、患者が判断能力を有した状態で決断したときのみであるという見解を持つ。患者が判断能力を持たない場合（患者が「同意」している場合でも）彼らは非自発的治療の手続きを進めるであろう。一方で多くの臨床医は、患者を非自発的に入院させるよりも、自発的に入院してくれることを望んでいる。そのため判断能力のない患者に対応する場合、患者が自由意思による入院に表面上同意していれば、非自発的入院の手続きを行おうとはしない傾向にある。人によって違う判断がなされ得る価値基準を持っているのは臨床医だけではない。患者が自発的な入院を受け入れる場合は、危険性の程度に関係なく、危険な患者を強制収容とはしない裁判官もいる。

治療をするかしないかによって結果が大きく左右され得るようなケースでは、臨床医は、倫理的な見地からよりもむしろ法的な見地からの問題を投げかけられることになる。たとえば、判断能力のない患者に対して危険な脳手術を行うべきか否かについては、後見人または法廷にその判断を委ねるのが最善かもしれない[35]。臨床医は通常そのような法的干渉を歓迎しないが、とり得る措置としては最も信頼できるものである。

（第7章参照）

### ◆非自発的治療の乱用

乱用には、二つの形態がある。一つは、関連する判断基準を満たさない人の非自発的入院である。もう一つは、入院期間中の不適切な対応である。精神科病院の不適切な利用は、以前から大きな懸念事項であった。十九世紀に親族によって、いくつかの問題の多い収容が行われたことにより、法的な是正措置、続いてさらに厳格な司法手続きがとられることとなった。このような非自発的治療の露骨な不正使用は、現代の精神医学においては稀である。実際、倫理的な趨勢はあまりにも対極に傾きすぎてしまい、深刻な状態で緊急の治療を必要とする患者を入院させることに対する法的な障害という形となって現れた。

　反倫理的な入院は、政府およびその機関によっても行われる可能性がある。最も悪名高い例は、政治的な意見の相違や宗教上の反勢力を抑圧することを目的とした精神医学の組織的な利用である。これは旧ソ連で四半世紀の間行われていたが、世界中から非難の声が上がり、最終的には一九八〇年代に終止符を打った[35]（第7章参照）。

　精神科病院に強制的に拘留される患者（当然他のすべての患者も）に対する乱用は、大きな懸念事項である。映画「カッコーの巣の上で[36]」はフィクションであるが、患者が人間以下の扱いをされ、治療と称する罰が与えられるのではないかとの懸念はいまだに残っている[37]。管理としての治療と、適切であるとも必要性があるともいいがたい折檻との間の境界線は、常に明確なわけではない。この件に関連して、拘束と隔離の実施は注目すべき問題である。そこで機能するのが前述の認定機関の価値基準であり、この問題に対して重要な役割を果たし得る。

## 脱施設化に内在する倫理的問題

（第23章参照）

一八〇〇年代初期の欧米では、精神疾患のケアにあたる人は、患者の障害が犯罪やアルコール依存症、売春、ギャンブルといった不道徳な「状況」に曝露されることによって引き起こされていると捉えており、いわゆる「道徳療法」が必要であるという考え方を持っていた。道徳療法では、患者は道徳性が行きわたった環境に置かれ、やさしく思いやりにあふれた扱いを受け、堕落した状況からの影響を受けないよう守られる。このアプローチは、人道主義そのものというよりは、誠意ある治療と考えられていた。道徳療法の実施が開始された最初の半世紀は、この治療法が多くの患者を「治した」と主張された。しかしこれらの報告は誇張であったと証明され、この方法はあまり重要視されなくなった。代わって、病院は厳格に管理された大型の施設となった。他の医学分野における学術的進歩におくれをとらないようにするため、精神医学の専門職はより「科学的」となり、精神病の原因として脳の変化の探求を始めた。しかし効果的な治療はまったく欠如していたため、ニヒリズムが台頭し、アサイラムはまともな治療が行われない「蛇穴」となった。遺伝学および神経画像の進歩に触発され、二十世紀後期には脳疾患概念への回帰が認められた。これにより、それまでとは対照的に、やがては重篤な精神障害がより理解できるようになるであろうという楽観主義が幅をきかせるようになった。

　アサイラムの非人間的な状況を受けて周期的に改善要請が行われるようになり[38]、一九五〇年代にはアサイラムの廃止運動へと発展した。[39] この風潮は、十九世紀の見解に対立する立場から生じたものである。腐敗した社会の影響で精神障害が生じるという着想により、患者を矯正のための道徳的な環境に置くという治療を施す代わりに、精神障害者は施設という状況そのものに苦しめられているのであり、そこから出て温かく快適な地域の懐に戻るべきだと考えられるようになった。一九五〇年代に発見された薬物により、この治療方針の転換が促進され、公立精神科病院の患者数は著しく減少した。たとえば、ワシントンDCのセントエリザベス（Saint Elizabeth）病院では、一九四七年に七千床以上あった病床が、二〇〇七年にはわずか四百床にまで減少した。[40] しかしながら、この方針の変更による効果について、詳細な実態調査は行われなかった。[41]

　このような急進的な変化の結果、大規模な脱施設化が実施された。しかし特に米国においては、脱施設化は精神疾患患者の施設間移動という現象を包含していた。多くの元入院患者が、養護施設や刑務所へと移された。さらに一九八〇年代からは、路上生活をする患者数は数十万人にものぼった。[4]

　脱施設化はいろいろな反応を引き起こしたが、概して社会的な承認を勝ち取ったといえる。脱施設化は、入院が依存を助長させる（「施設症」）との見解を持つ精神科専門職によって特に支持されている。[42] しかしながら、入院期間を減らすためには別の苦難も生じる。良質な診療を行おうとすると、対応できる患者数を制限せざるを得ない。抗精神病薬などの向精神薬によって数日のうちに多くの患者を安定させることができるため、臨床医は危険性に関する判断基準に則り、患者はもはや自傷他害の危険性はなく、これ以上の入院は必要ではないと結論付けることができる。以前は路上に退院させるという事態は思いもよらないことであった。しかし危険性を判断基準として採用することにより、定住先がないなどの患者の住居に関する問題がどうあれ、患者を地域社会に戻すことが正当化される。この考え方は、前述の司法官や議会、行政府、警察の価値基準とも一致する。

　公立の精神科病院において、予算が不十分であることから利用者を包括的にケアするための資金がしばしば制限されることを考慮すると、臨床医は患者の治療よりむしろ「入院患者数のやりくり」をしているように感じてしまうかもしれない。たとえば、一週間のうちに平均五人の入院を期待されている精神科医が、二十一床中二十床が埋まっている病棟を担当している場合、あまり打つ手がない中で、入院患者の中から退院できる可能性のある者を四人選ばなくてはならない。この場合、危険性がないということが決定因子となるであろう。精神科医が危険性に関する価値基準をさまざまに解釈し、共謀して必須の入院患者数の帳尻合わせをしているという話もある。このような状況は、危険性がないために臨床的ニーズが十分満たされる前に路上に放り出されるという、逆説的「不運」に見舞われた人にとっての、倫理的副作用であることは明白である。

脱施設化と法の価値基準との共通点は、適正手続きが真実への道程であると確信し、自由を奪おうとする者に対しては誰であろうと大きな責任を負わせるべきであると考えている点である。また、後ろ向きの目的を前向きなことばで表現することができる。すなわち、規制を「減らす」ことは自由を「増やす」ことである。したがって法の価値基準である「最少制限の環境」の概念は、入院期間を短縮させることの倫理的根拠となる。

脱施設化は、政治的な力を持たない人に対しては必要以下の財源しか割り当てないという立法機関の評価基準と合致する。また行政機関とその部局は、脱施設化により責任の範囲を縮小し、その担当地区での業績を上げることができる。脱施設化は、認定を受けることに重点を置いている病院の価値基準をも満たす。入院患者が多すぎること、特に非自発的入院が多いことは、認定を危うくする。さらに脱施設化は、経費を抑え収益性を維持するというマネイジドケア組織の価値基準にもかなうものである。

どの程度の精神障害者が脱施設化により利益を得たか、あるいは危害を被ったか、その割合を推定することは、不可能ではないにせよ、困難なことである。しかし、おそらくどちらも相当数にのぼると考えられる。多くの患者は、より自立した生産的な人生を送っている。しかし一方では多くの人が、不毛で危険な路上生活を送っており、刑務所にいる患者も膨大な数となっている(4)。実際のところ、米国で最大の「精神保健施設」は、ロサンゼルス郡刑務所の中にある(43)。

かつては、精神医学には主要な一つのケアモデルしかなかったが、一九六〇年代からは多様なケアモデルを有するようになった。これまでより多くの選択肢が利用可能となったことは、個別のケアを提供するという目的にかなうものである。精神障害者にはさまざまなニーズを持つ人がいるため、「精神障害者に必要なことは…」という類の発言は問題がある。たとえば病院を基盤とした治療を支持している人であっても、地域社会に退院するのを嫌がっていた患者が、結果的に比較的独立した生産的な生活を送っているという成功体験を挙げることができる。個人に配慮した目標設定をするのであれば、すべての精神科患者が必要とするケアは何かといった十把一絡げの発言は意味がなく、役に立たない。

国内の患者に人道的で効果的な治療を提供するため、その根拠となる倫理原則を検討するにあたって問題となるのは、「誰の倫理が正しいのか」ではなく「誰が責任を負うべきなのか」である。関係者全員がそれぞれの価値基準に則った方法で行動するという状況もあるかもしれない。患者の利益のため、法廷や議会、政府、認定機関および精神保健専門職のすべてに対し、それぞれの価値基準を調整するよう求めることはできるのだろうか。我々は、深刻な精神疾患の人に対する第一義的な責任は、単一の調整権者に委ねるべきであると考えている。このような管理上の処置により、我々がこの章で扱った多くの倫理的問題の焦点がより明確となる。この調整権者の役割は、国が担うべきであろう。なぜなら国は、入院患者の治療、地域のクリニック、住居、就労プログラム、社会福祉および社会的支援といった、ケアに対する配慮が必要となるすべての段階で機能するためである。

脱施設化に関する一九八〇年代以降の倫理的議論は、過去に各機関が対立したことにより、あまりにも多くの病者が路上や寂れた宿泊施設、刑務所などで何とか生き延びるという状況を作ってしまったという共通認識に至った。しかし、人道的ケアと効果的な治療を手配し提供する義務は誰にあるのかが明らかになるまで、この共通認識にはわずかな影響力しかなく、何が正しい行動なのかという議論は、実践的というよりむしろ学問的なものにとどまるであろう。

もし権限が与えられたとしたら、包括的な責任を担う者は、どのような倫理的立場をとるべきであろうか。議論は、非自発的治療の合法的な位置付けから、適切なケアが必要な精神疾患の人すべてにいかにして手を差し伸べるかという幅広い問題へと移行していくかもしれない。非自発的治療の倫理的正当化については、さまざまな見解が存在し続けるであろう。しかし今後はそれについての議論を積み重ねていくことから、系統的研究の一環として行われる質的および量的データを収集するという方向に変わっていく可能性がある。

## 結論

一九六〇年代以降、非自発的治療の法的根拠および倫理的根拠が限定されてきているが、これは、本章の冒頭で解説したほとんどすべての関連機関の価値基準が反映された結果である。非自発的治療の判断基準は、「治療の必要性があるかどうか」ということから、一九六〇年代以降は、自傷他害に限ったものへと変化した。この傾向は、法的機関や立法機関、行政機関、警察、監査機関、特定の支援団体の価値基準と合致するものである。病気を患っている人すべてを治療するという医療の価値基準は、他の多くの機関の価値基準によって覆された。そしてさまざまな機関の価値基準が存在することにより、大規模な脱施設化がもたらされた。多くの精神疾患の人、その家族と地域が痛ましい状況であったとしても、関係機関のどれかが反倫理的に行動したのだということはできない。それよりもこれは、誰の倫理が優位に立つべきなのかという問題なのである。

# 13

# 自殺

シドニー・ブロック（Sidney Bloch）
デイビッド・ハイト（David Heyd）

自殺は間違いなく、精神科医が直面する臨床状況の中でも最も過酷なものである。毎年およそ百万人の人が自らの手で命を絶っている。たとえば中国では毎年約三十万人、英国では毎年五千人、カナダでは四千人、オーストラリアでは二二〇〇人、そして米国では三万一千人が自殺している[1]。また自殺未遂の数は、死に至った自殺の五十倍にも上る。ある研究によれば、すべての精神科医は自殺傾向のある患者とその家族への対応を避けることはできないという。その発生頻度からして、自殺は無視できない問題である。しかしその特性のために、自殺という問題は、心理学的にも倫理的にも対峙することが困難となる[2]。

自殺は四つの主要な点において、精神医学における他の臨床状況と異なっており、これが倫理的なジレンマを生じさせる。第一は、自殺の問題においては、その人の最も基本的な欲求と生に対する態度を変えるように患者を説得することが精神科医の任務となる、という点である。多くの精神医学的状況では、医療従事者と患者双方で共有される目標を達成するために、どのような方法をとることが適切かといったことが問題とされる。これに対して、自殺では目標そのものが問題となり、医療従事者と患者は相反する立場をとり得るのである。

第二は、精神科医の価値観と患者の目標との対立は、偶発的な不一致という以上に深刻なものであるという点である。生きていることそれ自体に価値を置くという考え方に関しては、多くの人と共有できるのみならず、最も基本的な価値観であるとも考えられている。したがって自殺は、「生命の尊厳」という、我々の最も奥深くに存在する信念を脅かす。（ここで、「理性的な自殺」の概念を提起する人もおり、生命の尊厳についての別の見解が示されていることについても取り急ぎ述べておく[3]）。このテーマについては、後に提示するさまざまな臨床状況の中で再度言及する。

第三は、自殺という現象は理論的にも倫理的にも不可解なものであるため、それに対する恐怖感を取り除くことは非常に困難だという点である。生命の価値や、生き続けることへのいわゆる道徳的な義務を正当化することは難しい。治療や社会的な変革を通じて行われる自殺予防はしばしば失敗に終わり、そのため生命の価値に対する我々の信念はさらに揺らいでしまう。自殺は文化や年齢に関係なく、まさにどこにでも存在する。個人の事例において予防が成功したことからくる楽観主義的感覚は、専門治療を受けている患者が自らの命を断つという事例によって帳消しになってしまう。

最後は、精神科医の自殺率は一般人口に比較して相当高く、このことは、精神科医が自殺傾向のある患者を治療する際に無力感を抱く要因となっているという点である。自殺以外の臨床領域においては、精神科医はより客観的になれるのであるが。

方法論的な困難も多い。この分野は、さまざまな定義と数多くの同義語にあふれている。（自殺〈suicide〉、自分殺し〈self-killing〉、自己服毒〈self-poisoning〉、故意の自傷〈deliberate self-harm〉、自殺未遂〈attempted suicide〉、パラ自殺〈para-suicide〉など）。自殺は生命の価値の否定であり、単に生命を終わらせる行為ではないという事実により、自殺の定義は純粋に字義通りのものではなく、価値観を担ったものとなっている。自殺（suicide）を表現することばには、その価値観が反映される。たとえば、聖書の中にはそれに相当する固有の語はなく、聖アウグスティヌスは感情的な表現「自分殺し（self-murder）」を用いた。客観的な科学用語で表現されることもある。「自殺（suicide）」ということば自体は、より犯罪的な色彩を帯びた「自己殺害（self-homicide）」に替えるための比較的新しい（十七世紀以降の）用語である[4]。

一方、倫理的な分析においては、自殺の特性についての科学理論、すなわち医学および社会科学における記述的研究を無視できない。自殺を概念化する方法や介入の権利の有無に関する疑問へのアプローチは、これらの研究に依拠している。とりわけ、自殺が精神疾患の一形態であるのか、理性的な選択なのか、または純粋に死を望んでいるものなのか、あるいは助けを求める叫びなのかといったことについてのアプローチは、これらの研究に依拠するところが大きい。任意性や自殺の疾病性の分析に関しては、いずれも一部は人間行動理論に基づいている。この理論には、ストレス状況下における衝動的な行為と、他の行動方針について熟慮したうえでの理性的な選択とを区別する際の判断基準も含まれている。

記述的要因と規範的要因の相互依存性は理論的にも臨床的にも重要であり、西洋思想における自殺に関する主要な見解と、その臨床的特徴を検討することによってより明確になるであろう。哲学的な議論においては、自殺の「合理性」に対する反駁にはかなりの困難を伴うが、道義的に正当化可能な介入への道は残されている。(二七九頁参照)

## 哲学的な視点：生命の価値

「生命は、価値のあるものである。実際のところ、最大の価値がある」ということは当然であると考えられている。このように明らかな「善」については、正当化する必要はない。当然のことながら、生命の価値に対して何らかの疑問を持つことは、通常は危険な徴候であり、それどころか病気と見なされることすらある。

それでも自殺が根強く残っているという事実は、生命の価値の自明性を危うくする。一方では、命を維持しようとする欲動は、必ずしもいつも他の欲動を圧倒するほどには強くないということもわかっている。他方では、大多数の人は十分に根拠のある論理的思考の結果生きているわけではないということも認めざるを得ない。生よりも死を望む人と対面しない限りは、このことにより我々が心乱されることはないかもしれない。自殺が我々に強烈な印象を残すのは、死そのものの悲劇性ということ以外には、理性的な判断の欠如が主な理由であろう。実存主義者風にいえば、自殺の悲劇は犠牲者だけの問題ではなく、遺された人にとっても悲劇である。なぜなら、その行為は生命の不条理を露見させるからである。カミュ(Camus)がいうように、「本当に深刻な哲学的な問題がまさに一つある。それは自殺である。生命が生きる価値のあるものかどうかを判断することは、哲学の根本的な問題に答えることに等しい」のである[5]。

多くの文化が、生命の持つ特別な価値を表現するための強力な言語的手段を有している。生命の不可侵の権利、生命の尊重、生命の神聖さ、生命に対する畏怖、生命の尊厳といったことばである。これらの用語は概してあいまいであり、理性的に定式化された概念というよりは、多くの場合深い信心、あるいは畏れやタブーを表現したものである[6]。しかし荘厳な用語を超越して、生命の価値を正当化するにあたっての主要な哲学的ハードルが、生か死かの選択の対称に位置している。延命することは死を減らすことを意味しないし、命を短くすることが死を増やすことを意味するわけでもない。したがって、たとえ我々が生と死に「価値」を付与できたとしても、比較することはできない。どうすれば意識的体験とアイデンティティの完全な喪失とを比較できるのであろうか。ここで、以下のようなエピクロス主義的議論が思い出される。「我々は決して死を恐れたり、邪悪なものと見なしたりすべきではない。なぜなら生きている限り、死は我々と共にはないし、死んだときには、我々は既にそれに苦しむことはないからである」。我々は存在と非存在を選択できるような価値尺度を持っていない。この困惑は、自らの死を思い描くことの難しさとなって現れている。実際フロイトは「我々は決して自らの死を想像することはできないし、もしそれを試みたとしても、常に見物人の立場を維持する」と確信していた[7]。

生と死の価値に関する、理解しがたい理論的非対称を避けるための一つの試みとして、強調する点を「生命それ自体」から「よい人生」に転換することがある。ここで言及される価値はよい人生、すなわち、心地よく、幸福で、高潔といったことであり、単なる生物学的な生ではない。それゆえに、何らかの価値尺度を仮定すれば、我々は個々の生命の価値を比較できるだけではなく、ある人生がまったく生きる価値のないものと言明することも可能となるのである。この議論は、「合理的」な自殺例の表面的な根拠となる。たとえば、サウル王は恥辱を避けるために自殺し、終末期の患者は苦痛から解放されるために自発的な安楽死を選択する。ソクラテスは無法者として道義に反する生活を送るよりも毒杯をあおり、オーツ船長は仲間を危険にさらすのであれば、自分の命には価値はないと見なした。イデオロギーに駆られたテロリストは、自らの大義を推進するために自爆し、宗教の殉教者は、神聖な命令に背かないために死ぬ。これらの例はすべて、生と死の比較というよりは、人生の質（quality of life）を考慮して自殺の決意に至ったものである。

生と死の価値が比較できないという問題を回避するためには、賛否両論ある他の道徳観や神学的価値観を持ち込むしかない。質を伴った人生ではなく、生命そのものに価値を帰する方が、普遍的で、主観的な信条に影響されないという点で有利である。さらに、「人生の質」理論の支持者は、生命は価値のある人生のための必要条件であるということ、それゆえに生命は間接的な価値を持つことを認めなくてはならない。これらの見解は広範囲に及ぶ倫理的含意を有しており、我々が行う自殺へのアプローチにふさわしいものである。以下に見るように、たとえある人が、自分の人生はまったく意味をなくしてしまったと心から信じているとしても、自殺を止める正当な理由はある。それは生命そのものの価値に訴えかけるものであり、命があれば、そこから新しい意味が生み出されるかもしれないということである。言い換えれば、たとえ、哲学的にいえば意味のある人生だけが価値あるものだとしても、生命そのものは間違いなく道徳的に尊重されるべきであり、人生を意味あるものとするためには、生命そのものがなくてはならないのである。

　この最後の論点は、自殺を考えている人と精神科医は同じ見解を共有できないということを示唆している。自殺を考えている人にとっては、問題は人生の意味であり、主観的な価値評価である。しかし自分の命を奪おうとする人の決定を判断する者にとっては、問題はその決定が合理的か非合理的かということである。これまでは、我々は自殺について主に行為者の視点から考えてきた。この段階では、自殺は特に道徳的な意味は持たない。なぜなら道徳は「人生ゲーム」の指導原理に関係するものであり、自殺は、ゲームから離脱するかどうかの決断だからである。行為者の視点からいえば、死の決意は道徳論的な議論の及ぶ範囲のことではない。しかし他方では倫理的な見方もあり、我々はこれに焦点を当てていく。以下の節では、西洋思想史における自殺に対する主な倫理的アプローチについて考察したうえで、自分自身を殺めようとしている人と直面し、責任ある立場に立った人の道徳的なジレンマを検討していく。

## 西洋思想における主要な倫理的アプローチ

　聖書においては、自殺は珍しい例外的なものとしてのみ言及されており、実際のところ、自殺に対応する特別な語句は存在しない[8]。旧約聖書では、サウル王、その奴隷、サムソン、アキトフェル、ジムリという、わずか五つの事例があるのみである。そして彼らの逸話には、道徳的な非難も称賛もまったく認められない。自らの手による死は、敵の拷問を避けるため、王への忠誠心、復讐といった別の正当な意図の中に自然に共存するものとして描写されている。新約聖書では、イスカリオテのユダの縊首が、同様に中立的な立場で記載されている。

　ギリシャやローマの社会では、自殺はより主要な役割を演じている。特定の状況下では、自殺は是認され、称賛すらされている。しかしアリストテレス（Aristotle）は、自分を殺すことは「生命の真の規範に反しており」、国家に対する不誠実であると主張した[9]。したがって国家は自殺者やその家族に対して制裁措置をとることができるとしたのである。ソクラテス（Socrates）の議論の中でも同様に、自殺の持つ意味の拡大が認められる[10]。ソクラテスは、自己破壊は神に対する不誠実であるとした。なぜなら、人間は神から与えられた命の管理者にすぎないからである。

　ローマ人は、自殺を主に行為者の視点からとらえており、道徳的には間違っていないと判断していた。セネカ（Seneca）は、「ただ生きているだけというのは好ましくない。よく生きることである。それゆえ、賢者は生きられるだけ生きるのではなく、生きるべき期間を生きるのである」と述べている[11]。苦悩や心の平安の欠如、不幸などは十分に自殺の理由となる。セネカは、他のストア派の哲学者と同様に、多くの「人生からの出口」の一つを自分で選択するという究極的な自由の行使に価値を見出している。典型的には死は解放のイベントとして描写される。プリニウス（Pliny）のことばによれば、この種の自由において、我々は神をも凌駕している。そして現実に、ローマでは自殺が蔓延しており、それに対する法的制裁は存在しなかった。

迫害された宗教としてのキリスト教の発展は、殉教という形で正当化された自殺という行為をもたらす結果となった。六世紀には、教会は公式に自殺を禁じることによってこれに対応した。アウグスティヌス（Augustine）は、十戒のうち、殺人を禁じた第六戒を自身を殺すことにも適用すると解釈した[12]。実際のところ、自殺はどのような状況下でも最も由々しき道徳上の罪業である（サムソンの例のように、神からはっきりと命令された場合は例外として）とされた。中世のキリスト教信仰における、自殺についての最も系統的な議論は、トマス・アクィナス（Thomas Aquinas：十三世紀[13]）によるものである。

1．自殺は、自己愛を持つことを求めるような「すべてのものは、自己をあるがままに保持する」という自然の法則に反するものである。

2．自殺は、自殺者もその一員であるところの社会を害していることになるため、道徳的法則に反している。

3．自殺は、生命を奪う権利を有するのは神のみであるという神聖法を侵害している。

最初に挙げられた根拠は自分に関することである。二番目、三番目は、自分以外のことについて考慮したものであり、典型的な道徳の問題である。二番目の理由は功利主義的なものであり、自殺が社会にとって望ましくない結果をもたらすという仮定に基づいている。一番目と三番目の理由は絶対主義的であり、つまりは偶然的に導き出されたものではなく一般的な法則に基づいた理由である。自殺は自分自身、社会、神に対する三重の罪であると見なされたのである。

自殺に対するこの激しい非難は、ヨーロッパ人の態度に長期にわたって影響を与えた。ルネッサンスの頃になって、ようやくより寛大な見方がされるようになった。たとえばモンテスキュー（Montesquieu[14]）は、自殺を禁止する法律は不当であると激しく批判した。人生に疲れてしまった人には、社会のために働く義務はない。なぜなら、個人と社会の関係は、相互利益に基づくものであり、国家の法は生き続けている人にのみ権限を有するものであるからである。トマスの論法に初めて大胆かつ系統立った反論がなされたのは、かなり後になってからである。スコットランドの哲学者、デイヴィッド・ヒューム（David Hume[15]）は、自殺に対するトマスの三つの論拠を批判的に考察し、トマスとは逆の順番で示した。

1．もし神が世界の隅々まで統治しているのであれば、自殺も神の法に依拠したものであり、神の領域を侵害してはいない。もし自殺が自然の秩序を乱すものであれば、自然災害から命を救うためのいかなる行為もまた同様のはずであり、これは不条理なことである。

2. 自殺は社会に害を与えない。義務が人を拘束するのは、その人が社会から恩恵を受けている間のみであり、死は人をすべての義務から解放するものである。実際、自殺は社会の負担を低減するかもしれず（たとえば、重病人は莫大な医療的社会資源を消費している）、称賛にすら値する。

3. 自殺は必ずしも本人の利益に反するものではない。悲惨な病気や不運は、人生を生きていく価値のないものにし得る。人が「死への自然な恐怖」にもかかわらず自殺するのは、それが場合によっては不自然ではないからである。

ドイツの道徳哲学者イマニュエル・カント（Immanuel Kant）[16]は、ほぼ同時期に、理性的論点から自殺の絶対的な禁止を支持している。カントは自殺という行為に本来備わっている矛盾に言及している。我々は、自分を破壊することによって運命を向上させることはできない。自殺は自らを敗北に導くものである。我々は、自分自身に対して死よりもむしろ生を選ぶ義務を負っている。カントは、「もしも生命が、快適を約束するよりもむしろ継続的な禍をもたらすのであれば、私は自己愛から、自身の生を短くすることを信条としている」という格言は、決して「自然界の普遍の法則」とはならないと述べている。この発言は、自己愛の役割は「生命を引き延ばす」ことであり、生命を滅びさせることにより自己矛盾に陥ってしまうという事実に基づいている。

ヒュームとカントは、自殺についてそれぞれ相反する見解を有している。しかし双方とも、ルネッサンス以降に始まった純粋に道徳レベルで議論するという傾向を反映して、自殺が罪であるとは見なしていない。この変化は、二つの注目すべき展開につながる。自殺と自殺未遂を犯罪と見なす国家の法および科学的な研究への新たな興味である。一七世紀の研究では、ロバート・バートン（Robert Burton）が、抑うつ状態（「メランコリー」）と自殺に必然的な関連があることを示唆した。興味深いことに、我々が「狂気の、すなわちその間は我を忘れ、正気や判断力が失われている」人について道徳的な判断をする際には、抑うつ状態は罪を減じる要素と見なされた[17]。この科学的理解に関する試みは、フランスの社会学者エミール・デュルケム（Emil Durkheim）による先駆的な業績によって一八九七年に素晴らしい成果をあげる。デュルケムは、仮説においても結論においても、価値判断なしで社会的な現象の記述的評価を行った。彼は異なる種類の自殺を類型化するにあたって「利他的」および「利己的」という用語を用いたが、前者を称賛するつもりも後者を非難する意図もなかった。単に、動機と、それらの社会的な力との関連とを分析したのみである。[18] もしなんらかの規範的な意味があるとしたら、それらは個人を非難するというよりもむしろ、社会に対する批判である。個人に関しては、社会的な変革あるいは信仰の喪失による犠牲者と見なしている。

二十世紀の精神医学の発展は、自殺と道徳性の分離に貢献した。自身の生の本能への傾倒のため、フロイトは自殺という現象に困惑した。彼は、自殺という考えは「他人に対する殺人的な衝動」が自分自身に向かったものであるという立場をとった。[19] これには後に、無機的な状態への帰還願望という「死への本能」の概念が付け加えられた。精神医学は、潜在的な自殺への効果的な治療の開発と、自殺による遺族の悲嘆に対するケアを目指すようになった。

歴史的に見て、これは革新的な変化である。世俗および宗教的な罰による自殺防止は、神学的・道徳的・法律的な事後判断ではなく、診断し予防する努力に置き換えられた。説教は治療に転換され、自殺は医学の領域となった。介入について議論するとき、この変化は注目すべき重大な倫理的含意を有している。この段階では、心理学、社会学双方において、自殺する人は道徳的責任から解放されると考えていることに注目したい。

この、より「リベラル」な立場は、医療的な関心の高まりによるものだけではない。宗教的な信仰が弱まり、人生の価値の正当化についての懐疑主義が広がり、人生の価値に関する伝統的な基準に対して疑問が生じてきたことも関係するであろう。実存主義者によると、意義とは主観的な規範ではなく、純粋に客観的な選択から派生するものである。昔と比較すると、自律性はより価値あるものとされた。女性が妊娠中絶の際、自分の身体に対する権利を有しているのと同様に、社会は人が自分の人生から抜け出す権利を尊重すべきであるとされた。この考え方は、精神科の臨床事例に安易に適用されるものではなく、多くの医師の見解とも相容れないものである。*

最後に、医師幇助自殺について触れておく。医療の発達、特に癌治療の発展によって患者の余命を延長できるようになったことで、医師幇助自殺（physician-assisted suicide：ＰＡＳ）に関する議論が広く行われるようになった。[20] 患者の依頼により医師が直接手を下す「自発的な安楽死」とは異なり、ＰＡＳにおける直接の行為者は患者自身であり、このためＰＡＳは自殺に分類することができる。ＰＡＳは、典型的には自殺がほぼ間違いなく合理的であると判断されるような状況で求められるものであるため、この行為に潜む倫理的課題は甚大である。オランダ、ベルギー、米国オレゴン州などいくつかの地域ではＰＡＳが合法化されており、何人かの理論家はそれを正しいと見なしている。[21]

そのような法律ができることにより、精神科医は余分な負担を背負うことになる。なぜなら理性的な自殺の条件が満足された場合には、精神科医は必然的に裁定人の役割を担うことになるからである。判断の際には、自律性をどう位置づけるか、意図の継続性はあるか、人生の質や選択の確実性はどうかといった多くの困難な問題に対応することになる。これは、精神科医に「裁判官」的役割を担うことを強いるものであり、精神科医という職業の基本精神に反することになろう[22]。精神科医としての基本精神という観点から考えると、PASが正当化されるような事例においても、実際にその決定に関して責任を負うことに対してはためらいを感じるであろう。これは、安楽死において果たすべき明確な役割に対して、医師が抱く抵抗感と類似のものである。

## 臨床的側面

前述のように、自殺から道徳的色彩を取り去ろうとする試みは、近年の自殺の定義に反映されており、それによって臨床的な側面を考慮する必要性が生じてきている。デュルケムは、自殺という用語は、その人自身の起こした行為の直接的な結果として死に至り、さらにその人が自らの行為によってどのような結果がもたらされるかについて承知していた場合において使用すべきものであるとしている（文献18の44頁）。この定義は、通常我々が「自殺」に分類しないような状況をも包含している。たとえば宗教的な殉死、兵士の自己犠牲、政治的な信条に基づくハンガーストライキなどである。デュルケムの定義では、行為者が死という結果を「知って」いたかどうかということと、その人の行為との間の間接的な因果関係のみが必須条件とされるのである。しかし我々は通常、行為者が死を「望んで」おり、はっきりとした「決意」をした結果、「能動的に」行為が遂行された事例のみを自殺と呼んでいる。ビーチャム（Beauchamp）[23]の定義は、臨床倫理の文脈ではより有用である。これは、その人が意図的に自らの死を引き起こした場合、すなわちその行為には他からのいかなる強制力も働いておらず、自らを死に至らしめるために本人自身によって準備された状況下で死に至った場合、それを自殺とする、というものである。

問題は、意図をどのようにして評価するかということである。「二重効果」の原則によれば、一つの意図的な行為は、二つの結果を生じる。すなわち、一つは意図した結果であり、もう一

＊自殺に関するさまざまな哲学的見解の歴史が明解で比較的簡潔に記載された参考文献として、以下を参照のこと：Cholby M. Suicide: In Edward NZ, editor. The Stanford encyclopedia of philosophy. Summer 2007 edition. http://plato.stanford.edu/archives/sum2007/entries/suicide/

つは、予見はできても意図はしていない結果である。たとえば、妊娠中絶では、母体の生命が救われるという結果と、胎児が死亡するという結果が生じる。しかし望まれた結果は前者のみであり、後者は、不可避的なことではあるが望ましくない結果といえる。意図した結果と、二次的な結果として不本意ながら受け入れざるを得ない結果との区別は慎重に行わなくてはならない。なぜなら、直接的に意図するという状態は単に意識的に自覚しているということ以上の意味があり、当初「意図していた」と主張していたことが実際にはそうではないということもありうるからである。たとえば大量の喫煙や飲酒、モーターレースのような危険なスポーツ、勇敢な利他的行為などの根底には、自殺同然の意図が存在するのかもしれない。さらに明確なのは、自殺の意図の表明が観察される場合、多くの事例において、それは助けを求める叫びであったり、同情を得たいという訴えであったり、誰かに思い知らせたいという願望であったり、苦しみから解放されたいという望みであったりするということである。したがって、その意図が直接的であるか間接的であるかについては、それを区別することが学問的であるとはいえないが、その事例を「自殺」に分類するかどうか、また介入することが道徳的に妥当かどうかを検討するにあたっては考慮すべき問題である。

ある事例が自殺かどうかを検討する際には、受動的な事例よりも能動的な事例を、利他的な動機よりも利己的な動機がある場合を、無意識的よりも意識的に決意した場合を、また命がけのゲームのような行為よりも確実に死をもたらすような行為を、より確信を持って自殺と判断する傾向がある。しかしながら、能動-受動といった対比は、道徳的にも心理学的にも不適切であるとの批判がある。その形式が利己的であっても利他的であっても自殺に含めるというデュルケムの方法は、少なくともいくつかの事例においては[24]、精神医学的に正当であるように思われる。無意識に意図した死の方が、結果的には、自殺の意図を表出するよりも効果的に死に至るかもしれない。一九九〇年代以降は、「自殺未遂」は「意図的な自傷行為」と称されることが一般的となっている。これは、自殺行動は自殺既遂とは違うものであることを考慮すれば、意義のあることである[25]。したがって、理論的および臨床的研究においては、自殺を単に上記で対比させた一対のいずれかであるとする見方に疑問が投げかけられている。しかし我々の道徳的な直観においては、自殺の危険性のある行動に対して介入することが妥当かどうかの判断は、洗練された哲学的・臨床的見地からというよりも、今なお一般的な風潮に基づいてなされている。たとえば、治療を拒否する患者（受動的自殺）や、不合理で理不尽な英雄的行為やハンガーストライキ（利他的自殺）、大酒家の生命を危険にさらすような習慣（無意識的自殺）、あるいはロシアンルーレットのようなゲーム（「見込み」自殺）のようなケースでは、通常道徳的に介入の義務があるとは感じないものである。

臨床的に重要なことは、自殺と精神疾患の関連である。自殺そのものは病気といえるのか。自殺はいつも精神疾患と関連するのか。精神疾患も自殺も、その定義については理論的な困難が伴う。また信頼性の不十分な情報源（自殺失敗者や遺族、主治医、検死官など）と方法論による「心理学的剖検（psychological autopsy）」という形式の実証的研究を行うにあたっても、問題となる。また、自殺には年齢や性別、婚姻状況、住居、身体的な健康状態、家族歴、社会階級、ひいては季節のような「宇宙論的」要因さえも関連してくる。方法論的には、自殺の危険が高い群の人（大都市で一人暮らしをしている高齢男性など）に起こった自殺について取り上げた場合と、それとは別の背景を持つ人について検討した場合とでは、精神疾患が自殺にどの程度影響したかということに関して、その重みづけが異なってくる可能性がある。

このような複雑な問題があるにもかかわらず、説得力のある研究結果が得られている。よく知られているのが、次の二つの著名な研究である。バラクロー（Barraclough）[26]らは、英国で発生した百例の自殺研究において、精神疾患と判断された事例は九十三例であったことを示している。診断は、入手可能な情報を基に三人の精神科医が独立して行ったものである。米国では、一三四例の自殺既遂者を対象とした重要な研究が実施されているが、ここでも精神疾患が関与する割合に関して同様の結果が得られている[27,28]。

米国の研究では、患者の三分の二はうつ病と診断されている。それに次いで高い割合を占めたのが、アルコール依存症である（一五パーセント）。自殺とうつ病の関連性の強さに関しては、何人かの研究者によって見出されてきた。追跡調査においても、中等度から重度のうつ病では、約一五パーセントが自殺によって死亡するという一定の見解が得られている。

その他関連する研究としては、自殺の既遂は一般に一回もしくはそれ以上の未遂が先行しているとするもの、退院直後の患者では自殺のリスクが高いというもの、精神科病棟に入院中の患者における自殺に関する研究[29]、多くの自殺者が自殺のサインを出しているという研究、自殺を実行する数週間前までに家庭医や精神科医を受診する例がかなりの割合に上るという研究などがある。

これらの知見は、自殺性向はある程度の信頼性をもって予測できるという考えを支持するものである[30]。これは、「できることしかすべきではない」という周知の原則（この場合は、自殺のリスクが同定でき、死を防ぐことができるという十分な可能性があるとわかっているときにのみ介入すべきであるということ）を考慮すると、自殺予防の倫理を考えるにあたってきわめ

**表 13-1　自殺に関する介入の是非をめぐる議論**

| 介入する場合 | 介入しない場合 |
|---|---|
| 患者の決定を非合理的、衝動的で、精神疾患による影響を受けたものとみなす | 患者の決定は本物であり、意図的で冷静かつ合理的であるとみなす |
| 決断は変わり得る（自殺についての考えを変える可能性がある）と仮定し、生命を引き延ばすために、何らかの可逆的な措置（例：治療が無効と判明した際には精神科医は治療を中止する）を講じる | 決断は変わらない（考えを変える可能性を示唆する根拠がない）と仮定し、何ら措置を講じず、不可逆的行為である自殺を容認する（精神科医は何の行動も起こさない） |
| パターナリズム：患者の本当の利益のためのケアとして、合理的な行動をするように強制する | 我々にとっては非合理的に見えることであっても、患者の自律性と自殺する権利を他の権利と同様に尊重する |
| 患者の家族に対するケアを行う<br>（家族は通常介入を依頼してくる） | 家族よりも患者の立場に立つ<br>家族の利益よりも、患者の自由の方が優先される |
| 問題点：<br>その人の意思に反した行動を強いることになる<br>精神的・身体的苦痛を引き延ばすことになる<br>著しく自由が奪われる | 問題点：<br>機会の見落とし<br>死による甚大な損失<br>最も「悲劇的な過ち」となる可能性 |
| 基礎的前提：<br>他人の生命を救おうとする本能的な欲動および医師の職業的責務と慣行 | 基礎的前提：<br>「人生において、その人の人となりと生き方ほど、個々人の直接的権限に委ねられているものはない」（アルトゥール・ショーペンハウエル） |

て重要なことであるといえる。[31]

予防については、さまざまな形式が想定される。家庭医が重症のうつ状態の早期サインに気づくこと、サマリタンズ(Samaritans)[a]その他の支援組織による危機対応、効果的な精神科的治療やメンタルヘルス向上のための社会的施策などは、自殺率の低下にいくらか寄与するであろう。[32〜36] しかしながら、これらの自殺予防策は長期的あるいは広域的に見た場合、自殺を防ぐことができるのかという疑問が残されている。また、自殺の根本的な原因が心理学的なレベルよりも社会的なレベルで存在しているのかどうか、その解決策は社会的なレベルに重きをおくべきであるのか、などの疑問についても未解決のままである。[37]

自殺予防が可能であるということや、自殺と精神疾患の明確な関連が高率に見られることが認められた場合には、介入についての道徳的根拠があるといえるのだろうか。これについては、たとえば重症のうつ病患者に対して強制入院や同意なしの投薬、電気けいれん療法を行うといったケースが想定される。実際には自殺しようとは思っていない患者に誤って治療を強制したり、死を望んではいるが厳密には精神疾患ではない人を強制的に治療したりといったことが起こる危険性がある。

さらには次に示すように、自殺が事実上常に精神疾患と関連しているとしても、介入することが必ずしも妥当であるとはいえない場合もある。また、たとえその自殺が、「健康な」人による合理的で自発的な行為であると考えられる場合でも、介入することが常に間違いであるとはいえない。

## 自殺に対する精神医学的介入の倫理

精神科医にとっては、自殺の倫理は、介入方針の正当化に関する議論を中心に展開していく。これは、自殺可能性のある行為の一般的な予防や自殺未遂者に対する救命処置の実施から、特殊な状況下で自殺を幇助することの是非を問う際の役割に至るまでさまざまである。

予防的な介入をすべきかどうかというジレンマは、いかなる介入をしたとしても、何かを犠牲にしなくてはならないという事実によって、さらに大きくなる。このジレンマについては表13-1に示す。

ここで、四つの臨床事例を挙げて、介入について考えていく。

訳注a　サマリタンズ(Samaritans)：一九五三年、英国国教会牧師チャド・バラーによって創設された団体。自殺予防を目的とした、秘密厳守を徹底させた相談の場。現在、電話、メール、面接などによる相談を受けている。「サマリタンズ」は福音書の「善きサマリア人」に由来。

◆事例A

六十五歳、男性（妻とは死別している）。自分自身の余命について、本当のことを知りたいと主張している。大腸癌と診断されてから二年、現在癌は全身に転移しており、彼自身、見通しが絶望的であることをはっきりと感じ取っている。余命は数週間から数カ月程度である。彼は以前から一貫して安楽死を支持する立場をとっており、今や無益な闘病は望まないという結論に達した。疼痛コントロールのため大量のオピオイド投薬を受けるよりは、しっかりと意識を保ったままで「尊厳を持って」死にたいと考えている。また、自分の問題で一人娘に負担をかけたくないという確固とした信念を持っている。彼はもはや自力で生活できる状態ではないことをわかっており、ホスピスに入院するか、娘の家族の世話になるかしか選択肢はないが、どちらの選択肢も受け入れがたいという。常に独立独行たることに誇りを持って生きてきたのであり、今その信条を曲げるのは容易なことではないのである。彼は自らの手で死にたいという希望を明言しており、確実に死ねる量の睡眠薬を集める計画をしている。

◆事例B

三十五歳、既婚女性、三児の母。八カ月前、末の子どもを火事で亡くすという悲惨な経験をし、そのために絶望的な気持ちでいる。子どもを亡くしてからというもの、喪失感は日増しに大きくなり、今では自分が「天国にいる赤ちゃん」のところにいかなくてはならないと信じるまでになっていた。彼女はカトリックの熱心な信者であり、その信仰は今ではより強いものとなっている。生きている三人の子どもは、夫や親族が面倒を見てくれるが、死んだ子どもは自分を必要としていると固く信じ込んでいるのである。この悲劇の責任は自分にあると思いこんでおり、死んだ子どもを放ってはおけないと考えている。「ポールが私を必要としている」のに、自分がこの世にいるのはまったく意味のないことだという。彼女は診察を受けたその日に首を吊ろうとしたが、危ういところで夫が何とか思いとどまらせた。夫は、彼女がポールとの再会に強くこだわっていることを気にかけていた。夫は、包括的な支援なしでは、彼女はいずれ自分自身を手にかけるであろうことを確信している。一方で、カトリック信者という立場からすると、妻が子どもの世話をしにいきたいと願う気持ちも理解できる。

◆事例C

四十歳の主婦。十代の子どもが三人いる。この数週間、無気力で引きこもっており、自分自身にもかまわない状態が続いている。家族や友人に対しての関心も失い、毎晩二時に目が覚め、その後は再入眠することができず、体重も五キログラム減っていた。自分が価値のない人間で、夫や子どもの期待を裏切っており、それは死に値するという揺るぎない考えを持つようになり、強い無力感と無価値感を抱いていた。彼女は三年前に同様のエピソードを経験しており、その際には入院と抗うつ薬投与による治療を受けた。経過は良好で、今回のエピソードが始まるまでは、楽しく満ち足りた気持ちで過ごしていた。

### ◈事例D

六十歳、女性、元教師で、成人した二人の子どもがいる。体調が悪いと感じており、長期間リチウムを服用してきたための副作用であると診断された。検査のために一般病院に入院している間に、抑うつ状態となった。経過中に精神症状がかなり深刻な状態となったため、精神科病棟への転棟が必要となった。そこでは、悲哀感、意欲低下、不眠といった症状が認められたほか、特に自殺念慮の強さが特徴的であり、電気けいれん療法（electroconvulsive therapy：ＥＣＴ）の適応であると判断された。治療の反応性は良好であったが、効果は短期間しか続かなかった。再度ＥＣＴが実施され、その際にも結果は良好であった。このため外泊が実施され、病気はほとんど回復し、退院は目前であるとの期待を抱いていた。この時点で、入院から六カ月が経過していた。しかし抑うつ状態はほどなく再燃し、しかも症状はより重篤であったため、彼女自身にとっても、家族やスタッフにとってもより苛立ちを感じる状況となった。またこの状態は治療可能なのであろうかという疑問も生じ始めていた。抗うつ薬の投与と同時に三回目のＥＣＴが施行された。患者は常時「すべてを終わらせる」ことばかり考えている状態であり、このため自由意思での入院から強制入院に切り替えられた。そこでは、トイレに行くときでさえ監視がつくような、「常時観察」という思い切った措置がとられた。三十六時間の間行方がわからなくなるということがあり、その後は、患者の安全確保に対して最大限の関心が払われるようになった。警察に保護されたとき、彼女はいかに「死を切望」しており、いかに「絶望的」な気分であるかを訴えた。再度ＥＣＴの開始となったが、スタッフは粘り強く治療を続けることに対して複雑な気持ちを抱いていた。治療開始から九カ月が経過しているが、患者が死を決意していることは明らかである。彼女はどうしたら目的を遂げられるかと繰り返しスタッフに尋ね、家族の心配も意に介さないため、より一層スタッフの混乱は大きくなっていった。

それから二カ月が経過した時点で、患者は窒息死を試み、関係者全員の絶望感はますます大きくなっていった。蘇生後も、繰り返し死にたいと訴えた。しかし同時に病棟行事には参加し、さりげないユーモアを口にすることさえあった。それからちょうど一週間後、彼女は浴室でビニール袋を頭から被っているところを発見された。蘇生を試みたが、回復しなかった。一年にもわたった長い物語は、遺族の深い喪失感と医療スタッフの苦悩に対するケアで幕を閉じることとなった。

最後に強調すべきことは、この患者は過去、三十二年前、二十六年前、二十年前にそれぞれうつ病エピソードを経験しており、その際には治療は成功しているということである。そして寛解期には、妻として、母として、そして教師として、十分に充実した生活を送っていた。

ここでこの四つの事例に関して倫理的な分析を行ってみよう。

事例Aは、まず間違いなく「理性的な自殺[38]」に分類できる。ほとんどの医師が患者の「尊厳を保ったまま死にたい」という希望を尊重するものと思われるが、積極的に自殺に協力することについては、心理的あるいは法的な困難が伴うかもしれない。このような状況では、患者を強制的に入院させることを考える精神科医は皆無であろう。患者は熟慮のうえで死を決断しており、その決意は根拠のあるものであり、おそらくはくつがえることはないと考えられる。家族は苦悩するよりもむしろ安堵するかもしれない。彼に対して生き続けるように強制することは、絶望と痛みの引き延ばし、そして尊厳の喪失を意味する。（理性的自殺についての他の例証については、後述する作家アーサー・ケストラー〈Arthur Koestler〉のケースを参照のこと）

事例Cは、臨床現場ではごく一般的なうつ病による自殺に分類される。精神科医は、彼女の死への願望が理性的で揺るぎないものかどうかは疑わしく、その考えは治療可能な病気によって歪められたものであると考えるであろう。以前受けた治療は有効であったことがわかっており、現在の状態に対しても同じように有効であると考えられる。治療のために自由が奪われるとしても、それは一時的なことであり、それほど長い期間ではないと予想される。治療を開始することにより、彼女は無力感から解放され、自分が生き続けることは自分にとっても家族にとってもよいことなのだと考えられるようになるであろう。

事例Bは、より大きな倫理的問題を抱えるケースであろう。彼女の死への願望が非合理的であると判断できるのは、彼女の宗教的な信念を考慮に入れない場合のみである。彼女が表出している自殺願望は、衝動的なわけでも熟慮が足りないわけでもなく、精神疾患の影響による漠然とした考えでもない、という点では非合理的とはいえない。彼女自身の決意のために彼女を失ってしまうかもしれない立場の家族ですら、その論理に共感しているのである。その一方で、心理学に明るい観察者は、彼女の自暴自棄的な決意は子どもを失った深い悲しみによるものであると考え、彼女の絶望感は治療により緩和できると結論付けるかもしれない。このような場合、精神科医はどこまで介入すべきであろうか。

事例Ｂは、合理的な根拠（少なくとも行為者の立場からは合理的）と、非合理的な動機とが混ざり合っており、容易に解きほぐすことはできない複雑な問題である。事例Ａのタイプと事例Ｃのタイプの間には、倫理的に不明確な「グレーゾーン」が存在し、介入に伴うジレンマを解決する方法をすぐに見出すことは不可能である。しかしながら、以下のような方法論的な見解は有用であるかもしれない。

介入をする場合でもしない場合でもジレンマは生じるが、自殺という行為の不可逆性を考慮すると、そのジレンマの大きさが同等であるとはいえない。自殺の倫理を論理的に議論する哲学者は、ジレンマの非対称性が生じる原因についてはあまり考慮しない。しかしこれは、事例Ｄの場合のように、きわめて臨床的な問題である。介入しないことによって取り返しのつかない事態となった場合、精神科医は道義的な責任を負うことになる。これに対して、介入するという決定は、もしそれが誤りであると判明したときにはいつでも撤回可能である。介入についての判断は、しばしば非常に不確かな状況下で行われる。すなわち、その自殺願望は決定的で信頼のおけるものなのか、合理的なのか、助けられた場合にはその人は感謝するのか、といったことが明らかでない場合が多い。このことを考慮すると、自殺という不可逆的な行為に対する責任はより一層大きなものとなろう。

事例Ｄは、この状況下で治療にあたる精神科医にとっては特に負担の大きい事例である。事例Ａや事例Ｃとは異なり、その人の選択が合理的で揺るぎないものかどうかということよりも、介入が成功する見込みがあるかどうかということの方が問題となる。要するに、望まない人に治療を強いることの是非ではなく、事実上治療不可能な患者に対して治療を強いることの是非を問う問題なのである。自殺傾向が本当に治療不可能なのであれば、入院、言い換えれば「拘留」の唯一の意義は、彼女を無理に生きさせることのみということになる。

先に述べた、生命の価値はその人生が価値あるものかどうかによるという考え方に基づけば、強制することの正当性については実際のところかなり懐疑的にならざるを得ない。しかし、症状が改善するかどうかについては、道徳的判断ではなく医療的な判断の問題である。そして臨床的な判断の誤りはいつでも起こり得るものであるから、精神科医は、たとえその治療に効果がないと考えた場合でも、治療を続けることによって責任追及を回避しようとするのである。このような戦略は十分に理解可能なものではある。しかし、「絶望的な」患者（自動車事故で瀕死の重傷を負ったケースなど）の命を救うための献身的な努力と、自殺傾向を伴う「治療不可能な」精神疾患の患者と格闘することとの間に、大きな違いがあることは認識すべきである。前者については、「決してあきらめない」という方針は、

「奇跡的に」治癒するかもしれないというわずかな可能性があることによって正当化される。しかし後者に関しては、前者と同様にわずかな治癒可能性があったとしても、患者の自律性を侵害することや、治療を強制することによって多大な苦痛を与えてしまうことを正当化する理由にはならない。

しかしながら事例A、B、Cのように、状況がはっきりしない中で取り返しのつかない決定をすることに対する責任の大きさを考えると、「先送りの方針」がよいのではないかということになる。自殺可能性のある人に、もう一度よく考えるように、あるいは状況が変わるかもしれないのだから考えを改めるようにと説得（ときには強制）するのである。この方針は、何の介入もしないことよりも理にかなっている。なぜなら介入そのものは可逆的だからである。もしその後自殺が「合理的」で本来的なものであると証明されたり、治療によって患者の気持ちを変えることはできないと判明したり、状況が変化したにも関わらず死にたいと主張し続けたりした場合には、自分の目的を遂行してもらうという方針にいつでも転換できる。自律性と自由を尊重することよりも、本人と家族の利益に対するパターナリスティックな配慮の方が原則的に重要であるという正当な理由があるわけではない。それにもかかわらず、「介入するという決定は可逆的である」ということにより、自律性の重要性は減じられてしまうのである。極端なケースとして、麻痺のある人に対しては技術的にはいつまでも自殺を止めることができるが、このような場合にのみ自殺予防の道徳的正当性を問題にすることができる。

## 自殺幇助

前節では、自殺予防に関する道徳的正当性の問題に焦点を当てた。この章では安楽死というテーマにまで言及することは求められていないが、精神科医が自殺の幇助あるいは教唆をすることについては意見の分かれる問題であり、きわめて慎重に検討する必要がある。事例Dの状況も、この問題との関連性が示唆される。

以下に示すエリザベス・ボービア（Elizabeth Bouvia）とシャボット（Boudewijn Chabot）医師の二つの事例に関する十分に裏付けされた記述からは、この問題の複雑さが見てとれる。

◈エリザベス・ボービアの例

エリザベス・ボービアは、二十六歳、女性で、脳性麻痺による肢体不自由がある。一九八三年九月、カリフォルニア総合病院の精神科に自由意思での入院をした際に、自殺を考えていると言明した。栄養摂取を拒否し、医療スタッフによる強制栄養を禁止するよう裁判所に提訴した。彼女の死への願望は、自分の将来の見通しに希望がないという確信から生じたものであった。

裁判所の出した判決は、病院側に有利なものであった。これは、ボービア氏に判断能力があることは認めつつも、彼女の自律性よりも公共の利益を優先させるべきだとの理由によるものであり、「…生命保護という社会的利益と、命を救うという医療スタッフの本来の義務は、彼女の自己決定権以上に重要である」と結論づけた。判事は、自殺を幇助することによって、他の患者や障害に苦しむ人に大きな衝撃を与えることになるという点にも言及した[39]。

ほとんどの専門家は（我々を含めて）、論点は違っても、この決定に賛同を示した。たとえば、ブルスタイン（Bursztajn）ら[40]は、実証的アプローチを用いている。このアプローチによれば、「身体疾患それ自体が単独で自殺の原因となることはほとんどない」ということがわかる。むしろ身体疾患は、感情的な動揺、特に抑うつ状態と関係し、そのために判断力が低下するという状況が認められる。少なくとも六カ月間の「治療的クーリングオフ期間」を設けるという介入によって、抑うつ状態は改善あるいは緩和する可能性がある。この立場は、我々の提唱した「先送り方針」に類似している。ブルスタインらは、患者の自律性などというものは神話であるといい、ボービア氏のように抑うつ状態で病院を訪れる人は、死の決意に対して両価的な思いがあり、専門的な援助を求めているものであると主張している。

アラン・ストーン（Alan Stone）[41]はこの分析に対して批判的であり、患者の精神状態は重要ではないと主張している。ブルスタインは、裁判所はボービア氏に判断能力がないことに気づいて主治医に介入を求めるべきであったとしている。一方ストーンは、判断能力があろうとなかろうと、病院や医師には終末期ではない患者の自殺を幇助する義務はなく、逆にいえば患者は主治医に対して、たとえ消極的な自殺幇助であってもそれを強要する権利はない、としている。ストーンは、自律性を持った患者という神話の原型に「全知全能の人」や「全知全能の精神科医」という神話の加わった「二重神話」を払拭したいと考えていた。

三つ目は、公共の利益に関する議論であり、これはボービア裁判の判決の骨子に最も近いものである。ケイン（Kane）[42]は、ボービア氏の請願は、単に自己決定権の問題にとどまらないと主張している。たとえ人が自殺をする自由を有していたとしても、「…だからといって、その人の自殺という行為を援助する責任は、地域社会にはない」ということである。ケインは、もし判事が医師や看護師、病院スタッフにボービア氏の自殺に協力するよう求めていたら、その人たちの自由意思はどうなるのかという点についても言及している。彼らの大半は、自身の倫理規定を侵して、自らの良心に反する行いを強要されることになったであろう。この議論は結局のところ、患者と専門スタッフ双方の自由を尊重しなくてはならないというジレンマにいきつく。しかしたとえスタッフによる自殺の幇助が正当化できたとしても、やはりこの種の協力関係は、関与しなかった専門スタッフ、他の患者、そして社会全体といった広範囲にわたって悪影響を及ぼすであろう。ケインは公共の利益の優位性、すなわち公共の利益は個人の利益よりも優先されるべきであると主張している。

### ◆シャボット医師の例

シャボット医師のケースは、倫理的にさらに興味深いものである[43]。シャボット医師はオランダの精神科医であり、ヒリー・ボッシャー（Hilly Bosscher）という五十歳の元ソーシャルワーカーから相談を受けていた。その相談は、きわめて驚くべきものであった。ボッシャー氏はシャボット医師に、自分が自殺するのに手を貸してほしいと求めたのである。彼女の話は悲劇的なものであった。それに関係するのは、彼女の人生における三人の男性の存在である。アルコール乱用者の元夫は彼女を身体的に虐待し、息子の一人は自殺、もう一人の息子はガンに侵され、闘病の末、亡くなった。

シャボット医師は数カ月以上かけてこの患者を十分に診察し、いかなる精神科疾患の診断にも当てはまらないと結論づけた。さらに、彼女は現実との接触も一貫して障害されてはいなかった。それでもシャボット医師は、抗うつ薬と精神療法を勧めてみた。しかし彼女は断固として、人生は自分にとって何の意味もないものであるから、苦しむことなく確実に自殺できるよう助けてもらいたい、というのである。専門的知識を有する同僚数人（いずれもボッシャー氏との面接はしていない）に相談したのち、シャボット医師は「患者」の家で、致死性のある飲み物を与えた。

この事例の引き起こした法律的な波紋は特筆すべきものであった。ことの重大性を考慮し、オランダ最高裁が関与したうえで、シャボット医師は、自殺幇助については有罪となった。しかし同時に、ボッシャー氏は国の医師会の定める安楽死と自殺幇助のガイドラインに当てはまると判断され、シャボット医師は、そのガイドラインに従ったものであるという見解も出された。すなわち、彼女は極度の苦痛を感じており、精神的には判断能力を有し、いかなる外的な脅しも強制もない状況で死を望んでいたということである。このような状況を考慮し、シャボット医師は精神科医としての診療を続けることが許された。

シャボット医師のケースは、医師幇助自殺に関する新たな問題を引き起こした。通常、専門家が自殺の計画（安楽死を含む）に協力することの正当性を判断する際の要素の一つは、その患者の苦痛をもたらしている状況が不可逆的かどうかということである。このケースでは、ボッシャー氏は深い悲しみに苦しみ続けており、それはこれからも長期間続くことが予想される。一方で、そのような状況は必ずしも不可逆的（状況が悪化の一途をたどる）とは限らず、彼女の状況が「絶望的」とはいえないという判断もできるが、だからといって、自殺の選択が合理性のないものであるということにはならない。なぜなら、現在の深刻な苦痛は、よりよい将来への見通しを凌駕するかもしれないからである。しかしそうなると、患者の長期的な利益を考えることが期待される立場の精神科医には、多大な倫理的圧力が課せられることになる。

このケースのもう一つの問題は、通常であれば医療的介入の主たる根拠となるような症状が何もないということである。これまでに議論してきた事例と異なり、ボッシャー氏のケースは、精神的苦痛が身体疾患とも精神疾患とも関連しない人への対処という問題である。特筆すべきは、シャボット医師自身が、その状況下では自分を医師であるとは考えなかったし、ボッシャー氏を「患者」と見なすこともなかったと報告していることである。もしこれが事実であれば、精神科医がなぜ自殺という行為を幇助するのかという話ではなくなってくる。医師幇助自殺の定義は、はっきりとした症候群がある患者に対して、主治医が医療的な医師‐患者関係の文脈において自殺幇助を行った場合に限るべきではないのだろうか。

妊娠中絶や安楽死の問題で論じられてきたように、医師の第一義的な責務は命を救うことであり、たとえある状況下では積極的に死をもたらす行為を道徳的に正当化できるとしても、それが医師の果たすべき役割とはいえない[44,45]。この観点からすると、精神科医に対して、「死刑執行人」すなわち慈悲深い殺人者、あるいは耐えがたい痛みへの共感的救済者となることを期待すべきではないといえる。精神科医が関与できるのは、治癒不能で非可逆的な病的状況に関連した状況に基づく自殺についてのみである。「滑り坂論」的状況になってしまうのではないかという懸念について、大げさに言い立てられすぎているところもあるが、このシャボット医師のケースは、他の医師幇助自殺（PAS）とは質的に異なっており、特に慎重な倫理的配慮が要求されよう。

特筆すべきは、裁判所はシャボット医師の「緊急避難[b]の抗弁」を認めなかったということである。命を救うという責務と、

訳注b　緊急避難：現在の危難に対して、自己や第三者の権利や利益を守るために、他の手段がないためにやむを得ず他人に危害を加えた場合は犯罪とはならないというもの。

耐えがたい苦痛に苦しむ患者を緩和するためにできる限りのことをするという責務との間には、解決不可能な葛藤が存在する。このケースは、身体症状もなく末期状態でもないため、医師は本当に治療の可能性も改善の見込みもないかどうかについて確信を持つことはできない。このようなケースでは、「根拠の有無」の問題は非常に重要である。オランダ最高裁は、シャボット医師は、ボッシャー氏への自殺手段の提供を決める前に、彼女を他の専門家による十分な診察に委ねたうえでセカンドオピニオンを求めるべきであったと指摘している。このケースに関して複数の評論家が論評を出しているが、それによると、精神科医は患者との関係において、転移・逆転移の両方に対して敏感かつ慎重になるべきであるとされている。これは、転移・逆転移の問題によって、患者の実際の状況について正確な判断ができなくなる可能性が生じるからである。[46]

オランダ議会は二〇〇一年、医師幇助自殺の「緊急避難の抗弁」を容認する、すなわち安楽死を不可罰とする法律を可決した。新しい法律によれば、十分に信頼に足る監督と管理が行われる場合に限り、医師による自殺幇助が容認されることになる。しかしシャボット医師の例のような精神科的なケースについては、新しい法律においても課題として残されている。この法律は、持続する耐えがたい疼痛などの身体症状があり、判断能力のある患者が、苦痛から解放されるために、自由意思により繰り返し死を望んだ場合に関しての規定である。[47] そのような状況は、この章で扱っている精神医学的文脈を含むような状況とは根本的に異なるものであり、「精神科的な自殺」の幇助については反対の立場をとる議論が優勢となりそうである。[47〜51]

## 心中

以下に示す事例は、心中（suicide pacts）した二人のうち一人については死の選択は完全に自律的、自発的かつ理性的なものであったが、もう一人についてはそうでなかったという稀な状況である。直接的にも間接的にも精神科医の関与はなかったため、正確には精神科の倫理に関する事例ではない。しかしこの稀有な状況から浮かび上がってくる深刻な問題は、精神科医という職業への課題となり得る。一九八三年、アーサー・ケストラーは妻シンシア（Cynthia）と「心中」をした。一九九九年、デイヴィッド・セサラーニ（David Cesarini）は、著名な作家であったケストラーについての学術的な伝記の中でこの心中を扱い、世間の注目を集めた。[52] ケストラーは、生涯にわたって尊厳死の権利を熱心に信奉しており、自発的な安楽死の普及活動を行っていた。パーキンソン病と白血病の合併のために健康状態が悪化したとき、この作家は自殺計画をきわめて明確に説明する文書を書いた。彼は、この注意深く記述された文書により、自身の行動を正当化している。その説明は非常に説得力があるため、容易には正当性を否定できないほどである。少なくとも、精神活動の明瞭さの障害、あるいは、生き続けるという選択をした場合にどうなるかといったことを検討する能力の機能不全といった心理学的な要因では正当性を否定できない。また、気まぐれや、内外からの圧力といった視点からの否定も困難である。ケストラの遺書の、最後から二つ目の段落を見てみよう。

> 友人たちには、私が穏やかな気持ちで皆さんとお別れするのだということをわかってほしい。私は、空間、時間、物質の枠を超え、我々の認識の限界を超えて、個が失われる来世に対するいくらかの希望を遠慮がちながら感じている。この「大洋的感覚（oceanic feeling）」は困難なときにしばしば私を支えてくれた。これを書いている今もだ。（文献52の548頁）

しかし、妻がケストラーと共に自殺した（二人は同じ部屋で死んでいるのが発見された）という報道は世間の強い反応を引き起こし、彼女の決断の信頼性が疑問視された。若く（死亡時四十九歳）健康なシンシアの死の選択は「自律的」なものなのか。夫の決断が、彼女に過剰な影響を与えたのではないか。彼女の遺書の分析からは、ケストラーは彼女の決断を止めようとはしなかったという可能性が示唆された。実際に、彼女の遺書は混乱しており、夫ほど明瞭な状態であるとはとうていいえなかった。たとえば、心中という考えには決して心ひかれてはおらず、死そのものにも自殺行為にも恐怖を感じていると、彼女は明確に述べている。それと同時に、自分には「内在するある種の力」があると感じているにもかかわらず、夫なしでは生きられないとも述べている。ケストラーも妻も法を犯しているわけではなく、他人を傷つけるという意味においては何も悪いことはしていない。しかし、二人が自殺を選択したことについての倫理的正当性に関しては、我々は同じ見解を持っているとはいいがたいのである。

## 自殺傾向のある人に関する研究の倫理

（第15章参照）

自殺傾向に関する研究の倫理は、慎重に扱うべき問題である。なぜなら、対象者は一般的に強い抑うつ状態にあるか、その他の深刻な精神疾患を有しているからである[53]。そのような人を対象とする研究では通常、自殺を完遂してしまうリスクと研究者の負担を考慮して、自殺未遂の既往のある人は除外される。精神科領域における典型的な無作為試験では、実際の治療が行われない場合もあるためである。しかし、特に自殺行動を減らすことを目的とした研究では、当然のことながら、自殺未遂者を除外するような規定を設けることはできない。自殺研究の障害となる重要な要因は他に、高リスク群を同定する危険因子に、特異性が不足している点がある[54]。

うつ病などの精神疾患の研究において自殺傾向のある患者を完全に除外することは、自殺傾向のある人に対して不公平（すなわち反倫理的）であると考える人もいる。なぜなら、研究から除外されることによって、その人たちは研究成果から得られる可能性のある利益を受けられなくなるからである。（一方で、医学研究への参加に関する一般的な権利については意見の分かれるところである）。さらに、そうした除外規定を継続した場合は新しい知見が得られないということになり、そのため、自殺予防がうまくいかないというジレンマが長引くことになる。我々は、致死的な結果につながる可能性のある状態に直面しながらも、科学的な対処ができない、という逆説的な状況に陥ってしまうのである。

このような状況においては、自殺傾向のある人に対する研究は、倫理的見解からは許されるべきであるが、その際にはしっかりとした安全対策を講じる必要がある。被験者を選定するにあたっては、さらに特別な注意を払う必要があることは明らかである。判断能力が精神疾患の症状による影響を受けている場合には、詳細な事前説明を行い、家族への協力依頼を含む、より慎重なインフォームド・コンセントが特に重要となる。リスクマネジメントに関しては、十分な観察と管理の実施、緊急時の治療体制の確立、研究への参加中止についての明確なプロトコルの作成などが重要である[55]。

守秘義務の尊重は、研究の倫理上考慮すべきことの一つであるが、自殺に関する研究においては特に重要である。たとえば以下のような場合について考えてみたい。自殺未遂者は自殺行動を繰り返す危険性があり、未遂を繰り返した場合は既遂する危険性があるということから、公衆衛生学的な研究の戦略の一つとしては、事例の体系的な経過観察という方法がとられる。問題は、対象者のプライバシーを侵すことなく価値あるデータを収集するためにはどうすればよいかということである[56]。解決法は容易に見出すことはできない。別の伝統的な研究手法、すなわち「心理学的剖検」においても、同様の問題が生じる（本章で言及した自殺と精神的疾患の関連に関する二つの著名な研究[26,27]ではこの手法が用いられている）。心理学的剖検では、研究者は家族、友人、知人、仕事の同僚、その他の関係者にインタビューをし、自殺した人物について可能な限り多くの情報を収集する。診療記録、仕事の記録などすべての関連文書の調査も併せて実施される。その目的は、自殺者の人生をできるだけ詳細に記載し、その人が自殺を決断した背景には何があるのかを知ることである。エミリオ・モルジーニ（Emilio Mordini）の「私信：二〇〇七年十一月」では、心理学的剖検を実施するうえでの多くの倫理的危険性が指摘されている。この手法では、研究を承諾していない人、すなわち自殺者の人生が衆目にさらされ、その人の尊厳が侵害される危険があるため、自殺者に関する記録の秘匿性はきわめて重要である。対象者を可能な限り詳しく調査しようとした場合、インタビューされる側への影響は予測不可能なものとなる。自殺者の家族や友人は、自分たちやその他の人の私的側面を暴露するかもしれない行為に対して苦痛や困難を感じるものであり、そうすることで未解決の感情がよみがえったり悪化したりすることがある。調査によってそうした事態を招くかもしれないのである。さらに、守秘義務の問題もある。この種の研究は本質的に定性的であるため、何らかの改変が行われなければ、得られたデータは特定可能なものになってしまう。かといって、大きく改変してしまうと研究の有効性が失われ、不正確な結論に至る可能性がある（第11章参照）。

以上のような簡単な説明からもわかるように、体系的な研究を実施することにより自殺に関する新たな知見を得ることと、研究の倫理における原則を尊重することとの間に存在する葛藤は、悩ましい問題である。結局のところ、十分な注意と配慮によって対処するしかないのであるが、精神疾患の人が非常に影響を受けやすいことを考慮すると、精神科関連の研究はすべてこのような配慮の下に行われるべきであるともいえる。

## 結論

自殺問題を精神医学の枠組みにおいて考えれば、本書の旧版でも述べてきたように、「生命を維持する側に立って間違えるほうが、生命を失う側に立って間違えるよりはよい」という結論になろう。

哲学的な考察により、死より生を優先する明確な根拠を容易に得ることはできず、我々の生への偏向は厳密に合理的な理由があるわけではないが、自殺の可能性のある人は、心の奥底で非理性的な希望を抱いているかもしれないということは忘れてはならない。

# 14

# 境界侵犯

グレン・O・ガバード
(Glen O. Gabbard)

治療者[a]は患者を搾取すべきではないという考えは、医学の領域内で伝統的に尊重されてきた原則である。精神保健専門職において中心となる倫理原則は、おそらく〝primum non nocere〟、つまり「まず、害すなかれ」であろう。専門職の境界侵犯 (boundary violation) は、患者に対して確かに甚大な害を及ぼす原因となるものであり、患者の搾取と患者への悪影響を避けるために、専門職の境界 (boundary) という概念が設定されてきた。しかし長い間、境界侵犯は精神保健専門職の中で寛大に扱われてきた。不面目を避け名誉が傷つかないようにするため、専門職がそれらを語らずにきたからである。ごく最近になって、おそらくはフェミニズム[b]の台頭と、免許委員会[c]および倫理委員会に告訴する権利があると考えた女性たちの勇気により、本問題がそれにふさわしい注目を集めるようになった。そして、性的境界侵犯についての研究論文が数多く出されるようになると、専門家は非性的な侵犯へも関心を向けるようになってきた。本章ではその両者、つまり性的境界侵犯および非性的境界侵犯について論じる。

## 定義

### ◈専門職の境界

専門職の境界を簡潔に定義すると、臨床現場において精神科医に求められる適切な行動の枠組みの「外縁」、つまり限界線ということになるだろう[1]。根本的な理念は、（「個人」の対語としての）専門職と患者との関係性の特性について、その基本的な側面に配慮することにより、安全な雰囲気を醸成し、患者が自分の受けている治療を有効利用できる力を高めようというものである。境界に関してまず重要なのは、精神科医とは、信頼できる関係性の中に、相互に影響し合う状況をつくり出すというサービスに対して対価が支払われる専門職であるということだ。治療者は、ある障害の治療の専門家として協力を求められている存在であると意識することにより、治療者と患者の間に力の格差が生じる。この他の重要な境界には、以下のようなものが挙げられる。身体的な接触をしないこと（特別な状況、握手を除く）、面接の長さを定めること、秘密を守ること、高価な贈物を断ること、治療者-患者関係を妨げるような社会経済的関係を回避すること、自己開示は相対的に非対称であること（特に治療者の個人的な問題に関して）、面接場所（病院、診察室など）が決まっていることなどである。これらのパラメーターを「まとめて」考慮するときには、しばしば「治療的枠組み」と称される[1〜3]。一般的にはこの治療的枠組みは、治療において使用される専門職の境界の単なる寄せ集め以上のものを包含していると見なされる。さらには、相互作用を決定づける者の人となりが、その枠組みの一部でもある。治療者が心がけるのは、偏った判断を避け患者の役に立つこと、批判的となるのではなく理解を示すこと、治療すべき問題を抱えた患者の利益となるような援助をするため、自分の欲求は差し控えることである。

　残念なことに、最近の治療者の中には、専門職の境界についての概念を誤解している者がいる。治療者と患者の関係性は厳格で、かなりの距離を置くものだというのである。この解釈は、実際のところ、境界の役割についての深刻な読み違いである。治療的枠組みは十分に柔軟である必要があり、患者および治療者それぞれの個人差に配慮すべきである。同様に、冷淡にすることやよそよそしくすることを意味するものでもない。それどころか境界は、安全な環境をつくり出せるような状況の中で、治療者が思いやりと共感と自発性を持ってやりとりできるようにするための、治療関係上の構造的特徴なのである。治療における境界が制定されているのは、精神療法における一般的ないくつかの手法を用いることで、治療者と患者の間にある心理的境界を乗り越えられるようにするためであるとする人もいる。同一化、共感、投影、取り込み、投影による同一化などの手法がある[2、4]。

　この解釈の本質は、治療者と患者という二人組（治療ペア）に関して、それぞれのペアにはそれぞれ固有の相互関係のあり方が存在する、ということである。その相互関係は、治療者と患者がお互いにかけひきをする過程を通じてつくり出されるものである。満足と不満の度合い、自己開示の程度と慎重さの程度、治療の予定変更や面接の長さの変更についての柔軟性に関してさえも、治療ペアにおける二つの主体によりすべてが決定される。[2、4〜6] しかしながら、専門職の境界に関して、議論の余地すらないような状況もある。治療者と患者間の性的接触は、どんな状況においても決して許容されるものではない。同様に、サービスに対する支払い以外の商取引や金銭取引も禁止されており、もしそれを侵すと治療場面に途方もなく面倒な事態を引き起こしてしまうことになる。

専門職の境界は、治療そのものの特質によって変化する。境界に関する著書の多くは、精神分析と精神力動的精神療法の実践から生まれてきた。[1、2、7〜11] それ以外の分野で活動している精神科医は、境界の定め方がいくぶん異なるかもしれない。たとえば、力動的精神療法家が自分の車で患者をショッピングモールに連れていくことはないが、系統的脱感作を行う行動療法家は、実生活での恐怖状況への暴露のため、広場恐怖の患者をショッピングモールに連れていくかもしれない。後者において、行動療法家は専門職の境界内で機能しているといえる。専門職の境界は、その治療法を用いている集団の基準がどのように定められているかによるのである。精神分析的精神療法では、治療者の度を越した自己開示は境界侵犯となり得ると見なされるが、対人コミュニケーション療法[12]では自己開示が主な治療手段となる。いわゆる「メタコミュニケーション・フィードバック」では、患者の反復する行動で引き起こされた治療者の反応について、患者に伝えられる。キースラー（Keisler）[12]は、特徴的な内的反応を評価するための自記式記録表まで開発している。これは、治療者がフィードバックを行う際の指針となるものである。

地域の精神保健センターで「ケースマネジメント」を行う精神科医は、慢性期の統合失調症患者の部屋に行き、部屋を片付け、診察予約に間に合うように患者を連れ出すというような機

訳注a　本章では、clinicianとtherapistをともに「治療者」として訳出した。

訳注b　フェミニズム：江原（二〇〇二）によれば、フェミニズムとは、女性問題を解決することを目指す社会思想・社会運動を意味し、市民革命期に端を発し十九世紀から二十世紀前半まで行われた第一波、一九六〇年代以降に台頭した、性役割など伝統的意識に基づく社会習慣の変革を求める第二派がある。ここでのフェミニズムは、後者の第二派フェミニズムを指すと考えられる。（江原由美子、フェミニズム、二〇〇二年〈井上輝子ら編、岩波女性学事典、岩波書店、399〜402頁〉）

訳注c　免許委員会（licensing board）：専門家の免許を取り扱う機関のこと。ここでは、精神科医、心理士などの免許を取り扱う機関を指している。

会があるかもしれない。精神薬理学者は遅発性ジスキネジアやその他の症状に関する診察を行うことがあるが、彼らの考える境界は、家庭医における境界により近いものである[13]。とはいえ、治療者のニーズよりも患者のニーズが優先されるという基本原則は、すべての治療関係に元来備わっているものである。さらに何よりも重要な原則は、治療者の行為はそれがどのようなものであっても、慎重に体系化された治療計画の一部であるべきだということである。

### ◆境界侵犯

境界侵犯は、患者への潜在的な危害あるいは搾取といった違反と関わりがある。性的な性質のものである場合もあれば、非性的な性質のものの場合もある。境界侵犯についての「潜在的」危害が強調されるのは、危害が生じているかどうか、直後には評価できないことが多いからである。次の臨床事例は、危害が生じているかどうかを判断することの複雑さを示している。

**事例1**

四十五歳の男性治療者が、治療時間の終わりに二十九歳の女性患者に伝えたのは、あまり注意深く聞いていなくて申し訳ないということであった。患者が治療者にどうしたのかと尋ねると、彼は、妻が自分をおいて別の男性のところへ行ってしまい、毎晩泣いて過ごしているのだと答えた。治療者はまた、一番下の息子が非行のために少年審判所で問題になっているとも話した。患者はこの自己開示に対して、とても感謝しているという反応を示した。「前よりも先生に親しみを感じられるようになりました。先生も問題を抱えているとわかってよかったです。今まで以上に率直に話ができそうな気がします。対等な関係なんだって思えましたから」。一年後、この患者は書面で倫理的苦情を申し立てた。治療者が自分の個人的問題を話すために、いかにして彼女の時間とお金を誤用したか、というものであった。

本事例が示すように、境界侵犯が患者に与える影響は、顕在化するまでに時間がかかるかもしれない。潜在的な危害に注目することにより、境界侵犯が最終的に患者にどのような影響を与えるのかについて、治療者は決して知ることはできないのだとわかる。専門職の境界に関して、一見なんの危害もなさそうなわずかな失敗が起きる可能性もある。たとえば、治療者が治療中に得た情報の一部を雑談で話してしまうことがあるかもしれないが、これは守秘義務違反である。この失敗が患者に知られることはないかもしれないし、明らかに治療を害するものではないかもしれない。しかしこれは治療関係の基本的プライバシーを様変わりさせるものであるため、確かに守秘義務違反による潜在的危害といえる。

性的な境界侵犯とは、言うまでもなく、口と生殖器あるいは生殖器どうしの接触、胸や生殖器を愛撫すること、性的な接吻などである。非性的な境界侵犯は広範囲におよび、患者を治療者の子どものベビーシッターとして使うことから、治療者自身の個人的問題について治療者が患者に詳しく話をするといった役割反転までさまざまである。すべての非性的境界侵犯が性的境界侵犯につながるわけではない。しかし、しばしば「滑り坂論」と称される、よく知られた現象が認められる。これは、非性的な関係であったわずかな境界侵犯がしだいに進行して、あからさまな性的関係に至ることを示す[1,2,14]。

危害を及ぼす可能性という問題のみならず、他の理由においても、性的境界侵犯は反倫理的なものである。たとえば、性的関係にある精神科医と患者の中には、治療において平等主義的立場であるため、二人の間には力の不均衡がないと主張している者がいる。彼らは、その関係は完全な合意のうえであると断言する。結婚にまで至ったケースもある。しかしジョンソン(Johnson)[15]の指摘によれば、相互の合意が存在する議論というものは「専門職が力の不均衡のもとで支配しているという暗黙の前提とははっきりと対照をなす」(文献15の1599頁)ところに位置するものであるという。さらにマッカラフ(McCullough)[16]らは、合意を争点にすることとは別に、徳に基づく倫理的な議論を提起した。すなわち治療者-患者関係の文脈では、裏方に徹して自己を犠牲にするという専門職の徳により、治療者は、患者への性的な感情に基づいて行動してはならないという義務を負うというのである。

## 境界横断

グーテイル(Gutheil)と筆者[1,4]は、「境界横断(boundary crossing)」を境界侵犯とは区別してきた。筆者らの見方では、境界横断は非性的な境界違反であり、最終的な影響は有益で、治療を建設的に前進させる。この種のかすかな境界横断は、精神療法が進行する過程で、または進行中の治療関係において不可避である。その多くは、普段とは違う出来事への人間的な反応が関係している。

**事例2**

三十五歳女性患者。慢性期の妄想型統合失調症であり、定期的に通院しているが、担当の精神科医との関係性は非常によそよそしく用心深いものであり、常に警戒していた。面接の間、患者は質問に対して素っ気なく答え、自分が心に抱いているいかなる妄想についても、話すことをためらうのである。しばらく経つと、担当の精神科医を信頼できるかもしれないという気持ちが彼女に芽生え始めた。飛躍的な前進が起こったのは、面接で、近くのファーストフード店に行ってきたと話したときであった。患者は担当の精神科医に、昼食のために店に立ち寄って、おやつのクッキーを買ったのだと説明した。彼女は昼食を終えていなかったが、精神科医にクッキーはいかがですかと尋ねた。精神科医は快くクッキーを受け取り、彼女の好意に感謝した。この出来事ののち、彼女は担当医とより打ち解けたようであり、精神病的な思考についてより率直に語ることができるようになった。

本事例では、精神科医は贈物に関してありがちな境界違反をした。それにもかかわらず、患者のクッキーを受け取ったことによって信頼し合える治療関係が促進され、結果として治療は前進したのである。このとき贈物を断ることは、致命的な過ちとなったかもしれない。患者の被害妄想は悪化し、その精神科医のことを邪悪な人物として認識してしまうことにより治療が中断され、元には戻らなかったかもしれないのである。

表現的精神療法においては、境界横断と境界侵犯とを区別するのは難しいことがある。多くの場合、治療者と患者の間で有益な話し合いができるかどうかが、主要な識別要因となるだろう。前述の事例は、効果的な治療を行うために守るべき「倫理規則」を単に羅列しただけではない「境界」を、どのように検討していくべきかについても示している。多くの倫理違反はまた、臨床上の判断の過ちにも関連してくる。逆にいえば、境界を固守することが、臨床上の判断における深刻な過失となる可能性があるのである。

## 性的境界侵犯

◆発生頻度

精神保健専門職における性的逸脱の正確な発生頻度は知られていない。多くの場合、自記式質問紙調査によって概数が得られるが、周知の通りこれには方法論的な問題がある。質問紙を返さない人が多いこと、匿名性に疑問を持ち不正直な回答をする人がいることなどである。これまでの調査によれば、男性治療者における発生頻度はおよそ一〜一二パーセント、女性治療者では〇〜三・一パーセントであった[17-24]。最近の研究を過去のものと比較すると、発生頻度は減少しているようである。しかしこの見かけ上の傾向は、治療者と患者の間の性的関係を法的処罰の対象と見なそうとする国の動向と関連している可能性がある。つまり、正直に答えることを恐れる回答者がいるかもしれない。多くの先行研究では心理士に重点が置かれていた。しかし心理士、精神科医およびソーシャルワーカーを対象とした調査では[24]、この精神保健分野の主要な三職種間に発生頻度の差は認められなかった。

治療者-患者間の性的な職権乱用が起こる場合、男性治療者と女性患者という事例が圧倒的に多いのであるが、その他の組合せも決して稀なものではない。ミネアポリスのウォークインカウンセリングセンター（Walk-In Counseling Center）で二千人の治療者を対象としたショーナー（Schoener）らによる大規模調査[25]では、二〇パーセントの事例は女性治療者が関与しており、同性間の事例は二〇パーセントであると推定された。

　精神科以外の医療専門家についての調査も行われている[26~30]。これらの調査によれば、精神科以外の医療専門職における発生頻度は、精神科医とほぼ同程度であった。

### ◆治療者の人物像

　性的境界侵犯の問題を扱う際の主要な障壁の一つは、精神科医療を専門とする人自身から派生する問題である。一部には、この問題は、計画的に女性患者を餌食にするような、倫理的に堕落したひと握りの利己的な男性治療者の問題にすぎないという主張がある。この理論でいえば、現場の残りの専門職たちは、予防策を講じる必要はないということになる。必要なのは、「腐ったリンゴ」を見つけ出して職を取りあげることだけであり、倫理的に問題のない治療者のみで患者を診察すればよいのである。自身の境界違反への脆さについてこのような防衛的不関与を決め込むことは、治療者が自分自身の逆転移のモニタリングに関して放任主義的態度をとることにつながりかねない。

　予防のためのアプローチは、すべての治療者が境界侵犯の潜在的危険性を有するという前提で行うのが賢明である。特に治療者が、離婚、家族との死別、医療訴訟、結婚や人間関係での強い不満といった、ある種の人生のストレスにさらされた際には危険性が高まりやすい。境界侵犯を行った多くの治療者の例が調査される中で、治療者の人物像に関するさまざまな類型分類の方法が編み出されているが、このことは、境界侵犯に対する脆弱性は少数の反社会的な治療者に限られたものではないという見解を裏付けるものである。

　ショーナーとゴンショレック（Gonsiorek）[31]は、性的境界侵犯のため告訴された治療者を次の六つに分類した。すなわち、(1)知識・経験が不足している人、(2)健常または若干神経質な人、(3)非常に神経質で社会的に孤立している人、(4)衝動性パーソナリティ障害の人、(5)反社会性パーソナリティ障害もしくは自己愛性パーソナリティ障害の人、(6)精神病性パーソナリティ障害もしくは境界性パーソナリティを持つ人である。彼らの主張によれば、リハビリテーションの可能性という観点からは、(1)~(2)に属する人は教育や治療、スーパービジョンへの反応が良好であるが、(3)~(6)に属する人は非常に予後不良であるという。

　またシモン（Simon）[32]は次の五つに分類した。すなわち、(1)反社会性、境界性、自己愛性パーソナリティ障害を持つ治療者、(2)性的倒錯または性的障害を持つ治療者、(3)訓練不足で未熟な治療者、(4)アルコール関連障害や薬物依存、重篤な精神疾患の治療者、(5)夫婦間の不和や個人的な人間関係における喪失に反応した人である。

上記の分類は、筆者自身の経験上有用であった精神力動的理論に基づく以下の四分類の中に組み込むことができる[2,33]。

### 精神病圏の疾患

この群は非常に稀であり、治療者の患者への性的な行動が精神病的過程から直接生じるという例外的な状況である。躁病エピソードの治療者の例であるが、この治療者は性行為によって自分の患者を治せると信じるようになった。躁病エピソードが沈静化して寛解状態となると、彼は自分の妄想的思考の非常識さを認識した。このような状況は性的職権乱用において非常に稀な形態であるので、ここではこれ以上の議論は省く。

### 略奪的精神病質と性的倒錯

この区分には、DSM-Ⅳで反社会性パーソナリティ障害の診断基準に当てはまる治療者が含まれる。この分類に入ることが多いのは重度の自己愛性パーソナリティ障害と見られる人である。共通するのは、加虐的で搾取的な力の乱用であり、治療者は患者へ行ったことに対する後悔の念や罪の意識がない。性的倒錯はここに区分される。性的に逸脱した治療者がすべて略奪的精神病質というわけではないが、筆者の経験上、治療を担当している患者を倒錯の対象とする治療者には、略奪的精神病質に分類されるような人格的精神病理が根本にあり、同じような超自我の問題を持つ傾向が認められるためである。この群の治療者はほとんどの場合男性である。彼らは、患者との力関係や自分が患者の転移対象となっていることを利用して、患者を「いいカモ」すなわち巧みに操作できる標的と見なす。多くの場合、他の領域でも同様に、不正で反倫理的な行動をとった経歴がある。たとえば、組織の財務担当者として資金を不正に利用したかもしれない。医学生やレジデントのときに、不正をして捕まったことがあるかもしれない。普段の生活で、略奪的な性行動が認められるかもしれない。一般に、共感する能力が著しく欠如しているため、彼らにとって他者は欲求の対象以外の何物でもないのである。

### 恋煩い

この群は、幅広い診断カテゴリーを含む。共通点は、患者に熱をあげる、患者に「首ったけ」になるという主観的経験である。この群には神経質な治療者が含まれると考えられるが、その多くは軽度の自己愛性障害であり、個人的・職業的に危機的状態にあることが多い。女性治療者は、ここに区分されることが最も多い。精神力動的な問題として、治療者自身の自尊心を制御する方法として、患者から認められ、愛され、理想化されることを切望するということがある。また、特定の自我機能、すなわち行動の帰結を予測できないことや、通常の逆転移における“as if” quality[d]の欠如といった、限局性の現実検討の喪失のような形で現れる、ある種の判断力の障害が認められる。言い換えれば、このような治療者には、患者と治療者自身あるいはどちらか一方の過去から派生する問題が現在において繰り返されていること、そしてそれを解明するためには思慮分別が必要であることが理解できないのである。略奪的精神病質の場合は、高い頻度で多くの犠牲者が出るが、恋煩いの群ではある特定の患者に恋心を抱くのが一般的で、それ以外の患者に対する治療は十分にできている。

　このような関係性は、しばしば治療者または患者の近親相姦への憧れや、過去における実際の近親相姦関係の再現を伴う。恋煩いの治療者は多くの場合、自分の欲求を患者の欲求のように誤って考えてしまう。自分は患者に愛を与えていると思っているのだが、実際は、自分自身のために愛を得ようとしているのである。また、「愛する」ことで患者を健康にしようという試みによって、自らの患者への攻撃性と欲求不満を払いのけようと、必死の努力をするかもしれない。治療者が女性であれば、パーソナリティ障害や薬物依存の魅力的な若い男性に心惹かれるということもあり得る。彼女にとってその患者は「ベイビーちゃん」でしかなく、愛を与えることで彼を「落ち着かせる」ことができると思ってしまうかもしれない。

### 自虐的降伏

　これらの治療者はしばしば、「治療不可能な」または「困難な」患者を治療することに、特別な誇りを持っている。彼らは治療関係の中で、過去の関係を繰り返しているのかもしれない。それは、過酷な要求をして彼らを苦しめてきた対象者（たとえば親）から、脅され、支配されることを余儀なくされたという経験である。ある状況下では、このような治療者は、自己犠牲によって何とか患者を自殺から守っていると信じている。患者に限界設定をしたり、患者の攻撃性に直面したりすることができず、治療者は患者からの要求を繰り返し受け入れてしまう。典型的な筋書きは以下の通りである。まず治療者は、治療費を支払う余裕がないと患者が主張するため、治療費の請求をやめる。それから、患者を自殺から守ろうとして、夜の何時であっ

訳注d　“as if” quality：精神療法における「共感」は、クライエントが感じている私的な世界を、あたかも自分の私的な世界のように感じとることであるが、その際に「あたかも、かのように」という特質（“as if” quality）を失わないことが重要であるとされる。すなわち、他人の感覚を自分の感覚のように感じつつも、そこに決して自分自身の感情を混入させないということである。

ても電話をかけてよいことにする。結局治療者は、抱きしめてほしいという患者の要求に対し、勤務時間中に患者を抱擁したり抱きしめたりすることで応えてしまう。これらの過剰な措置はいずれも業務上のこととはとらえられず、境界侵犯は、最終的にはあからさまな性的接触にまで発展する。このような治療者に対する精神力動的な治療においては、しばしば彼らの隠されたファンタジーが明らかになる。それは、彼らがただ十分に従順でありさえすれば、自分を苦しめてきた両親にいつか愛してもらえるかもしれない、というものである。

◆治療終了後の関係

一般に、すべての精神保健の専門職は、治療者-患者間での性的接触は反倫理的であるということで合意している。そのような行為が反倫理的であるとする理由は以下の通りである。

1．治療者は転移において親と同等と見なされるため、その関係は象徴的な近親相姦となる。

2．専門職は心理的な困難を持つ患者を助けることに対して支払いを受ける立場であるため、これは職権乱用である。

3．患者の欲求よりも治療者の欲求を優先させているという意味において、明らかに搾取である。

4．患者が治療者と契約したサービスを提供していないことになる。

しかし、治療終了後に性的関係を持つという状況に関しては、さらに議論の余地がある。米国精神医学会のように、以前担当したいかなる患者との性的接触も反倫理的であると考える組織がある一方で、米国心理学会のように、治療終了後二年の間は禁止を適用するという団体もある。期間制限を主張する者の中には、それ以降の関係を永続的に禁止することによって、プライバシーと交際の自由という憲法上の権利を侵害することはできないという者もいる[34]。また、もし治療者と患者が結婚するとしたら、搾取を立証するのは非常に難しいという議論もある。

この問題に関して他の見解を持つ側から指摘されているのは、治療後の転移に関するすべての研究において、治療から何年も経った後であっても、治療者と患者が再会すると転移は即座に元通りになることが明らかになったという点である[35]。もう一つの説得力のある議論は、将来、恋愛あるいは性的な関係となる可能性が存在するとなると、精神療法そのものが著しく不純なものになってしまうということである。もし相手によい印象を持ち続けてもらいたいと思ってしまうと、両者ともお互いの見解について自由に話すことができなくなるだろう。治療者-患者関係が職業的な関係以外の何物でもないからこそ、患者は自分の問題をすべて率直に話せるのである。治療終了後の関わり合いを永続的に禁じる理由は他に、正規の治療が終わって何年か経った後に、追加的な相談や治療を求めて治療者に再度連絡してくる患者が多いということが挙げられる。倫理綱領においては、通常憲法が規定するものよりも厳格な方針がとられる。なぜならそれらは、憲法上の保護というよりは、職業的行為の規範に資すように制定されたものだからである。最後に、結婚したことによって、その関係性が搾取的ではなかったと是認されるものでは決してないということにも言及したい。結婚が、強姦や暴行、その他多くの罪業の言い訳として利用されてきたことは、歴史が証明している。愛は倫理的な検討を行うには不適切であるが、結婚もまた同様である。

### ◆性的職権乱用の報告

治療者が性的職権乱用を知ったときには、それを報告するかどうかという倫理的なジレンマがしばしば生起する。多くの場合、精神科医と精神保健専門職には守秘義務があるが、その義務は、性的職権乱用の通報という義務よりも優先すべきなのか、そうではないのかというジレンマである。規則によってそのような違反が禁止されている状況で治療者が守秘義務を破り、患者が言ったことを口外したとなると、当然のことながら、訴訟の対象となりかねない。

同僚の性的職権乱用を通報すべきかどうか、必ず弁護士または経験を積んだ同僚と連絡をとって話し合うべきであろう。北米では、精神科医が性的境界侵犯を耳にしたときには、いかなる場合でも必ず州ないしは地域法規を確認する必要がある。これらの法規は非常に多様である。たとえばカナダのオンタリオでは、規定された二十四の医療専門家に対し、治療者-患者間の性的職権乱用を報告することを義務づけており、その義務は、守秘義務に関するいかなる倫理綱領よりも優先される[36]。米国には州法によって異なる多様な法規がある。たとえばウィスコンシン州では、以前の治療者によって性的搾取の被害に遭った患者について報告する際には、報告者（現在の治療者）は当該患者の許可を求める必要がある。一方テキサス州では、治療者-患者間の守秘義務よりも性的職権乱用の報告義務が優先され、許可を得る必要はない。当然のことながら、他の治療者による性的境界侵犯について知った際には、治療者は自分を介さずに患者自身が報告するよう、患者に働きかけたいと考えるかもしれない。しかしながら、性的職権乱用の犠牲者の多くは、両価的な感情からまだ以前の治療者を慕う気持ちがあり、以前の治療者に危害を加える可能性のある行為をすることにはためらいを感じるものである。

報告のため守秘義務を破ることの相対的利益について討議する治療者は、その判断は倫理的なものであると同時に、民法と刑法が関連していることも念頭に置く必要がある。さもなければ、本来倫理的選択であると考えて行った行為によって、意図しない結果に治療者が直面するかもしれない。民法と刑法を参照できる、有用なウェブサイトもある（www.advocateweb.org)。

### ◆告訴された治療者の評価とリハビリテーション

性的職権乱用に関する苦情を申し立てる場は通常三つある。免許委員会、専門家組織の倫理委員会、不正行為に対する民事訴訟である[37]。第四の方法として、性的職権乱用が犯罪とされている州もしくは地域における刑事告訴がある。ときに、治療者を守りたいという患者の希望により提訴されないことがある。このようなケースでは、罪の意識と後悔の念に苛まれた治療者が、自発的に名乗り出るかもしれない。いずれにせよ、別個のものでありながらも互いに関連し合う二つの手続きが、上記のような団体への報告により開始される。まず、一つめは、懲戒または刑罰の判定である。これは、申し立ての調査後に決定されるが、その際には両者へ公正な聴取が行われる。二つめは、当該の治療者にリハビリテーションの適応があるかどうかに関する評価である。これは事情聴取と同時か、ときには聴取の後に行われる。重要な原則は、リハビリテーションの適性を決定したり、個別計画を立てたりする前に、徹底した精神医学的評価を、できれば第三者機関によって行うということである[2,25]。この精神医学的評価の間、評価者が本人の自己申告のみに頼らなくてもよいように、告訴された精神科医（以下、被告）についての付帯的な情報が入手可能でなくてはならない。許可委員会や倫理委員会の調査報告からは、別個の視点が提供されるかもしれない。別の選択肢としては、違反に関して患者が書いた文書、対面もしくは電話による患者への面接がある。評価の過程で調査班は、不祥事の原因、告訴された治療者の性格および内面の基本的な精神力動的葛藤を評価しなくてはならない。

その評価は、多くの場合多職種チームによって行われる。すなわち、精神科医が精神医学的面接を行い、心理士が心理検査バッテリーを実施し、ソーシャルワーカーが家族や重要な他者への面接を行う。また、一人の医師のみですべての評価を行う場合もあるかもしれない[38]。そのような評価の際に重要な側面の一つは、起こったことに対する当該治療者の態度を慎重に評価することである。その治療者は行為に対しての責任を完全に認め、十分な後悔の念と患者への同情を示すだろうか。その治療者は評価者が期待している反応を承知しており、慎重に考えたうえで計算高い反応として同情と後悔を示しているのだろうか。後悔の念は、自己愛的な屈辱とも区別しなければならない[38]。もし本人が本当に後悔の念を感じているのであれば、患者に起こったことに対して深い懸念を表明し、性的職権乱用を正当化して弁明しようとしたことをひどく悔やむものである。一方で、自己愛的な屈辱では、主に自分の評判と自尊心が傷ついたことに関心が集中する。言い換えれば、患者に与えた危害についての考察がほとんどなく、自分がいかに苦しんいるか、いかに辱めを受けたかをことさらに強調するのである。評価の際の着眼点はさらに、本人が自分の行動の原因についてどれくらい真剣に考えているか、そして今後そのような行動をとらないための努力をどの程度しているかを見定めることである。

ほとんどの場合、略奪的精神病質と性的倒錯の群に入る人は、リハビリテーション計画に適さない。恋煩いまたは自虐的降伏の群に該当する人は、後悔の程度、将来の違反を避けようという気概、超自我や良心の特質しだいで、すべてではないが、多くの場合リハビリテーションの適応がある。評価終了後には、被告と要請機関もしくは倫理委員会の両者で、調査結果を再検討すべきである[25]。またリハビリテーション計画が実行に移されるのは、すべての関係者が合意に達したときのみとすべきである。その計画の標準的な構成要素には、次に挙げる項目の一部またはすべてが含まれる[25,39,40]。

1. 調停：苦情の申し立てをした患者は、ほとんどの場合、性的境界侵犯によるトラウマへの対処のため別の精神療法家に紹介されるが、調停は、被告にとってリハビリテーション的価値があり、同時に患者にとっても大きな治療的価値があるだろう[2,25,41]。この介入形式において、患者と被告は共に席につき、第三者、通常は調停に関する訓練を受けた精神科医または精神保健専門職が加わる。このような状況を整えることにより、患者が治療者の性的境界侵犯をどのように感じたかについて話せるようになる。被告が自らの行為を合理化または正当化するときには、多くの場合調停者の援助の下、患者は被告の否認に立ち向かうことができる。また調停では、被告が自らの行為について、患者に謝罪する機会も提供される。治療者‐患者関係における性的職権乱用の被害者は、境界違反をした人からの謝罪を受け入れることが非常に重要であると考えている[42]。さらに、治療費の払い戻しなどの、何らかの形での賠償についても調停という環境の中で手配することができる。両者が調停への参加に前向きであるならば、三〜五回程度の面接でかなりよい結果が得られる可能性がある。

2. 個人精神療法：その治療者にリハビリテーションの適応があると見なされた場合、ほとんどの性的境界侵犯のケースで、精神療法を受けるよう指示される。被告側の動機付けが必要となることは明らかである。被告がいかなる性的職権乱用についても否定し、援助が必要となるいかなる心理的問題の存在についても否認するような場合には、精神療法は時間の浪費となってしまうだろう。被告は精神療法または精神分析の枠の中で、性的職権乱用につながる精神力動的葛藤に対処し、違反を犯したことの意味を理解できるようになる。多くのリハビリテーション計画では、精神療法を担当する専門職の人選は、被告以外の人が行うべきである。これは、被告と治療者の間に、友情や義務感に基づくような馴れ合いが起きないようにするためである。

被告を治療する精神療法家は、被告を軽蔑する気持ちや自分の方が道徳的に優れているという気持ちに対処する中で、非常に困難な逆転移に直面するであろう。さらに、被告を担当する治療者はまた、専門職の境界と精神療法の枠組みを注意深く監視しなくてはならない。なぜなら性的境界侵犯を犯した多くの治療者は、自らが患者の側となった際には、自分自身の治療の境界を試してみるものだからである。精神療法家は、被告を管理するのではなく、彼らを違反へと至らしめた主要な心理的テーマを理解するよう務めなくてはならない。

3. リハビリテーション調整員（rehabilitation coordinator）の配置：リハビリテーション調整員に選ばれた人は、すべてのリハビリテーション計画を管理することになる。通常、精神科医または経験豊かな精神保健専門職が調整員となり、被告と定期的に会って免許委員会に報告をする。リハビリテーション調整員と精神療法家との兼任はできないため、精神療法における守秘義務は保たれる。守秘義務が保証されていなければ、リハビリテーション中の被告は、通報を恐れて治療者にありのままを話すことができないと感じるかもしれない。申し合わせにより、リハビリテーション調整員は被告の治療者から定期的な報告を受けることになっている。定期的に受診しているかどうか、あるいは治療の進捗状況についての簡単な状況報告などである。

4. 業務の制限：リハビリテーション計画の一部として、被告の免許に関してさまざまな規定が定められることがある。たとえば、被告の業務が、入院患者や男性患者のみに制限されるかもしれない。別の事例では、特定の診断をされた患者は診察しない、あるいは一つの治療法（薬物療法など）に限定するといった業務制限の措置がとられることもある。

5. スーパービジョン：被告に対するリハビリテーションではほとんどすべての場合、計画の中に週単位のスーパービジョンを組み入れる必要がある。スーパーバイザーには、被告の性的境界侵犯の特質について十分情報開示されるべきであり、リハビリテーション中の被告は、臨床業務中に生じる逆転移の誘惑について、進んでありのままを話す必要がある。スーパーバイザーは、リハビリテーション調整員または監督機関への報告を行うことがある。

6．教育の継続：多くの精神科医は、治療の経過中に現れる性的な転移または逆転移の扱いに関して、限られた訓練しか受けていない。専門職の境界についても同様で、教育課程の中には組み込まれていなかったと考えられる。したがって、これらの問題に関するワークショップに参加することや出版物を読むことは、全般的なリハビリテーション計画の一部として非常に有益であろう。

リハビリテーション計画は三〜五年の間継続され、被告の回復状況について、年に一度の評価が行われる。リハビリテーションの途中で、他の対策が必要なこともある。たとえば、自殺傾向が出現した場合、薬物療法や入院治療が必要となるかもしれない。スーパービジョンなしの通常業務に復帰する前には、一連の行動が妥当かどうかに関して、リハビリテーションの関係者全員による評価を受けるべきである。

## 非性的境界侵犯

性的境界侵犯と比較して、非性的境界侵犯についてはそれほど体系的な調査は行われていない。また、非性的境界侵犯に関わる治療者の人物像についての類型分類も行われていない。それにもかかわらず、この十年間で、本件に関する文献の発表は[2、4、11、14、24、32、43〜45]増えつつある。そうした文献は、いくつかの異なる方面から出されたものである。第一に、性的職権乱用の症例研究である。これによって、明らかな性的接触に先行する非性的境界侵犯が存在するという、滑り坂現象の重要性が示された。この現象において、たとえ下り坂の途中、すなわち性的関係に至る前の段階で止まったとしても、患者は相当の危害を被っている可能性があることが明らかになった。

非性的な境界侵犯における第二の関心事項は、医療過誤訴訟に関することである。境界侵犯の申し立ては、精神保健専門職に対する医療過誤訴訟における主な原因の一つである[46]。医療過誤を扱う保険会社の多くは、もはや精神科医による性的職権乱用の保障には応じなくなっている。したがって原告の弁護士は、依頼人への損害賠償を勝ち取るためには、むしろ非性的境界侵犯に着目し、それによる危害について立証しなくてはならないということに気付くようになってきている。治療者と患者の二者関係は（性的か非性的かに関わらず）、一九八三年から二〇〇五年まで、米国における心理士に対する懲戒処分の原因として最多であった。また、カナダの心理士では二番目に多い原因であった[47]。

第三の関心事項は逆転移の行動化である。これは精神分析の文献の中で扱われ[48〜52]、関心が高まっている。精神分析的治療は基本的には二人の共同作業であり、相互に影響し合う結果として、共同作業の間、双方に憎悪と愛情といった激しい感情が生起するものである。このような認識の下では、もはや治療者が冷静な「真っ白なスクリーン」であるという古い見方は通用しない。治療者が無意識のうちに、自分の主観を治療過程に持ちこんでしまうのは避けられないことである。実際のところ、さまざまな行動化を介して、分析医は患者の内的世界に必然的に「吸い込まれる」。それによって分析医は、寡黙で思慮深い聞き手という規範的な立ち位置から引きずり下ろされるのである。広く知られた大多数の意見によれば、標準的な技法からはずれたある種の自然発生的な行動化によって、精神分析療法を前向きな方向に推し進めることができる可能性があるという。ある行動化が、境界横断なのか境界侵犯であるのかという判定は、当初は不明確であることが多い。その判定は、治療者がいかにしてその出来事に対処するのか、そして治療過程において、最終的にはいかにしてその出来事の意味を明らかにしていくのかによる。ウァルティンガー（Waldinger）[53]は「心の中で境界横断がどのような意味を持っているのかということが、侵犯が起こったかどうかを知る唯一の手掛かりかもしれない」（文献53の226頁）と述べている。違反が境界横断なのか、あるいは境界侵犯であるのかという判定をするにあたっては、背景事情が重要となってくる[4]。たとえば、背景事情がわからない状況で、精神力動的治療者が治療面接の後に患者を車で家まで送ったと聞くと、これは問題視されるかもしれない。しかしこのときは猛吹雪で公共交通機関が止まり、患者の車も動かない状況であったということになると、治療者の行為はもっともだということになる。カール・メニンガー（Karl Menninger）が好んで述べたように、「迷いあるときは、人間的であれ」である。

　精神療法家や倫理調査委員会のメンバーが、境界侵犯と境界横断の違いを識別する際には、いくつかの指針が有用である[2]。第一に、背景状況を検討すること。それに加えて第二に、自分が行動化を起こしている最中であることに気づける治療者は、境界横断が境界侵犯とならないようにするだろうということ。第三に、治療者と患者の双方が、ある出来事について話し合い、分析することができる場合にも、出来事が破壊的で有害な境界侵犯に発展しないようにするだろうということである。これは、逆もまた然りである。すなわち、もしある出来事について何らかの理由で議論できないとなると、ことがしだいに大きくなり、最終的には患者にとって有害なものとなりかねない。第三の指針には、行動化の反復性と、治療者自身の自己モニタリングの努力への反応性が含まれる。次の事例では、これらの原則の一部が示されている。

**事例3**

　離婚歴のある四十五歳の女性治療者が、四十二歳の男性患者を診察していたが、この患者は治療者に対して愛を告白し続けていた。治療時間の終わりになって、男性患者は身を乗り出して女性治療者の手を握った。男性患者は、彼女のすべての援助にとても感謝していると述べた。女性治療者はもう一方の手を伸ばし、男性患者の手を両手で握りしめた。患者は彼女の振る舞いに感激したようで、「愛しています」と言った。患者が帰ったあと、彼女は自分自身の欲求のため、男性患者に過度に巻き込まれていることを悟った。女性治療者は同僚（男性）に電話をかけ、相談をもちかけた。離婚しているため夜帰宅しても誰も家にいないのだと、同僚に説明し、「愛している」と言ってくれる男性がいるのは素敵なことだと思うと言った。また彼女は、患者の彼女への感情について話し合うのではなく、その気持ちを行動に移すよう治療の中で遠まわしに促してしまったのは、有益なことではなかったと気付いた。相談を受けた同僚は、次の面接では最初にその出来事のことを話題にするよう勧めた。

　患者が来たとき、女性治療者は、前回の治療終了時に起こったことについて話し合うのがよいのではないかという考えを伝えた。彼はその出来事に関して、治療者があのような形で自分の手を握ったことで、自制心を失ってしまうのではないかと少し心配していたと話した。治療者は彼の心配について掘り下げていくよう働きかけた。彼は、母親が感情的な問題を抱えていたとき頼っていたのは父親ではなくむしろ自分であり、どのように頼られていたのかが思い出されると言い、治療者との間に同様のことが繰り返されているように感じたとのことであった。治療者は、手を握ったことは自分たちにとって得策ではなかったと認めた。彼らの間で議論し、理解しなくてはならない問題を引き起こしたからである。さらなる話し合いによって、彼は、母親との関係が治療における転移-逆転移の様相をとって、今回のこと以外の形でも繰り返されていたことに気づいた。

　本事例は、指針をいかにして有効利用するかについての的確な説明となっている。治療者は行動化が起きていることに自分で気付き、何が起こっているのかを理解するため同僚に相談を求めた。また彼女は患者と率直に話し合い、重要な治療目標へとつないだ。最終的には行動化は繰り返されることなく、一回限りの出来事となったのである。本事例は、境界に関する困難が生じたときに同僚に相談を求めることには大きな意義がある、ということも示している。その出来事は、患者の過去における対象関係の再現であるのと同様に、治療者自身の私生活から派生する問題とも関係するようであった。これに関連して、通常、逆転移の行動化は、治療者の中に患者の内なる対象世界に対する反応が喚起されることと同様、治療者自身の葛藤が関係する、ある意味治療者と患者の共同作品であると考えられる[49]。

境界横断と境界侵犯に関するこれらの考察は、当然のことながら、逆転移の影響下にあるのは平均的で善意ある治療者であるということが前提である。非性的境界侵犯は、前述の略奪的精神病質に似た、不道徳で搾取的な治療者によって蔓延する。このような治療者は、患者の転移を利用して、投資計画の中に患者を投資家として引き入れたり、治療者が直接利益を得ている組織に患者が寄付するよう仕向けたり、使い走りや雑用をさせることがあるかもしれない。

しかしほとんどの場合は、非性的境界侵犯は、悪意に満ちた意図的搾取というより、臨床上の過誤と倫理的な意味での職権乱用の集合体である。医師-患者間での性的行為は決して許容できないことから、両者間における性的接触に関わる境界は確固たるものである。一方、非性的な境界に関しては、比較的柔軟性が求められるものであるが、以下に記すような事項についての指針を示すことができる。

### ◆時間

面接時間の制限は、治療開始時点から明確に決めておくべきである。治療者は、面接時間の超過が常態化していることに気づいたら、逆転移問題が起きているかもしれないという疑いを持つべきである。同様に、夕方の遅い時間の面接、すなわち職員が帰宅し、建物内に事実上治療者と患者しかいない時間帯の面接は、倫理委員会の調査で問題ありと見なされる可能性がある。遅い時間帯の面接が必要な患者もいると考えられるが、性的な転移がある場合や、過剰な要求をする患者については、人がたくさんいる日中の時間帯が最善であろう[52]。

### ◆面接場所

精神科の治療は、ほとんどの場合、病院またはクリニックの診察室で行われる。これ以外の場所での面接を予定すると、患者は、何が目的なのだろうかと疑問に思うかもしれない。確かに、別の場所での面接が必要なこともある。いつもと違う場所で会う場合は、その理由を診療記録に記し、その治療が常識の範囲内であるとの裏付けをするべきである。寝たきりの患者や慢性精神疾患の人に対しては往診が必要なことがある。患者の家には二人以上の治療者で訪問するのが理想であり、もちろん理由書の作成も重要である。

### ◆金銭と贈物

患者が治療者に治療費を支払うという事実は、精神科治療は「仕事」であるということを強調する。治療者が支払いを求めずに請求書を積み上げておいたり、治療費の請求をやめたりすれば、患者に問題あるメッセージを伝えることになる。患者は、

「なぜ無料で治療を受けられるのだろう？」「もしかしたら何か見返りを期待しているのだろうか？」と考えるかもしれない。また、治療が無料だったり、患者が申し訳なく思うほどの安い料金だったりするような場合、患者は怒りや不満を表す権利がないと感じるかもしれない。

　贈物もまた問題含みであろう。贈物は無意識の賄賂を意味する可能性がある。贈物をする患者は、治療者に、自分の精神病理の嫌な面に直面しなくてもよいようにしてほしいと期待しているかもしれない。また高価な贈物は、治療ペアの間に生じる怒りや攻撃性を鎮静するための方法なのかもしれない。患者に対して贈物をする治療者は、治療者の側から患者に同様のメッセージを送ることになるだろう。一方で治療者は、患者の手作りの品などのちょっとした贈物については喜んで受け取り、その贈物の意味を患者と話し合ってもよいだろう。前述の、クッキーをプレゼントした妄想型統合失調症の女性の事例は、ある種の贈物は治療の転換点を示す合図となる可能性があり、贈物を断ることが大変な技術的誤りとなり得ることを示している。その日が最後の治療であることがあらかじめわかっていた面接での贈物は例外である。そのような場合たいていの治療者は、贈物をありがたく受け取るだろう。なぜなら贈物を受け取らない意義について話し合う時間は残されていないからである。もし患者の贈物が非常に高価なものであったり、貴重なものであったりしたときには、治療者は、そのことについて話し合うためにもう一度面接を行うべきか検討するのが賢明であろう。いかなる状況においても、治療者自身や治療者の研究プロジェクトに対する多額の寄付は受け取るべきではない。これは、患者は十分に情報を得て意思決定できる立場にはなく、治療者への転移の影響を受けている可能性もあるという理由による。

### ◆自己開示

　心理療法士は、たとえそれが患者の行動のある一面に関する意見や判断を述べるだけであっても、話をするごとに何らかの自己開示をすることになる。診察室に飾られた絵画や写真の趣味も、治療者に関する情報を提供することになる。どの程度自己開示してよいのかという厳格な指針を作ることは特に有用ではない。一般に、治療者は自分自身の問題で患者に負担をかけるべきではない。この種の役割反転が起きないようにすることは、臨床上の判断においてまず重要といえる。「今ここで」生じたある種の逆転移感情については、それを検討することが有用かもしれない。たとえば境界型の患者が、明らかに腹を立てている治療者に対して怒っているのかと尋ねたような場合、治療者は患者の観察を話題として取り上げ、どのようなやりとりが治療者を苛立たせたのかについて、患者と共に調べていくという試みをしてもよいだろう。一方で、治療者が患者に対して性的感情を持っていると口外することは、その情報自体が患者にとって大きすぎる負担であり、境界侵犯であると感じられる可能性がある。[53] 同様に、「あなたのことが嫌いです」「あなたにはうんざりです」などと患者に言うのは賢明ではない。

治療者の私生活に関する若干の情報は、ときとして患者との治療関係の進展に役立つことがある。[54] たとえば、治療者と話そうとしない十代の若者を治療する際に、共通の趣味、たとえばスポーツについて話すことによって、患者とコミュニケーションをとるきっかけをつかめるかもしれない。同様に、最近見た映画について話すことにより、治療の進展に有用な心理的テーマをより深く検討していけるようになる可能性もある。フロイトは、よく患者と軽い雑談をしたという。[55]

しかし、自己陶酔の状態あるいは患者が治療者の話をすべて聴きたいと思っているというファンタジーから、自分自身のことについて喋る治療者もいる。そのようなとき、多くの患者は、自分自身のニーズが無視されたと感じるであろう。ある研究[56]では、予約なしで家庭医を受診した模擬患者が、気づかれないように録音したテープ（一三三人分）について調査が行われた。三四パーセントの新患に対して、医師による個人情報の自己開示が認められた。この調査では、自己開示によりラポールが形成されやすくなるというエビデンスは見出せず、いくつかの事例においては、実際のところラポール形成を妨害しているようであった。この研究では調査の対象は精神科医ではなく家庭医ではあったが、精神科にも当てはまる可能性があり、注目に値する結果である。

### ◆非性的な身体接触

精神科診療において身体的な診察は日常業務であり、社会常識の範囲内のことではあるが、実施されないことも多い。精神療法を行う診察室の中では、身体接触は握手に限るべきであろう。しかしながらそれを一般化するのは難しく、精神療法の枠組みの中で抱擁がいかなるときも容認できないとはいえない。たとえば、次のような状況を考えてみよう。悲しみに打ちひしがれた女性が診察室に入ってきて、息子が今しがた亡くなったのだと治療者に告げたとする。そして、その女性が泣きじゃくりながら治療者の身体に両腕をまわしたときに、もし治療者がそれを拒絶したなら、その女性を傷つけてしまい彼女は二度と診察に来ないかもしれない。一方で、治療者の方から抱擁しようとするという状況は考えにくい。なぜならそのような行為は、治療者の意図しないような強い影響を患者に与える危険を伴うものだからである。[57~59] 治療者が抱擁しようとするときに、無意識の願望と意図を自分で認識することは決してできない。もし治療者が咎められるようなことは意図していない場合でさえも、患者はそのような抱擁を、侵犯行為あるいは暴行のように感じるかもしれない。過去に性的暴行を受けたことのある患者では、非性的な接触や抱擁であっても、それが暴行の再体験となり得る。

## 予防対策

境界侵犯の予防策を検討する際にまず認識しなくてはならないのは、精神科治療におけるプライバシーというものは、本来境界侵犯を完全には排除できないものだということである。我々にできるのは、精神科研修医に対して、倫理や専門職の境界、性的な転移および逆転移に関する体系的な教育を行うことである。それによって、問題を考えるときの概念的な枠組みを手にすることができる。精神科医に対して、逆転移と境界に関する標準的な指針からの逸脱について、慎重に自己管理していけるよう教育することも必要であろう。また、そのような逸脱が起こったときには同僚に相談を求められるようになるための教育も実施すべきである[60]。

当然のことながら、反社会的な傾向のある不道徳な人の行為を教育によって阻止できるものではない。不正な行為に遭遇したときには、そのような反社会的な人を医学部や精神科専門教育から選別するため、できる限りのことをしなくてはならない。積極的精神療法の習得を志向している人は、その人自身が個人治療を受けるという経験が必須である。個人分析（教育分析）や個人療法は、自身の精神内界と、ある種の患者に対応する際自分に起こりやすい逆転移について精通することができるため、将来治療者や分析医になったときに役立つだろう。しかし、個人治療を受けた経験があったとしても、その後長年にわたって境界侵犯を防ぐことができるというわけではない。

孤立は、境界侵犯に関連する最も重要な要因の一つである。したがって、孤立に対処するための組織的な努力は、境界侵犯の予防に大きく貢献するだろう。たとえば、ピア・スーパービジョンを行うグループが、国内の各所で活動を開始している。このような活動を通じて治療者はお互いに十分理解し合い、自分が経験した逆転移という困難との苦闘について述べることができるようになる。患者もしくは治療者に激しい性的感情が生起したような場合には、治療者はすぐに所定の相談を受けるとよいだろう。

精神科施設は、境界侵犯を予防するための、さまざまな対策を講じる必要がある。まず、求職者の犯罪歴は、慎重に審査すべきである。以前の雇用者に電話で問い合わせをする必要もある。各精神病院とクリニックは、スタッフと患者間での性的接触をすべて禁止とし、その方針を文書に明記すべきである。患者との金銭取引といった、その他の境界についても同様である。また、精神科病院で勤務する職員を対象とした教育講座を定期的に開催し、境界に関する事例を提示して、それについて自由に意見を交換できるようにするとよい。精神科病院では、チームリーダーが逆転移の感情を自由に話し合うように促し、そのような感情は治療の一部として有用であると見なすべきである。

多くの州ではリスクマネジメント法により、境界侵犯や基準以下の行為、または反倫理的な行為に対する申し立てに関しては、報告と調査の一定の手続きが求められる。そのような法がない場合、各施設で規定を作成し、反倫理的もしくは基準以下と見受けられる行為に関して、スーパーバイザーまたはリスクマネジャーへ報告する際の標準的な方法を定めるべきである。申し立ては、速やかに結論に達することができるよう、常設委員会によって調査される。その際には、スタッフと患者双方の利益と懸念が考慮される。さらに施設は、職員が完全に孤立することがないように、スタッフ間での検討会やスーパービジョンを勤務時間内に組み入れるべきである。患者教育もまた有益であろう。

クリニックによっては、患者が問題視すべき精神保健専門職による行為に関して明確に記載した小冊子を配布しているところもある。

最も有効な予防策は、これは法制化できるようなことではないのであるが、すべての精神保健専門職が、親しい人間関係を築くことだろう。治療者の感情的で性的な欲求が普段の人間関係で満たされていれば、患者に対して行動化する危険性は低くなる。

# 15

# 精神医学研究

フランクリン・G・ミラー
(Franklin G. Miller)
ドナルド・L・ローゼンスタイン
(Donald L. Rosenstein)

ここで述べられている意見は著者個人のものであり、必ずしも米国国立衛生研究所や公衆衛生局、保健福祉省などの見解や方針を反映したものではない。

気分障害や不安障害、思考障害などに代表される精神疾患は、しばしば慢性化する傾向を持ち、ときに無視し得ない苦痛や機能不全をもたらすだけでなく、人間が本来有しているはずの可能性をも奪う。加えて、自殺のリスクが急速に高まるという点からいえば、それは生命そのものを脅かす存在でもある。一九五〇年代に登場した精神科薬物療法は、たしかにこうした精神疾患に対するケアに革命を起こしたといえよう。しかし治療そのものは、薬物療法であれ、精神療法であれ、いまだにほとんどが対症療法である。第二世代の新規抗精神病薬であっても、副作用のプロファイルに関していくらか有利であるとはいえ、おしなべて第一世代の抗精神病薬に比べ効果があると証明されているわけではない。複数の治療を試してみたにもかかわらず、いまだ症状が残存しているという患者は現に数多く存在しており、処方された薬剤に対するアドヒアランスの問題も、特に統合失調症や双極性障害においてしばしば指摘されている。このような治療の現状を改善するには、病態生理の理解や新たな治療の模索を目的とする、患者ボランティアと健常者の双方による臨床試験にいまだ多くの面で依存せざるを得ない。しかし、あらゆる臨床研究がそうであるように、精神医学における臨床研究もまた、研究参加者の人権や健康の保証に関する倫理的な課題を抱えているといえる。最近の脳画像研究やゲノム科学の進歩は、たしかに新たな治療の展開を可能にする科学的知見を提供するものであるが、それでもなおこうした難題を避けて通ることはできない。

それでは、精神医学研究に特有の倫理的課題というものは存在するのであろうか。精神疾患に罹患している患者は、認知や情動、意思が著しく損なわれている可能性があるため、研究参加に関する判断を情報に基づいて自発的に下す能力——研究の倫理性保持のための必要条件——もとりわけ低下していると考えられている。だが意思決定能力（decision-making capacity）の低下はなにも、精神疾患に限られた問題ではない。神経疾患をはじめとする多くの疾患あるいはその治療過程で、中枢神経系が影響を受ける状況は少なくない。加えて、大うつ病性障害や双極性障害、統合失調症などの精神疾患に罹患している患者に対して、研究に際してのインフォームド・コンセントが一様に成立しないなどという証拠は何一つ存在しない。たしかに、なかには疾患の重症度が深刻であるがゆえにインフォームド・コンセントが十分になされない場合もあるだろうし、そのために手助けや詳細な説明が必要になる場合もあるだろう。だが繰り返しになるが、この状況は決して精神医学研究に特有の問題ではない。さらにインフォームド・コンセントに劣らず重要なのは、研究デザインに関する倫理的な問題、特に研究課題の解明に必要な治療的介入に伴って生じるリスク（プラセボの使用や遺伝子診断など）を、いかに正当化するかという問題である。こうした問題は、科学の意義や価値を高めていくこととヒトという対象を保護することとの間に常時存在する葛藤を示すものでもある。だがそれも、精神医学研究に固有の特徴であるとか、特有の性質であるなどと考えるべき根拠はどこにも見当たらない。

本章の目的は、まず臨床研究における一般的な倫理の枠組みを示すことであり、そのうえで精神医学研究に広く適用される研究デザイン（プラセボ対照試験など）に関してこれまで行われている議論に、あるいは意思決定能力に関連する倫理的な問題に、より洗練された回答を提示することであろう。

## 倫理的枠組み

臨床研究の倫理を検討する際には、生命倫理の四原則、すなわち自律尊重（respect for autonomy）、善行（beneficence）、無危害（non-maleficence）、正義（justice）の原則を取り上げるのが標準的とされている[1]。しかしこのやり方では、臨床研究における倫理の枠組みを、より実用的かつ満足のいく形で提示するのが難しいと我々は感じている。上の四原則は、臨床にも研究にも適用可能なきわめて抽象的なものでしかなく、その間にある倫理面での相違をほとんど無視してさえいる。したがってそれだけでは、研究上の倫理に対する明確な指針を提供することは困難であろう。

さらにいえば、この四原則のうち、善行と無危害の二つは、医療的見地からの方が理解されやすく受け入れやすいものであって、それを研究面に適用しようとすると、臨床研究の倫理そのものに深く抵触する可能性が生じてくる。医療におけるケアという観点から見れば、善行と無危害の原則は両者とも明確に治療的な意義を有していると理解される。善行には医療専門家が患者に最良の医療を提供する義務が含まれており、無危害原則には医療によって期待される利益に見合わない有害事象やそのリスクを回避する義務が含まれている。その一方で、臨床研究における善行とは科学的知見を広げることによって社会全体が得る価値を高めるよう研究者を促すことであり、無危害とはリスクを最小限に抑えながらも研究がもたらす知見の潜在的な価値を正当化していくことである。言い換えれば医療的見地における善行および無危害原則の「患者中心的」ともいえる治療的意義は、臨床と研究の根本的な目的の相違や、対象者へのリスクを正当化する際の倫理的な根拠の違いによって、臨床研究の計画や実行に際しても常に適切に当てはまるとは限らない。臨床研究に対する誤った、しかしありふれた見方である「治療指向的な」見地は、このような原理原則を臨床研究の倫理にも援用することによって、倫理面での混同や誤解に基づく判断を生じさせる可能性がある。[2] 詳細については後述するが、たとえば臨床試験は医師-患者関係の倫理に基づくべき一種の医療的ケアであるとしばしばとらえられており、研究の本来の目的が科学的知見を発展させることであり、研究参加者に最良の医療を提供することではないという事実にはおよそ注意が払われない。こうした理由から、臨床研究の倫理的な枠組みを構築するにあたって、我々は生命倫理の一般原則をここでは適用しないでおく。その代わりに必要なのは、より臨床研究の実際に見合った倫理的な枠組みであるといえるだろう。そのような枠組みの一つとしてエマニュエル（Emanuel）らが提案したものが、すでにいくつかの倫理規約や委員会通告、研究要綱、生命倫理の文献[3]などの中に引用されている。それは以下の七つの条件、すなわち(1)社会的価値、(2)科学的妥当性、(3)適正な被験者選択、(4)適正なリスク・ベネフィットのバランス、(5)第三者審査、(6)インフォームド・コンセント、(7)被験者の尊重、によって構成される。

### ◈社会的価値

臨床研究とは、疾患の理解、治療、さらに予防に関する科学的命題のうち、社会的に価値があるとされる問題を解明するために行われる。したがって医療の発展や健康増進に寄与する可能性を持った意義のある疑問に答えようとするものでなければ、臨床研究を行う価値はあまりないといえる。さらにいえば、このような価値の十分でない研究に参加することで生じるリスクを正当化することは困難であり、したがってそれ自体倫理的ではないと判断されるかもしれない。リスクが高じるようであれば、科学的な価値もそれに比例して高いものとなる必要がある。しかし、たとえある研究が社会的な価値が高いものになり得るとしても、それで重大なリスクが正当化されるということにはならない。倫理的な課題の最も根幹にあるのは、健康増進を目的とする知識向上の道徳的価値と、被験者の人権や健康の保護に関する道徳的規範とのバランスを保つことである。

### ◆科学的妥当性

臨床研究に価値があるかどうかを確認するためには、仮説検証の科学的妥当性が十分に支持され、かつ得られた知見が一般化されるように、方法論上厳格なデザインを適用する必要がある。もし研究デザインにそのような厳格さが欠けていて、説明可能な結果や妥当なデータが得られないのであれば、それは行う価値のない研究である。また十分にデザインされていない研究では、被験者に生じるリスクも正当化されない。

だが一方で、方法論上の厳格さを追求することはしばしば倫理的な問題を生じさせることになる。例として精神疾患に対する新薬を評価するためのプラセボ対照試験を挙げることとしよう。プラセボ対照群を用いることについては、その疾患に対する治療の有用性がたとえ不明であったとしても、後に示すようにいくつかの堅固な方法論上の理由が存在する。だが科学的に妥当な研究を行うからといって、確立された治療を中止させることが倫理的に正しいといえるだろうか。さらにこうした方法論上の厳密さと被験者の保護との対立を示すもう一つの例は、被験者の態度や行動を解明するような研究目的の場合に、しばしばごまかしが見られることである。たとえば研究の関心対象が衝動性や攻撃性、物質使用のような社会的に逸脱した行動である場合に、被験者がもし研究の目的や介入の内容を知っていれば、実験的介入に対する反応は偏ったものになる可能性がある。価値の高い研究によって妥当なデータを得るために被験者を欺くことは、倫理的といえるのだろうか[4]。

### ◆適正な被験者選択

これから行う研究の対象を選択する際に、それを倫理的に検討していくうえで最初に直面するのは——特に相当のリスクが課される場合には——その研究課題を解明あるいは測定するのに、ヒト以外の動物を用いることが可能かどうかという問題である。したがって、仮説の精度を高め、介入の安全性や効果の可能性を検証する目的で、ヒトを対象とした研究に先行して動物実験を行うことが多い。

一般に被験者選択の適正さを考慮する際に問題となるのは、対象が「脆弱」と考えられる場合である。ある種の人々は、その特徴や置かれた状況のため、研究参加に対する自発的かつ情報に基づく意思決定を十分に行う能力があるとはいえないことから、「脆弱」と見なされる場合がある。これは特に、精神医学研究において特徴的ともいえる。こうした場合には一般的に、研究課題の解明にインフォームド・コンセントを十分に行える被験者を利用することが可能である限りは、意思決定能力が欠けている、あるいは著しく損なわれているような対象を被験者として組み込むべきではない。同様に適格な成人で研究を遂行することが可能である限りは、小児を被験者として研究に参加させるべきではない。だが研究が対象としている疾患やその課題の性質によっては、インフォームド・コンセントが十分に成立し得ない対象を研究に組み入れる必要が生じてくるかもしれない。そうした場合には、代理人に意思決定の権限を委任するなどといった、個々のケースに応じた保護措置が必要となる。

### ◈適正なリスク-ベネフィットのバランス

リスク-ベネフィットを評価する際に倫理上必要なことは、被験者や患者あるいは一般社会に将来もたらされ得る利益によって、被験者に及ぶリスクが正当化されるかどうかを判断することである。このリスクにおける重要な側面は、発生する確率、規模、持続期間の三つである。ここではそれにしたがって、三つの疑問が生じることになる。第一に、研究における介入が被験者の健康や生活に悪影響をもたらす可能性はどの程度あるのか。第二に、その悪影響とはどの程度深刻なものか。第三に、その悪影響はどの程度の期間続くと考えられるか。

適正なリスク-ベネフィットバランスを得るためには、リスクを可能な限り小さくしなくてはならない。だがそれはリスクをまったくゼロにするということを意味しているわけではない。それではほぼすべての臨床研究は遂行不可能になってしまうからだ。したがって研究デザインを評価する際には、導かれるデータの妥当性を失わずにリスクを減らしていくような修正が可能であるかどうかを判断する必要がある。

臨床研究のリスクを最小限にするための要因には、その計画と実行におけるさまざまな側面が関わる。まず被験者選択の基準として、実験的介入によってリスクが高まると想定される対象を除外すべきである。また研究手法がかなりのリスクを伴うものであったり、相当な不快感を強いたりするような場合は、その研究が実際に有意義なデータをもたらすかどうかを注意深く吟味する必要がある。あるいはその研究仮説を裏付けられるようなリスクの少ない手法が他にないかを検討していく必要があるかもしれない。たとえば、得られるデータの質が同程度であれば、陽電子放射断層撮影（ＰＥＴ）のような放射性同位元素を用いる手法よりも、核磁気共鳴（ＭＲＩ）のような放射線を用いない手法を優先させるべきである。また放射線の使用が研究上やむを得ず必要である場合は、仮説検証に必要とされる最低限の用量で検査を行わなくてはならない。いずれにせよリスクを最小限にするためには、適切な手法で被験者のモニタリングを慎重に進めつつ、もし安全性が危険にさらされていると判断された場合には、すみやかに研究を中止する必要がある。

　このようにリスクレベルを可能な限り縮小していくことは臨床研究では当然のように扱われるものであるが、それは一方で、得られる知見の価値にかかわらず行われるべきものなのだろうか。これは研究倫理における未解決の問題の一つである。米連邦政府規定では、適格な成人が受容可能なリスクについて、特に上限を設けてはいない[5]。ナチスによる強制収容所での人体実験に対する教訓から生まれた「ニュルンベルグ綱領」では、「死や回復不能の傷害がおこると信ぜられる理由が演繹的にある場合、実験をおこなってはならない。ただし、実験をする医師自らが被験者になる場合は、この限りではない」とされている[6]。もし実験の結果、被験者が死に至ったり、深刻な障害を負ったりしたとしても、その研究が反倫理的であったと後から結論付けるのは容易ではない。したがって、ここで「前もって」と条件付けしておくことはきわめて重要である。倫理的に正当であるかどうかは、その研究が審査を受け承認された時点で得られる情報に基づいて、あくまで前方視的に評価されなくてはならない。

　では得られる研究結果の価値が、被験者に対するリスクを実際に正当化するかどうかは、どのようにして判断すればよいのだろうか。残念ながらその判断の基準になるようなものは公には存在しない。したがってその評価の際には、研究発案者や責任者、倫理委員会によって慎重に考慮され、検討された判断基準が必要となる。

### ◈倫理委員会

　いわゆる施設内倫理委員会（institutional review board：ＩＲＢ）として知られる倫理委員会による、研究プロトコールの前方視的な第三者評価は、一九六〇年代に研究被験者への虐待が発覚したのを受け、米連邦政府によって義務付けられた[7]。研究を施行する側の自己規制だけでは、もはや倫理的に適正であるとは見なされなくなったのである。第三者評価は、研究に内在する被験者の人権や福祉を損なう可能性から被験者を守る、重要な防衛手段の一つであるだけではない。臨床研究が公益性の観点から被験者へのリスクを開示しているという意味では、公的な説明責任の意義を担うものでもある。ここでの倫理委員会の役割は、研究プロトコールの審査や修正、承認、監視時に、倫理に関する他の六つの条件を適用することである。

特に多施設無作為試験などでは、必要に応じてデータ安全性モニタリング委員会（data and safety monitoring board：ＤＳＭＢ）が設定される。その主たる役割は試験を早期に中止することが倫理的に必要であるかどうかを決定することであるが、その理由には、予期せぬ有害事象の発生や、研究の主目的がすでに達成されたという判断、あるいは被験者の上乗せが課題の解明につながらない以上試験をさらに継続する意味がないという見解などが含まれる[8]。

### ◆インフォームド・コンセント

研究者は被験者あるいは代理人による同意なしでは、いかなる実験を遂行する権利も持たない。したがって適格な成人例でのインフォームド・コンセントにおいて重要なのは、研究参加の判断が確実に自由意志と自己決定に基づいたものであるということである。「インフォームド・コンセント（説明と同意）」ということばが示すように、この手続きは基本的に二つの要素から成り立っている。第一に、候補者は研究参加の際に必要とされる事項をくまなく理解しておく必要がある。特に、研究の目的や施行の手順、発生する可能性のあるリスクや（もしあれば）ベネフィット、参加以外の選択肢（臨床医師による標準的な治療など）、参加の取りやめや中止を不利益なく選択できる権利などである。第二に、被験者は自らの意思で参加を判断することが必要である。

しかしながら倫理的に正当な研究として、被験者本人へのインフォームド・コンセントが必ずしも必要ではないということは、認識しておかなくてはならない。防衛手段が適切に講じられていれば（たとえば両親や委託された代理人による承認など）、小児や十分に判断能力を持たない成人でも、研究の対象とするのは倫理上許容される。また急性期における治療を評価する研究などでは、被験者に十分な同意能力がなくても、あるいは代理人の承認が間に合わない場合でも（異論の余地はあるものの）倫理的には正当と見なされる場合がある。

### ◆被験者の尊重

臨床研究が行われる際には、被験者の人権や福利を研究の施行期間中、常時保護するような、適切な防衛手段が備わっていなくてはならない。たとえば、プライバシー保護や守秘義務に関する手続き*、被験者の安全性保持を目的としたモニタリング、有害事象が生じた際の試験継続の中止、研究開始後に発覚したリスクに関する情報や医学文献上新たに報告された知見の提供などが含まれる。被験者のモニタリングについては、その計画に関する書面をＩＲＢが審査し、承認を受ける必要がある。リスクがより高いと考えられる研究であれば、試験継続の中止時期を安全性の観点から適切に判断するための安全性評価機関を、独立に設置することが望ましい。有害事象報告については、研究責任者が発行しＩＲＢにすみやかに提出する必要がある。それによって、研究計画の修正や同意説明文書の変更、被験者への新たなリスクの通知を行うのか、あるいは研究そのものを中止するのかの判断を行うことが可能となる。さらに研究終了時には、個々の結果について伝えるとともに、その医学的な意義に言及するような報告を被験者に対して行うことも、被験者の尊重の中に含まれる。

## プラセボ対照試験

無作為化比較試験（randomized controlled trial：ＲＣＴ）は治療評価における最も厳格な手法である。それは新たな治療、あるいは既存の治療について、標準的な介入との対照比較を実験的に行うことによって、その安全性や効果を検証するものである。対照群にはしばしばプラセボが投与され、介入群が受ける治療や標準的な治療と一見区別がつかないように工夫される。精神疾患における新たな治療や既存の治療を評価する際に、このプラセボ対照試験は頻繁に用いられる。

すでに効果の証明された治療が存在するにも関わらずプラセボ対照試験を行う場合には、倫理的に大きな問題が生じることになる。これまでにも対照群に効果の証明された治療ではなくプラセボが投与されることについて、種々の批判が行われてきた[9,10]。標準的な治療よりも効果の乏しいと考えられる介入に患者を割り付けるという点で、このような研究デザインは医師の治療義務に抵触しており、広くＲＣＴの計画と遂行における倫理的根拠とされる「臨床的均衡（clinical equipoise）」の原則に反しているという主張である[11,12]。一方でプラセボ対照試験の肯定派は、プラセボの使用に方法論上の根拠が十分に存在し、かつ不合理なリスクを被験者に与えない限りは、プラセボによる対照化は倫理的に正当化されると考えている[13〜15]。

だが実際にこれらの議論の核にあるのは、臨床研究の存在理由とその倫理的正当性に関する根本的な問題であるといえるだろう。すでに効果の証明された治療が存在する疾患でのプラセボ対照試験が倫理的に正当化されるかどうかは、治療評価手法の長所と短所を把握することによって判断が可能となる。したがってここでは、実薬対照試験――特に効果が同等あるいは「少なくとも劣っていない」ことを示すためにデザインされた試験――を取り上げて、その方法論上の問題点を手短に見ていくこととしよう。倫理的な議論とは臨床的均衡に基づく批判を受けて初めて成立するものであり、さらにそうした批判的立場によって、プラセボ対照試験が効果の明らかな治療の有無にかかわらず正当化されるのはどういった場合か、それを判断するための倫理的な枠組みが補強されていくことになる。

◆実薬対照試験

対象となる疾患にすでに確立された治療法が存在するような場合は、合理性の観点からいえば、いかなる新たな治療法もその標準となる治療との比較の中でのみ検証されるべきである。このような状況下でプラセボ対照試験を行うのは、被験者保護に関する倫理的な懸念を考慮に入れずとも、科学性や臨床的意義を十分に保持できない可能性がある。そもそも臨床家にとって知る意味があるのは、試験的な治療が現行の治療に比べ優れているかどうかであり、「何も治療しない」場合より優れているかどうかではない[9]。初めて導入を検討しているような試験的な治療であれば、それはプラセボを用いた治療と比較検討を行うべきであろう。だがそれがいったん確立されてしまえば、それ以降に検討される治療は現行の治療を対象とする実薬対照試験によって評価されるべきである[10]。だが一方で、このような考え方にはいくつかの「方法論上の根拠」によって異議が唱えられる余地も存在する。

すでに効果の認められた治療が存在するにもかかわらずプラセボ対照試験が支持される理由には、以下の四つの方法論上の根拠が挙げられる。第一に、少なくとも効果判定のまだ初期段階であれば、試験的な治療の絶対的な効果を評価することは——たとえ何も治療しない場合より優れているかどうかを判断するものでしかなくとも——標準的治療との比較による相対効果の評価とは別に、十分意味があると考えられる。確立された治療との大規模な比較評価を行う前に、確固たる効果の指標が存在するかどうかを確認しておくことは重要である。また絶対的な効果を方法論上厳密に検証するためには、二重盲検下でプ

＊紙幅の都合上、臨床研究におけるプライバシー保護と守秘義務についての詳細な議論は割愛した。読者は以下の文献を参照されたい。また本書第16章の精神科遺伝学研究におけるプライバシー保護と守秘義務に関する議論についても参照のこと。

Gostin L, Hodge JG. Personal privacy and common goods: a framework for balancing under the national health information privacy rule. Minnesota Law Rev 2002;86:1439-80; Capron AM. Protection of research subjects: do special rules apply in epidemiology? J Clin Epidemiology 1991;44(Suppl 1):81S-9; Lowrance W. Learning from experience: privacy and the secondary use of data in health research. J Health Services Research and Policy 2003;8(Suppl 1):2-7; Gold E. Confidentiality and privacy protection in epidemiologic research. In: Coughlin S, Beauchamp T, editors. Ethics and epidemiology. Oxford: Oxford University Press; 1996. p.128-41; Wing J. Ethics and psychiatric research. In: Bloch S, Chodoff P, Green S, editors. Psychiatric ethics. 3rd ed. Oxford: Oxford University Press; 1999. p. 461-77.

ラセボ対照群を設定する必要があるが、ここでプラセボ群と試験的治療群の間に生じる効果の差は、試験的治療群と標準的治療群との間に生じる効果の差よりも大きくなる可能性が高い。したがって効果判定に適切な統計的検出力（パワー）を保持するためには、実薬対照試験の方がプラセボ対照試験よりも多くの被験者を必要とすることになる。なぜなら治験群と対照群に生じる差を検出するのに必要な標本サイズは、その差の期待値に反比例することが知られているためである。[16] したがってプラセボ対照試験は、低コストで早期に結果を入手することが可能であるという点で、より効率的であるといえる。特に大規模な実薬対照試験を計画する前の「コンセプトを検証する」意味を含む試験では、試験的治療の絶対的効果をプラセボとの比較を用いて早期に示すことができるという利点が得られることになる。

　第二に、プラセボ対照試験では、試験中に観察された有害事象が試験薬の薬理特性によって生じたのか、あるいは疾患の症状発現を反映しているのかを、実薬対照試験と比較してより正確に判断しやすいという利点がある。[17]

　第三に、実薬対照試験はある種の新しい薬剤や代替医療のような信頼性の十分でない治療、すなわち確立された治療よりも効果が優れていると十分に期待できない治療を評価するには適していない可能性がある。たとえば最近の例では、大うつ病に対するセントジョーンズワートと標準的な抗うつ剤（セルトラリン）、およびプラセボを用いた無作為化比較試験が挙げられる。[18] セントジョーンズワートが大うつ病の治療に有効かどうかは臨床的には価値のある命題だが、この広く一般に用いられるハーブ療法が標準的な薬物療法に比べ優れているとは当初から期待されておらず、したがってこの試験は結局プラセボに優るかどうかを判断するものでしかなかった。

　第四に、現行の標準的治療の効果が部分的でしかなく、新たなあるいは別の治療が対象の一部に症状の適度な緩和をもたらす場合には、たとえそれが全体としては標準的治療の効果を上回るものではないとしても、治療の新たな選択肢として考慮される可能性がある。[14] このような条件下では、試験的治療が標準的治療と同等か、あるいは「劣っていない」ことを検証するようにデザインされた実薬対照試験を行うことが可能である。ただしこうした試験では、方法論上の深刻な難題に直面することも少なくない。[13,14,19] たとえ二つの治療間に効果の有意差が認められなかったとしても、新しい治療が有効であるとはいえない。このような特殊な試験では、試験薬も対照薬も治療効果がなかったという可能性も考えられるためである。特に精神疾患の場合では、標準的な確立された治療であっても、その多くが臨床試験で一様に効果を示しているというわけではない。絶対的な効果を検証するプラセボ対照試験を行わない場合、効果が見かけ上のものか現実のものかの区別は、実薬対照試験では正確に判断できない。こうした問題を問わなくて済むのは、標準的治療が常時強力な効果を示し、実質同等と見なせるほど治療間に効果の差がない場合でしかない。それ以外の場合は、標準的治療との同等性を確認するような実薬対照試験は、優位性を確認する試験とは異なり、治療効果に関する正当な推論を許容しない、いわゆる「効力検定の感度」を欠いたものになってしまっているといわざるを得ない[13]。

　このような方法論上の問題を検討することは、倫理の面からも意義が大きい。プラセボ対照試験のより有利な点は、大多数の被験者に有害あるいは無効の可能性のある薬物を投与することなく、治療効果の厳密な初期判定が可能であるということである[20]。またこうした試験は、治療を受けない対照群との比較によって、新たな治療がもたらす有害事象に関する臨床的に有益な情報を提供するものでもある。しかも、実薬対照試験を治療の認可や正当化のエビデンスとして用いる際には、いくつかの深刻な問題が存在する。たとえば実際にはプラセボと何ら効果が変わらないかもしれないにもかかわらず、新しい治療が認可されたり、これまで効果の不明だった既存の治療が正当化されたりする可能性が否定できない。大部分の薬物や医療行為は、不快でしばしば有害な副作用を与える可能性を持つことを考慮すれば、具体的な効果――プラセボでの反応よりも治療のもたらす利益が上回る――が乏しい介入は適切なリスク・ベネフィット比を有しているとはいいがたい。

　しかしながらこのような方法論上の考察がたとえ倫理的に意味のあるものであったとしても、それだけでは、有効性が証明された既存の治療があるにもかかわらずプラセボ対照試験を治療の評価として正当化する理由として十分ではない。効果の証明されている治療を行わずにプラセボ対照試験を行うことが真に適切であるかどうか、またプラセボ群に割り付けられることによって生じるリスクが研究のもたらす知見の価値から判断して実際に合理的で正当かどうかを、倫理的な分析によって評価する必要があるだろう。

### ◆臨床的均衡

「臨床的均衡」の原則は、ＲＣＴを倫理的に正当化する主たる根拠であると広く考えられている[11]。ＲＣＴが倫理的に正当であるためには、医療専門家の間で、評価対象となる治療と既存の標準的治療との差は不確定であると認識されている必要がある。プラセボによる対照化は、他に治療の選択肢がないか、既存の治療に効果がないと証明されている場合に正当化される。したがってこの原則によれば、効果の証明された治療が存在する場合には、標準的治療よりも劣ると考えられる介入に治療の必要性のある患者を割り付ける可能性がある以上、プラセボ対照化は正当化されない。フリードマン（Freedman）らはこの臨床的均衡とプラセボ対照試験における考え方について、以下のように述べている。

> この原則は規範的な言語にも科学的な言語にも書き替えられる。規範的にいえば、研究に参加することによって患者が治療を受ける権利を侵害されることがないように、研究を倫理的にデザインすることである。それと同様の配慮は、しばしば科学的な見地からも示される。すなわち研究を始める際には、研究デザイン内のさまざまな治療選択肢における相対的な利点が医学的には厳密に不確定であるという、正当な帰無仮説を掲げる必要があると考えられている。こうした原則に従えば、十分な情報が蓄積され、確立している治療法に対して臨床的均衡の状態が作られた時点で、初めて新しい薬剤をテストすることが可能となるといえる。同時に、すでに確立された治療が存在する場合には、プラセボの使用も考慮の対象から外される。なぜなら試験に参加することによって、専門家がすでに効果がないと判断している治療を一定の割合の被験者に強いる可能性があるからである[10]。

臨床的均衡の原則を批判的に論じようとすれば、臨床研究と実際の医療の間に存在する倫理的に明確な相違に言及する必要がある[21、22]。実際の医療現場では、医師は専門的に標準と判断されるような適切な治療を、各々の患者に提供する義務があるとされる。もし診断手法や治療がリスクを伴うものである場合には、それが患者の利益に結び付くものでなければ正当化されることはない。一方、臨床試験は実際の医療とはその目的も違えば、手法の性質もリスクに対する解釈も異なる。ＲＣＴは科学的な疑問に答えるためにデザインされた一つの実験であり、個人の治療を目的としたものではない。臨床試験は将来の患者に提供されるべき医療を進歩させるための知見の向上を目的としており、被験者としての患者に最大限の医療的利得を図ることを目的としているわけではない。通常行われる医療とは異なり、ＲＣＴでは無作為抽出によって患者を治療群またはプラセボ投与群に割り付けるが、それはしばしば二重盲検下で行われる。試験される治療でも対照となる治療でも薬剤の用量は基本的に制限され、併用可能な治療も研究プロトコールによって定められる。これらの試験ではしばしば、患者に以前投与されていた薬剤の影響によって試験的治療の評価にバイアスがかからないように、薬剤を「ウォッシュアウト」する期間が割り付け前に設けられることもある。加えて、臨床試験ではアウトカムを評価するために採血や生検、腰椎穿刺、侵襲的な画像検査などといった、被験者に苦痛や不快感を与えるだけで何も利益をもたらさない可能性さえある危険な検査が含まれることもある。要するにＲＣＴには、医療の倫理的枠組みでは正当化し得ないような研究デザインの特徴が、必ずといっていいほど組み込まれることになる。こうした相違を考えれば、医療を進めていくうえでの倫理原則は、臨床研究におけるそれと同じではないことがわかる。したがって研究責任者は基本的に被験者としての患者に対して医師としての機能を持つわけではなく、同様に、医療の根幹をなす治療義務に属するものでもない。

臨床的均衡は基本的に、たとえそこに直観へ訴えかける力があるとしても、常に正しいとはいえない。他のあらゆる形式の均衡と同じように、それが臨床研究の標準条件として意味を持つのは、研究を統括する管理者が同時に医師として被験者に対する治療義務を負うと仮定される場合に限られる。管理者に「治療義務」を負わせるのは、臨床研究の倫理に関する誤解といえるであろう。ＲＣＴにおいても医師‐患者関係の倫理が成立すると仮定すれば、それはあたかも治療の一種であるかのような誤解を生んでしまう。これは医療が依拠している「治療」の善行原則および無危害原則を、基本的には性質の異なる臨床研究の現場に、誤って持ち込んでしまった結果である。ＲＣＴは個別的なケアを目的としていないばかりか、場合によってはそれと相反する可能性もある。したがって個々の患者に対し最善の医療を行うという努力を厳格に維持し続けることは、ＲＣＴの倫理的側面から不可能といえるだろう。

### ◆臨床的均衡とプラセボ対照試験

プラセボ対照試験の倫理に関しても、臨床的均衡は誤った方向に議論を導く可能性がある。有効とされる標準的治療を用いない臨床研究を行うとしても、対照群が正当かどうか検証される必要はあるものの、それは本質的に反倫理的であるとはいえない。プラセボ使用による対照化は、代償となる医療的恩恵もなくただ被験者にリスクを負わせるような研究手法と、原則的には何ら変わらないものと理解されるべきである。[21] プラセボ対照化が反倫理的であるとされるのは、それが臨床的に意義のある科学的疑問に必ずしも答えるものでない場合か、理に合わないようなリスクをもたらす場合である。臨床的均衡の主たる擁護者であるウェイジャー（Weijer）は、統合失調症やうつ病のような深刻な疾患に対してプラセボ対照試験を行うのは、医師であれば誰でもそのような患者を放置しておくはずがないという理由で、倫理的な意味においてまさに言語道断であると主張している。[22] だが臨床的均衡の批判的見地に基づいて、臨床研究と実際の医療との倫理的な側面における相違を考慮すれば、医療的な文脈で医師が果たすべき役割とは何かという主張も、臨床研究において何が正当化されるかという議論の前では倫理性は何ら保証されない。むしろそれよりもプラセボによる対照化の方法論上の合理性や、プラセボ対照群に割り付けられた患者の転帰に注意を払うべきだろう。

　またRCTにおいて適切な対照群を設定することへの倫理的立場が不明確であっても、それが方法論上原則的に妥当であると解釈されることによって、臨床的均衡はさらに誤った方向に進むことになる。上に掲げた引用が示すように、フリードマンらは、責任者である医師が被験者である患者に対して治療義務を負うという倫理的立場を、すなわち効果が劣るとわかっている治療に患者を割り付けることが倫理的に正当でないという見解を、RCTが「正当な帰無仮説」を備えていなくてはならないという方法論上の――あるいは倫理上の――必要条件と同等であると見なしている[23]。だがこれら二つの臨床的均衡の要素は、決して同等なものではない。科学的な価値、また臨床的に得られるかもしれない価値を維持するためには、あらゆるRCTは正当な帰無仮説を備えている必要がある。たしかにその仮説を臨床試験で行う価値が実際にあるのかどうかについては、十分に検討の余地があるだろう。だが試験的治療とプラセボとを比較するRCTは、まさにこの帰無仮説を検証するために設定されるものであり、試験的治療が実際に効果の点でプラセボを上回るかどうかはそもそも明らかでない。対象疾患に対して効果の明らかな治療が存在するのであれば、プラセボに割り付けられた場合に既存の治療より効果は下回ると考えられる以上、臨床的均衡を侵害することにはなるだろう[10,12]。しかしながら、臨床的均衡について真に評価を行うためには、正当な帰無仮説を検証するという科学的メリットを尊重した正当な原則を、対照群にも常に標準的医療ケアを提供しなくてはならないという誤った倫理的原則から切り離して考えなくてはならないのである。

### ◆プラセボ対照試験に関する倫理的枠組み

　治療的効果を検証する科学的なツールとしてプラセボ対照群を倫理的に評価する場合には、以下の四つの点に留意する必要がある。すなわち、(1)方法論的合理性、(2)プラセボ群への割り付けによって生じるリスクの評価、(3)リスクを最小限にするための防衛手段、そして(4)インフォームド・コンセントである[15,24]。

#### 方法論的合理性

　正当な研究結果を得るためには、プラセボ対照群を設定することが、方法論上必要である、あるいは強く望まれる。前述したような理由から、もしプラセボを投与することでのリスクがそれほど大きなものでなければ、たとえ明らかに効果的な治療が存在する場合であっても、まず試験的治療の効果をプラセボ対照群との比較に基づいて評価することが求められる。加えて新たに標準的治療との比較を行う場合には、効果の同等性を評価する試験の内的妥当性を保持するために、プラセボ対照群を含めることがしばしば必要となる。この原則はうつ病や不安障害などといった、既存の治療が部分的にしか効果がないような、症状の浮沈が見られる慢性的な疾患に対して適用される。こうした疾患に対する無作為化比較試験では、治療評価の対象も自覚症状の改善という主観的なアウトカムとなるため、プラセボ効果がしばしば高率に出現する。したがって試験的治療と標準的治療との間に有意差が存在しないことを示す試験で、もしプラセボ対照群を設定しなければ、それは効果に関する正当な推論を排除してしまうことになる。

### リスクの評価

治療効果の範囲は通常、「効果の明らかな」治療の種類に準じて、たとえば完全寛解、多少の予防効果、疾患の進行抑止、種々の程度の症状軽快などに段階付けられる。治療はこのように、さまざまな種類の患者に異なる形で作用する可能性がある。したがって効果的な治療を行わないことによるリスクは、個々のケースで期待される治療効果の程度や可能性によって変化するものであり、試験参加期間中標準的な治療がなされないことが個々の健康に与える影響の大きさを考慮する必要も生じてくる。標準的治療によって生じる有害事象も、プラセボに割り付けられれば生じる可能性はないものだが、リスク評価においては重要な要素となる。既存の標準的治療による効果がごく限られたものである場合や、プラセボ効果が出現する割合が比較的高い場合、あるいはやや深刻な有害事象が発生する可能性があるために標準的治療のリスク・ベネフィットバランスが十分に明確でない場合には、プラセボを投与することで生じる不利益はそれほど多くはないかもしれない。

上述したように、臨床試験においてプラセボ投与によって生じる（したがって同時に、効果の可能性のある治療を与えないことによって生じる）有害リスクの評価は、リスクに関する三つの次元、すなわち(1)有害性のレベル、(2)発生する確率、(3)その持続期間に着目する必要がある。有害性のレベルについては、最も軽度なのは、アレルギー性鼻炎や胸やけ、頭痛などへの新しい治療の試験でプラセボを投与されることから生じる、健康にはほとんど害を及ぼさない程度の軽微な症状を一時的に経験するといったことである。一方、がんに対する化学療法や生命を脅かす危険のある感染症への抗生剤投与など、深刻な疾患でなおかつ標準的な治療の効果がある程度見込まれる場合にプラセボを投与されることで生じる、ときに重篤で不可逆的な障害を残しかねないリスクなどは、最も重いレベルに属するといえる。この二極の中間あたりでプラセボを用いること自体は、効果の明らかな治療が存在するときはいかなる場合でもプラセボ対照群が反倫理的であるとする意見に耳を貸さなければ、それが倫理的な問題を生じさせる懸念はほとんどない。だがその一方で、利用可能な治療が受けられないことによって本来回避し得たはずの死や不可逆的な障害に直面するリスクが高まるのであれば、逆にプラセボ投与が反倫理的であると見なすことに異論を唱える者はいないだろう。精神疾患の臨床試験対象としてしばしば見られる、より込み入ったケースであっても、この有害性のレベルでは通常中等度に位置する。

被験者をプラセボ群に割り付けることで、明らかに効果的な治療を受ける機会が失われる場合には、倫理審査委員会はそのリスクを注意深く評価する必要がある。またこれらのリスクが最小限に抑えられているか、過度に侵襲的でないか、あるいは研究から得られる知見によって正当化され得るかを判断しなくてはならない。プラセボ対照試験がひとたび承認されれば、被験者にはそのリスクを承諾する準備があるかどうかについての判断が各々委ねられることになる。プラセボ対照試験が比較的行われやすい慢性期の状態にある患者では、自分の症状に精通している場合も多い。そうした患者は抑うつや不安の症状を体験するということがどういうものであるかを理解しているため、非治療群のリスクが一般に受容可能かどうかを判断するための予備的な評価の対象として適しているといえる。

プラセボ対照試験のリスク評価に関する情報提供には、これまでに得られたデータも活用される。たとえば米国食品医薬品局（FDA）のデータベース上の数千人を対象とする抗うつ剤臨床試験のメタ解析によれば、プラセボを投与されたうつ病患者群で自殺や自殺企図のリスクが有意に高まるという結果は見出せなかったとしている[25]。しかも試験薬あるいは既存の実薬を投与された患者群における症状の改善率が平均四一パーセントであったのに対し、プラセボ投与群における改善率は実に三一パーセントであった。したがって少なくとも見かけ上は、短期間の試験でうつ病患者にプラセボを投与したとしても、実薬に比較して明らかな悪化や著しい不利益を生じさせるとはいえないということになる。

### リスクを最小限にするための防衛手段

プラセボ対照試験においてリスクを最小限にするためには、対象となる患者に被験者としての適応があるかどうか注意深くスクリーニングする必要がある。重症患者などで、治療が中断することによって重篤な症状悪化や機能低下のリスクが高まると予想される場合には、対象から除外すべきである。対象患者はプラセボ対照試験に参加するかどうかを判断する前に、かかりつけ医による評価を受けることが勧められる[26,27]。もしかかりつけ医が不在である場合には、研究プロジェクトには参加していない医師から評価を受けることが望ましい。

プラセボの投与は効果の適切な評価に必要とされる期間のうち、最短期間に限定すべきであり、臨床試験を実施している間のモニタリングは被験者保護の点で不可欠である[28]。特に重症患者が対象である場合は、プラセボ対照試験は入院環境に制限して常時モニタリングを継続し、明らかな悪化があった時点で「救済」可能な薬物療法を事前に準備しておくよう配慮すべきである。外来で試験を行う場合には、管理責任者は症状の悪化を厳密に評価すべきであり、そのうえで適切な介入を行う必要がある。症状の重症化や他の有害事象によって臨床試験から脱落する場合に関して、その基準を規定する研究プロトコールを検討することが必要である。いかなる場合であれ臨床的な判断は不可欠であり、試験責任者が万一判断を誤ることがあったとしても、それは常に被験者の安全の側に立った間違いでなくてはならない。

### インフォームド・コンセント

　プラセボ対照試験におけるインフォームド・コンセントは、本質的には他の臨床研究におけるものと何ら変わりはない。しかしながら、いくつかの点に関しては強調しておくべきである。たとえば被験者ボランティアには、研究の意義、標準的な治療との相違点、「プラセボ」の意味、プラセボ使用や無作為割り付けの合理性、プラセボを投与される可能性、被験者と試験施行者の盲検化、研究以外で選択し得る効果的な治療、他の研究計画上関連のある側面などについて、前もって理解してもらう必要がある。なかでも情報開示と理解が必要なのは、被験者がプラセボ群に割り付けられた場合に標準的治療によって本来得られるはずの症状改善が見込めない可能性があるというリスクと、プラセボ投与中症状が悪化するかもしれないという危険性である。

　無作為割り付け試験に参加した被験者の多くは、通常の医療における治療と臨床試験とを混同している、あるいはその違いを十分に認識していないという事実が以前から示唆されている[29]。被験者は、治療研究に参加を勧められることによって、自分に最良の医療の形を臨床的に判断してもらえたうえで治療に割り付けられると信じ込む「治療であるという誤解（therapeutic misconception）」が助長される可能性がある[30]。したがって、被験者ボランティアに臨床試験と個々の医療ケアとの違いを認知してもらうために、特別な注意が払われることが望ましい。こうした情報提供は、インフォームド・コンセントのプロセスの前に、コンピュータを用いたチュートリアル（手引き）などの教材を用いて無作為化プラセボ対照試験の重要な要素を説明するといったことが有効であると考えられる。また効果の明らかな治療を用いないプラセボ対照試験の場合には、理解度を確認するテストを行うことも推奨される。

## 意思決定能力の評価

インフォームド・コンセントを得るうえで倫理的に必要な条

件という観点から、意思決定能力に限界のある患者を試験対象に組み入れることの是非が、精神医学研究における基本的な倫理課題として問われることになる。その主たる懸念とは、患者を搾取している可能性が存在することである。意思決定能力が損なわれるような精神疾患の患者に対してより効果的なケアを模索することは当然必要であるが、その必要性と搾取の危険性との間には、ともすると緊張が生じてしまう。だが研究が進歩していくにつれ、搾取のリスクがより高い被験者を必要とせざるを得ないケースが増えている。このような研究を倫理的に評価する際には、研究がどのように進められているかを批判的に扱うことが重要となる。

ある種の医学的状態では、意思決定能力の喪失が明らかに予測される場合がある（たとえば進行性の認知症、広範囲の頭部外傷、せん妄など）。しかしながら、意思決定能力が失われている可能性のある患者を対象とする研究に対し、その倫理面を診断によって区分けすることは、既存のデータからは支持され得ない。これまで（統合失調症からうつ病まで）広範囲の疾患について、実薬臨床試験や仮説的検証に対するインフォームド・コンセントに関し、それが十分に成立するかどうかが研究されている。その対象患者の中には、健常ボランティアや他の治療対照群に比較して意思決定能力が失われている可能性の高いケースが一定の割合で存在する[31〜35]。だが対照群との間にも意思決定能力の程度には重複が見られており、診断のみでは患者にインフォームド・コンセントが成立するか否かを判別するには不適切であることが示唆される。より重要なのは、いかにも認知機能や判断能力が損なわれているように見えるケースであっても、臨床上のケアや研究におけるインフォームド・コンセントが得られないのはこうした「ハイリスクグループ」（たとえば統合失調症や認知症、重度のうつ病など）の中でもごく少数でしかないということである[31、32、34、36〜44]。

さらに、いくつかの異なるグループによる研究から、リスクが高いとされる患者に教育的介入を行うことでインフォームド・コンセントの能力を向上させることが可能であったという重要な所見が得られている[31、33、41、45、46]。意思決定能力を査定するテストで当初成績の低かった被験者が、教育的介入後に健常ボランティアと同程度の成績を示したという報告もいくつかなされている。したがって精神疾患患者にインフォームド・コンセントが成立しないという憶測は根拠がないばかりでなく、非常に多くの精神疾患患者を不当にスティグマ化することでもある。

### ◈意思決定能力を評価するための倫理的アプローチ

意思決定能力が十分でない被験者を対象とする研究において、その結果を解析する際の倫理的アプローチは、以下の四つのコンセプトに基づいている。第一に、意思決定能力は流動的で可変的な臨床的現象と見なされる。したがって法的判断力（competency）[a]と意思決定能力、さらにインフォームド・コンセントを成立させる能力は、各々独立した領域でありながら、相互に深く関連し連動するものと理解される。意思決定能力はこのように一定の幅を持った性質を有しているにもかかわらず、臨床研究の審査や承認の過程では明確な認否が常に要求される。呈示された研究プロトコールを実際に理解し、判断を下す能力には個人差があるが、インフォームド・コンセントが正しく得られるかどうかについては、臨床に基づいた判断を行う必要がある。第二に、意思決定能力が十分でない可能性が高いと判断された被験者は「脆弱な群」に区分され、何らかの特別な保護措置が講じられる。結果的にはインフォームド・コンセントが十分に成立する健常ボランティアを対象とした場合が、研究を行う際の標準として設定される。もし倫理委員会が、施行する意義のある研究に意思決定能力の十分でない被験者が必要であると判断した場合には、その被験者を保護するための新たな措置を講じる必要が生じる。第三に、医療的ケアと臨床研究とを区別することは、すでに述べたように、判断能力が損なわれた被験者に対して重要な意義を持つことになる。第四に実務的な問題として、判断能力の十分でない被験者を対象とする研究では、常に倫理委員会の監視に基づいて倫理的考察を行うべきであり、各々のプロトコールの内容に基づいて配慮がなされる必要がある。

成人は基本的に自己決定をする能力が保たれていると見なされる。米国では法的判断力が十分でないという判断は、裁判所が公式に下す決定のもとに、個々の具体的な能力に対して行われる（たとえば医療ケアを受けるか否かの選択や財産管理、代理人の任命、遺言書の作成など）。無能力の基準は個々の直面している課題に応じてさまざまであり、適切な基準を設けるにも経験的なデータがいくつかあるに過ぎない。したがって法的判断力の決定については、個々のケースに応じてその都度判断されることになる。

法的判断力を決定する根拠には、適格な専門家によって行われる意思決定能力に関する一定の審査が含まれる。この臨床評価は一般に「能力アセスメント」として知られるものである。意思決定能力の中核要素には、知的能力、情緒コントロール、記憶力、注意力、集中力、概念の統合力、さらに計画立案や問題解決、推論などに関する能力といった「高次機能」の各側面

訳注a　法的判断力（competency）：法的には、通常competencyは「意思能力」と訳出されるが、ここでは「意思決定能力」との混同を避けるため、「法的判断力」とした。「意思能力」とは民法上の概念であり、自己の行為の結果を弁識する能力を指し、行為ごとに個別に判断される。

が含まれる。臨床研究における意思決定能力に関する文献では、認知症や精神病、大うつ病、双極性障害といった神経精神疾患の患者を対象に、評価尺度を用いて認知機能を測定した研究が多く見られる[47]。しかしながらリスク判断や意思決定に際しては、気分やモチベーション、または他のさまざまな精神状況が影響することも考えられる。ある状況で意思決定能力が十分でないと判断されたとしても、別の場面では自己決定の能力が十分に保たれているということが臨床場面ではよく見られる。たとえば妄想や幻覚に支配されている統合失調症患者でも、日常生活を問題なく遂行できたり、自分の財産を管理したりすることが可能な場合は多い。しかし、たとえ意思決定能力が明らかに十分でないと考えられるケースであっても、裁判所によって法的判断力の査定が行われるケースは稀である。能力アセスメントに基づいて行われる非公式の能力評価は、法的な審査の代用として妥当性を有していると一般に見なされる。ここでは臨床的観察から得られる所見としての「自己決定能力」と、法的に拘束力のある判断を下す個人としての「法的判断力」とが常に区別して用いられる。臨床研究において被験者の能力が適格かどうかの判断とは、特定の研究プロトコールに対してインフォームド・コンセントが得られるかどうかを意味している。

十分か十分でないかという法的判断力の二元論的な性質とは対照的に、意思決定能力は不適格から十分に適格に至る連続的な性質を持った機能であると考えられる。たとえば認知症の初期の段階で、やや複雑な内容の研究に際してインフォームド・コンセントを得るのは困難であるとしても、医療や研究参加の選択権に関する永続的委任状を有する委託された家族や知人に、意思決定を委ねる能力は保たれているという場合がある。臨床研究者は通常、被験者が研究のリスクとベネフィットをインフォームド・コンセントが得られるほど「十分によく」理解しているかどうかを、意思決定能力の連続性を考慮せずに、イエスかノーかの二者択一のもとに判断している。

上述したように脆弱な被験者を保護する一つの方法は、成年被後見人を研究に参加させる際、その参加が目下の科学的課題の解明に不可欠と判断される場合にのみ許容すると条件付けることである[48]。インフォームド・コンセントが得られない被験者を研究に参加させることが科学的に必要かどうかに関しては、しばしば根本的な問題が倫理審査委員会によって不十分ながら提起されることがある。研究者（あるいは被験者の家族）の中には、成年被後見人をあらゆる研究から除外することが、臨床試験参加への望みを不当に断つことになると主張する者もいる。また医療的なメリットが得られにくい研究（たとえば病態生理学の研究など）に適格とされる被験者だけを参加させるのは、研究の科学的妥当性を損なうような選択バイアス（すなわちより健康な被験者がより多く含まれる）を、結果的に生じる可能性があると論じる研究者もいる。この「参加の必要性」に関するさらなる反対意見として、被験者の募集期間が容認しがたいほどに長期に渡ってしまい、結局研究自体が実行不可能になってしまうという可能性も指摘される。インフォームド・コンセントが得られない被験者を研究に参加させることに関し、研究者は何らかの正当な根拠を提示する必要があるだろう。そのうえで倫理委員会は、その正当な根拠が容認可能であるかどうかを独自に判断しなくてはならない。この点において、委員会は多くの疑問を検討する必要が生じてくる。まず、被験者をどのように募集すべきか、インフォームド・コンセントが得られない可能性はどの程度あるか、誰が意思決定能力を評価すべきか、その評価にはどのような方法を用いればよいか、意思決定能力が十分でないと疑われるケースをどのように除外すべきか、もしインフォームド・コンセントが得られない場合は研究参加の認可を代理人に許可してよいか、もし許可してよいのであれば、代理人がその手続きに適切かどうかを検討する必要はあるか、研究期間中に予期しない判断力低下が生じた場合、被験者を保護し再評価するシステムは準備されているか、などである。

　これらの疑問に対する回答は、研究者によっても、また研究機関によっても大きく異なる。だが治療場面において判断能力を査定したり、成年被後見人に医療的判断を下したりする際には、いくつかポイントとなる共通認識が指摘されており、それは研究領域にも適用されるものであるかもしれない[49]。第一に、理解力とは治療決定における複雑さと関連付けて考慮されるべきものである。判断能力が十分でない患者の中には、単純な治療決定を下す能力はあっても、他の治療選択肢とのリスク・ベネフィットのバランスや結果の不確定性を考慮に入れなければならないような複雑な治療決定を下せない場合がある。法的判断力に根拠を与えるような能力評価には、(1)選択を行い、それを伝える能力、(2)治療決定に関わる情報を理解する能力、(3)この情報の意味を自身の置かれた状況に基づいて理解する能力、(4)選択肢を比較しながらその関連情報について判断を下す能力が含まれる[50]。

　第二に、法的判断力の能力閾値にはいわゆる「スライディング・スケール」が適用されるべきであるが[51]、これは介入のリスクや効果の不確定性、研究の複雑性が増すほど、より労力を要するものとなる。

　第三に、意思決定能力を評価するのは治療に携わる医師の責任である。能力が十分でないと疑われるケースでは、より定式化された能力評価を行うための精神医学的あるいは神経学的な手法が適応となる可能性もある。

　最後に、患者の治療決定を下す能力が十分でないと判断された場合、代わりに意思決定を行う代諾者を立てる必要がある。この手続きの際に、法的あるいは倫理的な側面から二つの基準が適用される。[1] もし患者の優先傾向がわかっている場合には、代諾者は患者にもし判断能力があれば選択するであろうと想定されるような「代行判断」[b]を下すべきである。もし患者の意向が事前に知らされていない場合には、代諾者は患者の「最善の利益」がもたらされるように医師と共同して選択肢を選ぶことになる。例外として緊急で介入が必要なケースや代諾者がすぐには見つからないなどの場合は、代わりに医師が治療決定を下すことになる。意思決定代理人は永続的委任状を通じて患者から指名される場合もある。加えて、患者の治療に対する意向を示す書面が事前指示として準備されていることもある。ただし多くの場合は治療の選択について非公式に意見を述べるという程度にとどまり、こうした事前のプランを書面で残すことは少ない。もし事前に代理人が指名されていない場合には、治療決定の根拠となる患者の意向や価値観を最もよく知り、また最善の利益をもたらすように努めるであろうという理由で、近い親族が意思決定の代諾者に適任であると一般的に考えられており、法的にもそれが認められている。しかしながら実際の事例からは、親族が代諾者に適しているかどうかには疑問の余地があり、現実的には事前のケアプランにしかるべき関心を払うことの必要性が強調される。[52]

医療的ケアと臨床研究との決定的な違いは、成年被後見人の臨床的ケアに対して用いられる枠組みを臨床研究に適用する際にも影響を及ぼす。ここでは以下の四つの問題に注意を向ける必要がある。(1)研究参加に関する意思決定能力には、医療的ケアと臨床研究の間の重要な違い、特に臨床研究は疾患に関する科学的知識や治療を発展させるために行われるものであり、特定の患者に最適な医療ケアを提供するものではないということを理解する能力も含まれる。(2)医療的ケアにおいて正当化されるレベルのリスクでも、これから行われる研究の結果によっては、それは必ずしも正当化されるとは限らない。(3)研究プロトコールによっては、能力アセスメントに関する定式化された手法が必要となる可能性がある。(4)意思決定の代理人もまた医療的ケアと臨床研究の相違を考慮に入れる必要がある。

治療への同意を可能にする能力と、研究参加への同意を可能にする能力とは、類似のものであると見なされてはいるが、[53] 研究における能力アセスメントはやや複雑なものとなっている。それは研究におけるさまざまな介入が個々の診断あるいは治療上何らかの利益をもたらすために行われると考える「治療であるという誤解」を、患者ボランティアが抱いている可能性があるためである。[30, 54, 55] これらの区別を理解する能力が明らかに十分でない場合には、研究に関する判断能力も十分でないと結論付けるべきである。

インフォームド・コンセントを得るための能力が十分でない場合でも、同意が可能な場合がある。[56] 同意のプロセスが必要とするのは研究に関するより単純な情報提供であり、研究参加に関連する項目への理解度の基準もそれほど厳密なものではない。したがって、適格な代理人によって承認された成年被後見人を対象とする研究で同意を要請する際には、被験者個人が以前示した自主性に対してだけでなく、現在保持されている能力についても尊重を示すべきである。

　被後見人はしばしば研究に対して十分な同意を示すことができないばかりでなく、研究参加を取りやめる判断を下すことができないこともある。一般に不同意は参加拒否と同程度の意思表示であると見なされているが、一方で正当な不同意は同意の場合と同様、合理的な意思決定の下になされるべきものでもある。しかしながら不同意と暗に判断されるケースでも、それが合理的な思考のプロセスを経たものではない（たとえば急性期の妄想型精神病では不同意が幻聴に基づいている場合もある）、不安や混乱、あるいは両価的判断の産物であるかを区別するのは容易ではない。このようなケースを研究対象から除外することが最も倫理的な選択肢であるとは限らないが、いずれにしても参加の手続きを一時中止し、本人の状態を確認する機会を設けることが推奨される。その判断を行う際にも、代理人の存在は有用であると考えられる。だがこうしたケースを研究から除外することに対して常に生じる批判的意見にも、一定の配慮を示す必要があるだろう[57]。

### ◈プロトコールの審査および適切な防衛手段導入の判断

　米国を含め、司法管轄区の大部分では、成年被後見人を対象とする研究に関しての具体的な規制や細則は存在しない。したがって、ここでは小児を対象とした研究におけるガイダンスを参考とするのが有効かもしれない。米国では、小児被験者が参加によって何らかの恩恵を受けることが期待され、かつ予測されるリスクが「最小限」である場合に、研究の施行が許可される[5]。最小限のリスクを「わずかに上回る」可能性があったり、小児被験者に恩恵の保証がなかったりする場合でも、以下の条件を満たせば研究は正当化される可能性が残されている。すなわち、(1)「介入あるいは研究プロセスが被験者にもたらす影響が、実際の、あるいは通常予測されるレベルの医療や歯科治療、心理状態、社会・教育状況に理論上見合う程度のものである場合」、(2)「介入あるいは研究プロセス自体が、被験者の疾患や状況に関する知識を普及させ、その改善やより正しい理解に重

訳注b　代行判断：患者が意思決定をできない状態にあるとき、代諾者が、患者が当該の状況で判断能力を備えていたら行ったであろう決定をすること。代行判断を行うことができるのは、代諾者が患者をよく知っており、（自律尊重原則に則り）患者の好みや価値観を反映した決定ができる場合に限られる。

要な役割を果たす可能性が高い場合」、さらに(3)「小児に対し説得して同意を得たり、両親や保護者から許可を得たりする際に、適切な準備がなされている場合」である[5]。さまざまなレベルにあるリスクの定義をどのように解釈するのが最も適切かについては今後も議論の余地があるものの、このようなリスク-ベネフィットの考え方は、成年被後見人を対象とする研究に対しても適用されるものである[58, 59]。

研究プロトコールを評価するうえで重要な論点は、意思決定能力を欠くおそれのある被験者にインフォームド・コンセントが成立するかどうかを決定するまでの手続きである。この論点に関し、とりわけリスクが最小限にとどまらない可能性のある研究では、研究チームとは独立した専門家によって行われる意思決定能力のアセスメントが必須になる、と多くの研究者は論じている[60]。

判断能力が十分とはいえないものの、その程度が特に深刻でないような被験者を研究対象に含める場合のプロトコールに対し、被験者と研究施行側との間のインフォームド・コンセントのやりとりを研究チームとは異なる監督者が記録すべきである、と倫理審査委員会が明文化している可能性もある。もし監督者がインフォームド・コンセントの成立に関する被験者の能力に懸念を持った場合には、より正式な能力アセスメントが導入されることになる。

第三者による能力アセスメントは、意思決定能力を欠くおそれのある被験者を対象とする、よりリスクの高い研究に対して有効であると考えられる。それは同意のプロセスとは異なり、研究に関する話し合いを終えた後、インフォームド・コンセントの書類にサインをする前に行われるものである。これらの評価を行う者あるいはチームには、インフォームド・コンセントを得られない被験者の対象組み入れを阻止する権利が明確に与えられていなければならない。

どのようなプロトコールにどのような防衛策を選択するかは、研究によって生じるリスクのレベルや被験者の判断能力の低下の度合いをもとに決定される。たとえば、リスクが最小限にとどまらないおそれのある統合失調症の臨床試験を行う際に、対象となる被験者に正式な能力アセスメントを倫理審査委員会が要求するのは理にかなっている一方で、進行性アルツハイマー病に対しＭＲＩなどリスクの少ない研究を行う際には、代理人の判断で十分であるという点で、正式な能力アセスメントは意義が乏しい。被験者の能力低下が予想される場合には、事前指示（advance directive）を用意させたり、参加の時点で代理人を割り当てたりする手続きをあらかじめ定めている研究もある。このような場合、被験者本人の能力が低下した際には、代理人の意思決定における役割は相当に重要なものとなり得る[61]。

## 結論

　精神医学研究は、精神疾患における診断と治療の向上を約束する一方で、同時に倫理的な問題を提起する。我々は臨床研究に有用と考えられる倫理的枠組みを提示するとともに、広く行われているものの議論の余地が多い研究デザイン（特にプラセボ対照試験）や、精神疾患患者が研究参加の際にインフォームド・コンセントを成立し得る能力の評価に対して、こうした倫理的枠組みが適用される可能性を示した。

# 16

# 倫理学と精神科遺伝学

アン・ファーマー(Anne Farmer)
シャーロット・アラン(Charlotte Allan)
ピーター・マクガフィン(Peter McGuffin)

## はじめに

精神科遺伝学は、しばしば論争の標的とされてきたという苦難の歴史を背負っているが、現在では、精神医学的研究の中で最も刺激的で急速に発展している領域の一つとなっており、生物学的理解と治療的進歩が非常に有望である[1]。遺伝学が著しい発展を遂げる中で、ヒトゲノムの全塩基配列決定が成し遂げられたことにより、精神疾患に関連する遺伝子を同定するにあたっての意義深い知見がもたらされた。そして米国では幹細胞研究をめぐる論争が続いている一方で、英国では人間と動物のハイブリッド胚を作ることが法律で許可され、それによって幹細胞研究をアルツハイマー病やパーキンソン病の治療に導入することが可能になった。精神科遺伝学におけるこのような急速な技術的進歩によって引き起こされた倫理的問題は、研究者および臨床医にとっての挑戦的課題となっている。

精神科遺伝学は二十世紀初頭に誕生したが、それは主にクレペリン(Kraepelin)による実用的な精神医学的診断分類が発展し、メンデル(Mendel)の遺伝法則が再発見された頃のことであった。メンデルの法則は一八六六年に最初に提唱されたが、その後三十年以上の間注目されることはなかった。そしてこの法則の再登場は、科学の新しい分野の誕生を意味するものであった。しかしながら、二十世紀も四分の三が過ぎる頃までは、精神科遺伝学は、主として第二次世界大戦の間ナチスによって実行された非情な優生学政策という負の遺産のため、決定的なまでに疎まれていた。一九七〇年代に専門的学問としての好意的な地位を再獲得するまでは、精神科遺伝学について語られることはほとんどなかったのである。精神科遺伝学のルネッサンスは、ヒトの分子遺伝学的研究が急速に発展し、医学に広範な影響を及ぼした時期とときを同じくしていた。そしてこの時期から現在に至るまで、特に精神医学分野における遺伝学的研究の倫理的側面への関心は、活気あふれる「生命倫理産業(bioethics industry)」にとっての重要な関心事であり続けている[2]。

正常もしくは異常な行動についての研究は、遺伝学的研究における全体の投資額に占める割合は比較的小さいにもかかわらず、その投資額に見合わないほどに大きな倫理的関心と激しい論議を呼んでいる。したがって、行動遺伝学の研究は、生命倫理学が学問の一分野として発展していくにあたっての強力な触媒であると見なさねばならない。本章では、「生命倫理産業」の現状を考察し、精神科遺伝学とその「醜い妹」である優生学の歴史を簡単に振り返る。その上で、精神科遺伝学研究を行う際や、将来の臨床応用にあたって生じると考えられる倫理的問題について解説する。

## 生命倫理の出現

遺伝学的研究は急速な進歩を遂げ、それに関する倫理的論争やジレンマは公知のものとなっている。そして倫理学は、科学の進歩に遅れをとらないよう、ときに苦戦を強いられている。一九九七年に「羊のドリー」の話題が新聞の見出しに大きくのったことは既に昔の出来事のように思えるのだが、この話題に対するメディアの反応は、生命倫理の発展において重要な役割を果たすことになった。

「ドリー」は世界で初めて生まれたクローン羊であり、医学研究審議会 (Medical Research Council) からの資金提供を受けたエジンバラの団体の業績である。ドリーの話題は英国国内にとどまらず、世界でも新聞のトップ記事を飾った。実際のところ、多くの科学者がネイチャー誌 (Nature)[3] でその論文を目にする前に、新聞記事によってメディアによる最初の報道がなされたのである。初期の報道では、科学の大躍進であるとして、その歴史的意義がたとえば次のように強調されていた。「この数日間で、我々はコペルニクス革命や核分裂にも相当する重大な状況の変化を経験した[4]」。

その結果、クローン人間誕生の可能性が一部のジャーナリストを否応なく刺激することとなり、たとえば「クローン香水―自分らしく香りたい貴方のために」といったフレーズに見られるように、ファンタジーや創作と科学的事実が混同されてしまった。[5] 全体として報道記事は、特に信頼に足る「大新聞」は、「クローン技術は脅威ではなく、機会を与えてくれるものである」などと書き、[6] 人々の不安を和らげようと試みた。しかしながら、科学の進歩は既に倫理的配慮を置き去りにしていることについても次のように示唆していた。「ドリーは既にここに存在する。倫理学はこれにうまく対処しなくてはならないだろう」[7]。遺伝学的研究の倫理的側面についての議論は、科学者が水面下でその理論的可能性について討論するような問題ではなくなり、今や一般市民に関係する事柄となったことはきわめて明白である。

英国でのドリーの誕生以前に、社会はこの問題を既に認識しており、議論の対象となっていた。それは一九八八年、米国で倫理的・法的・社会的問題（ethical, legal and social implications：ＥＬＳＩ）が注目されるようになり、米国国立衛生研究所で実施されるヒトゲノム・プロジェクトの責任者であるジェームズ・ワトソン（James Watson）が新しい遺伝学的知見であるＥＬＳＩに関する研究プログラムに自分の研究予算の三パーセントを投入すると発表したことに端を発している。一九九六年までのＥＬＳＩ予算は年間七百万ドルであったが、二〇〇八年には一八〇〇万ドルにまで増額する計画となっていた。[8、9] そのプログラムは広い領域の活動を扱っており、そのほとんどは精神科遺伝学とは直接的な関係はない。それにもかかわらずワトソンは、行動遺伝学の研究は特に慎重に扱うべき分野であると認識しており、それがゲノム倫理プログラムを確立させる原動力の一つとなったのである。[10] このことは、彼自身の発言[10]からも明らかである。ワトソンは、「私は、人種差別を正当化するような遺伝子や、社会階級や職業的階層の形成に関係する遺伝子を明確に同定することを本来の長期目標としているような、隠れ優生学者であった」という発言に見られるような自分の思想を顧みないようにしようと苦心したのである。[10]

ＥＬＳＩプログラムは米国における生命倫理の「ビジネス・ブーム」に寄与したが、[11] それ程の規模ではないにしても同様の先駆的取り組みが各地で行われた。英国では、医学研究審議会が行動遺伝学に直接焦点を当てた公開の協議活動を開始し、ウェルカム・トラスト（Wellcome Trust）[a] は一九九七年に遺伝学についての公開討論を開催した。その後ウェルカム・トラストは、たとえば薬理遺伝学の倫理に関することなど、この分野

訳注a　ウェルカム・トラスト（Wellcome Trust）：一九三六年に製薬会社オーナーであったヘンリー・ウェルカム（Sir Henry Wellcome）によって英国で創設された、医学・生物学等の研究助成を目的とする公益信託団体。

の研究を活発に支援してきた。いずれの組織も、独立団体であるナフィールド生命倫理審議会（Nuffield Council in Bioethics：www.nuffieldbioethics.org）に資金提供を行っている。この独立団体は、一九九八年には遺伝学と精神障害の倫理的側面について、二〇〇二年には行動の遺伝学についての報告を行っている。[12] フランスにおいては一九八三年に国立生命倫理会議（National Bioethics Committee）が設立され、[13] 公開討論よりも法制化の方により力を入れているのがその特徴である。ドイツで二〇〇一年に設立された国立倫理諮問会（National Ethics Council）は、バイオバンクやクローン技術に関する倫理的題材について対話を促してきた。[14]

このような動向の最中に、ランセット誌（Lancet）は穏やかでない見解を表明した。[2]「生命倫理産業」という用語はネイチャーの論説でも使用されているが、生物学における医学的発展から生じた新しい道徳的観念についての認識はしばしば誤って解釈されると力説したのである。[15] これは、「産業」にとっての経済的もしくは学術的な利得が主要な研究動機となっており、社会への利益という関心事が置き去りにされていることを懸念したものである。このことは、たとえば合衆国におけるＢＲＣＡ-1[b]のように、遺伝子の特許権をとることが今後の発展を促進するよりもむしろ妨げる傾向にあることを見れば明らかである。このテーマについてはまた後述する。

精神科遺伝学における多くの倫理的論争は歴史的な負の遺産による影響を受けているため、以下ではまず精神科遺伝学および行動遺伝学と優生学との不幸な絡み合いの歴史について簡単に見ていくこととする。

## 歴史的遺産：優生学と精神医学と行動学

優生学と行動遺伝学はいずれも、英国の博物学者であるフランシス・ゴルトン（Francis Galton）の業績がその起源であると考えられている。ゴルトンは、チャールズ・ダーウィン（Charles Darwin）の従兄弟であるが、近代の統計学や集団生物学、それに遺伝学の基礎の構築に多大な貢献をした。同時代のグレゴール・メンデル（Gregor Mendel）の業績については知らなかったようであるが、ゴルトンは一八六九年に、知的能力に関する遺伝研究の最初の試みである Hereditary Genius（遺伝的天才）と題した著書を出版した。その後、「生まれがよい」というギリシャ語に由来する、優生学（eugenics）という単語をつくり出した。ゴルトンが考えるところでは、優生学は、最適の生殖を行うことによって人類の改善に貢献するという生物学の分科であった。ゴルトンの考えを受け、優生学の基本的教義は、遺伝病に苦しんでいる人の生殖を減らすことが特定の疾患の消失につながり（消極的優生学）、望ましい属性を持つ人の多産を奨励することが人類の株を改良することになる

（積極的優生学）という、一見合理的な考え方から構成されていた。二十世紀前半には、知的階級の集まりではそのような意見が幅を利かせていた。優生学の概念は多くの社会運動に取り入れられ、「優生学運動」として知られている。右翼の政策と関連する思想と考えられていたにもかかわらず、優生学的思想は、ジョージ・バーナード・ショー（George Bernard Shaw）およびフェビアン協会（Fabian group）[c]という社会主義団体の構成員から支持されていた。同様に、「心の弱い」者は「他人に多くの金銭的負担をかける」ため子どもを持たないことが合理的であると考えていた社会主義思想家も、この考え方を支持した[16]。

ゴルトンが精神科遺伝学に残したものは、疾患の家族集積性に関する研究はその病因解明に役立つ可能性があるという見解であった。また、双生児研究により遺伝子の影響と共有環境の影響を分けて研究することができると最初に提唱したのもゴルトンであった[17]。ドイツ人研究者であるシーメンス（Siemens）とミュンヘン学派の精神科遺伝学者は、今ではよく知られている双生児法を詳細に検討し、適用した。早発性痴呆（統合失調症）の最初の系統的家族研究は、エルンスト・ルーディン（Ernst Rudin）[18]によって実施された。この研究の影響力は大きかったのであるが、その後のナチ党との関わり[19]と、優生学的原理をいかに実行に移すかといったことに関するナチスの考え方に彼が寄与した可能性が指摘され、白熱した論争を引き起こした。ルーディンの業績の再評価を試み、それを英語に翻訳したものが発表されたが[20]、第一級の精神科遺伝学雑誌にそれに対して激怒する文書が掲載されるという結果に終わった[21〜24]。ルーディンは第二次世界大戦の終わりに逮捕され、一九四七年に地方の非ナチ化裁判所に出廷したが、ナチス犯罪への主要貢献者というよりもむしろ「同調者（fellow traveler）」であったとの判決を下された。この判決の正当性については議論の分かれるところである。しかし、ナチス政権が信じがたいほど不快で、今日では驚くほど単純に見える冷酷な優生学的政策を採用したという事実については議論の余地はない。この政策には、精神疾患を抱えた人に対する強制的な断種（ハンチントン

訳注b　BRCA-1：乳がん関連遺伝子として知られる。この遺伝子に変異があると乳がん発症の確率が高くなることを、米国のミリアド・ジェネティクス（Myriad Genetics）社が発見し、特許を取得した。（二〇一〇年の連邦裁判所の判決では、この特許権は無効とされている）。

訳注c　フェビアン協会（Fabian group）：一八八四年に設立された、英国の社会主義団体。社会福祉の充実により、緩やかな社会改良を志向する。ジョージ・バーナード・ショーは、その構成員の一人であった。フェビアンとは、古代ローマの名将ファビウスにちなんだものとされる。

舞踏病から躁うつ病、統合失調症やアルコール依存症に至るまでの広範囲の疾患を一掃しようとした）が含まれ、のちにはユダヤ人やジプシーといった「遺伝学的に劣っている」人種グループおよび精神科患者を「安楽死」させることにつながっていった[25]。何名かの指導的立場にある科学者はこれらの政策を受け入れただけでなく、その実行を奨励した。一方で少数の優れたドイツ人精神科遺伝学者は、自分たちが目撃したことに愕然としたという。たとえばブルーノ・シュルツ（Bruno Schulz）はナチズムを嫌い、自分の経歴に傷がつくことを承知で、ナチ党に加わることを拒否した[26]。ルクセンベルガー（Luxemberger）は、ナチスのいうまったく奇妙な「科学的事実」を嘲笑した。彼は、ナチスの有力な検視官であったシュトライヒャー（Streicher）によって提唱された「ユダヤ人の父親を持つ子どもを出産したアーリア人の女性は、その後アーリア人を父親とする子どもを出産したとしても、その子どもは半ユダヤ人である[d]」という見解の馬鹿らしさを指摘したのである。

　他の地域では、優生学がここまでおそろしく残虐な結果をもたらすことはなかったが、少数民族の断種政策や移民管理政策、それに同化政策などに反映され、苛酷な原理は確かに適用されていた。米国における優生学の早期提唱者の一人であったチャールズ・ダベンポート（Charles Davenport）は、コールド・スプリング・ハーバー研究所（Cold Spring Harbor Laboratory）の所長として影響力のある地位を築いていた。双生児研究や家族研究に着手していたミュンヘン学派の精神医学研究者とは異なり、ダベンポートは狂気や知的障害、その他の望ましくない行動も遺伝学的に決定されていると単純に考えていた。ダベンポートは一九一〇年に優生学記録局（eugenics record office）を開設した。その当時、彼の見解は米国の移民政策に影響を及ぼしており、たとえば南欧や東欧からの移民よりも、英国やドイツ、スカンジナビアからの移民に好意的であるような政策がとられることとなった[10]。

　米国における心理テストの導入は第一次世界大戦の徴集兵に対して大規模に行われたが、これはまた別の議論を呼び、その議論は現代に至るまで続いている。スタンフォード大学の心理士ターマン（Terman）によって開発されたＩＱ検査は、フランス人心理士のビネー（Binet）が作成した初期のモデルに基づいたものであり、熱烈な支持を得ることとなった。当時の多くの研究者は、ＩＱスコアは生来の能力を反映するものと考えていた。現代ではＩＱ検査のある側面は文化的な影響を受けることが認められているが、当初はこれが見過ごされていた。このため、英語話者でない移民や黒人の新兵のスコアが白人の米国人と比較して低いことを遺伝的な問題として解釈し、偏見を正当化するために利用されたのである[27]。

　優生学的哲学は、一九六〇年代までは、精神障害の断種に関するスウェーデン政府の政策や、少数民族のアボリジニ排除を試みたオーストラリア政府の政策といった形で生き残った。しかし第二次世界大戦が終結し第三帝国の滅亡した後は、決定的なまでに時代遅れのものとなっていた。これに関連して、精神科遺伝学が罪悪感に苦しんだことはまず間違いない。精神科遺伝学の発祥の地であるミュンヘン学派は、その中心的役割を担うことをやめてしまった。ミュンヘンを訪れ、その地で戦前にリサーチ・フェローとして研究を行った外国人は、そこでの研究テーマをそれぞれの国に持ち帰った。そのような人の中に英国のエリオット・スレーター（Eliot Slater）[28]や、スカンジナビアのストレームグレン（Stromgren）、エッセン・メラー（Essen-Moller）がいた。フランツ・カールマン（Franz Kallman）はユダヤ人の血を引くドイツ人であり戦前にはナチスから米国に逃れたが、精神科遺伝学の指導的提唱者であり、米国人類遺伝学会（American Society of Human Genetics）の創立会員の一人となった。

したがって、精神科遺伝学は決してすたれてはいなかったのだが、専門的学問としての精神医学の主流となっていたわけではなかった。米国では精神分析が主導権を握っており、一方英国では疫学的精神医学および社会学的精神医学が支配的であった。限られた関心しか寄せられない学問分野であったにもかかわらず、一九六〇年代から一九七〇年代にかけて家族研究や双生児、養子研究の手法が洗練されていく中で、精神科遺伝学は真の進歩を遂げることになった。統合失調症や躁うつ病に遺伝的要因の関与があることを示唆する重要な根拠のほとんどすべては、実質的にはこの頃得られたものである[29、30]。これらの研究が証明したのは、ハンチントン病のような稀な例外を除いては、精神障害には遺伝的要因が関与するものの、単純にメンデルの法則に従うわけではないということである。多くの精神科医にとって遺伝学は理論上の概念であり、臨床診療とはほとんど関係がなかった。しかしながら分子遺伝学の出現と、多因子が発症に関与する遺伝学的な複雑疾患（complex disease）[e]におい

訳注d　シュトライヒャーは、アーリア人の女性が一度でもユダヤ人の男性と同棲すれば、ユダヤ人の精液がアーリア人の女性の血液に入りこんでしまい、二度と純粋なアーリア人を出産できなくなると信じた。

訳注e　複雑疾患（complex disease）：複雑な遺伝を示す疾患、または遺伝学的に複雑な疾患。複雑な遺伝を示す身体疾患としては、糖尿病や本態性高血圧が挙げられる。これらの疾患では、様々に関与する遺伝子と環境因子との複雑な相互作用があることが解明されつつあり、単なる「多因子遺伝」ではなく、遺伝子が形質として発現してくるまでの調節系や心理的要因を含む環境要因、ホルモンとの相互作用を含んだ複雑な系が想定される。

ても遺伝子を局在化して同定することができるという知見によってこの状況は一変した。それ以来、精神科遺伝学は精神医学研究における「最新流行」の領域となり、これに対抗できるのは脳画像による研究のみとなった。

## 精神科遺伝学における倫理と研究

二十一世紀の研究活動からは、二つの大きな疑問が提起される。第一に、そのような研究はそもそも行うべきものなのかという疑問である。第二は、もし研究を行うのであれば、どのようにして倫理的な保護手段を講じればよいのかという疑問である。第一の疑問は、前述のように、今や精神科遺伝学の研究は歴史上のどの時期よりも大きなスケールで行われていることを考慮すると、奇妙に思えるかもしれない。しかしながら、正常または異常な行動の遺伝的基盤に触れるような研究には根本的に反対であるという人は、現在でも存在している[31]。

ＤＳＭ-Ⅳ[32]のような分類法が広く使用されているにもかかわらず、精神疾患の定義および正常な行動と精神疾患の共通点に関する論争は鎮静化してはいない。いまだに精神疾患と正常な行動との区別には困難が伴っているのである。たとえば、抑うつ的あるいは攻撃的な反応が起こり得るのはどのような場合で、それらが病的といえるのはどの時点からなのだろうか。精神科遺伝学をめぐる多くの論争の根本にあるものは、この不鮮明な境界である。本物の疾患の理解や治療に貢献する研究に対して異を唱える人はほとんどいない。しかし正常な行動の特徴についての研究に対する懸念や、それが結果的に過剰診断や不必要な治療に結びつくのではないかという懸念、社会的統制が医療専門職に集中してしまうのではないかといった懸念はなくならないものである。

この疑念の一部は、精神科遺伝学研究の「目的」は何か、すなわちたとえば人々を「ラベリング」することあるいは差別することが目的なのかという疑問と、それが患者にとって実際に利益となるのかという疑問から生じている。精神科患者はしばしばスティグマ化されるが、その傾向は、病気に対する理解が不十分であることや不確実な治療、予後の悪さによって助長される。このような状況では、精神科遺伝学に関する研究の重要な役割の一つは、精神疾患をとりまく誤解を減らすことであろう。また一方で、他の要因を考慮することなく精神科遺伝学にのみ焦点を当てると、その疾患は遺伝子によるものであって環境や個人的要因に対しては打つ手がないということになり、患者は何の救いもない決定論的考え方の中に置き去りにされてしまうかもしれない。遺伝学的研究は生物学的決定論と自由意志の否定を推し進めるものだという信念は、遺伝疾患は不変かつ不治であるという考えを支持することになるだろう。

精神科遺伝学研究に関してよくある誤った推論については、

ラター（Rutter）とプロミン（Plomin）[1] が効果的に論破している。彼らは、そのような研究は、その究極の目的が分子レベルのメカニズムを解明することであることから還元主義的といえるが、ほとんどの障害は遺伝子型と表現型に直接の関係があるわけではなく、その意味では決して決定論的ではないと主張している。たとえば、同じ遺伝子素材を持つ一卵性双生児において、統合失調症や双極性障害の一致率は五〇パーセントである。これは生涯罹患率（約一パーセント）と比べればはるかに高い確率ではあるが、病因のすべてを遺伝子に帰することができる場合に期待される一致率は一〇〇パーセントであり、それと比べればかなり低い確率であった[33]。換言すれば、精神科遺伝学は病因解明には貢献するものの、すべての答えを提供できるわけではないということである。稀であるが、行動に影響する単一遺伝子疾患においては、その生化学的異常に関する理解が発症予防のための基礎的知識となったり（古典的な例ではフェニルケトン尿症）、これまでになかった治療法の開発につながったりする。ハンチントン病の遺伝子クローニングや、常染色体優性疾患である早発性アルツハイマー病の突然変異の発見は前途有望な研究の例である。

遺伝型式が複雑な疾患、たとえば統合失調症や双極性障害の遺伝的特徴を理解するのは複雑な作業であるが、それらの遺伝型式は冠動脈疾患や糖尿病と類似している[34]。これらの疾患に関するゲノムワイド関連解析[f]からは、遺伝学的な病因理解につながることが期待できるような結果が得られている[35]。生物学的決定論の危険な側面を助長させるのではないかという懸念や臨床的に役立ちそうにないという理由から双極性障害のような疾患に対してこのような研究を実施しないことは、精神疾患へのスティグマを強めるだけである。遺伝子を同定し、その配列や構造を明らかにする技能や、突然変異した遺伝子型や変異していない型における行動の観察、遺伝子産物の性質の研究などは、実際の臨床に役立ち得る特別な治療法開発につながる見識や指針を提供してくれるだろう。このテーマについては、後ほどまた検討する。

　精神科遺伝学研究の成果は非常に有益であり、したがって研究を継続することについては実質的な倫理的問題点はないという前提で、研究者にはいかなる倫理的制約が必要なのかという第二の疑問に取りかかろう。メスリン（Meslin）[8] はＥＬＳＩの文脈においてこの問題の検討を行い、慎重に熟慮する必要が

訳注f　ゲノムワイド関連解析：ある疾患に罹患している群と対照群との間で遺伝情報の違いを検定し、疾患の原因となる遺伝子や多型を見出す作業を全ゲノム領域の各多型に実施する手法。

ある課題として、インフォームド・コンセント、施設内倫理委員会（institutional review board：ＩＲＢ）施設内倫理委員会の役割、研究参加者としての個人および家族の役割、プライバシーと守秘義務、遺伝子産物の商業化などを挙げた。これら各々の課題について以下に述べる。

## インフォームド・コンセント

精神科遺伝学研究におけるインフォームド・コンセントについては、ショア（Shore）[36]が意見を述べている。ショアは、得られる可能性のある利益と予見できるリスク、それに研究参加しない選択肢があることについて被験者が理解する必要があると指摘した。研究参加者は通常、診断的面接を受け、質問紙の記入またはその他の心理学的検査を行い、ＤＮＡ抽出のための採血をされる。したがって身体的危害は静脈穿刺のみであり、ごくわずかなリスクであるといえる。必要とされるＤＮＡ量が少ない場合には、うがいまたは頬の内側を綿棒で拭き取ることによって得られた口腔粘膜細胞を試料とすることができ、静脈穿刺の危害さえも回避できる。

身体的ではない危害の程度を定量化することは困難である。たとえば被験者が、科学的データを得るためにのみ計画された研究に参加することと臨床的診断や治療を受けることとは違うのだと理解できなかった場合には、この種の危害が起こり得る。特定の遺伝的障害に対するリスクについて、自分の状態を知ることができると考えて研究参加を了解する人もいるかもしれない。同意のプロセスではこのような問題点について考慮し、その研究は被験者にとっての利益にはならない可能性が高いことを、研究者は明確に説明する必要がある。統合失調症も双極性障害も、遺伝子連鎖に関する知見が得られる見込みはあり、候補遺伝子は同定されているが、対象集団が小さいことが多く十分な再現性は得られていない[37,38]。どの知見もこれまでのところ決定的なものではないため、被験者にＤＮＡ検査の結果を公開したとしても、被験者にとっての利益にはならない。

被験者の遺伝子が稀な精神科疾患、たとえばハンチントン病や常染色体優性遺伝型のアルツハイマー病に関連すると判明した場合はどうすべきだろうか。このような結果を受けて、現在は健常である被験者に対し、実質的な疾患のリスクがあるか否かについて伝えることはできる。多遺伝子疾患については確実なことはいえないだろうが、それでも疾患リスクについて伝えることが可能ではある。ほとんどの倫理委員会では、またおそらくほとんどの研究者は、研究と予測的臨床検査とは明らかに区別すべきであると主張している。我々は、ＤＮＡ検査の結果は被験者には知らされないことと、得られる利益は科学的知見の進歩のみであるということを、被験者らに明確に示すべきであると考えている。

したがって、研究参加者から同意を得る作業は、守秘義務と得られたデータの使用をめぐる問題が入り混じった複雑なプロセスとなる。研究に参加する可能性のある人に自由意思での選択ができる判断能力があり、強制されないことが必須条件である。英国の成年後見法（Mental Capacity Act 2005）制定にあたってはこの点が強調されている[39]。幸いにも遺伝学的研究の分野では、他の研究分野に比べればこの点が問題とされることは少ないと考えられる。病気の影響により被験者の同意能力がない場合は、遺伝子そのものは経時的に変化するわけではないので、同意能力が回復した後に同意を求めればよい。

上記のようなインフォームド・コンセントの手順は普遍的なものではない。一九九八年にアイスランド政府はデ・コード社（deCODE）[g]がバイオバンクを設立するにあたり、収集されたデータ（医学的、遺伝学的、家系データを含む）の妥当性を高めることを目的とした集団アプローチを認めた[h]。そこに登録されるにあたっては「推定的同意」があるのみでインフォームド・コンセントの手続きはとられていなかったが、個人の登録拒否権は認められていた。これに対する異議を受けて二〇〇三年には手続きが変更され、自発的な同意が必要となった[40]。この当初のデータ収集プロセスは、官民パートナーシップにおける被験者の権利を守るための適切な倫理的保護手段によって正当化すべきであったにもかかわらず、バイオバンクを管理する人の利益が登録に「同意」する人の利益を凌駕してしまったことが容易に想像できる。我々は、インフォームド・コンセントを得る過程は、研究において最も高い倫理基準を維持し、科学者と一般市民の間の理解を促進させるためにきわめて重要であると考えている。この原則は、現在ほとんどのバイオバンクに適用されている。たとえば、現在英国では中高年の身体および精神障害に焦点を当て、五十万人の中年層からのＤＮＡが収集されている（www.ukbiobank.ac.uk/）。

## 倫理委員会

先進国のほとんどでは、ヒトを対象にした研究を実施するにあたっての倫理委員会、ＩＲＢの役割が認められている。その

訳注g　デ・コード社（deCODE）：一九九六年にアイスランドに設立された民間のバイオ関連企業。

訳注h　このアプローチは、一九九八年にアイスランドで制定された「保健医療分野データベース法(Log um gagnagrunn a heilbrigðissvið)」により認められた。この法律では、アイスランドの全医療機関の患者情報を一つのデータベースに集約させ、これらのデータを個人の遺伝情報と照合させることが認められている。遺伝子情報の運用をインフォームド・コンセントなしに一民間企業（デ・コード社）に任せることに対して多くの批判があった。

指導原理はニュルンベルグ綱領[41]（巻末参照）に具現化されており、以下のような倫理的保護手段が示されている。すなわち、被験者が自由意志で同意できるようにすること、被験者に苦痛を与えないこと、その実験が「社会の福利のために実り多い結果」を生み出す可能性が高く、他の方法や手段を用いた研究では代替できないことなどである。

　倫理委員会では、他の研究と精神科遺伝学の研究は異なるのかという問題が提起される。我々の答えは否である。しかしながら考慮すべき部分もある。第一には、急速に進歩する技術に依って立つ科学のいかなる分野にも共通することであるが、提出された研究計画の科学的価値を、倫理委員会はどの程度まで判断できるのかという問題である。これまでに述べてきたように、ニュルンベルグ綱領の信条によれば倫理的な研究は科学的にも理にかなったものとされる。地方を拠点とする倫理委員会では、革新的領域の研究や新しい技術を使用する研究を評価しなくてはならない場合、研究者の提案を「信用」するか、外部の審査員を採用するかのいずれかが必要になる。妥当な判断をするために限られた知識を総合的に組み合わせる必要がある。従来からの手法で行う研究であれば、それが熟練した研究者による企画であっても比較的経験の浅い研究者によるものであっても、補助金交付委員会で行った研究の科学的価値の評価を倫理委員会で繰り返すことには意味がない。しかしながら、革新的な研究である場合や出資機関による専門家評価がなされていない場合には綿密な審査が必要である。

　第二の問題は、特に遺伝学的研究においては、標本の必要要件を満たすために地理的に広い領域から被験者を集めなくてはならないということと関連する。結果の妥当性を確認するためには、特に精神科遺伝学の研究では大きい標本が必要であることから、これは今後避けがたい問題となるだろう。欧米の倫理委員会は各地域を拠点としていることが多い傾向があり、それらは地方自治により運用されているため、たとえばウェールズ州では倫理的に妥当であると見なされた研究計画が隣の州ではそうではないといった状況が生じる。英国においては、二〇〇七年から国立研究倫理局（National Research Ethics Service）を通して研究計画の倫理的な承認を行うことができるような国家的協調体制ができている。この動きは、遺伝学的研究のみならずその他の多施設間研究にも利するものと考えられる。

## 個人とその家族の役割

　遺伝学研究者にとってさらに問題となるのは、ある疾患を発症した個人のみならず、発症していない親族をも研究に巻き込むということである。親族は、親族ら自身の権限で研究に参加するのだろうか、あるいは当該疾患を持つ被験者を通じてのみの募集となるのだろうか。被験者に対する守秘義務違反となる可能性があることから、被験者が認めない場合には、親族と研究参加について交渉することを正当化できるとは我々は考えない。いくつかの倫理委員会でさらに問題となっているのは、親族との接触が一度承認されたとしても、その後も親族に直接ではなく被験者を通してのみの接触とすべきであるという見解をどう考えるかということである。このような見解は守秘義務を守るという義務を拡大解釈しすぎていて、研究の妨げるものだろうか。

さらに根本的な倫理問題としては、家族が遺伝研究に参加することによって、その家族の誰かがかかっている当該疾患に対する家族の認知が変わるのかという疑問がある。問題となる危険性は、ここでも「非身体的な」領域に関する危害である。

たとえば、発症していない親族は、うつ病のような疾患に家族性の側面があることをそれまでは知らなかったかもしれない。すなわち研究参加によって、その家族が初めてそれを知ることになる。遺伝学的研究はまた、旧態依然とした、しかしいまだに広く信じられている「遺伝的欠陥」という考えを惹起する可能性がある。たとえば、子どもの病気が自分の家系ではなくもう一方の親の家系に由来するということをどのように説明したらよいか苦心する、といった状況を目にすることがある。幸いにも、遺伝は個人の罪を免じるという見解をとれば、自閉症や統合失調症のような重篤な精神障害は主にＤＮＡの問題であって子育ての問題ではないということになり、家族、とりわけ両親は安堵する。このことが生物学的決定論につながる恐れもある。しかしながら、遺伝学的研究は最終的には「狂って」いて手の施しようがないというレッテルを貼られている患者を救うものであり、研究の継続がきわめて重要であるということはいえるであろう。

## 守秘義務

研究に同意する患者は、当然のことながら守秘義務が尊重されるものと期待する。たとえば、家族はそれまで別の家族に隠してきた症状を研究者に打ち明ける覚悟をしているかもしれない。そのような状況では守秘義務は厳格に守られるべきである。遺伝学的研究、特にバイオバンクの設置を伴うような研究は、ヘルスケア領域外の民間企業が取りまとめをしている可能性がある。この場合も、患者自身およびその研究協力への善意が守られるよう、厳格な基準が適用されるべきである。

遺伝学的研究において、守秘義務を危うくする可能性がある特徴は他にもある。第一に、患者のデータは遺伝子プロファイルに連結する必要があるため、データを完全な匿名にすることが困難である。したがって、遺伝学的研究においては守秘義務が破られる機会が他の領域の研究より多い可能性がある。第二に、遺伝学的研究においては参加者についての大容量のデータ

（遺伝的、医学的データや、ライフスタイルに関する情報など）が保持されているため、守秘義務が破られた際に参加者に及ぼす危害が大きいという特徴がある。

遺伝学的研究によって明らかにされる情報は、雇用主や保険会社など他の機関にとっても利益となる可能性がある。ハンチントン病のような単一遺伝子疾患での経験は、その後の遺伝学的研究にとってよい教訓となる。遺伝学的研究から得られたいかなる情報をも第三者に漏らさないようにするため厳重な規制が必要であることについては議論するまでもない[42]。疾患の遺伝型式が複雑で未発見の遺伝要因が数多くあり、正確な予測試験が可能となるのはまだ遠い先のことであるような場合には、情報を厳重に管理することがいっそう重要となる。

## 研究成果の商業化

メンデル型遺伝疾患の責任遺伝子の特許をとることが是か非かについては相当な議論が行われてきた。有名な、悪名高いともいえる例としては、嚢胞性繊維症や、一般的には比較的稀な型とされるＢＲＣＡ-１遺伝子の常染色体優性突然変異によって生じる乳がんなどがある。あまり知られてはいないものの精神医学とは非常に関連がある例としては、アミロイド前駆体タンパク（amyloid precursor protein：ＡＰＰ）遺伝子の突然変異から生じるメンデル型遺伝形式の早発性アルツハイマー病がある。このような突然変異の最初の発見者には特許が与えられた[43]。倫理的議論としては二つの問題が焦点となる。一つ目は、発明ではなく、自然に発生する生物学的異常に対して特許を与えることを正当化できるのかという問題である。特許を与えてもよいとする理由として、特定遺伝子とその突然変異を見つけ出すことは一種の発見であるという考え方がある。すなわち、その発見はたまたまある人のＤＮＡに起きたことを見出したものではあるが、発見に至るまでの努力には発明と同程度の独創的要素が含まれるというのである。二つ目のジレンマは利益と関係している。発見された遺伝子を持つ研究対象者は報酬を得られないのに、遺伝子の発見者が利益を得ることは許されるのだろうか。米国では、一つの考え方として、突然変異の発見者は単独所有権を持つという見解もある。

中心的な話題からは少し離れるが、新薬の発見につながる遺伝学的研究に関することである。遺伝学が臨床実務に与える影響について考える際にこの問題が出てくるのであるが、ここで考えたいのは利益との関連である。製薬企業は一般疾患の遺伝学的根拠に関心を持ち始めている。これは、そのような知見は、治療的化合物の開発のための新たな標的を同定するにあたっての道筋を示してくれるものと製薬企業が考えるためである[44]。そのために、精神科遺伝学を含む遺伝学的研究に投資を始めている製薬企業もある。そのような研究に関わる被験者に対しては、どのような情報を提供し、どのような形で研究参加を依頼するべきなのだろうか。インフォームド・コンセントを得るにあたっては、関連する臨床情報の詳細とＤＮＡ検査から得られた情報、場合によってはＤＮＡそのものすらも製薬企業に提供されるということ、ただし被験者保護のため情報の匿名性と守秘義務は守られるということについては最低限被験者に伝えるべきである。しかしながら、製薬企業が最終的に患者の利益となるような研究に資金提供をするのであれば、商業的利益を得るという動機が有害であると主張するのは困難であろう。そしてその研究の透明性が高く、被験者保護のための安全策が確実に講じられているということであれば、倫理的に中立であるともいえる。

## 遺伝学的研究が精神科臨床に及ぼす影響

現在までのところ精神科遺伝学的研究は、直接的には臨床実務にほとんど影響していない。しかしながらいくつかの発見は、著しい、あるいは革命的ともいえるような影響を及ぼすものと予見されている[1,45]。その影響は、精神科疾患の再分類から遺伝子型別の標的治療に至るまで広範囲にわたる[46]。それらのもたらす倫理的影響についても、最小限の倫理的含意があるのみの場合もあれば、非常に大きな倫理的問題を生じる場合もある。

遺伝学的情報が臨床に関係してくる状況としてまず挙げられるのは、それらの情報により、治療している病状についての臨床医の神経生物学的理解が深まるということである。現代の分子遺伝学的な疾患研究のほとんどのパラダイムはポジショナルクローニングである[47,48]。ゲノム全体（二十三対の全染色体）にわたる遺伝子マーカーの詳細な遺伝子地図が、複数の罹患者のいる家族内での連鎖解析を可能にする。連鎖とは一つのマーカーが疾患と共に分離され、そのマーカーと疾患発症遺伝子が同じ染色体上で互いに近傍に位置する現象である。連鎖地図によって遺伝子の位置を特定することができるが、次なる課題はその遺伝子自体を単離することである。この作業は複雑になることもあるが、確立された手法を用いて行うことができる。それによって遺伝子の配列と構造を調べることができるようになり、遺伝子産物、すなわちコードされたタンパク質を同定することができる。それが未知のタンパク質であれば、その分布と想定される機能とを見出す必要がある。複雑な技術が要求されるかもしれないが、ポジショナルクローニングはすべての単一遺伝子疾患の病因学的なパズルを解明し、また一定の改変を加えることで多因子または多遺伝子疾患の原因を明らかにすることができる可能性を持つ確固とした論理を備えている。

統合失調症や気分障害のような疾患についての神経生理学的理解が深まることは建設的な発展のように思われるかもしれないが、この研究の結果は倫理的には中立、あるいは否定的とされる可能性さえもある。たとえば、遺伝学は精神障害に関する社会通念や専門家の認識を変え、それによって臨床実務が影響を受けることになるだろう。ここまでに自閉症と統合失調症という二つの障害について触れたが、確固たる分子遺伝学的知見が得られていなくても、古典的な家族研究や双生児研究、養子研究は、これらの障害には実質的な遺伝的関与があることを示している。大半の臨床医がこの遺伝的関与を認めたことは、「統合失調症を生む母親（schizophrenogenic mother）」もしくは「冷蔵庫」のような両親という、必然的に親への責めを含む概念による障害の解釈がやむことを意味した。家族への非難は、社会学的にはスティグマに相当する。この点についても、遺伝学的知見は大きな影響を与えそうである。

　精神障害の遺伝学的基礎を研究することについては、患者やその家族から、リスクを持った人へのさらなる「レッテル貼り」やスティグマにつながるのではないかとの懸念が表明されることがある。しかし歴史的に見ると、逆の事態が起きていることがわかる。精神疾患の「身体的」病因が判明することによって、大半の一般市民の目にはそれが「現実の」病気と映るようになり、そのような病気は恥ではなくケアと治療に値すると考えられるようになるという傾向がある。わかりやすい例は、アラン・ベネット（Alan Bennet）原作による映画、「国王ジョージ三世の狂気（The madness of King George）[i]」である。映画の結末部分で、国王はおそらく急性間欠性ポルフィリン症（常染色体優性遺伝の代謝疾患）であったこと、したがって「本当に」狂っていたのではないとの説明がなされる。その行動が非常に精神病的であったとしても、生化学的な説明によればそれは「精神的」な病気ではないということになり、この事実が一瞬のうちに聴衆に同情を引き起こす。この反応は無理もないことである。心を癒すという漠然とした概念に比べて、身体的欠陥が同定されれば、その疾患はより治療可能性があるように受け取られる。臨床レベルでも、疾患の病因を同定することによって、治療は疾患により適したものとなる。このような理由から、疾患の遺伝的要因の解明によって疾患に対する理解と寛容が促進される可能性があるといえる。

　そのような現象が認められた別の例として、アルツハイマー病に対する人々の態度の変化が挙げられる。アルツハイマー病については、分子神経生物学や分子遺伝学に関する理解が大きく進歩してきた[49]。たいていの人はその概略すら理解していないものの、アルツハイマー病は、道徳的敗者ではなく病気の種類の一つであると認められるようになった。このようなことから、米国の元大統領も自分が早期のアルツハイマー病を患っていることを認め[j]、受け入れることができたのである。分子遺伝学的研究が進むにつれて、他の精神疾患、特に統合失調症や躁うつ病についての理解も同様に変化してきている。

懸念すべき側面としては、ある疾患が「精神医学的」なものではなく「生物学的」疾患になったときに限って同情が示され、進歩が認められるのではないかということである。ある臨床遺伝学者は、アルツハイマー病はもはや精神障害ではなく神経学的障害だと言明さえした。このことがどのような精神医学の将来を予告しているのかは明らかではない。ことによると、明らかな病因のある「正真正銘の」病気は、精神医学の権限外のものとなることを意味するのだろうか。我々は、そうではないことを期待したい。精神疾患の病因研究が推進すべきことは、精神医学も他の医学の領域と同じように厳密な科学的原理に基づいているという考えである。その研究は、患者の心理的な健康状態に対する歴史的アプローチと相まって、専門分野としての精神医学の健全な将来像を保証するようなものでなくてはならない。

　遺伝学的研究の結果として、診断学と予測検査という二つの臨床実務に変化が起こり得る。精神医学における診断的概念は、輪郭のはっきりした実体というよりは作業仮説である[50]。遺伝学的研究は、糖尿病のような一般的な障害においては、診断学的類型を導き出すという利益をもたらした。糖尿病に関していえば、それらはオリゴジーンタイプ1・2、およびより稀な、成人期発症若年性糖尿病（maturity onset diabetes of the young：MODY）である。同様に、早期発症型家族性アルツハイマー病の三つの単一遺伝子型は、染色体1、14、21上の遺伝子突然変異により形成されていることが確認された。晩発性の型では、アポリポプロテインEのe4アリルの存在がリスクを高めるが、まだ同定されていないいくつかの遺伝子も関与している可能性がある。他の多くの精神疾患は少数の遺伝子が関与するオリゴジーン、もしくは罹病性に対して小さく寄与する多数の遺伝子が関与するポリジーンであり、修飾遺伝子および疾患感受性遺伝子の座位の組み合わせが疾患の特徴に影響を及ぼす。家族研究、双生児研究、および分子遺伝学的研究から、統合失調症と躁うつ病には相当量の遺伝子のオーバーラップが存在するということが次第に明らかになってきている[51,52]。この両疾患で共有されている疾患発症傾向は、病因論に対する我々の理解に影響を及ぼすとともに、診断アプローチや疾病管理にも影響する可能性がある。診断分類を変更させるような遺伝子を同

---

訳注 i　The madness of King George：イギリス映画。一九九七年に日本で公開された際の邦題は、「英国万歳！」。

訳注 j　ロナルド・レーガン（Ronald Reagan）元大統領が一九九四年にアルツハイマー病であることを公表した。レーガン研究所の設立などアルツハイマー病の解明のために貢献した。

定することについては、倫理的には問題はなさそうである。しかし、病気になるかどうかを予測するために遺伝子検査を適用することに関しては、重大な問題が持ち上がってくる。

幸いなことに、我々はこれら多くの問題について、稀少シングルジーンの精神障害であるハンチントン病（ＨＤ）における経験をもとに検討することができる[42]。一般的にＨＤでは、患者が三十代から四十代のときに最初の症状が現れる。行動の変化が出現し、必然的に運動障害、認知症が続き、早逝に至る。対症療法は行われるかもしれないが、病気を回復させる、あるいは進行を遅らせる治療法は存在しない。したがって、おそらく驚くようなことではないが、片方の親が発症しているといったリスクのある人の中で、予測検査を受ける人は少ない（英国においては、予測検査は、教育とカウンセリング、および継続的なサポートを提供できる専門家ユニットのみで実施される[53]）。統合失調症や躁うつ病では遺伝子型と表現型が単純な一対一の関係ではなく、対症療法が有効であるという点においてＨＤとは異なっている。さらに、統合失調症の早期治療はよりよい予後につながる可能性がある。このような疾患についての予測検査は単一遺伝子疾患ほど正確ではないが、あまり脅威的にもならない。これは、オリゴジーンやポリジーンの複雑疾患においては、予測検査の精度が決して一〇〇パーセントに達することはないということと関連している。実際のところ予測精度の上限は、おそらく一卵性双生児における一致率が示す通りである（一卵性双生児の一致率は、統合失調症で五〇パーセント、双極性障害で七〇パーセントであった）。

ハイリスクの人が統合失調症を発症するリスクを予測するための有用性の高い検査を実施できるようになった場合には、それは検査の実施と解釈に関する専門的技術を有し、適切なカウンセリングを提供できる専門施設において行われるべきだとの主張が妥当であろう。統合失調症や躁うつ病などの疾患に関する遺伝カウンセリングは専門施設で既に行われているが、そこで伝えられるのは、様々な種類の関連事項についての既報データから得られる経験的リスクといった程度の情報である[48]。

予測検査がより広く利用できるようになった場合、個人とその近親者のみならず、地域社会にとっても多くの倫理的ジレンマが生じるであろう。統合失調症や躁うつ病のような疾患はしばしば十代で発症することを考慮すると、予測検査は十八歳以下で行うことが望ましいとされるかもしれない。子どもが予測検査を依頼できるのは何歳以上とすべきなのだろうか。どのような状況であれば、親は子どもの検査を依頼できるのだろうか。精神障害はしばしば高い疾病率が認められるため、たとえば疾患の家族歴がある人に対する予測検査は、雇用者や保険会社などの第三者にとっての利益となり得る。しかしそれが患者のためになるとは限らない。予測検査は我々を優生学の方向に導く可能性を持っていると主張することもできるだろう。体外受精（ＩＶＦ）を受けている患者には、深刻な精神障害を発症する可能性がある胚を避けるという選択が許されるのだろうか。このような問題点を考慮すると、予測検査の有用性については、特にその予測精度が最大でも五〇パーセント程度であるような場合には、慎重な見方をするのが賢明であろう。

　精神障害を含む一般疾患（common disease）の発症傾向を集団スクリーニングすることになるのではないかという倫理的懸念は現実のものとはなりそうにない。なぜならポリジーンもしくはオリゴジーンの基礎を持つ疾患から導かれる推論によれば、疾患感受性遺伝子の遺伝子座は一般集団において高頻度に存在する対立遺伝子（もしくは遺伝子変異）を示す傾向があるためである。たとえば、統合失調症の推定上の危険因子として、５ＨＴ２Ａセロトニンレセプター遺伝子における対立遺伝子変異がある[54]。しかしながら、この「ハイリスク」の対立遺伝子は、人口の六〇～七〇パーセントに認められるのである。この変異はリスクをやや増加させるようである。すなわちこの変異を持つ人は、その変異を持たない人よりも障害を発症するリスクが一・五倍高いとされている[55]。統合失調症における疾患感受性遺伝子座位のほとんどはこのようなタイプのようである。つまり通常の各遺伝子は、それ自体はわずかなリスクを確定しているにすぎないのである。疾患感受性遺伝子座位に関連するリスクがより大きい場合でさえも、一般集団スクリーニングを行うほどの有用性はないか、限られた有用性しか認められない。たとえば脊椎の炎症性関節炎である強直性脊椎炎は、大部分は若い男性に発症するのであるが、ＨＬＡ-Ｂ27という特異的組織適合抗原と関連していることが以前から知られており、Ｂ27を持っている人はＢ27を持っていない人より強直性脊椎炎を引き起こすリスクが八十倍高い。それにもかかわらず、Ｂ27を持っていること自体はこの疾患を引き起こすのに必要条件でも充分条件でもなく、Ｂ27を持っている人のほとんどは強直性脊椎炎を発症しない。

　遺伝学的研究が臨床精神医学に影響を及ぼす例として、最後に薬理遺伝学の領域に関することに言及する。第一に、遺伝子プロファイリングは治療に対する反応性を予測するために使用されるという可能性がある。初期研究が示すところによれば、大うつ病の患者における選択的セロトニン再取り込み阻害剤（ＳＳＲＩ）の効果[56]や、抗精神病薬の副作用[57]を予測できるようになるかもしれないのである。第二には、遺伝学的研究により標的治療が発展することが予測される。現状では、精神医学領域では効果的に治療できる標的が限られており、これは我々が精神障害の病態生理学について乏しい知識しか有していないことの表れである。製薬産業は、ゲノミクス主導の薬剤開発は非常に大きな可能性を持っていると考えている[44]。遺伝学的研究が、より安全で、より特異的で、より副作用の少ない治療の開発につながる可能性があること自体は、倫理的に困難な問題とはならないはずである。事実そのような進歩は、精神科遺伝学研究によって引き起こされるいかなる倫理的問題をもしのぐほどの恩恵をもたらす、現実的で素晴らしい努力目標である。

## 結論

精神医学に関する遺伝学の分野における継続的な発展は、統合失調症や躁うつ病のような精神疾患の病因論と病態生理学に関する重要な見識を提供してくれている。喜ばしいことには、倫理的配慮は精神科遺伝学における最近の研究の中心的な側面となっている。インフォームド・コンセントを促進し、患者の秘密保持を確実にするような枠組みの中でバイオバンクが設立されていることも、その例の一つである。しかしながら、将来的に個々の遺伝子の同定や予測検査、薬理遺伝学といった分野での発展がもたらされることにより、新たな倫理的難題が生じることも予想される。最近の研究では倫理的な保護対策が成功しており、そのことには勇気づけられる。しかし精神科遺伝学が議論の的になってきたという歴史に鑑みると、これからも常に、精神科遺伝学の進歩とともに、倫理的ジレンマに対する十分に論理的なアプローチが行われるようにすることが非常に重要である。

# 17

# 脳神経倫理学

スティーブン・J・モース
（Stephen J. Morse）

## はじめに

本章では、現在関心を集めている領域である脳神経倫理学について、特に精神医学分野の臨床家や研究者、およびメンタルヘルス専門家にとって生じ得る問題に着目しながら概観していきたい。ここでは神経科学（neuroscience）という新たな分野がもたらした難題に対する最終的な解答を提示するのではなく、むしろ主要な問題点を明らかにし、既に生じている、そしていずれ必ず生じ得る論争を解決するための実用的な方法を提示するよう努めたい。そこで本章ではまず脳神経倫理学という領域の定義とその限界について述べ、そのうえで具体的な問題について触れていくこととする。

ここでの主な話題は、神経科学という新しい分野が倫理や法律、社会にもたらす規範的な影響は、一般的に想像されている、あるいは多くの科学者たちが考えるよりも小さいかもしれないということである。さらに付け加えるなら、その問題に取り組むための道徳的で賢明な手段は既に存在している。

## 脳神経倫理学の定義

本章の目的のために、まず倫理学についての定義を行いたい。それは正しい行為というものを特徴付け、その方向に導いてくれる原理、規則、基準である。政治や習慣、作法といった他の類似の体系と同様に、我々人間がどのように生き、そしてどのように共生するのかということに関わるものである。

神経科学には二つの主要な目的がある。一つは脳がどのように働いているのか、たとえば脳はどのようにして行動（知覚や信念、欲求、感情、活動などを含むものと広く定義されている）を引き起こし、それらとどう関連しているのかについて明らかにすることである。もう一つは、行動と関連する脳の活動や神経系を予測したり統制したりすることである[1]。したがって、我々が脳の働きを研究する過程においても、得られた知識を応用していく際にも、倫理的問題が生じる可能性がある。このことから脳神経倫理学は、研究者がどのようにして脳の研究をすべきか、あるいは神経科学がもたらした技術や知識をいかにして人間に応用すべきかといった問題に対する指針となるような原理や規則、基準であるといえる[2]。脳神経倫理学とは、個人の行動と、広く社会的・法的指針の両方を導いてくれる可能性のあるものである。

出版される論文の数や急増する関連トピックの量を見ると、脳神経倫理学は二十一世紀に入って急成長している分野だといえるだろう[2〜6]。二〇〇六年には、脳神経倫理学に取り組む専門職団体である脳神経倫理学会（Neuroethics Society）が設立された。それでもなお、脳神経倫理学が生命倫理学（あるいはより一般的な倫理学）から独立した一つの分野なのかどうか、そしていかなるテーマを脳神経倫理学の範囲内で扱っていくべきなのかということに関しては意見の一致が得られていない[7]。脳神経倫理学は生命倫理学の一部にすぎないと考える人もおり、もっと一般的な倫理学の一部だと考える人さえもいる。しかし一方では、我々が脳について学んだことから得られる結果は他に類を見ない独特のものであるという反論がある。なんといっても、脳は我々の意識や行動、アイデンティティの生物学的基盤なのである。

脳神経倫理学とその他の倫理学の境界に関する主張の主な例としては、神経系と倫理的判断との相関関係や因果関係についての科学研究は当然脳神経倫理学の一部であるという意見は珍しいものではない。たとえば、ある種の脳損傷が行動の結果のみを重要視するような思考と関連していることや[8]、人は「タダ乗り行為者」、つまり規則を破ることによって利益を得ようとする人を罰したくなるらしいことが[9]研究により示されてきた。人はいかに生きるべきかという倫理的省察に関連するような我々自身のことについて、神経科学が教示し得ることは数多くある[10、11]。しかしそのような探求は単なる神経科学であって、脳神経倫理学ではないという強い主張もある。厳密な意味での脳神経倫理学の問題が生じるのは、そのような研究成果が行動指針に適用されたときのみであり、神経科学研究の成果自体が倫理的負託を負うわけではないという主張である。進化した神経構造は、道徳的直観や倫理に基づいた判断や行動を生じさせるといわれているが、だからといって倫理に基づいた判断や行動をし、理論や実践を展開するのが望ましいのだという結論を導くことはできない。通常、倫理における課題の一部は、我々が省察を行うにあたっての考え方の手綱をとり、理を説くことである。一般的な性向もこの対象に含まれる。優れた倫理的省察を行うためには、神経科学を含むすべての専門分野の知識が必要となる。神経科学によって我々は自分たちの能力や可能性について知ることができる。しかしいかに生き、共生するかについての判断については、科学がその答えを出してくれるわけではない。

倫理の基礎となる神経系に関する研究は非常に興味深いものではある。しかしながらこの脳神経倫理学と一般の倫理学の境界に関する論争は、解決されるものなら既に解決されていてもよい問題であり、これ以上の議論をする意義はない。したがってここでは、神経科学研究の実施や、その成果を人の行動の予測や統制に適用することに関しての指針となる原則についてのみ論じたい。神経科学研究における倫理的制約は他分野の人間を対象とした研究におけるそれとほとんど同じであるため、ここでは主として神経科学の知識と技術の応用に焦点を当てることとする。

## 神経科学の知見における現在の限界点

脳神経倫理学領域がどこまで及ぶかは、どれくらい神経科学の知識を持っているか、それらをどの程度有効に適用しうるか、そしてその知識が未来に何をもたらすのかということに関する我々の見解によって決まるところがある。したがって我々が特定の脳神経倫理学の問題に対して賢明な取り組みを行うためには、神経科学研究の現在の状況について全般的な理解を持っておくことがきわめて重要である。この領域における大変革は、細胞レベルおよび分子レベルでの脳や神経組織活動に関する理解が広まったことにもよるのであるが、とりわけ影響が大きかったのは、ｆＭＲＩ（functional magnetic resonance imaging）のような非侵襲性の神経画像技術の進歩である。ｆＭＲＩによって、研究者はさまざまな刺激条件が脳のどの部位を活性化させるのかを推断できるようになった。この画像技術は、認知神経科学、すなわち脳の活動と認知との関連を研究するという神経科学の専門領域の発展に重要な役割を果たしてきた。

実質的には、脳と行動の関連性について蓄積されてきた印象的で驚くべき知見のほとんどは、それらの因果関係ではなく相関関係を見たものである。さらに、画像研究はコストがかかるという理由により、ほとんどの研究で被験者の数を少なく設定することになってしまう。そのため技術が進歩しているにもかかわらず、未だに我々は脳がいかにして心を有効に機能させているのかを知らない。実際のところ多くの人が、意識について理解することは非常に難しく、人間の知的能力では及ばない問題だと考えている[12]。いずれにせよ、たとえ意識について理解することが可能なのだとしても、それはすぐには実現されそうにはないと考えておいた方が無難であろう。さらに、被験者がどのタイプの精神活動を行ったか、またはある知覚刺激を知っているかどうかについて神経活動から予測することができたとしても、我々が個人の思考内容を「読みとる」ことは簡単にはできないという認識を持っておくことも非常に重要である。たとえばある研究では、被験者が心の中で加算をしているのか減算をしているのかを予測することに成功した[13]。しかし、足されたり引かれたりしている数字そのものを判定することについては、現在の我々の能力が及ぶ範囲をはるかに超えている。

多くのメンタルヘルスの専門家は神経科学の発見やそれらの解釈の仕方には限界があることに気付いている。しかし気付いていない人がいた場合のことを考慮し、画像に関する問題について概観しておく。我々は、雑誌やメディアでよく見かける脳の画像らしい写真に慣れ親しんできた。その画像には色のついた部分があり（何色で示すかは研究者の裁量による）、提示刺激により活性化する脳の領域を示しているとされる。しかながらこれらは脳そのものの写真ではないし、必ずしも個々の脳の活動性を反映しているわけでもない[14]。周知の通り、脳を含む身体全体の構造には非常に多くのバリエーションがあるが、基準となる脳画像は「標準化された」脳構造である。色のついた部分は脳の基礎活動が変化している領域なのであるが、神経活動そのものが測定されているわけではない。正しくは、神経活動をよく表すと考えられている血液酸素化の変化が示されているのであり、わずかではあるがタイムラグも伴っている。したがって、色のついた部分が神経の活動を正確に示しているわけではないのだ。その部分が示しているのは、その領域で認められた変化は活動レベルのランダムな揺らぎではなく提示刺激により生じたものであろうとコンピューターが統計的に処理した後付けの解釈なのである。ある意味このような画像は、活動レベルの変化が一定の信頼性をもって起こり得る領域を視覚的に見せようとしたものであり、そこで示される平均的な画像には、個人の体験を検討するにあたっての真の価値はないかもしれない。すなわちこれらは脳の中で起きていることがそのまま「映し出された」画像ではないのである。

さらに、一般市民の間には神経科学の成果に関する誤解が広まっていることにも言及したい。これは一部には、研究結果の報告の仕方によって生じる思い違いが原因となっている[15]。このような誤解は、神経科学によるエビデンスの過大評価につながる危険がある。たとえば脳画像を根拠にある主張がなされると、他の種類のエビデンスが同レベルの説得力を持っていたとしても、専門家でない人たちは脳画像による科学的推論の方が優れていると評価する。[16] さらには、実際には神経科学を用いた理論的な説明が不適切な状況でも、非専門家たちはそのような説明を信じてしまう傾向にある。[17] これらのことを考慮すると、正確な情報伝達が倫理的抑止力となるであろう。

ここからは神経科学に関連した主張を行う際の一般的な倫理的制約について検討していくが、まず重要なことは、現時点での知識の限界について認識することである。その限界を適切に理解していない人は、神経科学を乱用してしまう可能性がある。根拠の確かな技術や知識がもたらす倫理的影響に対して十分な取り組みを行うには困難が伴う。我々は出口のない倫理の袋小路へとつながるサイエンス・フィクションを回避すべきであるが、その一方で神経科学の進歩により、明らかなサイエンス・フィクションであったものが真実に変わる可能性もあり、そのような変化に備えておく必要もあるだろう。

それでは神経倫理学に関する古典的な課題、すなわち人間とは何か、責任能力と意思能力、正常な機能の増強と異常な機能の改善、行動の予測と統制、プライバシー、インフォームド・コンセントなどについて見ていこう。

## 人という概念に関する神経科学的課題

すべての倫理学は人間に対する考え方に基づいている。これは我々がどのように共生していくべきなのかということに関わるすべての倫理的省察を導く基本的な課題である。したがってここでは、従来の倫理的および精神医学的な人間の捉え方、そしてそれに関連する神経科学の潜在的課題について詳細に触れていきたい。

倫理原則はさまざまな行動をとるうえでの根拠となる。したがって倫理原則は、行為の指針として原則を使用することのできる主体としての人間に対して求められるものである。実際倫理的な考えというものは、基本的には人間やその行為についての一般的で常識的な見解をもとにしている。行動についての「素朴心理学」的な説明によれば、主体にある行動をさせるのは願望や信念という心的状態であり、言い換えれば、そのような心的状態によって主体の行動が説明されるということになる。人間すなわち自己は、願望や信念という心的状態に基づく理由により行動するのだと、我々は考えている。したがって動機に基づいて行動しない動物や機械論者[a]に対して、倫理原則やその他の行動指針に基づく行動をするよう求めたり、行為について

訳注a　機械論者：目的意志の介入を許す目的論者に対し、自然界の諸現象を機械的な因果関係によって説明する立場の人。

の説明を求めたりすることには意味がない。

　精神医学や、それに関連する臨床的かつ科学的な専門領域では、しばしば人間についての二つの異なる見解の間での板挟みの状態が経験される。一つは、極端に単純化したいい方をすれば、ときに患者を異常のある機械と見なし、人というよりはむしろ欠陥のある機械として治療しようとする見方である。生物学的なアプローチによって精神疾患を理解し、治療する試みはその例である。もう一つは、患者はその知覚や欲求、信念、それに感情が不適応な状態になっている行為者として治療されるべきだという見解である。このような考え方に基づく治療としては、素朴心理学モデル（folk psychological model）を採用した心理学的アプローチがよく知られている。たとえ患者の不適応的行動の主要原因が生物学的機序により説明できる問題であったとしても、やはり患者は行為主体であり、いずれにせよ異常な行動は表面に現れた問題にすぎない。患者は不合理な、あるいは異常な主体といえるかもしれないが、それでも行為の主体なのである。決まり文句のようないい方だが、たとえ理論的には見解の相違があったとしても、援助にあたるすべての専門家が、自分の人間観にかかわらず尊厳ある全人的な主体として患者に対応し、敬意を持って治療にあたるべきであるというのは当然のことである。

　自分自身についての素朴心理学的概念は我々皆が用いており、倫理学と精神医学の前提となっているのであるが、もしそれが根本的に間違いだとするとどうなるのだろうか。もし我々がそもそも行為主体ではなく、精神状態が自らの行動を引き起こしているのではないとしたら。おそらく我々の全体的な倫理的展望、つまり責任の概念や精神医学的治療そのものの本質などを変えなくてはならないだろう。これは神経科学という新たな分野がもたらした、倫理に対する最も難解かつ根本的な課題である。ここではまず行為者に関する概念的で推論的な問題を扱う。そのうえで、我々は行為主体ではないという見解の実証的根拠について簡単に考察し、素朴心理学の消滅を認めることの意義について考える。そして最後に、我々は行為主体ではないと考える根拠や、行為者性[b]に基づく実践をやめる根拠はほとんどないのだという結論を述べることとする。

### ◆課題の本質

　人間性や行為についての我々の基本的な考えは難しい議論の的となりがちである。行為や意識というものは、根本的に、科学的で概念的なミステリーなのである[12, 18]。我々は脳がどのようにして心を機能させているのかを知らないし[19]、どうすれば行為できるのかについても知らない[20]。せいぜい仮説を立てたり推測的な議論をしたりする程度のことしかできない。さらに精神状態を行為の動因とする考え方は、現在ではおおいに疑わしい「心身二元論」に依拠しているようにも見える。これは、心と脳を、何らかの形で互いに連携している別々の存在として扱う理論である。* どのようにすれば、このように希薄な理解しかされていない概念を、我々が自分自身について、そしていかに共生すべきなのかについて考えるための正当な根拠とすることができるのだろうか。

もし意図の根拠や意図自体、それに自分自身や自分の世界についての意識的な理解が、単に脳が作り出す身体的変化（あるいは変化しないこと）の「意味を理解する」ために後付けで合理化されたものだとしたらどうであろうか。多くの心理学者や神経科学者たちを含む一部の人は、行動の動因に関する新しい発見が否応なく脳と行動との関連は純粋に機械的なものであるという考え方を生み出し、ひいては人間の行動は純粋に機械的なものであるという見解に至ることになると考えている。もしそうなれば、行為者は理性に従う能力があり、そのため行為主体を真に称賛や非難、罰や報酬を受けるに値する者として扱うという責任能力に関連する我々の慣習は、現在受け入れられているいかなる道徳理論に照らしても道徳的に不当ということになる。

人間性についての伝統的な基盤に対する、そして道徳性と法に対する、この重大な挑戦は、簡単に論破できるような疑義ではない。このことを最もよく言い表しているのが「The illusion of conscious will（意識的な意思という幻想）[20]」という著名な心理学の本の表題である。この本に主張されていることの趣旨をつかみ、本質的に筋の通ったものであるかどうかを評価してもらえるよう、以下にこの著書の結論部分を長めに引用する。

物事がどのように見えるかということの方が、事実よりも重要とされる場合がある。このことは、演劇や美術にも、中

*通常の会話や著述において「二元的に」論じないようにすることはほとんど不可能である。一元論の神経科学者であっても、話したり書いたりする際には常に代名詞を使うが、たとえば彼（彼女）という用語は、何らかの形で彼（彼女）の脳の活動と区別される本物の彼（彼女）の存在を含意しているようにも思える。しかしだからといって、その神経科学者が実は隠れ二元論者であるということにはならない。現時点ではそれは言語の持つ特徴として必然的に生じることであり、おそらく今後も状況は変わらないだろう。

訳注b　行為者性：欲求と信念が身体的行動を引き起こす際に、通常我々は欲求および信念と、身体的運動との間には行為者が存在していることを前提としている。この行為者の関与のことを行為者性と呼ぶ。出来事は行為と非行為とに区別できるが、行為者性が存在する出来事は行為であり、存在しない出来事は非行為であるとされる。

古車セールにも、経済学にもあてはまり、現在では、意識的な意思（conscious will）に関する科学的分析にもあてはまることが明らかになっている。実際、我々一人ひとりが意識的な意思を持っているかに見える。我々は自我を持っているかに見える。我々は心を持っているかに見える。我々は行為主体であるかに見える。我々は自分の行動を引き起こしているかに見える。これらすべてが幻想だとすることは、冷静な判断であり最終的には正しいのだが、それらの幻想を些細なものであると結論付けるのは間違いである。それどころか、明解な心理的因果関係の上に積み上げられた幻想は、人間心理や社会生活の構成要素となっている。自分はどんな人間なのかという問題、我々には何ができ何ができないのかを識別することに関する問題、我々の行いが倫理的に正当なのか不当なのかを判断することに関する問題、これらを解決できるのは、我々が自らの意識的な意思の存在を感じたときのみである。
（文献20の341～342頁）

他の例も見てみよう。広く注目された文献の中で、神経科学者のジョシュア・グリーン（Joshua Greene）とジョナサン・コーエン（Jonathan Cohen）は「神経科学は心のブラックボックスを透明なボトルネックに変えてくれるものと期待できる」と推察している（文献21の1781頁）。これは、彼らが脳は究極的な機械的経路であると考えていることを意味している。いずれはそのような経路を通じて行動に関するあらゆる種類の説明が可能となるはずであり、神経科学は、精神状態ではなく脳機構がすべての動きを作り出しているということを証明できると考えているのである。彼らは、我々がいつかきわめて高い解像度を有するスキャナーを所有するようになるだろうと推測している。それは「人間の脳内の神経活動と神経細胞の連結を同時に探知」でき、コンピューターやソフトウエアを用いてある行動を引き起こしている神経事象を見ることができるような装置であるという。通常我々は脳に倫理的責任があるとは考えない。したがって、もしこのような機械的な理解や知識が有用と認められて広く知られるようになれば、たいていの人が「その行為を行った」のはその人ではなく脳であると信じるようになり、責任という概念が衰退してしまうかもしれない。人間の活動を映し出す画像のことを、筆者は「メカニズムという甘い罠（lure of mechanism）」と呼んでいるのだが、科学者の理論構成のみならず、一般の人や教養ある人の考えにも強い影響を与える。我々の行為は脳のある部位の神経伝達物質が作り上げている活動にすぎないということになり、道徳的な教育を受けた行為主体としての人間は存在しなくなるかもしれない。

もしもグリーンとコーエンの説明が正しく、その意味するところが適切に理解されたとしたら、合理的な行動としては、我々は行為に対して責任を持ち得る主体であるという行為者性に基づく考え方や慣習を捨て去るか、我々は行為者であるという幻想を抱いて生きる術を学ぶかのどちらかが要求されるだろう。言い換えれば、我々の意思について説明するための高価な装置は、不運なホモサピエンスが自分たちの脳のしてきたことを説明するために作り上げた見当違いの産物なのである。（しかし、我々はこのことにどう対処すればよいのだろうか。そしてここでいう我々とは誰を指すのだろうか）[22]。意識的な意思という幻想が我々の生活の中で実際的な役割を果たしているとしても、我々は単なる機械装置なのだという考え方を、ここでは「無行為論（No Action Thesis：NAT）」と呼ぶことにしよう。

　NATは、決定論者[c]による責任に対するおなじみの疑義とははっきりと区別されるが、これについては次節で述べる。決定論の真理は、我々は因果的に説明できる理由により行動することができる行為主体であるという通常の考え方とも、NATとも矛盾しない。しかしながら、自由意思や決定論の問題を解決する可能性のある方策は、すべて人間は自分が何者であるかを考える生き物であるということを前提としている。したがって、もしもNATが正しければ、我々は行為者ではなくなってしまう。そして決定論問題を解決する方法もなくなり、通常の道徳的習慣や政治的習慣の規範的根拠、すなわちどのように共生するのかを判断するうえでの基準を保持できなくなるのである。

### ◆概念の問題

　機械論の強い主張における主要な問題は、心を神経ネットワーク（らしきもの）のレベルに完全に還元することは妥当であると決めてかかっているように見える点にある。しかしながらこのような還元主義は、心を作り出すのは脳であり脳によって心を解明することが可能であると信じている心身一元論者の間でさえも、おおいに物議をかもすような問題である。一方、すべての現象を最も基本的な心理的構成要素に還元するという完全なポスト啓蒙主義プロジェクト（post-Enlightenment project）にも同様に議論の余地があり、ほとんど荒唐無稽といってもよいほどである。心を神経レベルの問題に還元できるということや、心の状態を説明するためにはそうすることが最も適切であるということを証明できるような科学を我々が手に入れない限りは、現在我々が考えているような人間性が消滅するといえるような根拠は何もない。

　もちろん、新しい神経科学の技術を用いて行動を予測できる

訳注c　決定論者：人間の行為も含めたあらゆる出来事は何らかの原因によって予め決められているとする立場をとる人。

ほどに我々の技術が進歩すれば、治療において行為者性に基づく実践や制約を捨て去ることになるという可能性はある。これは、行為者性が間違いであるという意味ではなく、それだけ社会工学[d]への可能性の魅惑が大きいということである。そうした意味では、行為者を治療する際に課せられている倫理的制約が、科学技術によって危険にさらされてしまうことが危惧される[23]。しかしこのことと、我々が行為者であるという見解を捨て去ることとは別物である。結局のところ、たとえば専門家の会議では普通であれば礼儀正しくするだろうと予想できるように、たいていの場合、我々の振る舞いの多くは総じて予測可能である。しかしだからといって我々が行為者ではないとはいえない。どのように脳が心を動かすのかが明らかにされたときには（そのようなことが可能であると仮定してではあるが）、生物学的創造物としての我々自身への理解がおおいに改まり、すべての道徳的観念や政治的考えが変わる可能性もある[1,19]。しかし繰り返しになるがこの議論は、我々が行為者ではないということや、精神状態によって行動を解釈することには意味がないという主張とは異なるものである。

### ◈「無行為論」の根拠

無行為論（ＮＡＴ）に関する本質的な問題は、行動についての因果的な説明がさまざまなレベルにおいて可能か否かということでも、すべての行動において脳が欠くことのできない役割を担っているのか否かということでもない。この二つの問題に対する答えは「イエス」である。しかし重要なのは、自らの意思で行う行為は稀にしか存在しない、あるいはまったく存在しないということや、結局のところ意識的な意思というものの大部分あるいはすべてが幻想であるということを、科学的研究や臨床的研究はこれまでに証明してきたのかという疑問である。この問いに対しては、しばしば四種類の間接的な根拠が持ち出される。一つ目は、我々の活動の大部分は、まぎれもなく我々がまったく気付いていないような変数によって引き起こされているという証拠である。二つ目は、我々の意識が分断されたり減退したりしているような状態でも、想像以上に多くの活動が起きていることを示した研究である。三つ目は、人は実験的な方法により、自分自身の活動を因果的に説明する際に間違った方向に導かれ得ることを示した研究である。そして四つ目は、あるタイプの心理的過程に結びつく生物学的基盤が脳の特定部位に存在するらしいという証拠である。しかし、この種の根拠はいずれもNATを論理的に支持するものではない。

そもそも、ある人がある意図を持つに至った理由のすべてを認識していないかもしれないというだけでは、その人に意図がなかったことにはならないし、その行動を起こしたときにその人が十分な意思を持った行為者ではなかったということにも、その人の行動について説明する際にその意図が因果的な役割を果たさないということにもならない。たとえ人間が自分の行動の動因や、その行動を起こさせる意思を持つに至った理由をまったく自覚していないとしても、それは必ずしもその人が意識的あるいは意図的に行動していないことを意味するものではないし、そのような状況では誰から見ても妥当だと思えるような理由によって行動していないことを意味するものでもない。

人間の意識が、正常もしくは異常なさまざまな原因によって分断あるいは減退し得るということはまぎれもない事実である。意識の分断や減退は我々が考える以上に一般的なことだと仮定しよう。それでも、そのような仮定あるいは観察結果をもってしても、NATが根本的かつ一般的に支持されるようにはならない。分断された、あるいは部分化された意識が、実際に考えられているよりも一般的であることが示されれば、行為者性が減衰しているとされる事例の範囲は間違いなく拡大する。しかしそのような研究が、意図的で合理的に見えるような人間の体の動きも実はそのほとんどが意識の変容の中で起きたものだと証明しているわけではない。真に社会から逸脱した事例や一般的に知られた異常性が認められる事例を、すべての人間の行動にあてはめて一般化することはできない。たとえば夢遊状態において作り上げられた行為の規範（あるいは「非行為」の規範というべきかもしれないが）が、人間性についてのオーソドックスな概念を脅かすようなことはほとんどない。

相当数の研究において、何も知らない被験者を実験的に操作して、実際には彼らの意思によるものではない所産を自らの意思によるものだと信じさせることが可能であると証明されている[24]。その被験者は、実験的操作によってその行動が自分の意思によるものだと巧妙に信じさせられるのであるが、そのことをもって我々の行動を説明する際に意図は通常何の役割も果たさないのだということにはならない。このような偽りの実験室条件下での自己欺瞞的事実から、意図というもの一般が因果の説明にならないという結論は引き出せない。

さらに、さまざまな心理的過程は、それに対応する生物学的基盤が特定の脳領域に存在するという証拠の蓄積があることについて言及したい。我々は長い間、多くの行動の生物学的基盤はきわめて限局された特定の脳領域に存在すると考えてきた。そして今や、機能的神経画像技術を用いて、より複雑な心理過程において脳がどのように活動しているのかを説明できるよう

訳注d　社会工学：文脈によってさまざまな意味で用いられるが、ここでは社会を設計するための応用科学や製造業によって社会改革を実現しようとする学問のこと。科学に支えられた、科学的思考こそが社会的問題を解決するという信念に基づく。

になり、そのような心理過程の生物学的基盤が同定できるようになった。結果のみを重視して判断する思考や、加算や減算をすることに関係する脳領域の例については、既に述べた通りである。

機能局在に関するエビデンスは非常に興味深く、示唆に富んでいる。しかしいずれのエビデンスも、行動の因果的説明において精神状態が何の役割も果たさないことを示すものではない。脳の中には、人間のすべての行動を生み出す生物学的基盤が確かに存在するはずである。もしもあなたの脳が死んでしまったら、それはすなわちあなたの死であり、あなたは何の行動も起こさなくなる。脳の特定領域が特定の心理過程と関連しているということについても驚くようなことではない。議論の余地はあるものの、たとえば心はどのように働くのかということに関する優れた理論によれば、心の働きは異なる機能を果たすいくつかのシステムから構成されているという[25]。たとえ脳がどのようにして心を有効に機能させるのかについては知らなくても、特定の心理過程がその過程に特異的な脳の基盤を持っているという仮定は理にかなっている。脳の機能局在について我々が既に得ている知見と、いかなる心理過程に対してもすべての脳領域が均一に動員され活性化されなければならないとしたら非効率であるという実に妥当な仮説に基づくと、一般的にいって、機能局在についてはほとんど真実であるように思える。しかし、たとえこれらがすべて正しくても、やはり精神状態によって因果の説明をすることはできないということにはならない。それらの事実が示すことができるのは、せいぜい、特定の精神機能を引き起こす神経ネットワークの基盤が脳の特定領域に局在しているかもしれないという程度のことである。

ＮＡＴを支持するためには、因果的な意図というものがつかの間の幻想であるということを普遍的に証明する必要がある。しかしこれまでの科学的研究からは、そのような証拠は得られていない。最も興味深いエビデンスは、神経科学者のベンジャミン・リベット（Benjamin Libet）らによって行われた研究の成果である[26,27,28]。この研究に対しては膨大な数の論評が出されたが、その多くはリベットの研究はＮＡＴを指示する最初の直接的根拠であるという主張であり[29]、その意味で彼の研究は詳細に検討する価値があるといえる。リベットの独創的な研究は慎重に実施されたものであった。簡単にいえばその研究では、意識的な運動に関連した脳の運動野の活動電位を測定したところ、被験者が実際に行動を起こすよりもおよそ五五〇ミリ秒前に脳が活動を開始することが証明され、被験者が意図的な行動を起こそうと意識するよりもおよそ三五〇〜四〇〇ミリ秒前に脳が活動を開始していることも明らかになったのである。

これらの研究結果やその続報が妥当であると仮定しよう。しかし脳の活動の方が時間的に早い段階で始まるからといって、意識された意図が行動の動因にはならないとはいえない。それは単に、主体の意思的な体験に先だって脳の無意識的な活動が生じるという現象を示しているにすぎない。とはいえ、我々の限られた知識をもってしても、この研究成果は脳と心の関係において予期されることを正確に示しているように感じられる。意識された意図などのすべての心理的過程は脳の活動から始まるはずである。神経回路における電気的インパルスの伝導速度は非常に高速であるが、脳活動とそれに関連する行動の間にはいくらかのタイムラグがあると考えられている。さらに、脳内の電気活動はすなわち脳内の電気活動であるとしかいいようがなく、決断あるいは意図などの精神状態ではない。準備電位は個人による決断ではない。意図を自覚するよりも前に準備電位が存在することが、意図が行動の動因にならないことを意味するわけではない。

　リベットは、衝動あるいは欲求といった精神状態と決断や意図を慎重に区別したわけではない。しかし実は実験によるエビデンスによれば、準備電位と関連するのは意図や決断よりもむしろ衝動の方なのである[29]。リベットの業績を厳密に解釈すると、無意識的な衝動などさまざまな意識下の原因変数が行動に先行して存在しているものの、それでもなお意図することは行動にとって必要なのだといえる。

　リベットはまた、意図を自覚してから意図した行動を行うまでの間に、人はその行動の実施を「拒否」できると述べている。たいへん興味深いことに、彼が主張している「拒否」をさせる神経部位は既に同定されている[30]。驚くべきことにリベットはこの「拒否」を未決定の行為[e]と考えているのであるが、これについては疑わしいとされている。いずれにせよこの考えに照らせば、主体がその行動を遂行しないようにするのは主体の精神状態、すなわち新たに形作られた拒否という意図であるということになり、脳はすべての働きを司っているという主張を弱体化させることになる。

　リベットが研究で用いた課題は「無作為」の手指運動であり、いかなる思案も含まれておらず、特定の動きに対する合理的動機付けもなかった。倫理や法は、どのような行動をとるにしても常に妥当な理由があるという状況で意図的に行われる行動に対処するためのものであるが、リベットの研究で行われた動作は、倫理や法に関連する行動とは非常に異なっている。リベットの実験で行われるのは無意義な動作であるため、今のところ、その理論的枠組が一般的な意図的行動の典型例なのかどうかについては議論の余地がある。

訳注e　未決定の行為：ここでは、行為の前に意識的な意図が介在する余地があることを意味する。

リベットの研究は魅力的ではある。しかしその研究により、人間は概して意識的で意図的な行為者ではないのかという疑問や、ある行動を起こす正当な理由があるときには人間は意識的な意図を用いることができるのかという疑問が解明されるわけではない[31]。さらに、他者の意図を理解する能力は、四千万年前に進化した新世界ザルにおいても認められる。もしも行動を説明するうえで意図が何の役割も果たさないのであれば、自然淘汰の観点からは、このような能力が生み出されたり維持されたりするはずがない[32]。要するに、神経科学や同種の専門領域において驚くべき発見や目覚ましい進歩があったにもかかわらず、NATの正しさを証明するような説得力のあるエビデンスはいまだ得られていない。しかしこの結論は、将来の発見によって土台から崩される可能性がある。したがって次に、NATが意味することについて考えていく。

### ◆無行為論が意味すること

NATは、我々が次にどうすべきかについて、いかなる指針も与えてはくれない。生き方を決定したり正当化したりするのは行為者の行為であり、機械の行為ではない。もしも我々が行為者でないのなら我々にとって規範的強制力となるような規定は存在しないことになり、さらにいえば、NAT自体が自己矛盾に陥ることになる。ここであなたが、結局のところ自分は意思や理性を持つ行為者ではないとする機械論的な見解を確信していると仮定しよう。(もちろん、「確信している」という概念もまた幻想ということになる。確信しているという状態は、あなたが何らかの根拠あるいは議論によって説得されたことを意味するのだが、脳の機能は何かに説得されたりはしない。そこでは単に神経物理学的な変換が起きているにすぎない)。さて、あなたはどうすべきなのだろうか。あなたは、自分の故意や意図がこの世の中で何かを引き起こす力を持っていると思うのは、幻想であるということを知っている。(上記と同様の議論だが、純粋な機械論的な見解に照らした場合、何かを「知ること」とは何を意味しているのだろうか。しかし概念的な屁理屈はもう十分だろう。そろそろ要点を明確にしていくことにする)。その一方で、あなたは自分自身が喜びや痛みのような感覚を体験すること、自分自身や世の中に何が起きているのかについて関心を持っていることも知っている。あなたは何もしないで静かに座って神経伝達物質が働くのを待っていることはできない。そしてあなたは神経が次の行動を決めてくれるのを待つこともできない。もちろんあなたは熟考したり行動したりするだろうし、そうしないではいられない。道徳的にも政治的にも正当な理由から我々が自主的に目標を設定した場合には、新しい神経科学がその目標の達成を助けるための手段を提供してくれる可能性はある。しかし神経科学は、我々がどのように共生すればよいのかを示すことはできない。

## 責任能力と意思能力

責任能力（responsibility）および意思能力（competence）と神経科学との関連を理解するためには、これらの用語の意味を正確に理解しておくことが必要である。したがってここではまずこれらの用語の意味について簡単な解説を行う。そのうえで、これらの問題への取り組みに神経科学を用いるにあたり、二つの紛らわしく不適切な利用の仕方があることについて述べ、神経科学という新しい分野の真の含意についても言及していく。

### ◆責任能力と意思能力の定義

責任能力と意思能力は行為者の属性であり、公式に決定される場合も非公式の場合もある。この属性は、行為者が非難に値するかどうか、または行為者の自己決定権が無効にされるかどうかといった特定のタイプの判断を導く。道徳や法、そして通常の交流における責任能力と意思能力の概念は、必然的に人間についての概念や対人交流の本質の上に成り立つものである。周知のごとく、もしも人間が理性的な生き物で、状況に関連する事実を理解したり、意識的な行動において規則や基準に従ったりすることができるのであれば、道徳性や法にできることは行動の指針を示すことのみである。したがって責任能力や意思能力のある行為者とは、ある文脈の中で状況を把握し、適切な判断に基づいて行動できるという一般的な能力を持つ人のことである。脳や神経システムではなく行為する人間という意味での人は、責任能力や意思能力を持つ場合もあれば持たない場合もある。これから筆者が述べるように、正しく理解された責任能力と意思能力はほとんどの人が考える「自由意思」とは無関係である。理性、すなわち行動の基準は、責任能力と意思能力の主要な試金石である。強制力は、理性と同様に行動の基準となるが、これが働いていないということも責任能力が認められる条件とされる。すなわち責任能力があると認められるのは、脅しによる苦渋の選択をする必要がない状態で行動したときなのであるが、このことはあまり理解されていない。

事実上すべての責任能力と意思能力に関する判断は、それが公式であっても非公式であっても、主として問題となっている文脈における行為者の理性的能力の評価に基づいている。たとえば、もしある人が、提案された治療の危険性と有効性、その治療はどのような形で自分に適用されるかについて理解しているとしたら、その人は治療に同意する能力があると見なされる（本章のインフォームド・コンセントの項目を参照のこと）。また、もしある人が、自分の行為の本質を理解する能力またはその行為が不正であると理解する能力を有していれば、刑事責任能力があるとされる。精神疾患の影響により冷静な判断ができない状態で罪を犯した人は、責任を免除される。これはその人の理性が障害されているためであり、その行為に対して精神疾患が因果的役割を持つからではない。責任能力と意思能力に求められる理性の基準は、ほとんどの成人が実質的には常に最低限の理性的能力があるという事実や、我々が当然受け入れるべき公平性や正義に関する道徳理論と合致している。

責任能力に求められる理性の要件、すなわち当該状況下における一般的な理性的能力は、議論の余地のないものでも自明のものでもない。どのような種類の能力がどの程度必要なのかについては、ある種の付随的かつ規範的な概念に基づいて判断する必要がある。たとえば法的責任能力は、規則が制限する行動を理解する能力が必要とされるとともに、規則が適応される理由を理解する能力も必要とされるであろう。どのような理性が求められるのかは、その時どきの状況によって異なる。契約締結能力に必要な条件と刑事責任能力の要件は同じではない。これらは理性的な人にはいかなる多様性があるのか、あるいはいかに多様であり得るのかといったことに関する、道徳的、政治的、そして最終的には法的判断の問題である。ここには規範的な問題も関係してくる。政治や法のシステムの中で、理性の問題についていかなる結論が出ようとも、そのような議論が対象とするのは人間の行為、すなわち理性に導かれた意図的行為なのである。

強制や強要に関する免責のための判断基準も存在するが、そのような基準に基づき免責がなされる頻度はあまり高くはない。正確に解釈すれば、強制があったとされるのは、行為者には過ちがなく、脅迫的な「苦渋の選択」を迫られ、容易には逃れることができずに脅しに屈してしまうような状況である。刑法における、脅迫による免責の典型的な例は、その被告人がその罪を犯さない限り殺されたり重大な肉体的危害を加えられたりするという脅迫を受けており、「理性的で意志の固い」人が最終的にその脅迫に屈した場合である。もちろんその被告人は意思と理性を持って行動していたことになる。我々が強制されて罪を犯した行為者を免責するのは、決定論や因果律が作用していたことが理由ではない。そもそもこれらは常に作用しているものである。このような免責が道徳的にも法的にも正当化される真の理由は、我々のような生物に、いかなる脅しにも屈しないよう要求するのはまったく無理な注文だからである。そこで問題となるのは、苦渋の選択とはどの程度の状況なのかということである。これは文脈により異なる、道徳・規範に関する問題である。刑事事件における脅迫の抗弁は、契約についての免責の場合よりも強い脅迫の存在がなければ認められないだろう。どのような場合でも、因果律それ自体や反因果律的自由(contra-causal freedom)、あるいは「自由意思」が存在していたかどうかということと強制があったかどうかの判断は無関係である。内的衝動に対する反応によって行動しているように見える、あるいはより一般的なことばを使えば、自己の制御が困難であるように見える人について、その責任能力をどのように評価すればよいかという問題については長い間盛んに論じられてきている。精神病理学的には、衝動調節障害や依存症、性嗜好異常の人などがこれにあたる。もし、その人が悪いわけではないのにどうしても特定の行動をやめるのが難しいということが本当にあるとするならば、これは間違いなく免責あるいは減刑が妥当であるという訴えにつながるだろう。しかし、ある行動を起こしている行為者が自分自身を制御できないという状況は、一体何を意味しているのだろうか。この問題については他で詳細に論じているため[33]ここでは簡単に結論のみを述べるが、要するに、強い欲求という内的状態に反応する形で行動する行為者は意図的な行為者なのである。自分の欲求を満たすために薬を求め、使用する薬物依存症者は、意図的にそうしているのだ。繰り返すが、異常な生物学的変数が因果的な役割を演じているということ自体は、たとえしばしば神経科学的なエビデンスによりこのことが裏付けられている[34]としても、それだけでは行為者が自分を制御できない、もしくはそうするのが非常に困難であるとはいえない。

自分自身を制御できない人について、それを理由に免責すべきであると主張したいのであれば、理性の欠如に基づいた説明の方がよいと筆者は考えている。特定の瞬間や状況においては、激しい欲求が生じた場合、行為者にとっては理性に訴えることがこのうえなく困難となる。ここでもやはり因果律や自由意思は問題にならない。「自己制御」のような、理性あるいは常識の基準に照らした人間の行動の評価が問題なのである。制御が欠如していたかどうかは、最終的にはその行動を評価することによって、すなわち行動に基づいて証明するしかない。このような評価を行ううえで、神経科学的なエビデンスは確かに補助的役割を担うことができるかもしれない。しかし神経科学は、責任能力ありとされるにはどの程度の自己制御能力が必要なのかということについては決して示してはくれない。これは規範的、道徳的な問題であり、最終的には法的な問題である。

### ◆責任能力に対する有益でない二つの神経科学的難題

神経科学的データが責任能力や意思能力について判断するための基準として妥当かどうかを考える前に、まず神経科学がもたらした二つの難題について理解しておくことが重要である。(本節では、議論を簡略化するため責任能力のみについて触れる。ただしこの検討は、意思能力にも当てはまることである)。

一つ目の難題は、我々はそもそも行為者ではないという見解である。これまで述べてきたように、責任能力の判断基準はすべて行為者に関わることである。しかし、もし我々が考える人間性の概念が誤っていたとしたら、人間は責任能力を持ち得ないということになる。この見解が認められないことについては前節で述べたため、繰り返す必要はないだろう。

二つ目は、決定論から生じた難題である。決定論は、哲学者にとっては、責任能力に関するなじみ深い論拠である。西洋思想では二千年以上もの間、決定論や普遍的な因果律のようなものが真実ならば、人は自由意思や責任能力を持ち得るのかということについて議論してきた。決定論的な説明は、科学的理解の変化やその時代の風潮に伴って変わってきた。社会組織学、無意識的精神力動学、行動心理学、遺伝学などはすべて決定論的理解の基盤と見なされてきた。このような移り変わりがあったにもかかわらず、決定論と責任能力は両立しないという真偽の定かでない議論はもはや過去の問題となっている。通常この議論においては、自由意思とは、人が自分自身以外の何ものにも影響されずに行動する「反因果律的自由」と呼ばれる能力であると考えられている。もし人がこの能力を持っていないのであれば、責任能力や人間の尊厳などの価値ある概念には正当性がないとされる。このような考えは非常に多くの原因変数を容赦なく顕在化させるため、人間の行動に関する科学的理解について混乱を招くことになる。そうなると我々は、荒れ狂った嵐の海に放り出された小舟のようなものである。しかし神経科学は、おそらく最終的には行動の最終経路である脳が単なる機械にすぎないことを暴き、この考えを支持することになるのであろう。

そのような危うい状況について議論する前に理解しておくべき重要なことは、責任能力について検討する際には、神経科学あるいは遺伝学などが関係する生物学的要因よりも、非生物学的要因、すなわち社会学的要因の方が問題を引き起こしやすいという点である。つまり我々は、生物学的な原因変数以上に、社会学的な原因変数を概念的問題として管理できていないようなのである。普遍的因果律や決定論に基づく世界では、概念的な観点から因果の仕組みを生物学的なものと社会的なものとに区別することは不可能であり、社会的要因よりも生物学的要因の方が生活を営むうえでの脅威となるとはいえない[35]。自由意思を論じるにあたっては、その意思を生じさせる動因はあくまで動因であり、それが生物学的なものであっても、心理学的なものであっても、社会学的あるいは占星術的なものであっても違いはないのである。

決定論に関してすべての人が納得するような定義は存在せず、我々は決定論が正しいかどうかを確かめることはできない。しかし実際に使える定義としては、おおよそ以下のように定められるだろう。すなわち決定論とは、すべての事象には宇宙の物理的法則にしたがって作用する原因が存在するのであるが、その原因もまた一つ前の宇宙の状態に作用した同じ物理的法則がもたらしたものであり、この世界には、宇宙の一番初めの状態に端を発したこうした因果関係が連続的に生起しているという理論である。これは定義としては大胆すぎるかもしれないが、宇宙はあまりにも規則正しく整然と法則に従うため、普遍的因果律がほぼ正しいという仮説を受け入れざるを得ないように思われるのである。哲学者のガレン・ストローソン（Galen Strawson）は、この定義を「実在論[f]的制約（realism constraint）」と呼んでいる(36)。これはほとんどの科学的な訓練を受けた精神科医に、たとえ人間主義者の精神科医であっても、確実に受け入れられる見解である。もしもこの仮説が正しいのであれば、我々の行動も我々自身も、我々が制御することやそれに対する責任を持つことが不可能な因果関係の連鎖から生じたことになる。このような世界観においては、行為やその他のことについての責任能力という概念は成り立ち得ない。

　これは基本的に「全か無か」の議論であると認識される。もしも決定論または普遍的因果律が正しく、責任能力との両立が不可能なのであれば、人は何かについての責任を持ち得ないということになる。したがって、決定論の真実性、あるいは決定論と責任能力が両立しないという疑わしい主張の真実性に対して妥当な反論ができなければ、真の責任能力というものは存在し得ない。しかし我々が持つことができるのは、せいぜい行動を起こさせる責任能力の幻影、「責任能力らしきもの」であり、その程度のものを持っているからといって、人が真に称賛や非難、褒賞や罰に値する、あるいは自己決定や強制といった概念があてはまる存在であるとはいえない。仮にこれ以上の反論はできないとすると、次のような現実的な疑問が残されることになる。それは、すべての人が、お互いに責任を負い、称賛し、非難し、報酬を与え、罰することには十分な正当性がないことを知っている場合、我々が「責任能力らしきもの」を持っているなどという見解がこの問題に対する解決策として「機能する」のかということである。

　人間が反因果律的自由、すなわち自分以外の何物にも影響されずに行動する「神のような」能力を持っているとする考えは、「苦しまぎれ」の形而上学である(37)。しかし、そうすると我々は、責任能力は存在し得ないという見解を受け入れなければならないのだろうか。責任能力に関する哲学には、その主流派とされる、真の責任能力が決定論の真実性や反因果律的自由の非存在と矛盾するわけではないと考える「両立主義（compatibilism）」という妥当な見解がある。この見解を支持すれば、行為者が意

訳注f　実在論（realism）：意識や主観を超えた独立の実在を認め、何らかの意味でそれと関わることによって認識や世界が成立すると説く立場。

図的に、合理的に統合された意識を持って、理性の欠如に悩まされることも強制されることもなく行動したときには、その人は責任能力を問われることになる。両立論者は、このような状況であれば十分に責任能力の根拠となる「意思の自由」があるといってもよいと考えている。

決定論と自由意思、責任能力の間の関連性についての形而上学的な疑問を解決するための、決定的で解釈に議論の余地のないような論拠は存在しない。つまりこれは科学的な問題ではなく、形而上学的な問題なのである。それにもかかわらず、両立主義は完全に妥当と考えられるような立場を維持しており、実際のところ、責任能力について議論する哲学者の間では支配的な考え方である。そしてこの考え方は、現存の道徳的および法的意思能力に関する慣例に完全に一致している。結局のところ、たとえ決定論が真実だとしても、理性的な人もいればそうでない人もいる。死の脅威にさらされるような脅迫を受けながら行動しなくてはならない人もいれば、（幸いなことに）そうでない人も多い。しかし、もう一度いうが、もしもＮＡＴが正しいのであれば、両立主義では真の責任能力の存在を主張できない。なぜなら理性や強制は、行為者に適用される規範的な概念だからである。

要するに決定論や因果律は、それが神経科学から生じていようと、人間の行動を因果的に説明する他の理論から生じていようと、実際の責任能力の慣行とは無関係なのである。因果律が認められないとしても、決定論が誤りであったとしても、いずれにせよそのことが、責任能力があるという基準や基盤となるわけではない[38]。むしろこれらの用語を使用することは、責任能力という概念を混乱させるだけのようでもある。このような事情により、原則的には神経科学や他の科学による行動の因果的理解は進んでおらず、我々人間（あるいは我々の一部分）が意図を持つ生物ではないことや、最小限の理性すら持たない生物であることが決定的に示されない限り、法における責任能力の概念が脅かされることはない。そして意図や理性について直接的に示すことのできる生物学的根拠あるいは社会的根拠は存在しないため、行動面から証明していくしかない。

もちろん多くの人が、動因は、とりわけ異常な動因は、それ自体が免責の理由になると信じてしまっているということも事実である。しかし、これはまさに単なる解釈上の誤りであり、筆者はこれを「基本的サイコリーガル・エラー（fundamental psycholegal error）」と呼んでいる[39]。人の行動に対して何らかの影響を与えるような新たな「精神症状」が発見されるたびに、人は新しい免責の理由を作り出そうとする。この主張の支持者が自分に都合のよい動因だけを取捨選択すると、責任能力に関するすべての概念を例外なく脅かすことになる。しかし病気の症状やその他の動因は、当該状況下において免責が認められる程度にまで理性を損なわせていない場合は、責任能力には関係しない。この場合、免責の条件は理性の減衰であり、精神症状など、特定種類の動因の存在ではない。最高裁判所も認めているように[40]、たとえば青年期の人に死刑を課すべきではない理由として、この年代では理性的な能力が十分に発達していないということと、皮質ニューロンの髄鞘形成過程がまだ終わっていないということが挙げられる。しかし髄鞘形成が不完全であることは、正真正銘の減刑条件、つまり理性の減衰が存在するという根拠を説明する要因の一部でしかない[41]。

### ◆神経科学と、責任能力と意思能力に関する個人評価

評価が最も容易なのは、意識が著しく変容しているという根拠があるケースである。道徳的、法的な責任能力および意思能力の判断のためには行為と理性について検討する必要があるのだが、そのようなケースでは、その人は行為をしていないか、その行為は理性的ではないかのどちらかであるといえる。なぜなら行為には理性が損なわれていない意識が必要であるため、意識が著しく変容しているのであればそれは行為とはいえないであろうし、理性には自己省察の能力が必要なのであるが、その人の場合その能力は変容した意識により損なわれているからである。このようなケースでは、神経科学的エビデンスは、その人は行為をしていないという代理人の主張が妥当かどうかの評価と関連し、我々がその人の精神状態を理解する際にも役立つだろう。もちろん責任能力と意識の関連性についてはこれまでに明らかにされており、我々は現代の神経科学の研究技術が考案される前からこれらを評価することができた。したがって意識の変容が明らかなケースについては、神経科学は道徳的あるいは法的な新しい知見をもたらしてはくれないが、その状態をより正確に評価するという意味においては有益である。

問題となるケースは、行為者の意識が損なわれておらず、その人が行為したことが明らかな場合である。このような場合でも、何らかの異常性が認められれば行為者の責任能力と意思能力に対して疑義が生じる。たとえば教養のある人が理解しているように、異常性が直接的に暴力的行為を引き起こすわけではないため、その異常性が因果的な役割を演じたというだけではそれ自体は免責の条件にはならない。しかし異常性は、激情、衝動性、脱抑制などの行動様式や特性を生み出し、それらが暴力行為を行わせやすくするため、そうした意味で異常性と責任能力との関連が問われるかもしれない。結局のところそうした状態や特性によって、理性を損なう可能性があり、そうなると、行為者にとって規則を守ることはより困難となるだろう。たとえば行為者が小児であったり発達障害を抱えていたりする場合には、理性に関わる能力が十分に発達していないと考えられるため、全責任を負わされることはない。こうしたケースにおい

ても考慮されるのは理性であり、自由意思が働いていたかどうかではない。注意すべきなのは、理性に関わる能力が、育てられ方といった非生物学的な理由によって阻害されている場合でも、同様の分析がなされるということである。生物学的要因だけが特別扱いされることはない。

道徳や法では、理性の減退と責任能力との関連性は古くから認識されており、現代の神経科学が登場するはるか前から免責や減刑の理論や原則が展開されてきた。最低限の理性ですら、それを持つ人はいないと神経科学が証明しない限り――とても証明できるとは思えないが――責任能力に関する基本的な判断基準が変わることはないだろう。その一方で、理性を損ない得る各種の疾患について、神経科学において今後さらに多くの発見がなされることは間違いないだろう。そうなることによって、免責や減刑の原則が適用される範囲が現在より広がったり、減刑や免責についてもっともらしい訴えをするような人が増えたりするかもしれない。さらに、神経科学の知見を用いることによって、より正確に免責や減刑の判定ができるようになる可能性もある。

責任能力と意思能力に関する最後の問題は、行動的エビデンスと神経科学的エビデンスを分けて考える必要性が生じる可能性についてである。これまで述べてきたように、責任能力と意思能力は完全に行動が判断基準となっている。しかし、もし行為者が間違いなく理性的であるのにその人の脳には異常が認められる場合、あるいは明らかに非理性的であるのに神経診断学的には目立った所見がない場合は、どのように対応すべきだろうか。このようなケースでは明らかに、画像よりも行動の方に説得力がある[42]。繰り返すが、責任能力と意思能力を有しているのは人であって、脳でも神経系でもない。神経診断学的所見は、せいぜい判定が難しくあいまいなケースの解決に関わってくる程度である。

## 認知機能の増強操作

仮にあなたがこれまでに目を覚ます、または集中するという目的で、あるいは幸福感を高めるために、コーヒーや紅茶を飲んできたとしよう。そしてそのような目的で脳にカフェインを送り込むことは正当であると考えたとする。これはあなたが自分の機能を高めるために、脳にカフェインを送り込む手配をする以外の努力をすることなく、直接的な刺激を脳に与えることを、ときには正当化してもよいと考えているといえる。それにもかかわらず、正常な認知機能の増強操作（enhancement）を許容すること、あるいはやむを得ずそのような操作をすることは望ましいのか、あるいは差し支えないのかという問題は、概念的、道徳的、政治的、そして経済的に非常に大きな困難を生じさせる。このことに関しては、ここでは主要な問題に触れるにとどめておく。興味深いことには、神経科学的発見はさまざまな問題を生じさせる可能性があるものの、正義や公平性、自由、有効性といった問題の大部分は以前からおなじみのものであり、我々はそれらに対処するための理論的資源を既に数多く手にしている。しかしその中でも、我々を未知の領域に導き得るような特異的な問題が一つある。それは、認知機能を増強することによって、我々を人間たらしめているものや我々の人間性が奪われてしまうのではないかという恐怖である。ここではまず基本的な問題に触れてから、この厄介な不安について考えていきたい。

　まずは、議論の余地はあるものの、非常に妥当で必然的に単純明快となる仮説を立てたい。それはすなわち、我々が正常と異常について、比較的、価値中立的（value-free）な概念を特定することができ、それらの概念は多くのケースで問題視されることなく適用されるという仮説である。そうした概念が受け入れられない限りは、治療と機能の強化とを区別することは不可能である。なぜならその区別は、先行する状態が正常と異常、どちらの概念にあてはまるかによるからである。いうまでもなく、正常と異常の境界線は、概念的な理解や実証的資料の蓄積が進むにつれて、または文化的規範が変わることによって変動する。しかしそうした区別が道理にかなったものであるならば、治療と増強操作の区別、つまり異常性の治療と正常機能の向上の区別もまた効力を持つことになる。

　二つ目の基本的な問題は、増強操作は行為者の側の努力を必要とするのかしないのかということに関連する。多くの人は、努力の結果として自分自身を向上させることは、努力せずに変えようとするよりも道徳的に優れていると信じている。しかしコーヒーの例が示しているように、努力を伴わない認知機能の増強が本質的に不道徳なわけではない。努力をせずに増強した認知機能による功績は、努力による功績と同等には称賛や褒賞に値しないという取り決めをすることは可能である。しかしこの問題は、努力を伴わない認知機能の増強それ自体が間違っているかどうかという問題とは区別される。これは複雑な倫理的問題でありこの章の中で解決することはできないため、問題提起をするにとどめる。

　我々の社会ではさまざまな増強操作が、それを用いる経済的ゆとりのある人に対しては既に道徳的にも法的にも許され、多くの場合是認されている。なかにはきわめて高価なものや手に入れるためには多大な努力を要するものもある。たとえば、外観が損なわれているわけでもないのに美容外科手術を受けたり、診断基準にあてはまるような症状がないのに気分を高めるために向精神薬を処方してもらったり、不法に使ったりすることがそれにあたる。そしてこれらの増強操作は、それを購入できる人しか利用できない。実際、医師が患者に増強操作目的で治療薬を処方することの是非は、臨床倫理ではおなじみの問題である。一方で、増強作用のあるその他の物質、たとえばカフェインやニコチンといったものは処方箋が不要であり、安価で、基本的には誰でも利用することができる。これらのことから、増強操作そのものが好ましくないとか不道徳であるとかといった一般的な信念が必ずしも存在するわけではないことがわかる。法はそうした増強操作の販売や利用について、警告表示や処方箋の義務付けといったさまざまな方法で規制している。しかしそれらは影響力に乏しかったり、間接的なものであったりするため、金銭的余裕がある人に対しては抑止力としての効果はほとんどない。したがって、誰がどのような増強操作を手に入れるかについての主要な予測因子は、個人的嗜好や良識、医師などによる積極的な後押し、そして財力なのである。

増強作用が見込まれるいくつかの物質については、その使用が大幅に制限されていたり完全に禁止されたりしている。これは、覚醒剤のような物質を使用することは万人にとってあまりにも危険であるという政府の判断、あるいは、スポーツ大会などの特定の状況においてそれらを使用することは不公平もしくは好ましくないと考えられていることによる。また、脳を変化させる物質の使用をためらう私的な理由としては、脳は複雑な器官であり、そのような物質が長期的に見て脳にどのような影響を及ぼすかについてはたいていの場合はっきりしていないという問題が挙げられる。結局のところ我々は、増強操作のために治療と同等の危険を冒そうとは思わないのだろう。なぜなら苦しみの原因となる異常性や機能不全を取り除くことによって利益を得ることは、正常な機能を向上させることによって利益を得ることと比較して問題が少ないように思えるからである。このような規制や警告が存在するからといって、我々の道徳や、政治、法文化において、認知的あるいは生物学的技術を用いた増強操作が既に幅広く認められ、受け入れられているという現状が揺らぐことはない。個人の自由を尊重し、ほとんどの商品の開発と流通に市場原理が用いられている社会においては、これは驚くようなことではない。

増強操作を利用することで、よい学校に入ったりよい職業に就いたりといった社会的に望ましい効用を手に入れる可能性がおおいに増すのであれば、分配の正義という点で悩ましい問題が生じてくる。たとえば裕福な家庭に生まれ、よい学校に通って既に教育面で優位に立っている人がいるとする。その人が、さらに自分の覚醒度や注意力、集中力を高め、認知機能テストの成績に反映されるような能力を強化するような物質、すなわちメチルフェニデートやモダフィニルの処方箋を手に入れやすい立場にあるとしたら、それは本当に公平であるといえるのだろうか。どのような場合でも不平等であることは正当化されないという理由から、これは公平ではないとする見解が多い。しかし、自由や効率などの価値観を追求した結果生じた不平等は公平なものと認めるべきだという人もいる。この問題を解決することは不可能であるが、効果の高い増強操作が現れるにつれて、特にもともとの財力や増強操作の利用しやすさが不当に不平等である場合には、分配の不公平が生じる可能性も高まるという点には注意しておく必要がある。

　神経科学の発見によって、人生における重要な課題で確実によい実績をあげられるように身体機能や認知機能を高めることのできる、効果的で的確な増強操作がもたらされる可能性がある。ここでその増強操作には望ましくない副作用がないと仮定しよう。さらにその手段は一般市民には高価すぎて誰でも利用できるわけではないとしたら、不平等という形での不公正が生じる可能性が高くなるだろう。この問題については、そうした増強操作を禁止する、あるいは、補助金その他の仕組みによってより利用しやすくするという対処法が考えられる。しかしこれまでに規制されてきた薬物が示す状況からいえるのは、前者の有効性は不明確であり、後者では、人のもともとの素質が平等ではないため望ましい結果は得られないであろうということである。すべての人を正確に同程度の能力とするような奇跡的な増強操作が開発されない限りは、能力分布が平行移動して全体的に高くなるだけで、もともとある不平等性は残ることになる。また、非常に効果的な増強操作が善の追求ではなく悪徳サービスのために利用され得る点にも注意する必要がある。

　何らかの方法ですべての人の能力を高めることは、たとえ不平等が残るとしても社会にとっては望ましいことであり、さまざまな仕組みを導入することによって実行されるべきであろう。たとえば、平均よりも知能の低い人の認知能力を強化することができれば、本人にとっても社会にとってもよい結果がもたらされるだろう。しかし、生来の知能が高い人にも同様の増強操作を行うことが許されるのであれば、もとの知能が低い人の認知能力は、生来知能が高い人と同等にはならない。より完全な平等性を追求するために、通常の能力がある閾値に達しない人に対してのみ特定の増強操作を許し、閾値以上の能力がある人には増強操作を禁止するとしたらどうなるかと考えてみると興味深い。そのような構想は、現時点では自由と平等の保護の観点から憲法違反とされるであろうが、何らかの不平等性により社会構造が脅かされることになれば、このような法律を裁判所が支持するという状況も想像できる。

　国は増強操作の使用を強要したり義務化したりすることによってそれを強制し、使用しない場合には不都合が生じるようにしてもよいのだろうか。いくつかの増強操作の強制は既に行われている。義務教育、または義務教育に相当するものは、すべての市民に課せられている。それは、市民が知識を持って政治活動や経済活動に参加できるようにしていくことがきわめて重要であると国が考えているからだ。どのような自由も絶対的に保護されるということはありえず、国に十分説得力のある目的がある場合は、いかなる自由であっても侵害され得る。しかしそのバランスについては常に考慮しなくてはならない。たとえば、義務教育の正当化と同じような理由から、社会全体の認知能力を増強させることが望ましいとの合意が広くなされたとしよう。そうなると、社会全体の利益のために、新たに開発された害のない神経科学的な増強操作をすべての人、特に生来知能の低い人に対して強要することになるに違いない。増強操作を受けたくない人の自由は侵害されることになるが、おそらくその侵害は正当化されることになるであろう。

次のようなたとえ話を考えてもらいたい。恐ろしい伝染病の蔓延を防ぐために、宗教や道徳、その他の理由で強く異議を唱える市民も含めて、すべての人に予防接種が強要されるという状況は起こり得る。この場合、予防接種は一種の増強操作であるといえる。もちろん先に示した例とこの状況は区別される。ある人が自分の認知能力を高めなかったからといって、それが社会を悪くさせるような脅威にはならない。ただその人がよい状態になれなかったというだけのことである。その一方で、ある人が予防接種を受けなかった場合は社会に害が及ぶ。これは純然たる違いなのであるが、社会の福利に反するかどうかを決める基準は規範的なものであり、容易に変化し得る。認知能力の増強操作を拒否することは社会に害を及ぼすことになると概念化し直すことは難しくはない。たとえば、認知機能が既定の基準以下の人は一般市民の重荷になる可能性が高く、強化されていない低い認知機能は社会全体の福利を脅かすものと見なされるかもしれない。絶対的な基準は存在せず、それらは常に規範的である。要するに、増強操作により社会の利益が増大するにつれ、国もそれらを強要したり義務化したりすることにより力を入れるようになる。とはいえ、選択の自由や、思想および言論の自由を重要視する従来からの考え方に則れば、増強操作の強制は政治的にも法的にも制約していくべきであるといえる。

増強操作の効果の有用性が広く認められたとすると、我々の正常に関する概念もおおいにそれぞれの影響を受けることになり、正常の基準が大幅に高くなると考えられる。もしそうなると、以前は正常とされていた能力が異常と見なされるようになり、強化ではなく治療と称するのが適切だということになる。このような状況で正常の基準を満たしていない人の不利益が大きなものであれば、これらの人は、もし費用が払えないときには国が治療費を負担するべきであると強く訴えることができるようになる。実際には現代のいかなる道徳理論や政治理論に則っても、恵まれていない人に治療を提供する義務の方が増強操作（もしそのようなものが存在するならば）を提供する義務よりもはるかに重要である。しかしこの分配の正義はこの章の範囲を超えた論題であるため、第8章を参照していただきたい。

　最後に、増強操作が我々のアイデンティティや人間性、そして人間の本質を脅かす可能性について考えてみよう（例：文献43、44、45）。我々が活力や認知機能、気分に影響を及ぼす物質を使えば、我々の「基準値」とは異なった状態となる。しかし我々の自分自身に対する認識はたいていそのままであり、いかなる意味においても「完璧」の域に達する人は存在しない。したがってほとんどの場合は上記のような問題が引き起こされることはない。しかし、これまでは想像すらできなかった神経科学の発見がもたらす大きな変化は、通常の自分と強化された自分の間の連続性を断ち切る可能性があり、それによって我々のアイデンティティや人間とは何かという感覚が危うくなるかもしれない。恐ろしいのは、我々が本物の人間ではなくロボットになってしまうことである。それは大部分を自ら作り上げたといえるような生物ではなく、人工的な作品である。先にも言及したように、「神秘主義者（mysterian）」[g]と呼ばれる哲学者をはじめとする多くの人は、意識とは何かという問題を解決することは人間の認知能力の範囲を超えたものであると信じている。ここで、認知機能を顕著に増強させることにより、我々がその問題を解決できるようになったと仮定してみよう。このような発見は、我々の生物学についての理解に革命をもたらし、非常に強力に行動を制御する技術を創り出すことを可能にし、ほぼ確実に我々の自分らしさの感覚や、道徳的・政治的信念や取り決めを大きく変えることになるだろう。この恐れ知らずの世界がもたらす悲惨な未来予想図は多くの人に不安を引き起こし、これほど重大な増強操作には相当の制限を加えようと考えることになる。しかし科学技術の歴史が教えてくれるのは、明らかに道徳的な含意を持つ、進歩した技術の利用のされ方である。すなわち新しい技術が道徳的に問題となる可能性があったとしても、道徳的に正当化できそうなときや重要な利益をもたらすように思われるときにはその技術が用いられることになるという歴史である。これは、幹細胞研究に関する論争やプロの運動選手のステロイド使用、大量破壊兵器の使用などを考えてみればわかるだろう。倫理に関する議論が将来どうなるかについては想像することしかできないが、強力で安全な強化技術の使用を差し止めることは当分の間できないと考えた方がよさそうだ。

　結論としては、繰り返しになるが、神経科学が新しい問題を引き起こすわけではないということについては注目する価値が

訳注g　神秘主義者（mysterian）：神、絶対者などの究極的実在との直接的、内面的一致の体験を重んじる思想を持つ人。絶対主義は、哲学または宗教上の思想であり、プラトン主義の伝統や、梵我一如を唱えたウパニシャッド哲学がこれにあたる。

ある。行動心理学に基づく強化方法や遺伝子操作についてはよく知られており、かなりの議論がなされている。神経科学については、より効果的で特異的な強化技術を提供することによって問題が生じ得るというだけのことであり、これまで議論されてきた問題と本質的な違いはないのである。

## 市民の自由に対する潜在的脅威：プライバシー、行動予測、治療

　神経科学の発見によって、市民の自由に対する大きな不安を引き起こすような難題がもたらされる可能性がある。プライバシー、行動予測、それに治療という側面から論じたい。神経科学だけでなく他の科学においても新たな発見により同様の状況が起こり得ることから、これは間違いなく普遍的な議論であるといえる。神経科学は我々の私的で主観的な体験のさまざまな側面を暴露することによってプライバシーを侵害したり、我々の同意なしに行動を予測したり制御することによって自己決定権を損なわせたりする可能性を秘めている。このことは、神経科学の利用に対する強い反対や、大幅な規制を求めることにつながる可能性がある。その一方で、本当に正確に嘘を発見することができたり、危険な行為の制御ができたりといった価値ある結果が得られるような技術が使用可能になれば、これは非常に魅力的なことであり、それを利用したいという衝動は強くなるかもしれない。テロとの戦いにおける国の法的対応について考えてみれば、プライバシーを侵害する技術の使用を正当化することは結局のところ難しくはないのだとわかるだろう。

　そこで問題となるのは、このような技術に対していかなる法的あるいは組織的な制限をかければよいのかということである。技術的に類似している事例として挙げられるのは、個人住宅内における大麻栽培を探知するために住宅の外部から熱感知器を使用し、それによって捜索や差し押さえをするという警察の捜査方法である。これは合衆国憲法修正第四条で禁止された不当な捜査であるとして、連邦最高裁による違憲判決が出されている[46]。「精神内部調査」などという神経科学的な調査技術を政府が活用できるようになるとは思えないが、さまざまな国益を理由に、これまで保護されてきた市民の利益を侵すことが容認される可能性はある。神経科学の技術は心的内容についての情報を得ることになるかもしれないため、間違いなくプライバシーへの脅威となる。これもまた新しく出てきた問題というわけではない。神経科学の技術は同様の目的で利用されてきたこれまでの技術と比較してより侵襲的となり得るため、その利用に際してより大きな懸念が伴うかもしれないというだけのことである。

　また神経科学は、さまざまな形の将来の行動を正確に予測できるような技術を可能にするかもしれない。社会的に著しく問

題となるような行動を正確に予測できるとなれば、またしてもそのような技術を利用してスクリーニングや介入を行いたいという誘惑が生じることになるだろう。たとえば米国では犯罪や反社会的行為が大きな社会問題となっている。連邦刑務所・州刑務所には二百万人を超える人が収監されている。** 神経心理学的異常や神経精神病学的異常の中には、犯罪行為と強く関連しているものもありそうだということや、そのような異常を探知する技術力の向上を考慮すれば、反社会的行為の前歴がある人についてもない人についても、その人が将来そのような行為に至るか否かを予測できるほどに神経科学的技術が高められると考えるのが妥当だろう。犯罪行為における代償は社会的にも個人的にも非常に大きいため、もし予測技術の精度が十分であり何らかの治療的介入が有効なのであれば、スクリーニングや介入を行いたいという強い誘惑に駆られることになろう。

　スクリーニングや非自発的介入に関しては、非自発的入院をしている精神科患者や刑事司法の管理下にある受刑者のように、何らかの正当な理由により国の管理下にある人に対して行うことを正当化するのは容易であろう。患者や受刑者にも権利はあるのだが、その権利は大幅に抑制されている可能性があり、常習的犯行を予測する精度を大幅に高められるような技術であれば、市民の安全を推し進めるという目的でおそらく受け入れられるものと考えられる。

　犯行に走る危険がありそうな児童や少年、あるいは一般市民を広くスクリーニングすることについては、たとえそのリスクの状況を妥当な指標により客観的に確認できるとしても、法的にも政治的にも実施は困難であろう。予測技術や必要な介入が自由を大きく侵害する場合には特に難しくなる。レッテル貼りやスティグマといった影響、人種や民族に対する偏見が生じる可能性は、非常に恐ろしいものである。しかし、メチルフェニデートなどの向精神薬が公立学校の児童に広く使用されていることから、予測が正確であり、治療介入には十分な効果が認められ、「副作用」もごく限られているということになれば、スクリーニングと介入を行うという状況も考えられなくもない(第20章参照)。実際には科学はそこまで十分には進歩しておらず、政治的な抵抗も激しいというのが現状であり、たとえそのような計画が採用されたとしても合憲性が認められることはないだろう。しかし、危険を引き起こすような異常性を正確に同定する技術や、社会的にも個人的にも深刻な害を未然に防ぐこ

**多くの受刑者は、違法薬物を個人的に使用するために購入した、もしくは所有していたといった、薬物関連の罪状により収監されているのだが、その罪は処罰の対象ではないと考えている人も多い。とはいえ、単純な犯罪行為は米国で大きな問題となっている。

とができる効果的な介入に対して、社会がどのように対応することになるかを予想するのは困難である。プライバシーや自由という概念に対するこれまでの捉え方が大幅に変わる可能性もある。

　新たな神経科学は、脳深部刺激療法（deep brain stimulation）、迷走神経刺激法（vagus nerve stimulation）、経頭蓋磁気刺激法（transcranial magnetic stimulation）などの脳や神経系の機能に生物学的な操作を直接加える介入を次第に実現させている[47]。これらの方法は広く認められている病気を治療するだけでなく、思考や感情、そして行動を変化させるかもしれないということはおおいに人を不安にさせる。これに関してはしばしば「マインドコントロール」の可能性があるという論争が引き起こされる。多くの人がこのような介入は遺伝子操作以上に我々の自由を脅かすものであると考えており、世間の注目は高まっている。

　政府は既に、比較的限定された状況においてではあるが、向精神薬の使用を強制できる合法的な権限を有している。そして必要な服薬をせずに危険な行為に至った場合、たとえ服薬していない状況ではその患者に責任能力がない場合でも、刑事責任や民事責任を問われることになり得る。人の行動を変えるための介入が、なおも広がっていく可能性はありそうだ。周知の通り、異常や障害という概念を生物学的あるいは行動学的に定義することについては賛否両論がある。もちろん大きな異常がある場合には問題は少ないのだが、脳の構造的異常や機能的異常の判断基準については明確に定めることはできない。行動異常の判断基準となるとさらにあいまいであり、問題行動やそれに関係する構造や機能は病的なものと見なされる傾向がある。したがって、比較的価値中立的な異常の判断基準を適用することによって、行動変容を起こさせる介入を強制できるような国の権限を厳しく制限することができるという保証はない。

　たとえば連邦最高裁の判断によると、国は受刑者に対し、医療的に妥当であり他の受刑者や刑務所に勤務する者の安全を守るために必要である場合に限り、向精神薬による非自発的治療を行うことができる。これらの条件を満たした場合、望まない向精神薬の使用を避けたいという受刑者の自由は放棄させることになる[48]。刑務所内の安全な環境のための規定は重要な国益に関係するが、受刑者の行動抑制のみを目的とした薬物の使用はすべきではないという合意が広まりを見せている。これは結果的に、「医学的妥当性」の概念が機能しているということである。明らかに精神病的であり危険が認められる受刑者が治療に同意しない場合は、非自発的な薬物療法の妥当性について異論が出ることはほとんどないだろう。しかし現在、選択的セロトニン再取り込み阻害薬のような副作用プロフィールの面で比較的優れているとされる抗うつ薬をＤＳＭ-Ⅳ-ＴＲのうつ病性障害の診断基準にはっきりとは合致しない受刑者に投与すると、暴力行為の発生件数が減少する可能性があることを示唆した多くのエビデンスが蓄積されている[49]。そうなると、暴力的となる可能性のある受刑者の多くは「潜在的な」隠れたうつ病性障害を抱えており、暴力の危険性という病理は医学的な治療対象とすることが妥当であるという仮説は、きわめて魅力的なものとなる。このような仮説を、理論的または実証的に明確な論拠を持って否定することはできない。したがって安全と「治療」を目的とした適切なスクリーニングを行い、薬剤の強制投与を行う計画が立てられた場合、裁判所がそれを承認する可能性はあるだろう[50]。

　その他の例を挙げる。連邦最高裁は、限定された条件下では、国は精神病の刑事被告人に対し裁判を受けることのできる意思能力を取り戻すためだけに向精神薬の投与を行う権利を持つと認めた[51]。深刻な暴力犯罪や窃盗罪において有罪か無罪かの判決を下すことによる国の利益は、薬物を使用するかどうかを決める自由という被告人に認められた利益を侵害する十分妥当な理由となると判断されたのである。裁判所の判断によれば、そのような治療行為は限られた条件下でのみ容認される。しかし、今後その犯罪が有罪か無罪かという最終的な決定につながる薬物や技術の使用を促すような圧力がかかることは避けられないだろう。

　これに関連しておおいに議論の的となるのは、結果的に早期の釈放につながるような根拠に基づく介入を、受刑者に強制的に与えたり提案したりすることについての倫理的問題である。これは、受刑者は刑務所内では危険ではないが、コミュニティに対して危険を及ぼすような病状を有しており、それが治療可能である場合に生じてくる問題である。ここで性犯罪者の例を考えてみよう。意思能力のある受刑者が異議を唱えているにもかかわらず治療が強制的に行われれば、市民的自由に関する重大な問題が生じる。しかし、国が治療と引き換えに早期に釈放を提案するとしたら、どう考えればよいだろうか。強要に関するいくつかの理論によれば、受刑者は「早期に釈放される」という基本的な権利を有しているわけではないため、この提案は強要ではないとされる。したがって、このような治療の提案はまさに提案なのであり、脅しではない。そして、提案は自由度を高めるためになされるものである。しかし、たとえ受刑者がそのような提案を受け入れたとしても、早期の釈放は因果応報の概念、すなわち責任能力のある犯罪者は自分の罪に対する当然の報いを受けるべきであるという概念を損なう可能性がある。

　これらの例を一般化することはもちろん可能である。繰り返しになるが、国が非自発的な介入を行うにあたっては、一般市民の生活よりも、受刑者や患者など既に管理下に置いている者の生活に対してより大きな権力を行使し得る。しかし、市民にまで介入を広げる構想はおそらく計画されているだろう。既に公衆衛生当局は、暴力、特に銃を使用する暴力を病的な問題と見なしている。暴力を未然に防ぐための治療の強制が公衆衛生を守る手段として正当化されるであろうことは容易に想像できる。現在のところ、強制外来治療（outpatient commitment）は、通常重篤な精神疾患を持つ人に限定されている。しかし上記の例が示すように、病的状態や医学的妥当性についての再定義を巧妙に行うことによって、国が網を掛ける範囲は大幅に広がる可能性がある。もう一度述べるが、現時点では、人の行動の大規模な管理を効果的に行えるほどの科学的知識や政治的意志はない。とはいえ、スクリーニングや介入の方法が正確さと有効性を増すにつれ、それらの使用を促すような圧力がかかり、使用に賛成する人は憲法上の正当性を主張するようになるものと思われる。

　神経科学や他の科学の知識と有効性が、先に述べた市民的自由が脅かされることに関する懸念が現実化するようなレベルに達したときに、立法機関や裁判所がどのような対応をとるのかを予測することは難しい。もし差し迫った社会的問題が技術的な対応により解決可能だということになれば、政治的制約や憲法上の制約は弱まる可能性がある。

## インフォームド・コンセント

　インフォームド・コンセントの法原理が、患者あるいは被験者の自由や自己決定権を保護することはよく知られている。意思能力のある成人は、実質的にいかなる状況においても自分の心身に行われることを規制する権利を有している。どの程度の情報を伝えるべきなのか、同意が有効とされるためには患者や被験者にどの程度の理解力が求められるのかといったことに関しては、議論の分かれるところである[52]。しかしインフォームド・コンセントは基本的に、患者や被験者は理性的であり、与えられた情報は自己決定において理性的な判断をするうえで有益であるということを前提としている。ここでもまたインフォームド・コンセントの原理の基礎をなすのは、人間とは意思を持ち、理性的な行為者であるという道徳的、法的な人間観である。強制的な治療が行われているケースのように自己決定権よりも他の価値観が優先される場合や、代理決定が必要とされるケースのように理性が損なわれている場合には、例外的にインフォームド・コンセントは必須ではないとされる。

　インフォームド・コンセントの理論や実践に関して、現代の神経科学から生じ得る問題は少なくとも二つある。一つは、ストレスがかかっている状態など、さまざまな状況下で人が情報を利用し処理する能力について、神経科学が何か新しい知見をもたらしてくれるのかという問題である。もう一度繰り返すが、最終的に問題となるのは脳それ自体というよりは人の行動、すなわち認識力に関することである。神経科学から得られた知見により、我々の情報処理過程についての理解は間違いなく深まるであろう。しかしそのようにして理解が深まったとしても、我々の人間観が根本的に変わらない限り、インフォームド・コンセントの原理が大きく変わることはなさそうである。実のところ、インフォームド・コンセントの要件に関する多くの議論もその法的な展開も、脳や行動に関する科学的データではなく、たとえば他の価値観と比較考量したときに自己決定権をどの程度まで尊重すべきなのかというような道徳的問題についての見解の変化により生じてきたのである。しかしながら、認知についての理解が深まることによってインフォームド・コンセントの実践に大きな変化がもたらされる可能性はある。

二つ目は神経科学研究における同意の問題である。研究領域におけるインフォームド・コンセントの原理は、治療領域におけるそれと並行しながらも、やや独立した形で発展してきた。いずれの領域においてもその正当性に違いはない。しかし研究の被験者になる場合は、利他的な満足感やいくらかの謝礼の他には何の利益も得られないことが多いにもかかわらず、多大な負担を強いられるかもしれないという状況を考慮すると、あるいは研究領域におけるインフォームド・コンセントの方がより重要といえるかもしれない。これまでと同様の議論になるが、人間観が変わらない限りは、脳機能に関する理解が深まったとしてもインフォームド・コンセントの基本的な原理や実践が変わることはないだろう。しかし神経科学研究を行うにあたっては、従来からある多くの重要で興味深い問題が生じてくることになる。

今後は神経科学的障害や精神医学的障害を持つ人の研究が盛んになることが予想されるが、障害がその人の理性に影響を与える可能性がある場合、インフォームド・コンセントに関する難しい問題が持ち上がってくる。神経科学は、神経科学研究やその他の研究について、適切なインフォームド・コンセントを与える能力がない人を同定するのに役立つ可能性がある。何らかの異常のある人は「治療であるという誤解（therapeutic misconception）」をしやすい傾向がある。すなわち、その研究が対象者の利益にならないことを明確に告げられていたとしても、あるいはその研究が対象者の役に立つとは思えないような場合でも、研究に参加することによって何らかの利益があると誤解しがちなのである。これは多様な生物医学的文脈においてインフォームド・コンセントを得るうえでの一般的な問題である。

脳そのものの複雑さや、脳と行動、それに自己理解との関係の複雑さは、思弁的ではあるが重大な問題を生じさせる。生物医学的研究は脅威を感じるような情報、たとえばこれまで知られていなかった病気の存在やそれに罹患する可能性についての情報などを暴露してしまう危険性がある。とりわけ神経科学研究においては、自己についての認識を変えたり、プライバシーを著しく侵害したりするような脳についての情報が間違いなく発見されるであろう。さらに、神経科学研究による発見が侵襲的になればなるほど、行動やパーソナリティに予測不可能な影響が及ぶ可能性が高くなるという問題もある。実際は、脳は非常に複雑であるため、神経科学研究が被験者に及ぼす危険性を正確に特定することはできない。これについての倫理的な疑問は、どの程度の不確実性であれば許容できるのかというおなじみのものなのだが、危険が及ぶかどうかについてはどうしても賭けの要素が強くなってしまうだろう。

　これまで挙げてきたインフォームド・コンセントの問題は従来からあるものである。筆者は神経科学研究によってその実践が大きく変わることはないと考えているが、現行の規則や慣行の適用については状況に即して変化していく可能性がある。たとえば推測上の問題が現実に起こった場合などは、きわめて厳密なインフォームド・コンセントを求めるか、国によって規制をかけるという対応がなされるだろう。しかし現時点では、神経科学研究に関しても、同様の費用対効果プロフィールを持つ人間を対象とした他分野の研究と同じように、道徳や政治的理論、法などによる対応策がある。

## 慎重さという倫理

　新しい神経科学は我々にとって非常に刺激的なものである。研究者たちは驚異的な発見をし、我々は、自分自身や自分の行動についての手掛かりとなる脳の基本的なメカニズムを、まさに理解し始めたところである。そのため無理もないことなのだが、多くの人は、我々がいかに多くのことを知っているかについて、また神経科学に関する倫理的、政治的、法的な検討をすることの妥当性や意義について、大げさに主張してしまう。さらに、神経科学の提唱者たちは、神経科学的技術の使用がまだ正当とはいえない、あるいは認められないと信じるだけのかなり圧倒的な根拠があるような状況においても、その技術を使用するよう提案する。このように多くの人が「脳の過大主張症候群（brain overclaim syndrome）」とも呼ぶべき「病気」を抱えているのである。[41] 神経科学は非常に力強く、期待以上の影響を及ぼす可能性のある厳格な科学のようである。我々自身に危険を及ぼすような誤解や誤用を防ぐためにも、このようないきすぎた状況は避けなければならない。そのような問題が現れている例は数多くあるが、その解決策は明らかである。それは、神経科学のデータや技術から推論できることを主張する際に慎重さと謙虚さを持つことである。

ニューヨークタイムズ誌（The New York Times）の論説は、脳画像は政治的判断の「核心（real roots）」について多くのことを我々に教えてくれると主張している[53]。神経科学研究の基盤は、倫理的問題を提起していくような専門家による評価プロセスを経ていない。しかしその著者らは、脳と政治的判断、および脳と行動の関連について、科学が示し得る以上の理解を主張している。さらにいえばその論説では、政治的判断は簡単に脳に還元できるものであり、根拠によって支持され他からの影響を受けないという意味での妥当性を備えていないのだと暗に示されていた。もう一つ例を挙げよう。ある精神科医は、クリントン大統領のような国民的大人物の脳に異常があるかもしれないという仮説を立て、すべての大統領候補者は脳スキャンを受けるべきであると提案した[54]。しかし、そのような仮説に関係する対象者をその著者が個人的に評価したかどうかが疑わしいだけではなく、多くの対象者に彼の主張するような異常があるという根拠も、その対象者の好ましくない行動がそれらの異常の結果であるという根拠も、まったく認められなかった。

前に簡単に述べた例であるが、二〇〇五年、連邦最高裁は、十六歳・十七歳の殺人者については、それが死刑に値する殺人であっても死刑を課すことはできないという判決を下した[40]。その判決に先立ち、米国精神医学会（American Psychiatric Association）を含む多くの専門機関が、青年の皮質ニューロンが髄鞘化していないことが神経画像研究で示されていることを理由に、裁判所に対し青年の殺人者の一部は十分に責任能力がないということを考慮するよう要請していた。その科学的知見は正当なものであったが、その知見と青年の責任能力との関連性という観点からは正当とはいえなかった。これまで述べてきたように、理性的能力は、責任能力に関する行動の判断基準において不可欠なものである。これは行動から評価されるべきものであり、これまで規範的に示されてきた当該状況下での行動の判断基準と脳の変数が正確に関連していることが示されない限り、いかなる脳検査によっても「読み取る」ことはできない。しかしながら、我々は脳と行動の関連には膨大な変数がありそのような相関関係は現在の知識をはるかに上回るものであることも、その相関関係の多様さから考えれば脳と行動の関連を正確に知ることは不可能であるということも知っている。さらに、常識や、最高裁が引き合いに出した優れた行動科学研究に基づけば、青年期の段階ではおしなべて成人ほどの分別はなく、このような理性的能力の不足は彼らの責任能力が不十分であると考える道徳的および法的根拠となるのだということについては疑う余地もない。髄鞘形成が不十分であるという根拠は、青年には成人ほどの理性がないということについての部分的な原因論にしかならないのである。生物学的な違い自体は法的判断基準とは関連しない。その判決の際、最高裁は神経画像的な根拠については例証として挙げておらず、間接的に言及したのみであった。このことからも、神経科学と責任能力の関連性についての不当な検証は避けるべきであるといえる。

これに関連して、しばしば見受けられる神経科学の不当な応用としては、刑事裁判において判決を下す際の補助的な根拠として脳画像を使用するという例が挙げられる。たとえば、単に脳に異常があるというだけでは、それがいかなる所見であっても責任能力についての法的判断には結びつかない。脳に部分的な問題があることと衝動性とは同じではない。ここでもう一度繰り返すが、責任能力の判断基準は行動であり、最終的には行動の面から評価されなくてはならない。脳画像の所見と行動が一致しない場合には、常に優先されるのは行動から検討された根拠である。脳画像による根拠は、せいぜい行動面での根拠について対立があるようなケースの解決に役立つ程度なのである。しかしこれについても、問題となっている行動の判断基準に脳画像の所見が関連している場合に限られる。

最後に示す誤用の可能性の例は、神経学的嘘発見器の使用に関することである。[55] この技術は、刑事裁判や市民的自由に関連する非常に大きな含意を有しているのであるが、既に二つの民間企業が神経学的嘘発見技術の市場取引を始めている。これまでのところ、実験室という特定の状況下で行われた限られた数の研究が、まったく危機的ではない状況における意図的な嘘の陳述を同定できることを示してきた。しかしこのことをもって、一般市民にこの技術を適用するだけの十分な科学的正当性があるといえるのであろうか。ほとんどの知識人は、神経学的嘘発見器はそのような目的に供するだけの十分な妥当性を備えていないと考えている。人がこのような技術について実際よりも正確であると軽率に信じてしまうようであれば、その技術を規制のないままに使用することにより非常に大きな悪影響が及ぼされる可能性がある。

## 結論

神経科学は他の科学と同じように、善なる目的に使用することもできれば悪用することもできる。多くの場合誤用は故意ではなく、神経科学の妥当性や意義について過大な関心を持ったり誤解したりすることによって引き起こされている。とはいうものの、誤用は誤用である。神経科学的データや技術は責任を持って利用しなくてはならない。そのためには、正当化できないような科学的知識による主張を行う前に、謙虚さを忘れてはいないかと自問することである。

# 第Ⅲ部

# 精神科臨床の倫理的側面

# 18

# 薬物療法の倫理

リンダ・カーデル
（Linda Kader）
クリストス・パンテリス
（Christos Pantelis）

## はじめに

精神科臨床では多様な疾患に対して薬物療法と非薬物療法が行われるが、どちらかが単独で行われるわけではない。長期の経過をたどる統合失調症のように抗精神病薬による治療が主となる疾患でさえも、臨床医は、ラポールを形成し信頼を獲得したうえで関係性を維持していかなければならない。薬物療法の倫理を理解していくうえでは、精神科臨床のこのような側面を正しく認識していることが前提となる。

## 精神科領域の薬物の発展の歴史と倫理

向精神薬使用に対する現代のアプローチは、直線的[a]で科学的なプロセスと、それとは異なる循環的[b]で経済的なプロセスという、二つの並列したプロセスの影響を受けてきている。まずは向精神薬革命と見なされている出来事に言及したい。これは一九五二年の、クロルプロマジン（chlorpromazine）の統合失調症に対する有効性の発見を皮切りに始まった[1]。これに続いてすぐに、うつ病（イミプラミン〈imipramine〉、一九五八年[2]）や不安（クロルジアゼポキシド〈chlordiazepoxide〉、一九六〇年[3]）に効果のある製剤が開発された。一九四九年に発見されたリチウム（lithium）については、毒性の恐れがあったため一九六〇年代まで使用されなかった[4]。当時、臨床医は、特定の病状を特定の薬物で管理できると信じており、入院治療を受ける患者の数は減少していった。これより後になって、これらの薬物の有効性は立証されているとの主張がなされたが[5]、どのような状況で治療が提供されるかについては概して無視されていた。脱施設化の過程はこの頃から本格化し、これらの薬物の導入によりさらにその勢いを増していった[6]。その背景には、経済的理由により、以前は自己完結したコミュニティであった古いアサイラム（asylum）から患者をほかへ移さなくてはならないという逼迫した事情もあった。しかし当初、地域社会の資源は慢性精神疾患の人のニーズを満たすには不十分であり、そのため外来治療における薬物療法その他の治療費が増大したこと[9,10,11]とも相まって、患者のホームレス化[7,8]や再入院という現象が引き起こされたのである。ほとんどの先進国では地域医療に対する資源配置がかなり改善されている一方で、貧困国においては、高価な新薬を導入することも困難な状況が続いている。

新薬の開発に伴って、薬物療法の倫理も発展していった。倫理的な問題として当初、関心が集まっていたのは、インフォームド・コンセントやリスク－ベネフィット分析、専門職の説明責任に関することなどであった。薬理学のような科学を絶対視する考え方やパターナリスティックな管理は、急進的な精神科医[12,13]から穏健な精神保健専門職[14]に至るまで、あらゆる方面からの批判の対象となった。

その後、臨床的・倫理的問題は社会全体に関わるものとなり、患者の自律性や正義といった側面に注目が集まるようになった。米国連邦裁判所で続発した訴訟では、当初は治療を受ける権利の支持が求められていたが、のちに争点は治療を拒否する権利に移行していった。また、自律尊重、忠実性および正義（これらは善行および無危害と言い換えられる[15]）に基づいた倫理指針は、漠然としすぎていて日常臨床への対応すらできないことが明らかとなった。したがって、たとえば患者（およびそのロビー団体）と臨床医（およびその職能団体）、それに法律や政治の領域を含む社会全体の間の利益が競合するような特定の倫理的ジレンマへの取り組みをするためには、メタ倫理学もしくは応用倫理学のシステムが必要であった。一九八〇年代以降、専門職に求められる基準は、行為規範や医療の質の保証、説明責任、それに効果的な治療を受ける権利といった理念を通じて確立されていった。

世紀末的状況の中で、経済循環の下降と医療コストの急騰が同時に起こったことにより、リスク－ベネフィット分析と臨床科学のみに基づいて薬物療法を決定することの重要性が脅かされるようになった。限られた国家予算と地域医療のコスト増、高価な新薬の導入などにより、倫理的問題は、いかにして安全性や基準、権利に基づく薬物療法を行うかということから、いかにして限られた予算内でやりくりするのかということに変わっていった。要するに、政府や患者は支払う金額に見合う価値を求めるのに対して、商取引では投資に対する利潤を求めるのである。我々は、このような状況下での薬物療法の倫理について検討していくことになる。

本章では最初に治療のリスクとベネフィットに関する一般的考察を行い、その後、特定の対象に対する治療について簡単に述べる。次に、処方とインフォームド・コンセントに関する医師-患者関係、さらには臨床医と製薬産業の関係についても検討していく。これらの問題は医師の義務と患者の権利に関する議論につながっていく。そして最後は正義の問題について論じることとする。倫理的問題は、患者と医師のみならずそれ以外のキープレイヤー、すなわち家族やメディア、法廷、製薬企業、政治家、保険会社などにも影響を及ぼしている。

## 薬物療法のベネフィットとリスク

精神科医が薬を処方する際には、科学的で合意の得られた情報をもとに、そのリスクとベネフィットを検討したうえで決断を下す。しかしながらその際には価値判断が影響することも多く、その決断は専門的であると同時に政治経済的なものとなる可能性がある。

### ◆ベネフィット

向精神薬は、多くの精神疾患においてその症状や重症度、再発率などを減少させる。しかしながら、抗精神病薬の二重盲検による比較試験[5]では、プラセボ効果による改善と自然軽快があわせて二〇〜三〇パーセントあり、非特異的効果による改善が四分の一にのぼることが明らかとなった。薬からの直接的効果を得られた患者は全体の半数以下であった。さらに、臨床試験に参加する患者は概して協力的であるため、それによるバイアスが生じることを考慮すると、実際の有効性はエビデンスが示すよりもはるかに低い可能性がある。

他の治療法と比較した薬物療法の相対的な有効性については、まだ確立されていない。薬物療法は効力も副作用もさまざまであるとはいえ、それらの違いはごくわずかである。さらに、薬物療法とその他の生物学的治療や心理学的治療について、それぞれの効果や副作用の違いを示すことも非常に困難である[16]ため、

訳注a　直線的プロセス：原因から結果が生じて終了という、単純な直線的順序関係のこと。原因と結果が循環的に入れ替わりながら相互作用が継続することのないプロセス。直線的因果律。

訳注b　循環的プロセス：原因が結果になり、結果が原因になるという循環するプロセス。循環的因果律。

治療指針は不明瞭となりがちである。通常、抗精神病薬による治療では、反応が乏しい場合には別の種類の薬に変更するという治療戦略がとられる。より特異的でより複雑な受容体活性を持った薬の導入により、異なった受容体プロフィールを持つ複数の薬を試すといった、新たな治療戦略がより有効とされるかもしれない[17]。新規の抗精神病薬が神経心理学的障害を改善するという心強いエビデンスもあり[18]、これまで治療標的とはされなかった症状も治療対象となり得ることが示唆されている

さまざまな薬の中からどのようにして使用する薬を決定すればよいのか。先入観なしにエビデンスを評価するにはどうすればよいのか。もし科学に重きが置かれなくなると、法廷や政府、企業がそれぞれの立場を主張することになる。ストックラー（Stockler）とコーツ（Coates）[19]は、総説やコンセンサスガイドライン、医学的権威といったものより、公平な科学的アプローチ、特に無作為化比較試験を重視すべきであるとしている。個々の臨床試験の標本サイズが小さすぎるため十分な妥当性をもって治療効果の差異を検討できないときには、それらの試験を合わせて評価するような統計的手法が用いられる。メタ解析では、多くの研究のデータが統合され、効果量が見積もられる。適切に実施されれば、メタ解析からは最も高水準のエビデンスが得られる。コクラン共同計画ではこのアプローチが大規模に行われ、適切にデザインされたすべての無作為化比較試験（未発表分も含む）を集約することが試みられている[20]。しかしながらこの計画も、たとえば臨床試験への協力を依頼する患者のタイプには固有バイアスがあるため、自然経過観察研究（naturalistic study）による補完が必要になるとの指摘がある[21]。さらに臨床試験では、一般的に、すべてのデータ（しばしば不利なデータが含まれる）が最終的に出そろう前に結果の報告がされてしまう。その臨床試験の検出力を決定するのは対象数ではなくイベントの数である[22][c]。メタ解析においてバイアスを生じさせる原因となり得るのは、解析に用いる研究の選出方法とデータの抽出方法の両方である。アイゼンク（Eysenck）[23]はかつて、「garbage in, garbage out」[d]と記している。選定基準が異なる研究を集約したメタ解析では、結論が正反対となるかもしれない。このような限界があるものの、メタ解析からは薬効に関する説得力あるエビデンスを得ることができ、メタ解析を批判的に評価するためのガイドラインもまた有用である[24、25]。

研究者や臨床医、学術誌の編集者、それに製薬企業が協働して薬の評価を行うことには倫理的な問題が伴う。研究者に対し、薬効に関する否定的な所見の公表を控えさせ、肯定的な所見のみを表に出させようとする暗黙の圧力がかかるかもしれない。研究者はネガティブ・データにはあまり関心がなく、それらを発表することは難しいと考えるため、なかなか公表に結びつかないものである。しかし倫理的な対処として求められるのは、

関係者がネガティブ・データも含むすべての所見を開示することである。臨床医に対しては、たとえば市販後臨床試験に協力するなど「マーケティング」に関与する際に、一部には金銭の授受、多くは本や機材、旅行などを提供することによるあからさまな作為が働いてきた。

　フランスでは一九九三年に、研究所や医師の不正行為に対して不正競争防止局による法律が制定された。それにより、研究所は「研究もしくは科学的な評価を行う明確な目的および真の意図」を明記した同意書を医師会の地方支部に提出して審査を受けることが義務付けられ、これに違反した場合は重い罰金もしくは懲役が科されるようになった[26]。製薬企業と医学会は、許容できることとできないことを定めた明確なガイドラインに基づくバランスのとれた規則を求めていく必要がある。これについては倫理委員会が中心的な役割を担い、薬物研究のプロトコールと製薬企業の関与についての評価は、より厳密なものとなった。

## 薬物療法のリスクと問題点

　現存する薬の新しい適用を見出す試みや、新規の向精神薬（「デザイナードラッグ」[e]に指定されているものもある）の開発が継続して行われることにより、一定のリスクとベネフィットが生じる。最も注目に値するのは、抗うつ薬である選択的セロトニン再取り込み阻害薬（ＳＳＲＩ）と非定型抗精神病薬の開発である。しかしながらこのような進歩は作用機序の解明に裏付けされているわけではなく、「万能薬療法」とも称される、薬の目的外使用や未試験の併用法の使用、多剤併用、大量投与につながる危険がある。

　系統立ったガイドラインは依然として不十分である。ベンゾジアゼピン系の薬物について考えてみよう。一九九〇年代の前半までは、無分別な使用は依存の危険性があるということで意見の一致が見られていた[27,28]。しかしながらその後、これは誇張であるというエビデンスが出された[29,30]。バレンガー（Ballenger）[29]

訳注c　イベント：臨床試験における仮説を検証するうえで臨床的に意味があり、客観的に評価できる観察指標。たとえば、「再入院」「精神病症状の再燃」「自殺」など。精神病症状の再燃といった、よくあるイベントについて比較する場合、その試験の検出力は高くなるが、自殺のようなめったにないイベントについて比較する場合は低くなる。

訳注d　garbage in, garbage out：「ゴミのようなデータを使っていくら解析しても出てくる結果はゴミばかりだ」といった意味。

訳注e　デザイナードラッグ：現存する薬物の一部の分子構造を組み替えて作られた薬物。

はそのエビデンスを要約して、多くの患者はそれほど支障なく離脱症状を克服していると述べている。彼はさらに、一九九二年に米国食品医薬品局（ＦＤＡ）がベンゾジアゼピン系薬剤であるアルプラゾラム（alprazolam）をパニック障害の治療薬として認可したことにも言及した。ベンゾジアゼピンへの依存については、メディアと専門家の十年来の懸念のみならず、最新の知識も考慮に入れなければならないのは明らかであった。

　治療抵抗性の統合失調症に対する治療として高用量の抗精神病薬を使用するという方法について治療ガイドラインが絶えず変化しているという例もある。[17] 重篤な副作用の危険性[31]を考慮すると、この治療法を支持する確固たるエビデンスはない[31,32]。その一方で、低用量の抗精神病薬を遅発性ジスキネジアのような副作用を減らす目的で、あるいは精神病初回エピソードに対して用いた場合には、再発リスクが顕著に高まるという報告もある[33]。

　一九八〇年代後半、膨大な数の未診断の精神疾患が地域社会に蓄積しているというエビデンスが出された。ゴールドバーグ（Goldberg）とハクスレー（Huxley）の調査[34]により、顕在化している感情障害は氷山の一角であることが判明したのである。治療を受けていたのは精神疾患の可能性のある患者の三分の二のみであった。ＳＳＲＩの登場は、第二の向精神薬革命の先駆けだったようである。ＳＳＲＩは有害事象プロフィールの面で有利であり、より優れた治療効果が得られ[35,36]、第一世代の抗うつ薬と比較して過量服薬時の致死性が明らかに減少し[37]、より良好なコンプライアンスも得られる[38]といった主張が特に目立っていた。結果として、パーソナリティ障害などのうつ病ではない患者に対して無分別にＳＳＲＩを投薬するという現象が引き起こされた。さらには幅広い宣伝活動と「誇大広告」もＳＳＲＩの流行に寄与することとなった。そのような熱狂の絶頂で、ＳＳＲＩは、病理性のない人に対して気分を高揚させるために処方されるようになった。効果がないことが判明すると、リスクを伴う可能性のある新しい薬の組み合わせが試された。その後、特に自傷や他害といった行動異常はＳＳＲＩが原因であるとされた。しかしながら、ＳＳＲＩによって、うつ病で通常生じる割合以上の自殺念慮が引き起こされるというエビデンスは得られなかった[39]。製薬企業間の競争が激化するにつれて、特定のＳＳＲＩについて、他のＳＳＲＩと比べて副作用が相対的に少ない、あるいはより優れた薬効があるなどといった主張がされるようになった。製薬企業もまた、社会恐怖や解離性同一性障害[40]、心的外傷後ストレス障害[41,42]、衝動制御障害[43]など、新たなＳＳＲＩの適応を求めていった。ミアンセリン（mianserin）は、あるオープン試験[44]で得られたエビデンスに基づき、ＳＳＲＩによる性機能障害の治療薬として推奨されている。ポッター（Potter）ら[45]は、三環系抗うつ薬は中等度から重度のうつ病に対して「最も確実な反応が期待できる」と主張している。

製薬企業は同様に、非定型抗精神病薬は統合失調症の陰性症状、特に言語の貧困化、感情鈍麻、社会的引きこもり、意欲減退などに効果があると述べている。これらの症状が治療困難とされていることを踏まえて、製薬企業は「隙間（niche）」市場の開拓を模索しているのであるが、それらの症状への効果についてはは明確なエビデンスがあるとはとうていいえない状況である[46、47、48]。隙間市場は明らかに倫理的問題の地雷原であり、薬が不適切に適用される危険がある。

統合失調症の従来の治療は、特に遅発性ジスキネジアなど運動系の副作用や悪性症候群との関連が問題であった。先行研究では、遅発性ジスキネジアは持続性でしばしば進行し、治療困難であることが示されてきた。しかしながら薬を中止することでより良好な経過をたどり、進行を抑えられることが示唆された[49、50]。同様の対応により、悪性症候群での致死率も減少する[51]。クロザピン（clozapine）のような非定型抗精神病薬は、黒質線条体よりも中脳辺縁系に、より特異的に作用する[52]。そのためプロラクチンの上昇が最小限に抑えられ、錐体外路症状の発生頻度は低下し、辺縁系でのドパミン活性を減少させるという特徴がある[53、54]。これまでで最も効果が高いとされる非定型薬であるクロザピンは一九六〇年代に開発されたが[52]、米国では一九七〇年代には使用されておらず[55]、一九九〇年になってようやくＦＤＡの承認が得られた。クロザピンは治療抵抗性もしくは薬剤不耐性の患者に推奨されてきた。従来の薬物に反応を示さない陽性症状に効果があり、陰性症状に対しても有効であると主張された[46]。遅発性ジスキネジアの報告がなく[17]クロザピンにより遅発性ジスキネジアが改善される可能性がある[40]など、非定型薬は錐体外路症状の発生を減少させるとされ、認知機能障害の改善に役立つ可能性も示唆されている[57]。

クロザピンが多くの難治性症例の生活の質を改善させてきたことは間違いないが、欠点や合併症がないわけではなく、三分の一から二分の一の患者はその恩恵を受けることができない[58]。患者の一〜二パーセントに発生する無顆粒球症はときに致死的となる。そのため生化学検査のモニタリングという厳重なプロトコールが採用されることとなり、米国における死亡率は六千人に一人の割合にまで低下した[59]。けいれんや心合併症などその他の副作用についてもモニタリングが必要かもしれない。この点についてゴールデン(Golden)[60]らは、新しい薬剤における稀ではあるが重篤となり得る副作用について認識することには限界があると指摘している。たとえば、非定型抗精神病薬のレモキシプリド（remoxipride）には再生不良性貧血の副作用があることが判明し、発売開始と同時に市場から取り除かれたが、クロザピンによって重篤な心筋症や心筋炎が生じることが判明したのは、一九九〇年代の中頃になってからである[61]。
最適な治療をするための戦略と薬の副作用の危険性を最小限

にするための戦略とは本質的に異なり、研究によって得られる指針は限られている。どのような戦略をとるかを決定する際に影響を与える問題としては、薬剤を変更する際のウオッシュアウト期間、併用療法の使用、治療開始時の処方計画（特に新薬を使用する場合）、至適用量、治療期間、標的症状、コスト-ベネフィット分析とリスク-ベネフィット分析のどちらを優先させるか、といったことが議論の的となる。実施側の問題も同様に影響を及ぼす。たとえば、早く患者を退院させるようにという圧力によって、適切な評価が妨げられるかもしれない。

危険を伴う薬を使用する際には、安全性についての包括的な臨床判断に照らして検討しなくてはならない。プラセボを使用する場合や、治療抵抗性うつ病に対してたとえばＳＳＲＩと三環系抗うつ薬を併用するといった併用療法を行うこと、感情障害に合併する解離性同一性障害や摂食障害、一過性の精神病症状を伴う境界性パーソナリティ障害に対して多剤併用療法を行うこと、アルコール依存症や統合失調症に対する持続睡眠療法の実施などについても同様のことがいえる。プレスコーン(Preskorn)[62]は、内科疾患のある高齢者や、複雑な治療抵抗性の疾患の治療において多剤併用療法が増加すると指摘している。そのため三分の二のうつ病患者では、抗うつ薬に加えて二種類もしくはそれ以上の薬が処方されている。

個人の医院において院内処方をする際には、たとえば薬の試供品を投薬することもできるため、倫理的な問題が生じやすい。入院患者の診療録ではすべての処方を正しく記載することが求められるが、外来患者の処方薬についても同様である。また精神科医が精神科以外の薬を処方することについても倫理的な問題が生じてくる。これについては、精神科の入院治療、外来治療のいずれにおいても、内科疾患をもともと持っていたり併発したりする場合には、その管理について専門医の助言を求める必要があるという意見の一致が見られている。

もし抗精神病薬などの精神科薬が危険なものであるとしたら、日常診療で低リスクの処方をすることは不可能ということになる。グリック（Gullick）とキング（King）[63]は一般医（General Practitioner：ＧＰ）によるうつ病の薬物治療が適切かどうかについて調査した。その結果、薬の種類についても用量についても不適切な処方をする傾向が認められた。一九九〇年代以降、地域医療の必要性の高まりと専門家による支援の減少により、薬物管理をＧＰに任せることが増えていった。そもそもこの状況は政治経済的な理由により進んできたものであることから、薬物療法においてリスク-ベネフィットを検討する際にはコスト-ベネフィットとのバランスも考える必要がある。「薬剤経済学（pharmaco-economics）」の問題については、社会的正義について後述する際に検討する。カタラン(Catalan)[64]らは、向精神薬による長期間の治療においてＧＰ

が一定の水準を維持していくのは困難であると指摘している。

都心部の精神科サービスが周辺地域や地方におけるサービスを犠牲にして発展するにつれて、患者管理において遠隔治療[f]を利用することが推奨されるようになったが[65]、それに対する否定的な見解もある[66]。多くの臨床医がケアが「見えないところで」行われる危険性が増大していることを認めている。しかし緊縮財政の時代においては、これらのアプローチは次第に現実味を増すことになるだろう。

## 早期介入の倫理

慢性精神障害に関連した主な機能障害の改善に関することは、この二十年以上もの間ずっと、研究の主要な焦点となっている。その中で採用されているアプローチは、早期発見・早期治療という早期介入である。

### 前駆期と治療

精神病の危険因子の同定とその治療については大きな進展が見られた。精神病が未診断で未治療であると、経過や予後が有意に悪影響を受けることが研究により示され、症状を発見した場合、できるだけ早い段階から治療を開始することを正当化する根拠となっている。精神病未治療期間（duration of untreated psychosis：ＤＵＰ）が長いほど予後が悪く、認知機能障害や陰性症状が重篤で、より治療抵抗性となり、心理社会的機能の低下や再発リスクの増加につながるのである[67〜73]。これらの先行研究は、精神病は脳障害を引き起こすという仮説に基づいて実施されていた。すなわち脳の変化は不可逆性であるため、未治療期間が長いと治療が困難になり、予後が悪化するという仮説である。その後、「アットリスク(at risk)[g]」の概念が確立された。前駆状態の患者は、微弱な陽性症状のある群、間歇的な陽性症状のある群、急激な機能低下と統合失調症の家族

訳注f　遠隔治療：医師が患者と直接対面せずに、通信技術（電話、メール、テレビ電話、インターネットなど）を用いて診療を行うこと。精神科医療における遠隔治療では、医師がテレビ電話を通じて患者の診察を行うといった方法が想定される。日本では対面診療が原則となっているため（医師法第二〇条、無診察診療の禁止）、現時点では、精神科医療における遠隔治療は保険診療の対象とはならない。

訳注g　アットリスク（at risk）：精神病発症リスクが高い状態。精神病発症危険状態（at risk mental state：ＡＲＭＳ）と同義であり、現在日本でもＡＲＭＳが用語として定着しつつあるため、本文中のat risk psychosis は以下ＡＲＭＳとする。

歴がある群の三つのうちいずれか一つに当てはまる。これらの群では十二カ月以内に精神病を発症する可能性は四〇パーセント、その後二十四カ月の間に五〇パーセントが発症するとされている[74,75]。

しかしながら、抗精神病薬の使用が適切かどうかを判断できるような確実な発症予測マーカーは存在しない。ここでの倫理的問題は、抗精神病薬使用による危険性が精神病発症の危険性を上回ることがあるのかという点と、四人のうち三人が精神病を発症しないような群[h]に対する治療は容認可能なのかという点である[75]。コーンブラット(Cornblatt)ら[76]による前駆症状の治療についての最新の研究では、抗うつ薬を非定型抗精神病薬と比較した場合、副作用プロフィールの面で優れている抗うつ薬の方が、前駆期の患者群には効果的であることが示された。またコーンブラットらは、抗精神病薬ではアドヒアランスを維持することが難しいため、症例によっては抗うつ薬から開始し症状が悪化した場合に抗精神病薬を始めるという方法の方が望ましいかもしれないとも述べている。

前駆症状に対する他の治療選択肢についてのマクゴーリ(McGorry)らの研究[77]では、無作為化比較試験により精神病への移行率を比較すると、低用量のリスペリドン(risperidone)と認知行動療法の組み合わせでは一〇パーセントであったのに対し、「ニーズに基づいた介入」では三六パーセントであり、前者の方が優れていることが示された[74]。別の無作為化比較試験でマクグラシャン(McGlashan)ら[78]は、統計的な有意差はなかったものの、一年間での精神病移行率がプラセボ群では三五パーセントだったのに対しオランザピン(olanzapine)群では一六パーセントであったことを報告した。抗精神病薬に代わり得る介入方法としては、抗不安薬の投与、ストレス対処法や認知行動療法などの心理学的介入などが考えられる。精神病発症前の「ハイリスク」状態に対して薬を処方することについては、現時点でも幅広い議論が続いている[79〜82]。

米国国立精神衛生研究所(National Institute of Mental Health：NIMH)は、患者および早期介入について検討している臨床医と研究者が十分理解しておくべき八つの点を示している[39,83,84]。これらの骨子は、疾患の概念化、科学的不確実性の原理、リスク対応の倫理である。

1. 無症状の人への抗精神病薬による治療は、臨床においても研究においても正当化されない。
2. 評価者間信頼性が許容範囲であればARMSと診断できる。しかし誰が精神病性障害を発症するかについては予測不可能である。
3. ARMSの診断基準を満たした人が必然的に精神病に移行するわけではない。

4. 精神病の診断基準を満たした人に対する最適な治療は確立されていない。したがって、すべての治療選択肢を提示するべきである[82]。

5. ＡＲＭＳの人の研究参加にはリスクとベネフィットがある。リスクには、発症するとは限らない疾患に対する脆弱性があると見なされること（不必要に不安になること、差別、自らに限界を課してしまうこと）や、もし治療が可能な場合でも、薬によって望ましくない副作用が引き起こされる可能性があることなどが含まれる。

6. 二十五歳以下の人への抗精神病薬の使用については、まだ答えが出ていない疑問が数多くあることを同意書に明記すべきである。潜在的なリスクとしては、錐体外路症状、遅発性ジスキネジア、性機能障害、著しい体重増加、糖尿病や心血管系疾患といった長期的な合併症などがある。

7. 研究に参加する主なベネフィットは、発症に対して早期に効果的な治療を受けることができること、治療によって前駆期もしくはＡＲＭＳの症状そのものの苦痛を緩和できることである。

8. 前駆期の人が治療を受けるべき期間は不明であるため、決められた期間ごとに、コスト－ベネフィット比を含む治療の有用性について再検討すべきである。

## 薬理遺伝学と薬理ゲノム科学

薬物動態学と薬剤経済学は、臨床医が遺伝情報をよりよい臨床転帰を得るために使用できるような方法を示してくれる。薬理遺伝学（pharmacogenetics）はヒトにおける薬物代謝、およびそれが遺伝子多型とどのように関係するのかを研究するものである。その中には、特定の薬物に対する個人の反応性と、効果や安全性、耐性との関連を検討する研究も含まれる[85,86]。薬理ゲノム科学（pharmacogenomics）は、患者個人にとって最適の薬物を決定する方法として使用されることが多い[87,88]。精神科臨床においては患者が治療に十分に反応しないことも多く、そのため疾患が悲惨な転帰をたどる可能性もあることを考慮すると、薬理ゲノム科学をこのような形で役立てることは非常に適切である。

薬理ゲノム科学の目的は、遺伝子多型や遺伝子発現の情報を利用した新薬の開発である[87,89]。薬の効果をゲノム規模で徹底的に

訳注h　文献75によれば、前駆期と診断された後十二カ月以内の陽性的中率の九五パーセント信頼区間は〇・二五〜〇・八一であり、的中率を最も低く（〇・二五）見積もれば、前駆期と判断された患者の四人に三人は発症しないということになる。

評価するような手法は、製薬企業が新薬の研究開発を目的として用いることが多い[85,86]。

薬理遺伝学と薬理ゲノム科学は双方とも、よりよい精神疾患の治療をもたらす可能性を秘めているが、その使用にあたっては、慎重な精査を必要とする倫理的、政治的、経済的問題が浮上してくる[85,90]。薬理遺伝学的検査を実施する場合は、それが治療目的であっても研究目的であっても、その検査によって得られた情報がどのように使用され得るのかについて、患者本人のみならず家族に対しても完全な情報を提供すべきである[91,92]。患者や家族には、患者の遺伝子構造を知ることによる影響についても、スティグマにつながる可能性も含めて認識してもらうべきだろう。

患者のプライバシーや守秘義務、差別といったことは、薬理遺伝学的検査にも当てはまる倫理的問題である。そのような検査では遺伝子構造の個人差や集団間での差に焦点が当てられており、多くの研究においては被検者を登録する際に人種や民族を同定するため、これが人種差別に科学のお墨付きを与えることにつながってしまうのではないかとの懸念が生じている[93,94]。臨床医は患者の権利を保護するため、これらの問題に留意する必要がある。

薬理遺伝学的情報と薬理ゲノム科学により開発された薬物を臨床実務に取り入れるかどうかは、多分に経済的な要因によって決まってくる。臨床を取り入れるにあたっての障壁となり得るものの一つに、製薬企業と保険会社、患者、それにヘルスケア提供者間の利害の対立がある[85,90]。

## 薬剤経済学

（第8章参照）

治療は常に予算の制約内で行われる。したがってどのようなベネフィットが見込まれるかについては、患者および第三者支払人、政府、それに保険会社にかかってくる費用の面からも考えなくてはならない。機会均等法および国際協定に則って、医療専門職は、可能な限り高水準のケアへの公平なアクセスを保証するために無数の要因を比較検討する必要がある。

向精神薬革命は、常に経済の浮沈の影響を受けてきた。一九五〇年代および一九六〇年代の経済成長期には、製薬企業は新薬を開発することができたし、その使用を政府が助成することもできた。

精神科医や政治家たちは製薬企業による医療的善行と自由な市場操作を推進していったが、イヴァン・イリッチ（Ivan Illich）やミシェル・フーコー（Michel Foucault）、反精神医学を唱える人らは、向精神薬の処方の急増はある種の社会統制であると見なしていた。このことはケン・キージー（Ken Kesey）の小説『カッコーの巣の上で』で非常に印象的に描き出されている。

一九七〇年代以降は、経済成長の鈍化の一方で高額の向精神薬が開発されたことが財政破綻を招き、説明責任の導入の動きが加速した。またこの頃から、地域精神科医療を受ける人、特に老年期の人や慢性精神疾患が増えていったという側面もある。そして政府や健康保険産業は、費用とケアのバランスをとる必要性について次第に気付き始めた[95]。

残念ながら、最適の薬物が最も安く手に入るわけではない。三環系抗うつ薬よりも高価なSSRIは「優れたリスク-ベネフィットプロフィール[96]」と過量服薬時の安全性を考慮すると、毒性の高い三環系抗うつ薬と比べてはるかに治療的に有利であるといえる。従来の薬に比べて個々のSSRIの価格が高いこと自体はそれほど重要ではない。財政破綻は、治療を必要としない群にまでSSRIが処方されることも含め、処方量が増加したことと関係している。経費削減の議論は、いわゆる「予算破壊（budget busting）」を招く恐れのある抗精神病薬にまで及んだ。クロザピンの導入について他の高価な薬との比較において検討する中で、ヒーリー（Healey）[97]は、薬の資源配置における精神科医のゲートキーパーとしての役割と適正配分の必要性を強調した。ヒーリーはコスト-ベネフィットについて、患者の高額医療を受ける権利と地域社会における予算的制約という観点から、そして自社製品を売り込みたい製薬企業の圧力という最も問題となる側面から調査した。その見解によれば、コストが上昇することによる治療的ベネフィットは不確かであり、それを正当化することはできないとのことであった。これとは対照的に、ボーザンク（Bosanquet）とジャイドラー（Zajdler）[98]、およびマッケンナ（McKenna）とベイリー（Bailey）[99]は、クロザピンの導入は意義あることであるとの見方を示した。彼らは競争を通じて新たな治療法の開発が促進されることを重視したのである。

この見解は、治療抵抗性の統合失調症に対する薬物療法のコスト-ベネフィット研究によってさらに強化された。すべてのヘルスケア資源にかかる費用を考慮に入れた場合、障害がまったくないか軽度である場合には直接経費が大幅に削減され、それによる六年間の純益は標準的な向精神薬を使用した場合よりも大きかった。さらに何人かの研究者は、他の慢性疾患における入院費用の削減という観点から経費節減について検証している[19]。

一九九〇年代より多くの政府機関が、助成金を減らしたり医師の処方パターンを監視したりすることによって処方薬への需要を抑制し、アクセスを制限してきた。このような動きは、子どもや老人、移住者、先住民の精神疾患患者や、慢性あるいは重症の精神疾患を抱えた人など、弱い立場の人にとっての脅威となる。一方で、オーストラリア政府が、さまざまな向精神薬を用いた治療を受けられるようにすべきであり、効果的な資源配置とモニタリングが必要であるという一九九六年上院報告書を承認したという明るい兆しもある[11]。

この報告書では、行政機関や製薬企業などの見解も取り入れた「質の高い薬物療法のための指針（Quality Use of Medicines Policy）」の概要が示された。この指針では、GPと専門医の処方の仕方を比較検討する研究や、患者に有害事象の情報を提供することの影響に関する研究などが奨励されている。この報告書で提案されたことは、一九九三年に開始された全国規模の精神保健戦略（National Mental Health Strategy）[11]の一部として実行に移されている。

地域精神科医療への患者のアクセスを改善する試みは、費用面で有利なプライマリケアに重点が置かれている。政府はプライマリケアを、専門的サービスと比較して安価で管理しやすいものと考えているのである。オーストラリアでは、報奨制度により、専門医が治療的役割を負うのではなく、GPを指導するという形で支援できるようになっている。

GPの技能が向上することにより、その役割は、たとえば治療抵抗性うつ病や慢性統合失調症を持つ人の管理にまで拡大している。GPは、経費削減に対してあまり異を唱えない傾向がある[100]。しかしながら、専門医による指導やモニタリングなしでは、患者の自殺といった危険が増大しかねない。非専門医に対して経費を削減するよう促すことに倫理的ジレンマが伴うとすると、GPが精神科という下位専門分野を持てるようにすることにも問題がある。結局のところ、一般診療と専門診療の間のバランスを保つことが重要である。

一九六〇年代以前には、資源配置についての決定は、臨床医の権限外のことと見なされていた[101]。その後精神科医は、臨床医とゲートキーパーという両方の役割を担ったヘルスケア資源の管理者となっていった[102]。しかしながら、財源が限られている場合にサービスをどのように分配すればよいのかを示したガイドラインは不足しており[103]、そのためいっそう精神科医がコスト管理について精通していることが必要となっている[104,105]。

サービス提供側は、薬の適正な分配が必要であるということから生じる倫理的問題に直面することとなる[106]。このことに関わる要因としては、高価な新薬、社会の高齢化、患者の期待、効果的な処方をしたいという精神科医の希望、政府による経費削減などが挙げられる。公平さと公正さの問題に対する解決策は、すべての関係者が納得できるものでなくてはならない。カールマン（Calman）[107]は、患者の権利と地域社会へのベネフィットとのバランスが保てるような薬の処方がされなければならないと主張している。適正な資源配置のためには、現存する治療法の効果と費用を評価するのみならず、基礎的な研究にも投資する必要がある。カールマンは、より多くの一般市民がこの過程に関与すべきだと述べている。

オランダでは、コスト-ベネフィットは資源配置に関連する四つの要素のうちの一つにすぎないと考えられている[108]。四つの要素とは、地域社会が必要性を認めたケア、有効性、効率性、意思決定における患者の権利と自律性である[i]。チャドウィック（Chadwick）とレヴィット（Levitt）[108]は、分配の正義に関する二つのモデル、すなわち必要性に基づく分配と功績に基づく分配[j]について検討した。彼らによれば、必要性とは、経済学者が「享受し得るベネフィットの大きさ（capacity to benefit）」[k]として定義するものであるという。この場合、生活の質（QOL）のようなベネフィットを正確に評価するのは難しいということが問題となる可能性がある。

ここ数十年以上にわたって米国で行われているマネイジドケア（本書第3版の第19章参照）においては、政府は費用負担の削減を模索し民間の保険会社は投資の見返りを最大限にしようとする。そのため医師は特別な倫理的ジレンマに直面することとなる。薬を処方する医師は、公正なアクセスを確保するためという名目により、保険会社に対して患者についての報告義務を負うことになる。マネイジドケアの批判をする人は、そのプロセスは守秘義務違反や望ましい治療（場合によっては必要な医療）を行わないことにつながり、医師-患者関係ばかりでなく事実上は医療への信頼をも蝕むものであると見なしている。

特定の薬物療法の制限により、結果として意外にも臨床サービスの利用とそれに伴う全体的なコストの増加を招くことが判明した。開業医や救急外来を受診する回数、入院の増加により、処方にかかる費用が増大したのである[109]。限られた予算の中で、精神科医が患者の効果的な治療を受ける権利を保証しようとすると、双方代理の問題[110]と、ガイドライン不足の問題に直面する。さらに、医師が治療へのアクセス制限をしようとすると、それが自分のクリニックへの受診制限という直接的な方法であっても資源配置に制約を設けるという間接的な方法であっても、患者や地域社会からの法的な異議申し立てを受けることになる。

訳注ｉ　オランダ健康審議会の報告では、これら四つの要素のうち、効率性を決定するための根拠の一つはコスト-ベネフィット分析であるとされている。したがって、コスト-ベネフィットは「効率性」という要素に含まれることになる。

訳注ｊ　功績に基づく分配：たとえば、その人が支払った税金の額に応じて分配する医療資源を決めるような方法。

訳注ｋ　享受しうるベネフィットの大きさ：たとえばＱＯＬの改善というベネフィットについて考えてみると、ある薬を使用してＱＯＬの改善の程度が大きいと見込まれる病状の人ほどベネフィットが大きい、すなわちその薬に対する必要性が高いということになる。

医師らはエビデンスに基づく治療ガイドラインや防衛的医療（defensive medicine）[1]を頼りに臨床実践を行ってきたが、患者のケアが影響を受けない経費削減のためには、より独創的な解決策が求められるだろう。

シュナイダー-ブラウス（Schneider-Braus）[111]は、経費削減の倫理について指導する際に、すべての関係者（ヘルスケアの管理者や利用者、公共政策立案者、精神科医療の利用者など）が直面するジレンマに対する意識を高め、実際的な倫理的戦略を考え出すことの必要性を強調している。

## 製薬産業と臨床医

（第9章参照）

臨床試験に関与している臨床医は、その結果と報告に関心のある出資者から直接的あるいは間接的な経済的支援を受けていることが多い[112、113]。これは既に確立されている適応についての試験のこともあれば、新しい適応についての試験のこともある。精神科医は、試験に協力してくれる患者を募り継続参加してもらうことと、最善の治療を提供し続けることとの間の利害関係の衝突にさらされてしまう。これは単なる仮定の話ではない。企業が資金提供をしている臨床試験では好ましい結果が報告される傾向があり、企業が研究デザインや結果の公表に対して影響を及ぼしている可能性が指摘されている[114～116]。

精神科医と企業との関係性については二つの考え方がある。一つは、臨床医は自分の患者に最善の治療を提供しなければならず、したがって、科学の進歩におくれをとらないようにすることを最優先にする必要があるという考え方である。もう一つは、臨床医もまた、一般に広まっている健康施策や製薬企業のマーケティング活動の影響を受けるものだという考え方である。全般的に見て、精神科医と企業のつながりは、倫理綱領や行為規範、説明責任についての認識、薬剤経済学の知識などによって統制されるべきである。

倫理についての教育を受けた精神科医は、製薬企業の考え方に通じておく必要がある。企業はある一つの薬を市場に出すために巨額の投資を行い、臨床試験の準備段階を経るまでの間に十年以上の年月を費やしているため、非常に積極的なマーケティング戦略をとる。臨床的に使用できる薬として認められるのは一万の分子のうち一つのみであり、一般的にその特許の有効期限は十五年である。このような現実のため、企業にとっては、その分子すなわち薬物を確実に実用化することが不可欠となる。このような利害関係があるにしても、臨床医と企業双方の共通の目標は患者が最適の治療を選択できるようにすることなのだという考え方があることは心強い。以上のようなことから、臨床医と製薬企業の関係は、倫理的側面を伴う複雑なものであることがわかる。製薬企業からの受託研究では、ある種の研究を支援することにより臨床医の処方選択に影響を及ぼすことができ、企業が資金提供している学術活動（たとえば、継続的医学教育〈CME〉として行うイベント）では、特定の疾患の治療薬に関する臨床医の考え方に影響を与えることができる。しかしながら、臨床医は倫理的な熟考をすることによって、そのような影響力に対処するための指針を見出すべきである。臨床医は、患者のケアについて明確な目標を持ち、企業に関連する問題に対して専門的かつ倫理的に取り組むことによって、決して治療に悪影響が及ばないようにすることを最優先とすべきである。

## 特定の患者群の治療を行うことの倫理

### ◆妊婦

妊娠中の薬の使用については慎重に検討しなくてはならない。疾患の再発およびそれによる影響と、薬が胎児へ及ぼす危険性とを比較考量する必要がある。妊娠中のうつ病は、重症度によっては妊娠中絶の正当な理由となり得る。したがって、薬物療法のリスクとベネフィットを慎重に検討することが求められる。インフォームド・コンセントも、精神病の患者や同意能力が障害されている患者にとっては特に重要な問題となる。そのような臨床場面においては、治療が胎児に及ぼす影響と、本人およびパートナーの見解を考慮に入れることは医師の責務である。

（第20章参照）

### ◆小児

小児や思春期における向精神薬の使用が着実に増加している中、この状況に対応するガイドラインと、このような治療を行うことの科学的、倫理的根拠が求められている。治療を選択するうえで、臨床医は疾患に対する薬の適応を検討すると同時に、患児の発達レベルについても考慮する必要が生じるため、小児に対する薬物療法には二重の困難が伴う。注意欠陥／多動性障害（ADHD）と診断された子どもへの中枢神経刺激薬の投与には特別な注意を払う必要がある。ヒト以外の動物実験では、中枢神経刺激薬の使用により脳の感受性が増し、後々の薬物乱用につながる可能性のあることが示唆されている。[117~121] 一方で臨床的には、中枢神経刺激薬の使用と薬物乱用との関連性はないとされる。[122] 中枢神経刺激薬について懸念としては他に、躁病やうつ病など精神病のリスクを抱えた子どもへの投与に関することが挙げられる。これらの精神病を持つ思春期の若者には、しば

訳注1　防衛的医療（defensive medicine）：医療過誤に対する訴訟リスクを減じるため、ハイリスク患者の診療やハイリスクな治療を回避する、あるいは「念のため」に過剰な検査をするような医療者の保身を重視した医療のこと。

しば中枢神経刺激薬によるＡＤＨＤの治療歴があることが指摘されている[122]。また内科的な基礎疾患がある場合には、中枢神経刺激薬の使用と、軽度の成長阻害および循環器系の副作用との関連も懸念される[122]。

◆薬物乱用者

薬物乱用者の治療に向精神薬を用いることについては、多元的に検討する必要がある。身体疾患や精神疾患の併存率が高いことや、心理社会的要因が関係すること（薬物乱用の一因でもあり、乱用の結果でもある）、通常、法的な問題が生じること、患者の病識が不充分であり、改善への動機付けに乏しいことなどが、治療の選択肢を考慮する際に総合的に影響してくる。治療を行ううえで最も重要なことは善行と無危害である。たとえばベンゾジアゼピン系薬物は有用ではあるが、習慣性があり、乱用している薬物との間に危険な相互作用を引き起こすこともある。依存の可能性がある薬物に手が届くようにすることの是非は、ケアをするという役割を担う臨床医にとって難題であるが、薬物乱用のある人がそれを使用するということであればなおさらである。エビデンスに基づく論拠と、この種の臨床が実践に基づいているという特性を考慮することにより、いくつかの倫理的ジレンマを避けることができる。たとえば、オピオイド依存に対するメサドン（methadone）による維持療法は、利益が危険性を上回ることは明らかである。一方、臨床医はしばしば依存性を懸念して不安性障害の患者に対するベンゾジアゼピン系薬物の使用を控えるが、これはエビデンスに基づく考えではなく観念的なものであるといえる[123]。

アルコールやオピオイド、ニコチン依存症に対する効果的な薬物療法は存在する。しかしそれらを使用するかどうかは、他の薬物療法を行う場合と同様、リスクとベネフィットを十分検討し、インフォームド・コンセントを行ったうえで決定すべきである。

薬物乱用患者の治療を刑事司法制度下で行うという特殊な状況もある。治療開始にあたっては、この種の状況にはつきものである自律性と守秘義務の限界について、患者および司法当局の双方と話し合っておく必要がある。治療は拘置所などで強制的に行われる可能性もある。だからこそ、精神科医の倫理的・法的責務が重要な意味を持つのである。

## 治療抵抗性統合失調症

治療抵抗性統合失調症患者の治療に関する決断は、併存するパーソナリティや心理社会的要因、医学的要因のため、一般に困難なものとなりがちである。そして単剤処方より二種類以上の多剤併用療法の方が効果的なのではないかという期待の下に、抗精神病薬の併用が行われる傾向がある[124]。実際には、そのような処方のリスク、特に錐体外路症状や遅発性ジスキネジア[126,127]についての系統的な研究は行われておらず、[125〜127]エビデンスの蓄積が待たれるところである。臨床医は患者の最善の利益のためクロザピンを含む単剤の抗精神病薬による治療を行い、多剤併用はやむを得ない場合のみとすべきである。[125〜127]

## 精神科医と患者の関係性と薬の処方

### ◆医師-患者関係

処方の倫理的基盤がリスクとベネフィットに関する包括的な知識にあるとすると、薬を処方する際に患者の権利を守る手段は、インフォームド・コンセントの過程を通じて形成される精神科医-患者関係である。この関係性の倫理的基盤に関連する原則は三つある。それは、パターナリズム、自律尊重、および相互信頼（信用）である。ダイアー（Dyer）とブロック（Bloch）[128]はこれらの原則を踏まえて、三つの実際的なアプローチについて述べている。一つは完全に倫理的に中立なアプローチであり、後の二つは完全に個人の価値観に基づいたアプローチ[m]である。中立的な方法である信頼に基づくアプローチの基盤となるのは、協力関係とインフォームド・コンセントの考え方である。このインフォームド・コンセントには、情報提供、任意性、および判断能力が必要であるとされている。またインフォームド・コンセントは、継続的に展開していく相互作用の過程でもある。自らが潜在的に「倫理的介入主義者」の役割を持つと考えている治療者は、患者に負荷をかけないようにするため、常に自身の価値観に留意している。信頼の欠如やコミュニケーション不足、操作的もしくは強制的な駆け引きは、容易に薬物療法の倫理的基盤を蝕むだけではなく、最善のインフォームド・コンセントから遠ざかることにつながる。

## インフォームド・コンセント

薬を処方するにあたって、インフォームド・コンセントは倫理的な枠組みと法律的な枠組みを結びつける役割を果たす。ウィンスレイド（Winslade）[129]は、パターナリズムではなく個人の尊重がインフォームド・コンセントの中心となるべきだと主張している。インフォームド・コンセントは直線的なものと考えられていることが多い。すなわち治療者が治療のリスクとべ

訳注m　完全に個人の価値観に基づいたアプローチ：医師の価値観に基づき医師がすべてを判断する完全にパターナリスティックなアプローチと、患者の価値観に基づき医師の助言を受けずに患者がすべてを判断する完全に自律的なアプローチのこと。文献128によれば、これら二つのアプローチは「相互排他的」であるとされており、その中間をとったアプローチが相互信頼を重視した本文中の「信頼に基づくアプローチ」である。

ネフィットを説明し、治療しないことも含めた代替手段を示した後に、患者がその選択肢から一つを選ぶといった図式である。患者教育のためのさまざまな方法について検討した包括的なメタ解析では、そのほとんどが、薬物療法についての知識を増やし、間違った薬の使用を減らすという点においてその有用性を示唆していた[130]。しかしながら、以下に述べるような特定の患者群に対する教育には限界があることは明らかである。

　二つの背景的な要因、すなわち同意の自由と判断能力の問題に目を向ければ、意思決定は直線的なものではなく、相互作用的で帰納的なものであることがわかる[131、132]。自由な同意を保証するため、治療者は、客観的に患者の意向を評価しつつ、治療選択肢について十分に話し合う。緊急性のないケースでは、精神科医は薬物療法を拒否された場合の対応を準備する必要がある。非自発的治療においては患者の自由を保証することは困難となるが、患者の判断能力が欠如しており、提示された治療が患者の最善の利益となる場合にはこのような対応が正当化される[132]。

　判断能力（competence または capacity）とは、理解し、熟考し、合理的選択を行い、自分の選択を伝える能力と定義される。ベルメイカー（Belmaker）ら[133]は、真のインフォームド・コンセントを与える能力は、診断や治療的な文脈次第で変化すると主張している。したがって特定の精神疾患、特に精神病性障害によって判断無能力となっている患者のインフォームド・コンセントを断念する場合には、医療的判断と法的判断が一致する必要がある。

　アッペルバウム（Appelbaum）とグリッソ（Grisso）[134]は、患者の意思決定について大規模な多施設間調査を行った。評価対象となったのは、選択する能力、情報を理解する能力、自分の置かれた状況を認識する能力、情報を論理的に考えて判断する能力の四つである。その結果、それまで画一的に信じられていた見方に反して、患者は多くの場合的確な決定をすることができると結論付けられた。能力評価の基準がより厳密であるほど、患者には判断能力があると判断される傾向も認められた。このような研究からは、我々は患者をもっと信頼する必要があることが示唆された。

　インフォームド・コンセントの過程が医療と法の両面から求められるようになったことと並行して、精神疾患の患者は情報を伝達しその情報を保持するための能力に欠陥があるという経験的な所見が出された。入院患者における研究では、初回評価で完全な判断能力ありと判断された人はわずか五人に一人という割合であった[135]。大半の人は遅発性ジスキネジアのような重篤な副作用を意識しておらず、薬物療法との関連についての合理的な理解もできていなかった。説明されたことを四十八時間後に再現できた人は三分の一のみであった。次に研究者たちは研究方法を改良し、統合失調症の外来患者を対象に調査を行った[136]。

一方の群に対しては遅発性ジスキネジアに関する説明が一回のみ行われ、もう一方の群に対しては、四週間後に再度説明が行われた。その結果、両群ともに遅発性ジスキネジアに関する知識が向上していた。この所見は二年後でも維持されていたことが確認されている[137]。さらに、患者は情報を得たことによる不安を訴えはするものの、それによって臨床症状が悪化したりコンプライアンスの問題が増えたりすることはなかった。多くの場合、臨床診断とそれに関連した障害が患者の判断能力のレベルを決定していることは明らかである。さらに、慢性的な精神病状態にある患者には判断能力に影響するような不快な副作用が出現すると考えられがちであるが、必ずしもそうではない。

市民権運動が定着する中にあって、米国のいくつかの司法管轄区では、判断能力の確固たる基準がない状況に対して代理判断の原則を用いることで対応している[138]。代理判断とは、その患者に判断能力があれば選択するはずの治療が行われるようにする方法である。しかし問題となるのは、誰がその判断を行うべきなのかということと、どのような手順でどのような基準を用いて判断すべきなのかということである。これにはさまざまな方法があり、第三者の立場にある精神科医の意見を求めるような司法手続きとして行われる場合もあれば、患者の担当医が法定後見人と話し合って決めるような非公式の方法がとられることもある。

患者への情報提供に関するガイドラインの作成も試みられている。たとえば、オーストラリア法律改正委員会（Australian Law Reform Commission）は、適切な治療に関する慣習法を制定法にしてしまうのではなく、職務上の過失についての訴訟では既定のガイドラインを証拠として採用するよう勧告している。この勧告を受けて、一九九三年にガイドラインが発表された。このガイドラインでは伝えるべき情報の種類やその伝達方法、情報伝達を差し控えるべき状況などが定められている。このガイドラインは自己決定の原則に基づいており、患者自身の決定を促進するための十分な情報を伝えるよう求めている。

## 処方基準とガイドライン

次に処方基準とそれに関連する法的要件について考えていく。リドル（Liddel）[139]によれば、オーストラリアの法令で定められた医療ガイドラインでは、処方箋は明確で具体的かつ正当な目的をもって発行することが求められており、ガイドラインに違反した場合には懲戒処分の対象になると警告されている。

オーストラリアの医薬品政策では患者と医師による薬の管理を強化するための方法を取り扱っており、ベンゾジアゼピン系薬物などの過剰処方、過小投薬、多剤併用、有害事象の危険性が高い患者、コンプライアンスの問題などについて検討されている。さらに、思慮深く安全で適切な方法で薬を使用するためには良好なコミュニケーションが非常に重要であるとされ、その必要性について言及されている。

　また連邦法では、処方の際に、患者向けの医薬品情報提供書を添付することが求められている。そこに書かれた情報はしばしばあまりにも膨大であるため、このような情報提供書を普及させるにあたっては、処方を行う医師が困難に直面することになる。しかしながら、もし医師らが適切な情報を伝えなければ、法的な責任問題となる可能性がある。ビクトリア州健康局の精神科部門では、向精神薬の詳細な情報が掲載された患者向けのパンフレットを作成している[140~142]。

　処方ガイドラインには、診断別、向精神薬の種類別、もしくはその両方を組み合わせたものなどがある[142]。王立オーストラリア・ニュージーランド精神医学会は、米国精神医学会の「標準精神科医療マニュアル (Manual of Psychiatric Quality Assurance)」に基づいて、一九九四年に精神科診療における向精神薬ガイドラインを発表した[143]。これは診断ではなく薬の種類ごとの指針を定めたものである。オーストラリアの向精神薬薬局方[144]nのガイドラインには、薬の使用法の質を保証するための審査手順についても記載されている。

　オーストラリアのロジャース対ウィテカー (Rogers v. Whitaker)[145] 事例は、治療を受ける可能性のある人に対して何を伝えるべきかに焦点に当てた画期的な判例であった。これは外科手術に関する事例であるが、最高裁判決で示された原則は、薬物療法に対しても同様に適用される。ウィテカー夫人は、失明している方の眼に美容整形手術を受けたが、不幸にも失明していない眼が交感性眼炎に罹患し、結果として完全失明になってしまった。彼女は起こり得るリスクに関する情報提供を希望していたが、この稀な合併症（一万四千例に一例の割合）については警告されていなかった。

　最高裁はロジャース医師の上告を棄却し、医師には治療選択肢に関する適切な情報と重要なリスクについての情報を提供する法的義務があることを強調した。この判決は、提供されるべきリスクとベネフィットに関する情報は、医師仲間を治療するときの規範に基づいて決めるものではなく、その患者個人にとって何が重要または適切なのかによって決まるのだという判断に基づいている。セクストン (Sexton)[146] は、この判決から、医療専門職の考えるインフォームド・コンセントの基準と一般社会が求めている基準とはもはや一致しないということを我々が認識していなかったことがわかると述べている。とはいうものの、セクストンは、裁判所は今後も信頼の置ける専門職団体が規定したインフォームド・コンセントの基準に影響を受けるだろうとも予測している。また、医療専門職は傲慢な態度や自己満足に陥ることなく、インフォームド・コンセントに関するすべての基準とそれを評価する過程に常に十分留意すべきであると勧告している。換言すると、専門職の倫理を社会と法律の両方の期待に沿うものにするためには、それを積極的に再評価していく必要があるということである。

## 薬物療法に関連した患者の権利

権利とは、個人やグループが他者や社会に対して要求できる正当な主張のことである。薬物療法に関連した権利には、治療へのアクセスが可能であること、必要な情報が得られること、治療を受ける自由と拒否する自由があること、特定の薬の選択について意思表明できること、薬物療法を実施する環境について意見を言えることなどがある。人権擁護運動により、一九六〇年代よりこれらの権利が推進されてきた。その結果、権利の主張と専門職としての対応との間に複雑な弁証法的相互作用が起こった。当初は、そのような相互作用の過程が、診療所や研究所の中だけでなく裁判においても認められた。経験的妥当性があり合意の得られたガイドラインに基づく臨床倫理的な対応が進展したのは、つい最近のことである。

権利の主張と専門職の対応という弁証法的相互作用の過程は、三つの段階を経て発展してきた。まず主張されたのは治療を受ける権利である。次に、たとえその治療が最適であると考えられる場合でも、その治療を拒否する権利が主張された。一九九〇年代以降は、治療の標準化と説明責任、それに効果的な治療を受ける権利が推進されるようになった。

当初患者とその擁護者たちは、アサイラムの崩壊という状況下でパターナリズムの終焉を唱えつつ、治療を受ける権利を獲得するための運動を展開した。その目的は、処遇改善を強く推し進めることであった。アドボカシー運動は、治療環境という枠組みをはるかに超えた裁判所という設定において患者の権利を主張していった。一連の判決[147,148]では、適切な治療もないままに患者を非自発的に精神科施設へ入れることは、適正手続きの保障[o]に反することであると見なされた。

次にアドボカシー運動の焦点は、治療を拒否する権利に移行していった。訴訟では、主として非自発的な薬物投与は患者の尊厳と自律性を侵害するものであるとの主張がなされた。薬物療法という文脈における侵害とは、多剤併用、重篤な副作用

訳注n　薬局方：公的機関が作成する、医薬品に関する品質、純度の基準、剤形などを記した規格書。その使用法などについても定められている。

訳注o　適正手続きの保障：合衆国憲法修正第五条により、「正当な法の手続きによらないで、生命、自由、または財産を奪われることはない」という権利が保障されている。

（特に遅発性ジスキネジア）の見落とし、医学的妥当性のほとんど認められない処方、不適切な理論に基づいた処方、精神科医の診察を受けていない患者への処方、精神科医の資格を持たない者による処方、強制的な薬の使用などが含まれる。

　これらの問題は、脱施設化や病状の不安定な患者を地域社会で治療するという状況の中では新たな意味を帯びてくる。人権擁護の観点からは、自律性すなわち自分の薬の管理に対する発言権が支持される。一方で、患者と地域社会の両方を守る必要もある。したがって、患者個人の法的権利は、医学的必要性のみならず地域社会の利益とも比較検討されなければならない。このことは、非自発的入院や地域社会における強制治療命令の展開の根拠となる。地域における強制治療命令は、より制限の少ない環境での治療が望ましい場合、入院に代わる選択肢となる。

　このような法的展開を受けて、アッペルバウムとグーテイル（Gutheil）[149]は、問題は治療を拒否する権利ではなく、「よい」治療を受ける権利と「悪い」治療を拒む権利、自主的な判断をするための援助を求める権利であると主張している。しかしながら世間はまだ、効果的な治療を受ける権利を主張する下地ができていない状況のようである。患者とその擁護者たちは、背後にパターナリズムの気配を感じさせるような治療を拒否し、一般市民は「最もよく知っているのは医師である」という言説に従うべきではないと明言している。治療を拒否する権利は、高名な倫理学者により支持されている。クレイトン（Clayton）[138]は、アッペルバウムとグーテイル[150]の議論は患者の価値観を考慮していないと主張している。すなわち、少なくとも患者に判断能力があり緊急性のない事例においては、臨床的根拠や科学的根拠に基づいて有効であるとわかっている治療であっても、それを拒否するのは患者の自由とすべきだとの見解を示したのである。クレイントン[138]は原則論から議論を展開し、通常、医師には患者の最善の利益のために介入する資格があるという概念を覆した。さらには患者が治療を拒否する権利が最優先されるべきとの見解を支えるため、患者の最善の利益を構成するものは何かを示す客観的な基準について論じている。

　したがって一九八〇年代は、日常的に医療倫理が論じられたり、医師-患者関係における利害の対立の解決が見られたりといった状況からは、まだ大きくかけ離れていた。それよりも、権利概念に基づく法的な仲裁がしばしば模索された時代であった。法廷を通じて、医学的な特権の行使を法が支えるというそれまでの構図は、患者の権利を認めるという医療上の義務を強制する方向へと様変わりしていった。医師は、もはや患者の選択を無視することはできなくなった（もし以前はそうしていたのだとしても）。インフォームド・コンセントなしに薬を処方することはできず、患者が判断無能力の場合には、代理判断の制度を通すことが必要となった。ただしきわめて緊急性が高い場合にのみ、特に医師が自分自身や他のスタッフ、患者とその家族、あるいは一般市民を守らなければならない場合には強制が許容され得る。

薬物療法の拒否に関する外来患者の権利については、ギーゼルマン(Geiselmann)[151]によって検討されている。ギーゼルマンは、意思決定の過程が治療的となるためには、患者の自律性を尊重すること、医師が治療のリスクとベネフィットを評価しそれを患者に伝えることが前提条件として必要であると述べている。その論文中の例は、患者の自己決定権と、最良の治療を勧めるという医師の義務との間の葛藤を鮮明に描き出している。

## 訴訟

治療の権利に関する一般市民と専門家との間の議論は、特に米国における一連の訴訟によって刺激を受け、進展していった。そのうちの一つ[146]では、向精神薬の効能と重篤な副作用を重視し、患者がその使用を管理する権利を認めるという判決が下された。この権利は、第三者である精神科医の非公式の審問により保護され、患者は代理人として弁護士を立てることもできる。

テストケース訴訟[p]としては、ロジャース対オーキン(Rogers v. Okin)[152]事例が知られている。七人の患者が主治医である精神科医を告訴し、精神科医が自分たちや同様の患者に対して強制的な薬物療法や隔離を行うことを禁じるよう求めたのである。この訴訟には原告勝訴の判決が下された。裁判所は、非自発的入院となっていることが自明的に判断無能力の認定を含むものではないと結論付けた。精神科医が非自発的入院の患者の同意が得られない状態でも薬物療法を行うべきであると考えたときには、裁判所が患者の同意能力を判定すること、判定の結果判断無能力であると確定した場合には後見人を指名する必要があることについても示された。また州が非自発的入院となった人の保護者になるべきであるとの反論は却下された。しかしながら、グーテイル[153]は、そのような後見人制度は臨床的には支持されないと述べ、ロス(Roth)[154]は、患者の利益のための代替手段を示した。ロスの提案は、非自発的入院の妥当性を評価する際に、その患者の治療拒否権についても同時に判断するという方法である。そうすることで、入院命令により、精神科医は必要があれば患者の同意なしに治療することができる。

ロジャース対オーキン事例[155]は上訴され[155,156]、患者の治療拒否権は、治療の侵襲性の程度、起こり得る副作用、緊急性、治療しなかった場合の予後、過去の司法的関与の性質と程度、利害が対立

訳注p　テストケース訴訟：同様の法律上の論点が問題となる複数の事件に対して、先例となるような代表的訴訟のこと。

する可能性などを検討することによって決定されるとの判断が示された[157]。患者個人の嗜好や宗教上の信念、家族からの圧力など、患者側の要因が特に重視された。

米国では、ロジャース対オーキン事例[152]の直後から同様の訴訟が相次いだ[148]。その結果、患者の擁護者が指名され、病棟では薬の副作用について規定された通りの掲示が行われ、同意書が常備されるようになった。このような変化は、これまでの伝統的な精神科医療制度の風潮に非常に大きな影響を与えることとなった。

## 治療を拒否された場合の精神科医の対応

患者の自律性についての臨床的概念と法的概念はかなり異なっている。法は権利を重視し、患者が表明した希望に重きを置く。すなわち、患者の述べた希望を額面通りに受け取るか、患者が判断無能力であることが示された際には代理判断の手続きを適用するかのどちらかである。精神科医は現実的な目的に着目し、患者が述べた希望は臨床的な必要性とは対立する可能性があると主張する。精神科医らは患者が治療を拒否した場合に起こり得る多くの有害な結果について指摘している[150]。最適のケアを提供できなくなることもその一つである。医師が裁判所命令を求めている間に、治療の遅れが生じるかもしれない[141]。ロス[154,155]は、不充分な治療は過剰な治療に等しいと断言している。

精神科医はまた、精神科医療が治療ではなく管理機能を求める傾向となることを懸念している[157,158]。レオン（Leong）[159]は精神科医療の役割が拡大して社会統制に関与するようになることに対して警告を発しており、ローデンハウザー（Rodenhauser）とヘラー（Heller）[160]は、治療拒否に対応する際に、司法精神科医が法の執行者として担う可能性のある役割に注目している。結局のところ精神科医は、治療における自分たちの権限が侵食されることを懸念しているのである。精神科医は治療に対して自由裁量権のある状態に慣れているため、患者の治療拒否を、自分たちの職業上の権威や医学的専門知識に対する挑戦と見なしてしまう。

これらの困難な状況を踏まえて、研究者らは、薬の拒否の実態を実証的に解明しようと試みた[161,162]。その結果、ほとんどのケースでは拒否は一過性であり、否認や誇大妄想、認知障害、怒り、両価性、拒絶症、家族や治療チームとの対立などが関係していることが明らかとなった。また、副作用を理由とした拒否は非常に稀であった[163,164]。したがってほとんどのケースにおいて拒否は自我異和的なものと見なされるものであり、患者はたいていの場合、最終的には進んで治療に同意していた[165,166]。

ある啓発的な研究[161]では、治療拒否をしていたにもかかわらず強制的な薬物療法が行われた患者に対して、治療後に面接調査が行われた。治療開始当初は三分の一に精神病状態による拒絶を認めたが、退院時に、自らの治療拒否が覆されたことは正当であったと感じていた患者は全体の七〇パーセントであった。

さらにこの患者らは、必要時には再び自分の意に反した治療が行われることも希望した。この結果から、シュワルツ（Schwartz）らは以下のように結論付けた。

> 治療拒否は、まずは精神科的な治療の問題として検討されるべきことであり、司法審査ではなく臨床評価の対象とされるべきケースがほとんどである。

当初は臨床評価よりも司法審査が優勢だったようであり、グーテイル[153]はそのことについて以下のように警告した。

> その道は、患者が自分たちの権利とともに朽ち果てるために拓かれたものである。

しかしながら精神保健サービスの脱施設化と再編成に伴って精神科医は敵対的な態度をとる傾向を捨て去ることができるようになり、ジーゲンフス（Zeigenfuss）[167]の提言の通り、治療に関する患者の権利は、サービスの新たな変化の一部であると認識された。臨床レベルでは、これは、治療ガイドラインの確立や服薬拒否の実態解明、権利を保護する手段を保証するための患者の擁護者との協力などが必要であると認められたことを意味する。

だが精神科医は、治療に関する権利をめぐる次なる挑戦を受ける準備はできていなかった。それは、効果的な治療を受ける権利に関することである。一九八〇年代までに薬物療法は急増していったが、多くの場合、薬物選択は不十分な科学的根拠に基づいて行われていた。薬はそれぞれ作用の特異性が異なるが、それ以上に違いが大きいのはその効能や副作用プロフィールである。科学的なガイドラインや一致した見解がないままに、対立する両陣営は自分たちにとって都合のよい治療に関する根拠のない主張をぶつけ合い、相手方のアプローチは危険で非効率的あるいは効果がないものだと申し立てた。患者およびその自由意思を擁護する人たちは、効果的な治療を受ける権利も含め、標準治療の確立を求めた。サイダー（Sider）[168]は、治療基準を確立する過程は、患者の臨床症状と患者自身の意向、それに精神科医自身の価値観の理解に基づいて進められるべきだと述べた。次に示す象徴的なケースはその道筋を示してくれた。

効果的な治療を受ける権利は、ラファエル・オシュロフ（Rafael Osheroff）事例において明確に認められた。腎臓内科医であるオシュロフは、精神分析療法を行う評判のよい病院であるチェスナット・ロッジ（Chestnut Lodge）に入院してうつ病の治療を受けたが、効果は認められなかった。その後、精神科病院へ転院して抗うつ薬による治療を受け、寛解に至った。オシュロフはこれをチェスナット・ロッジの医療過誤であるとして訴訟を起こし、上訴を経たのち、最終的には示談が成立した。その後の専門家による論争は、効果的な治療を受ける権利をめぐって展開していった[169]。クラーマン（Klerman）[170]は、比較対照試験の知見に基づいて処方するべきであると主張したのに対し、ストーン（Stone）[171]は、「専門家に共通する認識」を優先させるべきだと反論し、少数派の革新的な提案も尊重すべきであると論じた。

精神科治療の欠点を認めたうえで、ブロックとブラウン（Brown）[169]は精神科医が仲介的な立場をとるべきだと主張した。それはすなわち、常に発展していく相互作用によって形作られるインフォームド・コンセントに基づく見解を持つということである。もし、うつ病といった長い歴史のある疾患に対する効果的な治療が不確かなものであるとするならば、心的外傷後ストレス障害のような新しい疾患概念についてはなおさらであろう。そのような疾患に対する薬物療法の研究は稀にしか行われていないのである。「専門家に共通する認識」はより伝統的な治療を支持するかもしれない。それとも、眼球運動による脱感作（eye movement desensitization）や緊急事態ストレス・デブリーフィングのような治療が重視されるだろうか。インフォームド・コンセントは、患者の権利を適切に保護するのだろうか。結局のところ、効果的な治療を受ける権利の制約は、精神科医療という専門性の問題ではなく、財政上の問題から生じてくるということが判明している。今やコスト－ベネフィットの問題が大きく台頭してきているのである。

最終的には、権利は常に義務と不可分であることを繰り返し主張していく必要がある。このことは医師と患者のどちらにも当てはまる。たとえば、オシンガ（Osinga）[172]は、患者は医療従事者に協力する義務があることに目を向けている。

## 結論

一九五〇年代以降の二つの向精神薬革命が、ベネフィットとリスク、それにコストの増加をもたらした。同時に、医師－患者関係における処方管理者は、医師から患者へ、そして社会の中の第三者へと移行し始めた。より高価で新しい薬の処方と患者の需要の増大、それに製薬企業の成長によって、コストの急騰という問題が生じることとなった。政府は次第に薬の使用の管理抑制を模索するようになり、保険業者はマネイジドケアを導入した。これらの難問に直面した精神科医には、従来の治療倫理を補完し、患者のみならず、専門職、司法、ビジネス、政治といった主要領域をも網羅する新たな治療倫理を追求することが求められている。

**謝辞**

我々は、本書第3版における薬物療法の倫理に関する章の共著者であったポール・ブラウン（Paul Brown）に感謝する。ブラウンの思想は本章でも随所に反映されている。

# 19

# 精神療法の倫理的諸側面

ジェレミー・ホームズ
（Jeremy Holmes）
グウェン・アドシェッド
（Gwen Adshed）

## はじめに

精神療法と倫理学は、その性質において類似性が認められる。倫理学は個人と個人の関係における「すべきことや義務」についての論述であり、精神療法の理論は、意識的にせよ無意識的にせよ、対人関係において人々の間に生じることと関連する。精神療法の臨床では、一定の境界内において人が（二人で、あるいはグループで）人間のジレンマについて共に考えていく。倫理学もまた人間に関わるジレンマを扱い、人々の価値観をどう位置付け、どう考えるのかといったことと関係する。

とはいうものの、精神療法における倫理的な気付きが生じたのは、その成熟過程のむしろ後期になってからであった。自己覚知（self-awareness）は、精神療法においては根本的な原理である。それにもかかわらず一九九〇年代までは、臨床家はこの問題の倫理的側面を無視することを許されていた。しかし、一世紀にわたる漸進的発展を経たのち、倫理学は徐々に、精神療法の組織、実践、知的営みの中心となっていったのである。

倫理学の理論と省察は、精神療法の理論と実践のいずれにも適用することができる。倫理学は、自我、エス、超自我という精神分析的な心の三層構造モデルと図式的に対応しているなど、いくつかの独自の様式で精神療法の実践に強い影響を与えている。日々の臨床において、治療者と治療機関は、治療と現実世界との間の意識的な相互作用を扱わなければならない。治療者は、インフォームド・コンセントや治療契約の必要性を尊重し、患者とともにこのような問題に対処するのは正当なことだと証明しなければならない。また治療者が、境界（boundary）の性質と必要性、特に守秘義務と性的侵犯とに関連することについて理解することは非常に重要である。精神療法における倫理規範は、精神療法の搾取から患者を保護する。多くの場合この搾取は、患者-治療者間の境界侵犯として知られている。

　次に、個人やグループの価値観がいかにして治療を支え、吟味されていない基本的前提として機能しているかについての認識が広まってきている。これらの価値観は、我々が無意識のうちに選択したり好みを決めたりするのと同様に、知らず知らずのうち臨床実践に影響を与えている。このことに気付き、これらがよかれ悪しかれ臨床にどのように影響するかを知ることは、倫理的責任のある臨床家にとってのさらなる課題である。第三に、精神療法「専門職」がその形を現していくにつれて、精神療法の組織は「超自我型の」ガイドラインを作成し、いかにして倫理的な実践を推し進め倫理的侵犯を罰するかについて考えざるを得なくなった。これは一つには、精神療法は人の考えを変えることができる強力な治療手段であるという認識による。人の見方や価値観を変えることによってその人を助けることができる一方で、それは政治的行為ともなり得る。したがって精神療法家は自らの仕事の社会的側面について認識する必要がある。

　生命倫理の基調をなす指針となる価値観については、ビーチャム（Beauchamp）[1]が「四原則」の名のもとに、自律尊重（respect for autonomy）、善行（beneficence）、無危害（non-maleficence）、正義（justice）としてまとめている（第3章参照）。この章では、以下に示す臨床例のような精神療法における倫理的ジレンマに取り組むにあたって、これらの原則をどのように考えていけばよいのかについて探究していきたい。

### ◈事例1

　一人の患者がある治療者の診療室に相談に訪れた。彼女は、友人からの勧めでこの治療者を選んだのだった。患者は自分の問題について述べた。治療者はそれを注意深く聴いたうえで、面接の最後に、あなたには治療が必要だといい、治療枠には空きがあるので翌週から週二回の面接を始めようと提案した。患者は治療契約に関して漠然とした認識しかなく、数週間後に治療を二週間ほど休みたいと申し出たとき、休む予定の面談に対する支払いを治療者が請求してきたことに仰天した。

### ◈事例2

訓練中のカウンセラーが新しい治療者であるX医師を訪れ、

治療の可能性について相談した。彼女は数日後に、やはりカウンセラーをしている友人とたまたま出会った。友人は彼女に「あなたがX先生の治療を受けようとしている、と聞いたの。X先生は、とてもいいと思うわ」と言った。（守秘義務の面でちっともよくない！）。

◈事例3

手洗いの繰り返しなどの典型的な強迫症状に悩む若い男性がリラクゼーションを教えている催眠療法士を訪れ、小児期のトラウマティックな体験を明らかにするため「退行」療法のコースを開始した。三カ月経って気分は徐々によくなっていったものの、症状は改善しなかった。次に彼は他の治療者の分析的治療を一定期間受けたが、やはり変化を認めなかった。金銭を使い果たしてしまったため、彼はかかりつけ医に相談した。その医師は患者を地元の総合病院の精神療法部門に紹介した。包括的評価の後、患者は行動療法を継続して受け、まずまず良好な結果を得た。

◈事例4

ある顧問精神療法家は、一人の患者を支持的療法で数年間診ていた。患者は人を信用することに極度の困難を抱えていたが、ついには治療者を信頼するようになり、定期的に治療者に手記や写真を渡していた。ある日、患者が医学雑誌を拾い読みしていたところ、治療者が書いた論文を偶然発見した。その論文には症例の記録が含まれていたのだが、多少の改変はしてあったものの明らかに彼女に関するものであり、彼女の手記の一部がそのまま引用されていた。

◈事例5

小児期に継父から性的虐待を受けていた不幸な若い女性は、担当の男性治療者に少しずつ好意を抱くようになった。そして自分が治療者から得たいと思っているものは、他のなにものでもなく、温かさと心地よさであると気づき始めた。治療者もまた彼女を助けたいと切望したが、自分が彼女に対して性的なファンタジーを抱き始めていることを自覚していた。治療者の結婚生活は困難に陥っており、そのクライアントを助けることができない自分の無力さに苛立ってもいた。面接は順調に進んだが、患者の悲哀と傷つきやすさは、治療開始時よりもさらに明らかとなっているように見えた。治療者は、自分にとって重要な意味を持つ本を彼女に貸すようになった。クライアントが「ただの仕事で、ひとごとなんでしょ」と不平を述べたとき、治療者は衝動的に「いつか飲みに行くために、あなたと会ってもかまわない」と提案した。面接の最後に彼女は突然立ち上がり「私を抱きしめて！」と言った。治療者は、考える間もなく彼女を抱擁した。彼らは翌日の晩に会う約束をし、結局ベッドを共にした。

## 精神療法と善行

善行原則は、患者の利益となることをせよという義務を課すものである。精神療法に対するよくある批判としては次のようなものがある。(a)精神療法はまったく患者の利益となっていない、(b)精神療法を行っても行わなくても、いずれにせよ利益はもたらされただろう、(c)精神療法による利益は医学的利益ではない、(d)精神療法は患者にとって有害である、(e)精神療法は患者の利益となるが費用対効果が高くはない、すなわち利益を得られるのは莫大な費用をかけたときだけである。

精神療法の研究は、これらの批判に答えを出すために始まった。精神療法は有益であるというエビデンスは数多くあるが、他の医学的治療と同様に、個々の患者に対する臨床的な個別対応が必要である[2]。さまざまな種類の問題に対し、他の治療法に比べてより効果的な治療法もあれば、ある問題に対しては禁忌となる治療法もある。精神療法は、整形外科的介入が治癒を促すのと同様の過程で苦痛を緩和し、心理的回復を促進するというエビデンスがある。治療しなくても結局は治るだろうといって、折れた骨に何もすることなく治るまで放置しておこうとは誰も思わないだろう。

心理学的な治療と回復は医学的な利益ではないという議論は、健康について非常に限定された見方をするのであれば支持できる。しかし、そのような健康観は、多くの医師や世界保健機関（WHO）からは支持されていない。害悪という観点では、精神療法は、不注意に処方されたり誤った量を用いると有害となり得るという点で、他の内科や外科の治療法と似ている。精神療法にも副作用があり、それらのすべてを予想できるわけではない。精神療法の副作用は他の治療法と同じように、慎重な評価、治療のモニタリング、患者の症状推移の確認によって継時的に管理される。

費用対効果と出費は、精神療法について残された重要な問題である。米国をはじめとする多くの国で、精神療法の治療費は患者が個人的な契約に基づいて支払う。しかし英国をはじめとするいくつかの国においては、ある種の精神療法は精神疾患に対する治療の範囲内であるとして、治療費の一部が国から支給される。したがって治療に対する支払いのため、わずかな財源をめぐって競合が起きる。どの治療法の費用対効果が高いかについては多くの議論があり、費用対効果がすぐれた治療法だけを行うべきだとする議論がしばしばある。この議論はときに薬物療法にとって好都合であるかのように見える。しかし、患者は心理学的治療を好むという多くのエビデンスも存在する[3]。そこで、治療に関する患者の選択をいかにして尊重するべきかという問題が提起される。ヘルスケアが第三者（保険機関や健康管理組織）によって分配される際には、提供されるサービスの質について、真に実践的で倫理的な議論が行われるだろう[4]。

精神療法の研究が貢献し得る主要な倫理的問題は、インフォームド・コンセントに関することである。患者となる可能性のある人および第三者機関は、一連の精神療法が行われる際には自分がどのようなことに巻き込まれようとしているのかについて知る必要がある。精神療法は、治療者による患者の搾取とは区別されなければならない。たとえば、誠意をもって提供される不適切な精神療法もあるかもしれないし、個人的な診療か第三者機関の財源による治療かによって精神療法の様相は異なるかもしれないが、それらは搾取とは区別される。

このような準政治的問題に取り組むにあたり、英国の保健省は二つの研究を委託した。一つは、精神療法の効果についてのエビデンスのコクラン型集約[a]であり[5]、もう一つは、公的保健サービス財源による精神療法サービスの調査である[6]。コクラン型の報告では、優良な精神療法サービスにおける次の六つの特徴が取り上げられている。包括的である、協調的である、利用しやすい、安全である、臨床的に有効、費用対効果が高い、という特徴である。存在するすべての問題に対して適切な治療を行おうとした場合には、一般診療によるカウンセリングから第二次医療あるいは第三次医療の一部として提供される専門的な精神療法までを含む、包括的サービスが必要である。ある人が重症のパーソナリティ障害であり、回復できるかどうかは十分な訓練とスーパーバイズを受けた経験豊かな治療者による長期間にわたる治療次第であるような場合、たとえば簡易なカウンセリングを提供することは不適切であるし反倫理的でさえある。

総合的に見るとこのような報告は、世間に蔓延している「目標の定まっていない不適切な介入や、効果のない組織やサービス体制」と対比することにより、倫理的に正しく、公的資金を出資してもよいような精神療法の基準を示している。費用効率の高い治療の必要性は、四つの倫理原則の一つである正義原則に照らすことによって正当化される。正義原則は、公的資金による精神保健サービスは「複雑なものではなく、費用や侵襲性のレベルが他の効果的治療法と矛盾しない」ような精神療法的介入を含む必要があることを示唆している。

訳注a　コクラン型集約：ランダム化臨床試験をレビューし、その結果を報告しようという臨床疫学者の国際ネットワークであるコクラン共同計画は、エビデンスに基づく医療のためにより信頼性の高いデータを提供することを目的としている。このコクランレビューと同様の方法でデータを集約することを意味する。

　しかし、多くの精神療法、特に力動的精神療法の目標が達成できたかどうかを評価するにあたっては、症状評価のみでは不適切であるという見解や、治療成果の評価法に関する意見の一致が得られていないことを考慮すると、この賢明な通告には議論の余地がある。たとえば、傷ついた患者の一部は治療に依存するようになり、治療終結が時期尚早であれば再燃してしまう。このことは、国庫にとって治療それ自体の代価よりもはるかに「高くつく」だろう。終わりのない治療は正義原則に反するかもしれない。しかし、慢性的に病んだ患者を助ける見込みがあるのは長期間にわたる治療だけであることを示唆するエビデンスがあるにもかかわらず、「ひとまとめにした」短期の治療を提供することも、同様に「不公正」である。

　精神療法研究の性質や過程についての真に倫理的な議論もある。効果のない治療法を提供することは倫理的に正当化できない。したがって、これらの治療法の効果に関する研究は経験的に妥当なものであるとともに、どの患者も研究によってリスクにさらされないようにする必要がある。医学的治療を評価するにあたっての「最高水準」は、患者を各治療法に無作為に割り付ける無作為化比較試験（randomized controlled trial）であるとされてきた。しかし多くの精神療法家は、無作為割り付けは患者にとって有害となる可能性があり、実際にほとんどの心理学的治療に不可欠である治療同盟の自律的過程を損なうものであると主張するだろう。無作為割り付けがかえって研究の厳密さを損なうほどにもなるかもしれないのである。伝統的には、精神療法家は、質的アプローチを行う単一症例研究（single case study）を好む[7]。しかし症例研究の過程においては、治療的過程とは相反するインフォームド・コンセントの問題が浮上してくる[8]。

## 精神療法と自律性

　精神的な悩みや精神障害は自律性（autonomy）を危うくするため、自律性の尊重は精神保健においては悩ましい原則である。実際のところ、自律性の回復は精神保健の治療において主要な治療目標である。治療を求めている人は、治療について最良の選択を行うことができない可能性があり、自分にとって最適の選択をするためには治療者という専門家に頼ることになる。さらに心理学的治療は、予想外の結果や社会システムの変化をもたらし、多くの物事に対する考え方を変える可能性がある。

　あらゆる治療の開始前に患者から同意を得ることは、ヘルスケアにおける自律尊重の一側面である。治療において同意を得ることの目的は、患者がその治療過程をある程度管理しているという感覚を持てるようにし、医師が患者の私的な領域に入りこんで最も脆弱な部分に触れるのを認めてもらうことである。これは原則的には精神療法に関してもいえることである。患者は治療についてのインフォームド・コンセントを与えなくてはならない。したがって患者は、治療者の適格性や、治療では何が行われるのか、どのくらいの期間がかかりそうなのか、他の治療法は考慮する余地があるのか、どのような有害事象が生じ得るかといったことについて知らなくてはならない。

すべての医療倫理は「完全となることの勧め（counsels of perfection)」を伴っている。それは実務の現実とは異なるものである。根本的な問題は、精神療法それ自体の性質に内在している。医学における治療のほとんどは、痛みや不快を和らげることを目指している。それは精神医学においても同様である。抗うつ薬や抗精神病薬、抗不安薬は、心の痛みを和らげることを目的としている。しかし精神療法は多くの点で異なる働きをする。精神療法の目的は、痛みの軽減というよりも、むしろ自己知（self-knowledge）に基づいて自律性や自己完結性を高めることである（以下を参照）。自分自身を知ることは、自分の痛む部分に触れることが不可避となることを意味する。しばしば精神療法においては、患者の困難が生じるのはまさにその患者が痛みを感じないような戦略をとったからであると考える。したがって、たとえば子どものときに性的虐待を受けたことに関係する不愉快な情動に対し、回避、否認、分離、投影、抑圧といった対処をするのではなく、むしろ実感できるよう働きかけるのである。治療の結果として苦悩を感じることになるしれないこと、そしてその苦悩は親しい人の間に生じる可能性もあり、たとえば結婚に影響するような状況にもなり得るということを患者に警告しておくのが望ましい。しかし、治療者への肯定的感情が転帰の大きな決定要因となる状況では、なかなか治療に専念できないような難しい患者と建設的な治療同盟を維持するためには、そのような問題については隠しておきたくなるものである。とはいうものの、このような危険性については指摘するべきである。そうすることによって少なくとも患者は、治療者は誠実であり、自分は事実を完全に把握したうえで治療を開始するかどうかを選ぶ自由があるのだと感じるであろう。患者がそのように感じることは、長い目で見れば利益をもたらすであろう。倫理と技術的に正しい実践は通常一致するという一般論の例である。

精神療法を行うにあたってインフォームド・コンセントを得る際にはさらなる三つの困難があり、従来型のアプローチには限界があることがわかる。内科においては、治療者と患者の関係性は、患者の同意が必要となる治療行為とは切り離すことが可能である。しかし精神療法においては、治療者と患者の関係性こそが主要な治療手段となる。もしも治療者がこれから生じるであろう困難を指摘したとしたら、それはこれから起こるであろうことを強力に示唆することになり、自己達成的予言

(self-fulfilling prophecy)[b] となり得る。

さらに、精神療法には患者と治療者の双方が関わる関係性が含まれ、治療は多分に患者次第であるが、治療開始の段階では治療者は患者について限られた知識しかない。したがって、治療によってどのようなことが起きるのかについて治療者が患者に知らせることは不可能であろう。とはいうものの、ある患者が遭遇するであろう困難を予測できることは、評価技能の一部である。

第三に、特に分析的な治療者は、指示を控え、自分の意見や予測、期待を表に出さないようにする。これは転移を促進させ、自由な自己探求を実現するには都合がよい。分析的治療者は、治療の危険について長々と説明することは、治療者が頼みにしている変化への原動力を損なうことにつながりかねないと懸念する。このような状況では、治療技法と倫理とが葛藤しているようである。

診療において、この葛藤は通常、解決可能である。第一に、評価と治療の間には明確な差異がある。評価の最後には、治療選択肢および生じ得る利益と危険性について忌憚のない議論がなされるべきである[9]。治療者は、治療開始後よりも、この段階の方が率直であり得る。この賢明な自己開示の機会は、治療の構成要素の一部である転移性の投影をうまく刺激するかもしれない。すなわち、患者が治療者のことを、厳しい人だとか、魅惑的であるとか、とても率直あるいは控えめな人、などと考えていたことが判明するかもしれないのである。

インフォームド・コンセントをめぐるジレンマの第二の解決策は、段階的な契約をすることである。治療者は患者に、セッション回数を定め、決まった数のセッションを行った後に継続するかどうかを決めればよい、と提案することができる。患者は、治療継続の選択をするまでの間に治療で何が行われるかについて明確に理解できるため、より望ましい形でのインフォームド・コンセントを得ることができるだろう。このような取り決めは、結婚の約束や完成前に契約を取り交わす住居の購入とは異なり、患者は治療に対してまず手付金を払い、すべての治療に対して支払いをするかどうかはその後に決めればよいというものである。

精神療法におけるインフォームド・コンセントは独特の形をとることを間接的に述べてきたが、外科治療との類似点を見ることによって、精神療法には通常の医療行為との共通点もあることがわかる。精神療法は、整形外科的介入に例えることができる。折れた骨は自然に癒着するが、それでは正しく接合せず可動性が減じてしまう。外科医の任務は、癒着した骨を再び剥離し、より機能的な肢となるように整復することである。その過程で、外科医は患者に痛みを生じさせ、新しい骨が定位置となるように保護する。最終的には、不快さと制約が少なくなり自律性が増すことになる。これらのことすべてが処置の前に説明されなければならない。そうでなければ患者は痛みのない手術を期待してしまうだろう。そして患者は、治癒に対する責任があるのは最終的には外科医の腕前よりも自分自身であり、外科医の役割は手術だけではなく精神的に支えることでもあることを知れば驚くであろう。

## 精神療法と無危害

「まず、害すなかれ」とは、医療における伝統的な倫理原則である。精神療法において生じうる危害は、身体的な危険性ほどには明瞭ではない。しかしそれは、ある人が長期間にわたり他の人に依存するような関係性にはつきものの、搾取の可能性から生じてくる。

搾取とは人を、その人自体を目的として扱うのではなく、もっぱら手段として扱うことである（カントの道徳的アプローチにおける主要原則）[c]。ほとんどの人はほとんどいつも信頼に足るのであるが、我々は自分の目的のために他人を騙し、嘘をつき、盗み、性的に利用し、欺き、傷つけ、危害を加えるという性質を持っている。人々の間の非搾取的なやりとりは、「公平性」という感覚からは暗黙のうちに、また法の規則からは明確に現れてくる相反関係の法則により規制されている。精神療法を受けている多くの患者は、たとえば虐待的な大人の性的対象として、あるいは親の自己愛の対象として利用されてきた経験を持つ。患者自身の要求は無視され、踏みにじられ、または背を向けられてきたのである。そして今度は、彼らにとっては搾取が規範であるかのように見える世界においてわずかばかりの満足感を得ようとする中で、患者は搾取する側の役割を持った被害者としての生き方を身につけてしまうかもしれない。その一方で問題を抱えた幼少期を過ごした治療者も存在するが、彼らは逆境を強みとして、他人を援助する仕事を選ぶことにより、程度はさまざまであるが成功を得たのである。

専門職との関わりは、専門家個人およびその人を訓練し免許を与えた専門職組織への信頼の下に成り立っている。我々は、建築家や法律家、教師、医師、それに小売店などが公正な扱いをしてくれることを期待し、よほど極端な状況でなければ不平を言ったり訴訟を起こしたりはしない。しかしまた我々は、専門職といえども「ただの人」であって、ときには彼らが我々を利用することもあり得るため、自分を守り、害をなそうと考え

訳注b　自己達成的予言（self-fulfilling prophecy）：その人の持つ認知を強化または変化させ、そのことば通りとなるように行動してしまうようなことば。

訳注c　カントの定言命法「すべての理性的存在者は、自分や他人を単に手段として扱ってはならず、常に同時に目的自体として扱わねばならない」を指す。

るものを抑止するための法的防護手段があるのだということも知っている。

精神療法における搾取は、ある部分では他の専門職と変わらない。たとえば、法外な代金を要求すること、請け負った仕事を完遂しないことなどである。しかし、精神療法における搾取については、特に強調しておくべき点がある。第一に、精神療法の患者はとりわけ脆弱である可能性がある。これは患者の生活歴の影響によるものであり、患者が援助を必要としている問題には、搾取されたという過去の経験が関係している。第二に、治療的関係に内在する親密さと依存のため、違犯の精査には困難が伴い、傷ついた患者は自分に対し再び繰り返されている害悪について沈黙したり、自分を責めたりしがちである。第三に、精神療法において行われることが搾取かどうかを合理的に判断するのは難しい。これは、精神療法では（たとえば搾取が愛着形成のための唯一の手段であったことなどから）患者側には利用されたいという願望、治療者には「助けている」という名目で患者を搾取したいという願望が無意識のうちに生じるかもしれないと認識されているためである。

すべての精神療法家には治療空間の境界を守るという倫理的義務があり、一九九〇年代から、精神療法における境界侵犯について専門家の間でかなりの議論がなされてきた。性的境界侵犯については、当然のことながら特別な関心を呼んできた。このことから派生する倫理的問題については第14章で詳しく論じられている。しかし、精神療法において熟考を要する職業的境界侵犯には性的なもの以外もある。それは特に、治療的空間における自己開示、経済的搾取、および政治的課題である。

境界侵犯（あるいは、より正確にいえば境界横断〈boundary crossing〉[10]）で最もよくあるタイプは、治療者による個人情報の自己開示である。多くの対人関係と同様、これは治療過程を前進させるような肯定的な結果をもたらすかもしれない。しかしそれは、治療的空間を治療者のための空間へと変容させる無意識の第一歩となる可能性もある。これはある程度はコミュニケーション技術と良質なスーパービジョンがあるかどうかの問題かもしれないが、非常に無力な患者を扱う場合の本質的かつ倫理的に必須の課題である[11]。

経済的搾取に関しては、個人の精神療法家は、市場経済の中で働く小さなトレーダーのようなものであるということが前提となる。治療費と治療期間は、治療の型やその治療者が受けたトレーニングの種類によってさまざまである。治療者は、同僚の価格設定や患者が治療者を「物色」するのは容易ではないことを知っているため、おそらくある程度の価格操作はあるだろう。短期の精神療法で法外な治療費を請求する例もあるが、経済的搾取の可能性は長期にわたる治療を提供する場合に最も大きくなる。オルリンスキー（Orlinsky）[12]らによる「用量依存曲線」は、一定限度までは、治療が長ければ長いほど患者の利益が大きくなることを示している。したがって短期精神療法は患者や第三の支払人にとって不経済かもしれない。とはいえ第三者支払人が期限の決められていない治療に対して慎重となるのはもっともなことである。ここで再び、同意の問題が関係してくる。

長期間の精神療法においては、「契約期間」中に患者の希望で治療を欠席した場合、患者が休めば治療者はその時間の仕事がなくなるとの理由により、一般的には欠席したセッションに対する料金を請求される。悩める人々は不幸を和らげてくれそうなことであればどんなことにも同意するのではないかとの主張はあるかもしれないが、治療開始時に契約についての説明が行われていれば、治療費に関するこの対応は搾取とはいえない。いったん治療が定着すると患者は治療者に依存するようになり、ここで搾取の可能性がより大きくなってくる。たとえば、治療を続けるためにはいくら費用がかかってもよいと患者が考えているのを知って、治療費の値上げをするような場合である。治療費の値上げは治療者による「行動化（acting out）」と見なすこともできる（いかに治療期間が長くなろうと、治療開始後の料金の値上げは決してすべきではないと主張する者もいる）。行動化は、自覚されないような治療の雰囲気に影響されることがよくあり、純粋な経済的観点からのみならず力動的な視点からも検討されなくてはならないだろう。

公的資金による精神療法は世界的に不足していることを考慮すれば、特に長期間の治療においては、一方ではほどほどの生活を送りたいと望み、一方では患者の支払い能力よりも必要性によって治療を提供したいと考える治療者は、ジレンマに陥ってしまう。このジレンマに対し、「義賊的（Robin Hood）」契約、すなわちスライド制の料金設定を適用する治療者もいる。つまり、裕福な患者には高い治療費を請求し、これによって貧しい患者の治療費をまかなうのである。この非公式の累進課税といえるような方法も、転移-逆転移を基盤とした文脈の中で考える必要がある。治療者が魅力的だと思う患者、同情が呼び起こされる患者、何らかの意味で特別な患者などからは安い料金しか請求しないとなると、たとえば患者の自己愛や被害者意識を高めてしまうことになり、治療が危険にさらされるかもしれない。

政治的搾取は、治療者が患者のニーズよりも自分の政治的課題を優先する場合に生じる。その一例は、治療の中で生じてくる「過誤記憶（false memory）」の問題である。現在では、治療の中で子ども時代の出来事に関する過誤記憶がつくり出され得ることが明らかになっており、たとえば犯罪の疑いをかけられた「記憶」があれば恐怖と苦悩が引き起こされる。それらの「記憶」は、治療者が自らを性的虐待犠牲者の擁護者、あるいは犯罪容疑者の追跡者であるかのように見せることによってつくり出されたものかもしれない。だからといって、治療者は現実や苦痛を伴う子ども時代の記憶（一部は治療の中で生じたのかもしれないが）と闘う者をサポートすべきでないといっているわけではない。しかし意識的にせよ無意識的にせよ、治療者は、患者が折り合っていかなくてはならない課題を患者に突きつけることになるかもしれない。

　過誤記憶の問題をめぐる混乱や脆弱な受難者に対する暗示効果を考慮すると、治療者が中立の立場を保つことで、患者が創造的不明確さを持つ治療空間を利用して、現実に起こったことや抑圧されてきたこと、現在の必要性から創り出されたことについて、それぞれの相対的寄与を探索できるようにすることが非常に重要である。リビングストン-スミス（Livingstone-Smith）[13] は、フロイトの「性的誘惑仮説（seduction hypothesis）」は、治療者と患者との現在の相互関係の過去への投影であると論じている。「過誤記憶」問題は、過去や現在の愛着対象（治療者も含む）に対して矛盾した感情や態度が生じる意味を理解しようともがいている患者が、敵対的な方法でその矛盾に性的特色を付与するときや、治療者がその敵対的な過程に加わるときに生じるのかもしれない。

　治療者は、治療の中で生じる過誤記憶へ注意を払い、治療セッションの中で扱っている事柄を診察室の外の世界でどのように扱うかについて助言したり指示的になりすぎたりすることに対して慎重になるべきである。しかし、過誤記憶論議は、たとえばフェミニストや宗教的枠組みといった特定の価値体系の内側で起こる治療についての問題をも惹起する。治療が最も効果的となるのは、おそらく強力な治療同盟があり、目標や問題への取り組み方において治療者と患者が「ぴったり合っている」ときである[14]。しかし、双方の価値体系が、ある問題を議論の「立入禁止」領域にしてしまうとしたらどうだろう。たとえば、治療者と患者の両者がホモセクシャルを「悪」と見なす宗教団体に属しているが、患者はホモセクシャルの願望について語りたいと思う場合などである。精神療法では文化の多様性や同一性が重要となるため、治療者は、治療過程の中で治療者自身や患者の個人的価値観にいかにして対処するかについて配慮する必要があるだろう[15]。

　このため治療者は、治療者-患者間の相互作用の一部として、自分の思考や解釈、行動を監視し、内省しなければならない。治療者は、事実に反する（治療者自身および患者の）願望や感情を識別するための十分な客観性を保ちつつ、患者が出来事（それは報いと罰を受けることを要求しているように見えるかもしれない）に直面するのを援助する間、油断ならない過程の舵取りをしなければならない。このような対応の仕方は、内省（「メタ視座（meta-perspective）」を適用する能力）を主要な構成要素とする精神療法の倫理に関する見解の一つをその核としている。治療者のこのような態度は、患者自身にそうあってほしいと望まれる態度を映し出している。すなわち自分自身の心についてもっと理解できるようになり、そうすることによって真の自律性を獲得することである。理想的には、治療者は主に観察者、審判員、あるいは進行役として、患者に変化をもたらすための間接的な触媒として働くことである。しかし治療方法によっては、たとえば行動療法などでは治療者はより指示的かつ協働的となる。しかしこのような積極的治療技法を用いる場合でも、治療技法は積極的かもしれないが、治療者の姿勢はやはり関与しつつも距離感を保ち、束縛しない思いやりを持ち、いわゆる非愛着（non-attachment）の態度を維持する。[16] たとえこれらの理念を一体化させることは困難であったとしても、治療者はそのような立場をとり続けるのである。

## 精神療法と正義：害悪と守秘義務違反

精神療法において、正義尊重の原則が試される状況は数多く存在する。ここまで、治療における資源の配分や搾取について考えてきた。また特に、患者が犯罪の被害者または加害者となった体験について話す際には、治療的中立がいかに重要かについても考察した。しかし患者の秘密情報を開示するのか、開示するのはいつかといった判断もまた、正義に関する事柄であり、ここではその問題について述べる。提示される問題のいくつかについては、第11章で詳述されている。

守秘義務は、患者と医師の間の「ヒポクラテス型契約(Hippocratic contract)[d]」に備わっているものである。このことはおそらく医療実践が神秘性を維持していることと関係している。さらに重要なのは、我々は、相手が自分のプライバシーを尊重してくれることや、秘密の情報を決して漏らさないことが保障されたと感じられなければ、秘密を打ち明けることはないだろうということだ。人は、特に見知らぬ人どうしの場合、お互いに用心して近づき、知り合っていく中で情報を求めたり与えたりしつつ、同時に出会いの過程の評価次第では情報を隠したりもする。相反関係は、通常、搾取に対する保護手段となる。「あなたが利益を得るため私に関する情報を用いるのであれば、私も同じことをして報復する」というものである。明らかな例外は親族関係である。そこでは大人と子どもの間で情報の不均衡があるが、これは通常の状況では生活史の共有という

訳注d　ヒポクラテス型契約（Hippocratic contract）：ヒポクラテスの誓いを基にした医療契約。（J Rosalki. Hippocratic contract. J Med Ethics 19：154–156, 1993）

保護手段によりバランスが保たれている。

患者-治療者関係もまた非対称的であり、信頼を獲得する過程は段階的である。この信頼は、一部には社会的承認と治療の規定に基づいており（そのため、専門職意識が必要となる）、一部には（患者の信頼を「稼ぎ出す（earn）」ための）秘密を守るという治療者の能力に基づいている。問題となる状況は信頼が裏切られ得るところで生じることは明らかである。それは、前述の事例2に見るように、噂話という形で最もよく見られる。ある人が治療を受けていると知られれば、あらゆる点でその人の不利になる。通常治療を受けることは弱さの表れと見られるため、知られたことを大いに嘆き悲しむかもしれない。さらに根本的なことをいえば、自分に関する情報のうち開示したいと思うものは何かということを、他の誰でもなくその人自身が決める場合のみ、人は自律的に行動できるのである。稀ではあるがひどい例として、治療者が金銭的な報酬を得るために（たとえばタブロイド紙に）誰かの情報を漏らしたとしたら、それは不法行為である。

守秘義務を破っても倫理に反することにはならないような状況はあるのだろうか。通常二つの場合が注目される。一つは、治療者が理解を深め技能を向上させるために、あるいは将来の患者に役立てるために、「科学的」必要性から同僚と情報交換をする場合である。ここでは、守秘義務という患者個人の要求と、科学的進歩という患者一般の要求との間に利害関係の衝突が起こる。ほとんどの患者は、医学生が評価面接に同席するのを気にするかと尋ねられれば、そんなことはないと答えるだろう（「いいえ、彼らは学ばなくてはならないのですから」）。しかし人は、身体のことに比べ精神のことについては話したがらない。おそらくそれは、すでに論じてこられた理由により、我々は肉体をただ「所有」しているにすぎないのに対し、人間とはすなわちその精神（psyche）であるからだ。古い教科書では、肉体の所有者の匿名性を保つため細長い帯で目を隠しているが、それに相当するような精神の目隠しは存在しない。

このことは精神療法家にとって厄介な問題となる。精神療法家の仕事を匿名の統計に「嚙み砕く」ことはできないし、一般化して取り纏うこともできない。精神療法に不可欠なのは、事例史の特異性と唯一性である。この問題の解決策は三つあり、それぞれに利点と欠点がある[17]。一つ目は、守秘義務を守るために事例の詳細を改変し、一方で明らかにすべき科学的問題についての真実は十分保つ方法である。これは古くからの方法であるが、通常患者の許可は得ておらず、事例を薄いベールで覆うにすぎないことが多いため、秘密を守るというのは口先だけであることが弱点である。前述した事例4の患者は、おそろしいことに自分のことが雑誌に載っているのを見つけたわけであるが、自分から許可をとらなかったことのみならず、治療者が彼女の人生の詳細を誤って受け取っており、それは明らかに不注意であるとして苦情を申し立てた。

　第二の方法は、治療者が公表したいと思っている資料を患者に見せ、文書による同意を得ることである。現在多くの雑誌がこれを出版の条件としている。書籍の出版社は、あまり用心深くないようである。しかしこれは治療者と患者にとって簡単な仕事ではないし、転移に大きな影響を与え得る[18]。インフォームド・コンセントにおける無意識の動機についての問題は残されたままである。たとえば患者は、拒否した方がよいと思ったときでも、治療者を懐柔する目的で出版に同意するかもしれない。米国のある患者は、出版を許すと署名したにもかかわらず、そのときの転移が強力だったため公平な判断ができなかったとの理由で、治療者の守秘義務違反に対して訴えを起こし、勝訴している[19]。

　自分の仕事について書きたいと考えている治療者にとってより安全な第三の方法は、原型的な患者（prototypical patient）を創作することである。これはうまくいくかもしれないが、それでも実話小説となる危険性が残されている（この危険性は小説家に共通するものである）。すなわち治療者が無意識のうちに、うっかり自分の「記憶にない」実在の患者の姿を描いてしまうことがあるのだ。事例創作のもう一つの欠点は、事例史の迫真性と個別性が十分ではないことである。

　守秘義務が破られてしまう可能性のある第二の状況は、そうしなければある人の幸福あるいは生命さえも脅かされかねないような場合である。タラソフ事例は、タチアナ・タラソフ（Tatiana Tarasoff）という若い女性が元恋人に殺害され、精神療法家が彼女の遺族である両親に訴えられたものである。犯人である元恋人は、治療者に殺意を知らせていた。治療者はこの症例について二人の同僚と話し合った後、警察に通報した。患者は短期間勾留されたもののすぐに釈放され、その後治療は打ち切られた。その二カ月後に彼は殺人を犯したのである。裁判官は、治療者は当該女性と両親に対する「警告義務」違反を犯したと言いわたし、「市民が危険にさらされた場合、保護特権はなくなる」との公式見解を出した。

　司法の観点からすると、精神療法における守秘義務は特権であり権利ではない。そして疑わしい場合には、安全性への配慮が優先されるべきである。米国のいくつかの州では「警告義務」が定められており（詳しくは第11章参照）、英国の法律では、特定個人に対する危険については、情報開示することが支持されている[20]。子どもに関連する特別な問題もある（第20章参照）。精神療法家が他害（あるいは、患者の自傷）を懸念したときには、関係者（危険にさらされている人、警察、精神保健当局など）に伝えることについて、患者の許可を求めるべきである。もし同意が得られない場合、患者の拒否に逆らった情報開示は、そうすることにより得られる利益と避けられる害悪という観点から正当化されよう。多くの治療者は、重大な害悪の危険が切迫しているときのみ情報開示を正当化できることに賛同するであろう。おそらくここで重要なことは、患者に対する誠実さと開示計画の透明性である。すなわち、情報開示を行う理由と開示先について明確にすることである。透明性の高いアプローチは、患者尊重という誠実さの一つのあり方を示すものであり、それによって援助が全般的な信頼を得られるようになる。

個人的かつ慎重に扱うべき情報を含むことの多い精神療法記録（あるいは電子記録）にも同様の配慮がなされる。病院などの施設の一部門である精神療法部は、そのほとんどが記録を別個に保管している（しかし英国では、裁判所は、証拠として差し出さなくてもよいという免責特権はいかなる文書に対しても認めていない）。治療者は、スーパービジョンやよい治療のために詳細な記録を取りたいと考え、またそのように訓練されてもいる。しかしその記録が証拠として開示されるという稀な状況になれば患者を不利な立場に置いてしまう危険性があるため、治療者はここでもジレンマに陥るかもしれない。

全体的に見て、精神療法の文脈の外へのいかなる情報開示をも禁じる絶対的な防護柵は、もはやその役割を維持できないかのように思える。これは、治療者と患者両者の治療契約の認識の仕方や、両者が取り組んでいる問題によって状況が異なってくることがあまりにも多いためである。精神療法における守秘義務の問題は、専門的にも法律的にも以前から議論の対象であり[21]、これからもそうであろう。これは、リスク回避の傾向が高まっている社会においては特にいえることである。この議論には、もう一つの側面がある。それは、精神療法家自身には治療的空間における自身の体験の所有権が認められるのか、そして患者の物語を体験するような治療者自身の心的空間を持つことは許されるのかという疑問である。もし神経科医が興味深い事例史[22]や、その物語が自分の心に与えた影響について記述してもよいのであれば、同意を得たうえで、精神療法家も同様のことをしてよいはずであろう[23]。

## 精神療法における価値観：個人と集団

価値観とは、我々の道徳的同一性（moral identity）を構成する信念や前提、感情、態度、判断などのことである。これらの価値観と同一性は、個人的にも職業的にも、我々が何者であるのかというきわめて重要な側面である。これはサーカー[e](Sarkar)[24]が「誰性と何性（who-ness and what-ness）」と呼ぶものである。医療は価値中立的（value-free）に実施される、医師は自分の価値観を脆弱な患者に押し付けることはない、医療の実践は明らかに利益となるので価値分析を超越している、などといったことは非常に大切にされてきた医学の虚像である。

近年では、「価値観に基づく実践（value-based practice：VB）」（第5章参照）と呼ばれるものが、医療においてかなりの学問的関心を集めている。精神科臨床では、この取り組みは、より患者中心のケアを促すであろう。分析哲学の中で形づくられたこの論述は、精神療法家には馴染みのある多くの原則[25]を含んでいる。第一に、患者の願望や感情、信念は、患者を理解するのに不可欠であるということである。第二には、価値観の対立が生じた場合は、異なった見方であっても発言権を与え、意義を唱えることができるようにしながら、その対立に取り組んでいくことが必要だということである。

上述したように、治療者は、患者とともに行う作業に反映される自身の価値観について内省する必要がある。しかし集団療法の過程では、それ固有の倫理的要求がある。International Journal of Group Psychotherapy の二つの巻[26、27]では、多様性の問題をどう扱うかといったことを含む、集団療法の過程における倫理的問題について扱っている。集団療法においては、ただ一人だけが持っている意見について、逸脱している、あるいは容認できないとして、切り離したり排除したりすることはたやすい。しかしこの異なった意見は何か非常に重要なことをいっているかもしれない[28]。ここでは治療者自身の価値体系が、無意識的に罪を着せたり投影したりする過程に共鳴することがあるだろう。これは、上述した過誤記憶の筋書きと同じようなことである。

精神療法における個人の特性の重視は、一九世紀末に科学的合理性とロマン主義との対話として姿を現した精神分析にそのルーツがある。ダーウィンが「種の起源」を出版した年に生まれたフロイトにとって、精神分析の価値観は科学的価値観と同一のものであった。すなわち、真理の尊重、権威への懐疑、謙虚さ、緻密な観察、根拠のない理論を捨てるのを厭わないといった価値観である。

二十世紀の幕開けとともに多くが変化した。精神分析の科学的基礎は、多くの面で課題を抱え続けてきた。それは、精神分析家が主観から離れて分析的な「事実」を確証するのは本来的に難しいことだけが特別な理由ではない。治療者はもはや、フロイトが初期に記述したような、患者の無意識が投影される中立的なスクリーンとはみなされていない。むしろ分析者と患者が（違う方法ではあるが）寄与する間主観的基盤、すなわち

訳注e　誰性と何性（who-ness and what-ness）：who-nessはpersonal identity（個人の同一性）、what-nessはprofessional identity（職業的同一性）を意味する。

「両者の領域（bipersonal field）」への積極的参加者と見なされているのである。このことは、たとえそれがポッペリアン（Popperian）[f]の論駁の厳しい基準には合致しないとしても、精神療法が「科学的」ではないことを意味するものではない。精神療法の過程には倫理的局面が入り込んでくる可能性があるが、このことは、より満足できる人生とするにはどうすればよいのかという問題に取り組んでいる二人の人間の出会いが精神療法の本質であることを考慮すれば、驚くにはあたらない。

　集団および個人の自我についての議論では、自己というものがどの程度他人との関係性の中で作り上げられるのかという問題が常に提起され、個人の自律性が理想とはされない。フロイトは自己知を大変重要なものと見ていた。「汝自身を知れ」というデルフォイの神託は、探究の中心である[29]。無意識の力を認めることは、無意識の支配から逃れるための逆説的な手段となる。自己知の重視は、価値ある努力目標である自律性の中心となる自由主義的価値観と結び付けられてきた。この自律性の強調により、精神療法は政治的および個人的な解放に向けての一般的な運動と横並びになった。すなわち、民主的な政治的権利、男女平等、人種差別からの解放などを追求する闘いと同時に、内面的自由も必要だということであり、それが精神療法の領域なのである[30]。

　しかし、人類繁栄の鍵となる特徴である自律性の概念については、心理学的にも政治的にも疑義が提起されている。ボウルビィ（Bowlby）およびアタッチメント理論の枠組みで活動する人は、自律性に関するいくつかの説明に含意されるような独立性の解釈に対して懐疑的である。ボウルビィは、人間は一生を通じて相互依存的（inter-dependent）であり続け、自律性の観念に潜在する孤立と冷酷な経済的利己主義は、晩期資本主義の病的産物であると論じている。また彼は、未熟な独立性と成熟した独立性を区別し、精神療法の目的は後者を育成することであるとしている。同様に、ホームズ（Homes）とリンドレー（Lindley）[31]は、感情が自由である状態を特徴付けて、他律性（heteronomy）と対比される「感情の自律性（emotional autonomy）」という語を用いている。これは精神療法によって生み出すことができ、患者はもはや「激情の奴隷（passion’s slave）」であると感じることはなく、感情との関係性がより満足のいく居心地のよいものとなった状態である。

　ヒンシェルウッド（Hinshelwood）[32]は、クライン学派の視点から、自律性に関する理解に疑問を呈し、無意識のプロセスが考慮に入っていないと論じている。ヒンシェルウッドの見方によれば、患者は治療を求めるときには不統合で無自覚の状態であり、そのような状態においては、自我の一部がその人に関係する環境の中で他人に「拡散（spread）」（この用語は、専門的には投影性同一視といわれている）しているという。治療の目的は、患者がこのプロセスに気付くよう援助し、他人に投影された自我の一部を再統合することである。すなわち自律ではなく統合が目的なのである。しかし、統合は自律性に包含されているという議論も可能である。なぜなら統合された（投影性同一視を用いることが少ない）人は、望ましくない感情を抑えるために他者に頼るということは少なく、自律性が強化された状態にあるといえるからである。そのため彼らはさらに満足できる、不健全な依存となりにくい関係性を育んでいけるようになるのである。

ボウルビィもヒンシェルウッドも、家族、パートナー関係、在宅ケアといった長期間の依存関係における自律性の問題については述べていない。他者から独立して生きることができない人は存在しており、それゆえ彼らの自律性は、アジック（Agich）[33]のいうところの「介在的（interstitial）」あるいは相関的なものとなる。これは、関係性のネットワーク間の空間に自律性が位置していることを示す。児童や思春期の青少年にとって、自律性は発達の概念でとらえるものであり、自律性を治療目標とするのは適切ではないだろう。慢性の精神疾患を持つ多くの患者は、精神療法を受けることで依存を問題視せずに自らの同一性の一部と見なすことができるようになり、それによって利益を得られるかもしれない。他の文化圏においては、「指示的な（indexical）」自我は重要視されず、心理的健康は関係性や集団内の役割という観点から定義されるということを示すエビデンスがある。もっといえば、あまりに個人を重視することは、集団の同一性や構成員を無視することになるのである。

## 臨床における価値観

家族アプローチをする治療者は必然的に道徳的選択に巻き込まれるが、それはどのような形でなのか、そして治療者個人の道徳的枠組みと患者家族やより広い社会が持つ道徳的枠組みの間でどのように微妙なバランスを保つ必要があるのかということについて、ブロックらは示している[34]。これらの選択はいずれかの方向に治療を導く明確な主義の周辺に存在し、つくり上げられていく治療状況から生じているのであるが、治療者や患者は、そのことについてかすかに気付いているにすぎないかもし

訳注f　ポッペリアン（Popperian）：カール・ポッパー（Sir Karl Raimund Popper：英国の哲学者）の科学哲学を信条とする人。ポッパーは、純粋な科学的言説には反証可能性が必要であると説いた。すなわちある仮説を反証する手段がない場合、それは科学ではないとした。この観点からポッパーは、精神分析は科学ではないとの批判を展開した。

れない。たとえば、虐待を受けてきた患者の治療では、義憤と非難の感覚を前提として、患者はもっぱら犠牲者であると見なされるかもしれない。他のアプローチでは、持続する被害感情への患者自身の関与が調べられ、患者本人の責任が強調される可能性がある。憎しみや非難から、理解と容認へと患者を導くようなアプローチもあるかもしれない。方法はどうあれ、苦痛や報復、許し、正義、それに責任といった倫理的論題を避けることはできない。

　これは、暴力の加害者や被害者に携わる仕事をしている治療者にとって特別な問題である。個人の診察室の中では明らかだと思われている道徳的中立を保つことが常に可能とは限らない。実際に触法患者は、道徳的中立を期待もしない可能性がある。たとえば、両親を殺したことは悪いことだったと認めないとなると、それはもしかすると狂気が関係するのかもしれない。おそらくここでは裁判の問題が重要となる。裁判では、患者の行動や性格についての判断には治療者と患者の双方が巻き込まれるかもしれないが、治療者自身が判断を下すことはできないのである。

　専門的知識体系としての分析的精神療法に固有の特徴が無意識の働きの重視であるとすると、治療者は意識外の道徳的影響について認識するよう努めなくてはならない。価値観は主に無意識の水準で働き、発達上の体験から合理的思考に先んじて生じてくるものである。フロイトは反動形成の概念において、意識的に抱く価値観は、妬み・嫌悪・破壊（表立って支持している価値観とはまさに逆の考え）などの影響に対する防衛であろうと考えた。治療者は、自らの価値観が自分の仕事にどのような影響を与えるかについて気付くことができるよう、周到な努力が求められている。「夫と別れるつもりです、と患者に告げられたとき、私はそれをけしかけるようなことをしなかっただろうか」「厳格で軍国主義的な父に反抗した青年に対し、私はあからさまに味方しすぎなかっただろうか」「男性患者が性的な征服について自慢したとき、私は道徳的なあら探しをしたり、関心を持ちすぎたり、好色そうだったりしなかっただろうか」「広場恐怖の患者の恐怖について説明を求めたとき、攻撃的な口調とならなかっただろうか」「統合失調症の人の感情的引きこもりに対して、私はいらいらしなかっただろうか」。

　これらの日常的な疑問については、「倫理的な逆転移の吟味」という見出しをつけるとよいかもしれない。シミントン(Symington)[35]は、自省の過程は、「なんびとも悪と知りながら同時に悪を行うことはしない」というソクラテスの原則[g]に基づくと考えている。これにより我々は、精神療法における価値観として最も重要な「汝自身を知れ」というデルフォイの神託に立ち戻るのである。

## 精神療法における倫理綱領：職業的同一性の確立と維持

専門職の境界は、職業的同一性を守り、個人的同一性から職業的同一性を切り離している。一般に境界は、治療者の言語的および非言語的行動によって定められ、作り出される。また境界は、「よい」精神療法家についての職業的同意と専門職の規則により裏打ちされている。倫理綱領は、臨床実践において遭遇する倫理的ジレンマや潜在的な境界侵犯すべてに対応することはできないが、一般原則の観点から有益な指針を与えることができる。

一九九〇年代以降、精神療法の専門化に向けて大きな努力がなされてきた。その結果、倫理綱領や、登録義務などさまざまな形の規約を有した多数の専門家組織ができることとなった。社会に広く浸透している慣行からある程度距離を置く必要のある活動を制度化しようとする試みには、矛盾が生じ得る。精神療法のような多様な活動を規制することは、たとえその矛盾が妨害因子のようには見えなくとも、やはり手強い課題である。それでもなお、よい臨床家のための倫理原則はあらゆる形態の精神療法に共通している。たとえば、英国心理療法協会のすべての会員組織は、臨床倫理綱領に加えて倫理指針をつくることを求められている。それらの臨床倫理綱領は、その組織が実施している治療的アプローチ固有の技術的側面に照らして倫理原則を解釈したものである。臨床倫理綱領は、患者のニーズに合った治療を行い、守秘義務を尊重し、患者を性的にも経済的にも搾取せず、スーパービジョンと継続的教育を受けるという、臨床家の責務についての項目を含んでいる。会員組織は、臨床家に対する苦情を調査し、臨床家の訓練を行い、必要な場合には規範から逸脱した治療者を除名する手続きを備えるよう求められる。

専門職の規則は公共の利益となることに加え、社会的地位を与えられることになるという点で専門職にとっても好都合である。また論争の渦中にある問題を診察室から外に出し、公の場で見ていくことにより、治療者が中立の立場でいられるという長所もある。わかりやすい例として、同性愛を精神病理的問題と見なすべきかという問題が挙げられる。もし専門家が、総論として同性愛は正常な人間がとる異質な行動であり、異性愛と比べてさほど「病的」なものではなく、精神療法の訓練をする

訳注g　ソクラテスの原則：ここではソクラテスの「知徳合一」の思想を指す。すなわち、人間が誤った行いをするのは、徳について真の知を有していないためであるとする思想。

うえで同性愛の志願者に対する差別はあってはならないという見解を示せば、個人の性にまつわる固有の問題は政治色に染まることなく診察室の中で取り扱われ、意義あるものとなるだろう。同様に、抑圧された記憶の現実や、ある種の技法により吹き込まれた記憶の危険性について言明することにより、実践において持ち上がる論争熱を冷ますことができるだろう。よみがえった記憶の議論について、各々の患者と決着をつける必要はなくなるということである。

臨床倫理綱領により、それを背景として臨床の実態が判断され公共の利益のための正義が取り決められ得るような、外的原則の「十戒」がつくり出される。精神療法は、倫理的実践の中で特別な意味合いを持つ態度を発展させるという点において、専門職としてはおそらく他に並ぶものはない。精神療法は、二者間の対話および人間関係において起こる「普通の」事柄（性的感情、力の差、さまざまな形態の抑圧など）に基づいているという点で、専門職としてはほぼ間違いなく最も非技術的である。また精神療法は職務上の関係の副産物ではなく、[h]それ自体が治療の中心であるという点においても独特である。

また精神療法では、「超自我」に代表される外的禁制と、超自我の厳しさを修正してより成熟した自我機能に組み込まれた価値観とを区別するという点において、倫理的に独特である。患者と同様に精神療法家の個人的成長を重視することにより、次のようなことを主張し得る。自分が扱ってもらいたいと思うのと同じように他者を扱い、配慮と優しさと敬意（限界設定は愛の一側面であり得るため、必要に応じて厳しさも）をもって患者に接するという意味で「患者を愛する」ことは成熟の一側面であり、その成熟を育むことが精神療法家の研修目標となる。研修生が目標を達成したかどうか、それをどのように評価するかを研究すべきであるという意欲的な主張もある。

精神療法は、母体となる二つの学問から、独立した専門職として生まれてきた。その母体とは医学と臨床心理学であり、それぞれが一連の倫理原則を有している。医療倫理は二千年以上かけて徐々に進歩してきた。精神療法の倫理は、医療倫理に大きく準拠している。そして二つの専門職は相互に影響を与え合う立場にある。医療実践は「エビデンスに基づく（evidence-based）」ことを志向しており、このことは明らかに倫理的含意を含んでいる。医療において最も重要な責務は無危害であるとはいえ（善をまったく行わないよりも、害をなすことの方がより悪い）、効果を確認できるエビデンスのない治療法を提供することは善行原則に反する。この原則の直接的な結果として、エビデンスに基づいた精神療法の必要性はますます認識されるようになってきている。反対に、精神療法における転移と逆転移の十分な理解により医療の領域でより成熟した医師-患者関係が構築され、その陥穽と危険性についての理解が促されたのである。

## 結論

結論としては、倫理学と精神療法は不可分だということである。技法的にすぐれた治療法は必ずや倫理を尊重しているし、患者への倫理的に正しいアプローチは、それ自体治療的に有益であろう。特にインフォームド・コンセントの領域において、倫理的実践を支持するための精神療法研究が必要であることを強調したい。治療における搾取は、境界侵犯という観点から理解することができ、スーパービジョンと治療者の自己覚知がこのような違犯に対する最良の防衛手段となるだろう。最後に、倫理的な精神療法を実践するために最も望ましい姿勢として、巻き込まれ（involvement）と中立性（neutrality）（あるいは「非愛着（non-attachment）」）との調和が必要であることを強く訴えたい。

訳注h　通常の治療においては、治療者と患者の関係性や対話による治療効果は、手術や薬物療法といった治療技法のいわば副産物と考えられるが、精神療法では他の治療法においては副産物と見なされるものがまさに治療の中心となるということ。

# 20

# 児童青年精神医学の倫理

アドリアン・ソンダイマー
（Adrian Sondheimer）
ピーター・ジェンセン
（Peter Jensen）

## 歴史的展望

子どもは個々の家族、さらにはコミュニティや種の将来の体現者であることから、すべての社会が子孫の保護および育成に関心を持っている。何世紀もの間、子どもは家族の成人男性の所有物であり、モノや商品、または動物とほとんど同様のものと見なされてきた。しかし事実上はいわゆる物々交換（quid pro quo）であり、子どもの労働の成果と引き換えに食物や住居を提供することが父親の義務であった。子どもの労働は、ときには家庭外の雇い主の下での年季奉公の形をとり、多くは六歳の頃に始まっていた。有力な著述家たちは、人間の発達において小児期は独立した段階であるという一七世紀に初めて現れた概念とともに、歴史的に子どもに対して絶え間のない敵意が存在してきたことを示してきた[1、2]。こうした見方には疑問が投げかけられ[3]、十九世紀以来、現在においても、子どもを育成する方法への注目は高まり続けていることはいうまでもない。

十九世紀後期から二十世紀初期にかけて、子どもたちに対する社会的認識の変化が起こり、子どもの福祉を守るための法案がつくられるようになった。このような保護は、子どもという状態は大人とは区別されるということ、そして子どもは認知的、情緒的、身体的に未成熟であるということを明確に認めたことを意味する。たとえば米国では青少年の裁判所や連邦児童福祉局（Federal Children’s Bureau）、扶養児童のいる家庭の支援制度（Aid to Families with Dependent Children）、国立衛生研究所（National Institute of Health）における児童健康発達部門、全米児童虐待介入法（National Child Abuse Intervention Act）を設立する法案が可決された[4]。現代では非常に多くの児童虐待やネグレクトのケースが当局の注目を集めていることを考慮すると、米国においてこれらの行為が一九七〇年代というつい最近まで法律上認識されていなかったとは驚くべきことである。子どもに関する法律の進展は他の欧米諸国でも認められた。たとえば英国では、一九二五年に未成年者後見法（Guardianship of Infants’ Act）が可決された[5]。のちには、保護を集団としての子どもに対するものに拡大した法律が公布された。このように、二十世紀の間に、欧米では政府当局が若年者のケアと成長に対する責任を担うことになったのである。

　これらは、医療行為の発展と並行するものであった。十九世紀の終わりには専門医としての小児科医が登場した。一八四四年に設立された病院管理者協会を基盤として、一九二一年には米国の精神科医によって米国精神医学会（American Psychiatric Association）が設立され[6]、十年後、訓練のための評価尺度が考案された[7]。三十年後には、子どもを中心とした診療を行う精神科医の貢献により、児童精神科医の訓練と認定に関する責任を負う国立機関が設立された。このような下位分野の専門化は、常に広がり続けていく知識基盤の創出に役立った。子どもは未成熟な発達段階にあり、専門化した介入を必要としていることを考慮すると、子どもが特定の訓練を積んだ専門家からケアを受けることは倫理的に正しいといえる。児童青年精神科医（便宜上本章では、以下「児童精神科医」とする）は訓練段階で、特に子どもに関連した倫理的ジレンマにさらされることになる。したがって実践に入るときには、それらに十分対処できる状態になっているのである[8]。

## 専門家の責任と子ども

　青少年に関する仕事をしている医療者は、例外なく子ども好きである。このことは心地よい雰囲気と建設的な患者-治療者関係を促進するものであり、そのような医療者は親の不安によく共感できると思われるため、大変望ましいことといえる。一方医療者はある種の危険にも直面する。子どもと親いずれも、その行動は誘惑的であるかもしれないし、よそよそしいものであるかもしれない。ネグレクトや虐待を受けている子どもは、治療者の救済幻想を刺激する可能性がある。重大な障害を持った子どもの世話で途方にくれた親は医療者に怒りの感情を向けるかもしれない。魅力的な青年や親は医療者の性的幻想を刺激するかもしれない。それとは対照的に、険悪な、ときに凶暴にもなる若者は、恐怖や懲罰幻想を生じさせるかもしれない。

このような状況のいずれにおいても、患者の最善の利益を最大限重視することが児童精神科医の義務である。理論的根拠に裏打ちされた臨床判断と治療方法の提案を行う際に、患者、その家族、精神科医自身に対して誠実であることも、この義務に含まれる。患者とその家族は、専門性を有するケア提供者の完全性と忠実さを確信し、意に添わない状況や医師の気まぐれによって治療が危険にさらされることはないという安心を感じる必要がある。患者や家族には、治療者によって搾取されないことや、専門職の境界が常に維持されることを期待する権利がある。[9] 搾取はあからさまなものから、とらえにくいものまでさまざまな形態をとる。子どもたちを性的満足のために利用したり、懲罰的に対処したりすべきでないことは明らかである。判断が難しい状況としては、「入院患者数を確保する」ために入院期間をのばす、患者を研究計画に引き入れる、「魅力的な」患者の治療を延長する、研究資金の寄付が期待できる裕福な家族を「特別扱い」するといったことが挙げられる。[10] 倫理的ジレンマは一般的にグレーゾーンで生じるため、個人的動機付けの自己監視が重要となる。迷ったり不確かな状況に直面したりしたときには、同業者に率直に相談することが最も望ましい行動方針である。

## 子どもと倫理

倫理を、精神科医療の文脈において子どもに適用するものとして考えるにあたっては、子どもと大人との違いを強調することから始めるのも一つの方法である。子どもは、身体、認知、言語、対人関係といった領域において、他のライフステージと比較して最も短期間に飛躍的な発達を遂げる。ゆえに二歳と五歳、十歳、十三歳、十七歳を比較すれば、すべての年齢がすべての領域において著しく異なっていると考えられ、だからこそケアのためには異なるアプローチが必要となる。しかし、すべての子どもに共通する要素もある。子どもは、少なくとも法律的には、大人のように社会の中で機能するための手段を持たない。したがって大人、通常は親あるいは指名された後見人が、子どもの成長や社会化を促進するため、食物、住居、教育、養育といった子どもの基本的な要求に対する責任を持つのである。

## 倫理原則と子ども

道徳的論拠へのさまざまなアプローチは、現実の問題を扱う際には競合してしまう（第1章参照）。[11] 一方で、いくつかの倫理原則は、根本的なものであり普遍的に適用できると一般的には判断されている。しかし倫理的なジレンマが生じた際には、原則が互いに対立する可能性もあり、そのような場合には関連する原則の解釈に矛盾が生じるかもしれない。子どもは絶えず成長するものであり、大人の保護と監督を必要とする状態であることを考えあわせると、倫理的に困難な状況は避けられない。いくつか簡単に例を挙げよう。たとえば、医学的な決定を下すといった自己決定権は、子どもにはどの程度まで認められるべきなのか。精神科医が忠実であるべきなのは、子どもに対してなのか、保護者に対してなのか。限られた資源を、明らかに精神医学的ケアが必要な一人の子どもに配分すべきなのか、あるいは社会全体の公衆衛生上の必要に応じて配分すべきなのか。児童精神科医は、個々の症例や状況に対する倫理原則の妥当性を考慮しながら、できる限り有益なアプローチを検討するとともに、有害な行為を避けなくてはならない。道徳的原則に関する検討は、倫理的推論を行うにあたって大きな役割を果たす[12]。しかし児童精神科医療の実践で遭遇する多くのあいまいな領域において、あらかじめ結論が出るようなことはほとんどない。

### ◈背景状況が倫理的推論に及ぼす影響

少なくとも理論上は普遍的な原則を適用しているにもかかわらず、専門家の判断が特定の背景状況に影響されることも多い[13,14]。ゆえに異なった文化の中で診療を行う児童精神科医は、子どもの予想外の行動パターンに直面するかもしれない。たとえばある文化では、親に対して怒りをあらわにする子どもは、自分の感情に「率直」であるとして精神科医から称賛されるだろう。これは、年長者への服従を支持し、個人の自制を賞賛するような価値観を共有している文化における精神科医の対応とは対照的である。別の例としては、国の医療保険制度の経済的構造が、無意識のうちに医学的な意思決定に影響しているという状況が挙げられる。注意欠陥／多動性障害（ＡＤＨＤ）にしばしば関連する行為障害に対して、自治体が費用を負担する訪問治療を制限なく利用できるかどうかは、自治体によって異なるかもしれない。ある状況下では、児童精神科医は、自閉症の子どもは教師の援助や作業療法、集中的な行動療法の実施により普通学級での教育が可能であるという仮定に基づいて対応するかもしれない。別の環境にいる児童精神科医は、考えられる唯一の選択肢は恒久的に施設に入所させておくことだと判断するかもしれない。言い換えれば、臨床実践における善行の解釈は、背景状況に影響されるということである。

社会規範およびそれに対応する治療アプローチと、治療アプローチの基づく前提条件は、経時的に変化する。たとえば米国では、二十世紀半ばには何年もの間、精神分析的思考が児童精神科医療を支配してきた。しかし一九八〇年代に台頭してきた向精神薬の使用というアプローチに重点が置かれるようになったことで、精神分析はこれに取って代わられたのである。米国における別の例としては、児童精神医学における入院治療に関することがある。入院治療は一九八〇年代には広く適用されていたが、その後、マネイジドケアの開始によって相当数の病床、特に長期間の療養を意図した病床が大幅に削減された。変わることのない倫理原則は上述のすべての例において機能すべきであるが、その適用については、医療者側の故意であろうとなかろうと、しばしば背景状況が繊細かつ強大な影響力を持つのである。

### ◆子どものケアに関する問題

適切な医療的ケアを提供するにあたっては、いくつかの理念が適用される[15]。まず、治療を勧める前には、患者を包括的に評価する義務がある。これは特に子どもを対象とする場合には重要である。児童精神科医は親もしくは後見人と面接することが求められる。なぜなら親や後見人は、子どもから得られないもしくは子どもが故意に隠している情報を提供できるからである。こうした臨床的データは子どものケアにとって重要なものであり、既往歴および現病歴に関係する遺伝的要因や気質、発達の問題や家族内の要因、教育的、社会的、文化的な要因を含んでいる。次に、治療に関する提案がなされるとき、医療者は子どもの即時的な要求だけでなく、より長期的な利益に着目する必要がある。実際のところ、対人交流における特質（快活である、気難しい、など）や記録の内容（それにはしばしば子ども自身の人生に関することが含まれており、後年彼らを担当する医療専門家の決定に大きく影響するかもしれない）、ケアに関する提案、そしてそれがどのような方法で実施されるかといったことは、おそらく長期にわたる影響力を持つ。

児童精神科医が質のよい医療を提供しようと努めているときには、その振る舞いは倫理的なものである。多くの状況では、「正しいことをする」のは自明のことであるから、医療者が自分自身の臨床上の意向を疑問に思うことはない。この考えにより三番目の理念が導き出される。すなわち子ども一人ひとりは、それぞれがかけがえのない存在として、個々の利益を考慮されなくてはならないということである。たとえばジェイムズは社会的に引きこもっている七歳の男児であり、数カ月前に最愛の祖父母のトラウマティックな喪失を経験している。ジェイムズを評価する児童精神科医は、個人精神療法と家族同席の精神療法の組み合わせを提案した。週一回のセッションに自ら進んでやってくることによって、ジェイムズの気分は改善した。我々はこの状況に作用する多くの倫理原則を見定めることができる。ジェイムズは提供されるケアに同意している（したがって自律性は尊重されている）ようであり、両親の参加を喜んで受け入れ、同様のニーズのある人がおそらく受けると思われるケアを受けている（正義原則）。ケアの成果は有益であり、そのプログラムは善行原則および無危害原則の基準を満たすと思われる。これとは対照的に、児童精神科医は、表面上ジェイムズのケースに似ているが実際にはそれより複雑な状況に遭遇するかもしれない。そしてその際にはより大きなためらいを感じるといったことが起こり得る。ジェイムズのケースとはいくつかの要因、主として年齢と患者の態度を少々変えた例で、この点について説明しよう。十六歳の男子ピーターは、ガールフレンドから突然別れを切り出され、トラウマティックな喪失を経験した。彼は次第に落胆と怒りを感じるようになって学業を疎かにし始め、彼女と別れて三週間後には飲酒運転で自動車事故を起こした。彼は精神医学的評価のため両親に連れてこられた。医療者は個人精神療法および家族同席の精神療法を提案したが、ピーターはそれに同意しなかった。しかし両親の強制により、彼はその後二カ月にわたって週一回のセッションに渋々参加した。最初の六週間は黙ったままで、多少なりとも進んでセッションに参加したのは最後の二回のみであった。ピーターの自律性はいつどのような形で尊重されるべきなのか。最も有益な治療が適用されているのだろうか。治療が利益というより不都合（危害とは言わないまでも）をもたらしているのではないか。答えはまったく不明瞭である。いずれも少年のケースであり、抑うつ気分と気分に関連した病的な行動が認められ、提供された治療に対する協力と応答性という問題を包含している。しかしながらピーターのケースにおいて、倫理的推論の過程で生じてくる疑問への対応が複雑なものとなるという状況は典型的である。そしてそのように複雑な反応があるということから、倫理的ジレンマの存在が明確になる。このような状況は、児童精神医学の実践においてしばしば認められる。

## 倫理的推論の過程と臨床への適用

倫理的ジレンマに直面したとき、意識の高い医療者は倫理的推論を開始することになる[16]。本質的には、その推論の過程とは、倫理原則を支持するのか対立するのかを念頭に置きつつ客観的なリスク-ベネフィット分析を行うことを意味する。その際には、無意識もしくはほとんど意識されないような個人的動機付けの潜在的な役割も考慮される。上述のピーターの例を用いて、この個人的動機付けについて例証してみる。このケースでは、児童精神科医が小児期に経験した両親との対立や青年期の恋愛のもつれ、最近の同様のケースにおける臨床的転帰に関する個人的な経験などが、どのような形で判断や選択に影響を与えているかを問われるかもしれない。

子どもはケア提供者から強力な逆転移の反応を引き出すものである[17]。年配の児童精神科医が患児に対して自身の子どもにするように、あるいは以前したように反応したり、患児の親と結託してしまっていることに気付く、といったことも稀ではない。

若手の児童精神科医が、患児の窮状や見通しを自分と重ね合わせるという状況もよく見られる。堅実な倫理的決定を行うためには、このような潜在的に強力な影響を及ぼす因子の存在や、これらがゆがんだ影響を及ぼす可能性について意識することは非常に有益である。そうすることによって子どものニーズを客観的に評価できる。

児童精神科医のアプローチにおける第一の負託は、子どもの安全への配慮であることについては議論の余地はない。子どもが危険な状況にある場合、それが本人の乱暴な行為によるものであろうと他からの危険であろうと、専門家としての責任において、守秘義務の問題についての議論は棚上げにしても子どもを守るための介入を検討する必要がある。こうした臨床的な状況はよく認められるものである。明確な希死念慮を訴え、致死的となり得る量の薬剤を飲んで自殺を図る錯乱状態の若者が入院を嫌がっている場合や、脚にタバコの焦げ痕があり、やせこけてほとんど話もしない五歳の少年が、薬物依存の両親に虐待とネグレクトを受けているにもかかわらず、両親と一緒に暮らし続けることを望むような場合である。子どもの自主的な要求を尊重することよりも、まずは保護的で慈悲深い対応をすることの方が明らかに重要である。

五歳児のケースについては、守秘義務に違反してでも児童保護機関に通報することが、この場合の義務であることは明らかである。しかし、介入を試みることで生じる利益とリスクは、通常より複雑になる。ここで三つの事例を挙げよう。断続的に短期精神病性のエピソードが見られ、精神科治療中の母親を持つ八歳の女の子が、母親の精神病エピソード出現時には自分で自分のことをしながら母親の面倒も見なくてはならないような場合。命には関わらないが明らかに危険な行為、たとえばコンピューターハッキング、無免許運転などの行為をするつもりであると公言している子ども。疎遠ではあるが生物学的な血縁関係のある家族との同居を命じる法律により、愛する里親との養子縁組が妨害されている子ども。これらのケースでは、介入の義務は不確実で不明瞭である。最初の例では、子どもは他の場所でケアされた方がよいのかもしれないが、そうすることによって、互いに愛し合っている母娘の関係が長期にわたって絶たれてしまうかもしれない。二番目の例では、逸脱行為がただことばのうえでの脅しであれば、子どもに対して強引な手法をとるのはいきすぎかもしれない。しかし一方で、子どもが公言したとおりの行為をするのであれば、「干渉しない」という対応が裏目に出るかもしれない。最後の例では、社会的サービスの権限に関する多くの問題点や、子どもにとっての里親制度の妥当性といったことに関して、いかに介入すべきなのかという問題が浮上する。さらには、不合理な法的要求に対して医療者が倫理的抵抗を感じた場合には、患者への責任性の問題をどう処理すればよいのだろうか（一般的なトラウマの倫理的側面に関するさらなる検討については、第25章を参照のこと。第25章の議論は一般論であるが、児童に対する精神科的ケアにも十分当てはまる）。

こうしたすべての状況において、児童精神科医は「よい行い」をする義務と、害をなさないようにする義務とを天秤にかけなければならない。後者よりも前者が重要であるとは明言できない。したがって児童精神科医は、可能な限り有益な対処をするために熟慮し、必要に応じて同業者に相談すべきである。

## 同意と承諾

子どもは入院よりも外来で治療を受けることの方が多い。入院している若年者は、通常、自傷・他害のおそれがあるか、認知能力が著しく障害されている。このような状況が認められる場合には、精神保健法により児童の福祉を保護するための強制的な入院が許可される[18]。法的な保護は、必要なケアを保証し、臨床的な改善が認められれば再度自律性が尊重されるようになることも保証している。

ほとんどの治療は、緊急の状況もしくは危険な行為が認められるという状況において実施されているわけではない。何らかの情緒的な問題を呈している子どもについて、親が緊急性のない予約を求めてくるという状況の方が多い。そこでただちに承諾の問題が表面化してくる。子どもに治療を受けさせたいという考えを、母親はその子に話したか。話していないのであれば、それはなぜか。話したのであれば、子どもはどのように反応したか。子どもが提案を受け入れたのであれば、親と子の意見は一致しており、子どもは「同意」したといえる。子どもが診察に賛同しない、もしくは抵抗する場合、子どもは「不同意」である。子どもの自律性が尊重されるべきなのはどのような状況で、後回しにすべきなのはどのような状況なのだろうか。親と医療者はこれらのさまざまな状況をどのように進めていくべきなのだろうか[19,20]。こうした検討事項は、問題を抱えた子どもが専門家の助けを求めるよう親に頼んでいる場合でも、親の意見に反対することだけが目的の反抗的な若者の場合でも、同様に考慮される。

これらの問いに対する回答を模索する際には、二つの要因が問題となる。認知能力（ある程度は年齢による）と、医療者によって提供されるケアにおいて、若者自身に協力してもらうのが望ましいことである[21]。一般的な法的概念では、小児期とは出生から十八歳までの暦年齢の範囲を指す。通常、認知や感情、対人関係、運動、言語といった領域で連続的な発達が認められる。平均的な三歳と十歳、十七歳を比較すると、理解力および判断力に明らかな違いが存在する。どんな年齢の子どもにも最適の配慮とケアが保証されるとはいえ、ケアに対する異議がどの程度尊重されるべきかについては一概にはいえないだろう。たとえば、勧められた予防接種の際に泣きわめく三歳児の異議は（保護者の同意により）しばしば無視される。一方で、この機会に治療を受けてほしいという親の要望にもかかわらず、精神科的ケアを拒絶する青年の異議に対しては、耳を傾けてもらえることが多いだろう。三歳児は意思能力、もしくは自分の行動の影響や提案された治療の背景状況を理解する能力は不十分であると考えられる。一方平均的な青年の発展途上の能力があれば、リスクとベネフィットについての抽象的考察ができるため、その判断が医療者や親の助言とくいちがっていても、しばしば本人の判断が尊重される。

いくつかの理由で、治療に対して子どもの同意があることが最も望ましいといえる。まず、子どもは治療への参加を管理するのは自分であると気付くことができる。また、専門家の提案に対してより協力的でより積極的になると考えられる。児童精神科医と子ども、家族との間のコミュニケーションも促進されるだろう。そして医療者と子どもが相互に尊重し合うことにもつながる。しかし異議を唱える子どもに対して治療を行わなくてはならないこともある。前述のように潜在的な危険がある場合には、患児の安全を考え、もしくは直接影響を受ける他者のことを考えると、本人からの異議は後回しになる。より危険の小さい状況では、たとえば親に対する助言やカウンセリングという方法で、子どもが間接的に治療を受けることもありうる。そして最初は協力を拒んだ子どもが後になって協力するようになることも稀ではない。

承諾は、倫理的な事柄であると同時に法律的な事柄でもある。多くの国において、承諾年齢、あるいは「成年」は、十八歳である。認知に重度の障害がある場合を除いては、平均的な十八歳は法的能力があるとされる。すなわち、自分の行動の性質と影響に関して評価する知的能力を持ち、成人と同等の理解力を獲得しているということである。それより若年の子どもでも、同じように論理的に考えることのできる者がいることは明らかである。しかし社会では、全体的には論理的思考が未熟な傾向のある子どもを保護する意味もあり、任意の境界線が引かれている。このような社会的な決定により、法的な意味においては、未成年者は承諾する能力を持たないことになっている。しかし、子どもの自己決定権を尊重するという形での同意を得ることは可能である。

## 各機関の対立

児童精神科医が十分なケアを提供する責任があるのは、誰に対してだろうか。児童精神科医は誰の代理人[22]なのだろうか。患者である子どもなのか、親あるいは後見人なのか、家族全体なのか、関係機関、学校、雇われている組織、あるいは医療費を払う私企業や国営医療サービスなのだろうか。そのすべてに対して責務があるといえるだろう。別の言い方をすれば、それらのうちのどれかを軽視することは可能だろうか。利害の対立に直面したときにはどうなるのだろうか。例を見てみよう。ジュリーという十六歳の少女は、大うつ病性障害と診断され、致死的でないリストカットという形での自傷行為に対応するため入院となっている。彼女は長く離れていた両親のもとを交互に行き来する生活をしていた。望まない妊娠と中絶の後、彼女は母親の家から放り出された。彼女と二十歳のろくでなしのボーイフレンドとの同居を妨げようとする父親からの身体的な暴力により、彼女のリストカットが始まった。入院の間、児童保護局が調査したが、介入するような理由は見つからなかった。両親はそれぞれ、家に戻る条件として、ジュリーに「不可能な」要求をした。そうこうするうちに彼女の気分は十分に改善され、安全のための入院治療を必要としなくなった。このため病院の管理職員は、彼女の住む場所やフォローアップの必要性といった未解決の問題があるにもかかわらず、ジュリーを退院させるよう強く迫った。

　ジュリーの話は、互いに競合し独自の意図を持つ個人や機関といった、いくつかの出所からくる圧力の例である。どれか一つの機関や個人のニーズ、要求、要請に応じることにより、当然ながら他のニーズを無視したり遠ざけたりすることになる。したがって、複数の機関が関わることにより、児童精神科医と患者双方にとってどうにもうまくいかない状況となるのである。結局のところ、子どものニーズや利益を決定し適切な介入を実施するのは専門家の責任である。他の見方をすれば、たとえば可能な限り最良の、または最も害の少ないケアを追及しようとしたときには、他の関係者の意見を聞き入れたり尊重したりすることや、自分の雇い主の意向を無視しないこと、個人的偏向を追求することなどは最終的には棚上げにすべきであるということになる。そうすることで児童精神科医は、支援を通じて子どもに対する誠実さを示し、子どもという最も脆弱な主人公に利益と援助を提供するのである。

　児童精神科医はまた、関係者間のコミュニケーションを促進させる機会を得るかもしれない。関係者らは自らの課題を追求することに気をとられ過ぎている可能性がある。したがって、患児の最大の利益のため、関係者の協調によってもたらされ得る恩恵に焦点を当てるよう関係者を促すのである。通常それぞれ文化的に異なっている代理機関の間で、考え方や意見の交換を行うよう奨励することは医療者の支援活動の一側面である。規則の厳守を重視する少年院、心理的な問題に気付くことを促す精神科病棟、取り扱い件数では圧倒的な少年司法と家庭裁判所のシステム、ときには独断的な理由により親権剥奪を決定する社会事業機関、これらはすべて子どものケアに尽力する施設であるが、各々の目的や責任性、文化は異なっており、それぞれが衝突を起こすことすらある。

## 評価と診断

一九六〇年代・一九七〇年代には、精神的な不調を特定の障害として診断しようとする考え方に反対する意見が出された。議論は二つの要素から成り立っていた。一つには、病因についてほとんど知られていないため、診断分類は必然的に不確実な根拠によって行われているということである。さらには、これらの診断が一旦適用されると、その診断自体が独り歩きしてしまい、スティグマという潜在的負荷を高めてしまうということである。

一九八〇年に出された（そして後に改訂された）米国精神医学会の精神疾患の診断・統計マニュアル第三版（ＤＳＭ-Ⅲ）により、診断は病因論（主に精神分析的概念）から客観的に観察可能な症状分類に移った。その結果、独立した観察者間において、より高い評価者間信頼性を得ることが可能となった。しかし同時に、使用される尺度の妥当性に関するさまざまな懐疑論も出された[23]。複数の地域の患者集団を対象とした研究から得られたデータは、共通の診断に基づいていることによって情報を共有することができ、より有益となり得る治療についての構造化された研究ができるようになった。

若年者に早期に現れてくる精神障害を重視し、ＤＳＭ-Ⅳの最初のセクションは十八歳以前に現れる児童および青年の診断にあてられている。したがって、精神遅滞や、学習、コミュニケーション、広汎性発達障害、外的原因によるもの、注意欠陥、摂食、チック、排泄の障害がここに登場する。これらの障害の中には、精神医学的に分類することについて専門家から異論が出ているものもある。たとえば精神遅滞やチックは、神経学的な基盤を持つ障害として概念化する方がより適切ではないかという議論がある[24]。しかし、ここに挙げた障害では共通して心理的苦痛の経験が認められ、行為障害があることや原因の大部分は脳であるということのみが問題なわけではない。したがって、ＤＳＭ-Ⅲ以来、専門家は子どもを診断することを通じてより慎重に診断基準を磨き上げ、それぞれの患者により適した治療を提供できるようになった。

しかし、レッテル貼りに関する懸念についてはどうだろうか。教育と情報が行き届いた社会は、精神障害に対してより寛容で、スティグマは少なくなるものの、精神障害が表面化してそのレッテルを貼られた子どもに対する偏見は内面的には続くものである。レッテル貼りに伴う他のリスクとしては、特に診断についてはそれが固定化されてしまうことが懸念される。当初予測された予後は決して変わらないものとされ、最初の診断が再評価されることはないかもしれない。こうした懸念はもっともなことではあるが、これらは単にお粗末な臨床的実践の例を示しているにすぎない。一方で、スティグマの悪影響と専門家の不適切な行為との混同は避けるべきである。後者は専門家自身が管理できる問題である。スティグマのなりゆきに関しては、専門家は間接的な影響を与える程度のことしかできない[25,26]。

正確な診断は、適切な医療的ケアを提供するための構成要素として必須のものである。評価の際にこの手順を回避してしまうと、正確な診断に対応した根拠に基づく介入の機会を逃すと考えられるため、短期的にも長期的にも子どもの利益に反することになる。診断のレッテル貼りによるスティグマの問題に関しては、診断に対して否定的なイメージを抱き、情報不足のためにおそれと偏見を持っている人に丁寧な教育を実施することが最善の対処法である。認知能力が十分に発達した子どもとその家族に診断を伝える際には、その情報が子どもに最大の利益をもたらすよう、診断の根拠と予測される転帰について、専門用語を用いることなく十分に説明する義務がある。

診断に関しては、さらなる倫理的懸念も取りざたされている。地域が異なると、特定の障害の診断率が異なるのはなぜか。米国で子どもの自閉症および双極性障害の発症率と罹患率がかなり増加していることをどう考えればよいのか。「障害」と「疾患」の概念を区別するにあたっては、意味論以外の指標があるのか。「反抗挑戦性」のような構成概念は、推測上の障害である、あるいは「見る人次第」であるとして批判する人もいれば、その存在を擁護する人もいるが、これには診断的な妥当性があるのか[27]。顕在発症をくいとめるための試みにおいて、精神障害の前駆状態と称される状態に対応する際に、診断過程に影響を与えるものは何だろうか。

結局のところ診断過程は、それが依って立つ科学の問題ということになる。残念ながら現在までのところ、精神医学は疾患の客観的指標という点ではほとんど完成されていない。分子遺伝学および脳画像の研究は発展の初期にあるため、一致した診断を得るための手段としては、話し合いのうえで所見を評価したり、信頼性と妥当性が確認された質問票を用いたりするしかない。診断的過程の科学的な精密さと特異性が向上すると、少なくとも「主要な」障害の割合については、国ごとの違いは少なくなるだろう。たとえばある地域で、他と比べて急な比率増加が起こった場合、それは、その地域ではその疾患の診断により広い定義を用いているために起きた現象かもしれない[28]。このような疾患の過剰評価は、時間の経過とともに有用であることが判明し、倫理的にも臨床的にも有益であるということになるかもしれないが、逆に有害であると判断される可能性もある。

上述の議論には、必然的に「障害」の定義への取り組みが含まれる。その用語は、同じような徴候や症状を呈する集団を指すのか、大きな母集団における少数派という統計上の徴候なのか、それとも破壊的行動によって定義されるものなのか。障害はいつ疾患や病気になるのか。これらの用語は意味論的な相違を反映するのか、概念的にほとんど関連していないのか、連続体の中のある部分を指すものなのか。ADHD、反抗挑戦性障害、行為障害といった子どもの破壊的行動は、診断基準が客観的に評価され、妥当性についての合意が得られている疾患と見なしてよいものなのか。これらの診断は、狼狽した地域社会が厄介な人間を追い出そうとしていることの現れではないのか。倫理的な立場からは、診断的評価の根拠をより堅固にするためには、これらの疑問についてひたすら熟考することが求められる。

二十一世紀には、少なくとも非公式には、診断基準が拡大されることが示唆されており、これには精神障害の前駆症状を識別するための試みなども含まれる[29,30]。もし診断が成功すれば、消耗性の疾患を予防するという点において、その試みは好結果を生むことになる。しかし倫理的な疑問が残る[31]。たとえば「前駆状態」と診断された場合、ある介入が実際に疾病予防の効果を有しているかどうかを判断することは非常に難しい（すなわち、そもそも疾患が顕在化していないのに、その発現を予防できたかどうかは知り得ない）。また、特定の治療に伴う危険性の問題もある（たとえば、青年期における統合失調症様の前駆症状に向精神薬を使用することや、双極性障害と診断された就学前の子どもに対して抗てんかん薬を処方することなど）。さらに、製薬産業によって、本来なら薬は処方されなかったかもしれない人に対する処方が促されているという可能性もある。医学的知識は常に広がりを見せ、診断は次々と改訂される。しかし医学的知識基盤への追加を行う際には、通常、厳密な科学的調査を前提とする理論的推測が先行する。倫理的な医療者は、確固たる根拠に基づく情報と思弁的な理論とを区別し、それらを混同しないよう常に努力しなければならない。

## 治療

精神疾患と診断された際に治療として求められることは、子どもの健康と福利の改善であろう。介入を依頼するのはたいてい親、後見人、機関もしくは学校である。治療者が治療の必要性を判断する場合、それを強要するかどうかの問題は、治療をしないことで患者や他者に及ぼされる害の程度による。最も考慮すべきは子どもの安全である。自殺の可能性が高い場合や、暴力的な子ども、急性精神病の場合には入院治療が必要であろう。治療に関係する倫理的な注意点は数多くある。過去において、青少年には現在よりもかなり不確かな診断基準が適用され、長期にわたる入院治療が行われていた。彼らの自律性が尊重されなかったのは明白である。幸いにも、多くの子どもはこのような制約的な設定を必要とせず、外来での効果的治療が可能であるという意見が主流となっている。とはいえ医療者は、どこで治療をするかという臨床的決定に影響し得る金銭その他の動機に対しては慎重な姿勢を保つべきである。また、親や施設は、たとえ子どもが抵抗したとしても治療を行うよう医療者に圧力をかけようとするかもしれない。あるいは、ある問題を避けて、他のことに注意を向けさせようとするかもしれない（たとえば、「子どもの不機嫌な反応のせいで私がかんしゃくを起こしていることより、子どもの不品行に注目してください」というように）。医療者はこのような圧力に屈せず、医療上必要な治療だけを行うようにする必要がある。

入院または外来いずれの状況で行われる治療であっても、精神療法だけでなく、向精神薬が処方される可能性がある。個々のケースにおいて、これらすべての治療に関する注意深いリスク－ベネフィット分析が行われるのは当然のことである。なぜなら、すべての状況に適用できるアプローチも、リスクを伴わないアプローチも存在しないからである。より洗練された比較試験、特に薬物療法および認知行動療法の有効性の検証に関する研究によってもたらされた知見により、エビデンスの基盤が発展してきている。医療者がこれに遅れをとらないようにすることは倫理的な義務である[32,33]。

その国において広くいきわたっている経済および行政上の構造のため、それぞれの国においてメンタルヘルスの専門性が異なり、提供される治療も異なる。たとえば、一九九〇年代以前の米国では、児童精神科医は薬物療法と精神療法の組み合わせを指示し、提供していた。その頃から「分担治療」が一般的になっていった。すなわち精神科医は、薬の処方をし、心理士、ソーシャルワーカー、夫婦・家族療法士、公認嗜癖カウンセラーなどの精神療法を行うメンタルヘルスの専門家と協働し、監督を行うのである。分担治療を、すべての業務を一人の医療者が行う場合と比較したとき、よりよい結果が得られるのか、より悪い結果となるのか、あるいは結果は同等なのかということについては明らかにされていない[34]。一方「分担治療」では、少なくとも理論上は、より多くの子どもが児童精神科医による治療を分配的正義に則って受けられることになる[35]。こうすることによって、より大勢が等しい量のケアを受けることができる一方で、不利益を生じる可能性もある。たとえば、社会にもたらされるより幅広い利益と比べると、個々の患者のニーズに対する配慮が少なくなるかもしれない。また、児童精神科医の役割が評価や処方に限定されてしまうと、膨大となった精神薬理学の知識と相まって、内外からの巧妙な圧力により、医師の役割が限定されない場合よりも多くの薬物を処方することになる可能性がある。米国ではこうした圧力によって、処方箋が着実に増加し続けるという影響がもたらされたのかもしれない[36,37]。非常に多くの「適応外」の処方、すなわち成人のみの治験で承認された薬物を子どもに使用することや、たとえば「小児期早期の双極性障害」のように柔軟性のある診断基準を設けることは、児童精神医学にとって有益な展開を意味するものかもしれないが、有害となる可能性もある。これらの論点はいずれも、倫理的な根拠のあるケアを供給するために吟味しておきたい事柄である。同様に、特定の障害に対する種々の認知行動療法は例外として、有効性を支持する根拠に乏しいさまざまな形の精神療法の適用についても検討すべきである。[38]

## 向精神薬による薬物療法とその他の身体療法

各種の向精神薬について、従来あたかも種類ごとに異なる倫理的論点が付随しているかのように論じられてきた。おそらく、子どもに対して使用される薬物についても、同様の検討事項を提起するとよいだろう。たとえば次のようなことである。向精神薬が脳の成熟に及ぼす短期的および長期的影響についてわかっていることは何か。子どもや成人における特定の障害の治療として向精神薬を使用する根拠は何か。子どもの障害に対する向精神薬の「適応外」使用についての見解はどの程度理にかなっているのか。薬物療法は、子どもの障害の重症度に関連する別の議論によって正当化され得る。すなわち、特定の子どもに対してある薬物を使用することに関してリスク-ベネフィット分析が実施されるかどうかということ、さらには、その薬物療法は単独で行われる治療なのか精神療法を含むプログラムの一部なのかということである。そして最も重要なことは、このような事柄についての取り組みを、インフォームド・コンセントの一環として子どもと両親を交えて行ってきたかどうかである。[39]

大部分の向精神薬について、脳の発達に与える影響はほとんど知られていない。向精神薬が成人に与える影響については、長期的な研究において、脳よりも臓器系に関する知見の方が多く得られている。たとえば、ある神経遮断薬や気分安定薬と体重増加の関連、神経刺激薬の使用による興奮やチックの悪化の可能性などである。特定の薬物が特定の障害の治療に有用であるという根拠はゆっくりと、しかし確実に蓄積されている。たとえばＡＤＨＤに対する神経刺激薬、うつ病に対する選択的セロトニン再取り込み阻害薬（ＳＳＲＩ）、青年の双極性障害に対する気分安定薬、過食症や強迫性障害に対するＳＳＲＩなどである。しかし子どもに処方される多くの薬物は、成人で効果があるとされ、より若年の集団でも類似の効果があると考えられているものである。したがって、向精神薬や気分安定薬は慢性的な爆発性行為や破壊的行為に対して使用され、ＳＳＲＩはうつ病に対して使用される。さらに、さまざまな障害に対して二つ以上の薬物が同時に処方されるかもしれない。この種の適応外処方は、実際のところ利益は不確実であり、その一方で害をもたらす可能性があるため、倫理的な問題が生じることは明らかである。活発な子どもに対して、評価可能な注意障害のためではなく、イライラしやすい傾向を理由に薬物療法が勧められたり、社会技能訓練に十分反応する可能性のある内気な子どもにＳＳＲＩ単独での治療が行われたりしている状況に対して合理的な疑念が生じた際には、常に警鐘を鳴らすべきである。結局のところ児童精神科医は、自分の患者に関係する精神薬理学の発展に後れをとらないようにするという倫理的な責任を負っているのである。

　児童や青年に対する電気けいれん療法（ＥＣＴ）の実施は非常に稀である。ある研究によれば、一九八〇年に米国で実施されたＥＣＴは五百例であったと推計されている。[40] レイ（Rey）とウォルター（Walter）は二十世紀後半の文献のレビューにおいて、ＥＣＴを受けた子どもの患者がわずか四百人以下であったと報告した。[41] その結果は全般的には有益であり、特に抑うつおよび緊張病の患者における有効性が示唆された。

　これらのデータからはいくつかの倫理的な問題が提起される。第一に、ＥＣＴによるベネフィットが立証されており、認知の欠損や遷延性の発作といった潜在的リスクがごくわずかであるならば、なぜこの治療の実施がこれほどまでに控えられているのかという疑問。第二に、リスクが生じ得るということに関してインフォームド・コンセントや承諾を得る過程は、向精神薬や精神療法が勧められる際に一般的に行われることとあまり変わらないという点。第三に、抗うつ薬の有効性がプラセボと比較してそれほどでもないことを考慮すれば、なぜもっと敏速にＥＣＴを考慮しないのかという疑問である。有益となり得る治療を差し控えることは、反倫理的かもしれない。

　これらの疑問については、いくつかの説明が考えられる。まず、向精神薬が脳の発達に及ぼす長期的な悪影響についてはほとんど知られていないが、ＥＣＴの影響についてはまったく知られていないという理由である。またＥＣＴは、歴史的な「重荷」を背負っているという理由も考えられる。以前は筋弛緩剤を使用せずに実施されており、そのため脊椎骨折を起こした二例が劇場映画に描かれ、ＥＣＴを懲罰と関連付けることが一般的となったのである。そして、少なくとも米国では、ＥＣＴを実施する医師に対する医療事故の保険料の増加と相まって、レジデント教育において成人へのＥＣＴ実施についてはあまり重要視されず、子どもについてはまったく重視されていないことも、この治療法の適用のあり方に影響を及ぼしている。これらの要因は、有益な治療を提供するという倫理的な責務にはまったく対応していない。少なくとも、ＥＣＴを若年者に対する治療として研究することについては、確実な根拠に基づいて推奨されている。[41]

　子どもに対する経頭蓋磁気刺激法（ＴＭＳ）や迷走神経刺激法（ＶＮＳ）、補完代替医療（ＣＡＭ）の有益性と危険性に関する知識も不足している。[42] この年齢の集団に対するこれらの治療法の実施についての研究はごくわずかである。標準化されたプロトコルや準備が不足しており、起こり得る副作用は、もっぱら成人での経験から推測されるのみである。それに加えて、ＣＡＭは身体組織を損ない、他の薬物との相互作用を起こす可能性がある。一方、光療法については子どもでの研究が行われており、その有益性が報告され、副作用は穏やかで、かつ一時的であるとされている。つまり、若年者への有効性が示唆されるあらゆる形の治療法に通じることや、子どもおよび家族に対して代替薬品、「自然の」薬物の使用について尋ねて物質と薬物の相互作用を未然に防ぐことは、医療者の倫理的義務である。

## 精神療法

児童精神医学においては、精神分析的療法、行動療法、認知行動療法（ＣＢＴ）、家族療法、遊戯療法、集団療法のすべてが用いられている。倫理的な薬物の処方について考える場合と同様に、これらのうちどれか一つ、あるいは複数を組み合わせて実施する際には、医療者はそのリスクとベネフィットについて検討すべきである。前述したように、特定の障害に特化して行われるアプローチは例外として、これらのアプローチについての十分な評価は行われていない。[43]「症例報告」から得られることは多いが、治療者はその限界を認識する必要がある。治療同盟や親ガイダンス、環境調整（例：学校における特別学級）、心理教育といったプロセスの重要性を認識することは治療者の義務である。精神分析における抵抗、否認、転移、逆転移、行動療法における条件付け、強化、報酬、消去、脱感作、モデリング、ＣＢＴにおけるスキーマ、セルフトーク、リハーサル、問題解決、家族療法における構造派、戦略派、システミック派、多世代派について、その構造や概念、展望、現象を認識することについても同様である。子どもに対し有益な医療を実施するためには、これらの基本概念を把握したうえでそれを用いることは非常に有益である。

若年者の精神療法には、特有の倫理的懸念が付随してくる。通常は親が治療に参加するため、治療者は、子どもと親の間で競合する可能性のある両者のニーズと希望を秤にかけなくてはならない。代理行為や守秘義務に関する問題が、しばしば業務を混乱させる。医療者はまた、子どもを治療することによって、長年にわたる家族の力動を変化させる可能性があるということを認識すべきである。たとえば、親が野放図な少年に対して構造を課す手助けをすること、過度に厳格な親に子どもへの監視を緩めるよう提案すること、親と子どもに対し別の性的役割やあからさまな性行動への対応について助言すること、これらはすべて家族の不安を増悪させ、悪い結果をもたらす可能性がある。的外れの精神療法を実施することは、向精神薬の不適当な使用と同様、子どもや家族に対して悪影響を及ぼす可能性が大いにあるため、倫理的な務めとして、こうした問題すべてに思慮深く対応する必要がある。

## 守秘義務

倫理的な慣例では、医療者が知り得た情報は秘密と見なし、患者の許可なしでは他者には伝えないことが求められる。この原則の唯一の例外は、切迫した危険の存在である。すなわち、きわめて近い将来に自傷他害を引き起こす意思があると患者が主張している場合、医療者は守秘義務を破ることによってこのような行為を防ぐ義務がある。このような守秘義務の抜け道が存在する理由は二つある。安全を促進し害を避けることは医療者の義務であるという理由、そして上記のような発言は著しく障害された不合理な思考過程を表すものと見なされるという理由である。このような判断は、子どもと大人のいずれに関しても行われる。しかし緊急でない状況では、子どもと大人を区別する特徴が存在する。

成人における守秘の権利は一般的に不可侵のものとして扱われるが、いくつかの理由で子どもの権利はあまり強固なものではない。自己の感覚を別個の独立した個人として獲得するまでは、子どもには成熟した守秘の感覚が確立していない。子どもは七歳以前には前理論的な認知によって動いており、守秘性を本質的に理解するための成熟した自律性の感覚を獲得していない[44]。したがって幼児は、親が自分の個人的な考えや感情を知っていると思っていることがある。子どもが形式的操作の理論に従った思考を始める十二歳頃までは、認知の到達レベルは一律ではない。エリクソン（Erikson）[45]は、道徳性は段階的に発達することを強調し、コールバーグ（Kohlberg）[46]はこれらの段階について具体的に述べている。したがって子どもの治療に関しては、治療上の関係において守秘義務が本質的に善であるという見解を機械的に当てはめるべきではない。二つ目の理由としては、通常は子どもに対する精神科的ケアを始めるのは親であるということが挙げられる。子どもの医療的ケアではよくあることだが、親は情報を要求し、評価の結果について知らされることを期待している。通常子どもへの治療は親の同意なしでは行われず、治療の管理にも親はしばしば関わってくる。そして親は一般的に、絶え間ないフィードバックを要求する。したがって、守秘義務をどう扱うかについて親と議論することは必須となる。理論上は、治療に同意した人物は、子どもと精神科医の間で話し合われたことすべてを知る権利がある。しかし実際には、子どもとの治療上のコミュニケーションは秘密であり、精神科医は、親と共有する情報がもしあるなら、それはどの情報かということを判断する立場にある。

子どもはときに、保護者に知らせてほしくない情報を医療者に打ち明ける。子どもの打ち明け話は保護者にとって有益で興味深いものかもしれないが、プライバシーの権利を厳密に守っている児童精神科医は、その情報の伝達を表面上は禁止とするだろう。子どもの認知や心理が未熟であることを考慮すれば、倫理的には、精神科医は、守秘義務についてどのようなことを子どもに説明すべきか判断するよう求められる。また、問題が生じたときに守秘義務を守るべきか破るべきかという判断は、それぞれの子どもに対して個別に行う必要がある。同様に、親が伝えた情報は、その情報が子どもにはっきりと伝えられたかどうかにかかわらず、児童精神科医が子どもの話を聞いたり応対したりする方法に影響してくる。親は、医療者が子どもを治療する際に、親自身のプライバシーの権利を遵守するようはっきりと要求してくる可能性がある。子どもと直接議論すべきなのは親から得られたどの情報についてなのかという点は、臨床的判断と気配りによって決めるべきである。

三番目の問題は、紹介機関やサービス提供機関に対し、子どもに関する情報を伝えることに関するものである。報告書や申込書に記入された情報は秘密にされる。情報伝達について保護者の許可を得なければならない間は、情報の保存期間と使用方法については子どもの所管外となる。電子記録の時代においては、こうした情報はもしかしたら「永遠に」保管され、成人に達した後など、いつでも表に出すことができるかもしれない[47]。情報の保護手段をつくろうという試みが行われてはいるが、その際の情報の所有者は誰か、その情報はどう扱われるのかといったことが、特筆すべき論点として残されている。親が離婚し、片方の親が単独で親権を持ち、自分自身と子どもの情報に関する法的支配権を有している場合、所有権の複雑化の問題も浮上してくる。倫理的な見解からは、児童精神科医は必要なときには親権者でない親にも情報を共有するよう促すべきである。

青年を治療するときほど守秘義務の問題が複雑になる場面は他にない。司法管轄区によっては、青年が自分の責任において秘密事項の開示を判断する法的権利を有している場合もあるが、心理的な未熟さのため、最善の選択をする能力が危うい場合があるかもしれない[48]。守秘性を概念化する能力は徐々に発達するものであり、十二歳から十五歳までには、大部分の子どもはその概念を理解し尊重するようになる[49]。この年齢までに子どもはピアジェ（Piaget）の提唱した概念である道徳的実在論の段階から道徳的相対論の段階を通過し、倫理規範の発達に必要な個人的責任の感覚を獲得する。守秘性は特に青年にとって重要であるという長く信じられてきた考え[50]の裏付けとして、高校で行われたある研究では[51]、五八パーセントの青少年は親には秘密にしておきたい健康上の問題を抱えており、四分の一は、親に気付かれる「かもしれない」のであれば医療を求めないだろうと回答していた。守秘性の権利について知っていた者はわずか三分の一であった。それにもかかわらず、青少年が持ちこんでくる問題は、守秘義務を守りたいという医療者の希望に対する圧力となりかねない。青少年がプライバシーの権利を放棄しないという状況において、患者から家出の計画を知らされた場合には、精神科医はどのような行動方針をとるべきか。大麻をときどき使用していた患者がコカインを頻繁に使用するようになった場合はどうだろうか。十三歳の子どもが十八歳の青年との性行為の計画を告げた場合には、あるいは親の裸の写真を見せびらかすと語った場合についてはどうなのか。

児童青年を対象とした臨床業務において、守秘義務に関する問題への最も有効な対処法は、家族アプローチの適用である。最初に子どもと親もしくは後見人に会うことにより、臨床的な情報の伝達に関する基本原則、つまりは、伝えるべき情報、伝えてもよい情報、伝えてはいけない情報はそれぞれ何か、それはどのように伝えられるのかといったことについてその場で取り決めを行い、全員（幼児は例外として）に理解してもらうのである。事前の協議なしには守秘義務は冒されないと保証されることは非常に重要である。同様に、代理人やその他のサービスが用いる予定の資料については、その情報を開示する必要性が生じた場合すぐに保護者と子ども双方に（後者については、その理解力に応じて）伝えられるべきである。一般的には、相互に協調し、きめ細かいケアの提供に重点を置くことにより、結果的に医療者の指導に対する信頼が生まれ、患者の権利を尊重しつつ患者の福利を守ろうとしている医療者の誠実さを理解してもらうことができる。

## 文化と宗教

グローバル化の到来と大規模な移民の出現により、児童精神科医はさまざまな民族や国の人が持つ社会や文化の規範に精通し、慣れ親しまなければならなくなった。移住を行った親の世代は、後継となる若者の世代が移民先の文化における慣習や考え方にすんなり適応するのを見て、違和感を覚えることがよくある。少数だが、親の世代よりも規範などをはるかによく順守し、親の出身国の伝統的な振る舞いをする若者がいることに対しても、同様に違和感を覚える。移民の子どもを扱う際には、子どもたちやその両親に対応するにあたって文化的背景を考慮するため、児童精神科医はこれらの状況に気を配る必要がある[52]。たとえば反抗的な行動は、親から離れて独り立ちしようとしていることの表れであり、正常発達の一過程であるとの解釈が可能である。精神的な混乱もしくは重度の引きこもりは、病因論的に、もしくは治療を通じて、本質的には神の報復や先祖の霊による災いであると解釈されるかもしれない。家族は、自分たちの習慣や信念が尊重され、教育やカウンセリングがうまく行われている限りは、これらに対して受容的であることが多い[53]。

## 研究

（第15章参照）

児童精神科医にとって大きな関心のある重要な分野は他に、子どもとメンタルヘルスに関連する研究がある。研究者が子どもに対して不適切な実験をしていないか、また子どもの安全や権利が科学者の私利私欲の犠牲になっていないかということに関する疑問や異議は、しばしば法律家やメディアから提起される。児童精神科の研究者は、リスク‐ベネフィット分析において考慮される倫理的影響や、その影響が処理手順のタイプや実験の計画、その分野の既知知識に応じてどのように変化するかを考慮しなければならない。

一九九〇年代以降の児童や青年に対する向精神薬の処方の増加に付随して、この年齢層におけるこれらの薬物の安全性と有効性を検証する動きが顕著に高まってきている[54]。大規模研究への努力は当然歓迎される。こうした努力は、多くの産業界の支援はもちろんのこと、米国の食品医薬品局（ＦＤＡ）や国立衛生研究所（ＮＩＨ）が後援する研究構想に対する研究者の確かな反応を表している。

しかし同時に、こうしたすべての関心事により、新しい知見を獲得できる可能性という点から見た研究戦略による潜在的ベネフィットと、それによって起こりうる潜在的リスクとを慎重に比較する必要性が浮き彫りにされる。このような検討事項は、「治療研究」（治療の安全性と有効性の研究）として知られる研究の中にとどまるものではない。心理生物学的および生理学的な研究は、子どもの精神疾患の生物学的メカニズムを探索するためとはいえ、子どもにさまざまな程度のリスクを負わせる可能性があり、同様の検討事項を包含している。

子どもの研究を行う研究者が直面する倫理的難題は、単に成人を対象としたアプローチにおける課題が少し変わったという程度のものではなく、いくつかの重要な特徴を伴っており、実質的にはより複雑である。子どもの研究が倫理的に正当なこととして認められるためには、研究を実施する予定の者が被験者に対してリスク対ベネフィットのバランスに問題がないと示すことが必要である。しかしより厳しい条件として、その研究が直接被験者の利益になることと、被験者の状態に関する全般的な認識を高めることのいずれか、もしくは両方が達成されなければならないとの要求が出される。子どもの研究を認可する際の、米連邦ガイドラインは、生物・行動研究における被験者の保護に関する国家委員会（National Commission for the Protection of Human Subjects of Biomedical and Behavioral Research）の結論[56]に基づき、一九八三年に最終版が公表された[55]。このガイドラインは、子どもの被験者には特有の脆弱性があることを認めている。その規定は次のとおりである[57]。

**最小リスク研究**

「その研究の実施によって害または不快感が生じる確率およびその大きさが、日常生活あるいは通常の身体的、心理的診察および検査時に遭遇するものに比べて大きくない」場合には、その研究は最小リスクであると見なされる。静脈穿刺や多くの心理的評価を含む研究はこの分類に当てはまる。

**最小リスク以上のリスクを伴うが、個々の被験者への直接的な利益が予測される研究**

「最小リスク」よりも大きなリスクを伴う研究を実施するにあたっては、研究者は追加の必要条件を満たすようにしなければならない。したがって研究者は、被検者の子どももあるいは社会全体に還元されると期待できる利益と、向かい合わせで生じ得るリスクや不快感の正当性を証明しなければならない。たとえば、最小リスクよりも大きなリスク（たとえばある治験薬に特有の副作用）を伴う研究においては、被験者に対して予測される直接的な利益によっていかなるリスクも正当化されるということ、リスクに対する利益の比率は他の選択肢と少なくとも同等であること、保護者の承諾と子どもの同意の両方を得る際に適切な手順が踏まれているということを、研究者が証明しなければならない。子どもについては、これは一般に「治療研究」として知られており、何らかのリスクを伴う新しい治療や処置が被検者の子どもに行われる。しかしこの場合、被験者には直接的な利益がもたらされ、この利益はその介入や疾患自体によるいかなる潜在的リスクをも補いうると予想されなくてはならない。リスク対ベネフィット比の計算をするにあたっては潜在的なリスクに関する一定の知識が必要となるため、こうした治療薬を用いた研究は、通常は成人を対象とした一連の研究や、成人における実際の臨床経験、場合によっては子どもの臨床経験（例：症例報告）に追随する形で行われる。

**最小リスク以上のリスクを伴い、被検者個人への直接的な利益は見込めないが、障害に関連する知見をもたらすと予想される研究**

最小リスクよりも大きなリスクを伴う研究が被験者となる子どもに対して直接的な利益をもたらす見込みがなくても、その研究が、子どもの状態の理解または改善に資するための汎化可能で非常に重要な知見をもたらすと考えられる場合には、利益に対するリスクのバランスが許容される可能性がある。しかしそれに加えて、そのリスクは最小リスクよりわずかに増加する程度でなくてはならない。またそのリスクは、そもそもその被検者の状態であれば経験する可能性のあるリスクとの兼ね合いを考えたときに、合理的に了解できる範囲内のものでなくてはならない（例：その子どもの障害に合った生物医学的検査）。

最後に、保護者の承諾と子どもの同意を得る際には、適切な手順を踏まなければならない。

**特別許可の研究**

特定の状況下で、研究を実施することにより子どもの健康や福祉に影響する重大な問題の理解や予防が可能となったり、その問題を緩和させることができたりする可能性がある場合、保健福祉省（Department of Health and Human Services：DHHS）長官は、その研究を前述のどの分類にも当てはまらないものとして認可する可能性がある。

## 子どもと成人の規制保護の対比

上述の規制は成人を保護する規制と比較して何が異なっており、その差異は何を意味するのだろうか。成人を対象に行われる研究には、研究の形式によっては子どもを対象とすることが明らかに困難であったり、実質的に不可能であったりするものもある。したがって、健常者を対象とした研究で最小リスク以上のリスクを伴う場合は（最小リスクと比較してわずかな増加であっても、そうでなくても）、子どもに関しては認可できない（前述の、DHHSの長官を通した研究を除く）。それに加えて、子どもを対象とした研究では、リスク対ベネフィット比が明確にベネフィットの方に傾いている、すなわち利益がリスクを上回ることが必要であるが、成人の場合は、両者は同等であればよい。このような違いが存在するため、多くの施設内倫理委員会（IRB）では、障害もしくは臨床徴候のない子どもに対しては、最小リスクを上回るリスクを伴うような侵襲的手段を用いてはならないとされる。成人では、通常これらの潜在的なリスクについては、(a)その研究が、社会の利益となるような一般的知識に寄与するという見込み（被験者への直接的な利益とは関係なく）、(b)被検者成人自身に対する直接的な利益となるという見込みの両方、あるいはいずれかを慎重に組み合わせることによってリスク対ベネフィットのバランスを保つようにする。

さらに、成人を対象とした研究を実施する際には完全なインフォームド・コンセントが必要であるが、子どもを対象とした研究の場合は、通常成人の承諾と子どもの同意が必要となる。法律的にいえば、ほとんどすべての保健医療における決断（研究に参加するかどうかの判断も含む）に対して、子どもは承諾するかどうかを決めることはできない。一般論としては、子どもが拒否する場合は、親の承諾があっても子どもの意志による拘束力が生じる。

研究者の倫理的意思決定は「わずかな増加」「非常に重要」「合理的了解の範囲内」といった用語の解釈に基づいているため、上述の規制にはかなりの柔軟性がある。たとえば、アーノルド（Arnold）らは、いくつかの倫理委員会では、最小リスクとはまったくリスクがないことと解釈されるかもしれないと示唆した[58]。しかし「最小リスク」の意味するところが、予定されている研究に参加した場合に害を生じるリスクは日常生活で普通に遭遇するものよりも大きくない、ということであれば、これは自転車に乗る、水泳をする、スキーをするといった、親や社会が日常的に子どもに対して認めているリスクを考慮するという意味にもとらえられる。コペルマン（Kopelman）[59]は、「日常生活で通常遭遇する」という表現は、「普通の人が遭遇するすべてのリスク」「すべての人が通常遭遇するリスク」「すべての普通の人が通常遭遇する最小のリスク」のようにさまざまに解釈されると言及している。リスクの解釈の仕方はさまざまであり、すべてのケースで受け入れられるような解釈は存在しないため、子どもの研究への参加を不必要に妨害しないためにも、倫理委員会はあまりに制約的にはならないようにすべきである。

　どのリスクが最小といえるのか、重要な研究とはどのようなものなのか、実施される研究の相対リスクと期待できる成果はどうなのか、そして最終的なリスク-ベネフィット分析の結果はどうなるのか。これらすべての問題に対する判定は、経験豊かな研究者や倫理学者の間でも普遍的な合意に達することはほとんどない。このことは、倫理的視点および科学的視点双方から継続的に討論することの重要性を浮き彫りにしている。

## その他の倫理的検討

　これまでに概説したＤＨＨＳの児童青年に対する規制保護の文言以外にも、その研究が臨床試験であるか発達疫学的研究であるかにかかわらず、この年齢の集団を研究する際の研究者の課題を複雑化する別の要因がある。前述したように、研究を行うことによって、他人に知られたくないと子どもが考えているようなことや、研究の場以外で知られると問題になるかもしれないこと（子どもの薬物使用や性的経験など）といった、慎重に扱うべき情報がしばしば引き出されるため、守秘義務は大きな問題となる。被験者もしくはその保護者が個人的な情報の共有を承諾した時点で、研究者は、その合意に反して情報を漏らすようなことはないと保証しなければならない。しかし、研究者が繊細な情報や非難の対象となりかねないような情報を調査している場合や、自傷・他害の考えや行動、薬物またはアルコールの乱用、児童虐待、違法行為などが明らかになった場合には、守秘義務を守るための通常の対処方法はでは十分な対応ができないかもしれない。

　同様に、承諾と同意の手続きにも特別な配慮が必要である。子どもには同意のための法的能力がなく、被検者の年齢や研究の特性によっては、研究の目的や範囲、そしてその本質を理解する認知能力が十分ではないかもしれない。研究には参加したくないが、研究に協力してほしいという大人の研究者の頼みを断るのは気がひける、と考える子どももいるかもしれない。子どもたちの権利の保護を保証するためには、親や法定後見人、「親代わり」の役割を担っている人の承諾を得るための準備を十分に行う必要がある。子どもに能力がある場合には、その子どもの同意を得ることにより、未成年者の権利はより保護されることになる[57]。これは、必要な認知能力を有し情緒的に成熟した子どもは、研究の特性やそのリスク、得られる利益を理解したうえで参加に同意しているということを前提としている。同意する能力がないと推定されるような幼い子どもを対象とした研究は、親の承諾のみで開始されるかもしれない。しかし子どもが拒否をした場合については、その研究が被検者にとって重要な直接的利益をもたらすと予想され、しかもその利益はその研究からしか得られないという状況でない限り、年齢にかかわらず子どもの意思が最優先となる。

研究者は、子どもに関するインフォームド・コンセントの手続きは強制的になりかねない性質を持っていることに十分留意しなくてはならない。家族は研究の同意を求められている立場であると同時に、専門家の援助を求めている立場でもある。したがって、同意しないことによって支援してもらえなくなったり、子どもの親権を失ったりするのではないかとの不安を感じている可能性がある。研究者はまた、本来任意であるべき研究への参加の意思に影響を与えるような、利害関係の対立が存在する可能性についても警戒する必要がある。たとえば、何らかの理由で限られた健康管理サービスしかないような地域では、親は子どもに対するケアを得ようとして、非常に切迫した気持ちでいるかもしれない。そのような状況では、研究プログラムは家族の心配を緩和してくれる神様の贈物のように感じられるかもしれない。しかし家族は「治療であるという誤解（therapeutic misconception）」に影響されている可能性がある。すなわち、子どもの研究への参加それ自体が治療であると考えてしまうかもしれない。

インフォームド・コンセントについては、研究者と予定被験者の間での継続する過程であるという概念に基づき、研究期間全体を通じてモニターすべきである。特に縦断研究においていえることであるが、子どもの被験者が青年に近づくにつれて発達段階や認知理解、自律性が成長し、守秘義務の側面も変化する可能性があるため、それに合うようにインフォームド・コンセントを得る方法が修正され得る。

研究過程の理解は幼い子どもには困難であることを考慮すると、研究者は被検者の研究参加と情報提供を継続するプロセスに注意を払わなければならない。すなわち、被験者が研究過程を理解する能力は発達成長の過程にしたがって変化するため、特に承諾を得る方法が複雑であったり研究が長期にわたったりする場合は、研究者は系統だった「段階的な承諾」という方法を用いることもある。多くの場合、必要な研究を進めるためには独創的な戦略を考えだすことができるものである[60]。

## 結論

子どもは社会の中で最も脆弱な集団を構成するが、子どもたちが自分の利益を守る能力は限られている。医療者や研究者はこのことを意識したうえで、利益を守ること、いかなる害も加えないこと、そして倫理的ジレンマが入り込んでくる可能性を認識することは倫理的な義務であると自覚する必要がある。そうすることによって、彼らは直接的にも間接的にも、子どもの成長や発達を大いに促進させるだろう。同意や承諾に関する子どもの権利を尊重し、子どもの利益と関係する大人や施設の利益とのバランスを保つよう慎重に対応し、介入は適切かつ妥当で配慮が行き届いたものに限定し、敬意を持って子どもたちの研究への貢献を受け入れることにより、児童精神科医は責任あるケアの提供と社会における重要な役割を果たすこととの両方を可能にすることができる。筆者らは本章において、この賞賛すべき目標を達成することの意義を示すことができたものと期待している。

# 21

# 老年精神医学における倫理

キャサリン・オッペンハイマー
（Catherine Oppenheimer）

## 高齢者とはどんな人たちか?

本書では、なぜ高齢者についての章がこのように別立てになっているのだろうか。高齢であること自体が中年、あるいはもっと若い人たちと倫理的に区別されるわけではない。しかし、身体疾患や精神的無能力の状態、他人の援助への依存、虐待や搾取への脆弱性といった状況では倫理的問題が生じる。そしてそうした状況は、歳をとっていくにつれて人々の間で共通のものとなる。「高齢者」について語るとき心に浮かぶ映像にはこのように加齢に伴う付随的な状況が含まれており、その結果、健康で自立して自分を守ることができるという高齢者にふさわしいイメージは蝕まれている。これはハロー効果[a]、すなわちすべての高齢者に能力障害のあることが当然とされるようなハローの例である。

ハロー効果は、他の方面にも作用する。「老年」は五十五歳から九十五歳、あるいはそれ以上の年齢にまでわたる、境界があいまいな集団である。この範囲を一つのカテゴリーにまとめてしまうと、年齢に関係のない個人差はもちろん、年齢層の異なる人の間の大きな違いをも不明確にしてしまう。単純に「高齢者」とレッテルを貼られたがために、九十歳の老人の直面する現実の問題が、六十五歳の老人でも同じように起こるものととらえられてしまうかもしれない。

おそらく我々は若年者の観点から眺めるがために、「高齢者」を均一の集団と見てしまうのであろう。高齢の諸問題について執筆するのは、ほとんどが若年か中年の人である。問題は、資料がどこまで事実に基づいているかということではなく感情や信念が争点となるところでは、おおいに主観の入り込む余地があり、検証されていない思い込みで論議が進んでいく可能性があるということだ。専門家らは、自分がケアしている人、そして親類や友人などを観察することによって、高齢者に関する間接的な経験を持っているにすぎない。自分たち自身が高齢者となったときの未来像について、実際に検証されていない不安や希望が、理解を阻んでいる可能性もある。人はある人の将来についてどの程度正確に考えることができるのだろうか。我々は、十代の人たちから湧き起こった中年の人に対する論議を受け入れられるだろうか。治療者として、我々は想像によって共感を飛躍させて患者を理解しようとするが、想像は共感される側にある患者に公開して正されることによってのみ安全に扱うことができる。遠くから高齢者の体験を想像することによる問題は、そのようにして正された情報を得ることが困難あるいは不可能だという点にある。

　このようなことから、高齢者が語ることば一つひとつがいかに大切であるかがわかる。本人の語りが得られないところでは、介護者の報告がそれなりの補完的な価値を持つ。アルツハイマー協会（Alzheimer's Society）の出版物であるMaking Difficult Decisions（難しい決断をすること）[1]は、介護者が遭遇している倫理的な問題を説明するために、認知症の人を世話している六十人の肉親に対するインタビューを抜粋したものである。それは深刻な日常のジレンマから引き起こされる、愛と気配りあふれる思いに直接的な洞察を与えてくれる。また多様な人および状況を描きだしてもいる。専門家は個人個人が独自性を持っていることを意識する必要があるが、介護者にとっては、それはあまりにも当然のことなのである。

　我々は、個人ではなくまず「老人」であると見なすことによって起こり得る不公平について考えてきた。しかし、個人を尊重することによって、不利益を引き起こすような固定観念から脱しようとする試みにはそれなりの困難がある。あなたは私を、多方面にわたる人間の特性を持った人として尊重してくれるのだろうか。あるいは年長であること自体が尊重に値するのだろうか。それともただ一人の個人として尊重されるのだろうか。私が何者なのかを知らずに、私個人を比類なきものとして尊重することはできないだろう。

　ある人が自分自身についての情報を全部持っていて、それを他の人に伝えることができるとき、その人の言うことを聞こうとする時間と気持ちさえあれば、その人を理解し尊重するにあたっての問題はない。だがその人が自分自身を代弁できず、その人が尊敬されるべき特有の性質を持っているということについて他の情報源から知る以外にない場合には問題が起こる。このような状況では、ふつう情報源は家族や看護師や家庭でのケアスタッフなど、現在その人の面倒を見ている人たちである。肉親はその人に関する知識を過去から引き出して、現在の好みを以前の生活スタイルから推測する。それに対しケアスタッフは、自分がケアしてきた他の人たちとの経験に照らしながら現在のその人を観察して理解しようとする。

これら二つの認知の枠組みは推定の源が異なるため、一致するかどうかはわからない。そのため「個人を尊重する」試みは、その個人がどのような人かという問題でつまずくかもしれない。彼女は今我々の目の前にいる、現在の振る舞いの中でおそらくはぼんやりと自己表現をしているその人なのか。あるいは彼女は以前とはまったく違う人であり、それまで彼女が生きてきた六十年あるいはそれ以上にわたる人生の中では、今のような自分になりたいとは思っていなかったのではないか。

それぞれの人生の物語を仲介にしてその人を理解する試みはナラティブ倫理の分野であり、高齢者への適用には理論的な根拠が見出されている[2]（第4章参照）。認知症におけるパーソナル・アイデンティティに関する深い哲学的な問題については、マシューズ（Matthews）[3]が明確に論じている。

ここでさらに二つの点について言及すべきであろう。それはレッテル貼りの問題と、それぞれのレッテルに伴う一連の態度の問題である。ここでいうレッテルとは、「病気」と「無力さ」である。

高齢者においては、精神疾患だけではなく、体の病気やあらゆる種類の社会的剝奪も頻繁に起こる。そのような多くの重圧が高齢者の生活に困難をもたらすとき、精神疾患の診断の境界は若者におけるそれよりもさらに不鮮明であり、経験ある精神科医はそのような病気を同定するときの閾値を高齢者では若者よりも低く設定している。診断が確定的でないところで治療の試みを引き受けることについて、彼らは実践主義的な立場をとる。つまりもし治療によって患者が改善したら、その反応をもって診断を確定することでよしとするのである。「診断」に対して先入観を持つのは臨床医に限ったことではない。高齢者を心配している家族や友人も同様であろう。彼らが取り組んでいる問題に医療的レッテルを貼ることで心配が減るのであれば、たとえば入院などの医療の力によって問題解決への責任を果た

訳注a　ハロー効果：心理的効果の一つで後光効果とも呼ばれる。ある対象を評価するときに顕著な特徴に引きずられて他の特徴についての評価が歪められる現象のこと。

せるかもしれない。

しかし、個人の自由を守り、現在の問題に間違ったレッテルを貼るのを避けたいという称賛に値する願望にはまた逆の危険がある。病気の兆候が見逃され、病気の高齢者が必要で効果的な治療を受ける機会を奪われてしまうことになりかねないのだ。感情障害は境界が不明確で複数の原因が存在するため、そういった葛藤による重圧の影響を特に受けやすく、診断に際しては、単純で客観的な科学的推論をはるかに超えるものが要求される。

社会的圧力が境界不明瞭な疾患分類と影響しあうところで問題となりがちな別の例としては、「軽度認知障害（mild cognitive impairment：ＭＣＩ）」の存在（または非存在）、あるいはそれに類似の多くの状態が挙げられる。認知症は後期段階においてはたやすく認識できる症候で、質的に「正常」と切り離せるが、高齢者の記憶や他の認知機能がかすかに変化した程度の状態ではまだ明確なことはいえない。これらの変化は「正常な加齢現象」の一部なのか。または本格的な認知症の前兆なのか。認知症の病理とはまったく異なる脳の他の変化の兆候なのだろうか。これは魅力的な科学論争の分野となっていて、実験により徐々に解明されつつある。この分野については、特に製薬産業との関係について、複雑で倫理的、社会的な論争が繰り広げられている。これらの論争については、グラハム（Graham）とリッチー（Ritchie）によって綿密な分析がなされている。[4]

もう一つのレッテルは無力さあるいは「依存」に関連している。高齢者にはしばしば何らかの生活上の制限があり、他の人からの援助を受け入れざるをえない。彼らが外からの助けを受け入れるほど、その生活が他者に知られることとなる。そして究極的には施設内での生活（介護施設あるいは病院でのケア）となるのである。しかし多くの人は、ヘルパーの援助を受けながら家で生活することにより、プライバシーの侵害を比較的少なくすることができる。個人生活を公にさらされるというつらい過程はどの年齢でも起こり得るが、若い人ではそのような経験はどちらかといえば一時的なことであろう。だが高齢者においては、しばしば前々から恐れられ、一度そうなってしまえばその状況が続くと予想される。長期介護施設の利用者が経験した個人の尊厳やアイデンティティへの脅威については、オーストリアの研究で思慮深い記述がなされている。[5]

いったんプライバシーを捨て去って外部からの援助を受け入れると、他でもまた譲歩を迫られることになる。提供される援助を他の患者と分かちあわねばならなくなり、ケアされる人のニーズのみならずケア提供者の要件によって作られるシステムに合わせることになるのだ。そうなると、他の人がその人の人生をどう見るかによって将来が方向付けられ、援助が必要ない領域のことについても無力であるかのように扱われてしまうという危険がある。

　こうした点では、高齢者は若い障害者と共通の苦悩を抱えているといえる。高齢者には社会からの保護が必要だと考えられているのと同様に、車椅子の若い女性は自らを主張することができないと思われてしまいがちである。老年病学者、高齢者介護のソーシャルワーカー、加齢研究のメンバーといった特別な専門分野を有しているまさにその人たちが、自分たちが守ろうとしている権利を有する人を他の人から切り離してしまう。これはレッテル貼りされたすべての人を最小公倍数の共通項でひとくくりにしてしまうやり方である。七十五歳のアマンダ・スミス氏は地域市民事務局でボランティアとして働いている。彼女は担当する年金受給者の福祉施設のためのキャンペーンを行っており、明確なアイデンティティを持っている。それは、今日の社会を「高齢者の台頭」の負担を負わされるだけのものとしか捉えることのできない人のものの見方とは異なるものである。

## 第一の全般的テーマ：自律性とパターナリズム

一九七〇年代には、高齢者ケアの主な倫理的テーマは生と死に関わる論争だった。重度の病に侵された高齢患者に対する救命策の妥当性、延命療法中止をめぐる許容範囲などに関する一般市民や専門家の意見を含む議論、また「尊厳死」か「是が非でも生きること」かという両極化した見方、これらは幅広い興味と強い感情を引き起こし、さまざまな国のテスト事例における重要な法的決定に反映された。

　「生か死か」の論議では、しばしば自律性すなわち自己決定権の原則が持ち出された。自己決定権とは、ある文脈における個人の選択がたとえ死だとしても、自分で自分の生き方を選択するといった個人の権利である。「自律性」は次第に「パターナリズム[b]」、すなわち患者に決定させるのではなく介護者あるいは専門家が代わりに決定する傾向と競合するようになった。

　「パターナリズム」ということばには、次のような非難を込めた意味合いが含まれる。すなわち、たとえ善意の専門家であっても、患者自身の人生における嗜好や目的を患者ほどに知るはずはないため、その決定は患者が達成しようとしている目的からずれてしまう。さらに、患者自身の判断が病気によるものだったと後にわかったとしても、自分で決定することに本質的な価値があるという議論である。誰しも人から命令されたり邪

訳注b　パターナリズム（paternalism）：強い立場にある者が、弱い立場にある者の利益になるようにと、本人の意志に反して行動に介入・干渉すること。日本語では「父権主義」「温情主義」などと訳される。

魔されたりしたくはないし、自己決定の感覚それ自体が喜びであるという主張である。

しかし患者の代わりに決定することを決して正当化し得ないのであれば、自律性対パターナリズムの論争は存在しないはずである。人は病気になると自分で決定する権利をあきらめ、自ら専門家に代わりに決定してくれるよう頼むかもしれないし、たとえば意識障害のような身体的問題により決定ができない、または決定を伝えられない状況になるかもしれない。あるいは第三者から有効な意思決定ができないと判断されるかもしれない。

これら三つのうち三つ目の可能性については、自己決定と他者による決定との間の緊張関係が最も顕著に現れる。それは個人が自分の人生に関してはっきりと口にした意思と希望が、他者によって無効にされたり割り引かれたりする状態が存在することを示すものである。

かくして一九八〇年代およびそれ以降、高齢者ケアにおける倫理的論議は、特に精神疾患が関係している高齢者については、自律性の意味と範囲について熟慮し自律の侵害が正当化され得る状況を見出すことに焦点が移ったのである。[6,7] 判断能力（competence）、意思決定能力（decision-making capacity）および危険引受（risk-taking）はすべてこの論議の一部を形成するものであり、これらについては後ほどまた考察する。

しばらくの間は、能動的な人生（多少の妥協はあったとしても）のただなかでなされる意思決定の諸側面に対する重点的取り組みが、認知症状態で迎える死に関する前述の問いを考慮することなく行われていた。認知症の最終段階での生活の質（quality of life）や、認知症における緩和ケアや死の質（quality of death）への関心は取り戻されつつあり、[8] 認知症の人をケアする養護施設での死への取り組みに影響を与えている。

## 第二の全般的テーマ：自律性だけではない

終末期問題から自己決定へと関心が移行するという動きの下の、もっと深いレベルで一体化されたテーマがあった。すなわち権力である。それは医療的ケアを必要としている人の生活に及ぼす専門家の権力に関するものである。この権力は、良心的であっても悪意のあるものであっても、専門家の努力に抵抗する個々人の力に対抗するよう設定されている。これは活発な議論を生み出すテーマであり、権力が乱用される危険性という深刻な問題をはらむものである。したがってその重要性は決して見過ごすことはできない。とはいうものの、実際にはこのテーマの議論にはどこか一面的で不完全なところがある。

臨床実務に携わっている精神科医は、人は孤立して生きているのではなく、友人や、対抗相手、家族、隣人、あるいは組織の中の一人として、さまざまな関係性の中で生きているという事実を無視することはできない。「行為者」としての専門家と「行為される」者としての患者という視点は単調で底の浅い見方である。これは彼らの特性の一側面のみを通じた関わりを見ているにすぎない。この見方を超える別の側面は、次のような考え方を表す「結びつき（relatedness）」という用語で呼ぶのがよいかもしれない。

人の持つ本質的重要性とは社会に及ぼす影響であり、これは他者とのつながりの程度次第であると同時に、少なくともそれと同程度に、その人の発揮する主体性次第でもある。これは、老年精神科医療の臨床実務では共通に経験される事柄であり、高齢者の分野の倫理学者や哲学者はさまざまな形でこのことを認めている[2,9]。

老年精神医学の専門家は自律性が脅かされる経験をしている患者を日常的に診ているが、そのうちの少数の患者は、人生のいずれかの時点で自律的な判断がほとんどできないといってもよいような状態となる。しかしそのような患者は、自律性を損なわれているにもかかわらず、彼らと関わりのある人々の生活の中で非常に重要な役割を果たしている。彼らとの関わりは楽しくて価値があるかもしれないし、厄介で、つらく罪悪感に満ちたものかもしれない。その関わりは過去の関係に深く根ざしていることもあれば、ケアする人とケアが必要な人との新しい出会いのこともある。人がどの程度活動できるか、または衰えているかを判断したり、愛情や喜び、ユーモアをどの程度感じられるのか、そしてどの程度生き生きした感情のやりとりができるのかを決めたりするのは、これらの関係性（relationship）に伴う情緒的影響もしくはそのような関係性の欠如である。自律性、あるいはその欠如は、ここでは二次的な役割を担うにすぎない。

したがってこの分野では、二つの重要な問いが発せられる。それは「この患者は自律的であると見なせるか」という問いと、「この人は自律性を失っていると認められるが、どうすれば彼が持っている力を発揮してできる限り自立できるような援助や、彼が他者との関係性を維持できるような援助ができるのか」という問いである。もちろん、このような問いが出てくるということは、権力が明らかになおも我々の側にあることを意味する。すなわち我々は、ある人における自律的な意思決定をする能力について判断をし（これに対しては異議が出るかもしれない）、主体的選択の権利を失った患者の選択を助けるために計画された支援を申し出るのである（そうできないこともある）。これは一種の修正型パターナリズム（modified paternalism）、すなわちパターナリズムの範囲をできるだけ縮小しようとしたものである。チルドレス（Childress）の用語[6]では、これは「弱いパターナリズム」に相当する。つまり他者の目的を押しつけるのではなく、その人自身の目的を認識できるよう援助するということである。

実際には、人々の「結びつき」すなわち他者や過去とのつながりによって、自己決定の問題を自律かパターナリズムかで区切るのではなく、より広い視野で見ることになる。愛情深い子どもたちは、上品で厳格な母がだらしなくなったり口汚くなったりするのを見ていられない。したがって、母親がいかに抵抗したとしても、母親への干渉を続ける。近隣住民は、夜中に街をさまよう老人を気づかわねばならない状況を長く続けることはできない。それは、その老人に対する責任があるかないかの問題とは別物である。

「自律の次元」と「結びつきの次元」との相互作用、および病気のため専門家が関わることになったときにそれらがどう影響するかについて図21-1に示す。

## 第三の全般的テーマ：精神疾患を患っている高齢者の価値

後ほど判断能力について論議するときに検証するが、自律的な意思決定能力は認知機能の基準により十分査定できる。たとえば、自分のために何かを決心する能力を査定する際の基準となるのは、記憶力や、根拠を見定めたり結果を予測する能力である。

しかし我々は、認知能力で人を評価する習慣が我々の思考に与える影響については問題とすべきである。そのような習慣は、認知能力に乏しい人は価値が低いと軽はずみに決めてかかることにつながらないだろうか。

この問題に関しては、ポスト（Post）が以下のように非常にうまく示している[10、11]。

> 認知症ケアについての新たな倫理では、理性や記憶力は道徳的な地位や保護に値する個人の特徴であるという一部の倫理学者の仮説は受け入れられない。近代の技術社会におけるまぎれもない基本的価値である理性と記憶力の価値を過度に強調してしまうと、人間の尊厳や尊敬という領域から認知症の人を誤って排除することになる。認知症における倫理では、認識力を過度に評価する文化の不平等性を反映させるのではなく、知力が鋭敏であっても衰えていても、それは道徳性とは何ら関係しないとされる。たとえ深刻な物忘れがあったとしても、だからといって人間の価値が低下するわけではないのである。

ポストの見解では、「倫理の役割は、脆弱な人を締め出すのではなく包みこむこと」であり、我々の道徳性の中に、献身や気づかい、自己犠牲的な愛といった徳（virtue）の大切さを保ち続けることにあるという。徳は、それを与える人の資質から

孤立

```
        強制              無視
   共同体の利益のため    「自分の権利に基づ
   の強制治療          く死」に委ねられる
```

自己防衛

従属 ──────────────────── 自律性

パターナリズム

何が最適かについては他者が決定する

自分のニーズを犠牲にしてでも他者の介在に抵抗する

相互同意

本人のニーズと、提供できる援助に関して、本人の考えと他者の考えの間をとる

「結びつき」

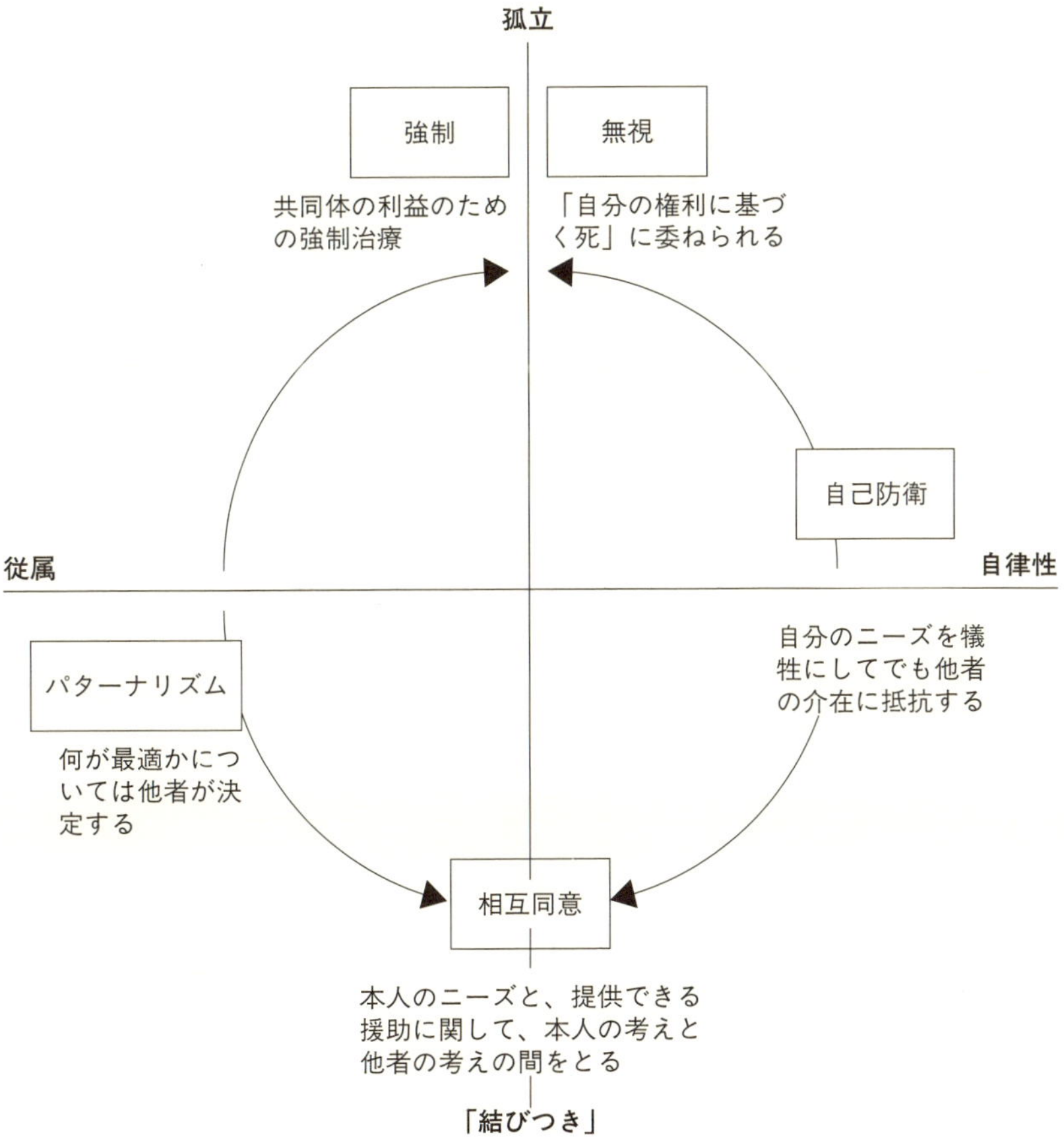

**図 21-1　高齢者の精神疾患における自律性と「結びつき」の間の相互作用**

生まれるのであり、受ける人の資質がそれに値するかどうかの問題ではない。この前提に立って、我々は認知症の人に関する倫理的な理解を形作るべきである。

## 第四の全般的テーマ：財源の要求

（第8章参照）

脆弱な高齢者の道徳的あるいは実存的な「価値」に関する議論からさほど遠くないところに、経済的な意味での彼らの価値に関する問題がある。

社会が上手なやりくりをすること、すなわち責任と義務を数え上げ、引き出せる財源を計算してそれらにうまくあてがっていくことは、まったく道理にかなっている。このような見積もりをするうえでの道具としてお金を用いるのも合理的なことであり、事実上、そうすることが不可欠である。だがこの方法を単純に用いてしまうと、高齢者を惨めな地位に置いてしまうことになるだろう。経済的にはもはや賃金のような形での生産性は望めず、また医療費やケアにかかる費用から見れば、彼らは不健康な資源の消費者であり、富を生産するのではなく社会から富を奪う人ということになる。確かにこうした目で見れば、定年退職と同時に皆死んでしまえば、社会にとってはその方がよいかもしれないということになる。

もちろんこれはばかげた考えであり、それを正す方法は大きく二つある。第一の方法は、高齢者の社会への功績を包括的に見ることであり、もし必要であればその功績を、間接的にでも経済的価値に置き換えて示すことのできる方法を検討することである。

第二の方法は、横断面の状態ではなく、その人の生活史を見るというアプローチである。たとえば後でのんびりするために一日のうちの一定期間は働いて過ごすのだという考え方は自然なことである。我々は働く自分とのんびりしている自分を二人の異なった人間とは考えない。同様に、働いている人も退職した人も同じであって、時間の尺度が少し違うだけである。したがって道理をわきまえた社会の構成員は、社会が退職者に対してよい対策をとってほしいと考える。これは単純に自分のため、すなわち自分もいずれそのような対策の恩恵を受けるだろうという期待からくる希望である。（この議論の全貌については、ダニエルス〈Daniels〉の著書[12]を参照のこと）。

「高齢者は社会を消耗させるだけである」という意見は明らかにばかげていて、厳しい言い方をすれば非人間的である。しかしなかばそう考えられているところがあり、政治や管理者が高齢者の病気、とりわけ認知症疾患への資源配置を決める際に、ほとんど暗黙のうちにそのような考えが忍び寄ってくるのを残念ながら防ぐことはできない。

これは一つには、退職年齢に達している人は数多くいるのに対し高齢で精神疾患にかかるリスクは比較的少ないため、「社会」が何を提供すべきかを議論する際に、「自分」に対してではなく「彼ら」に対して何を提供するかというように想像する方向に逃げてしまいがちとなるためである。ここでは、その人が社会にどんな貢献をしているかではなく、病気を治すためには何をしてもらうべきかを重視する必要があり、これはいかなる年齢層の病気についてもいえることである。包括的な健康関連サービスは、税金で資金が賄われているもののその使用時には制約を受けないのであるが、そこでは異なる疾患カテゴリーに対しどのように資源配置をするかの議論は必然的に政治的なものとなり、全国レベルで問題となる。一方地方レベルでは毎日のように、しばしば何の議論もないままに、暗黙のうちの分配決定が数多く行われている。

うつ病のように治療可能な高齢者の精神疾患に関して、若い人のうつ病ほどに資源を割り当てる価値はないと考えるべきだなどという重大な問題提起がなされたことはない。しかしながら認知症については、状況を複雑にする別の論点がある。治療の有効性や終末期における積極的介入または緩和的介入の理論的根拠、医療予算ではなく福祉予算の下で長期滞在型ケアを提供することの正当性といったことについて議論される中で、給付金制度の問題がこじれてきているのである。このような個別の問題については後ほど再度論じることとする。

高齢者と若者、健常者と病人、精神疾患と他の疾患、それに根治療法と人道的な対症療法、これらに対する資源配置における全般的な正義の問題はここではこれ以上は取り上げない。しかしながら、認知症の人は、まさにこの四つのペアにおいてより好まれない方、すなわち高齢者であり、病人であり、精神疾患であり、根治できない側に属することについて、少し立ち止まって考えてみる価値はある。老年精神医学の倫理的問題に対して積極的に注意を払うことによって、概括的で無分別な、社会に関する不十分な情報での認識が幅を利かせているような状況では、我々の患者は不必要で愛されない存在なのだと絶えず認識することになる。

（この分野に関する経済原理についてはディルノット〈Dilnot〉とテイラー〈Taylor〉の著述[13]を、配給の理論に関する簡単な解説についてはホープ〈Hope〉とオッペンハイマー〈Oppenheimer〉の論考[14]を参照のこと）。

## 特有の諸問題

### ◆判断能力と承諾

患者の自律的に行動する自由が尊重されず、自己決定が有効だとは見なされない状況について前述した。それでは何によって専門家がそうする権利があると見なされるのであろうか。我々が患者に代わって意思決定するというパターナリスティックな立場に移行するのは、いつの時点が妥当なのであろうか。

自律性の概念は倫理理論に属するが、患者の決定を重んじたり、無効にしたりすることの実務的帰結は非常に重要であり、したがって法律がこの問題の一端を担う必要がある。たとえばイングランドとウェールズでは、成年後見法（Mental Capacity Act 2005）[15][c]が二〇〇七年に施行され、自身で意思決定する能力が欠けている人のために経済的、保健・社会的ケアの決定をする法の枠組みを作った。この法律では、たとえば能力を評価したり本人の「最善の利益」を確実にするにあたっての優れた実践に必要な既存の原則が提示されたのみならず、判断能力に障害のある人がよりよい意思決定をできるようにし、脆弱な人の権利を守るための新たな法的権限が設けられた。この章で述べた例は英国の法律と健康サービスを反映しているが、それらが示している原則は英国内に留まるものではない。

精神疾患患者の強制入院は全般的問題における特例であって、ある特定の点についての能力が障害されていることにより適用される。ここで患者に決定するよう求められるのは、精神疾患の治療を受け入れるかどうかという点である。患者が病気のためその点についての理性的な選択ができなくなっており、治療を受けないことが非常に危険であるという判断が法的な権限を持つ人によって下された場合、強制入院は合法的とされる。このような特別なケースにおけるさらなる倫理的含意は、本書の中で別の著者によっても議論されている（ショドフ〈Chodoff〉とピール〈Peele〉による第12章など）[16]。

しかしここでは知的能力についてのより広い概念に沿って、我々が法的能力を持つ存在として、健康や経済に関すること、生活環境その他の諸問題に関して何らかの決定が可能となるのはどのような場合かについて検討する。

法においては、誰もが自分自身の生活に関する決定をすることができ、その権利はよほどの理由がない限り奪われることはないということが前提となっている。ある人の決定を他の人は、ばかげていて軽率、あるいは公正ではないと見なすかもしれない。その場合にできることは、その人と議論して説得するか、その人を訴えることだけである。しかしもし、意思決定のプロセスに必要な能力がその人に欠けていると示すことができれば、その場合に限ってその人の決定を考慮しないことが妥当とされる。

判断能力が欠けているという理由により個人の考えを無効にしようとする場合、それは必然的に全か無かの行為となる。つまり、そのときのその決定に関して、その人が決定権を持つか、他者の決定に従わなければならないかのどちらかだということである。

しかし知的能力に関連する能力の臨床評価は通常絶対的なものではなく、量的な変化を見るものである。多くの場合、能力は一気になくなるのではなく、徐々に失われる。さらに、簡単な決定よりも、複雑な決定の方が多くの知的能力を必要とするということも認められている。このことを考慮すれば、判断能力はあるかなしかで考えるものではなく、個人における可変性の属性と見なすことができる。

実際には、イエスかノーかといった絶対的な決定をするための法律上の要件は、判断能力を相対的な概念と見なす、すなわち能力の査定は決定内容に特異的であるべきだとする臨床上の認識と折り合いをつけることになる。臨床家は、なされようとしている決定の文脈に応じて判断能力を評価し、その人の能力がその決定を行うにあたって求められる水準に達しているかどうかを判断しなければならない。多くの臨床場面では、我々は絶えず変化する特性について判断し、それによってイエスかノーかの二者択一の決定を行っており、原則的には上記のような能力評価もそれと同じである。

それでは、意思決定をするためにはいかなる精神的能力が必要とされるのであろうか。ブカナン（Buchanan）とブロック（Brock）[17]は、「理解と意思疎通のための能力」と「推論と熟慮のための能力」の二つを挙げている。もちろん彼らが使うこの四つの用語はそれ自体が非常に複雑な概念であり、さらに精密に細分化することもできる。これらの用語が意味する能力の中には、記憶力と言語能力、それに帰結を予測するというきわめて重要な能力も含まれている。

意思決定の帰結を推察するという作業は複雑なものである。その作業には、起こり得る状況とそれに伴う危険を予測するという認知過程が必要であるのと同時に、さまざまな結果に関して、それに関わった人が個人的にどのように感じるかを具体的に想像するという情緒的な過程が必要であると考えられる。したがって、認知機能上の障壁のみならず、不安や抑うつ、否認、外部からの圧力などといった情緒的な障壁によって、起こり得る結果を比較検討する過程が妨げられる可能性がある。

**事例1**

七十五歳の女性が三年間で四度目のうつ病エピソードで入院した。彼女の抑うつは、入院中の薬物療法によく反応する傾向があった。しかし、いつも夫のことが心配で帰って夫の面倒を見たいと言っているにもかかわらず、家に帰る計画が立てられた直後に彼女の気分は落ち込んでしまった。精神科治療チーム

---

訳注c　英国の成年後見法（Mental Capacity Act 2005）：精神疾患、重度の学習障害、脳損傷、脳梗塞、麻酔事故などによる意識障害のために、自己決定できない人を保護するための法律。介護者からの相談は、三六五日体制で用意されており、一七〇カ国語以上での対応がなされている。

は夫が大量飲酒者であることを知っていて、彼女の結婚生活は不幸なのではないかと疑ったが、彼女は決してこれを認めようとしなかった。彼女は集中するのが困難で、スタッフが彼女と今の状況について話し合おうとすると彼女の思考はいつもぼんやりとしてしまい、はっきり決められないのであった。彼女が家に帰れば、再発して再入院となる確率が高いだろうし、おそらく夫からの虐待の危険もあるだろう。その状況において、彼女は家に帰るべきなのか、それとも夫と別居する計画を立てるべきなのかを決定する必要があった。彼女の夫は確信をもって彼女が家に帰るべきだと言っていたが、このような決定をする判断能力が彼女にあるとはいいがたく、一緒に考えてくれる他の身内もいなかった。

彼女を後見人の保護下において、後見人が彼女のために判断するということもできたかもしれない。彼女は関連情報を整理することはまったくできなかったし、どちらかを選択したとしてその帰結を現実的に予測することもできなかった。彼女は夫を怖がっていて、自分の身の安全を危ぶんではいた。しかし家での危険を否定し、別のところで生活することについては考えたがらず、その板挟みで惨めな気持ちになってしまい思考を集中できていなかった。

しかしながら、スタッフは彼女が判断無能力であると決めつけるのではなく、能力を高めようとした。スタッフは彼女が自分で結論を出すための場所として、もう少し長く病棟にいる必要があると判断し、急いで結論を出す必要はないと伝えて彼女が安心感を持てるようにした。スタッフは、彼女が病院でもなく、夫との同居でもない居住環境での生活を経験することが必要だと考え、近くのケアホームにそのような環境を提供してくれるように交渉した。在宅ケアは要望があれば夫にも提供され、夫の生活についての彼女の不安は部分的ながらも解消された。六カ月後、彼女はケアホームに長期滞在したいという決意を固めてそれを報告し、夫もこれを受け入れた。そしてさらに二年後、彼女は幸せな気持ちで自立型のアパートに引っ越し、夫は彼女を定期的に訪ねてくるようになって、彼らの関係は改善された。

あるカナダ人の六十代の男性の場合には、[18]「共同体の中での生活はできないという明らかな根拠があるにもかかわらず、繰り返し判断能力ありとされた」ことが、同様の諸問題を引き起こした。すなわち、複雑な状況下で判断能力を評価することの難しさ、自律性に反する善行が許容される範囲、個人のニーズとその人が暮らす共同体のニーズとの競合、患者が受け入れることのできる結論に達する過程で説得したり歩み寄ったりという援助をいかに提供していくのかといった問題である。

注意、記憶、言語、論理的な推論能力の障害は、通常、合理的な客観性をもって評価できる。だが患者の問題が、自分の選択した未来に関して予測したり「想像力を働かせながらサンプリングする」といったより繊細な思考過程における困難である場合には、臨床医はより主観的な基準に頼ることになり、判断能力に関する最終判断が法律や教科書のように明確なものになることはめったにない。

　能力についての話題を終える前に、もう二つ、総合的な論点について考えなければならない。一つは、判断能力の閾値は、付随するリスクがそれぞれに異なるさまざまな意思決定に対して個別に設定されるべきものなのかという問題である。もう一つは、判断能力が失われているという評価を下す前に、本人が適切な意思決定をするのに最適な状況を提供する義務に関することである。

### 閾値を設定する

　ブカナンとブロック[17]は、個人の判断能力を評価する際には、要求されている意思決定をするための知的能力を調べるだけでは十分ではないと主張している。彼らは「判断能力の水準は、患者の選択によってとられる行為から予想される患者への不利益あるいは利益に応じて、部分的に変動するはずだ」と述べている。さらに「患者が治療に同意する能力があるからといって、それを拒絶する能力もあるとはいえないし、その逆もまた同様である。たとえば、危険の少ない救命処置に同意するためには最小限のレベルの判断能力のみでよいが、同様の処置を拒否するにあたっては最も高いレベルの判断能力を要する」とも指摘している。

　このような非対称は問題含みで不合理であるように思える。もし合理的な意思決定というものが、危険性と安全性の両方を含むすべての帰結について考えることを意味するのであれば、何に対する選択であろうと考える過程は同じはずである。一方の可能性を考慮しないことによって容易に見せかけているのではない限り、より安全な選択をするからといってより安易な思考過程でよいことにはならない。

　まさにここに真の問題が存在する。現実の生活で自分の利益を無視して行動し、専門家の助言に逆らって意思決定をしているように見える患者は、そもそも判断能力があるのかという疑問を他者に抱かせてしまう。皮肉な見方をすると、これもまた権力の問題ということになるかもしれない。すなわちもし専門家が助言によって患者を説き伏せられなければ、専門家が患者を判断無能力だと言明することによって優位に立とうとするかもしれない。このようなことが起きるのは実に危険なことであり、これが、患者の判断能力は、その判断のもたらす帰結ではなく判断する過程によって評価すべきであるとする理由の一つである。先に引用したブカナンとブロックの論述では、判断能力をどのように評価するかではなく必要とされる判断能力の水準、すなわち設定されるべき閾値について述べているのであるが、これはほとんど上述の皮肉を裏付けているも同然である。

患者の意思決定が危険で無分別かどうかという観点から見る以外に、判断能力を理解する方法があるだろうか。それには三つの可能性がある。第一に、患者が危険な決定をした場合に専門家に対して患者の判断能力について検討するよう促すことである。その評価自体は患者の決定内容以外の根拠に基づくとしても、患者がそのような決定をしたことをもって評価を開始するという方法である。二つ目として専門家は、患者が危険な決定をしたときには、判断能力評価をする際に判断無能力の可能性について注意する基準を非常に厳密に設定すべきであると考えるかもしれない。判断能力の基準自体は個別に設定しなくてもよいが、患者がその基準に合致していると決めるにあたっては、高い確実性が求められる。

三つ目であるが、ここで、我々は判断能力の評価の際に、二つの異なる形態の決断について論じている可能性があるということを指摘したい。一つは、専門家の助言を受け入れるか拒否するかについて患者が決めるという形の意思決定である。もう一つは、提案された治療の利益と不利益、それ以外の治療選択肢の可能性に関する事実に基づいて、患者自身が決定をするというものである。日常の生活では、自分自身で正しく評価するには複雑すぎたり専門的すぎたりする事柄に関しては、専門家の助言を受け入れようと決めている人が多い。自分自身で複雑な問題を評価して決断するよりも、助言を信じて受け入れるかあるいは拒否するかを決める方が、判断能力の程度はより低くてもよさそうだと主張することは理にかなっているものと思われる。

治療についての医療的アドバイスを無視するという選択をする患者は、主治医を信頼できるかどうかについて決めるような判断能力はあるかもしれない。だが、いったんアドバイスを拒絶すると決めたら、治療の問題について自分なりの見解を持つ必要が生じる。そのような検討を行う能力については、治療についての決定の複雑さを反映する基準に照らして別個に評価されなければならない。

### 諸条件の最適化：その一般的原則

判断能力の評価は主観的な課題である。これは、関係している精神的な能力を測ることのできる信頼性の高い方法がないためだけではなく、必然的に評価者の価値観が閾値を設定する役割を果たすからである。ブカナンとブロックが示すように[17]、判断能力についてのあらゆる判定では、患者が自分自身の恒久的な利益に反した決定をする危険性と、主体的な選択をする権限を個人から不当に奪ってしまう危険性とを比較考量する必要がある。多少なりとも厳密な判断能力の基準が用いられれば、患者の福利と自己決定に関する価値観の間に、また違う形の均衡がもたらされることになるだろう。

　だが老年精神医学では、倫理学者によって描かれた純粋に実験的な方法とは異なり、日々の実践において患者への利益と自律尊重という二つの原則間の対立の問題に取り組むことになる。対立する原則の間で、明確な考えに基づくバランスのとれた行動をしなければならないような状況は比較的稀である。たいていの場合、我々はそれほど明確ではない状況に陥ってしまう。認知機能あるいは感情面の問題にせよ、妄想的根拠によるものにせよ、患者の多くは徹底して考えた末に決定を下すことが困難であるため、我々の業務慣例は、誰もが多少はそのような困難を有している可能性があるという前提に適応したものとなっている。我々と患者との双方向性のやりとりは、情報提供することや相談すること、説得することなどが実践的に混ざり合ったところで行われる。そのようなやりとりの中では、信念を試す方法の一つとして事件が起こることを容認したり、関係性を築いて信頼関係を育んだり、別の考え方ができるように不安や外部からの圧力の影響を受けないような安全な場を作ったりする。

　このような行為の混在するところにある統一的精神は、患者の意思決定の範囲を広げたいという専門家の願いであるようであるが、それはすべて「専門家から見たときに」患者の利益になりそうな方向への広がりである。患者の判断能力を正式に評価し、不合理な意思決定を検証して、その決定を覆す権利を確立することはそもそも老年精神医学の本質ではない。そうではなく、そのアプローチは含みがあり如才なく、保護的である。すなわち対立に立ち向かうというよりはむしろ回避し、自主性を強化すると同時に信頼関係を育むよう努めるのである。英国の成年後見法[15]はこうしたアプローチを支持している。この法律の五原則のうちの一つでは、個人の判断能力に関する結論を出す前に、自己決定を可能にするためのあらゆる適切な援助をすべきであるとされている。

　日常の実践と、切り整えられた倫理的なジレンマとの違いは、自宅での援助を受け入れそうにない認知機能障害のある女性にいかに応対すべきかといった、ありふれた臨床問題の例を用いて説明することができる。

　援助は必要ないという彼女の判断は、専門家や家族から見れば間違っているように思われる。専門家や家族は、この件に関する彼女の判断能力の明確な評価ではなく、彼女の判断の結果(彼女は痩せて不幸そうに見えた)に基づいてそのように考えているのである。専門家や家族という他者がこの状況を変えるための方法は、理論的に話すことや議論することではなく、面と向かって対立し、彼女の判断を却下することでもなく、在宅介護者の親切な申し出を受け入れるよう促すことである。この親切な介護者は、女性の信頼を得て、最終的には彼女が介護者の援助を喜んで受け入れてくれるように、注意深く数週間を一緒に過ごしてくれるかもしれない。家族と専門家の目的は——この目的に基づいて彼らは自分たちの行動方針を決めるのであるが——もちろん自分たちがその女性の幸せと快適な生活にとって必要だと判断した援助を与えることである。しかしそうするためには、実現可能なできるだけ多くの選択肢を示したうえで彼女にある程度の選択権を行使してもらい、その経過の中で、可能な限り自律的であると彼女自身が感じられるようにすることが必要である。

これが前述した「修正型パターナリズム」である。専門家や家族が介入の必要性、治療計画の全体的な目的や治療法について、関係する患者との十分な相談なしに決定するという意味ではパターナリズムである。しかし計画の中で具体化されているパターナリズムの目的の一つは患者の自律的な選択肢を広げることであるため、これは「修正型」パターナリズムなのである。

パターナリズムと自律性が両価的に混在し続ける状況を、さらに明確に示す別の例がある。一人の高齢の男性を思い浮かべてほしい。彼は中程度に認知機能が障害されており、自分の面倒を見ることもほとんどできないにもかかわらず家にいたいと主張しており、食事や衛生管理の援助を受け入れることについての意思も一貫性を欠く。しかし彼は自分の家への愛着と、いかなる施設にも決して入らないという決意を雄弁に力強く語ることはできるのである。彼がこの件について、適切な選択を伝えているのかどうか、判断するのは難しい。なぜならこの選択においては、個人の好みと価値観の果たす役割が重要だからである。仮に彼が肺感染症となって以前にも増してひどく混乱し、重大な命の危険にさらされたとする。非常に病状が重ければ、あまり抵抗することもなく入院となるだろう。そのような状況で、彼は看護師による援助とケアを受け入れ、他の患者仲間とのつきあいを楽しむ。そして老人ホームで回復期を過ごすとき、彼はここでも同じように幸せだ。今や彼は以前のように単に理論的な考えに基づいての選択ではなく、実際の経験に基づいて老人ホームでのケアか家に帰るかを選択することができる。だが彼にこの重要で自律的な選択を可能にさせたのは、よかれと思いながらも彼の同意なしに入院させるという半ば強制的な行為だったのである。

もちろん患者が断固としてあらゆる介入を拒み、その結果どんな説得も無駄なことがある。この場合には通常、患者への危険の存在が明確であるにもかかわらず本人がそれを理解できないまたはしかるべく考慮することができない状態であり、間違いなく患者の判断能力に障害があると示されるまで待つ必要がある。患者の判断無能力が明確になれば、彼が表明した希望と直接対立するような行為を正当化できる。その場合、患者は強制的に入院させられるかもしれない。しかしそのような状況であっても、彼をケアするスタッフは、自由な選択を容認し得るときにはその機会が最大限となるよう努力する。そしていくつかの選択がなぜ許可されないのかについて、患者が理解できるよう援助するだろう。

最後はより稀な状況について言及しよう。たいていの場合、積極的に援助を拒まない患者の判断能力については問題視されない。患者が援助の受け入れを渋っている場合でも、説得が可能であればそうすることが正しい手続きであると見なされる。暗黙のうちに、その行為は患者の最善の利益になるとして正当化されている。このような方法が患者の自律性の侵害であると見なされ、批判の対象として調査されるようなことはめったにない。

我々が描いた対照的な状況をもう一度見てみよう。一つは、原則が対立する場合、哲学的に純粋な比較評価を行う方法であり、ある人に判断能力があるかないかの決定を明確に行う。もう一つは、医師と看護師が、自分たちがよいと考えるパターナリスティックな決定をすることによって患者の自己決定の感覚を促進させるという、面倒な実用主義の構図である。

我々はどのアプローチが患者の自律性を尊重しているかを自分自身に問うべきである。おそらく患者自身が自己決定をしているという感覚は、彼の判断能力をあからさまに問題にするのではなく、彼を巧みに誘導しながら提案を承諾してもらうことによって、よりしっかりと守られるだろう。それともその感覚は、問題点を公開し、彼には有効な決定をする能力がないことを明らかにし、彼のために意思決定する権利を正式に引き受ける方がより守られるのだろうか。患者のためには、前者のアプローチに内在する思いやりと、後者のような生真面目さと、どちらを重視すればよいのだろうか。

### 諸条件の最適化：その実際的方法

患者が重大な決定をする際に、患者の判断能力を最大限とするために保健領域の専門家ができることを再確認するのは価値のあることである。そうすることによって、その決定は他者によるものではなく最大限患者自身のものとなる。

そのためには次のような方法がある。

1. あらゆる合理的な方法により患者の健康を増進させること。もし健康状態が一定しないのであれば、話し合いをするにあたっては、患者が意思決定するのに最もよい状態のときを選ぶ。
2. 意思決定にあたり関連してくる感情的圧力を減らすこと。この圧力は、意思決定すること自体に本来ついてまわるものかもしれない。たとえば、あらゆる可能な選択肢はどれも恐ろしく思えるかもしれない。あるいは、家族間の相容れない見方など、外部からの圧力がもたらされるかもしれない。これらの圧力により、ときに患者が難しい意思決定をしなければならない状況での入院が、安全の確保と外部の圧力から距離をとるためという理由で正当化されるかもしれない。

3．意思決定に関連する情報を伝える際には、最も明確でわかりやすい方法で提示し、患者が理解できるよう援助すること。そのためには次のような方法が考えられる。簡単なことばを用いて議論する、上記の例のように実際に経験する機会を作る、要点の書かれた資料またはリストを使用する、議論する課題を小項目に分けて一つ一つ時間をかけて示していく、など。

4．最後に、臨床経験上は次のことが示唆される。すなわち、認知障害のある患者が選択する際の援助を行うにあたっては、まずは患者が自信を持ちやすい領域において援助の試みを行うことにより、それがより大きな自律的選択をするための能力に対する自信を高めることにつながり得る。

関連する能力についての注意深い査定、適切な意思決定ができる機会を最大限にする努力、判断無能力の患者を本人が関与を望んでいた事柄に関わらせないことの倫理的な影響などについては、イタリアにおけるアルツハイマー病の臨床薬理試験の参加者に関する興味深い研究論文の中で説明されている[19]。研究参加に同意する能力については、特に非自発的な臨床研究対象者に対する虐待や強制といった過去の残忍な歴史を考慮したとき、特有の倫理的課題が提起される。しかし判断無能力の人を研究参加から締め出すことは、ほぼ間違いなく、そうした人の社会での役割や認知症を患う仲間の生活上の苦痛を軽減するという役割を独断的に制限することにつながる。英国の成年後見法では、能力に障害がある人が研究に関与する場合は、彼らの安全が確保されるよう慎重に計画された研究であり、推定される彼らの希望に合致しているという条件を満たせば合法たり得るとされており、これは示唆に富むことである（第15章参照）。

### ◆判断無能力の患者の意思決定

患者が自身で意思決定できない場合、二つの疑問が生じる。すなわち、患者のために意思決定することができるのは誰なのか、その人が決断するためにはどのような情報が与えられるべきなのか、という疑問である。

#### 慣習法[d]における治療の決定

一九八九年にイングランドとウェールズの法的立場はRe F訴訟[e]によって明らかにされた。この訴訟はそこに含まれる諸原則が重要であったため、同国における最上級法廷に相当する当時の貴族院[f]に上訴されたのである。そこで確立された原則は次のとおりである。[20]

- 何人も、他の成人（判断無能力の成人を含む）になり代わって同意することはできない。
- 同意がない場合、患者の最善の利益となるのであれば、医師や歯科医師が治療を行うことは合法とされる。
- 「最善の利益」とは、「患者の命、健康、幸福を守るために必要な」治療のことである。
- 同意なしに合法的になされる治療には、「更衣やベッドに寝かせるといった単純なケア」も含まれることがある。
- 治療を提供する臨床医は、関係分野における専門的意見を持つ責任ある団体により同時代において受容されている方法と一致した行為を行わなければならない。
- 決定を下す際に、患者のケアに関わった身内や関係者に相談するという行為は善行である。ただしその人らは、同意を与えたりそれを取り下げたりすることはできない。
- 難しい意思決定においては、その治療が真に患者の最善の利益であるという裁判所による宣告が必要とされる。

### 代理決定

英国の成年後見法で作られた永続委任状（Lasting Power of Attorney）は、代理決定（proxy decisions）を法的に認める仕組みの好例である。これにより、人は判断能力があるときに一名かそれ以上の他者を、自分が判断無能力になったときの自分の代理として意思決定するよう指名できる。この場合、代理の意思決定者の選択をする時点ではその人は判断能力を有しており、その選択は完全に本人に委ねられる。また代理の意思決定を望む範囲はどの程度かということについても、本人自身が前もって決定する。永続委任状は経済、健康、社会的問題にま

---

訳注d　慣習法（common law）：判例法とも呼ばれる。英国において発生した法概念であり、裁判における判例、先例に基づき裁判をしてきたことによって発達した。対をなす法概念としては、ドイツ、フランスなどの制定法（成文法）がある。

訳注e　Re F訴訟：Fは重度精神障害のある三十代半ばの女性であったが、居住施設である男性患者と性的関係を持っていた。男性との関係を継続することは彼女にとって望ましいと考えられたが、妊娠するという事態には対処不可能であると考えられ、侵襲性の低い避妊方法を用いることも不可能であった。裁判では、Fの利益を守るため、本人が望まない避妊手術をすることが合法と認められた。（F v West Berkshire HA, 1989）

訳注f　英国貴族院（House of Lords）：司法権の頂点に立つ最高裁判所に相当するものであった。しかし、二〇〇九年十月にイギリス最高裁判所が設置されたためこの機能はなくなった。

で等しく適用される。

### 代理判断

判断無能力の人のために意思決定をしなければならない人は、当事者自身の価値観と利益に沿って決定できるよう、できるだけその人の個性を尊重するように努力することとなる。代理判断（substituted judgement）においては二つの問題が生じる。一つは、その人の価値観と利益とはどのようなものであり、それをいかにして把握すればよいのかという問題である。もう一つは、現時点で観察し得る状態に対して、その人の過去に関する情報をどの程度重視すればよいのかという問題である。

たとえば治療法の決定などに関して身内に相談する目的は、医師よりもはるかに長い期間患者と親しくつきあってきた人の目を通じて、患者の価値観についてよりよく理解するためである。残念ながら身内の人たちは、特にお互いにはっきりと話し合ったことのない問題に関しては、患者の意向をあまり正確にくんではいないというエビデンスがある[21,22]。

### 事前指示

他者が判断無能力の患者のために行う意思決定に本人の価値観や利益が反映されることを保証するには、事前指示（advance directive）という仕組みを通すというよい方法がある。これは、自分が将来能動的な意思決定ができなくなったときに受けたい治療または受けたくない治療について、判断能力のある状態のときに示しておくものである[23]。

ここでもいくつかの実際的な課題がある。まず、自分の希望について明確に指針を示せるほど正確かつ包括的に将来の状況を予測することは困難であるという問題である。また治療法の決定に際しては、判断能力のある患者においてさえも、本人の希望を考慮に入れるとはいえ、すべてを本人が決めているわけではないという事実もある。たとえば、患者が主治医に無効な治療や害になる治療をするよう要求することは、法的に不可能である。事前指示において問題となるこのような側面については、リッチ（Rich）が詳細に論じている[24]。リッチは、病歴と同様にそれぞれの患者の価値観の履歴を記録しておくことが重要であると強く主張しており、将来その人の最善の利益のために決定を行う際に、価値観の履歴はいかなるパターナリスティックな医師の意見よりもはるかに適切な基準となると論じている。

事前指示があったとしても、当分の間はまだたいていの場合医師が決定者であり、患者の「最善の利益」に基づいて決断することになるだろう。しかし事前指示があることによって、医師は、患者が最も重視している利益についてより十分に把握していると請け合えるようになるはずである。これは、命を長引かせることが患者の望む利益ではないという状況では特に重要である。事前指示がなければ、前述のように、法的に定式化された患者の「最善の利益」は、生命をつなぎとめる方向に向かう傾向にある。

イングランドとウェールズの成年後見法は、法的拘束力のある事前の治療拒否の正当性と妥当性を保護するための原則と手続きを定めている。たとえば延命治療に先立つ決定については、他の決定とは異なり書面で示されなくてはならず、署名と証人が必要とされる。さらに書面には、生命の危険があったとしてもその決定が適用されるという一文が含まれていなければならない。もしこれらの条件が満たされていれば、事前の治療拒否を無視することは違法になる。これが実際にどのように機能するかについてはまだわかっていない。

事前指示に関しては、興味深い理論的問題が存在する。ある時点で個人によってなされた決断が、別のときに自分を縛り付けるという状況は正しいのだろうか。通常我々は、人の「心変わり」、すなわち自分の決断をひっくり返す行為を容認する。それは新しい情報を得たことによる心変わりかもしれないし、自分自身が変化した結果かもしれない。だが判断無能力の人は、この機会を奪われている。その人はある意味「心変わり」できないのである（正確にいえば、これは別の意味で彼自身が回復不可能なほどに変化しているためなのであるが）。

もし判断無能力の状態があまりに重篤で、あらゆる種類の決断を理解したり伝えたりできない場合には、これはただの理論的な懸念となるかもしれない。そのような状態になった人のために何かを決定する場合、以前のその人自身以上によい決定者はいないだろう。しかし障害の程度が大きくない場合には、複雑な認知機能を要するような決定はできないとしても、その時点での自分の好みや自分にとって何が利益になるのかを、ことばを介さずに伝えることができるかもしれない。もしそのような非言語的コミュニケーションが、事前指示で示されたその人の希望に反しているようであるとしたらどうだろう。ここに、自分が認知症になり生命に関わる病気にかかったら、いかなる延命治療も望まないと事前に述べていた人がいるとしよう。現時点ではその人は幸福であり、人生を楽しんでいる。もしこの時点で彼が生命の危険がある治療可能な病気にかかったとしたら、彼の利益を最もよく反映するのはどのような決定なのだろうか。「彼」は、事前指示書を書いた人なのか。それとも現在人生を楽しんでいるその人なのだろうか[3、14]。

認知症になった人は以前のその人とはまったくの別人になってしまうなどと本気で信じている人はいない。もしそう信じるのであれば、ブカナンとブロック[17]が指摘しているように、我々はその人の意思を読み取らなくてはならないし、新しい人が前のその人にとって代われるよう、前のその人の人生に法的な意味で終止符を打つためのあらゆる手段を追求しなければならないだろう。一方で、認知症になった人の人生の最もよかった時期を知っている人は、その変化には目をつぶり、彼が確立したアイデンティティや特性は今も健在であると思うのである。これが、我々が前半で論じ、マシュー[3]によって記述された「結びつき」の一部である。ヒューズ（Hughes）[9]は「結びつき」に関する記述で、認知症の人は「具現化された状態にある主体（situated embodied agent）[g]」であるとした。友人たちは、彼らの愛する人には、以前のその人の気質に合った行動がとれるような援助が提供されることを望み、以前の個性を認めたうえでのケアを受けてほしいと考える。そうなったとき、友人たちは本人のためになることができたという感覚を持つのである。事前指示のような工夫は個人の考えをより直接的に守るものであり、同様の感覚をもたらしてくれる。

## 家族の利益と患者の利益の対立

患者のケアにおいては、家族メンバーのケアへの参加や経済的な問題に関係する葛藤が生じがちである。このような状況でのサービス提供者、主には医師や社会福祉の役割は複雑であいまいになる。次の事例において、こうした問題点のいくつかを見ることができる。

**事例2**

アダムズ夫人はわずかな年金で暮らしている未亡人で、十代の孫の両親が離婚したときから孫と一緒に住み始めた。彼女は孫の世話をし、学校生活や無職の期間を支えた。十二年が過ぎて孫は成人し、彼の養育に対する両親の義務はなくなった。アダムズ夫人は認知症を発症し、現在では他人からのケアに頼っている。しかし彼女自身、自分がどの程度依存しているのかわかっていない。訪問介護者は、彼女の個人的なニーズに応えるため、毎日二回の訪問を行っている。介護者のいない時間は、彼女は一人で過ごしているが、夜間は孫が家に帰ってくる。彼は今大学に通っており、経済的にも住居についても祖母に頼っている。祖母はまだ彼を十代の子どもだと思っていて、彼に自分と一緒にいて自分に気を配ってほしいと求めるため、二人の間には悩ましい対立が生まれている。

ソーシャルワーカーとかかりつけ医は、この時点で二つの重要な決定をしなければならない。一つは、彼女が孫からのネグレクトや現実的な危害の危険にさらされていないかという判断である。もう一つは、この問題への対応にあたって必要な議論に参加する能力が彼女にあるかどうかの判断である。今までソーシャルワーカーは、アダムズ夫人に対して適切なケアを導入するために最善を尽くしてきた。そしてケアの受け入れに乗り気ではない彼女の気持ちを変えようと努めるうちに、彼女は孫にお金を与えるために自制しているのだと気付いた。しかしソーシャルワーカーは、サービス提供者には彼女の財産の使いみちについての自由選択に干渉する権利はないと考えている。

現時点で、もしアダムズ夫人にこの状況における危険を判断する能力がないのであれば、誰か他の人が彼女のために動き、どのようなケアを提供することが彼女にとっての最善の利益となるかについて決定するよう努めなければならない。彼女の健康と身体的快適さを思えば、老人ホームへ移ることによって現在の状況が改善されることについては疑問の余地はない。だが、もし彼女がそこに移るとすると、彼女の年金は老人ホームの費用にあてられることになる。サービス提供者側は、自分の健康と安全について決定するという彼女の権利を奪ったことになり、その結果、彼女のお金をどう使うかを決定する権利を引き受けることになる。（こうするためには、英国の法律の下では、公的社会福祉部門〈Social Services〉が彼女の後見人としての権限を得るという法的手段を用いることになる）。しかしアダムズ夫人自身の選択は常に変わることなく、お金を自分よりも孫のために使いたいということと、別のところに住むよりも孫と一緒にいたいということを強く主張しているのである。

彼女の判断能力について評価する際には、医師は、彼女がどの程度適切に自分のニーズとそれに伴う危険を査定することができているかを検討しなければならない。さらに、彼女は自分の寛大な態度の見返りとして孫に何かを期待しているのかもしれないということ（たとえば、孫が一生懸命勉強する、あるいは自分と一緒に過ごしてくれるなど）、そして孫がその期待にどの程度応えることができるのかということを考慮しつつ、孫に対して気前よくお金を使うという選択と自分のケアにお金をかけるという選択の二つについて、彼女がどの程度適切に比較検討できるのかという点についても評価しなくてはならない。

もし彼女がこれらのことを行う能力がなく、他者が彼女の最善の利益を決定しなければならないとすると、彼女が「利己的」ではなく利他的に行動し続けられるようにすることもこの利益に含まれるのだろうか。これは治療法を決定する際の「最善の利益」の問題と類似している。治療選択においては、法は「最善の利益」には必然的に生命の保護が伴うことを前提としているが、延命治療の差し止めを求めている事前指示は、この前提を覆すことができる。ここで問題となっているのは他者の財産管理についてであり、法的処置は、その最善の利益は自分

訳注g　具現化された状態にある主体（situated embodied agent）：認知症の人は、その人の過去や文化、あるいはその人に関わる人たちが本人をどのような人として見ているかといったさまざまな要素が統合され、具現化された状態であるという考え方。

のお金を自分自身のために使うことだという前提で行われる。

自分自身の高価なケアよりも自分の跡継ぎのためにお金を使いたいという指示を事前に行うことについては、それがいかなる種類の指示であっても認められるかどうかははっきりしていない。これは、問題が国家の利益にからんで複雑化するためである。もしその人自身のお金が自分のケアのために使われるのであれば、それにより国家の支出は少なくなる。もしお金が別のことに転用されてしまえば、国家はその人のケアのための支出を余儀なくされる。その人に判断能力があるときに、自分が自立できなくなったら生きていたくはないと述べていたからといって、まったくケアをせずに死亡させるわけにはいかない。

このケースに関しては、さらに追加的な側面についても言及する必要がある。それは、もはや事実上自分の面倒を見ることができない高齢者のケアをする、家族のメンバーをはじめとする人の利益を守るという、医師やソーシャルワーカーのようなサービス提供者の役割に関することである。家での介護を受け自分のニーズについては部分的にしか認識していないような、病状が重いまたは自立していない高齢者は、介護者に耐えがたい要求をする可能性がある。事例2に関しては、アダムズ夫人は毎晩夜通し孫を呼び続けていたのであるが、これはおそらく彼女は昼間孫に会えないため寝て過ごしていたことが関係していたのであろう。

家族のメンバーや他の介護者のニーズに注意を向けることは、患者自身の利益のためという理由により正当化される。患者の幸福は、その人にケアを提供する人の健康と福利次第である。もし彼らが前述のような重圧のためにもはや世話をすることができないということになれば、特にネグレクトや虐待を防ぐという意味でも、間違いなく職業的な介入が必要になる。もちろん実際には、介護者に生じ得る苦悩を予防するという道義的観点から、介入はできる限り早期になされることになる。

## 真実を伝えること、だますこと

患者にどの程度の真実を話すべきなのかということについては、多くの異なる状況でしばしば問題となる。たとえば、以下のような疑問が生じ得る。もし患者が服薬を拒否しており、唯一の代替手段が拘束だとしたら、患者に知られないように食べ物に薬を入れることは妥当といえるのだろうか[25]。患者に対して、あなたはアルツハイマー病の可能性があると説明するべきだろうか。パラノイアの患者に、あなたが一九五二年に行ったと信じ込んでいる虚偽申告には税務調査官は興味がないと伝えたとしたら、それはその患者にとって救いになるだろうか。初めての往診で、自分は「精神科医」だと伝えるべきだろうか、あるいは患者を不安にさせないように「高齢者ケアの専門家」ということにすべきだろうか。養護施設で老紳士が母親の家に帰ると言い張っているときに、あなたのお母さんはもうずいぶん前に亡くなったのだと伝えることは残酷だろうか。混乱している入居者からドアの位置が見えないようにするため、出口のドアをカーテンで隠すことは正しいのだろうか。身体的問題のために薬をのむ習慣がある判断無能力の患者に向精神薬を追加する際に、興奮を抑えるために薬を追加したと本人に説明するべきだろうか、それとも何も言わずに薬を追加すべきだろうか。

多くの場合、これらは倫理的問題であると同時に、部分的には実践的あるいは臨床的問題である。たとえば診断を伝えることに関する例に見るように、この問題は他の医学領域においても多くの場面で等しく生じるものである。しかし、特に認知症の患者においては、興味深い普遍的な問題がはっきりと浮かび上がってくる。すなわち、ある人が既に自分の病気によってだまされているときに「真実」を告げることには、いかなる意味があるのかという問題である。

母親のもとに帰らなくてはと考える老紳士の心の中を、我々が正確に知ることはできない。しかし心理学的には、彼は心の中で母親と一緒にいた頃に戻り、母親からの保護が必要だと感じているのではないかという推測は妥当といえるだろう。想像力を働かせて彼の世界を覗いてみれば、母親からのサポートは得られないのだという事実に彼を直面させるのは残酷であることがわかる。彼の母親が亡くなっているという事実は、「我々の」時間、我々の世界における真実にすぎない。「我々の」世界においても、我々が了解し得る彼の世界においても、彼をなぐさめ安心できるようにしてあげたいと願い、母親に代わって彼の世話をしてくれる人が必要であるということが真実なのだ。事実に基づく真実をあからさまに伝えるのではなく、むしろこの種の感情面での真実を伝えるようにするという対応は、バリデーション療法（validation therapy）[26][h]など、フェイル（Feil）をはじめとする人らの業績[27]から発展した認知症に対するその他の看護アプローチにおいて重要とされていることの一つである。

他のさまざまな実践的方法に関しても同様の問題が議論されるかもしれない。たとえば建築様式や家具の配置を工夫し、安全にケアされている場所から出ていこうとする行為を繰り返す人の注意を逸らそうとする試みについての議論である。認知症

---

訳注h　バリデーション療法（validation therapy）：認知障害を有する高齢者へのアプローチとして一九六三年から一九八〇年の間にナオミ・フェイル（Naomi Feil）によって開発されたコミュニケーション技法。認知症の段階に応じて、行動療法、精神療法と組み合わせて、認知症の人をそのまま容認、理解し、共感するという姿勢を強調している。

においては、自分の置かれた環境について理論的に判断する能力が衰えて、「被刺激性亢進（stimulus bound）」による行動が増えることが知られており、はっきりと目立つドアノブが認知症の人にあるメッセージを伝えてしまうことについては理解可能である。つまりドアは彼らに「ここを開けて」と言っているのだ。介護者が、患者は危険な状態であるから彼を外に出さないようにといわれているとしよう。その介護者が彼に「フレッド、行ってはだめ。雨が降っているから、濡れるよ」と話しかけたとする。彼がドアからのメッセージに従うことはどのみち許されないのであるが、このように話しかけることでドアはもう彼にメッセージなど伝えていないのだと保証するのはだますことになるのだろうか。

真実を伝えることをめぐるジレンマについては、ボールドウィン（Baldwin）の研究[1]に参加した人々が鮮やかに説明してくれている。その報告では、直面するさまざまな環境の中で、介護者たちがいかに個性を発揮した対応をしているか、ケアされる人にとって最善となるような行動を考え出すために、介護者たちがいかに誠実に奮闘しているかが示されている。

認知症の遺伝に関する理解が進んだことによりさらなる問題が生じているが、これについてはまだ議論され始めたばかりである。一番難しい課題は、認知症患者の親族に対する予測検査に関することである。若年性アルツハイマー病については、ハンチントン病の状況に似ている。すなわち家族向け遺伝カウンセリングについての倫理と実践的組織に関する実際的なガイドライン作成にあたっては、非常に多くの研究による裏付けがある。遅発性アルツハイマー病では、いまだに原因となる遺伝子は見つかっていない。唯一確立された遺伝学的研究の成果はアポリポプロテインＥに関連するものである。このタンパク質は、脳内のアストロサイトで産生され、通常は三つの型になる。つまりアポリポプロテイン２、３、４で、それぞれＡＰＯＥ２、３、４の遺伝子に相当する。アルツハイマー病を発病するリスクは、ＡＰＯＥ４遺伝子のキャリアにおいてより高く、これはおそらくは他の認知症についてもいえることである。一方ＡＰＯＥ２遺伝子は保護的に働くようである。しかし最も危険な遺伝子の組み合わせであっても、それは発病するための必要条件でもないし十分条件でもない。この点を考慮すると、自分のＡＰＯＥについて知ることの利益があるかどうかは疑問であり、これは倫理的というより実験的に答えるべき問いである。

しかし認知症における遺伝子研究は急速に進んでおり、今後さらに倫理的な複雑さが増すものと予想される（第16章参照）。

## 再び資源について：公共政策と個人的決定

六十五歳以下の若年性認知症患者は、数が少ないがために不利益を被っている。この患者のグループは小さすぎるため、その特別なニーズに適応するようなサービスが成長していかないのだ。他方、高齢の認知症者は数が多すぎることによる不利益を被っている。この患者のグループはあまりに大きいため、政策立案者の脅威となっているのだ。七十五歳以上では認知症の発病率が高く、人口分布におけるこの年齢層の急増とあいまって、彼らに関していかなる政策決定をしたとしても保健行政の財政に実質的影響が及ぶのである。

　このような背景の中で、認知症の後期段階における長期滞在型ケアの供給体制や、アルツハイマー病の初期段階における薬物治療の適用に関する国の政策が決定されている。これらの治療やケアの手配の管理に関わっている医師が直面する倫理的困難は、一部には、医師には要件の異なるサービスをいかに供給するかというゲートキーパーとしての役割があり、その決定が個々の患者に影響を与えるという状況から生じてきている。しかし、自分たちは患者全体の擁護者であると考え、患者に重大な影響を及ぼすような政策に関与したいと望んでいる臨床医たちは、より敏感に社会的レベルにおける困難を感じている。彼らから見れば、貧しい認知症の患者のための財源を確保するにあたり、まったく病気ではない人（つまり社会全体）に追加の財源を求めるのではなく、貧しくない認知症の患者のための財源を利用することは間違っているのである。

　しかしながら、市民的不服従[i]をする場合を除いては、このような臨床家は不本意ながらも彼らが不当だと考えている財源の配置に従わなければならず、そのうえで、関係するあらゆる患者の利益のために可能な限り公正に財源を使うことになる。医師などの専門家は、本来であれば政治家が背負うべき倫理的ジレンマを抱えさせられている。その政治家はといえば、ケアの財源確保に必要な決定をせずして、慢性疾患に対して高水準のケアを提供するといった継続不可能な約束をするのである。

　英国では二〇〇七年に、精神疾患の高齢者に対する財源割り当てをめぐる倫理が、思いがけなく政治や法律、メディアの強い関心を引くことになった[28]。国立臨床研究所（National Institute for Clinical Excellence：NICE）は、イングランドとウェールズの国民保健サービス（National Health Service）から資金提供すべき治療に関して提言を行うという役割を担う機関であるが、アルツハイマー病におけるコリンエステラーゼ阻害剤の承認を制限することを決定した。すなわち病気の中期段階での使用のみにとどめ、初期段階での使用を不可としたのである。これは効用そのものではなく、費用対効果に基づく決定である。これらの薬は、アルツハイマー病に起きることが知

訳注：i　市民的不服従：国家権力の不当な行使に対して抵抗すること。抵抗権の行使。

られている脳内アセチルコリン伝達の減退を、少なくとも一時的には改善するという根拠のもとに開発された。そして数多くの研究により、それらは認知症を治癒させることはないが、その進行を有意に遅らせる効果のあることが証明された。しかしながら現時点では、薬物療法が効かない患者とそれなりの改善が認められる患者、驚異的に回復する患者を事前に区別する方法はない。

アルツハイマー協会（Alzheimer's Society：あらゆる種類の認知症患者および介護者を代表する英国の団体）はこの決定についての公開討論を行い、製薬企業と合同で司法審査を要求した。結果的には、そのときの要求のうち四つの論点については認められなかったが、患者の治療に対する適格性を認知機能テスト（Mini-Mental State Examination〈ＭＭＳＥ〉）の数値上のカットオフのみで決定すべきではないという五つ目の論点は認められた。これは、従前から学習能力に障害がある人と英語を母国語としない人を差別することになるという理由による。ＮＩＣＥが治療を病気の中期に限定したことについては、エビデンスを適切に検討したうえでの判断であるとされたが、病期を決定するための基準については修正するよう求められた。

議論の中で、原則に関するいくつかの問題が示された。ＮＩＣＥが判断の根拠としているエビデンスの質と特徴（個人的な証言をエビデンスとして尊重するのか、しないのかといったことも含む）[29]、費用対効果の測定方法としての質調整生存年（quality adjusted life year：ＱＡＬＹ）[j]の使用に関すること、優先順位を設定する機関としてのＮＩＣＥの位置付け、国家政策に対する影響力を持つ製薬企業の役割、認知症を患っている人の「価値」についての社会の評価――活動家は皮肉を込めて、自分たちの懐から奪われていく認知症の人に対する毎日の薬代と同程度の価値だという――といった問題である。

費用対効果の評価とは、別のお金の使い道と比較することを意味している。コリンエステラーゼ阻害剤は、地域における認知症患者の看護支援と比較して、あるいは多発性硬化症に対する薬物療法や子どもに対する食育の費用と比較して、費用対効果が高くないと判断されたのだろうか。

ここには二つ問題がある。技術的な問題と構造的な問題である。ＱＡＬＹのコストの概念は、薬がもたらす公衆衛生上の利益、看護師の時間、テレビを使った宣伝費用といった、同一基準では比較できないコストの問題を解決するために保健経済学者が提案したものである。そのような方法の正当性をめぐる議論は過去に激しくなされたが、よりよいものが出てきてはいないため、ＮＩＣＥは治療の費用対効果を決める際にＱＡＬＹの概念による間接的な閾値を用いている[30]。コリンエステラーゼ阻害剤をめぐる議論は、この測定方法の主観性と恣意性、それに不公平性といった古くからの問題を再び呼び覚ますこととなった。

構造的な問題は、費用対効果の評価に含まれる他との比較の問題と関係している。もし初期の認知症患者に対する薬物療法は「他の何か」ほどの費用対効果がないのだとしたら、「他の何か」とは何なのだろうか。薬物療法の代わりに「他の何か」に出資すべきなのではないか。認知症の人は、薬物療法もさることながら、薬物療法以外の治療、すなわち訪問看護やレスパイトケア[k]、精神療法などを必要としているという十分な臨床的根拠がある。

これらの必要性を認めることにより、我々は構造的な問題に向き合わざるをえなくなる。我々は医療制度の一部門で節約されたお金を、種類も資金源も完全に異なる介入に転用するような運用の仕組みをまだ持っていない。たとえそれが同じ患者群に焦点を合わせたより効果的な介入であったとしても、状況は同じである。

ここで保健財源の配分におけるより広汎な正義の問題に立ち戻ることにする。認知症の人が定評のある治療を受けられるよう、彼らの権利擁護のために憤然として戦っているアルツハイマー病の活動家たちが、他疾患の患者のために自分たちの主張を曲げるとは考えられない。その人たちはどこか別の財源を探すべきだといいそうである。ここまで極端な状況ではなくても、財源は限られていて、優先順位付けが不可避であることは一般に認識されている。また民主主義社会においては、このような優先順位の決定に、より多くの人が関わるような方法を探し出さなければならない。興味深いことに、高齢者自身の意見に関するスウェーデンの研究では[31]、年齢そのものは資源配置の重要な基準とは見なされないことが明らかになった。回答者の大部分は、医師が、患者間の優先順位付けである「縦の優先順位」と疾患別の優先順位付けである「横の優先順位」の両方の決定をすべきであると考えており、「一般市民」が決定すべきだと回答した人は五パーセント以下であった。

国民保健サービス（ＮＨＳ）から薬物療法に対する資金提供を受ける資格が認められなかった患者は、医師に処方をしてもらい、自分自身で医薬品費を支払うという解決策をとることになる。ここでの倫理的問題は、同じニーズを持つ患者であっても、財力によって扱いが変わってしまうという公平性に関する

訳注ｊ　質調整生存年（quality adjusted life year）：単純に生存期間の延長を論じるのではなく、生活の質（ＱＯＬ）を表す効用値で調整した生存年のこと。経済評価に用いられる。

訳注ｋ　レスパイトケア（respite care）：高齢者や障害者を介護する家族の負担を軽くするため、一時的に施設が預かる介護サービス。

ことと、異なる種類の患者間でのひそかな優先順位付けが、薬物治療の有効性に基づく決定であるかのように不当に粉飾されてきたと認識されているということである。薬効に関する同様の厳しい見方は、他の疾患や他の年齢層で、潜在的な患者数がそれほど多くない（そのためその決定によるコストも高くない）場合には、既に一般的となっている治療について過去にさかのぼって適用されるとは思えない。

## 専門家の役割

本章ではさまざまな箇所で、倫理的不確実性や倫理的葛藤が存在する状況における専門家（通常は医師であるが、権限を行使し得る他の職種も含む）の行動について考察してきた。この話題についてのいくつかの一般的省察についてまとめたい。

これまでのところ、我々が行動するときには、多様な領域における倫理的行為規定に基づいていることが明らかにされている。その指針としては、個人の良心や、近しい同僚間で合意された慣例、専門職における行為規範、判例に基づく慣習法または制定法、国家レベルの合意による政治的あるいは行政上の協定が挙げられよう。どの行為規定に基づくかは、問題となっていることが正確にはどのような状況なのかによる。ある領域で生じた特定の問題が他の領域の問題に変化することもあり得るだろう。たとえば、自分の家にいる患者が危険な状態となれば、精神保健法に基づく対応をすることになる。

同じく歴史的に見ると、ある種の厄介な状況に対して当面は個人や専門職の良心により対処することができるが、そのうちこのような個人的判断は非公式で一貫性に欠けるという不安が生じると、より正式な措置がとられるようになる。そのような歴史的経過を持つ例としては、判断無能力の患者の治療を決定するという行為が挙げられる。それは当初「良心に基づく」個人的な決定であったが、その過程に法的指導が入るようになり、その後、事前指示という法令に基づく仕組みが導入されるようになった。

さまざまな規制制度は、臨床医が倫理的な活動領域において果たすさまざまな役割の中に反映されている。精神疾患のある高齢者の診療に携わる人は、政治レベルにおいては有権者として、あるいは高齢者の主張を推し進める組織の活動家として行動するかもしれないし、政府機関に対して提言を行う立場になるという可能性もある。また専門家として同業者団体に加入し、そのような団体を通じて精神疾患を有する高齢者のケアの仕組みを改善するための貢献ができるかもしれない。

しかしながら専門家は、そのようなレベルにおける政策に影響を及ぼすと同時に、個人的には同意しかねるような政策であってもそれらを実施しなければならない。専門家としての役割は、個々の患者に関する個人的な決定は脇に置き、さまざまな種類の要求に対して財源の配分を決めるための行政的、政治的に作られた規則に従うことを要求する。たとえば前に議論したように、自分の患者の状態があるレベルの医療を受ける資格に当てはまるかどうかを判断する際に、その患者よりも少しばかり医療の必要性が高い別の患者にあてる財源を確保するために自分の患者には資格がないと判断することになったとしたら、自分の患者の福利を損なわせてしまったと感じるかもしれない。

限られた地域の個人的なレベルでさえも、病院のベッドや専門家の時間のような資源を共有しなければならない場合は、一人の患者についての決定が他の患者にとっての不都合となることを意味するかもしれない。専門家は、好むと好まざるとにかかわらず、対立する家族のメンバーの間で裁定を下すような振る舞いをすることになるだろう。ある人が精神疾患であると診断することは、ましてやその人がある側面において判断無能力であると判定する行為は、親族間の相互関係の性質や力関係に強烈な影響を与えることになる。医師はしばしば、夫婦あるいは家族全体の人生に元に戻せない変化が訪れたことを告げる人であり、ときにはその変化をもたらす行為者にもなる。

重要なのは臨床医によって行われた決定の内容だけではない。その実践様式、決定したことを実行に移す方法は、ケアされる人の幸福あるいは苦悩に重大な影響を与えうる。保健専門職の働き方は、身近な同僚に重要な教育的かつ道徳的影響をもたらす。臨床チームのすべてのメンバーが、チーム全体の活動の中で倫理的気風をつくり出すという役割を担うのである。

患者の擁護者として、政府の代理人として、審査員として、診断を下す人として、処方箋を書く人として、伝達者としてあるいは教師としてというように同時に多くの役割を演じ、それぞれの役割において倫理規範を保ち続けようと努力することにより、不安感や困惑が引き起こされる可能性がある。このようなときには、重複する役割は何か、そしてその役割に対する期待はどこからくるのかについて考えることが助けになるかもしれない。あるいは、同僚との非公式の議論やケースカンファレンスも非常に有益である。易しい解法はほとんど存在しないにもかかわらず、倫理的ジレンマは、我々が判断を先延ばしにしたり、何もしないでいることを決して許さない。

# 22

# 倫理学と司法精神医学

トーマス・G・グーテイル
（Thomas G. Gutheil）

## はじめに

歴史的に、討論や論争の解決は、ラテン語で forum、英語で court と呼ばれる公共の場で行われてきた。forum という語から法関連活動に適用される形容詞 forensic が生まれた。この forensic（法の）という語は、法歯学（例：歯の状態により死体を同定する）から法医昆虫学（付随する昆虫により死体の年齢を決定する）、法医病理学（検死から臨床検査まで一通り扱う）にまでわたる。他の先行する法関連領域とは異なり、司法精神医学は生者と死者の両方を扱う一方で、先行領域と同様に、法システムを支えるために科学的な専門領域、すなわち精神医学を利用する。より正式には、司法精神医学に関する全国組織である米国法精神科学会（American Academy of Psychiatry and Law：AAPL）の倫理綱領に記載されている司法精神医学の定義を掲げることができる。それによると、「司法精神医学とは精神医学の一領域であり、科学的かつ臨床的な高度専門知識が、民事、刑事、更生、法規もしくは立法に関する事項にまつわる法的状況や、リスク評価や雇用のような領域における専門的協議において適用される[1]」とされている。

過去の「精神鑑定医（alienist）」の時代には、司法精神医学は裁判を受け得る能力、心神喪失（あるいは刑事責任能力）といった、刑法に関連した決定に限られたものであった。近年では司法精神医学には、市民の意思能力、精神科医療過誤、労働補償、精神医学的な能力障害、親権問題などの民事問題、インフォームド・コンセントの必要性や治療拒否権のような規制に関する問題、そしてリスク評価やリスク管理のような法律に関係する臨床問題、さらには専門職団体の免許委員会や倫理委員会の前に行われるヒアリングのように事実の認証が必要な意思決定の場といった新たな領域も含まれる。

## 異なる関係性

精神科医が法廷における鑑定人の領域に足を踏み入れたとき、彼らは臨床領域で慣れ親しんだ道のりとは明らかに異なった特徴を持つ倫理の領域を歩くことになろう[2]。司法精神医学と一般精神医学との間にある、倫理に関係する決定的な相違点は、精神科医と対象との関係性である。一般精神科医にとってはこの関係性は伝統的な医師-患者関係であり、そこでは慣習法上の義務や基準が一般医学と同様に適用される。しかし、司法精神医学のほとんどの形態において、そうした関係性は適用されず、「検者-被検者」もしくは「評価者-被評価者」という関係となる（司法精神科医が実際に収容者や犯罪者を治療するような例外はある[3、4]）。

　このような関係性の相違にはいくつかの理由がある。第一に、第三者機関が代価を支払っているとしても、一般精神科医は患者によって「雇われて」いるのであり、患者の利益、ニーズ、目標が優先される。一般精神科医の基本的責務は、ラテンの原理のいう〝primum non nocere〟すなわち「まず、害すなかれ」である。

　一方、司法精神科医は、裁判所もしくは弁護士、判事などの公人に「雇われて」いる。司法精神医学における鑑定の結果は、被鑑定者を傷つける（例：被告には責任能力がある）文書となり得る。もし法廷で承認されたなら、それは対象を刑罰に導き得る。しかし、対審構造からなる裁判システムが精神医学専門職に求めるのは、通常、決定者（decision-maker）に精神障害と精神医学的原理について教育することである。司法精神科医はこの役割の性質を心に留めておくという倫理的な責務を有している。これは歴史的にさまざまな方法で扱われてきたが、いくつかを簡単に記載する。

　アッペルバウム（Appelbaum）[5]はその特殊な関係性を扱うためにある倫理理論を提案している。善行や無危害といった臨床業務の慣習的特徴は異なった体系で置き換えられる。すなわち、真実を語ることの重視と無危害、人間と正義へ敬意を払うことである。これらの原則の延長上で、グリフィス（Griffith）[6]は、司法鑑定人は評価にあたって、直面する文化的および倫理的な変数も考慮しなければならないと言明している。ノルコ（Norko）[7]は、法曹倫理のあらゆる重要な声明の核として存在する、評価対象に対する慈悲の心の役割を扱っている。マルティネス（Martinez）とキャンディリス（Candilis）[8]は、人々の価値観、信念、その経験的文脈の中で理解される文化的習慣を網羅するナラティブ倫理の要素や、臨床家としての役割に基づく強固な専門家気質の要素を加えた。キャンディリスとマルティネス[9]は、鑑定人の義務と理想を認めた倫理と法に関する必要条件を遂行する際の最低限度の水準について論じた[9]。

## 対峙的な状況：二人の主に仕える

司法精神医学における厄介な課題は、司法精神科医の置かれている立場の問題である。司法精神科医は誰のために働くのか。法システムが雇用主であることは患者（被鑑定者）への責務がすべて消失することを意味するのか。司法精神科医の立場は、軍事精神医学、学校精神医学、産業精神医学のような他で確立された双方代理（dual-agency）とどのように比較され得るのか。

双方代理における倫理的緊張は、以下の理解により最善の解明がなされる。通常「契約」は法システムの一部と結ばれる一方で、司法精神科医は被鑑定者に対して、特に情報開示に関して一定の義務を負っている。相手を欺くこと（たとえ不注意によるものだったとしても）を避けるために、司法精神科医と被鑑定者との関係性は治療を担う医師と患者の関係性とは異なるということを被鑑定者に充分に知らせる（警告するといってもよい）ことはきわめて重要である。この警告はいくつかの理由により、倫理的に重要であるといえる。

まず考慮すべき点は、医師に相談する人は、何らかの期待や、調査されているのではないという前提、もしくは医師に対する転移を抱くということである。打ち明け話の秘密は守られ、医学的努力はひたすら相談者の利益にのみ向けられると考える。有能な臨床家であり面接者でもある司法精神科医は、ラポールや信頼を分かち合う雰囲気を醸し出すことでこの傾向を助長してしまう。実際、ストーン（Stone）[10]は、重要かつ挑発的な論文（もともとはＡＡＰＬに向けた講義）の中で、司法精神科医がよい面接者で共感能力の高い臨床家であればあるほど、被鑑定者は自身の不利益につながり得ることを告白させられてしまうと警告している。したがって、通常の規範が当てはまらないことを当初から被鑑定者に知らせるべきである。もし被鑑定者があまりにも何でも打ち明けてしまうようならば、以下の警告を面接中繰り返し伝える必要があるかもしれない。

典型的な警告は次のとおりである。

1. 鑑定の内容と結果は秘密にされず、弁護士や判事に伝えられたり、ある条件の下で法廷において公開されたりするかもしれない。
2. 鑑定は治療を目的としたものではなく、鑑定人は被鑑定者を治療する医師ではない。

3．黙秘したとの記載がなされるかもしれないが、被鑑定者は質問に必ずしも答える必要はない。

また、被鑑定者は鑑定中に適切な休憩をとる権利を有していることについても知らされるべきである。さらに司法精神科医が検察および原告、または被告のどちらに雇われているのかについても下記のように伝えられる必要がある。

「私はあなたの事件について、あなたの弁護士（もしくは相手の弁護士、あるいは裁判所）により雇われていますが、私の証言は客観的で価値あるものでなければなりません。つまり、証言はあなたを助けるかもしれないし、不利益となるかもしれないし、または何もわからないかもしれません。証言がどう影響するかは、裁判が終わるまで私たちにはわかりません」

最後に、司法精神医学領域における実際の治療というもう一方の側面、すなわち受刑者、拘留者、仮出所者、被保護観察者、仮釈放者に対する治療について考えてみたい。そこには患者の利益を第一義とした伝統的な医師-患者関係が存在する。同時に、司法精神科医が行い得ることや約束し得ることについての制限も存在するので、前述の双方代理に関する記述があてはまる。司法精神科医には、守秘義務には限界があり、施設の約款や手続き上必要な報告をすることを患者に知らせる倫理的な義務がある。判別しにくい状況については、利益と危害に関する倫理的な分析により解決されるべきである。[11] 下記を例に検討したい。

◆事例1

うつ病の治療を受けている受刑者が、翌日に計画されている脱走計画を漏れ聞き、主治医の精神科医に伝えた。その精神科医は、情報の出所を明かすことなく当局に注意を促し、施錠により騒動を防いだ。受刑者は、報復を恐れながらも、騒動拡大の防止を目的とした治療者の行為の必要性を理解した。

## 司法精神科医の倫理的義務

司法精神科医の倫理的義務を明らかにするために、本書の第3版と、ＡＡＰＬによる倫理綱領（二〇〇五年改訂[1]）を用いることとする。このアプローチにより、司法精神科医が直面する典型的な倫理的ジレンマを検証することができる。このＡＡＰＬガイドラインは他の状況における意思決定についても参考になる。

## 守秘義務の基準

プライバシーと守秘義務の尊重は、司法的評価を行う際の主要な懸案事項である。精神科医は法的文脈を考慮したうえで、可能な限り守秘義務を守るべきである。被鑑定者の医療的守秘義務についての理解には、特別の注意が払われねばならない。司法的評価においては、合理的に予想される守秘義務に関する限界について、被鑑定者および情報提供者に告知することが求められる。

　評価において得られた情報や報告は、その司法管轄区における評価に適用される守秘義務に関する法規の対象となり、この規則にのっとってあらゆる情報開示が制限を受ける（文献1の第2節）。

　この基準の意味するところの多くは、前述の双方代理の議論においてすでに扱われている（文献12も参照）。それに加えて重要なのが、鑑定人は鑑定の間、被鑑定者が司法的な文脈における保身のための用心深さとは相容れない「臨床的な考え方(clinical mindset)」に陥らないように、そして治療的な利益を期待しないように警戒する必要がある。実際アッペルバウムら[13]は、研究対象でさえも、単に治療を受けているだけであるという考えにあっさりと陥ってしまうと指摘している。

　訴訟資料は守秘の対象でもあり、それは事例に関する正式文書（記録、報告、供述録取書）に影響を与えるのみならず、鑑定人自身の評価結果にも影響を及ぼす可能性がある。問題を複雑にしているのは、司法管轄区が異なれば証拠開示手続き規則も異なること（たとえば、一方が得たり作成したりしたものはすべて他方に対して秘密にされないという、完全な開示もあり得る）、「職務活動の成果（work product）」の保護（立件するために弁護士が使用するこれらの資料は、開示から保護される）が広範囲に及ぶ可能性があるため、たいていの場合鑑定人の名前、ましてや彼らの意見などは、弁護士は公判が始まるまで知り得ないということである。これが真の「不意打ち裁判(trial by ambush)」である。

　司法精神科医による倫理的行為には、関連規則の遵守や事例情報に関する守秘義務の努力が含まれ、以下の行為はとうてい受け入れられるものではない。

◆事例2

　熱い議論が交わされている親権裁判で、司法的訓練を受けたことのない精神科医が鑑定人として関わった。証言の後、彼女は場当たり的に記者会見を裁判所の階段にて開催し、彼女の立場、意見、信念を力説した。もちろんそれは法廷で審議中の内容に関することである。彼女は制裁措置をとられた。それはとりわけ法廷審議中の守秘義務違反に関するものであった。

## 同意基準

評価の最初には、鑑定の性質と目的、守秘義務の限界について通知すべきである。インフォームド・コンセントは必要時かつ可能なときに適宜行われるべきである。もし被鑑定者に同意能力がないならば、司法精神科医は当該司法管轄区の関連法に従うことになる（文献1の第3節）。鑑定においては臨床的な関係性は変化しているものの、自律尊重の原則に由来する理由により、できる限りインフォームド・コンセントを得る努力がなされる。しかし司法業務においては一定の例外が認められる可能性がある。たとえば裁判所命令として鑑定や治療、法的な拘留が行われる場合などである。

AAPLガイドラインは、鑑定に対する同意と治療に対する同意を、倫理的に明確に区別している。前者の同意は裁判所命令により破棄される可能性があり、後者の同意は、司法管轄区固有の法や規則、もしくは判例法に準拠することになるかもしれない。多くの判例で（たとえば、Washington v. Harper[a]や、Riggins v. Nevada[14、15][b]）、法システムを通じて被告の経過のさまざまな段階において治療を拒否する権利が認められてきた。司法精神科医は臨床行為に関連する規則にも精通するよう期待されるということである。

## 複雑な同意の問題

裁判を受ける能力と犯罪責任（心神喪失）の両方を評価するために、被告が司法的な収容施設に送られることはよくある。決定は最終的に法廷によりなされる。能力評価において患者が裁判を受ける能力がないと示唆されたときには問題が生じる。もしそうであるなら、犯罪責任の評価のきわめて重要な部分である、自己負罪に対する警告[c]を患者が理解しないかもしれないということになる。したがって、その後の鑑定が倫理的に複雑なものになってしまう。能力欠如に関する鑑定人の意見が決定力のあるものではないとしても、鑑定人は鑑定を保留すべきであり、裁判所からの指示を求め、訴訟手続きの前に患者の弁護士に被告すなわち患者を面会させるべきである。これは、審議を続行するために必要な被告の同意能力についての疑義があるという論理的根拠による。

## 誠実性と客観性の追求

以下に見るように、これは最も複雑で物議をかもす基準である。

精神科医が法的手続きにおいて鑑定人として機能するとき、彼らは誠実性の原則を遵守し客観性を追求すべきである。民事もしくは刑事問題のある一方の側に雇われているとしても、精神科医は評価を行うときや、臨床的データを法的基準に当てはめたり意見を述べたりするときに、これらの原則を遵守するべきである（文献1の第4節）。

誠実性は一般に認められた徳であるにもかかわらず、なぜ今さらそれを基準とする必要があるのだろうか。対審という状況において司法精神科医に加えられる独特の圧力を検討することで、その答を得ることができる。

まず弁護士からは、鑑定人としての司法精神科医の見解を弁護側にとって最も好ましい方に傾けさせようとする圧力が加わる。弁護士の倫理観では専心的に依頼人を弁護することが求められているため、弁護士は対審システムにおいて常に依頼人側に偏っている。弁護士の仕事は、公正な立場を保つことや治療的立場における中立とはかけ離れたものなのである。相手方の弁護士はそのような立場から、倫理的義務として鑑定人に挑み、質問し、非難する責務がある。これが鑑定人に対し、その意見に影響を与えるための圧力となることは明らかである。

このような状況から、「鑑定人の役割は、双方の弁護士から自身の見解の真実を守りぬくことである」というような誠実性の概念が再構築された[16]。

これらの外的な圧力に対し、内的な圧力もある。たとえば、雇い人である弁護士との一体感や、弁護士を喜ばせたい、あるいは協力したいという願望、強固で整然とした論拠（たとえそれらを質的に担保するような証拠がなくても）を提示したいという熱意などである。こうした事柄が「真実を守り」適切に抵抗しなければならない鑑定人の義務に影響を及ぼす不公正な判断の源泉となり得る[17、18]。

また金銭的な動機付けも、鑑定人の誠実性に影響を及ぼすかもしれない。それは後述する「お抱え鑑定人」問題で議論する。

---

訳注a　Washington v. Harper：一九九〇年連邦最高裁は、精神疾患を持つ受刑者が抗精神病薬による治療を拒否する権利を認めた（合衆国憲法修正十四条の適正手続き条項により保護される自由利益であるとの解釈による）。

訳注b　Riggins v. Nevada：一九九二年連邦最高裁は、精神疾患を持つ刑事事件の被告人が公判前留置の間に抗精神病薬による強制治療を受けたため副作用によって訴訟能力を欠いたとの訴えに対し、抗精神病薬の拒否は自由利益であるとの判決を下した。

訳注c　自己負罪に対する警告：自分の証言が自身の有責性を証明する可能性もあることなどを警告すること。たとえば、自己負罪を避けるために黙秘権を使えるといったことについての説明など。

鑑定人はこのような圧力などの誘惑に抵抗しなければならない。AAPLガイドラインでは以下のように記されている。

> 民事事件もしくは刑事事件で一方の側に雇われることは、精神科医を意図せぬ偏向と意見のゆがみの危険性にさらすこととなる。精神科医は、誠実に振舞い客観的な意見に至るように努力することにより、そのような危険性を最小限とする責任がある。（文献1の第4節、commentary）

ガイドラインの記述の中で、単に「客観的であること」でなく「客観的であるための努力」とされているのはなぜだろうか。偏向が普遍的に存在することを考慮すると、客観的であることは理想像であり、精神科医は最善を尽くしてそうあろうと努めるのだといえる。努力するという概念もまた、鑑定人は主観性と客観性のバランスをとろうと苦闘することが求められるということを示そうとしたものである。次のような分析[19]がある。

> 客観的であろうとする努力は、内省、透明性の高い論理的推論、事例のすべての側面を探索する努力を構成するようである。この倫理的な技能は、鑑定人の偏向や弁護士の目的に調和しないような仮説ですらも探索することを意味する。バランスのとれた報告や証言は鑑定人が客観性を保つための適切な方法でもある。我々はこれに、教育、相談、同業者による批評を加えたい。（文献19の19～20頁）

誠実性と客観性の追求はいかにして成し遂げられるのだろうか。記録や面接などの関連情報はできるだけ徹底的かつ広範囲に、証拠開示手続きや証拠許容性の規則に準拠して審査されるべきである。それによって冷静かつ客観的な意見が引き出される。「欠点も含めたすべて」が雇用主である弁護士や裁判所に知らされるべきである。そのうえで、弁護士はその鑑定結果がそのケースに有益か、法廷で使用できるかを決定する。もし意見が弁護士のケースの助けとならないならば、和解などの法的決定を行うこともできるし、他の鑑定人を探すこともできる。いずれも合法的な司法戦略である。

この種の問題は、一般的にはたとえば精神科領域における医療過誤を扱う際に生じてくる。医療過誤では、標準的な治療とはどのようなものかが問題にされる。典型的には「平均的で合理的な臨床医」による治療と定義されるが、司法鑑定人の客観性は、自身の隠れた偏向や、標準的とはいえない（平均以上の水準かもしれないし平均以下かもしれない）鑑定人自身の治療基準によりしばしば影響を受ける。

もう一つの問題になる領域は子どもの親権裁判である[20]。すべての関係者や観察者を包括的に検証することにより、親権に対する強い要求や、「訴訟の最も醜い形態」によく見られる特徴である反対立場の関係者からの非難に、司法精神科医が影響されないようにすることができる。ここでのさらなる倫理的側面は、家族の全体像をつかむため、評価者は両親、子ども、教師、ベビーシッター、観察者、家族の他のメンバーなど、すべての人から聴取を行うべきだということである。両親の片方からのみの検証は偏向につながる可能性があり、養育能力の評価に対する客観性を妨げることになる。

## 審問のない司法鑑定

審問が行えない状況について、AAPLは以下のように記している。

> 鑑定が個人に対する審問なしに提出されるとき、誠実性、客観性、臨床的評価の妥当性に疑義が差し挟まれるかもしれない。医療過誤事例に対する診療録の審査のような評価に対しては、個人への審問は必要とされない。それ以外の司法的評価において、もし適切な努力を払っても個人的な審問を行うことが不可能なとき、それでもなお他からの情報に基づいて意見が提出されるかもしれない。このような状況で作成されたすべての鑑定書には、精神科医の責任において、個人に対する審問がなされておらず結果としてそこから得られた見解には限界があることを明記しなければならない。（文献1の第4節、commentary）

審問のない状況での鑑定の問題は、以下のような状況においてよく見られる。

1. 心理学的剖検（psychological autopsy）[d]：故人の精神状態が問題となるかもしれない。たとえば、生命保険の中には、種々の精神異常における自殺に対する支払いには応じるが、理性に基づく自殺に対しては支払いが行われないものもある。心理学的剖検は次の項目にも関連している。
2. 自殺により顕在化した医療過誤：医療過誤事例として、故人に対する誤診と誤った治療の申し立てがなされるかもしれない。理性的な事例検討を行うためには、診療録と観察者を通じての情報をもとにするしかないが、鑑定人は死亡した患者の精神状態を把握する必要がある。

訳注d　心理学的剖検（psychological autopsy）：不審死に対し、故人に関する生前の各種記録や故人と親しかった人に対するインタビューによって得られた情報をもとに故人の人生を再構築し、死に至るまでの心理過程を明らかにしようとする試み。現在では主に自殺の実証的研究の手法として用いられる。

3．遺言訴訟：遺言人の死後、遺言が作成された時点における遺言人の遺言作成能力について、相続人間で争いが行われる可能性がある。そのような案件の原告は、最も公平な参考人とはいえないかもしれない。司法精神科医は遺言人が遺言作成能力の基準にかなっているかについて、観察者、医療関係者、遺言人の記載物などの情報源に基づき、意見を提出する必要があるかもしれない。その際、鑑定資料には限界があるということも認められなければならない。実際のところ、「私にはわからない」というのが無難な結論かもしれない。

以上の三つのケースすべてにおいて、本来の被鑑定者は死亡している。相手方の弁護士が法廷戦略のために、生存している原告もしくは被告に鑑定を行うことを拒否するという事態も起こり得る。これらについては、倫理的な鑑定人は、もし後に与えられたなら鑑定結果が変わるかもしれない失われたデータとして考慮する。鑑定は必然的に、その時点で利用可能なすべてのデータに基づかねばならない。

被鑑定者となり得る人がすでに他界しているときに生じ得る倫理的陥穽は、後付けの判断により、実際に携わった医療者よりも正確な診断を下したと主張したくなるような鑑定人の衝動である。主治医の診断がひどい誤診でなければ、倫理的な鑑定人は実際の医療者に対して質問を行う。彼らは患者に関して、文書の形ではほとんど残っていない豊富なデータ（身振り、表情、声のトーン、観察者の感情的反応と共感）を得ていたのである[21,22]。（実際の医療者に質問することの有益性を認めることは、「現場の観察者の優位に対する敬意〈respect for the primacy of the on-site observer〉」と称される[4]）。そのような主観的データはあまり記載されることはないが、意思決定に著しい影響を及ぼすかもしれない。

これに密接に関連した倫理的陥穽は、医療過誤事例で考慮すべき標準的治療の基準として、専門家が自身の基準を適用したくなるという衝動である。必須の標準的治療の基準とは、平均的かつ合理的な専門家の有する基準であるので、そのような行為は「客観性の追求」の基準を犯すものである。客観的であるためには、司法鑑定人は私的アプローチから離れ平均的基準を用いることが必要条件である。もちろん鑑定人は「平均」に関する自分の認識が何に基づいているのかについて説明すべきである。その認識は地域での臨床実践から生まれたのかもしれないし、文献、学会やカンファレンスなどから得たものかもしれない。

こうした努力をしたうえでも弁護士にとって有益な見解となるのであれば、倫理的緊張はまだ解決されていないといえる。倫理的実践に関する究極の検証は、反対尋問における誠実性である[4]。理由は単純である。直接尋問では、鑑定結果は弁護士と共に万全の準備と計画を行ったうえで系統だった陳述がなされる。反対尋問においては、予期せぬ質問がなされ、あらゆる限界、矛盾や鑑定の「穴」が明らかにされ、審議される。反対尋問では、倫理的な鑑定人は、矛盾点や不明点について、また利用できるデータには限界があることについて率直に認めなければならない。これが誠実性の真の検証となる。

## 「治療者」対「鑑定人」

さまざまな理由により、治療を行っている臨床家が自分の患者の鑑定人を依頼されることがある。弁護士が治療者に鑑定費用なしに「二重義務」を負わせて経費節減しようとしているような場合、弁護士がその役割間の葛藤について何も知らないような場合、治療者が自分の患者を救うために擁護したいという熱い思いに流されてしまう場合などがこれにあたる。治療者と鑑定人の役割が倫理的に相容れないことは他でも十分に述べられているが[23,24]、問題の核心は二重の葛藤、すなわち各々の役割がもう一方の重要な要素を損なわしめることである。

AAPLの綱領では以下のように記載されている。

> 自分の患者に対して司法的な役割を負う精神科医は、患者との治療関係に悪影響を及ぼすことになるかもしれない。司法的な評価は、証拠や意見の裏付けとなる情報源への面接、情報を公開審査の場に持ち出すこと、もしくは被評価者や治療自体を侵襲的となりうる反対尋問にさらすことを必要とする。司法的評価と鑑定人の信頼性は、臨床的役割と司法的役割の相違から生じる固有の葛藤によっても蝕まれるかもしれない。それゆえ、治療を行っている精神科医は、患者の鑑定人の役割を務めたり、法的な目的で患者の評価を行ったりすることを一般的には避けるべきである。（文献1の第4節、commentary）

鑑定人の役割の上に治療的役割を重ねることによる悪影響は、患者との治療同盟関係により不可避的に持ち込まれる患者寄りとなる偏向（治療的には望ましい偏向かもしれないが）によるものである。この同盟関係は治療的には不可欠なものではあるが、鑑定人に必要とされる客観性の追求をゆがめる傾向がある[25,26]。

反対に鑑定人の役割への負託は治療に影響を及ぼす。たとえば上述のように、患者は守秘義務の遵守を期待するが、その期待は鑑定人という新たな立場においてはしばしば守られない。さらに、治療中の患者は、診療情報が将来的に法廷で開示されるかもしれないという警告は通常されていない。そのような形での情報開示は予想外のものであり、実際そうした警告は臨床行為を妨げてしまうであろう。したがって、面接の守秘義務が守られないということが治療開始時に認識されていなかったことにより、治療者が鑑定人を務めることに対する倫理的な問題が生じるのである。実際、守秘義務違反の可能性に関するインフォームド・コンセントの欠如でもある。

守秘義務のインフォームド・コンセントの問題に付随して、ある特別な問題が起こる。米国のような訴訟好きな社会において増加しつつあるのだが、精神科治療中の患者が自動車事故などの治療とは無関係の訴訟に巻き込まれることがある。患者は事故による「心的外傷」に対して補償を求めるかもしれない。しかし患者は、そのような保障請求を行った場合、現在の治療を含むメンタルヘルスの問題すべてが守秘特権の対象から外されることを認識していない可能性がある。さらに悪いことには、多くの弁護士はそのような請求を行った際の臨床データの開示について、理由はさまざまだが、依頼人に説明をしていない。治療を担う精神科医は、倫理的観点から、この問題を患者に警告し弁護士と相談するよう促さないわけにはいかない。話し合いがうまくいけば、患者が請求の一部を取り下げたり、患者である訴訟当事者が開示に対する心構えができるように弁護士が手筈を整えたりといった、有益な結果が得られるであろう。

## 「お抱え鑑定人」問題

葛藤、混乱、敵意というのが、司法精神医学における「お抱え鑑定人（hired gun)」問題を象徴することばである。一八四三年の英国でのマクノートン(M'Naghten)事例[27][e]以来、注目を浴びたあらゆる心神喪失の審理は、精神科医の間に専門職としての戸惑いを引き起こしただけでなく、法や規制の改正および抜本的改革を求める民衆や報道機関、政治家による激しい抗議行動につながってきた。これらは対審システムを廃止し、その代わりに裁判所により任命された専門家陪審団による裁判を行うことへの要求と結びついている。このような騒動は、新聞読者やテレビ視聴者が、自分たちが過去の犯罪時点における被疑者の精神状態を正しく想像できると考えていることに由来しているようである。それゆえに、精神科医が重罪犯を「免罪」しようとしていると叫び、判事や陪審員の機能をも無視する。これらの詮索好きな見解の基礎にあるのは、一般市民は、自分がDNA専門家だと考えることなど夢にも思わないのに、多くの人が自分が心理士であるかのように、テレビで放送された被告の様子から仮病を見つけ出すことができると考えていることである[28]。

このような雑音の背後にあるのは、司法精神科医が堕落し、「誠実性と客観性の追求」に基づくのではなく、弁護士が言わせたいことに基づいて意見を述べているという深刻な問題である。堕落した鑑定人と倫理的な鑑定人の違いは、「倫理的な鑑定人は時間を売り、お抱え鑑定人は証言を売る」との警句に表わされている[4]。法的な結果によって賃金が支払われる「成功報酬」は明らかなバイアス因子となり得るため、司法精神科医はそれを断るべきとするAAPLの綱領は、上記の推論により正当化される。鑑定人は費やした時間に対して代価が支払われるのであり、報酬を獲得するために何としてでも勝訴を勝ち取ることよりも、むしろ「双方の弁護士から鑑定の真実を守りぬくこと」を唯一の目標としているので、その証言は「中立を貫いた結果[29]」となるべきである。

問題は必ずしもそれほど単純なものではない。精神医学のあらゆる領域の専門家がときに辛辣に異議を唱えるかもしれないが、そのような不一致が買収の存在を意味するわけではない。「メディアで報道されていたあなたの証言の一部について私は異議を唱えたいのだが、あなたはお抱え鑑定人なのではないかと考えたくなる」。しかしメディアはしばしば事実のごく一部分や大きく捻じ曲げたものを報道するものであり、このような発言は不適切である。したがって、証言の妥当性を正確に評価することは非常に困難なのである。司法精神医学的問題の複雑さを考慮すると、法廷における意見は「確定的事実」としてではなく、「医学的に妥当な見解」として提出されるものであることを念頭に置く必要がある。

さらなる倫理的葛藤が、事例自体に内在する問題から生じるかもしれない。たとえば鑑定人の個人的人生観に関わるような事例、鑑定人が極悪事件や悪質な企業犯罪の弁護側に立つ場合、もしくはとるに足らない、または誤った判断に基づく訴訟の原告側に立つ場合などである。倫理的な鑑定人がとるべき身の振り方は、次の二つの極の中間でなくてはならない。一方の極は、誰でも法廷や弁護側の業務を行う権限があるという考え方であり、もう一方の極は、自身の個人的価値観に相反するいかなる事例をも受諾する必要はないという考え方である。裁判事例はときに非常に恐ろしい内容を扱うことになり、それによる相当程度のストレスも予測されるが、苦痛の程度が極度である場合には、鑑定人は途中で撤退する権利も有している。

## 適格性

司法精神医学における高度な専門知識は、実際の知識、技能、訓練と経験の裏付けにおいてのみ主張されるべきである（文献1の第5節）。これは「誠実性」の基準を、「実際の」経験に関

訳注e　マクノートン（M'Naghten）事例：一八四三年、ダニエル・マクノートン（Daniel McNaughton）は、妄想に基づいて当時の英国首相と誤認してその秘書を射殺した。裁判では、法廷で証言した医師はすべて、犯行は妄想によって引き起こされたと述べ、マクノートンは心神喪失により無罪とされた。

する正直な報告に適用しようとするものである。もしアルコール依存症患者の治療経験が三例のみであればそのように報告し、ＰＴＳＤ評価が初めてであればそのことを認めるべきである。理想的には、業務開始当初に雇い主である弁護士と、経験的な強みと限界についての話し合いを持つとよい。これは、実際の専門技能の程度について虚偽の申告がなされるのを回避することを目的としている。

　司法的な問題と本質的に道徳的な問題との間の葛藤についてはさまざまな解釈の余地があり、鑑定人としての適格性の問題に影響を及ぼす。司法精神科医は、精神医学的な原理を法的問題に適用するという役割を担う。したがって、道徳的に非難されるべきかどうか、行為に対する最終責任はどこにあるのか、意識的な動機か無意識的な動機なのか、将来に関する予測などといった問題は、これらすべてが民事および刑事訴訟の過程において司法精神科医に提起される可能性がある。

「ドクター、このかわいそうな婦人に起こったことはひどい辱めだと思いませんか」

「ドクター、あなたは彼がしたことについて彼に責任を負わせることが本当にできますか」

「ドクター、あなたはこのことが決して再び起きないと、確かにいうことができますか」

　鑑定人の専門技能は精神医学の領域に限られたものであり、社会的な基準に関する問題に対応するものではないことを強調すべきである。

## 「最終判断」問題

　司法精神科医が証言台で事例の法的最終判断を述べるべきか否かについての問題は議論の的である。最終判断とは、たとえば被告の刑事責任能力もしくは無能力についてであるが、事実認定は判事と陪審員（fact-finder）が判断を下す領域である。ある学者らは鑑定人が最終判断に言及すること、すなわち「この被告は心神喪失により有罪ではない」、または「この被告は心神喪失により有罪ではないと見なすべきである」などの意見を述べることは、判事や陪審員の領域を侵していると断言している。[3] 彼らは、鑑定人は最終判断について、「私の意見としては、医学的な確度における合理的な範囲において、被告は行為の不法性を予測するための能力を欠いていたと考えられる」のようにただ簡潔に表現するにとどめることを勧めている。判断基準に言及することにより、鑑定人は最終判断を判事と陪審員に託すことになる。

　すべての司法的証拠はいずれにせよ意見にすぎず、明らかな結論を示唆することなく、判断基準についてのみ見解を述べるのがよいと論じる者もいる。さらに判事は通常、鑑定人の見解がどの程度重要視されるのかについての情報を陪審員に与える。鑑定人は自分の意見が持つ明確な意図を陪審員に説明するために最終意見を示すのだと主張する判事さえいる。倫理的な考えを持つ鑑定人は、地域的な慣習、弁護士の助言、判事の指示に耳を傾けるべきである。

## 倫理的議論の対象となる領域

次に、司法専門家と一般精神科医の両方にとって倫理的な困難を伴う多くの問題について検討していく。

◆罪状認否前の精神鑑定

ここでの議論は、司法精神科医は被疑者が逮捕、拘留された後すぐに、おそらく弁護士が担当する前の期間において、被疑者を診察すべきか否かという問題に関するものである[30]。一般的な議論は以下のとおりである。すなわち慣例上は（緊急治療が必要な場合を除き）被疑者が適用され得るすべての権利につき説明と忠告を受けられるように、司法精神科医は弁護士が指名されるのを待つよう求められている。ＡＡＰＬガイドライン（文献1の第3節、commentary）は、以下のように記している。

> 犯罪行為で告発されているが弁護士に相談を行っていない者、犯罪もしくは犯罪様行為の捜査や尋問下にある者、政府による拘留下にある者、政府への敵対行為や移民法違反を犯した者などに対する起訴や管理のための司法的評価を、精神科医は裁判所の指示なしに行うべきではない。

この規制の目的は、被疑者が自らを罪に陥れるような言辞を精神科医に与えないようにすることである。精神科医の情報獲得技能は、被疑者に不利に働くかもしれない。被鑑定者は、すべての質問に答える必要はないことを知らないかもしれないし、法律家の役割を理解していないかもしれない。また守秘義務の限界や審問中に休息をとってもよいことも知らない可能性がある。したがって弁護士の任命を待つことによって、鑑定人が被鑑定者を不当に扱ってしまうという事態を避けることができる。

これには反対意見もある。多くの患者は、自分の権利と守秘特権について情報を得ることができるし、犯罪が起きて間もない時期に鑑定から得られた情報は刑事責任に関するその後の決定にきわめて有益であるというものである。もし真実の探索が最優先なのであれば、そのような時宜を得た評価は最良のデータへの最良のアクセスを可能にするであろう。すなわち、最も早い時期のデータは最もよいデータであるということである。ＡＡＰＬの倫理的立場は、弁護士が指名され、被鑑定者との面接の機会が持たれるまで、診察を延期するか差し控えるべきであるというものである。このような立場においては、競合する倫理的目標を安易に同一視することになるかもしれない。ソロモン的な解決策としては、治療と鑑定の機能を二人の精神科医が別個に担当し、役割を明確に区別するという方法がある。しかし資源が限られている状況では難しいであろう。

### ◈心神喪失の抗弁

心神喪失の抗弁における司法精神科医の関与は、最も複雑で最も基本的な、最古の司法的評価の一つを代表するものである。数十年前、司法精神医学は主に公判に臨む能力と心神喪失の評価から構成されていた。先にも述べたようにこの問題は辛辣な批判にさらされ、注目を浴びる事件が起こるたびに法改正が要求されるのが常である[28]。弁護側として証言に立つ司法精神科医は、被告を「免罪」にしようとしていると見なされてしまう。そのような事件についてメディアが騒いでいる中で見失われがちなことは、通常、少なくとも二人の精神科医が見解を述べてはいるが、心神喪失により無罪であると決するのは判事もしくは陪審員のみだという現実である[3]。

心神喪失に関する問題の核は、被告が責任能力の存否の判断を求められている行為を行った時点における、被告の精神状態への成文法上の法的基準の適用に関するものであるが、それには注意深く、精密で、巧妙な、臨床領域と法的領域のギャップの橋渡しが必要となる。実際のところ、そのような細心の注意を要する司法的任務はこれ以外にはないかもしれない。これらの厳格な要求の他に、心神喪失の抗弁はある倫理的陥穽を露呈する。前述の誠実性と客観性が、以下のような要因により試されることになるかもしれない。鑑定人と刑事被告との一体感、精神疾患であることが特に明白な場合に心神喪失と判断する閾値を下げる傾向、被害者との一体感により心神喪失と判断する閾値を上げる傾向、犯罪の極悪性や異常性に対する逆転移反応、すなわち行為が「狂っている」ように見えることと法的基準による心神喪失とを混同する可能性が高くなる、などである。これらの判断基準により、一見すると矛盾しているような見解も出される。被告は精神疾患の可能性はあるが、心神喪失ではない、つまり病状は心神喪失との判断に必要な基準を満たしていない、というようなものである。

### ◈個人的な心的外傷の事例

心理学的な外傷体験を主張する事例は司法精神医学においてはよくあることである。倫理的な課題としては以下のようなものがある。すなわち、詐病や症状の誇張があるのではないかという繊細な問題、特にトラウマや虐待の経歴がある場合に問題となる外傷体験と現在の心理状態との因果関係、などである。また感情的に耐えがたい苦痛に直面している人を扱う際に客観性を維持する必要性があり、そのためには評価者が自身の仕事は患者の治療ではなく客観性の追求であることをしっかりと覚えておく必要があるということも、倫理的課題の一つである。最も困難なのは、異なる犯罪者により加えられた一連の心的外傷について、衝撃を個々に区分して評価することである。

### ◆司法精神科病院および刑務所の精神科医

いずれの施設も拘禁を伴うが、倫理的にはいくぶん異なった問題がある。しかしいずれの施設でも、治療と評価が義務である状況において、双方代理の問題が広く認められる可能性がある。これらの機能は分離されることが望まれるが、資源が限られているため実現は不可能かもしれない。

司法精神科病院に特有の倫理的ジレンマは、心神喪失により無罪が確定して正規に収容された被告が、その後の診察の結果実は病気ではなかったと判明したときに生じる。これは、精神病を装った被告が、犯罪時点で心神喪失状態であったかのように陪審員に信じ込ませたためであるかもしれない。

注目すべきは、ある男を射殺した警察官の例である。犯人である警察官は、男が犯人に発砲しようとしていたため射殺したと申し立てたが、結局男は拳銃を所持していなかったことが判明した。その警察官は殺人の罪で告訴されたが、側頭葉てんかんによる心神喪失を主張した。しかし司法精神科病院に収容後の検査ではそのような疾患を裏付ける検査結果は認められなかった。それにもかかわらず、裁判所は彼の退院を許可せず、「治療」の継続を要求した。件の警察官は、「障害」を発見できなかったことと治療を行わなかったことを理由に、警察を相手取って訴訟を起こした。稀なケースではあるが、この事例は、司法精神科病院において遭遇するかもしれない権力構造の対立を表している。

刑務所の精神科医は「囚われの聴衆[f]」を相手にして、適切な評価と治療を行うことを求められる。倫理的問題としては、自発的に他の犯罪について告白する受刑者、自分に処方された薬剤を刑務所の「秘密の市場」で取引する受刑者、治療面接中にレイプや殺人、逃亡、暴動などの計画を暴露する受刑者への対応が挙げられる。これらの厄介な問題に対する明快な解決策はないが、受刑者に対して双方代理の説明を行い、守秘義務の限界について明らかにすることは、一般的な措置として必要である。

訳注f　囚われの聴衆：聞きたくないことや見たくないことでも、見聞きせざるを得ない状況にある人。受刑者は刑務所の中で生活することにより、不可避的に自分が知りたくないような情報でも耳に入ってきたり、目撃したりしてしまう。

### ◈死刑に関連した問題

米国最高裁は一九八六年にフォード対ウェインライト(Ford v. Wainwright) 事例[g]で、受刑者たちは死刑執行の前に意思能力の存否を確認される権利があるとした[31]。精神科医がそのような意思能力に関する鑑定を行うべきか否かという問題は激しい議論の的となる。ここにはいくつかの因子が関連している。死刑に対する個人的・臨床的・公的態度、精神科医が臨床家の立場にあるのか司法鑑定人の立場にあるのかという違い（後者の文脈では、おそらく通常の医師-患者関係とはならない）、そして医師は死刑執行に関わってはならないという普遍的な禁止事項に抵触しないためには「死刑からどの程度の距離を置いた立場をとればよいのか」という問題などである。この禁止事項は、米国精神医学会、米国医学会、世界精神医学会その他の医学団体の基準である。

受刑者の権利として、受刑者は死刑執行時に意思能力を有していることが必要であると裁判所が明確に示したことにより、鑑定の必要性が明確にされた。また、意思能力のない受刑者が終身刑に減刑されることによって死を免れるにはそのような鑑定を行うしかないという法的な立場をとる人がいるかもしれない。実際、この点に関して精神科医が倫理的ジレンマを解決するためには、すでに減刑された受刑者の意思能力の鑑定を行うしかないとの提言もある。すなわち死刑囚への意思能力鑑定の実施は、終身刑への減刑確定が前提条件となっているということである。死刑を免れ得る意思能力欠如の所見は、死刑への最後の障壁を取り除くことを意味する意思能力ありという所見とのバランスを保つようにしなければならない。このような鑑定では、死刑に対する個人的な考え方は確かに鑑定に関係し、影響を及ぼし得るものである。

これに関連して、司法精神科医は医師-患者関係には関与せずに被鑑定者を鑑定するのだという考えを受け入れるとしたら、鑑定の際の倫理的基準は治療者のそれではなく、人権尊重という基準になるという議論がある。一九九七年、アッペルバウムとホジ（Hoge）はこの問題に関する集中議論の中で[32]、死刑囚の意思能力鑑定は倫理的であるとの断定的な見解を提示した。彼らが強調したのは、鑑定の不履行が、受刑者を死刑から救うかもしれない精神障害の発見の可能性を奪うという点、および、他の侵襲的となり得る鑑定も倫理的と見なされているにもかかわらず死刑囚の意思能力鑑定を区別するのは「不自然で論理的一貫性を欠く」という点である。これに対しフリードマン(Freedman) とハルトマン (Hartmann) は否定的な見解を述べた。その根拠として、ニュルンベルグ綱領は医師が死に導き得ると考えられる過程に参加するのは反倫理的であるとしていること、断定的な見解は「非道徳的」であるということ、極刑への関与は「倫理的な限界点」を超えた問題であることなどを挙げている（文献32の18頁）。

議論は統一見解には至っておらず、近い将来にそうなる見込みもない。死刑に関わる鑑定においてはその危害の可能性は極限のもの、すなわち死であるにもかかわらず、鑑定人の倫理的立場は、民事、刑事、労働者の補償、心的外傷、親権、その他の形態の訴訟から生じる可能性のある、危害を加え得る鑑定結果の提供と異なるものではないと主張する人もいる。

考慮を要するもう一つの問題は、精神科医が死刑囚の鑑定を拒否することをめぐるものである。これは、援助を必要としている人にその援助を与えないこと、さらには最高裁が必要と定めた業務の遂行をあまり適任ではない人に委ねてしまうことにも等しいかもしれない。

最後の疑問は、その問題からどの程度の距離をとるべきなのかということである。死刑判決の出る可能性のある事例において誠実かつ客観的に証言する精神科医は、倫理的な汚点とならないように十分に距離をとっているように見えるかもしれない。これは、とりわけ最終的な決定をするのは鑑定人ではなくfact-finderである判事や陪審員であるという理由による。一方で、精神科医は、最終的には被告を死へと導く連鎖ドミノの最初の駒を倒していると見なされる可能性もある。公判から死刑に至る過程のどの段階での業務遂行が「死刑に近すぎて」真に倫理的な状態ではなくなるのかという問題については激しく議論されているところであり、すぐには解決されないであろう。しかし精神科医は、誰しもむりやりに鑑定人としての役割を負わされることはなく、それは自発的に行う役割であるということを常に念頭に置くべきである。精神科医が個人的価値観に反すると感じるような事例への関与を嫌々ながら押し付けられるようなことはない。

### ◆事例からの途中離脱

鑑定人を務めることは選択された役割（すなわち自由意思による選択可能な役割）であり、鑑定人には双方の弁護士から鑑定結果の真実を守る倫理的義務がある。したがって司法精神科医は、ときに最後の手段として事例から撤退することを選択するかもしれない。その理由としては、事例自体の問題、雇われ

---

訳注g　フォード対ウェインライト（Ford v. Wainwright）事例：アルヴィン・バーナード・フォード（Alvin Bernard Ford）は、一九七四年に殺人による死刑が確定していたが、一九八二年より激しい妄想を呈するようになり、統合失調症と診断された。米国最高裁は、一九八六年に、フォードには意思能力がなく、そのような状況にある人への死刑執行は容認し得ないとの判断を示した。

ている弁護士の振舞い、そのような決定をせざるを得ないような被鑑定者の状況などが挙げられる。前述のように目的は「独立性と客観性を守ること」（文献33の390頁）である。離脱の誘因としては、弁護士が重要なデータを出さないこと、弁護士と意見が折り合わないこと、代価支払いの不履行、事例の置かれた状況のために鑑定人が客観性を維持できないこと、土壇場で争点が変わることなどがある[33]。

　競合する圧力から生じる倫理的な緊張を三つの項目に分けて以下に要約する。

**倫理**

途中離脱する方向への圧力：誠実性や客観性について妥協すべきではない

離脱しない方向への圧力：弁護士や依頼者を見捨てるべきではない

**正義**

途中離脱する方向への圧力：適切な根拠のない証言は判断を誤らせ得る

離脱しない方向への圧力：限定的な証言であっても、公正な結果を導き出すかもしれない

**個人的価値観**

途中離脱する方向への圧力：「まるで馬鹿みたいだ」といった悪い評判を避けたい

離脱しない方向への圧力：周囲からの反感や、離脱したことへの負い目や、将来の失職を避けたい（文献33の394頁より）

### ◈証人の宣誓に関わる倫理的問題

　証人は誓うことができる内容のみを発言するのであるが、宣誓は、証言の評価に関わる重要な基準を示すものである。それに加えて、審理の過程における宣誓は、法廷問題の先行きが不透明となったときの一種の灯台のようなものとして機能する。判断がつかない状況では、真実を述べたうえで成り行きに任せるしかない。しかし鑑定人は、述べると誓った「ありのままの真実」と「証拠能力のある真実[16]」の間の倫理的矛盾に由来する課題に直面することになる。後者は精神科領域の外側に位置する多数の法的要因によって支配されている。グーテイルらは、以下のように記している。

> 　証拠能力の許容性は、対審プロセスの原告側か被告側かによって質問に立つ弁護士が周到に意味を形作っていく係争の中で、正義、重要性、判例、誠実性、先入観、そして判事や陪審員（fact-finder）を助けようとすることなどの相反する

斟酌によって形作られる。（文献16の422頁）

これらの矛盾の解消は、法廷の規則によって現場の業務が管理されること、そして、法廷に入る鑑定人が判事の審判の下でこれらの規則の遵守を同意すると受け入れることから始まる。後者に基づき、ある事実や証拠を無視するように、あるいはある証言を重要視しないように命じられるということも起こり得る。グーテイルらは以下のように結論付けている。

> ありのままの真実とは、それゆえニュートン理論におけるような客観的で識別できる真実ではなく、ある不確実さを前提とする相対的もしくは確率的な真実により近いものなのだ。（文献16の425～426頁）

## 結論

結びのことばを、米国の司法精神医学の第一人者であるジョナス・ラパポート（Jonas Rapperport）に捧げたい。彼は、最も重要な倫理的問題を本書の第2版の中で的確に言い表している。

> 司法精神医学は精神科医が深慮なくして立ち入るべき領域ではない。そこには多くの倫理的陥穽が存在する。司法精神科医の契約は、基本的に患者との間のものではなく、弁護士もしくは裁判所とのものである。実際「患者」は通常の医師-患者関係の意味する患者ではない。このことは最初の時点で被鑑定者に明示する必要がある。入るべき家は医学の家ではなく法律の家であり、異なった動機、目標、行動基準がある。医学において私たちは公然とコミュニケーションをとるが、法律の場においては許されない。医学の場において私たちはすべてに耳を傾け同僚とそれを議論する。法律の場においては、私たちを雇う弁護士は私たちがそのように振る舞うことを望まないかもしれない。弁護士が、自分の依頼者に不利益を及ぼし得る情報を故意に除外するように私たちに求めることすらあるかもしれないし、私たちは、関連性がないと感じる資料を無視したくなるかもしれない。過大にまたは過小に言い立ててみたくなったり、根拠のない考えや論理を熱心に提言したくなったり、あるいは自分の個人的偏向を専門家としての意見であるかのように見せかけたくなったりするかもしれない。これらは司法精神医学領域において生じる倫理的問題のほんの一端でしかない。[34]

**謝辞** ジョナス・ラパポートのインスピレーションと導きに、そしてフィリップ・キャンディリスの思慮深い著述に深謝する。

# 23

# 地域精神科医療における倫理

ジョージ・スムクラー
（George Szmukler）

## はじめに

地域精神科医療は多くの先進諸国で推進されており、臨床実践にきわめて大きな変化をもたらした。地域精神科医療は、かつての精神科病院やクリニックを拠点とした実践とは明らかに異なっており、治療には以前我々が知っていたものとは飛躍的に変化したものもある。このような大きな変化にもかかわらず、地域精神科医療において新たな種類の治療を行ううえでの倫理的含意については軽視される傾向にあった。その理由は定かではないが、地域精神科医療に対する思想的、財政的圧力があまりにも強いために、疑問を差し挟む余地がなかったのかもしれない。

本章の主たる目的は次の三点である。

1. 地域精神科医療のモデルとそれが展開してきた背景を示す。
2. その治療モデルに伴って起こる倫理的課題と、必要とされる倫理的枠組みを明らかにする。
3. これらの課題への実践的な対策を検討する。

本章で取り上げる事例はやや英国に偏ったものとなるが、ほぼ例外なく他の多くの国やそのサービスにおいても類似した問題を認めるだろう。

## 地域精神科医療の理念と実際

地域精神科医療は、まず治療の場を病院から地域へと移し、社会精神医学的なさまざまな理論に基づいて、財源の振り分けや治療技法の転換を行ってきた。その目的は、危機介入、継続的な治療、住居、就労や社会的支援などのサービスネットワークを構築し、それらが一体となって、精神疾患を抱える人が社会的な役割をできる限り普通に近い形で取り戻す、あるいは回復する（すなわち「ソーシャル・インクルージョン〈social inclusion〉」を促進する）ことにある。[1] これらのサービスは、たいていの国では、精神病に代表される重度の精神疾患を持つ人を対象とする。わかりやすくいえば、以前は病院で提供されてきた複合的な治療を、地域サービスとして病院の外で提供するということである。これらのサービスはアサイラム（asylum）と同じように、医療ニーズだけではなく、社会支援、居住支援、就労支援、そして余暇活動までを網羅するものである。

脱施設化の規模は驚くべきものがある。イングランドとウェールズとを合わせると、精神科病床数は、最も多かった一九五四年には十五万二〇〇〇であったが、二〇〇六年には二万九八〇〇まで減少した。[2] これは、入院数は増加したにもかかわらず、それ以上に長期入院が減少した結果である。アメリカでの病床削減はさらに急激で、一九五五年には州立精神病院の病床稼働数は人口十万人あたり三三九であったたが、一九七〇年には二〇七・四に、そして二〇〇二年には一九・九まで減少している。[3]

### ◆ケースマネジメントと包括型地域生活支援プログラム

地域社会に生活する患者が必要とするサービスの恩恵を享受できるよう「ケースマネジメント」あるいはそれに準ずるサービス（「ケアコーディネーション」と呼ばれる国もある）が広くとり入れられてきた。その目的は、継続的に治療を提供し、しばしば分散・独立しているサービスへのアクセスを高め、サービスの説明責任性や有効性を担保することである。その中核的な機能は、患者のニーズ評価、包括的ケアプランの立案、サービス支給の調整、サービスのモニタリングと評価、そして進捗状況の評価と追跡調査である。[4,5,6]

ケースマネジメントの実践にもさまざまな多様性が見られるが、大きくは二つに分類できる。一つは、サービス「仲介型」ケースマネジメントであり、ケースマネージャーを世話人、システム調整役、つまりサービスの仲介者と見なす。一方「臨床型」ケースマネジメントでは、専門職スタッフが患者と直接的な治療関係にあり、しばしばその患者の身体的、心理的、あるいは社会的なケアに直接携わる。公的機関が行うケースマネジメントは、障害が重いために自分では必要なサービスを利用できない人にケアの利用を保証するものと理解されている。一方、民間の機関が行う場合は、米国の例にあるように、必要とされ実施されたサービスの利用状況の見直しや、コスト削減のために特定のサービス利用を制限するための仕組みとして、ケースマネジメントが利用される可能性もある[7]。

単純にケースマネジメントのみを導入した場合についての研究では、あまり効果が見られないという傾向が示されているが[5、8]、これには反論もある[9、10]。このような流れを受け、包括型地域生活支援プログラム（assertive community treatment：ＡＣＴ）として知られる、より集約的なモデルが広く採用されてきた。ＡＣＴは地域の中で多職種チームが治療と支援を包括的に提供することを目的とする。特徴としては、患者と頻繁に（ほとんどが自宅で）接触し、二十四時間対応し、スタッフが直接責任を持って幅広い介入を行い、スタッフ／患者比が低いということが挙げられる。

ＡＣＴモデルは当初、一九七〇年代初期にウィスコンシン州マジソンで検証され[11]、その後オーストラリア、ミシガン州、カリフォルニア州、そしてロンドンで追跡調査された。ほとんどのＡＣＴプログラムにおいて、それまで入院が必要であった状況に対して、地域サービスの利用を加えることで部分的に埋め合わせをすることによって入院治療を減らしている。ＡＣＴを行った効果としては、精神症状、社会機能、そして障害の程度に関しては明白な改善は見られないが、生活の安定と治療の維持に関しては改善が見られたとされている[6、12]。入院治療を減らしたことにより節約されたコストは地域でのサービスに転用されたが、全体としてはコストが削減されることが多い[13]。

ＡＣＴの最大の焦点は、重症の精神疾患を持つ患者が治療から脱落するのを防ぐことにある。これは、治療者との接触がなくなると症状が再発したり入院治療が必要になったりすることが多いためである。包括的アプローチでは、患者がサービス網の間隙に落ちるのを防ぐため、患者に治療を届ける、という形をとっている。治療からの脱落がすなわち症状再発の早期徴候であると考えられているのである。脱落した場合は、地域サービスのチームは積極的に関係の再構築に努める。したがって場合によっては歓迎されない訪問が続けられ、多くのサービス提供者やサービス機関の同僚間でその患者の懸念が共有されていくことになるだろう。すると公の場で介入が行われることになり、患者、その治療、そしてＡＣＴチームの役割がより人目に触れるようになる。

地域社会はケアを提供する環境としては複雑である。重度の精神疾患を持つ患者の幅広いニーズを満たすには、複数のサービスを組み合わせて提供する必要がある。そのためには、複数のサービス機関の間で必要な臨床情報が相当量共有されることになる。そしてそれ以上に、多職種チームのキーワーカー(key-worker) はもちろん、その他のスタッフも患者と特別な関係を築き、幅広い治療技法を提供する。薬物や標準的な心理的介入だけでなく、地域での基本的な生活技法を再確立するために協力する。家計、買い物、調理、他の専門職スタッフとの約束への付き添いやサービスの確保を行い、さらにケア提供者、住宅機関、そして患者の生活に関わる多くの人と共に密接に働くことになる。このような関係性が、患者に、特に予防的な服薬などの治療に応じるよう促すために利用されることもある。

さらに、入院治療から地域でのケアへと力点が移行することによって、患者をできる限り早く退院させようとする圧力が大きく働くことになるだろう。症状や障害が残存している患者に対しては、地域における強力なマネジメントが求められることになる。

### ◆地域精神科医療に対する社会の反応

一般的に、地域の人は地域精神科医療はうまくいかないのではないかという恐怖心を持っている。ときにはその恐怖心が、地域住民に危険を及ぼす可能性があると思われる精神科患者を「悪魔扱い」するような「道徳恐慌（moral panic）[a]」にしばしば発展する。このような恐怖に政府や公的機関、そして地域住民がどのように反応するかが臨床現場に大きく影響する。恐怖は「リスク社会（risk society）[b]」ということばで表わされるものを形作る一つの要素になり得る。危険という概念が注意をひき、いくつかの集団は政治的に色づけされ、たいていはステレオタイプ化され社会的に疎外される。「危険思考」によって将来の不安が現在に入り込み、管理しようという動きとなる。危険な人を分類し、登録し、データベース化し、制御機構を作り、新たな法規によって危険を監視し、管理しようとする。危険に関して新たな法律を作り、専門的判断と対処を管理する形で、専門家が責任を持つことになるかもしれない[14、15]。

たとえばイングランドでは、広く報道されたある事件が恐怖をあおることになった。一九九二年十二月、クリストファー・クルニス（Christopher Clunis）という統合失調症の男性が地下鉄のホームで見ず知らずの人を刺し殺した。この事件では、クルニスの治療は「失敗の見本」であったと激しく追及された[16]。その多くの提言の中で次のことが求められた。治療計画とチーム内での役割の改善、いわゆる「困難」患者への高度に集中的な治療、キーワーカー（ケースマネージャー）の教育、そして危険性の評価の改善などである。それ以来、精神科への通院歴がある者が殺人を犯した場合には、独立して公的な調査を行うことが義務付けられた。これらの調査はすべて、サービス機関どうしの情報伝達不足、不適切な暴力性の評価、警察と保護観察の連携が有効に機能していなかったこと、そして「守秘義務」と「専門職の倫理」の壁が、この悲劇的結末を招いたのだという共通の結論に達した。

イングランドでは一般市民の恐怖に対する政府の対応として、「手引き」を発行し、新たな法律を制定した。前者については「ケアプログラムアプローチ（Care Programme Approach：CPA）」を開始し、ケースマネジメントの核となる原則を制度化した。その内容は、精神科サービスの専門家が受け入れた事例は、まず医療ニーズと社会的なニーズの評価を行い、それらのニーズに焦点を当てたケアプランを作成し、治療の経過をモニタリングするキーワーカーを定め、定期的に見直しを行い、必要があればケアプランを変更する、そして取り組み実施の状況を保健当局が監査する、というものである。

米国、オーストラリア、英国の一部地域など多くの国で導入が広がったのが、地域社会で行う非自発的治療の法制化である。「地域治療命令（community treatment order）」、「非自発的外来治療（involuntary outpatient treatment）」、「強制外来治療（outpatient commitment）」など、呼び方はさまざまである。この非自発的外来治療について、さらに詳しく検討していく。

地域の恐怖とそれに対する政府の対応の結果として、倫理的な意味で精神科診療のあり方にさまざまな変化が起こった。

一九八七年から二〇〇五年までの間に、イングランドとウェールズを合わせた年間の強制入院の数は七〇パーセント増加している。[17] 臨床実践が、患者の自律性を犠牲にして、より管理的な方向へと変化してきているのである。[18]

施設においても変化が起こり、「臨床上のリスク管理」により大きな注意が向けられるようになった。たとえばリプセッジ（Lipsedge）[19]は、臨床上のリスクに影響する要因を次のように総括している。「重大な自殺のリスクや暴力行為の危険性を犠牲にして、精神科患者の市民としての自由を強調しすぎた」、「惰性、非効率、過重労働などから、被害者となり得る人の安全を犠牲にしてでも患者を守るという誤った過剰な保護的考えまで、多岐にわたる理由から、ホステル（ケア付き住宅）などの他の専門職と情報を共有することに失敗したのだ」。この後見ていくが、多くの倫理的含意を有している。

ハリソン（Harrison）[20]はその状況を次のようにまとめてい

訳注a　道徳恐慌（moral panic）：社会秩序に対する脅威と見なされた特定の集団などに帰属する人に対して、多数の人が激しい感情を表出すること。

訳注b　リスク社会（risk society）：リスクに対する人々の態度を内蔵した社会。リスクとは、不確実性や不確定性のある状態を指し、客観的な事象というよりは人々が対処しなければならない状況を意味する。したがって精神疾患を有する「危険な」患者は、リスク社会を構成するリスクの一要因となりうる。

る、「個々の患者に関する危険因子から危険性を予測することは困難であることから、数多くの管理的かつ強制的な治療を重視した監視プログラムが導入されることになる…そして、おそらく数多くの患者に、必要以上に長期間の集中的な治療を行うことになるだろう。しかし最も重大な危険は、精神科医療専門職が患者のリスクのためではなく、自分たちの責任の下で間違いが起こるリスクから、入院治療や過剰に制限を加えた治療形態に頼ってしまうことである」。

　イングランドでは特にその傾向が顕著であるが、至るところで同様の圧力が精神科医の不安をあおっている。アッペルバウム（Appelbaum）[21]は米国の状況を踏まえて、社会的な圧力から非自発収容に偏ってしまう傾向を指摘している。米国のいくつかの州では、精神科医にはいわゆる「タラソフ型（Tarasoff type）」の守るべき職責がある。すなわち、患者が重大な身体的危害を加える可能性がある場合には、その被害の対象となる可能性のある人に警告しなければならないというものである。少なくともバーモント州においては、守るべき対象を資産にまで広げている[22]。患者から被害を受けた第三者から訴訟されるかもしれないという可能性が医師の行動に劇的な変化をもたらしたが、タラソフ事例のマイナスの影響は一般に恐れられるほどには見られていない。また、司法、立法、あるいは臨床的な反応においても、その判例以上に非現実的な期待が主張されてはいない[23]。

## 倫理的ジレンマ

　地域治療における重要な倫理的課題は四つの項目に分類される。プライバシー、守秘義務、強制、そして職務上のジレンマである。

◈プライバシー

　ＡＣＴプログラムでは、しばしば家、ホステル、あるいは宿泊施設など、患者の住む場所に治療を持ち込むことになる。もし患者に再発のおそれが高いと判断されれば、地域精神科治療チーム（Community Mental Health Team：ＣＭＨＴ）が、たとえ要請がなくとも訪問を繰り返すことになる。実際、患者が明らかに拒否している場合でも訪問が続けられる可能性がある。地域での治療の必要性が大きくなれば、それだけその治療が公になる危険がある。訪問が繰り返され、患者が拒否しているのに部屋に入ろうとすれば、近所の関心が高まってしまう。となり近所や居合わせた人に精神科治療チーム（ＭＨＴ）の関与を知られると、訪問されている人が患者であるとわかってしまう。

　そればかりか、訪問治療が公になれば、患者ではないかと疑われるような迷惑行為をする人や扱いにくい人がいればＣＭＨ

Tを呼んで対処してもらうことができるという期待が生まれるかもしれない。たとえ公的な評価が行われていなくても、そのチームが何か関わっているのではないかと認識されれば、その扱いの難しい人は（もし患者であれば）精神科患者であるとわかってしまい、あるいは（患者でなければ）その人に精神科患者であるというレッテルを貼ることになる。

もしある患者が治療から脱落する危険が高いと判断されれば、キーワーカーをはじめ、スタッフは関係を再構築するためにあらゆる努力をすることになる。もし接触が失われ、自傷他害の恐れがある場合は、警察への通報も検討しなければならない。その状況では、治療者と患者の関係性の本質が、治療から監視へと転換してしまうだろう。ACTは患者が必要とする治療を受けられることを保証するが、同時に彼らに「危険人物」のレッテルを貼って偏見を生み出し、その地域のサービスや公共施設、住居からの追放という事態を招く危険性も持ち合わせているのである。

### ◆守秘義務　（第11章参照）

守秘義務とは、患者から得た情報を他の人には明かさないという前提に立つという意味で、プライバシーの一つの側面であるといえる。一般に患者は多職種チームによる治療を受けているので、情報共有が行われるのが普通であるが、患者自身はそのような事態を予測していないかもしれない。医療、福祉、ボランティア、そして住居などの担当機関との間でも情報が共有されるとなると、状況はさらに複雑になる。サービスの必要度が非常に高い患者がさまざまな利益や特典を利用できるかどうかは、サービス提供者にどのような患者情報が伝えられたかによって決まる。したがって情報が頻繁に行き来し、守秘義務は軽視されがちになる。「既に秘密は漏れている（cat already out of the bag）[c]」という現象や、「守秘義務が多少侵害されても、その患者は他の病気の患者[d]よりも失うものは少ないのだ」という考え方が蔓延するかもしれない[24]。第二の関係者に出された情報が、しばしば報告や記録のコピーという形で第三の関係者に漏れてしまうという、守秘義務の「二次的」侵害が起こる可能性もある。

このように、守秘義務は、表向きは患者の利益のため、あるいは他の人を守るためという名目で破られる可能性がある。他者の保護については、家族やケア提供者の利益も含め、以降で

---

訳注c　cat already out of the bag：猫を袋に入れ、豚だと偽って市場で売っていた詐欺商人の故事から、「猫が飛び出す」は「秘密が漏れる」を意味する。

訳注d　他の病気の患者：ここでは身体疾患の患者を指している。

考えたい。

### ◆治療の圧力と「強要」

「強要（coercion）」は複雑な概念である。精神科治療チーム（MHT）は、治療への患者の同意を得るために、さまざまなレベルの圧力を行使している可能性がある[25,26,27]。その中で最も無難なものは「説得（persuasion）」（論理的働きかけ）である。キーワーカーは、従来の患者-治療者関係よりも、幅広く親密な関係を築いてきているため、そこから異なった圧力が出現する可能性がある。患者のキーワーカーへの心理的依存により、「対人関係上の影響力（interpersonal leverage）」が働くことがあるのである[27]。患者は自分の助けになってくれる人を喜ばせたいと思うであろうし、キーワーカーの支援のような貴重なものを失うことへの漠然とした恐れを持つかもしれない。

「影響」はどの時点から「強要」へと変わるのだろうか。この点については、「強要」ということばについての単純な定義はないことを示したヴェルトハイマー（Wertheimer）[28]による理論が有益である。精神科ケアについていえば、人が受ける「強要」の種類によって、道徳的な違いがあるかどうかという点が問題となる。強要とされる提案に関する見解の一つとして、その提案が「脅し（threat）」なら強要であり、「申し出（offer）」ならそうではない、という考え方がある。「脅し」は、患者が提案を受け入れなければ現時点よりも「悪い状態になる（worse off）」と脅すことになるが、申し出を拒否してもそのようなことにはならない。対象となる人の状況が悪くなっているかどうかは「道徳的規準（moral baseline[e]）」と呼ばれるものによる。本人の「権利」や「受給資格」（たとえば法令によって定められた住宅手当）を取り上げるという脅しに対しては、その人がそれに応じなければ現時点よりも悪い状況になる。一方、本人が治療方針に従う条件として、受給資格のようなものではなく、特別な援助（たとえば、精神科治療スタッフが特別に中古の家具を安く譲ってくれる人を知っている）を与えるというような「申し出」は、たとえ拒否しても、関連する道徳的規準、すなわち申し入れがなされなかったときの状況よりも悪化するということはないだろう。つまりは、脅しはペナルティを科すものであり、申し出は報奨の提供である。

このような視点から「強要」を狭い意味で定義し、説得や「（申し出による）勧誘」のような他の圧力と区別することができる。また、通常は許されないことではあるが、支配的な機関がその人を自分たちが望むように行動させるために条件を提示することも強要に該当する。米国では、補足的所得保障（Supplemental Security Income：ＳＳＩ）や社会保障障害保険（Social Security Disability Insurance：ＳＳＤＩ）は、「被給付者」である患者が治療に応じたときに限って給付されるが、このように制度として受給が保障された金銭的な利益に条件を付けるのは強要である[29]。

「ごまかし」も、コンプライアンス獲得のための方法の一つである。外来治療命令は、治療を受けない場合はどうなるかということについての患者の誤解によってその効果を発揮しているといえるかもしれない。患者はもし命令に従わない場合は再入院させられるか、強制治療を受けることになると勘違いしているかもしれないが、実際のところは、その命令で許されているのは患者を治療施設に連れていくことのみである。ここでの脅しは「強要」である。なぜならその脅しに応じない場合は治療に同意する権利を失い、今より悪い状態になるからである。

強要についての「主観的」な受け止め方の問題についても提起されてきた。ここでは、たとえ脅す意図を持たない提案であっても[30,31]、患者がその提案の中に脅しの要素を感じたかどうかが問題となる。この状況は、医師と患者の力関係の不均衡がある場合に起こってくる。たとえば患者は、治療の「申し出」に従わない場合には、その医師が社会保障局や裁判所に不利なレポートを提出するといった好ましくない対応をするのではないかと心配になるかもしれない。強要かどうかの主観的評価は治療上の関係を考えるうえで役に立つ。また次に議論していくが、ヴェルトハイマーは、強制介入の正当性を検討する際にはこの主観的評価がさらに重要であるとされている。

「脅し」は「好ましくない状態の予告」と関連している。患者が恐れるある出来事について、それが脅しか予告かを区別することは難しい[32]。医師が患者に「服薬を中断すると強制入院になる」と言った場合、これは予測すなわち事実を述べたものなのだろうか。あるいは脅しなのだろうか。多くの場合、これはその予測がどれだけ根拠に基づいたものであり、どれだけ正確であるかということと、その医師がその出来事に影響力を持つ立場にあるかどうかによって決まる。好ましくない事態が起こり得ることを論理的に予告することは強要ではない。

さらに、強要と「搾取」も区別しなければならない[27,31]。ある人が追い詰められた状況に直面するとしよう。たとえば寒い気候の地域に暮らしているホームレスの人が、非常に家賃の高額な

訳注e　道徳的規準（moral baseline）：人には、他人の生命や財産を不当に奪ってはならない義務や差別してはならない義務など、拘束力を持つ義務（あるいは正義の義務）があり、それに対応する権利を有するとされる。道徳的規準を満たすのは、この権利が保障されている状態である。したがって本文中の、治療を受けなければ「住宅手当を取り上げる」などといった条件提示は、拒否すれば道徳的規準を満たさないことになるという観点から「脅し」であると見なされる。

暖かいアパートを提供されたとする。これは家主による脅威ではなく、「背景状況の脅威（background threat）」である。背景状況の脅威を乗り切るための提案は、搾取となり得る。しかしヴェルトハイマーの考えによれば、搾取は倫理的には問題があるであろうが、それは「強要」ではないという。ここで大切なことは、そのホームレスの道徳的規準である。その人には「適正な家賃」の申し出を受ける「権利」があるのだろうか。さらにいえば、そのホームレスが申し出を受けなくても、その申し出がなされなかった場合よりも悪い状態になるわけではない。しかし申し出によっては、患者の脆弱性や治療ニーズについて強調しすぎてしまい、患者が治療に関して理論的に考える能力を脅かしてしまうものもある。そのような誘導は搾取ととらえるべきであろう[27]。

　圧力の最も直接的な形は、外来治療命令（Outpatient Commitment Order：ＯＰＣ）などによる「強制（compulsion）」であり、これは地域治療命令（Community Treatment Order：ＣＴＯ）、非自発的外来治療（Involuntary Outpatient Treatment：ＩＯＴ）とも呼ばれる。これまで述べたように、治療の場が地域に移行するに伴い、司法管轄区では効力の異なるさまざまなＯＰＣが導入されてきた[c]。ＯＰＣが認められるのは、より制限的でない代替手段（less restrictive alternative）として入院治療の代わりに外来治療を義務付ける場合、入院治療義務のある人を条件付きで早期に退院させる場合、および予防手段として行う場合である。初めの二つは、「より制限的でない代替手段」と見なすことができるが、三つ目の予防的手段については、現時点で危険性のない患者に強制治療を行うことを容認してしまう可能性があるため最も議論の的となる。予防的手段としての強制力は、過去に治療中断となった際の再発の記録と再発時に認めた危険性に基づき、現時点での危険性はなくとも、将来の危険を回避するために行使されるものである。

　ＯＰＣの効力については司法管轄区によってその見方が異なる。患者に精神科治療を受け入れる義務（それは決して地域で拘束して服薬させる程の力を持つものではないが）を課すことはほぼ共通である。また、多くのＯＰＣには、患者が治療者の訪問を受け入れて約束の時間に家にいることや、居住場所についての指示、さらには医師が治療計画に基づいた治療をするため妥当な時間帯に家に入ること、警察などの支援を受けて患者を病院に召喚すること、そして安全に適切な治療を行うことのできる病院やクリニックで非自発的治療を行うことに関わる権限が含まれている[33]。

　ＯＰＣに対する批判としては次のようなものがある。人権（プライバシーなど）侵害の可能性がある。またＯＰＣは、地域サービスの質から注意をそらし、治療を渋っている患者の治療参加を強要以外の方法で促そうという意欲を削いで、「危険」と見なされる少数の患者に多くの資源を振り分けるものであるかもしれない。あるいはOPCによって、患者が非自発的治療への恐怖からサービスを避けるようになり、その結果、強制可能なより限られた治療法（多くはデポ剤の筋肉注射に頼ることになる）を実施することになってしまう可能性もある。さらには、外来治療には入院治療のような利用可能病床数という「枠」がないため、強制の手段として外来治療命令が増え続けるという恐れがある[33]。

経済的な制約が大きくなると、精神保健サービスとして提供可能なことが制限される。だからといって予算の減少と質の低下を補うために、患者に治療を受けさせるにあたってますます強制的手段に頼るようになるのは不適切であるとの指摘がなされてきた。治療者は、精神科病床数が不十分であるために、実際には退院できる状態にない患者を退院させなくてはならない、またその結果として、地域での治療管理を考える必要が生じていると感じるかもしれない。

OPCは精神科治療の中でも最も論議のある領域の一つである。患者の転帰が改善されたかどうかについては、無作為化比較試験においても相反する結果が出ている[34、35]。最も包括的な総説では、非自発的地域治療には明らかな効果がないことが示唆されている[35]。それにもかかわらず、強制治療の事例がかなり増加している司法管轄区もある[36、37]。

OPCの割合は、司法管轄区ごとに大きな違いがある。たとえばカナダのサスカチュワン州とオンタリオ州では十万人あたり二〜四事例であるのに対し、オーストラリアやニュージーランドのいくつかの州では十万人当たり四十〜六十事例である[36]。法的な規定の違いはもちろんのこと、政策や利用可能なサービスの違いがOPCの割合に関係する重要な決定因子となる[33、38]。

ここまで、治療を渋る患者に治療を受け入れさせることを目的とした一連の圧力について、道徳的観点から定義した。介入の圧力の程度がより強制的となればなるほど、その正当性はより強固なものでなくてはならない。続いて、正当化の方法についての議論を行う。

## ◆患者への義務と他者への保護義務との葛藤

### 他害の危険性

これまで議論してきたように、精神科医療を地域で提供する風潮があることから、精神科医はどの程度まで他者を守る義務を負うのかという議論がしばしば巻き起こる。誰に対してどのような危険があるかが特定される場合は、医師がその他者を保護する義務があることは一般的な常識からも明らかであるが、誰に対して起こるかが特定できない場合には判断が難しくなる。

他者への重大な暴力の危険性に関連するきわめて重要な統計

的事実がある。住民の恐怖心に反して、そのような行為は稀なことであり、稀な出来事の予測は本質的に正確性を欠くものである。[39] 表23-1は、リスク評価法で予測した暴力予測値の精度を、過去の暴力の頻度別に示したものである。その患者群の暴力の危険性の「基準値」が高い（たとえば触法患者）ほど、予測の精度も上がる。地域診療で起こる重大な暴力は年間一パーセント以下であるから、[40] その予測は百回のうち九十五回以上外れることになる。ロンドン市街の地域サービスで起こった暴力（すべて、重大なものではない）は六カ月間に五パーセントであった。[41] 医師が非常に短期間（すなわち数時間あるいは数日以内）に起こる危険性を予測できるかどうかについて、その正確性を評価することは容易ではない。しかしながら精神科集中治療病棟で行われた研究では、十分な正確性を示すことはできなかった。[42]

　地域治療は頻繁に住民の目に触れることから、地域の期待を変化させる可能性がある。たとえば、患者の行為に迷惑を被った隣人や店の主人が、MHTに何とかしてくれと頼むかもしれない。彼らは怖がっているか、単にその「迷惑行為」がなくなってほしいと考えているだけかもしれない。さらなる問題として、もしそれにチームが対応しなかった場合には、患者への偏見が高まり、地域で生活すること自体が脅かされてしまう可能性がある。患者への治療上の義務と地域住民への義務とのバランスを決めることは難しい。医師が地域の不安を和らげようと公に介入すれば、患者のプライバシーに重大な影響を与えることになる。

　地域の精神科医は、患者の自傷の危険度のみならず、患者が他人に対して及ぼす危険についても評価することを期待されている。そのためには、特に過去の暴力歴や薬物依存の既往などの危険因子について、さまざまな人からの情報が必要となることが多い。ときには、患者の過去の行為についての情報を集めようとするだけで、その人が精神科チームの治療を受けているということが露呈してしまうこともある。それによって住民の心に不必要な不安を引き起こすことになるかもしれないのである。

### ◆私的（インフォーマル）なケア提供者

　私的なケア提供者は、一般的には家族であるが、地域ケアを成功させるための鍵となる。しかしながら、家族のニーズにどこまで対応すべきかについては不明確なままである。ケア提供者に深刻な身体的被害が及ぶ危険がある場合には、医師の責任はきわめて明白である。しかし現実には、ケア提供者に相当な苦痛を引き起こすけれども、生命への脅威はそれほど深刻ではないということがほとんどである。ケア提供者は患者の厄介な行動への対応に困難を感じるが、その患者の疾病について重要

**表23-1　暴力の頻度による予測率の変化**

| 予測値 | |
|---|---|
| 基準値 | 感受性0.52，特異度0.681* |
| 1% | 0.02 |
| 5% | 0.08 |
| 10% | 0.15 |
| 20% | 0.29 |
| 30% | 0.41 |

基準値＝当該患者群における一定期間内（例：1年）の暴力の頻度

予測値＝暴力的であると評価された患者が、実際に暴力行為に及んだ割合

感受性＝実際に暴力行為に及んだ患者が、評価により暴力的であるとされていた割合（感受性0.52とは、48%は予測できなかったことを意味する）

特異度＝実際に暴力的ではなかった患者が、評価により暴力的ではないとされていた割合（特異度0.68とは、暴力行為がなかった患者が暴力的と評価された割合が32%であることを意味する）

＊Buchanan & Leese（2001）[43]のレビューに基づく

な知識もなく、誰に助けを求めればよいかさえもわからないかもしれない[44,45]。患者が精神科治療チームと家族が接触することを妨害する可能性もあるが、その場合、チームがどの程度家族のケアに責任を負うのかについては明らかではない。

## 地域精神科医療における倫理的問題の解決に向けて

ここでは、これまで論じてきたような倫理的ジレンマを医師が解決するのに役立つさまざまな方法を提案する。

### ◆患者の治療参加を増やす

患者は、治療において自分が積極的な役割を果たしていると、より強要されていないと感じる傾向がある。この点では、サービスの形態や内容決定への関わりを増やそうという最近の傾向は有益である[46]。さらに期待できる方法は、患者が「事前の意思表明（advance statements：AS）」などを用いて、個人レベルで治療の主導権を持つことである。ASとは、患者の病状が安定している時に、将来精神症状が悪化して判断ができなくなったときにどのような治療を行ってほしいかを予め指定する方法である。判断能力の障害は、多くの場合、精神病の再発時に起こる。ASは倫理的にも臨床的にも有意義である。倫理的視点からいえば、ASは将来への治療への同意が得られ、臨床的

な視点からは、他からの情報が得られないときにも最適な治療を保証できる。

これまでに少なくとも三種類のＡＳが知られている。「危機カード（Crisis Card：ＣＣ）」、「共同危機管理計画（Joint Crisis Plan：ＪＣＰ）」そして「精神科事前指示（Psychiatric Advance Directives：ＰＡＤ）」である。

### 危機カード（ＣＣ）

ＣＣでは、患者が治療に関する要望を述べるか、あるいは、自分の考えをよく知っていて、治療チームとは関連のない誰かを指名することになる。ＣＣについては、限定的な活用にとどまっている[47]。

### 共同危機管理計画（ＪＣＰ）

対照的に、ＪＣＰでは患者（親族、友人、後見人と共に）と精神科治療専門職（通常はケースマネージャーと精神科医）が、構造化された方法で議論を行い、再発時の対応について合意を求めるものである。ここで非常に重要なのは、治療チームとは無関係なファシリテータを置いて、確実に患者の意見を聴くということである。

ＪＣＰには、危機に際しての治療の選択や拒否に関する意思表示以外にも多くのことが含まれる。再発の早期徴候、再発を阻止するのに実際有効であったこと、再発時に実際有効であった治療（あるいは有効でなかった治療）、入院が適応となったときに連絡をとる公的・私的なケア提供者、薬の副作用、その他実務的に必要な事柄（たとえば、入院となった際の治療環境を誰が確保するか）などである。ＪＣＰは、過去の病気のエピソードの分析に基づいて対応策を詳細に決定していることが強みである。行政命令による治療はＪＣＰよりも優先されるが、チームは同意を得た危機管理計画に沿って治療されるようにできる限り努力する。

精神病で過去二年間に少なくとも一回以上の入院歴がある患者を対象としたＪＣＰの無作為化比較試験では[49]、当該患者の四〇パーセント以上がＪＣＰを完成させた。ＪＣＰ群では対照群と比較して、強制入院が半減し、入院率も減少する傾向が見られた。事例数は少ないが、ＪＣＰ群では有意に暴力事件が少なかった。これより前に行われた質的研究では[48]「ＪＣＰを作成した患者は、事前の意思表明は強要されたものではなく、よりエンパワメントされ、自分の治療を管理していると感じ、他の人たちにもＪＣＰを勧めるだろうと述べている」と報告している。

### 精神科事前指示（ＰＡＤ）

事前指示（ＡＤ）は、法的拘束力のある事前の意思表明である。米国で一九九〇年に制定された患者の自己決定権法

(Patients Self-Determination Act) は、精神科患者も含め、公的病院に入院した患者にＡＤを行う権利を告知することを義務付けている。さらに二十五の州ではＰＡＤに特化した法律を定めている。[50] ＰＡＤでは、次の三点についての意思表明がなされる。希望あるいは拒否する治療に関する具体的な指示、意思決定を行ううえでの個人的な価値観や好みについての意思表示、意志決定をする「保佐人」や「法定代理人」の指名である。ＰＡＤは、それが作成されたときには患者に意思決定能力 (decision-making capacity) があり、予測された状況になったときに効力を発揮すると想定されている。

米国で実践されているＰＡＤには明らかに法的拘束力があるが、どのようなときにＰＡＤが覆されるのかについては不明確な点がある。[51] 民事上の拘束を定める法律が、拘留と同様に非自発的入院要件を明確にしている場合は、ＰＡＤよりも優先されるであろう。しかし、治療同意について非自発的治療の開始前に別個に判断する必要がある場合[f]には、ＰＡＤが優先されるかもしれない。たとえば、ペンシルベニア州のＰＡＤに関する法律には、患者が「常識的な治療」を拒否した場合は患者の希望は覆されると記されている。これをどう解釈すべきかには疑問が残る。ここで議論すべき問題は、ＰＡＤに明記された治療拒否が生命を脅かす危険が高い場合にも、そのＰＡＤが尊重されるべきかどうかである。

患者のＰＡＤに対する潜在的なニーズは大きいが、その意味を理解することが難しく手続きが複雑であることが利用を阻んでいるという調査結果から、ＰＡＤを改良した援助付きＰＡＤ (facilitated PDA：F-PAD) が開発された。Ｆ-ＰＡＤでは、訓練されたファシリテータが、構造化された話し合いによってＰＡＤにはどのような内容が含まれるかについて説明し、もし患者がそのいずれかの内容について事前の意思表示をすると決めた場合には、ＰＡＤの完成を援助する。[52]

Ｆ-ＰＡＤに関する無作為化比較試験では、ＰＡＤを行う患者が明らかに増加し (Ｆ-ＰＡＤ群の六一パーセントに対し、対照群では三パーセント)、Ｆ-ＰＡＤを行った患者は一カ月後の調査で医師とよりよい治療関係を築き、自分が必要としている治療を受けていると述べる傾向が高かった。[52]

これまで述べてきたことから、ＰＡＤとＦ-ＰＡＤ、ＣＣ、そしてＪＣＰは次のようなさまざまな特徴の違いがあることがわかるだろう。法的拘束力がどの程度あるか、作る過程に治療

訳注f　米国においては、非自発的「入院」の要件を満たすことが非自発的「治療」を容認することを意味するわけではない。したがって、適正手続きにより非自発的入院となった場合でも、治療についての同意が得られなければ、薬物療法等の治療を行えないという事態もあり得る。

チームが含まれるかどうか、そして第三者がファシリテータとして関わるかどうかである。研究から、ASは患者を力付け、治療効果も改善すると示されている。JCPでは、患者が治療上の要望を法的な枠組みの外で効果的に表現できることが示されている。その際、おそらく患者と精神科治療スタッフの対話が不可欠となる。JCPは、PADが可能な司法管轄区においても有用な選択肢となるだろう。

### ◈パターナリスティックな介入を行う根拠を明らかにする

プライバシーの侵害や守秘義務違反、強要の行使などは、多くの場合「パターナリスティックな」正当化に基づいている。すなわち患者がよりよい状態になる、あるいは有害なことから守られるという大義名分のもと、患者の意思に反して自律性や自由を阻害するのである。パターナリズムの本質についてはさまざまな見方があるが[53]、地域の医師が患者の同意なく介入する可能性のある事例を想定して、スタッフがこの種の介入を認める根拠について知識を養わなければならない。しかしそれは難しい作業かもしれない。ビーチャム（Beauchamp）とチルドレス（Childress）[54]は次のように述べている。

> パターナリズムの問題についてある見解を示すということは、可能な限り他の義務との一貫性を保てるように自分にとって理論上必然のルールや判断を生み出そうとする試みをする中で、原則のみでは限界があり、何かを付加することが必要であると理解することである。医療におけるパターナリズムの問題は、医師-患者関係において、医師の善行と患者の自律性をちょうど正しいぐあいに明確化し、バランスをとることなのである。これはきわめて複雑な問題で、首尾一貫性を保つことは困難である。パターナリスティックな介入を行うには、このように不確かな葛藤に直面できる成熟した理念を持ち、かつ優れた判断ができる人材が求められる[54]。

我々はこのような人材育成に努めなければならない。こうした状況での判断に役立つ二つの枠組みを提示する。

#### 「判断能力」と「最善の利益」に基づく枠組み

医療において、そしてイングランドで受け入れられた倫理原則に沿って、また二〇〇五年の成年後見法（Mental Capacity Act）に則って、患者の意思に反して対処するための枠組みを考える。判断能力（capacity）の定義はさまざまであるが、一般的な要素としては、決断に関連のある情報の理解と保持（どちらかを決断をしたときの影響を含む）、および決断するためにその情報を活用できることがある。後者は患者の状況に適した情報を受け入れ、その情報に理論付けを行い（たとえば、起こり得る結果を想定し、個人の信念や価値観に照らして熟考すること)、そして選択を表明できる能力である[55,56]。

患者の判断能力が障害された場合にのみ、患者の意思に反した治療が考慮される。しかし、その際にも第二の関門がある。それは、その治療は患者にとって「最善の利益」でなくてはならないということである。「最善の利益」の定義もさまざまであるが[57]、イングランドでは法制委員会(Law Commission)[55]が「チェック項目」の基礎となる有用な指針を提案し、のちに成年後見法にも取り入れられている。その指針は以下の項目を含んでいる。

- 合理的に確認できる本人の過去と現在の希望や感情(事前の意思表明を含む)、決定に影響する可能性のある信念や価値観、そして決定に至るまでに考慮した可能性のある他のさまざまな要因。
- 本人の最善の利益を決める際の相談先として適切かつ実際的な他者の見解。この場合、患者に判断能力があるときに相談を受けたことのある人や、法定代理決定者として権限を与えられている人も含まれ得る。
- 本人は意思決定の過程にできる限り参加できるように支援されるべきである。
- 本人が将来当該事項についての判断能力を持てるようになるのか、そしてそれはいつ頃になりそうかということに関して考慮する。

法制委員会は、決定にあたってはより制限的でない代替手段を考慮することを併せて提言している。

**「パターナリズム」に基づく枠組み**

二つ目の方法は、カルバー(Culver)とゲルト(Gert)[58,59]によって「共通道徳(common morality)」理論に詳述されている。人が誰かに対してパターナリスティックに行動していると定義されるのは、その行為が相手にとって有益であり、相手に対する道徳的規則(moral rule)[g]を犯しているためそのニーズは正当化される必要があり、本人はその行為に関して過去・現在・近い将来のいずれにおいても同意しておらず、さらにはその相手が自分には判断能力があると思っている場合である。

パターナリズムを正当化する試みにおいては、道徳的に重要

訳注g　道徳的規則(moral rule):共通道徳理論において、危害を引き起こすことを避けるように不作為を命じる規則(「だますなかれ」「殺すなかれ」「自由を奪うことなかれ」など)。

な事実を立証するための一連の問いかけがなされる。

- 医師が患者の希望に反した行為をとった場合、どの道徳的規則に違反することになるのか（たとえば、だましたのか、選択の自由を制限したのか、あるいは心理的な苦痛を引き起こしたのか）。
- 患者にもたらされた危害[h]は何か、それはどのくらい続くのか。
- パターナリスティックな介入によって避けられる危害の程度（たとえば、死、障害、精神疾患の悪化）と、その危害が生じる可能性はどの程度か。
- 規則が侵されようとしている人の信念や希望は何か（たとえば、エホバの証人やクリスチャンサイエンスのような宗教的信念）。
- 他に好ましい代替手段があるか。

さらに以下のような問いかけもある。

- 医師はいかにして一連の危害の重要性を患者よりも上に位置付けるのか。
- 回避すべき危害と被る危害を比較する場合、その患者の選択は不合理であるか。つまり、患者は明らかに危害が大きくなる結果を選択する合理的根拠を有さないのか。
- 医師は回避すべき危害と科そうとしている危害の順位付けを公に主張できるか。言い換えれば、常識的で合理的な人の全員または大半が、そのような状況におけるこの種の道徳的違反は普遍的に容認されると認めるか。

以上の二つの方法の類似性や違いを考えることは我々の領域を超えている。どちらも、これまで議論してきた問題含みのパターナリスティックな介入について考えるうえで有用な基準となるであろう。

## ◇相反する義務への対処

### 他害の危険性

自傷の危険性（この場合はパターナリスティックな介入が妥当だと思われる）と他害の危険性には違いがある。カルバーとゲルト[58]は後者について、患者の「合理性」についての問題は、回避すべき危害と被る危害を比較した場合、明らかに患者の選択は不合理であるためほとんど重要ではないと指摘している（他害行為の結果として患者が被る可能性のある長期的な危害に関してのみ妥当性がある）。患者に治療について決定する能力がない場合、その結果として、精神疾患のために、健康という患者の利益が危険にさらされるかもしれない。強制介入は、健康が危険にさらされている場合や、治療の必要性を認識できないことが患者の「最善の利益」に反する場合に正当化される。対照的に「他者の保護」については、患者が治療についての判断能力を有するか否かではなく、危害を加える危険性の大きさとその危害の深刻さなどの要因に重きが置かれることになる。健康上の重要性は二の次となり、治療を判断する能力は完全に保たれている場合もあるだろう。精神保健の法律（強制外来治療を含む）では「自傷」と「他害」は一般的に一緒に扱われており、この重要な区別ができていない。たとえば、地域の監視システムが、患者の治療的な利益を考慮せず、住民の保護を目的とするなら、パターナリズムの観点から正当化できる論拠はない[60,61]。もしこの区別の論理に従うなら、精神保健で用いるのとは異なる形の法律が必要とされる。すなわち、精神疾患を持つ人だけでなく「危険」な人すべてを予防的に拘留することを可能にする、精神科に限定しない一般の「危険予防法」である[39,61]。

関連する問題として、たとえばイングランドがそうであるが、精神科治療を受けるすべての人のリスク評価を行うよう要求する政策がある[62]。精神疾患を持つ人が、社会のすべての重大犯罪に占める割合はほんのわずかでしかないのに、どうして彼らだけが別扱いで評価されなければならないのか。公平性を期するなら、同じ程度の危険を持つ人は、同じように扱われるべきである。（たとえば、救急部門、外傷部門、整形外科病棟、あるいは職場の危険人物に対する評価はしないのに）精神科医療サービスを利用しているすべての精神科患者のリスク評価を義務化することは差別であり、精神科患者は本来危険であるという根強いステレオタイプに基づいていると結論せざるを得ない[39]。

危険行動の可能性を管理するうえでリスク評価が最重要とされ、保健当局によって特定の行為が義務化されている状況の中で、精神疾患と公共の安全に関して起こっている混乱に対して、精神科医がどう対処すべきかについてはきわめて不明瞭である。リスク評価は最善の治療を意味するべきであり、適切な最新の根拠に基づいていることが必要である。専門職の職務として、ある特定の評価が科学的にも臨床的にも擁護できるかどうかについて自己検証することが不可欠である。多大な時間を要するリスク評価の「機会費用（opportunity cost）」も考慮されなくてはならない。多職種チーム内外の同僚との議論や（もし存在するなら）臨床倫理委員会で検討することも助けになるだろう。ここで重要なのは、リスクと患者の精神疾患の関係を立証

訳注h　もたらされた危害：この項目では、道徳的規則に違反することによってもたらされた危害（選択の自由の剥奪など）を指す。以下の項目の「被る被害」「科そうとしている危害」も同様。

することである。その意味において、精神科的介入は精神疾患が明らかに危険を増加させるときにのみ正当化されるものである。医師は精神科疾患の治療を行うのであって、犯罪の可能性を監視や管理する専門家ではない。したがって、治療管理計画は最小制限の方法（least restrictive approach）で提供されるように立案することになる。

前述の「事前の意思表明」で述べた項目が有用となるかもしれない。以前暴力的だった患者が回復したときに、その患者と議論することによって、もし再発が起こったらどの時点で（たとえば、特定の妄想の再発、特定の人への理由のない怒りなど）本人の意思に反して介入すべきかについて細部に関する合意が得られる可能性がある。

同時に地域精神科のスタッフは、他者への危険と精神疾患を持つ人の自由との間でとるべきバランスについて、地域の代表者たちと対話を持つべきである。地域ケアを実践するには危険が伴うという前提があること、しかし悲劇が起こることは実際には稀であるということを、市民に認識してもらうように働きかけなければならない。メディアの認識とは異なり、地域治療政策を実施したことによって精神科患者による殺人が増えているという証拠はないことについても指摘されるべきである[63]。どちらかというと、少なくともイングランドとウェールズでは、逆の現象が認められている[64]。

### ケア提供者に対する義務

ケア提供者については、地域精神科医療との関係について重要な問題が提起される。スムクラーとブロック（Bloch）[65]は、精神科患者の家族と連携する際の倫理的根拠を明らかにすることの重要性を主張してきた。初めて家族に関わりを持つ際に倫理的に留意された方法をとることで、後々の深刻な問題のほとんどを避けることができる。これには、患者と家族からインフォーム・ドコンセントを得る過程を通して治療を勧める基準について明らかにすることも含まれる。医師は、治療が進む過程で再検討する余地はあるものの、家族の相対的な利益と家族内での守秘義務との間でどのような立場をとるかを明確にする。

スムクラーとブロック[65]はまた、家族の福利への配慮から、本人の同意を得ずに精神病患者の家族と相談することの正当性について検討している（深刻な身体的危険は例外として）。イングランドとオーストラリアのビクトリア州の法律では、ケア提供者の利益が公的に評価されるようになってきている。私的なケア提供者である家族や友達が地域の「治療チーム」のメンバーとして果たす役割が大きくなるにつれて、このような傾向が広がるものと予測される。たとえば一九九五年に改変されたビクトリア州精神保健法（Victorian Mental Health Act 120A）では、次の場合は、患者に関する情報をスタッフから保護者、家族、あるいは主たるケア提供者に伝えてよいことになっている。

1. 現在行われている治療上必要な情報であること
2. 後見人、家族、あるいは主たるケア提供者がその治療の提供に関わる可能性があること

主として患者の親族の利益のため親族に協力を求めることについては、それが患者の希望に反する場合、少なくとも三つの論拠を挙げることができる。一番目としては、家族は患者の治療に多くの寄与をし、その病気への影響も一般的にはきわめて大きいということから、家族は「治療班」と見なすことができるという論拠である。これは従来の守秘義務の考えとはまったく異なるものである。二番目は正義原則あるいは「公平性」を引き合いに出すことである。家族のニーズへの対応に必要な資源や専門知識が治療チーム内にあり、チーム以外からは入手できない場合には、その家族のニーズに注意を払うことが求められる。三番目はおそらく最も説得力のある論拠であるが、患者に対する親族の関係性は、家族としての関わりのみならず「ケア提供者」としての関わりでもあると見直すことである。したがって、親族であろうがなかろうがすべてのケア提供者に本来的に伴っている権利を、彼らも享受すべきなのである。この権利には、たとえば病気についての報告を受けること、患者の問題についての対処法の指導を受けること、患者がケア提供者の生活を侵害するときに利用可能で有用な社会資源の詳細情報を得ることなどが含まれる。これはすなわち家族を、たとえばケア付き住居の支援スタッフと同列に位置づけるということであり、「ケア提供者」を患者と相対する特別な立場にあると考える最近の法律の傾向とも一致するものである。しかしながら家族を「ケア提供者」であるととらえ直すことによって、ケア提供者に与えられる多くの力を家族に授けてしまい、親族と患者の関係の本質が変化し得るということに注意が必要であろう。

これらの論拠が適用できるかどうかは現時点では不明である。しかし、我々が地域ケアの一部としてケア提供者に多くを期待する一方で、我々がケア提供者に対して負う義務についてその詳細を検討してこなかったことは、明らかにバランスを欠いていたといえる。

## 結論

我々が議論してきた倫理的なジレンマは目新しいものではないが、現在その様相はかつてとはまったく異なっており、再検討をすべき理由があることを示したディアモンド（Diamond）とウィクラー（Wikler）[26]は、ACTのスタッフは自分の仕事が重要な倫理的問題を引き起こしていることを認識していないと指摘している。その理由についての彼らの分析は、筆者自身の観察と一致する。ディアモンドとウィクラーは、AC

Tスタッフの実践主義に原因があるとし、次のように述べている。

> 彼らの仕事に有益な効果があることは明らかである。かつて病院や刑務所に出入りした患者が、集合住宅で友人と共に楽しい活動もできるような、妥当な生活を送るようになるのである。これほどよい効果を生み出す治療的介入はすべて倫理的に正当と判断するのは理にかなっているように思える……スタッフは騒動を防ぎ、創造的な治療計画を立て、臨床技術を磨き、お互いに必要な支援を行い、地域の心配を和らげ、そしてたくさんの他の公的機関との交渉に追われて忙しい。守秘義務、任意性、その他の道徳的条件による制約は、それを地域医療の文脈にどう適用するかが不明確であるため、規則を作成する者にとっては重要だが、患者やスタッフの現実的な関心事からはかけ離れた、官僚的な几帳面さの様相を呈していることが多い[26]。

この描写は地域の精神科医療専門職がしばしば経験する困難の感覚を映し出している。しかしながら、地域に根差した精神科医療がさらに発展するためには、確かな倫理的根拠に基づかなければならない。もし慣習的な倫理的分析の方法がないのであれば、地域医療で起こる問題に対処するための新しい倫理的分析方法を検討すべきである。精神科患者への恐怖は至るところで見られる。地域での治療は細い道の上を慎重に歩んでいくようなものである。効果的に管理されなければ、ハリソンが次に指摘するような危険に直面することになる。

> 治療関係において患者の個別性を重視し、権利（および責任）を保障するというここ数十年間の進歩は、不必要な入院や外来患者の監視、それに強制的なケアモデルに早期に頼るようなことがあれば、台無しになってしまうであろう[20]。

# 24

# トラウマと心的外傷後ストレス障害

マイケル・ロバートソン（Michael Robertson）
ギャリー・ウォルター（Garry Walter）

「暗闇から抜け出したとき、ある者は、自分は虐げられたのだという意識を取り戻したことによって苦悩した。自らの意志によるものではなく、臆病さのためでもなく、過ちを犯したわけでもないのに、我々はそれでもなお、幾月も幾年も動物的なレベルで生き続けたのだ」

（プリーモ・レーヴィ〈Primo Levi〉
The drowned and the saved）[1]

一九一七年、詩人のジークフリード・サスーン（Siegfried Sassoon）は、「砲弾ショック（shell shock）」のためエジンバラ近郊にあるクレイグロックハート（Craiglockhart）病院に入院していた。彼はそこで王立陸軍医療隊隊長のW・H・R・リバース（W.H.R. Rivers）医師による治療を受けた。当時この状態に対する治療は電気ショックのような好ましくない手技に基づいており、その目的は、傷ついた兵士を退行状態から無理に引き戻し、戦場に再配置することであった。それとは対照的に、リバース医師の砲弾ショックに対する治療的アプローチは、患者が自分の物語を組み立てていく援助をするというものであった。これは、パターナリスティックな治療関係の中で自らの体験に意味を見出していくことを目的としている。半自叙伝的小説Sherston's Progress（シェルストンの進歩）においてサスーンは、リバース医師を「聴罪司祭」として描写している（Sassoon S. Sherston's progress. Harmondsworth: Penguin; 1948）。この関係性はのちに小説 Regeneration（新生）において広く知られることとなる[2]。

　リバース医師の例は、トラウマを抱えた患者への対応、ときにはトラウマによる打撃を受けた地域社会への対応において、精神科医やその他のメンタルヘルス専門職が直面する複雑な倫理的問題を映し出している。高度に政治化された一連の社会的かつ文化的圧力の下、トラウマを抱えた患者との治療関係の構築や、共感的対応の提供に奮闘する臨床家の意向は、第一次世界大戦中においてもそうであったように、現在においても適切なものである。心理的トラウマ、それによる悪影響、そしてその治療は、それらが起こった社会的、文化的、さらには歴史的文脈と密接に関わるものである。

## 心理的トラウマ体験

　心理的トラウマは「感情的に痛ましく、悲惨または衝撃的であり、結果的に精神的・身体的な影響が永続的に引き起こされ得るような体験[3]」であると広く定義されてきた。この定義では、トラウマティック・イベントの経験的要素、それに引き続いて起こる心理的・身体的機能障害の可能性が認められている。一九八〇年代より、この概念は心的外傷後ストレス障害（Post Traumatic Stress Disorder：PTSD）の注釈におおいに取り入れられてきた。症状のチェックリストとは別に、DSM-Ⅳ-TR（米国精神医学会「精神疾患の診断・統計マニュアル第四版改訂版」[4]）のPTSD診断では、トラウマティック・ストレッサーの操作的な定義が規定されている。この定義によれば、トラウマティック・ストレッサーは「脅かされる、または実際の危険がある」事柄であり「恐怖または戦慄」の感情と関連していることが必須とされている。改訂前の第3版（DSM-Ⅲ）の定義では、ストレッサーは「人間の体験の領域外」であることが必要であった。

　一般人口の四〇パーセント前後がPTSDのA1基準（実際に、あるいは危うく死ぬまたは重傷を負うような出来事を、あるいは自分または他人の身体の保全に迫る危険をその人が体験し、目撃し、または直面した）を満たし、トラウマティック・イベントにさらされた者の約五分の一がPTSDを発症するという[5]。自然災害により影響を受けた者のPTSDの時点有病率は、その人がその出来事の近傍にいたのか、あるいは巻き込まれていたのかによって変わる。自然災害に直接さらされた者では三〇～四〇パーセント、救助者においては一〇～二〇パーセントの者が、のちにPTSDの診断基準に当てはまる特徴を示すとされる[6]。DSMにおける操作的「トラウマ」が、トラウマティック・ストレスの概念をあまりにも月並みなものに変えてしまったがために、いかなる不運な出来事も「トラウマ」になってしまったという指摘がある。[7] この変化はブラケット・クリープ（bracket creep）[a] と称されており、[8] このため「職場でのいやがらせ」といったトラウマティック・イベントなども、DSMにおけるPTSDの診断基準に当てはまるストレッサーであると見なされる。こういった視点からは、悲惨ではあるが非暴力的な体験と、性的暴力や監禁、大虐殺からの生還といった圧倒的なトラウマが同等であるとの主張がなされる。ほとんど滑稽ともいえる例は、ダイアナ元妃の死の影響で何人かがPTSDを発症したという主張である。[9] これは、広く報道された「トラウマティック・イベント」が、事件に直接巻き込まれていない多くの人にとってトラウマティック・ストレッサーとして体験された例だというのである。

PTSDのDSM基準は、ストレッサーへの心理的反応を均一なものであると想定している。さらに、心理的トラウマの定義では、自然災害と人為的トラウマに何ら区別を設けていない。後者の方がはるかにPTSDを発症しやすい[10]ことを考慮に入れると、このことは特に問題となる。

トラウマティック・イベントを経験する人のうち、その結果としてPTSDを発症するのは約八パーセントのみであるが[11]、ほとんどの人がフラッシュバックもしくは鮮明な悪夢のような侵入性体験があると述べる。トラウマティック・イベントへの曝露後に現れる可能性のある症状のパターンとしては、解離、非特異的な情緒的苦悩、パニック発作、心理的過覚醒、[12] 無気力[13]などがある。無気力は、二〇〇一年九月十一日に発生したテロ攻撃後、マンハッタン住人において特に顕著に認められた。[14] トラウマティック・ストレスに引き続いて起こるこのような心理的反応については、それが真の疾患であるのか、あるいはトラウマティック・ストレスに対する正常反応であるのかといった議論があるが、[16] DSMではこの反応を「急性ストレス障害（Acute Stress Disorder）」という具体的な疾患としている。[15]

激しい暴力はPTSDを最も引き起こしやすいストレッサーである。[17] その一方で、地域社会の中で最も一般的なトラウマティック・イベントは、少なくともDSMによる「ストレッサー」の基準に照らした場合には、予期せぬ喪失体験である。[18] 実際、「トラウマティックな悲嘆」自体がPTSDと同種の精神病理学的状態であるとの提案がなされている。[19] 地域社会における調査によれば、米国では常に人口の一〜二パーセントがPTSDの基準を満たすとされる。[20] 全米ベトナム退役軍人再適応研究（US National Vietnam Veterans Readjustment Study：NVVRS）[21] は、一九八〇年代半ばの時点で約三分の一の兵士

訳注a　ブラケット・クリープ：原義は、インフレによって名目賃金が増加するため納税者が徐々に税率の高い方の課税区分へ押し上げられていくことを指す。

がＰＴＳＤに罹患していたとの推計を示した。しかし、この研究においてはトラウマティック・ストレスの定義方法にばらつきがあるとして、三分の一という数値は過剰見積もりであるとの異議が唱えられた[22]。その結果、対立する専門家間の白熱した論争が科学論文誌上で繰り広げられることとなった[23、24]。

ＰＴＳＤは人間の苦悩を「医療化」したものであるという批判がある[25〜27]。一方でＰＴＳＤの概念構成は、心理的トラウマティック・ストレスの性質およびそれがサバイバーに及ぼす影響は普遍的である、ということを前提とした生物医学的モデルに基づいている。このモデルでは、心理的トラウマが単発の出来事であり、心理的後遺症と直線的な因果関係があると見なしている。このアプローチを用いることにより、本質的には本来政治的、社会的、経済的、あるいは文化的であるはずの現象を、容易に医療化することができる[28]。かくして心理的トラウマに関する二つの矛盾する哲学的見解が生まれる。根本的な違いは、精神科医が心理的トラウマをどう位置付けるかということである。一つ目はＰＴＳＤを生物学的現象と見なすという見解であり、心理的トラウマは個人レベルに位置付けられ、薬物療法や精神療法による治療が必要であるとされる。もう一方の見解では、心理的トラウマは社会的に作られた現象であり、体験談や証言を通して理解され、特定の社会的、文化的、歴史的背景において文脈化されるものと見なされる。ゆえに人為的なトラウマ体験の場合、特にそれが国家によるものである場合には、サバイバーの体験を理解し、臨床的および社会的ニーズに適切に対応するためには、政治的、文化的文脈の中で検討する必要がある[29]。さらにＤＳＭにおけるＰＴＳＤの構成概念は、トラウマの実存的衝撃、特に自分自身と世界についての「打ち砕かれた思いこみ（shattered assumptions）」[31]に対応していないことから、構造的に脆弱であるとされる[30]。このような心理的トラウマへの「二者択一」式アプローチは互いに相容れないものではない。むしろ精神科医は、これら二つの見解は弁証法的関係にあり、それにより心理的トラウマ体験をより深く理解できると考えるべきである。

災難に対する人間の正常反応を医療化することについての倫理的問題は、米国における二〇〇一年九月十一日のテロ攻撃以来、注目を集めるようになった。「気が動転している」といったテロ攻撃への反応は、「ＰＴＳＤの可能性（probable PTSD）[32]」のエビデンスとして何人かの研究者によって提議された。調査者がニューヨークの住人に電話により無作為に接触したところ、五八パーセントに侵入性の記憶もしくは不眠が認められたとの結果が得られた[33]。これは国家的災害に追随して起こる理解可能な苦悩というよりも、「亜症候群性ＰＴＳＤ（subsyndromal PTSD）」であると見なされた。ＰＴＳＤの徴候は、単にテロ攻撃のニュース報道を視聴しただけの者にも認められた[34]。ニューヨーク市民のメンタルヘルスサービス利用が明らかに減少しているのは、それらのサービスが、この事件によって影響を受けた人のニーズを満たしていないことを示しているとする研究者もいた[35]。事実、9・11攻撃の直後の時期、実際に一般市民は症状を呈していたというエビデンスがある[36]。

ＰＴＳＤは、トラウマの影響により起こり得るいくつかの精神病理学的状態のうちの一つに過ぎない。実際のところ、うつ病、解離、全般性不安、恐怖性回避、薬物乱用などの方が、より一般的に認められる[37、38]。それにもかかわらず、科学論文と一般向けメディアの双方において最も注目を浴びてきたのはＰＴＳＤであった。

この分野に特有の倫理的懸念は、戦争やテロのようなトラウマティック・イベントに対する人間の「当然の」反応といってよい状態を、病的なものと見なすことについての問題である。敵の攻撃に直面するような出来事は、戦闘にせよテロ行為にせよ、ほとんどの文明社会においては異例なことである。社会的ネットワークが安定して協調的となったのは、人類の歴史の中ではごく最近の現象である。しかし人間の神経系統は、外部の脅威に対して自分の資産や子孫を守るために必要な機能を依然として保持しているのだ。ホッブズ（Hobbes）[39]のことばを借りれば、人間の「意地が悪く、粗野で無愛想」な状態は、我々の生物学的来歴上、本来備わっているものであり、そうした出来事に対する行動学的に妥当な反応を医学的疾患とすることの正当性に疑念を投げかける。実際、ＰＴＳＤを疾患として位置付けることについては、「症状」を「過剰学習された生存反応[40]」もしくは天敵を避けるための行動適応[41]と定義する人らから疑問視されてきた。

トラウマ体験が、歴史的または社会的なものとしてというよりも、むしろ医学的なものとして操作的に扱われる場合、サバイバーの立場はほぼ間違いなく貶められる。精神障害というスティグマは、多くの人の目から見て弱者という意味を内包している。したがって、トラウマの影響を医療化することで、サバイバーに「被害者集団」という不愉快な立場を与えて彼らを弱体化させてしまうことになる。さらに、トラウマ・サバイバーの体験を医療化してしまうと、彼らが「被害者集団」から「患者集団」となることを余儀なくされるのではないかという議論もある。「被害者集団」は現代生活が不滅であるという幻想に疑問を抱かせるものであるが、「患者集団」は、トラウマ・サバイバーは「別種の人間」であるという感覚を醸し出すことによって、我々を安心させてくれる。このプロセスは、「被害」に苦しむ原因は、生来の体質的脆弱性または疾病素因にあると強調するものでもある。この「被害者叩き」については、マクファーレン（McFarlane）とファン・デル・コルク（van der Kolk）が次のように的確に述べている。

皮肉なことに、被害者の苦痛の本当の原因はトラウマではないと考えることは、ＰＴＳＤの被害者と、同情や寛容や経済的な犠牲をもって対応することを求められるより大きな社会の双方にとって無謀なことである…社会は、安全がいかに脆いものであるかを気付かせるような人々の存在によって、安全性と予測可能性の幻想をかき乱されることに反感を抱いてしまうのだ。（文献42の27頁）

## 子どもの心理的トラウマ

（第20章も参照のこと）

心理的トラウマは、人生全体にわたって多種多様な症候を引き起こす可能性がある。急性または反復性のトラウマティック・イベントに対する反応として、子どもはまったく異なる症候群を経験するかもしれない[43]。幼少期のトラウマ、とりわけ性的暴力は、脳の構造と機能の発達（たとえば海馬形成[44]や大脳半球優位性[45]）に影響を及ぼし、ＰＴＳＤ概念では明確に規定されないような、心理的症候群を引き起こす可能性があることを示唆するエビデンスがある。深刻な心理的トラウマを体験した子どもに生じる悪影響は、特定可能な類型にあてはまるような精神症状というよりも、愛着障害の領域と自己概念の発達に、その中核がある。さらに、幼少期の性的虐待のサバイバーは、一つまたは複数の多様な精神障害を生じる可能性があり、それはＰＴＳＤのカテゴリーに合致するような状態とは限らない[46]。

子どもがトラウマを経験する状況は非常に多岐にわたるため、特に子どもとケア提供者との関係性を考慮した場合には、特有の倫理的関心が引き出される[47]。このことは、第二次世界大戦時を対象としたある研究において鮮明に描き出されている。一九四〇年から一九四一年のロンドン大空襲の間、子どもたちは市街地から比較的安全な郊外へと疎開させられていた。のちに戦争が子どもたちに与えた影響について評価したところ、両親から強制的に引き離されたことは、子どもたちにとって空爆よりもはるかにトラウマティックであったとされた[48]。一九九〇年代の旧ユーゴスラビアにおける、戦争の生き残りである子どもたちを対象とした研究では、戦闘にさらされたほとんどの子どもは長期ＰＴＳＤを発症することはなく、むしろ、コミュニティに刻み込まれた世界観を共有していることが判明した。戦時中から続く社会の民族的緊張と政治不安に続いて現れたものは、トラウマに対するこのような非常に実存的な反応であり、精神病理の蔓延ではなかったのである。この研究の著者は次のように論じている。「子どもたちは体験を甘受しているわけではない。彼らは幼少期から、周囲の状況を積極的に理解しようとしており、それを変えようと行動している」（文献49の205頁）。

　こうした所見の倫理的な意味は広範囲にわたる。まず、子ども、および幼少期にトラウマを経験した成人に対してＰＴＳＤの診断を下すことには問題があるという点である。子どもに対するトラウマの影響は、ケア提供者への愛着形成や、情動表出の制御のような重要な能力の発達といった、基本的な心理過程のレベルに及ぶ。トラウマティック・ストレスが子どもに影響を及ぼす状況を検討していくと、トラウマティック・イベントそのものよりも、ケア提供者を失うことや、ケア提供者からのトラウマティックな離別の方が明らかに重要である。したがって、ＰＴＳＤのような精神病理学的モデルに基づいた臨床的「介入」では、トラウマに続いて子どもたちが直面する本質的な問題に対処することができないのである。

　戦争や政治的暴力といった重大な破壊的影響は、そのような出来事が子どもに及ぼす衝撃を認識している精神科医に対して、倫理的難問を提起する。戦争や、子どもに向けられた国家の弾圧に異を唱える精神科医は、彼ら自身が、社会運動や専門的職業の政治化といったことに関連する倫理的ジレンマに直面していることを自覚している。さらには、職業上の倫理的責務は、長年抱いてきた個人的な政治的信念と矛盾する可能性がある。子どもとトラウマに関する非常に困難な倫理的検討事項は、精神科医とその同僚には児童虐待防止の援助義務があるということと関連する。多くの権限に基づき、子どもが危険にさらされているときには、法的には、臨床家は患者の守秘義務を破らざるを得ないのである。また、とりわけメディアにおいて顕著なことであるが、子どもを性の対象として扱うことによって、間違いなく性的虐待を助長しているような社会現象が数多く見受けられる。精神科医は、職業の政治化というリスクを冒してまでそのような所業を非難するべきなのか、というジレンマに直面する。さらに、施設における児童虐待の問題についても、精神科医による社会的行為が必要となる可能性がある。多くの家庭内暴力は、教育機会の制限、失業や劣悪な生活環境といった要因と関連している。そのため精神科医は、自分にはこの件に関して社会政策に影響を与える義務がある、と考えるかもしれない。精神科医は、上記のようなすべての領域において、純粋な臨床的役割の範囲を超えた公的領域での役割を求められることは明らかであり、それに関連した倫理的ジレンマに遭遇する可能性がある。

## ＰＴＳＤ診断の倫理的側面

　心理的トラウマの概念は、通常、軍事精神医学と関連している。戦場のトラウマに伴う精神病理は、ホメロス（Homer）の「イリアス（Iliad）」[50]の中に明確に記載されている。二十世紀における戦争によるトラウマに関するよく知られた解釈は、第一次世界大戦の「砲弾ショック」と、ベトナム戦争の時代に表面化したＰＴＳＤの臨床的構成概念を中心に展開した[51]。一九八〇年にＰＴＳＤがＤＳＭ-Ⅲへ導入されたのは、ロバート・ジェイ・リフトン（Robert Jay Lifton）[52]とチェイム・シャンタン（Chaim Shantan）という二人の臨床医の支持によるところが大きい。シャンタンの主要論文である「ベトナム後症候群（Post Vietnam Syndrome）」[53]は、戦争反対の社会政治的な動きを刺激し、戦争が退役軍人に及ぼした影響を強調した。この高度に政治化されたＰＴＳＤの起源は、「悲劇、政治の医学に対する破滅的侵害、ごく少数の活動家による伝統価値の強奪」と表現されてきた[54]。トラウマによって生じる心理的な動揺は、それまでは自然災害[55]やドメスティック・バイオレンス[56]によるものとして記載されてきたが、それとは区別される心的外傷後ストレス障害という発想を巧妙に作り上げるためには、ベトナム戦争という設定が必要であった。ほぼ同時期に、米国の精神科医と心理士は、ホロコーストの生存者とその子どもにおける特有の精神病理学的状態についても認識し始めた[57~60]。

ＰＴＳＤの出現は、精神医学における「トラウマ学（traumatology）」分野の発展と、自身もベトナム戦争退役軍人であるチャールズ・フィグレイ（Charles Figley）によって一九八五年に設立された国際トラウマティック・ストレス学会（International Society of Traumatic Stress Studies：ＩＳＴＳＳ）[61]の創設を促した。成果もあるが、ＩＳＴＳＳは科学者から支持されている臨床的視点を退けており、西洋側に過度に偏向しているとの批判を受けてきた[62]。トラウマ概念の周辺で展開した専門家の活動は、「トラウマ教」と渾名された[63]。ブルウィン（Brewin）は次のように論じている。

> …トラウマという題材は、まったく不均衡なまでに熱烈な擁護と熱烈な懐疑論を引き寄せてしまう。他のメンタルヘルスの分野において、論争がこれほど周知のもので、かつ辛辣なものはなく、経験豊かで献身的な臨床家の科学的信憑性に対し、これほど歯に衣きせず異議が唱えられるようなものもない[64]。

心理的トラウマ体験は、生存者の「物語」に影響を与える。患者の物語におけるトラウマティック・ストレス体験の影響を認識することは、心理的トラウマの全体像を概念化するうえで重要な要素である。医療従事者が、物語を患者と「共同で組み立てる」際に直面する倫理的責任は、他でも論じられてきた[65]。患者の自律性を守るためには、物語を共同で組み立てる際には、トラウマがその患者固有の個人史に統合されていく全過程に、患者自身が参加する必要がある。これは通常、前述のサスーンとリバース医師との関係性に見るように、治療的関係性に留意しながらトラウマティック・イベントの意味体系を発展させていくことを含んでいる。

精神医学が、狂気という無秩序状態や個人の体験に秩序を押し付けているという考えは、フーコー（Foucault）による専門家批判の基礎となっている。[66] シェフ（Scheff）は、精神疾患のレッテルを貼ることは、患者による社会規範の侵害に一連の規則を課すことであると論じた。[67] サドラー（Sadler）は、精神医学的診断は、固有の体験を社会的権力を伴うもの——それは患者にとって有利かもしれないし、不利に働くかもしれない——へと転換させると提起している。[68] 診断構成概念の手段としての価値は、患者の利益のためというよりもむしろ、知的秩序を維持するために複雑な現象を単純化するという点において、概して美的価値観に基づくものである。このことは、サドラーによれば、倫理的損失を伴うという。サドラーのことばを借りれば、「もし精神医学的レッテル貼りが国家もしくは社会にとっての利益となるのであれば、精神科的、医学的治療の道徳的任務はどうなってしまうのか（文献68の172頁）」というわけである。ＰＴＳＤに適用する場合、上記の論議はすべて、臨床家、第三者である支払人もしくは政府機関のような他者の目的のために、個人的体験をより「使用しやすい」モデルに変換するという倫理的懸念を暗示している。

この美的還元主義の過程の影響は、「直線的時間」から「トラウマ時間」を区別したエドキンス（Edkins）[29] により提起されたＰＴＳＤに関する倫理的課題の核心となっている。直線的時間には、明確に定義された始点と終点があり、途切れなく秩序的である。コミュニティによるトラウマティック・イベントの集団的体験は、概して、神話や昔話、博物館や記念碑のような建造物に体現されるような直線的性質を持つ。これとは対照的に、トラウマ時間はそのような秩序や意義は持たない。トラウマ・サバイバーは、トラウマを「乗り越える」のではなく、むしろ「包み込む」。なぜならそのトラウマは、彼らの人生の中心で体系化された影響力を持つようになるからである。エドキンスの主張によれば、トラウマ・サバイバーは、国家が直線時間による語りを強制することや、体験の範囲を区切ることばを押し付けてくるというジレンマに直面する。このような統制は、サバイバーの体験を医療化することを通じて達成される。サバイバーの物語は、精神障害という枠組みの中で作り上げられていくのである。治療と回復に関する次なる重点項目は、社会秩序への再統合を促進することと、それによって国家の権威を回復することである。Edkinsは、これが最も明確に認められたのはベトナム戦争時代であったと主張している。その時代、不当に苦しめられた退役軍人たちは、ＰＴＳＤ患者というカテゴリーに押し込まれることによって、個人的・集団的物語を「脱政治化」させたのであった。このように、「不快な状態には名前がつけられ、彼らは再び統合された人となる。欠落部分、すなわち答えのない存在としての人間という現実を核とした統合ではなく、今度はＰＴＳＤ患者としてのアイデンティティを核とした統合である」（文献29の49頁）。

さらにクラインマン（Kleinman）は、ＰＴＳＤは、社会における暴力、特に政治的あるいは個人間の暴力というものの現実を「鈍化させる」役割を果たすのだと論じている。クラインマンの主張によれば、暴力行為については、個人のレベルおよび集団のレベルの物語を創り上げることを通じて、文脈を踏まえながら見ていくことが必要なものである[69]。エドキンスと同様にクラインマンも、ＰＴＳＤは政治的な方便としての役割を果たしていると強く主張している。すなわち、ＰＴＳＤという方便があることにより、社会内部の権力構造は、それらが引き起こした、（ときには暴力的な）行動の結果との対峙を避けることができるのである。

### ◆診断およびその倫理的影響としてのＰＴＳＤ批判

これまでに述べてきたように、トラウマをＰＴＳＤとして概念化することについては非常に多くの問題がある。一つには、トラウマ体験の多様性を反映していない点。二つ目に、これらの体験を対人関係という文脈の中で伝えていない点。三つ目に、人為的なトラウマと自然災害が同等であることを前提にしている点。四つ目に、トラウマが個人の人生に対してもたらす実存的な衝撃に対応していないという点。最後は、最近の心理的トラウマの精神医学的概念化は政治色が強くなり、非常に破壊的な経過をたどっているという点である。すなわち、当初は社会運動、のちには覇権主義的科学世界観という形態をとるようになっている。倫理的な見地からは、以上のような問題点が存在することにより、個人とコミュニティ双方に対するトラウマの甚大な影響の理解が浅薄なものとなってしまうため、これらは考慮すべき欠点であるといえる。

ＰＴＳＤの構成概念に関する白熱した批判は、この疾患そのものと同じくらいに以前から認められる。この分野における懐疑論は、少なくとも「鉄道性脊椎（railway spine）[70]b」という現象、つまり経済的補償と心理的トラウマによる推定上の後遺症との厄介な関連が初めて記述された頃にまでさかのぼる。ＰＴＳＤの内容妥当性は、フェミニストの視点と比較文化的視点の両面から批判されてきた。これらは、ＰＴＳＤの診断と関連する他の倫理的問題を熟考するための有用な枠組みとなる。

#### フェミニストの批判

フロイトの時代から、女性へのドメスティック・バイオレンスおよび性的暴力に関する精神医学文献はとりわけ女性蔑視的であった。この分野における初期論文の一つは「妻殴打者の妻(The wife beater's wife)」という、被害者の有責性という観点からドメスティック・バイオレンスを特徴付けようと試みるものであった。[71] 米国精神医学会（ＡＰＡ）のジェンダー指針は、関連する分野、特に「自己敗北型パーソナリティ障害（self defeating personality disorder）」と「黄体期後期不機嫌性障害（late luteal phase dysphoric disorder）」における、あからさまに性差別的な診断で十分証明されている。[72、73] ジュディス・ハーマン（Judith Herman）は、フェミニストの立場からＰＴＳＤ批判を行う批評家の急先鋒であり、著書『心的外傷と回復（Trauma and recovery）』の中で、ドメスティック・バイオレンスの被害者たちが匿名で語った窮状を描き出している。[74] ハーマンは、トラウマ学は以前から常に政治化の過程をたどってきたと論じている。二十世紀には、第一次世界大戦、ベトナム戦争、そして一九七〇年代の女性運動という三つの時期において、心理的トラウマの精力的な探求がなされた。ハーマンが強固に主張するのは、一九七〇年代の精神医学に見られる女性蔑視は、「彼女」が「ヒステリックな反応」を起こしているのだと考えることによって、被害者の信頼性を貶める一連の行為につながっているということである。つまり、「彼女」を無視しているのだという。ハーマンは、トラウマティック・ストレッサーが「人間の体験の領域外」であるというＤＳＭ-Ⅲの必要条件をとりわけ厳しく批判している。なぜならこの条件においては、家庭内の暴力が要因となることが事実上排除されるからである。ハーマンは「複雑性（complex）」ＰＴＳＤ[75]という診断基準の代替案を提示したが、ＡＰＡから却下された。彼女の見解では、精神医学は、長期間の反復するトラウマの影響を犠牲者の性格的欠陥に関連付けてしまう傾向があるという。「したがって、慢性トラウマの複雑な後遺症に悩む患者がパーソナリティ障害と誤診される危険は、依然としてよくあることなのだ」（文献75の117頁）。この指摘は、トラウマ学の現在の見解に対して重要な倫理的課題を提示している。ハーマンによれば、限局的なトラウマティック・イベントにさらされ、その反応がＰＴＳＤの特徴に当てはまる人は、精神医学では同情的な見方をされる。対照的に、長期に及ぶ対人暴力に苦しみ、その心理的苦痛がＰＴＳＤの理論的枠組みにあてはまらない人は、「境界性」というレッテルを貼られ、その後についてくるのは治療的ニヒリズムである。

境界性パーソナリティ障害の診断は明確な倫理的問題を提起している。この用語は一九三〇年代に初めて使用され[76]、その後、

訳注b　鉄道性脊椎（railway spine）：十九世紀半ば頃、鉄道事故に遭った人に認められた、ＰＴＳＤ類似の症候群。当初鉄道事故による脊椎の損傷が原因と考えられたが、のちに鉄道事故の恐怖による心理的影響によるものとされた。

精神分析の文献[77]において詳細に記述された。この用語の妥当性は疑問視されており[78、79]、「境界性」という用語を「名詞たらんとする形容詞」と表現している者もいる[80]。精神科医[85]やその同僚が通常ネガティブな反応をしてしまうような診断を当てはめるということは、コミュニティにおける幼少期トラウマに関する現実を否認するプロセスなのかもしれない[86]。しかしながら、子どもにおいては、パーソナリティ障害の状態がトラウマティック・ストレスの後遺症を意味するのだという確固としたエビデンスが存在するのである[81〜84]。ベトナム戦争退役軍人の苦悩が医療化されていった過程と同じように、境界性パーソナリティ障害は気分障害の領域に併合されようとしている。これに関してある著名な精神科医は、そのような患者は薬物療法によっておおいに恩恵を受けるのだと主張している[80]。たとえば、抗けいれん薬であるラモトリギン（Lamotrigine）は、彼らの「性的虐待を受けたという主張」を減少させるという。さらには、特徴的な衝動性と対人関係の過敏性は彼らが「再度被害者となる」ことにもつながるのだが、そのような特性もまた医学的治療によって軽減すると述べている[80]。こうした見解は、医療従事者にネガティブな反応を引き起こすようなレッテル貼りや、幼少期における性的虐待やネグレクトといったトラウマティックな体験の医療化にまつわる倫理的ジレンマを提起している。このような心理力学において最も厄介なことは、被害者がトラウマティック・ストレスに遭ったという現実を認めない、あるいはトラウマを被害者の責任にするといった一連の作業を再検討しなければならない点のようである。

### 比較文化的視点からの批判

ＰＴＳＤはそもそも西洋の精神モデルを基盤としており、自己文化中心的な構成概念であると批判されてきた[87〜89]。クラインマンは、非西洋文化圏におけるトラウマ体験は、「個人的」体験というよりは、「社会的」な体験であると見なしている。トラウマティック・ストレスが「社会的な苦悩」であるというクラインマンの構想は、社会における道徳的、政治的、そして医学的構成要素に統合されている[90]。

ＰＴＳＤの文化的批判を最も熱心に提唱しているのはデレク・サマーフィールド（Derek Summerfield）である。その主な論点は、ＰＴＳＤは西洋の科学的思考を他の文化圏に押し付けた結果としての産物であり[91]、個人の隔離や、彼ら独自の苦難（団体やコミュニティへの反抗による）の体験は、他の文化圏では普通ではないということであった[87、92、93]。サマーフィールドは、西洋のデカルト的伝統は心理的トラウマの「生きた」文脈の同定に失敗しており[94]、それはまた集団的な惨禍に対しての、「無責任な社会福祉機関」の一形態であると強く主張している。サマーフィールドによれば、ＰＴＳＤの構成概念は、トラウマの経験が社会および文化的に文脈化されていくという過程を認めておらず[87]、それを前提とした治療は限定的なものであるという[95]。サマーフィールドまた、大災害や戦争に見舞われた非西洋諸国での救援活動に関して、西洋の多くの非政府組織（NGO）が行ったアプローチ法を厳しく批判してきた[95]。この批判は、スリランカの兵士による残虐行為後のある村における、個人に焦点をおいた心理的介入の押し付けによる破壊的影響を浮き彫りにした小説 Masking terror（恐怖の隠蔽[96]）で鮮やかに表現されている。それによると、この個人に焦点を置いた介入方法のために、被害者たちは自分たちの文化圏固有の集団的対処法を用いることができず、トラウマティック・イベントの悪影響に対してより脆弱な状態になったとのことである。

上記のような批判がすべて受け入れられているわけではない[97]。そのような見方のため、非西洋文化圏は精神医学的論議の主流から取り残されているのだと論じる者もいる[98]。また、PTSDがトラウマ学における専門用語となっているのであれば、他の文化圏がこのような議論に加われなくするのは不当ではないかとの議論もある。

このようなPTSD批判がもたらす倫理的含意から、いくつものテーマが同時に紡ぎだされる。第一に、異なる文化圏において、妥当とはいいがたい西洋的診断の押し付けがあること。第二に、非西洋的環境において、トラウマを抱えた人がPTSDの「診断基準を満たす」としても、このモデルを強要することによって人生とその浮沈に対応するための慣習的な方法を過小評価することになりかねず、伝統的なコミュニティベースの対処方法を用いる機会を奪うかもしれないということ。さらに、文化的な配慮の不足したトラウマ体験モデルが被災後や紛争後の介入に関連付けられることによって、紛争や自然災害によって壊滅したコミュニティの人を、救援組織がどのように援助するのが最善の方法なのかという倫理的懸念が惹起されるということである。

「異文化の傘」の下における際立った倫理的懸念に、難民と先住民のトラウマ体験がある。暴力から逃れるため自国における社会的立場を失ってしまったことが、彼らのメンタルヘルスをおおいに害することはきわめて明白である[99, 100]。難民が主権国家に無許可で入国すると、難民は拘留されるが、これは難民にとって、それまでに経験した迫害や戦争と同様のトラウマティックな経験となることもまた明らかである[100〜105]。難民になること、母国から出ていくことという経験は、治療にあたり、異文化への特別な配慮を必要とする[106, 107]。その一方で、大衆の（またはポピュリズム的な）政治的措置により、そのような心理的に有害な行為が行われている社会の中で医療従事者は自分自身をどう位置付けるべきかという疑問が、精神科医たちにとっての倫理的ジレンマとして生じてくる。

文化的な転換を強いられたというトラウマと植民地化の名残はいずれも、先住民のトラウマティック体験を概念化するにあたり、きわめて重要である。植民地時代には、仏領アルジェリアがそうであったように、地元住民を服従させる際に精神医学がしばしば利用された[108]。脱植民地化後の社会でさえも、精神科施設における精神鑑定医的な主題の名残がある。それはすなわち、精神疾患を患っている人を「他者」と規定し、社会の他の人から区別するというものである。このように、精神疾患の人を社会の辺縁に追いやろうとする傾向は、かつて植民地化を推し進めた権力による社会制度を再現するかのようにおおいに発展してきており[109]、これには精神科的ケアシステムも含まれる。これについての明確な例は、精神科的診断において潜在的人種差別が存在するのではないかという以前からある懸念事項である[108,110,111]。すなわち精神科的診断には、特に非西洋人の患者においては、精神疾患を社会的な逸脱や犯罪と関連付けるという精神鑑定医的視点が根強く残っているということである[111]。先住民のニーズを考慮すると、メンタルヘルス専門職は、そのような患者へのアプローチにおいては、植民地化や文化の絶滅、従来の居住地からの立ち退きといったトラウマに関する語りを組み入れる必要がある[108,112,113]。二十世紀に、オーストラリアのアボリジニの子どもたちが家族から引き離されたことは、当事者のみならず、アボリジニのコミュニティ全体にとってもおおいにトラウマティックであった。このトラウマティックな物語は、Bring them home（彼らを帰して）と題された報告[114]の中に、多くのアボリジニが語った話として収められている。ある証言は、事実上の民族浄化行為によるトラウマの深刻さを浮き彫りにしている。

> 私たちはアボリジニとしての自分を取り戻すことはできる。しかしだからといって、私たちの心や精神、肉体、魂に支配者たちから加えられた攻撃が消えるわけではない。彼らは、私たちアボリジニを消し去ることが自分たちの使命だと考えていたのだ。

これらの課題は、臨床的な枠組みを超えた倫理的ジレンマを増大させる。先住民が今なお社会的不利益を被っていることを考慮した場合、精神科医たちは彼らに代わって声を上げ、社会政策と公の論議に対して情報発信していく必要性に直面している。

## 心理的トラウマの治療における倫理的側面

### ◆根拠となるエビデンスと倫理的含意

精神科患者が「効果的な治療」を受ける権利は、いわゆるオシェロフ（Osheroff）[115,116][c]事例との関連で浮上してきた。それ以降、精神科医も他の医療専門職と同様に「根拠となるエビデンス」に基づく診療をすべきであると考えられるようになった。言い換えれば、効果が証明された治療のみが提供されるべきで、さもなければ患者の権利を侵害することになるということである。ＰＴＳＤ治療のエビデンスでは、一定の薬物療法や精神療法の有効性が示されている[117]。精神療法に関する文献では、構造化された短時間の精神療法は長時間のものより有効であると、科学的根拠により支持されている。これは、おそらく研究実施上の方法論的利点や便宜上の理由により、短時間の精神療法に関する研究の実施件数が多いこととおおいに関係する。エビデンスによればＰＴＳＤには短時間の治療のみを用いるべきであると示されているにもかかわらず、多くの治療者は、臨床経験上は長時間の精神療法が支持されると主張してきた[118]。このように、患者のエビデンスに基づく治療を受ける「権利」と、入手可能な情報には限界があるということとの均衡を保つにあたって、倫理的ジレンマが生じてくる。

### ◆心理的トラウマへの精神療法における倫理的問題

ＰＴＳＤへの行動療法、特に想像曝露療法（imaginal exposure therapy）は最も効果的な治療法とされており、治療の第一選択とするべきであると主張されている[119, 120]。この治療法はトラウマティック・イベントの記憶を喚起させ、その記憶に対する患者の心理的反応の改善につなげようとするものである。これには必然的に苦痛が伴うものであり、それゆえに倫理的懸念が生じてくる。曝露療法は認知行動療法（ＣＢＴ）以上に苦痛を伴うものであるが[121]、少なくとも比較臨床試験では、脱落率の高さには結びつかなかった[122]。最近のエビデンスによれば、フラッシュバックのようなＰＴＳＤにおける反復する侵入症状は、実際のトラウマティック・イベントの経験以上に人間の神経系に有害であるとされている[123]。想像曝露療法をベースにしたＰＴＳＤ治療は、侵入症状を刺激する可能性があるため、患者にとって有害なものとなるおそれがある。したがって、このような治療において患者が再びトラウマを負わないようにすることの責務については、インフォームド・コンセントを得る際に慎重に検討されなければならない。さらには、治療者はなぜその治療

訳注ｃ　オシェロフ（Osheroff）事例：一九八二年、米国のチェスナット病院で治療を受けていた内科医オシェロフは、精神分析的精神療法による治療では改善しないため薬物療法による治療を病院側に求めたが方針は変更されず、転医。転医先の病院では約三カ月間の薬物療法により症状が改善。オシェロフ医師は医療過誤により損害を被ったとしてチェスナット病院を訴え、勝訴した。

法を第一選択とするのか、誰の利益のために行うのかを熟考すべきである。交通事故後に運転恐怖症を乗り越えられるよう支援することと、兵士を危険に満ちた隊務に戻すために戦闘への恐怖性回避を治療することとは、倫理的に大きな差異があると主張されている。[124]

　インフォームド・コンセントと有害性の回避の問題のみならず、ＰＴＳＤに対する心理的治療においてはそれがいかなるものであっても、倫理的配慮として、治療が行われる文化的背景と悪影響の可能性についても考慮に入れなければならない。[125]日本人患者が、トラウマの影響で精神症状が出現した場合、それを恥とするという例は、この問題をよく表している。この恥の感覚は、曝露をベースとした治療の過程で常に再現されたという。[126]

　トラウマ・サバイバーの家族もまた、トラウマティック・ストレスによって悪影響を受ける可能性がある。「二次的ＰＴＳＤ」[127]や「代理受傷」[128]の概念は確立されたものであり、このためトラウマを負った人の治療を行う際には、家族も含めて広く対応することが倫理的責務であるとされている。たとえば、ホロコーストによるトラウマは世代を越えて伝播しているようであり、[129, 130]ベトナム戦争の影響は、戦闘経験者の配偶者や子どもたちに相当の精神病理を引き起こしてきた。[131]このエビデンスを考慮したとき、臨床家の責務を、所定の「被害者」や「サバイバー」に限ってしまうことができるだろうか。不名誉なことであるという意識や、心理的トラウマ体験にしばしば付随する仲たがいや断絶、トラウマティック・ストレスによる家族間の緊張などの問題は、一般的に認められる。こうした緊張感は、家族全体の利益との兼ね合いを考えたとき、守秘義務や資源配置の公正さ、個人の自律性の尊重の優先順位というような、精神医学的倫理に関する根本的なジレンマを生み出す。

　治療者が自分自身に対して負っている倫理的責務に焦点を移すと、トラウマを負った患者との長期間の関わりは、治療者に悪影響を及ぼす危険性があるという十分なエビデンスがある。治療者が担当患者と同様の症状を経験する「二次的ＰＴＳＤ」のような明確な状態像を呈する可能性だけでなく、継続的に臨床的接触を行うことにより、世間を信用できなくなったり、悲観的になったり、人を信頼できなくなったりといった、慢性ＰＴＳＤで認められるような認知スキーマの変化が引き起こされる可能性もある。[132]このような意味では、臨床家とその雇用者はそのような弊害を防止する義務があると思われる。

　いわゆる「心理的デブリーフィング」に関する論争は、トラウマ治療をめぐるもう一つの倫理的問題を提起している。これは、トラウマの直後の影響に対して心理的援助を提供する手法を表す用語である。この介入法は他にも「ストレス・デブリーフィング」、「緊急事態ストレス・デブリーフィング」、「危機介入」、「精神医学的ストレス・デブリーフィング」、「複合的ストレッサー・デブリーフィング」、「トラウマティック・イベント・デブリーフィング」、「トラウマ・デブリーフィング」といった用語で表現されている。その有効性に関しては継続的な論議がなされているが、臨床の場では広く用いられてきた。実際、二〇〇一年のコクラン・レビュー[d]では、これらの介入が有益であるというエビデンスはなく、トラウマティック・イベント後の影響に対する慣例的な使用はやめるべきであると主張している[133]。

このような論議にもかかわらず、メンタルヘルス専門職は倫理と法の双方に拘束されている。雇用主がデブリーフィングを提供しなかったことを根拠にした訴訟は常に脅威であり、治療者は、無意味かもしれない介入をするよう迫られる。論議を呼んだ例として英国の「MoD訴訟」がある。この集団訴訟において、北アイルランドのフォークランド紛争や第一次湾岸戦争、ボスニアでの平和維持活動に従事した二千人の元兵士が、国防省（Ministry of Defense：MoD）を相手どって一億ポンドの補償を要求した。原告は、国防省が「脆弱性の高い人員を同定したり、戦争の恐怖への備えをさせたり、デブリーフィングや治療を提供したり、市民生活へ復帰しやすくしたり」といった義務を怠っており、「ケアの任務」違反であると主張した。しかし二〇〇三年五月に下った判決では、国防省の勝訴となった。判決に関係したきわめて重要な要因は、心理的デブリーフィングを支持する確固たるデータの欠如[134]であり、その他の要因として、補償査定において兵士がしばしば症状を過大報告しているとの観察[135]も関係したかもしれない。

この事例は法と倫理の不一致を浮き彫りにしている。倫理的には、治療者はトラウマティック・ストレスのサバイバーに対し、可能な限り最善のケアを提供しなければならない。それについては、何が最善なのかは、まだ明確には確立されていない。しかし法的には、治療者たちは、確立されていない治療であっても、それを行わなければ訴訟の可能性に直面する。したがって、臨床的責務ではなく、法的な要請に応えることを余儀なくされるのである。

### ◆「回復された記憶」と「過誤記憶」の論争

解離は、心理的トラウマ後に生じる一般的な症状である[136]。とりわけ解離性健忘の概念は、欧米の精神医学文献において広く

訳注d　コクラン・レビュー：コクラン共同計画（evidence-based medicineの実践のため、エビデンスの管理を国際的に行うプロジェクト）によるシステマティック・レビュー。

認知されている。しかしながら一八〇〇年以前には、他の多くの文化圏ではこの現象に関する記述は認められず、近年になって発展した文化結合症候群であることが示唆される。[137]

小児期の近親相姦や性的暴力の記憶を断片的に思い出した多くの女性たちの存在を明らかにした研究[138]の公表を受けて、一九八七年、この問題についての論争が再燃した。著者らはその見解を発展させて、トラウマティックな記憶に関する「回復記憶症候群（recovered memory syndrome）」が推定されるとした。これに反対する人らは、治療関係における特有の権威格差を踏まえれば、脆弱な、あるいは暗示にかかりやすい患者は、しばしば本物のエピソード記憶と「治療によって回復させられた」記憶の区別がつかなくなることがあるとし、これを「過誤記憶症候群（false memory syndrome）」と呼んだ。[139] このことが、「回復させられた」記憶は、「無責任なトラウマ学[141]」を実践している「非道徳的な治療者[140]」によって、脆弱な患者の心に効果的に植えつけられたものであるという告発に結びついたのである。

白熱する論争を受けて、英国王立精神医学会（British Royal College of Psychiatrists：RCPsych）は声明書を発行した。その中で「回復させられた記憶」は「小児期の性的暴力に関する、事前知識のない明瞭な記憶の出現」、そして「過誤記憶」は「実際には起こらなかったが、その個人が継続して固く信じている出来事の記憶」と定義して、両者を区別した。RCPsych は科学的根拠を踏まえ、長期の、反復される性的暴力への健忘は稀であると結論づけた。さらに、そのような健忘がある成人は、自分の記憶の欠落に気づいているとされた。RCPsych は最終的に、「回復記憶療法」のような、明確に記憶の回復を目的としている精神療法は危険を及ぼす可能性があり、臨床的ケアの場で用いてはならないという見解を示した。

トラウマ学の領域を扱う治療者たちにとって、このことは依然として悩ましい倫理的問題である。患者が、小児期のトラウマの記憶を回復することが自分の「物語」をさらに有意義なものにすると信じている場合、治療者は、患者の意思を尊重することと、そのような記憶を「回復させる」過程に欠陥があると知っていることとの間で板挟みになる。さらに治療者は、そのような患者は治療関係における権威の影響を受けやすいことや、過去にトラウマティックな体験をしたかもしれないという考えが、転移に基づく空論ではないかということについても検討しなければならない。同様に治療者は、「回復させられた記憶」が引き起こす訴訟の初めから終わりまで、患者を支援していく必要性について考慮しなくてはならない。このような訴訟の法的手続きは、患者とその家族に破壊的な影響をもたらすものなのである。

## トラウマと社会

トラウマティックな体験が個人の物語だけでなく社会が共有する物語に影響することについては、ほとんど疑う余地はない。ホロコーストがイスラエル人の精神に残したものは、独立国家としての初期体験に大きな影響を及ぼした。特にその影響が大きかったのは、イスラエルにおける敵である隣人に屈してはならないという精神であった[142]。また、イスラエルの軍事精神医学の実践にも影響し、国としての生き残りを賭けた闘いであった一九七三年のヨム・キプル戦争後からしばらく「戦闘ストレス」という概念は現れなかった[143]。

個人と共同体のトラウマ体験とその癒しは弁証法的対立として存在し、最終的には同じような道をたどって回復していく[144]。それではトラウマ、とりわけ政治的動機付けによる暴力がコミュニティに影響を与えている場合、メンタルヘルス専門職はどのような立場をとるべきなのだろうか。南アフリカの真実と和解委員会（ＴＲＣ：Truth and Reconciliation Commission）はアパルトヘイト終焉後に設置されたものであるが、政治ベースのトラウマの後遺症に対し、社会が集団としてどのように対処しているのかということに関する一例である。ＴＲＣは、残忍な社会体制に関して共同の物語を組み立てる試みを実施し、犠牲者の証言を促した。また必要に応じて加害者には、告訴免除と引き換えに、自分たちの犯した罪と対峙するよう促した。これは、新しい国が前へ進んでいけるよう、寛容の精神を培うことを目指したものである。ＴＲＣは、ユダヤ教とキリスト教に共通した赦しの教義や、アフリカの概念である「ウブンツ（ubuntu）」からおおいに影響を受けた。ウブンツは、人間性の集団的概念として現れる共同体主義（communitarianism）の一形態である。ＴＲＣはアパルトヘイトのトラウマについて、個人的な解釈ではなく文化的な解釈を提供している[145]。そして、犠牲者が加害者を許せないことに関しては、犠牲者のメンタルヘルスが障害されていることとおおいに関連付けて観察された。そのため、ＴＲＣはトラウマに苦しむサバイバーに対する個別ケアの代用とはなり得なかった[146]。

ＴＲＣを考えるとき、いずれもその過程に内在した「命じられた寛容」といった特性や怒りの回避の強要は、倫理という視点から見ることができる。共同体としての物語を作り出すという目的で、サバイバーに対して遠まわしに証言を強制したことにより、彼らのメンタルヘルスは危険にさらされることとなった。この事業における精神科医の役割は、トラウマティックな物語に反復してさらされることになるＴＲＣ当局者たちの支援という責務に加え、証言する人を支援し、証言することにより再びトラウマを負うという事態に彼らが対処できるよう援助することなどであった。

TRCに関するさらなる懸念は、人権侵害を行った加害者に恩赦を与えたことであった。因果応報を否定することは、アパルトヘイト被害者にとって心理的有害作用の誘因となっていたかもしれない。実際に、このことは被害者の回復を阻害するとの主張も可能であった。殺人者や拷問者たちが地域社会を自由に闊歩し、警察や軍隊の権力の座に返り咲くことで、一部のサバイバーがアパルトヘイトのトラウマ体験を呼び起こしてしまった可能性もある。

アルゼンチンでは、暴力的な暫定軍事政権で人権侵害を犯した者たちが「プント・フィナール（punto final：終止符法）」の下でいっせいに赦免されたのだが、そこではTRCのような組織は、おそらくいかなる正当性も持ち得なかったであろう。ルワンダ大虐殺後の復興においては、因果応報はサバイバーたちの回復において非常に重要な意味を持っていた(147)。

東チモールでは、独立後にTRCに類似した真実委員会が組織された。一部の参加者は恩恵を得たが、多くは証言を行った後に再びトラウマを背負うことになった。多くのサバイバーは、恥の感情も経験した(148)。これらの観察からも、政治的暴力のサバイバーは、「強要された」寛容からはほとんど恩恵を受けることはないということが再認識される。シロヴ（Silove）らは、次のように主張してきた(148)。

> おそらく東チモールにとって最大の利益は、政治的抑圧や、あからさまな闘争に訴えるような反対意見が出るおそれのない状態で、社会構成メンバーが「真実委員会」の限界についての活発な議論に自由に参加できることである。

真実委員会に関連して、賠償の問題がある。これには失われた財産や土地の返還、保健サービスの供給や経済的補償が含まれる。責任を認めることは、賠償において必要ではあるが、避けて通ることができなくもない。「形式主義的」または「単なる象徴主義」であるとの批判を受け止めつつも、公式謝罪やしかるべき記念碑の建設といった姿勢を示すことは、サバイバーとその家族にとって重要なものである。ドイツがナチズムに対し悔恨の意を表明していることと、トルコ共和国がアルメニア人虐殺（一九一五～一九一七）への改悛の情に欠けることとを対比すると、その違いは歴然としている。ドイツではホロコーストの否認は犯罪であるとされてきた。一方トルコでは、アルメニア人虐殺の事実を国家が認めるよう主張する者を告訴できる。もしも国家が賠償を受け取る人に対して「被害者」という立場を付与したとしても、責任を認めないのであれば、その賠償は、個人および社会のメンタルヘルスの回復にはほとんど役立たないことになる(28)。アルゼンチンでは「五月広場の母のたち（Madres de la Plaza de Mayo）」という、軍事独裁政権時に子どもたちが「行方不明者（desaperacidos）」となったことに抗議し続けている団体があり、いまだに政府からの賠償金を拒否している。「母たち（Madres）」は、罪の認識のない補償はdesaperacidosへの抗議の声を封じ込める一手段であると考えているのである[149]。

比較的功を奏したといえる補償プログラムの例としては、一九九〇年から二〇〇三年にチリで実施されたものが挙げられる。このプログラムには、ピノチェト政権下で苦しんだ人に対する精神医学的ケアを含む医学的支援が組み込まれていた。二〇〇六年のピノチェト元大統領死亡時には、チリはまだ軍事政権の残した問題に関して大きく意見が割れていたにもかかわらず、サバイバーのためのケアチームのアプローチでは、社会が悪事を悪事として認めることの治療的価値が考慮に入れられていた[150]。

賠償における精神科医の役割は、特有の倫理的ジレンマを引き起こす。賠償の実施に伴い、民事手続きや特定の補償計画の利用、あるいは障害の査定などが必要となるかどうかにかかわらず、専門家は「一人二役」を務めることになる[151]。補償を得ようとしている人の法的査定の際には守秘義務の侵害が起こりがちであり、それは真にトラウマを負った人の苦悩と同等のものである。独立した査定人に依頼した場合の経費を削減するため、第三者機関は、被査定人の治療にあたっている医師からの説明を、訴訟の参考意見としてしばしば要求してくる。これにより、患者への関心の焦点が病状の回復から法的事項に移ることになり、必然的に治療関係に悪影響を及ぼすことになる。治療を行う医師が患者の法的要求についての不利な情報を提供した場合、患者はそれを裏切りととらえて打ちのめされ、治療を中断してしまうかもしれない。

さらには多くの補償計画において、特定のトラウマティック・イベントと患者の心理的苦痛との間に因果関係があることを示すためには、ＰＴＳＤのような診断が必要となる。このような事情により、ＰＴＳＤと診断された患者では、うつ病や恐怖症性不安障害のような疾患とされた人よりも、しばしばうまくことが運ぶ。グリーン（Green）とブロック（Bloch）が不備のある精神保健システムで働く精神科医たちに関する論文の中で強調してきたように[152]、医師が前述のような制約を受けてしまうと、専門家としての品格が脅かされるかもしれないのである。

## 結論

トラウマ対処において、精神科医の役割に関する倫理が問われる範囲は、個人から社会へと広がっている。主要な問題はＰＴＳＤの構成概念と関連している。ここに述べてきたように、実質的な倫理上の問題は、文化的、社会的、政治的、そして法的な領域においてＰＴＳＤのＤＳＭ構成概念を使用することによって生じている。この診断の到来が社会的機関の創設や幅広い社会的認知を促したことにより、トラウマを抱えている人の人生はおおいに影響を受けた。ここでは臨床的観点から、ＰＴＳＤが診断的に実在するものして扱われる場合や、その治療の際に直面する倫理的ジレンマについて考察してきた。さらに、トラウマを「政治化」することによってサバイバーに対して権力を行使する手法について、明らかにしようと試みた。また権利擁護、公的な論議への情報提供や不正に対する非難といった、論議の多い領域において、精神科医が中心的存在となる可能性についても言及した。

　帰するところ、トラウマ経験は人間に対して、分子レベルから社会や文化の壮大な歴史的物語に至るまで広い範囲で影響を及ぼしているということである。精神科医にとっての課題は、倫理的含意をそのような観点から理解することである。

# 25

# コンサルテーション・リエゾン精神医学

マルグリット・S・レーダーバーグ
（Marguerite S. Lederberg）
トマー・T・レビン
（Tomer T. Levin）

コンサルテーション・リエゾン精神医学（国によっては「心身医学」と呼ばれる）が精神医学の一研究分野として明確な姿を現したのは、第二次世界大戦中のことである。当時の総合病院は、身体は傷つき心にはトラウマを抱えた患者たちであふれており、そうした患者たちを治療するための新しい取り組みが必要とされていた[1]。それから間もなく、精神分析的立場の医師や研究者が、さまざまな身体疾患において認められる心理学的な問題を同定し、治療することを試み、この分野はさらなる発展を遂げた。ジョージ・エンゲル（George Engel）による生物-心理-社会モデルという枠組みは、こうした概念形成および治療的試みから生まれたものであり、現代の臨床精神医学においても基本的かつ重要な見地である。それが意味するところは、生物学的要因・心理的要因・社会的要因の相互作用が臨床像に影響を及ぼすということである[2]。学術領域においては、健康心理学という比較的新しい分野が、研究と予防医学を推進して大きな影響力を持つようになっていた。コンサルテーション・リエゾン精神医学（以下、C-L精神医学とする）は、この学術領域のみならず、総合病院という枠もはるかに超えて、外来患者や地域社会の場にまで広がりを見せるようになってきた[3]。

ここでは総合病院におけるC-L精神医学の実践に焦点を当てる。総合病院は、一般的には身体医学的、精神医学的および倫理的問題がからみ合いながら、通常重大な状況の中で展開される場所である。著者らはコンサルテーション・リエゾン精神科医（以下、C-L精神科医）として、主にがん患者への対応を行ってきた。したがって以下の臨床事例の多くはサイコオンコロジー領域からのものであるが、そこで注目すべき問題は、一般の患者にも当てはまるものである。「境界」に関する問題が、本章の核となる特徴の一つである。その後、守秘義務、自分の治療方針を決定する能力、意思決定場面における代理人の役割、情報開示などの倫理的論題について簡単に検討する。最後に我々は、方法論的アプローチである「状況診断」についての議論を行う。これは、コンサルテーション・リエゾンの場において遭遇する倫理的ジレンマへの対応手法として、我々が数年来用いてきたものである。この状況診断においては、これらのジレンマに関する多軸的（心理学的・倫理的・文脈的）分析が必要となる。

## 「境界」問題とC-L精神医学における倫理

（第14章参照）

C-L精神医学における倫理的判断の背景には、たいていの場合、緊急対応が求められるような重大局面が存在する。そしてこのことは、医師-患者間境界の概念化の過程に波及効果をもたらし、倫理的ジレンマへの対処方法にも影響する。次の事例について考えてみよう。

緊急の精神科コンサルトが求められた。せん妄状態の、死に瀕した女性がん患者の医事代理人である夫が、患者の蘇生処置禁止（DNR：Do-Not-Resuscitate）を取り消したいといってきたのだ。倫理的争点は、患者の自己決定権の優位性である。夫は被害妄想を呈し、会話も困難な状態で、対応しようとしたC-L精神科医の顔を殴打した。そこでただちに警護員と病院内法的対応チームが召集された。判事を探し出し、患者の代理をするだけの判断能力を明らかに失っていた夫の代理身分を無効にするという選択肢が考えられたが、金曜日の夜遅くではそれは困難であった。C-L精神科医は、家族会議が行われるよう手配し、腫瘍専門医と患者の父親が、患者が尊厳のある安らかな臨終を迎えることのできる方法について協議した。夫は、警護員と患者の父親による保護のもと、妻の枕元に戻ることを許された。

専門家たちが慣習的に遵守してきた医師-患者関係の限界点からの逸脱は、境界侵犯（boundary violation：患者との性的関係などの、常に反倫理的なもの）、もしくは境界横断（boundary crossing）などと記述されてきた。後者は比較的害がなく、状況に依存するものである。たとえば、治療同盟を強化するために慎重に判断され計算された治療者側の自己開示は、おそらく正当化できる境界横断である。少なくともC-L精神医学においては、そのような自己開示は、間違いなく臨床業務上容認できることであり、すぐさま懐疑の目で見る必要はない[4]。

この考え方は喜んで受けいれられる。C-L精神医学は、精神療法を行う際に断固として維持されてきた、古典的定義による「境界」を冷ややかな目で見るところがあるのである。入院中の患者たちは、退行するかもしれないし、自分に何が起こっているのか、これから自分に何が起こるのか、といったことに強い恐怖を感じるかもしれない。いつ開けられるかもわからないカーテンの内側で、患者たちは、往々にして身体的にも精神的にもプライバシーを奪われ、差し込み便器やカテーテル、薄い病衣の世界に放り込まれるのである。患者が、寝具を整えたり、ベッド上で起き上がったりできないほどに弱っていることも稀ではない。誰かに介助してもらうためには、ナースコールを押して（ときには長時間）待っていなくてはならず、このような状況では患者の自己コントロール感は損なわれていく。

このような脆弱さのため、患者は他者への親密な感情を増すものであるが、医療の場で発生する個人的な問題にC-L精神科医が真摯に取り組むことにより、この感情はさらに高まる。精神科医は、患者の身体的な現実と感情的な現実の双方を認識しなくてはならない。これは、会話中に無作法に割り込んでくる、患者の「身体」というものの存在に気付くことでもある。患者が身体的に苦痛を感じないようにするための時間をとるという配慮は、人道的で思いやりのあることである。またそうすることにより、患者が自分の身体にどの程度苦しめられているのか、その程度を認識でき、きめ細かく支援するのだという姿勢を伝えることにもなる。

C-L精神科医との臨床的な接触は、それが比較的短時間であった場合でさえ、大きな成果が得られるものである。これは患者が、C-L精神科医による気配りを伴った、真の対話を渇望している証拠といえる。このことがもう一つ示しているのは、医師の心の中で患者の利益が最上位にあり、患者のニーズと福利に注意が払われるなら、通常の保護的な「境界」がなくともアセスメントおよび治療的任務は十分に成し遂げられるということである。また、上述のような制約のあるコンサルテーション・リエゾンの状況では、家族とも関わりを持つことになる。そこでは利害関係が衝突したり、複数の忠誠心の問題（後述）が生じたりする可能性がある。

上記の事例で見たように、C-L精神科医に対する暴力や威嚇または敵意が、通常いうところとは逆方向の境界侵犯として認められることもある。患者や家族は精神科医による介入を必要と見なさず、その「侵入者」に対して敵意をあらわにするかもしれない。さらには、患者が攻撃的になっているときに、医療スタッフが警備員ではなく精神科医をコールすることも珍しくはない。スタッフへの暴力といった境界侵犯は、被害を受けた人にはかりしれない精神的危害をもたらすとともに、信頼感や患者をケアしようという意欲に取り返しのつかない影響を及ぼす可能性がある。

## C-L精神医学の場において考慮すべき倫理的問題

　これまで広く支持されてきた倫理的分析を行うための原則は、病院という場においてはその適用の仕方が変わってきている。それにもかかわらず、こうした変化について記載されたものはほとんどなく、これまでのところC-L精神医学のための明確な倫理規定は考案されていない[5]。米国には米国医師会倫理綱領（American Medical Association's code of ethics）[6]とその注釈版である「米国精神医学会版」[7]があるが、そのどちらもC-L精神医学の場に対し十分に特化されたものではない。C-L精神医学で一般的に用いられている倫理原則と、典型的な臨床状況を表25-1に示す。

### 守秘義務

（第11章参照）

医師患者関係における守秘義務は、今日では弱体化しているとはいえ、信頼を確立するにあたって重要なことであり、よき医療行為の必須条件であることに変わりはない。しかしながらC-L精神科医は、「忠誠心」が分割された状態から始めることになる。つまり、患者の秘密は尊重しなければならないが、その知識と技量を頼りにしている医療チームから専門的技能の提供を求められている以上、コンサルタントとしての機能も同時に果たさなくてはならない。すなわちC-L精神科医はコンサルテーション業務の一環として、評価と治療に関わるすべての情報を診療録上でやりとりすることが期待されている（医療チームに直接情報伝達する場合も同様である）。その診療録はその後、関連する保健スタッフ、医大やその他の学生、保険会社等、広範囲の人に閲覧可能となる。おそらくすべての医療従事者は患者の回復に向け献身的であり、その目的のためには協働すべきであることから、倫理的な意味において、このようなやり方を必ずしも問題視する必要はないかもしれない。しかし、潜在的または現実の利害関係の衝突といった状況の方が優先されるという事態も起こり得る。たとえば次に示す事例のように、家族のためにならないのではないかという困惑と恐れから、きわめて個人的な情報は記録に残さないよう、患者が強く主張するといった状況になるかもしれない。

　ブライアンは二十歳の学生である。体重減少の精査と悪性疾患の疑いのため入院となった。ブライアンは担当のC-L精神

**表 25-1 C-L精神医学で用いられる倫理原則**

| 原　則 | 臨 床 的 状 況 |
|---|---|
| 自律尊重原則 | 意思能力のある患者が、自分がどのような治療を受けるかを決定する権利 |
| 　自己決定権の再獲得 | 減損した自律性が回復する可能性のある場合<br>例：せん妄状態 |
| 　パターナリズムの正当化 | パターナリズム的手法が患者またはそれ以外の人のために正当化される場合<br>例：せん妄状態や興奮状態の患者の身体抑制、活動期の結核患者の隔離 |
| 　情報開示（告知） | 臨床医が患者に対して、適切な情報・事実を差し控えずに伝える義務<br>例：予後や治療目標に関する情報 |
| 　代諾者による意思決定 | 代理判断は、意思能力に障害のある患者の自己決定権を最大限にする手段として用いられる<br>この権利は、市民に対する国家の義務として、「患者の最大利益のための行為であり、一般的な慣習に見合う妥当な判断をする」という原則を適用することにより保護されている |
| 善行原則 | 患者の最大利益のために行動すること |
| 無危害原則 | 患者に危害を及ぼさないこと |
| 正義原則 | |
| 　対個人 | 医学的ケアと調査が公平かつ平等に行われること<br>例：統合失調症患者が骨髄移植の対象とされているような場合<br>C-L精神科医は、スティグマや偏見のために主張を聞いてもらえない可能性のある患者に代わって、意見を述べる義務がある |
| 　対社会 | 困窮しているすべての患者をケアする社会的義務<br>例：低所得者層に対しがん治療を提供すること |
| 守秘義務 | 患者の医療情報と個人情報は本人の許可なしに漏洩されないこと |

科医に、自分は生まれてこのかたずっと心と身体の性が一致していない（トランスセクシャル）と感じてきたという秘密を打ち明けた。彼はこのことを今まで誰にも話したことがなかった。そして敬虔な両親がそのことを知ったら、ひどく動揺するはずだと確信していた。もう一つ彼が気がかりだったのは、医療チームがどのような反応をするかということであり、自分へのケアに不利な影響が及ぶのではないかと心配していた。彼はC-L精神科医に、この情報は完全に秘密にしてほしいと懇願した。精神科医はブライアンの希望を尊重するほかないと考えたが、このような同調は彼にとって得策ではないかもしれないという不安が残った。ブライアンには悪性腫瘍その他の病理学的異常は認められず、したがって彼は解決困難な状況に絶望しており、今回の身体的変調はその絶望を覆い隠すために必要なことの一環であるとの感が強くなったのである。

この種の状況が起こることにより、コンサルテーションが、治療に関して必須な情報を伝達するだけの画一的なものとなってしまう。「性的虐待」の婉曲的な代替表現として、「幼児期の重大な外傷体験」という言い回しが用いられるかもしれない[8]。ところが何かを隠していることが明白な場合には、こうした戦略は秘密を堅持するには有効ではない。たとえ慎重に扱うべき情報を診療録には記載しない場合であっても、「風説が立つ」類いの反応を未然に防ぐため、医療チームに対してはその内容を慎重かつ公正に伝達することがきわめて重要である[8]。これは、その情報が医学的な問題に関連しない場合に特にいえることである。

C-L精神科医はすべての臨床場面において、自分たちは個人情報保護の立場をとる一方で、最適な治療を行うため医療チームには情報開示をしなければならない立場であるという原則を、患者と、必要であれば家族に対しても明確に説明すべきである。これは事実上、C-L精神科医が紹介患者と初めて出会ったときから行われる、インフォームド・コンセントの第一歩となる。

## 複数の人への「忠誠心」と守秘義務

C-L精神科医は、病室という場において家族力動が繰り広げられているのを目撃してしまうがために、依頼患者だけでなく、しばしば苦悩する家族の代理人としても機能することになる。家族もまた医療情報や予後についての情報を大いに必要としており、情報入手のため医療チームに圧力を加えることがしばしばある。そこで持ち上がるのは、C-L精神科医が患者と家族の双方の要望を満たすにはどうすればよいかという問題である。たいていの場合には、患者と家族は利益を共有しており、後から倫理的問題が生じてくることはない。しかし要求が一致しない場合、さらには対立があるようなときには、臨床医は二者あるいは三者以上の人に対しての「忠誠心」というジレンマに直面することとなる。その例としてブランド氏の事例を挙げる。

ロジャー・ブランドは陸軍の退役軍人である。脳血管障害の既往のため、換語困難と記銘障害の後遺症がある状態で、うっ血性心不全の治療を受けていた。彼の家族は、医療に関するやりとりは身内が同席しているときに限ってほしいと、文書で要請してきた。家族は、彼が医療情報を覚えておくことができないかもしれないことや、十分に理解しないままに処置や治療に同意をしてしまいかねないことを心配していたのだ。しかし医師は、ブランド氏の自律性が損なわれることや、それによって医師-患者関係に悪影響が及ぶ可能性があることを懸念し、「私は患者さんとの信頼関係を継続していきたいと心から願っているのです」と説明した。精神科コンサルテーション・リエゾン診察では、患者の能力は維持されており、医事代理人の活動開始は必要ないとの判断が下された。さらにブランド氏は、自分が同席していなくても、スタッフが妻に自分の容態や治療のことを話してもかまわないと考えていることも明らかになった。一方で、自分にも医師から医療的なことについての説明をしてほしいという気持ちに変わりがないことも確認された。彼は喚語困難がある中で次のように表現した。「記憶力がよい日もありますが先生がきてくれて私の進歩について更新してくれるのがいいです」。

この事例は、臨床上の問題点が明確になっていない状況で、患者の自己決定権を守ろうとする際のジレンマについて例証したものである。ブランド氏には確かに記憶力と集中力の問題があった。しかしそれらの問題は彼から自律性を奪ってもよいほどに重篤なものなのか、という疑問は残っていた。この葛藤を解決するためには、患者および家族、そして医療的な懸念事項という三者のバランスを考慮することが必要であった。

家族の感じる苦悩はときとしてあまりに強く、「第二の患者」となることもあり[9]、患者以上に支援が必要となることがある。その理由は多岐にわたり、身内が臨終を迎えようとしている状況での激しい苦悩から、家族力動や葛藤の原因となるコンプレックスまでさまざまである。C-L精神科医は、本来的な患者との関係を尊重しつつ、問題を抱えた家族をも援助しようと努める。患者の中には、身内に倫理的意思決定という負担をかけたくないと考える人もいる。倫理的意思決定をすることが精神的な痛手となる可能性についてのエビデンスもある。集中治療室で死亡した患者の代理人だった人を対象にした、外傷体験後のストレス反応に関する調査では、終末期の意思決定に参与した代理人には、参与しなかった代理人と比べ有意に多くの症状が認められた[10]。

人員配置が可能であるならば、患者の家族を援助するソーシャルワーカーなどを一人チームに加えて、C-L精神科医が患者と家族のどちらをケアの主体とすべきかという葛藤に直面せずにすむようにできれば理想的である。一人あるいは複数の家族を同僚の精神科医に紹介するという対応もよいかもしれない。実際のところ、患者の死後になんとかその悲しみを乗り越えようとする過程で、遺族が本格的に病んでしまうという可能性はある。このため医療チームは、家族のための支援を動員するよう求められる[11]。

## インフォームド・コンセントのための意思能力

C-L精神科医が意思能力を評価する際には、臨床的な根拠に基づいて行われる。臨床的根拠は、自分の治療を自分で決めてもらうことが望ましいかどうかに関する、いかなる倫理的判断よりも優先されるものである[5]。それでもなお臨床医は、医療行為のリスクの大きさと、治療方針の決定に際して患者の自己決定権を尊重しないことへの代償の二つを比較評価するものである。このことに関する研究では、臨床医は、より大きなリスクを伴う治療の際にはより高水準の意思能力を求めるという「リスク回避モデル」を用いていることが確認されている[12]。

もし医師が意思能力を判断する際にリスク回避モデルを用いるのであれば、これは倫理および法律関連の文献でしばしば説明されているような、合理的かつ論理的プロセスとはいえないかもしれない。この件に関しては、現実的な「背景事情」をより綿密に考慮していくことが求められる[13]。たとえば、C-L精神科医であり倫理家でもあるスタインバーグ（Steinberg）の主張によれば、インフォームド・コンセントのためのプロセスは、信頼や共感、思いやりといった人間関係的要因および心理内面的要因によるところが大きいという。さらに、総合病院という場においては、強烈な感情が至るところにあふれており、そのためにインフォームド・コンセントのプロセスが容易に混乱に陥る可能性もある[14]。後に挙げるジューンの例は、そのような感情がいかに有害な影響をもたらし得るかを示している。

患者の性格特性もまた、インフォームド・コンセントの能力に影響を及ぼすと考えられる。依存的で消極的な性格の患者は、治療に協力的である限りは、その能力に疑問を持たれるといったことは少ないだろう[5]。そのような患者は、治療の危険性と有益性についての話し合いでは、医師の推す治療を無条件に承諾するかのような、微妙な態度をとるかもしれない。性格的な要因が意思能力にどのように影響するかということについては、後述の医師幇助自殺に関する記述の中で、その他の例を略記する。

せん妄は、C-L精神科医にとっては特に困難な課題である。

患者に最善の医療を行うという「善行原則」は、患者の精神状態が改善すれば自律性も回復するだろうという認識の下、一時的に容認されている。せん妄は典型的には状態が揺れ動くものであるので、意思能力の評価を定期的に行い、意識清明の時期を利用して患者の自律性の回復を図るよう、あらゆる努力をすべきである。患者はしばしば、自律性の喪失を屈辱的なもの、個人的な落ち度を表すものとしてとらえている。安全目的の身体抑制を、非人間的なものとして受け止めるかもしれない。妄想や幻覚は、しばしばその細部までもが想起され[15]、精神錯乱の兆候あるいは妨げられていた願望なのではないかと誤解されてしまう。このような状況の中で、ケアのためとはいえ患者は子ども扱いされることになり、そのため患者への敬意がないがしろにされてしまう可能性がある。失禁状態でおむつを着用している混乱状態の成人男性に対しては、スタッフが清拭をし、清潔を保つ必要がある、というような状況が例として挙げられる。C-L精神科医は、このような意思能力が失われた患者に代わって、患者の尊重という倫理観を強化するために声を上げていかなくてはならないだろう。そのためには、患者の業績を思い出したり、病人役割以外のその人の人生が写し出されているような、家から持参された患者の写真を用いたりして、患者がかつて自立した役割を持っていたことをスタッフに再認識させるのも一つの方法である。

## 終末期

生と死の境界における倫理的問題は、コンサルテーション・リエゾンにおいてきわめて重要な部分である。これには事前指示書の存在価値、延命治療の中止、代理人による意思決定、といったものが含まれる。死に瀕した患者においては、わずかに残った自己決定能力さえもが徐々に失われていくのではあるが、ここでのジレンマの多くは、命の最終段階における患者の自律性を最大限にするための取り組みをめぐるものである。

医師幇助自殺と、死を早めたいという願望の表明は、一九九〇年代に入ってから多くの注目を集めるようになった。C-L精神科医にとって重要な問題は二つある。一つめは、早期の死の要求は、一般にうつ病ならびに絶望感と関連しているというエビデンスである[16]（当然、すべての患者で当てはまるわけではない[17]）。抑うつ的な患者が自殺傾向を示すのは無理もないことを考慮すると、これは予想外のことではない。Ganziniは、重症のうつ病患者においては、臨床状態が改善されると、気分の改善と並行して早期の死への志向性が変化することを示した[18]。しかし、軽症から中等症のうつ病の場合では、早期の死への願望はより揺るぎないものであるかもしれない[18]。別の側面としては、終末期におけるうつ病診断の難しさが挙げられる。オレゴン州で医師幇助自殺に関与した臨床医たちは、稀にしかうつ病という診断を下していなかったのである[19]。

C-L精神科医にとって重要な二つめの問題は、患者によっては、その性格傾向が、医師幇助自殺を求めるよう駆り立ててしまうかもしれないということである。オレゴン州の医師らは、人に依存することを受け入れがたいと感じている人は、揺るぎない確固たる決意を持っているものと考えてきた[20]。医師幇助自殺のために出された処方箋のうち、実際に調剤されるのはわずか一〇パーセントであり[21]、これは、自分の運命を主体的にコントロールできることが重要なのだということを反映しているのかもしれない。自ら人生から身を引く機会を保持しておくことで、コントロール感は十分に保証されるということである。別の側面から見ると、これは患者にとっても家族にとっても長期にわたり影響が残る、あまりに葛藤的で多面的な決意であり、そのため患者は容易に考えを変えてしまうのだという解釈も成り立つかもしれない。

このような、終末期の意思決定における特有の複雑さは、オランダにおける安楽死率にも反映されているようである。二〇〇一年には全死亡の二・四パーセントであった安楽死率は、二〇〇五年には一・七パーセントに低下していた。医師幇助自殺も同様に、〇・二パーセントから〇・一パーセントに減少している。興味深いことに、緩和的鎮静の実施は増加していた[22]。これらのデータおよび同時期に発展していたオランダのホスピス・緩和サービスに刺激される形で、安楽死率や医師幇助自殺率の低下は緩和ケアの進歩と「選択肢」の多様化によるものなのかどうかという議論がわきおこった[22,23]。そこでは倫理的問題を焦点とした対立が強調され、臨床的な背景はなおざりにされていた。

## C-L精神科医の介入を要する治療チーム関連の倫理的問題

医療チームの患者ケアへの関与が過多である場合でも過少である場合でも、なぜそうなるのかという疑問が生じてくる。これは、スタッフが強い困惑や無力感を抱えていたり、十分なスキルが不足していると感じていたりすることの反映かもしれない。重篤患者に過度に巻き込まれることにより、不適切な積極的治療を行ってしまうこともあるだろう。たとえば、助けを求めて苦悩する家族にどう対応すべきかわからずに困惑した担当医が、死期が迫り意識のない状態の患者に対して、不適切に化学療法を追加オーダーしてしまうような場合である。逆に患者や家族を避けてしまうような場合、たとえその素振りが些細なものであったとしても、それは外的要因（たとえば意図せずに職場環境に持ち込まれた医師の個人的問題など）が関連しているかもしれない。例を挙げれば、家族に重篤な病人を抱えながら同時に終末期の患者のケアをしなくてはならないような場合である。

　臨床医は患者にとって最大の利益がもたらされるように、感情的な反応（逆転移）が生じた際にはそれを識別したうえで対処し、もし有害なものであれば自制すべきである。しかし実際にはこれは一筋縄ではいかない。というのも、開業医なら患者を選択し得る立場にあるかもしれないが[6]、C-L精神科医や多くの病院勤務医にはそのような選択権はなく、割り当てられた患者全員に対応しなくてはならないからである。このことを最初に提示した事例で考えてみる。代理人に殴打されたC-L精神科医はこの出来事がトラウマ体験となってしまったという事例である。彼は自分の身を守り応酬したいと思う一方で、自分には苦痛を軽減させ暴力を否定するという倫理的責務があるとも感じており、身動きがとれない状態だった。同僚たちはその精神科医を当該症例の担当から外し、心理的影響への対処を支援した。そのうえで、患者と混乱した代理人、およびトラウマを負った精神科医の三者の利益が最大となるべく臨床的ケアを引き継いだ。

　医療スタッフに対して攻撃的な振る舞いが起こるのは稀なことではない。要求の多い患者、手の施しようのない患者、挑発的な患者、あるいは瀕死の患者といった人と十分に向き合えていない場合には、強い感情的反応が呼び起こされる。そのような反応は臨床的ケアの提供に影響し、倫理的難題を引き起こす可能性がある。医療スタッフが感情的にどうしようもないと感じてしまうことによって、病院という場において倫理的ジレンマが引き起こされるといった状況はよく目にするものである。治療チームの心理的なニーズを認識することは、倫理的問題を扱う際の必要条件である。危急の状況が解決した後でもスタッフが自分たちの任務の影響力の大きさに対処できるよう働きかけることを通じて、C-L精神科医が援助を続けることになるかもしれない。その方法としては、事例を事後検討するデブリーフィング・グループ、サポートグループ、倫理委員会への事例報告などがある。

　C-L精神科診療では、診断や想定される予後についての患者への告知に関する治療チームのジレンマに遭遇することがある。もし「沈黙の共謀[a]」が生じるようであれば、患者と医療チームとの間の信頼関係は損なわれてしまうかもしれない。さらには、患者のケア（後述の事例を参照）や家族力動に影響を及ぼすこととなる[24]。一方で、患者に最悪の筋書きを語るなど、医師が過剰な情報公開をして患者を打ちのめしてしまうといったケースのように、告知に関して道徳的に正しくあろうとするあ

訳注a　沈黙の共謀：公開されると自分たちの不利益となる事実について、沈黙を守ろうという申し合わせ。

まりに副作用が生じることもある。ある患者は、担当の腫瘍専門医との予後予測に関するやりとりを「ドクター死神との話し合い」と表現した。医師の描きだした光景が、たえがたいほどに悲観的だったからである。

## 「状況診断」

重篤な病と闘う患者のために休みなく働く臨床医は、激しい情緒的反応を経験することが多い。そして闘いの真っただ中にある患者とその家族は、機能不全を呈するのみならず、しばしば激しい苦悩を感じるものである。臨床的意思決定が、意見の不一致、解釈の違い、さらには利害の衝突によって影響を受けることは避けられない。このようにストレスフルで心理的に厳しい状況に陥っているときには、往々にして、意思決定の倫理的側面は見失われたり歪められたりするものである。

意思決定に支障をきたしているときには、医療チームの機能不全が倫理的混乱を招いているのか、それとも倫理的難局についての検討が不十分であるため機能不全反応が引き起こされているのかを、見分けるのは難しいかもしれない。C-L精神科診療では、関係者たちから聞かされる大幅に脚色された話にひきずられたり、過度に影響を受けたりしないよう十二分に留意しなくてはならない。それゆえ最も力量のある精神科医であっても、倫理的に曖昧で境界が不明確な状況に直面した際に、中立の立場を保てるような分析方法を用いることは有用であろう。

状況診断法（表25-2）は、混乱した状況を解明するための方法の一つである。これは、本質的には、心理的分析、倫理的分析、背景状況の分析といった多軸分析の過程である。[25]

臨床的および倫理的全体像により、コンサルテーション・リエゾン診察の対象は、「疑似倫理」事例（基本的には精神医学的問題でありながら倫理的問題の外観をとるもの）または「疑似精神医学」事例（精神医学的様相が倫理的ジレンマを覆い隠しているもの）に分類することができる。三つ目の区分として倫理的問題と精神医学的問題が密接にからみ合う「精神医学・倫理混合」事例がある。[25]この混合事例はおそらく最も一般的なものであると同時に、最も複雑なものでもある。なぜなら表に現れた明らかな倫理的問題は、語られることのない、隠された要因の影響を受けている可能性があるためである。そのような影響についての理解は、表に現れた倫理的問題の内部に存在する背景事情を明確化させていく際には不可欠である。[26]

最初に提示した事例においては、表に現れた問題は、医療従事者に対する夫の暴力である。ここで考慮すべき潜在的な事柄は、自らの世界が崩れ落ちるのを感じて自暴自棄になった男の行為であった、という可能性である。このような別の見方でこの出来事を理解することにより、医療スタッフは、安らかな死を迎えたいという患者の望みを尊重し、最善のケアを提供す

**表 25-2 状況診断法：C-L精神医学における複雑な倫理的問題の分析法**

**Ⅰ．患者および家族の問題**

1．患者または家族に影響を及ぼすような心理的な問題、あるいは精神障害はあるか？
それは治療中か？
もし治療中でなければ、それに対する配慮は必要か？

2．精神的には、どのような問題がその状況を引き起こしているのか？

3．関係する人物は誰か？

**Ⅱ．スタッフの問題**

1．治療に関してスタッフ内に意見の不一致があるか？　病院においては、一人の患者に対して多くの職員がケアを提供するため、公然と、あるいは潜在的に不一致が生じる可能性がある。そのような不一致は、患者および家族が安心感の大きな拠りどころとしている連携体制を損なうものである。

2．その他に現在進行形の対立がスタッフ間にあるか？　職場内の駆け引きや個人的な問題はどこにでも同じように存在する。しかしそれらの対立があまりに大きい場合には、ケアの提供に関する適切な訓練を受けてきたスタッフでも、不適切な対応をとりがちとなる。

3．その状況は法的な要求あるいは管理上の要求によって生じているのか？　それによってスタッフが別の問題を抱えることにならないか？

**Ⅲ．共有の問題**

1．スタッフ、患者、および患者の家族という三者間の関係性にはどのような特徴があるか？

2．その問題について、他の関係者はどのように理解しどのように評しているのか？

**Ⅳ．法的問題**

1．その症例に影響する法や条例はあるか？

2．その症例に影響を及ぼす制度上の制約はあるか？

3．それらのうち潜在的対立を引き起こしそうなものはあるか？　その対立の本質は何か？

**Ⅴ．倫理的問題**

1．倫理的ジレンマはあるか？　他の問題や意見の相違といったことに帰着させられないような、価値観の対立があるか？

2．その倫理的対立のために精神症状が引き起こされているのか、それとも精神症状が倫理的対立を生じさせているのか？

3．その問題を分析し、共通認識を持つためには、どうすることが最も有効であるか？

るための状況評価を行うことができた。こうした別の見方によって、夫には夫のニーズがあることがはっきりと確認され、最終的には、夫は残された時間を妻と共に過ごすことができたのであった。表に現れた問題点と表に姿を現さない問題点の双方を考慮することにより、背景状況の理解が促され、最終的には問題解決の一助となる。

精神医学・倫理混合事例を理解することにより、介入方法を三種に分類し、階層化することが可能になる。教育的介入、精神医学的介入、倫理分析的介入である。教育的介入には、多軸的状況診断の関係者間の共有も含まれている。精神医学的介入は、典型的には多形態モデルとなる（例：精神医学的問題を治療する、意思決定能力の評価をする、家族力動を改善させる、患者・家族・スタッフ三者間の接点における問題を明確化させ対応する、同僚間の信頼関係によって多職種チームを活性化させる、文化的不適合の存在を明確化させる、最大限の患者支援を引き出す）。倫理的介入においては、相容れない価値観を同定したり、主要関係者の見解を明らかにしたり、C-L精神科医が道徳的代理人として、より確信を持って活動できるようにしたりするため、倫理専門家または倫理委員会（院内にある場合）の助言が必要かもしれない[25]。

次に、C-L精神科医が状況診断法を適応した二つの事例を挙げる。二番目のケースでは、適切であったと考えられる介入の概要についても述べる。

### ◆夫の自殺を知らされずにいた患者

ジューンは五十歳の看護師である。進行性胃がんのため、広範囲にわたる外科手術と放射線療法および化学療法を受けてきたのであるが、状態は悪化し、せん妄状態での入院となった。彼女はこれまで常に一家の柱となる存在であった。それから一週間後、彼女の夫が自殺をし、その遺体が二十二歳の長子により発見される、という出来事が起きた。

家族会議が開かれたが、ジューンはせん妄状態であったため会議から外された。兄であり、弁護士であり、ジューンの医事代理人でもあるマックスが一家のまとめ役を引き継ぐこととなったが、マックスは、彼女はこの悲報に耐えられる状況にはないと一方的に決めつけた。すると、断固とした考えを持つマックスを敵に回すことや訴訟を恐れ、同調的に自殺のことは秘密にしておこうという「沈黙の共謀」がスタッフの間にできあがっていった。

精神科医による評価では、顕著なせん妄のためジューンは治療に関する意思決定能力や事前指示書を用意する能力は欠如していると判断された。一方で、意識水準は変動しており、間欠的にではあるが意思疎通が可能なときもあった。

一週間経った後も依然マックスは、ジューンは「自殺のことを受けとめられるような状態ではない」と見なしていた。また彼はＤＮＲ[b]についてのいかなる意思決定も、ジューンには時期尚早だと考えていた。その後数日間のうちに、彼女はより意識が清明となり、夫について尋ねてきた。マックスはそれに対し「仕事で出張中」と言い張っていた。このようなごまかしを厄介に感じてはいたものの、Ｃ-Ｌ精神科医も医療チームも子どもたちも皆、そうした状況に同調し続けたのだった。

　夫の自殺から二週間経った。せん妄は消退し、ジューンはこれまで子どもたちと過ごしてきた生活で得られた喜びや幸せについて語るなど、意味のある会話ができるようになっていた。それにもかかわらず、「沈黙の共謀」は続けられた。子どもたちは、真実を告げることを伯父のマックスから禁じられていたのだ。

　医療的には、彼女は真菌感染症への積極的治療、定期的な輸血、週数回の放射線治療を受け、経管栄養が施されていた。ジューンは「フルコード[c]」に分類されていたが、これは「家族が積極的処置を求めており」、さらには「ＤＮＲについて議論したがらない」からであった。医療スタッフと家族との間の亀裂はしだいに大きくなり、緩和ケアの開始についての率直な話し合いは不可能になってしまった。

　自殺の一カ月後、夫が長く姿を現さないことをジューンがいよいよ怪しむようになったとき、マックスは真実を知らせた。彼女は「ショックで信じられないけれど、教えてくれてよかった」と述べ、ことの詳細を尋ねたうえで子どもたちのことを気づかった。そして彼女は「誰よりも頑張りたい」と言い、もし可能ならば家に帰りたいと希望したのである。

　沈黙の共謀は終わった。ジューンは、子どもたちのための存在でありたいという思いをはっきりと述べ、子どもたちへの愛情を伝えた。息子の誕生日を祝い、子どもたちの深い悲しみを支えることができたのである。彼女の呼吸機能が悪化し、無反応状態となった際には家族会議が持たれ、家族の総意でＤＮＲとなった。ジューンが息をひきとったのはその数時間後のことである。

## ◈ジューンの事例の分析：状況診断法を用いて（表25-2参照）

### Ⅰ．患者および家族の問題

　患者は終末期のがんであり、治療可能ではあるが判断能力が

訳注ｂ　ＤＮＲ：Do not resuscitateの略語。蘇生処置を拒否するという意思表示。
訳注ｃ　フルコード：心肺停止状態となった際に、すべての救命処置を行うこと。

障害される精神症状、つまりせん妄状態であった。このような背景状況の中、ジューンの夫が自殺をした。この事態は、患者がそれを理解するのが特に困難なタイミングで起きた。この危機をさらにひどくしたのはジューンの兄だった。彼は、以前からなじみのあったこの母子家庭の父親代わりを自認しており、そのためジューンの持っていた当然の役割を奪ってしまったのである。マックスの父親的振る舞いは、自信にあふれた弁護士としての仕事のしかたと軌を一にするもので、結果的には周囲に「沈黙の共謀」を受けいれさせた。とりわけジューンの子どもたちがその影響を受けた。実際に子どもたちは「伝えない方がよい」という警告を受けていたのだ。そのため彼らは最も慰め合わなければならない時期に、悲しみを抑えつけなくてはならなかった。さらに悪いことには、事実を漏らすようなことがあれば、そのせいで母の死を早めるかもしれないと考えてしまうような状況だった。

## Ⅱ. スタッフ側の問題

スタッフはこの悲劇的な出来事に混乱状態となっていた。上級医は心理的に距離を置いてしまい、やりとりと実務の担い役は、暗黙のうちに若手スタッフに任された形になった。その結果、緩和ケアの目指すところについてジューンと直接話し合われることがなく、彼女の希望を聞き出すには至らなかった。それどころか彼女は積極的治療を受けることとなり、彼女が心に抱いていた安らかで尊厳のある死への過程は、完全に損なわれることとなった。

## Ⅲ. 共有の問題

スタッフとマックスの関係は希薄であり、きわめて張りつめたものとなった。見えない法的手段の脅威に怯え、若手の医師たちはマックスの支配的立場を容認してしまった。そのためC-L精神科医と医療チームで共有された判断は無視され、沈黙の共謀が強化されることとなった。逆転移についての取り組みはなされないままであり、対立は深まっていった。死の三日前、ジューンは残された力を振りしぼって勇気あるリーダーシップを発揮し、家族が危機を切り抜けられるように導いた。

## Ⅳ. 法的問題

担当医は、ジューンはせん妄状態であるため治療的決定を行う能力に欠けると判断していた。しかし意識水準が改善した後に、自分にとって何が最善なのかを決める能力についてただちに再検討がなされたわけではなかった。そのため彼女に保証されていた緩和ケアの基準が適用されることはなく、もし彼女が十分に情報を与えられていたら中止されたかもしれないような限定的な効果しかない積極的治療が続けられた。

## Ⅴ．倫理的問題

　主たる倫理的問題は、ジューンの自己決定権が損なわれていることを中心に展開された。遺してゆく子どもたちと率直に心を通わせる権利、夫の死を悼む権利、緩和ケアを選択する権利、そして心停止の際に蘇生措置を望むかどうかを決める権利、これらの権利が奪われてしまったのである。せん妄が改善してきても、すべての重要なやりとりは患者を無視して行われ、意思決定の中心人物は依然として彼女の兄であった。患者は広範囲にわたって、兄によるパターナリズムに支配されることとなったのである。せん妄の改善に合わせて「自己決定権を再獲得させる」のではなく、自分自身の最期について自分で決めるだけの能力は、今後も障害されたままであると仮定された。そしていったん医事代理人が機能し始めると、この仮定は変更不能のものと誤認されてしまった。

　臨床医たちが判断能力に関してリスク回避モデルを用いていれば、インフォームド・コンセントに必要な能力と、悪い知らせに耐え得るかどうかということとを混同せずにすんだかもしれない。言い換えれば、付帯するリスクが小さければ、能力判定のための基準を緩やかにしてもよいということである。たとえばジューンの場合、可能性のあった筋書きの一つは、ジューンは混乱が強すぎるために夫の自殺という知らせを理解できず、したがってまったく影響を受けないというものである。もう一つの可能性としては、せん妄でも記憶機能は一般に損傷されないため[15]、ジューンはその悪い知らせの一部あるいはすべてを保持し、喪失体験に対処するという難題に着手することができたという筋書きも考えられる。

　「善行原則」の大部分がマックスに統制されていたのは不幸なことであった。それは、マックスのやり方が専制的であったということに加えて、彼自身、姪や甥の面倒を見なくてはならないという予期せぬ負担や、義弟の自殺という衝撃、そして差し迫ったジューンの死といった難題に見舞われていたためである。おそらく彼は彼で、できる限りのことをやっていたのであろう。医療チームは、彼が無意識のうちに、自分がコントロールしなければという確固たる義務感を持ってしまったことに対し、より積極的に対応すべきであった。そして倫理的問題は、ジューンが主導権を取り戻したことによってのみ解決に至ったのである。

### ◆誰もが病気について話すことを避けていた

難治性がんの症例

　二十二歳のマギーという女性患者についてコンサルテーション・リエゾン精神科診察の依頼が入った。彼女は難治性の悪性腫瘍を患い、広範囲の摘除術と放射線療法および化学療法を行ったにもかかわらず状態は悪化しており、予後不良と判断された。医療チームのメンバーの何人かは、上級医がマギーの両親の希望とは反対の立場で、厳しい予後への取り組みを拒否するという患者の自己決定を尊重していないと感じており、そのため診察が依頼されたのであった。

### ◈マギーの事例の分析と結果：状況診断法を用いて（表25-2参照）

#### Ⅰ．患者および家族の問題

この患者は意識清明で、意思能力の欠如はなかった。そしていかなる急性の精神症状も呈していなかった。しかし彼女の精神的な機能は、実年齢よりはるかに幼いものであった。自分の病状についての話し合いには応じようとせず、その代わりに、雑談をしたり、非現実的な計画の話をしたりしていた。彼女の両親は精神機能という観点からはどこにも異常は認めず、娘に対しては徹底した献身ぶりであった。一方で両親には、予想される悲しみと、マギーの病気の長さと厳しさ、そして愛情を必要としている無邪気な娘と付き合うことのストレスなどから、激しい精神的疲労が認められた。マギーが最期のときに近づいていくにつれて、両親は悲しみとともに、彼女が事実を認めないことや彼女の精神的な弱さに対する憤りを感じるようになった。自分たちの愛情が伝わらないまま、あるいは娘の心の支えとなるような別れのことばを交わせないまま彼女が逝ってしまうかもしれないという状況に直面したことにより、両親が娘と過ごす時間は苦悩に満ちたものとなった。

#### Ⅱ．スタッフ側の問題

医療的対応に関しての意見の相違は認められなかった。しかしひそかにではあるが、医療チームの多くは、上級医がこの症例について、心理社会的、倫理的観点から彼らと現実的な議論をするのを避けていたことに対して憤慨していた。過去には、このような回避は末期患者に対する「過剰な蘇生」につながりがちであり、スタッフはそれを残酷なものと感じていたのである。

#### Ⅲ．共有の問題

一家はこの上級医およびスタッフと、長年にわたりよい関係を保ってきた。ところが両親は、彼らしからぬ怒りや敵意を示すようになった。CPR（心肺蘇生）をどうするかをめぐるスタッフの憤りは、精神的疲労やなじみのある患者を失う悲しみに輪をかけ、両親の気持ちに対する共感を呼び起こした。またスタッフは、特に患者が成人である場合の「情報開示」の必要性を強く感じた。

## Ⅳ. 法的問題

この地域では、意思能力のある患者については、その人が正式にＤＮＲに同意していない限り、ＣＰＲは法的に必須であるとされていた。しかしこの必須事項は、「医療的無益性」または「治療上の特例」という論拠の下に除外され得る。前者は非常に詳細に定義されており、マギーの場合には当てはまらなかった。後者は、その患者に意思能力があっても、蘇生措置の選択肢が提示されないという例外規定である。これは、蘇生処置の可否に関する議論をすることが有害であると考えられるような状況で適用される。スタッフはこうした特例について注意深く検討した。そうすることによって、不適切に法の精神から逃れるようなことが、決して起こらないようにしたのである。

## Ⅴ. 倫理的問題

多くの問題について検討する必要がある。

1. マギーが十分な援助を拒否していたことは、今後の選択肢に関する議論を避けるという上級医のなれあいを正当化し得たか。
2. この上級医の態度を支持することは、マギーが有意義な話し合いをできるようになるという可能性を否定するのと同等のことであったか。
3. マギーの精神的未熟さは生死に関わる深刻な問題を話題にするかどうかという問題に影響すると考えたのは理にかなったことだったか。
4. どのような形で問題と向き合うようにさせたとしても、そうすることは、これらの深刻な問題について「知らないでいる権利」をマギーから奪うことになっただろうか。
5. 両親は、率直で正直な話し合いを強く要求することによって、娘のニーズより自分たちの感情的要求を優先させていたのではないか。
6. スタッフは、マギーのニーズのためというよりも、むしろ上級医に対する否定的感情を行動で表すために、両親や自己決定権の尊重という問題を利用していたのではないか。
7. この症例において、「治療上の特例」は適切であったのか、それとも責任回避だったのか。

これらの問題点は基本的な次の二点に集約される。一点目は、マギーの自己決定権を最大限に尊重し、彼女にとって最善のことをするためにはどうすればよいのか、という点である。もう一つは、どうすれば他の主要関係者たちの利益を損ねることなく、一点目のことを達成できるのか、という点である。

C-L精神科医は上記の論点をスタッフと再検討した後に、

マギーの想いを可能な限り繊細な注意を払って探るよう試みた。両親は、自分たちが多くの苦悩により影響を受けていることを認識できていた。両親の罪の意識を軽減させるため、そのように影響を受けてしまうことは「正常なこと」であると説明された。スタッフは、両親が悩んでいることについて洞察し、その結果、無意識のうちに自分たちと両親を同一視してしまうことは少なくなった。知る権利と知らないでいる権利、そしてそれらを誤用する可能性などのあらゆる側面が、両親とスタッフの間で検討された。スタッフは、上級医が真実を伝えることの責務や、真実が伝えられない場合の自分たちの役割について協議した。C-L精神科医は、スタッフには自分の感情に留意する権利があることを認めつつも、それと同時に、患者や家族の利益を不適切に軽視することがないよう、専門職としての修練の必要性についても問題提起した。「治療上の特例」の条項についての精神医学的、法的、倫理的側面も、慎重に検討がなされた。

　このような取り組みが行われたにもかかわらず、マギーには変化は見られなかった。しかし両親はより保護的な姿勢に戻り、娘への対応方針を変えるよう要求してくることはなくなった。スタッフは上級医に対する否定的態度をやめ、このようなタイプの患者に対応する際にはつきものである不安感を受容し、両親の気持ちの変化を支えることができるようになった。C-L精神科医は「治療上の特例」という選択肢を支持する自分自身の論拠を詳細に検討し、それは合理的なものであると結論付けた。そして両親は、全般的な話し合いが徹底して行われたことにより、安心感を得られたのであった。マギーの病院での最期の日々は淡々と過ぎていった。関係者全員の暗黙の了解により、かつての落ち着きが取り戻されたのである。両親は、とりわけスタッフの篤い支援を感じていたことにより、娘の振る舞いに対して以前より寛大な対応ができるようになった。一人の精神科看護師がこの家族をしっかりと支え続けたことにより、家族に対し改めて精神科的介入をする必要は生じなかった。

## 結論

　C-L精神医学における倫理的問題は、患者やその家族、患者をケアするスタッフ、スタッフと患者・家族との対人関係のあり方、該当地域の法と条例といったことに付随する、固有の要因により影響を受ける。ここまで解説してきたように、倫理的問題は、しばしば激しい苦悩や精神的混乱状態を背景に現れるものである。C-L精神医学は、倫理的問題を同定し、問題を明確化し、そしてそれを解決する際に、それを援助できる可能性を十分に有している。言うまでもなく、そのためにはいくつかの関連領域に関する特別な技能が必要とされる。C-L精神科医が、その職務の倫理的局面に対処できるようにするための教育をどのように行うべきかという問題は、今のところ未解決である。そのために必要とされる中核的な能力に関しては、多くの議論が行われてきた[27]。それがどのような結論になったとしても、C-L精神科医は患者やその家族、医療従事者に生じた不適応反応への対処法について教育され、それに熟達していることから、総合病院で生ずる倫理的ジレンマに対応することを期待されている。さらに、C-L精神科医は生物心理社会的アプローチに精通しており、対人関係における力動とコミュニケーション技能がきわめて重要な役割を果たすことを、強く認識しているのである[14]。

巻末付録

# 倫理綱領

## ヒポクラテスの誓い（The Hippocratic Oath）

医師アポローン、アスクレーピオス、ヒュギェイア、パナケィアをはじめ、すべての男神・女神にかけて、またこれらの神々を証人として、誓いを立てます。そしてわたしの能力と判断力の限りをつくして誓いとこの約定を守ります。この術をわたしに授けた人を両親同様に思い、生計をともにし、この人に金銭が必要になった場合にはわたしの金銭を分けて提供し、この人の子弟をわたし自身の兄弟同様とみなします。そしてもし彼らがこの術を学習したいと要求するならば、報酬も契約書も取らずにこれを教えます。わたしの息子たち、わたしの師の息子たち、医師の掟による誓約を行って契約書をしたためた生徒たちには、医師の心得と講義その他すべての学習を受けさせます。しかしその他の者には誰にもこれをゆるしません。わたしの能力と判断力の限りをつくして食養生法を施します。これは患者の福祉のためにするのであり、加害と不正のためにはしないようにつつしみます。致死薬は、誰に頼まれても、けっして投与しません。またそのような助言も行いません。同様に、婦人に堕胎用器具を与えません。純潔に敬虔にわたしの生涯を送りわたしの術を施します。膀胱結石患者に截石術をすることはせず、これを業務とする人にまかせます。どの家に入ろうとも、それは患者の福祉のためであり、どんな不正や加害をも目的とせず、とくに男女を問わず、自由民であると奴隷であるとを問わず、情交を結ぶようなことはしません。治療の機会に見聞きしたことや、治療と関係なくても他人の私生活についての洩らすべきでないことは、他言してはならないとの信念をもって、沈黙を守ります。もしわたしがこの誓いを固く守って破ることがありませんでしたら、永久にすべての人々からよい評判を博して、生涯と術とを楽しむことをおゆるし下さい。もしこれを破り誓いにそむくようなことがありましたならば、これとは逆の報いをして下さい。

（小川政恭訳『古い医術について』岩波文庫、一九七五年、191〜192頁）

## ジュネーブ宣言（The Declaration of Geneva）

一九九四年　世界医師会（WMA）

医師の一人として参加するに際し、

- 私は、人類への奉仕に自分の人生を捧げることを厳粛に誓う。
- 私は、私の教師に、当然受けるべきである尊敬と感謝の念を捧げる。
- 私は、良心と尊厳をもって私の専門職を実践する。
- 私の患者の健康を私の第一の関心事とする。
- 私は、私への信頼のゆえに知り得た患者の秘密を、たとえその死後においても尊重する。
- 私は、全力を尽くして医師専門職の名誉と高貴なる伝統を保持する。
- 私の同僚は、私の兄弟姉妹である。
- 私は、私の医師としての職責と患者との間に、年齢、疾病もしくは障害、信条、民族的起源、ジェンダー、国籍、所属政治団体、人種、性的志向、社会的地位あるいはその他どのような要因でも、そのようなことに対する配慮が介在することを容認しない。
- 私は、人命を最大限に尊重し続ける。
- 私は、たとえ脅迫の下であっても、人権や国民の自由を犯すために、自分の医学的知識を利用することはしない。
- 私は、自由に名誉にかけてこれらのことを厳粛に誓う。

（日本医師会訳、一九九四年九月、二〇〇七年一部改訳、日本医師会ホームページより〈http://www.med.or.jp/wma/geneva.html〉）

# ニュールンベルグ綱領（The Nuremberg Code）

一九四七年　アメリカ軍事法廷

人間に対するある種の医学的実験は、それが充分納得のいく範囲内で、医療の倫理に依拠しておこなわれるときは、われわれに明証性の大きな重みを提示するものである。人体実験の推進者たちは、そのような実験が他の研究法や手段では得られない社会の善となる結果を生むという理由で、その見解の正当性を主張している。しかしながら、道徳的、倫理的および法的な考え方を満足するためには、いくつかの基本的原則を遵守しなければならぬことについては、だれしも認めるところである。

1. 被験者の自発的同意は絶対的本質的なものである。これは、被験者本人が法的に同意する資格のあることを意味するが、さらに、暴力、欺瞞、虚偽、強迫や他の制約や強圧の間接的な形式のいかなる要素の干渉を除いた、自由な選択力を働かしうる状況におかれること、および実験目的を理解し、啓発された上での決断をうるために被験者に充分な知識と理解を与えなければならない。そのためには、被験者によって肯定的決断を受ける前に、実験の性格、期間および目的、行われる実験の方法、手段、予期しうるすべての不利と危険、実験に関与することからおこりうる健康や個体への影響などを知らさなければならない。

同意の性格を確認する義務と責任は、実験を計画するもの、指導するもの、実施するもの、すべてにかかわる。これは個人的な義務と責任であり、罰を免れている他人に委ねることはできない。

2. 実験は社会の善となる結果を生むべきものであり、他の研究方法手段をもってはえられないものであり、さらに放縦・不必要な実験であってはならない。

3. 実験は、動物実験の結果、病気の自然史の知識、または研究上の他の問題により、あらかじめ実験の実施を正当化する結果が予想されることを基盤にして設計されねばならない。

4. 実験は、すべて不必要な肉体的ならびに精神的な苦痛や障害をさけるようおこなわなければならない。

5. 死や回復不能の傷害がおこると信ぜられる理由が演繹的にある場合、実験をおこなってはならない。ただし、実験をする医師自らが被験者になる場合は、この限りではない。

6. おこりうべき危険の程度は、その実験によって解かれる問題の人間への貢献度を越えるものであってはならない。

7. 被験者を傷害、死から守るため、いかに可能性のすくないものであっても適切な設備を整えておかねばならない。

8. 実験は科学的に資格のあるものによってのみおこなわれな

くてはならない。実験を指導するもの、実施するものは、実験の全段階を通じて最高の技倆と注意を必要とする。

9. 実験中、被験者は、実験を継続することが彼にとって不可能な肉体的精神的状態に達したときは、実験を中止する自由がなければならない。

10. 実験中、責任をもつ科学者は、実験の続行が、被験者に傷害や死を結果しうると思われるときに要求される誠実性、技倆、判断力の維持に疑念の生じたときには、いつでも実験を中断する用意がなければならない。

（中川米造訳、『日本医師会雑誌、一九九〇年、一〇三-四号、529頁）

# ヘルシンキ宣言（Declaration of Helsinki）

人間を対象とする医学研究の倫理的原則
一九六四年　世界医師会（ＷＭＡ）

A. 序文

1. 世界医師会（ＷＭＡ）は、個人を特定できるヒト由来の試料およびデータの研究を含む、人間を対象とする医学研究の倫理的原則として、ヘルシンキ宣言を発展させてきた。本宣言は、総合的に解釈されることを意図したものであり、各項目は他のすべての関連項目を考慮に入れず適応されるべきではない。

2. 本宣言は、主として医師に対して表明されたものであるが、ＷＭＡは人間を対象とする医学研究に関与する医師以外の人々に対しても、これらの原則の採用を推奨する。

3. 医学研究の対象となる人々を含め、患者の健康を向上させ、守ることは、医師の責務である。医師の知識と良心は、この責務達成のために捧げられる。

4. ＷＭＡジュネーブ宣言は、「私の患者の健康を私の第一の関心事とする」ことを医師に義務づけ、また医の国際倫理綱領は、「医師は医療の提供に際して、患者の最善の利益のために行動すべきである」と宣言している。

5. 医学の進歩は、最終的に人間を対象とする研究を要するものである。医学研究に十分参加できていない人々には、研究参加への適切なアクセスの機会が提供されるべきである。

6. 人間を対象とする医学研究においては、個々の研究被験者の福祉が他のすべての利益よりも優先されなければならない。

7. 人間を対象とする医学研究の第一の目的は、疾病の原因、発症、および影響を理解し、予防、診断ならびに治療行為（手法、手順、処置）を改善することである。現在最善の治療行為であっても、安全性、有効性、効率、利用しやすさ、および質に関する研究を通じて、継続的に評価されなければならない。

8. 医学の実践および医学研究においては、ほとんどの治療行為にリスクと負担が伴う。

9. 医学研究は、すべての人間に対する尊敬を深め、その健康と権利を擁護するための倫理基準に従わなければならない。研究対象の中には、特に脆弱で特別な保護を必要とする集団もある。これには、同意の諾否を自ら行うことができない人々や強制や不適切な影響にさらされやすい人々が含まれる。

10. 医師は、適用される国際的規範および基準はもとより、人間を対象とする研究に関する自国の倫理、法律および規制上の規範ならびに基準を考慮するべきである。いかなる自国あるいは国際的な倫理、法律、または規制上の要請も、この宣言が示す研究被験者に対する保護を弱めたり、撤廃するべきではない。

B. すべての医学研究のための諸原則

11. 研究被験者の生命、健康、尊厳、完全無欠性、自己決定権、プライバシーおよび個人情報の秘密を守ることは、医学研究に参加する医師の責務である。

12. 人間を対象とする医学研究は、科学的文献の十分な知識、関連性のある他の情報源および十分な実験、ならびに適切な場合には動物実験に基づき、一般的に受け入れられた科学的原則に従わなければならない。研究に使用される動物の福祉は尊重されなければならない。

13. 環境に悪影響を及ぼすおそれのある医学研究を実施する際には、適切な注意が必要である。

14. 人間を対象とする各研究の計画と作業内容は、研究計画書の中に明示されていなければならない。研究計画書は、関連する倫理的配慮に関する言明を含み、また本宣言の原則にどのように対応しているかを示すべきである。計画書は、資金提供、スポンサー、研究組織との関わり、その他起こり得る利益相反、被験者に対する報奨ならびに研究に参加した結果として損害を受けた被験者の治療および／または補償の条項に関する情報を含むべきである。この計画書には、その研究の中で有益であると同定された治療行為に対する研究被験者の研究後のアクセス、または他の適切な治療あるいは利益に対するアクセスに関する取り決めが記載されるべきである。

15. 研究計画書は、検討、意見、指導および承認を得るため、研究開始前に研究倫理委員会に提出されなければならない。この委員会は、研究者、スポンサーおよびその他のあらゆる不適切な影響から独立したものでなければならない。当該委員会は、適用される国際的規範および基準はもとより、研究が実施される国々の法律と規制を考慮しなければならないが、それらによってこの宣言が示す研究被験者に対する保護を弱めたり、撤廃することは許されない。この委員会は、進行中の研究を監視する権利を有するべきである。研究者は委員会に対して、監視情報、とくに重篤な有害事象に関する情報を提供しなければならない。委員会の審議と承認を得ずに計画書を変更することはできない。

16. 人間を対象とする医学研究を行うのは、適正な科学的訓練と資格を有する個人でなければならない。患者あるいは健康なボランティアに関する研究は、能力があり適切な資格を有する医師もしくは他の医療専門職による監督を要する。被験者の保護責任は常に医師あるいは他の医療専門職にあり、被験者が同意を与えた場合でも、決してその被験者にはない。

17. 不利な立場または脆弱な人々あるいは地域社会を対象とする医学研究は、研究がその集団または地域の健康上の必要性と優先事項に応えるものであり、かつその集団または地域が研究結果から利益を得る可能性がある場合に限り正当化される。

18. 人間を対象とするすべての医学研究では、研究に関わる個人と地域に対する予想しうるリスクと負担を、彼らおよびその調査条件によって影響を受ける他の人々または地域に対する予見可能な利益と比較する慎重な評価が、事前に行われなければならない。

19. すべての臨床試験は、最初の被験者を募集する前に、一般的にアクセス可能なデータベースに登録されなければならない。

20. 医師は、内在するリスクが十分に評価され、かつそのリスクを適切に管理できることを確信できない限り、人間を対象とする研究に関与することはできない。医師は潜在的な利益よりもリスクが高いと判断される場合、または有効かつ利益のある結果の決定的証拠が得られた場合は、直ちに研究を中止しなければならない。

21. 人間を対象とする医学研究は、その目的の重要性が研究に内在する被験者のリスクと負担に勝る場合にのみ行うことができる。

22. 判断能力のある個人による、医学研究への被験者としての参加は、自発的なものでなければならない。家族または地域社会のリーダーに打診することが適切な場合もあるが、判断能力のある個人を、本人の自由な承諾なしに、研究へ登録してはならない。

23. 研究被験者のプライバシーおよび個人情報の秘密を守るため、ならびに被験者の肉体的、精神的および社会的完全無欠性に対する研究の影響を最小限にとどめるために、あらゆる予防策を講じなければならない。

24. 判断能力のある人間を対象とする医学研究において、それぞれの被験者候補は、目的、方法、資金源、起こりうる利益相反、研究者の関連組織との関わり、研究によって期待される利益と起こりうるリスク、ならびに研究に伴いうる不快な状態、その他研究に関するすべての側面について、十分に説明されなければならない。被験者候補は、いつでも不利益を受けることなしに、研究参加を拒否するか、または参加の同意を撤回する権利のあることを知らされなければならない。被験者候補ごとにどのような情報を必要としているかとその情報の伝達方法についても特別な配慮が必要である。被験者候補がその情報を理解したことを確認したうえで、医師または他の適切な有資格者は、被験者候補の自由意思によるインフォームド・コンセントを、望ましくは文書で求めなければならない。同意が書面で表明されない場合、その文書によらない同意は、正式な文書に記録され、証人によって証明されるべきである。

25. 個人を特定しうるヒト由来の試料またはデータを使用する医学研究に関しては、医師は収集、分析、保存および／または再利用に対する同意を通常求めなければならない。このような研究には、同意を得ることが不可能であるか非現実的である場合、または研究の有効性に脅威を与える場合があり得る。このような状況下の研究は、研究倫理委員会の審議と承認を得た後にのみ行うことができる。

26. 研究参加へのインフォームド・コンセントを求める場合、医師は、被験者候補が医師に依存した関係にあるか否か、または強制の下に同意するおそれがあるか否かについて、特別に注意すべきである。このような状況下では、インフォームド・コンセントは、そのような関係とは完全に独立した、適切な有資格者によって求められるべきである。

27. 制限能力者が被験者候補となる場合、医師は、法律上の権限を有する代理人からのインフォームド・コンセントを求めなければならない。これらの人々が研究に含まれるのは、その研究が被験者候補に代表される集団の健康増進を試みるためのものであり、判断能力のある人々では代替して行うことができず、かつ最小限のリスクと最小限の負担しか伴わない場合に限られ、被験者候補の利益になる可能性のない研究対象に含まれてはならない。

28. 制限能力者とみなされる被験者候補が、研究参加についての決定に賛意を表することができる場合には、医師は、法律上の権限を有する代理人からの同意のほか、さらに本人の賛意を求めなければならない。被験者候補の不同意は尊重されるべきである。

29. 例えば、意識不明の患者のように、肉体的、精神的に同意を与えることができない被験者を対象とした研究は、インフォームド・コンセントを与えることを妨げる肉体的・精神的状態が、その対象集団の必要な特徴である場合に限って行うことができる。このような状況では、医師は法律上の権限を有する代理人からのインフォームド・コンセントを求めるべきである。そのような代理人が存在せず、かつ研究を延期することができない場合には、インフォームド・コンセントを与えることができない状態にある被験者を対象とする特別な理由を研究計画書の中で述べ、かつ研究倫理委員会で承認されることを条件として、この研究はインフォームド・コンセントなしに開始することができる。研究に引き続き参加することに対する同意を、できるだけ早く被験者または法律上の代理人から取得するべきである。

30. 著者、編集者および発行者はすべて、研究結果の公刊に倫理的責務を負っている。著者は人間を対象とする研究の結果を一般的に公表する義務を有し、報告書の完全性と正確性に説明責任を負う。彼らは、倫理的報告に関する容認されたガイドラインを遵守すべきである。消極的結果および結論に達しない結果も積極的結果と同様に、公刊または他の方法で一般に公表されるべきである。刊行物の中には、資金源、組織との関わりおよび利益相反が明示される必要がある。この宣言の原則に反する研究報告は、公刊のために受理されるべきではない。

C. 治療と結びついた医学研究のための追加原則

31. 医師が医学研究を治療と結びつけることができるのは、その研究が予防、診断または治療上の価値があり得るとして正当化できる範囲内にあり、かつ被験者となる患者の健康に有害な影響が及ばないことを確信する十分な理由を医師がもつ場合に限られる。

32. 新しい治療行為の利益、リスク、負担および有効性は、現在最善と証明されている治療行為と比較考慮されなければならない。ただし、以下の場合にはプラセボの使用または無治療が認められる。

• 現在証明された治療行為が存在しない研究の場合、または、

• やむを得ない、科学的に健全な方法論的理由により、プラセボ使用が、その治療行為の有効性あるいは安全性を決定するために必要であり、かつプラセボ治療または無治療となる患者に重篤または回復できない損害のリスクが生じないと考えられる場合。この手法の乱用を避けるために十分な配慮が必要である。

33. 研究終了後、その研究に参加した患者は、研究結果を知る権利と、例えば、研究の中で有益であると同定された治療行為へのアクセス、または他の適切な治療あるいは利益へのアクセスなどの、研究結果から得られる利益を共有する権利を有する。

34. 医師は、治療のどの部分が研究に関連しているかを患者に十分に説明しなければならない。患者の研究参加に対する拒否または研究からの撤退の決定は、決して患者・医師関係の妨げとなってはならない。

35. ある患者の治療において、証明された治療行為が存在しないか、またはそれらが有効でなかった場合、患者または法律上の資格を有する代理人からのインフォームド・コンセントがあり、専門家の助言を求めた後であれば、医師は、まだ証明されていない治療行為を実施することができる。ただし、それは医師がその治療行為で生命を救う、健康を回復する、または苦痛を緩和する望みがあると判断した場合に限られる。可能であれば、その治療行為は、安全性と有効性を評価するために計画された研究の対象とされるべきである。すべての例において、新しい情報は記録され、適切な場合には、一般に公開されるべきである。

（日本医師会訳、一九六四年六月採択、二〇〇八年一部改訂、日本医師会ホームページより〈http://www.med.or.jp/wma/helsinki08_j.html〉）

# マドリード宣言（The Declaration of Madrid）

一九九六年八月　世界精神医学会（ＷＰＡ）

世界精神医学会（ＷＰＡ）は、一九七七年に精神医学の実践における倫理上の指針を掲げたハワイ宣言を採択し、さらに一九八三年、同宣言はウイーンにて改訂された。精神科の専門性に関わる社会的態度は変貌し、またその中での新たな医学的発展によるインパクトを反映して、ＷＰＡはこれまでの倫理基準を再検討して若干改訂することとした。

医師は、ますます複雑化する医学的介入、医師-患者間における新たな緊張、医師への新しい社会的期待などから生じた新たな倫理的ジレンマに直面している。医学のスペシャリストである精神科医にとって、こうしたジレンマを解決していくことは重大な挑戦である。

医学は、癒しの芸術であり、かつ科学なのである。この組み合わせのダイナミクスは、精神疾患または精神の障害に病み、かつ障害者となっている者をケアし保護することを専門とする医学の一分野である精神医学において顕著な反映を見る。文化的、社会的、また国によって差異はあるであろうが、倫理的行為と倫理上の基準に関する継続的再吟味というのは全世界的な要請である。

医学の実践家として、精神科医は医師たることの倫理的意味合いについて、また精神医学の特殊性に由来する特別な倫理上の要請について承知していなければならない。社会の構成メンバーとして、精神科医は精神疾患における公平で同等な治療を擁護し、あらゆる社会的判断に対する公正を支持しなければならない。

倫理的行動というのは、個々の精神科医の患者に対する責任感に基づくとともに、正当で的確な行為を決定する精神科医の判断に負うている。外的基準とか行為の専門性規範（professional codes）、倫理の研究、または医師自身の慣例といったことの影響は、医学の倫理的実践を保証するものとはならない。

精神科医は常に、精神科医・患者関係の境界を心に留め、また元来患者に対する敬意とその福祉に対する配慮および誠実さによって支配されるものであることに留意するべきである。

ＷＰＡが、全世界的に精神科医の行為を統括する倫理基準として次の指針を是認するのは、以上の趣旨による。

1．精神医学は、精神障害に対して最良の治療の提供を目指し、かつ精神疾患に悩む人たちのリハビリテーションおよび精神保健の推進を目指す医学分野である。精神科医は、獲得された科学的知識と倫理的原則に調和した最高の治療を提供することによって、患者に奉仕するものである。精神科医は患者の自由を最小限の制限で済む治療的介入を工夫し、また本来専門的技術を有しないような業務分野については他に助言を求めるべきである。また一方では、精神科医は保健資源の公正な配置に注目し配慮すべきである。

2. 特殊性を有する科学的発展と並行して、最新の知識を他に伝達することも、精神科医の義務である。研究への訓練を受けた精神科医は、科学的に未開拓な領域に努めるべきである。

3. 患者は治療過程においては、正しくパートナーとして受け入れられるべきである。治療者・患者関係は、患者が自由にかつ充分な情報を得たうえで自己決定ができるように、相互信頼と尊重に基づかなければならない。自らの個人的価値と好みに基づいて合理的な決定ができるように、患者に付与すべき関連情報を彼らに提供していくことは精神科医にとっての義務である。

4. 患者が精神障害のために無能力となったり、的確に判断できなくなったりしている場合、精神科医は患者家族と話し合いを行い、必要であれば患者の人間としての尊厳と法的権利を保護するために法的助言を求めるべきである。治療を行わなければ患者およびまたは患者の周囲の人たちの生命を危険に晒すことになるという場合を除いて、患者の意思に反した治療はいかなるものも行うべきでない。

5. 精神科医がある人を評価するように要請された場合、検査の目的、その結果の用途、評価の結果起こりうる影響を、評価される当事者にまず告知するのは精神科医の義務である。精神科医が第三者的状況に関わっているような場合は特に重要である。

6. 治療関係の中で得られた情報について、その秘密は保持されるべきであり、患者の精神保健改善の目的にのみ用いられるべきで、それ以外に利用されてはならない。精神科医は個人的事由で、または経済的あるいは学問的な利益のために、患者から得た情報を使用することを禁じられる。守秘義務の不履行は、もし秘密を保持することによって患者や第三者が重大な身体的・精神的な危害を被る可能性が高いときにのみ妥当とみなされる。しかし、こうした状況のとき、精神科医はできる限り患者がとるべき行動について、まず彼に助言すべきである。

7. 科学的規範に則って為されない研究は倫理に反する。研究活動は適正に構成された倫理委員会の承認を得たうえで実施されなければならない。精神科医は研究の施行に関する国内または国際的なルールに従うべきである。研究について適切に訓練を受けた者だけが研究に携わり、または研究を指導すべきである。精神科の患者は特に脆い研究対象であるから、かれらの精神的・身体的安全性についてはもちろんのこと、その自律性の保護には特別な注意を払うべきである。倫理基準は研究の対象集団を選択する際にも適用されるべきであり、疫学的研究・社会学的研究、および他の分野や幾つかの研究施設が参加して行う共同研究など、あらゆるタイプの研究にも適用されるべきである。

（日本神経学会訳、『精神神経学雑誌』一九九六年、九八巻一〇号）

## 医療倫理の原則および精神科医療のための注釈

二〇〇八年二月　米国精神医学会（APA）により改訂

### 序文

医療専門職は、患者の利益を第一義として発展してきた倫理的な声明の趣旨に長い間従ってきた。医療専門職の一員として、医師は患者のみならず、社会や、他の保健専門職、さらに自分自身に対する責任があるということを認識しなければならない。米国医学会が採用した以下に示す綱領は法律ではないが、医師の名誉ある行動の基本を規定する行動規範である。

### 第1節

医師は人間の尊厳に対する共感と尊敬の念をもって、十分な医療サービスの提供に献身すべきである。

1．精神科医は患者を搾取することによって自分自身のニーズを満たしてはならない。精神科医は自分の行為が医師患者関係の境界に影響を及ぼし、そのためその行為が患者の安寧に影響するということに対して常に気を配らなくてはならない。このような要請は非常に重要である。なぜなら精神科医との間で構築される関係性は、基本的には非公開で、きわめて個人的で、またときには非常に情緒的な性質を持つためである。

2. 精神科医は、民族や人種、性、信条、年齢、社会経済的地位あるいは性的指向を理由に患者の尊厳を考慮しなかったり、差別したり、見下したりするようないかなる形式の政策にも関与すべきではない。

3. 医師が自らの仕事について、同僚医師や診療部長会議の最高責任者、病院管理組織、運営機関などに、法的要件および一般に受け入れられている医療行為に則った評価を求めることは倫理に適っている。論争となった場合には、精神科医には次のような倫理的対処方法がある。

- 医療スタッフから、診療部長会議の構成員と理事会の役員を含む合同協議会に評価を要請する。その際には、倫理的には、精神科医は外部意見を考慮するよう依頼する。
- 運営組織そのものに対して評価を要請する。
- もし特定の状況において、専門的能力やケアの質の問題が懸念される場合は、病院の認可を管理する州の機関に評価を要請する。
- 研究計画やデータの解釈、学会や専門誌での発表を進めていくことを通じて同業者を啓発するよう試みる。
- 場合によっては管理機関に対する訓令を通じた是正を地方裁判所に求める。
- 精神科医により実施される市民教育では、感情のみに基づいた訴えかけをするのではなく、証明できることを通じて、患者の搾取となり得るいかなることも排除した専門的な方法で行うことが倫理に適っている。

4. 精神科医は法的に認められた死刑執行に関与すべきではない。

## 第2節

医師は患者や同僚に対し誠実な態度で接し、人格または能力に問題のある医師、あるいは詐欺や虚偽行為に関わっている医師を見つけ出し報告するよう努めるべきである。

1. 医師は仕事をする上でも生活のあらゆる行為においても適切な振る舞いをしなければならないという要請は、特に精神科医にとって重要である。なぜなら精神科の患者は自分を主治医と同一視することによって主治医の行動を範とする傾向があるためである。さらに精神科では必然的に治療的な関わり合いが強固になるため、患者と精神科医の双方の側で性的欲求やその他の欲求、ファンタジーが活性化する傾向となる一方で、制御に必要な客観性は弱まっている可能性がある。それに加えて、医師患者関係に内在する不平等性が患者を搾取することにつながる可能性もある。現在あるいは以前の患者との性的関係は反倫理的である。

2. 精神科医は患者から得た情報の悪用を防ぐために怠りなく

努力しなければならない。また治療目標には直接関係しない任意の方法によって患者に影響を与えることができるという、精神療法における特有の立場を利用するべきではない。

3. 自身が専門的能力を有する領域外で習慣的に診療する精神科医は、反倫理的であるとみなされる。専門的能力の判定は、医師審査委員会ないしは他の適切な機関によって行われるべきである。

4. 精神疾患のために、自身の患者の福利や自分自身の評判および診療が危険にさらされている精神科医に対しては、特別な配慮がなされるべきである。このような場合に他の精神科医が介入することは、倫理的であるばかりか奨励されることでもある。

5. 他のすべての医療サービスと同じく、精神科サービスは患者と医師の間の契約合意に則って提供される。契約合意の条項は患者と同様に医師に対しても拘束力を持つものであり、明確に規定すべきである。

6. 当該患者との特定の契約合意条項に含まれているのであれば、精神科医が予約を守れなかった患者に費用を請求することは倫理に適っている。守られなかった予約または二十四時間前までにキャンセルの連絡がなかった予約に対して費用を請求すること自体は、そのような請求が行われることを患者に完全に通知してあれば、反倫理的とみなす必要はない。しかしながら、そのような請求は控えるようにし、患者および患者の置かれている状況に対して常に最大限の配慮をするべきである。

7. 精神科医が、他科の医師や医療以外の専門職に指導あるいは管理を提供することに対して、費用や総収益の一部を手数料として支払うよう手配することは容認できない。臨床家のチームあるいは多職種チームにおいては、精神科医が管理や研究、教育、コンサルテーションに対する報酬を受け取ることは倫理に適っている。これは相互の合意に基づくべきであり、費用や給料の金額設定は、時間の経過により需要に変化が生じた場合には、交渉できるようにしておくべきである。（第5節の項目2、3、4参照）

## 第3節

医師は法を尊重すると同時に、患者の最善の利益と対立するような要件については変更を求めていく責任があることも認識しなければならない。

1. 法律違反を犯した精神科医が職務を遂行することが倫理的に適さないのは明らかであると考えられる。違法行為が自分の業務に直接関係する場合には、このことはより明白である。しかしながら別の例として、社会的不公正に抗議する権利に関係するような不法行為は、その精神科医に対する心証にも、その精神科医が患者を倫理的かつ適切に治療する能力にも影響しないであろう。ある不法行為について、それを反倫理的ではないと見なしてもよいと前もって保証できるような委員会や協議会はない。しかしある人が法に違反したとしても、それが職業上の行為としては反倫理的とはいえないという状況はあり得ることである。医療の専門家であるからといって、医師が市民権を失うわけではない。

2. 医療行為に関する地域法が特に禁じていないのであれば、精神科医が鍼治療を行うことは、それ自体が反倫理的なわけではない。しかしそのような治療を行う場合には、精神科医は鍼治療の専門的能力を有していなければならない。また精神科医は、医師以外の人が行う鍼治療に対する指導を行うのであれば、同時に適切な医学的指導を行わなければならない。（第5節の項目3、4参照）

## 第4節

医師は、患者、同僚、および他の精神保健専門職の権利を尊重し、法の定める範囲内で患者の秘密を守らなければならない。

1. 精神科の記録は、ある人が患者として診察を受けているという情報も含めて、細心の注意を払って保護されなければならない。精神科治療において守秘義務は必要不可欠である。守秘義務は従来からの倫理的な医師患者関係に基づいており、それと同時に一部は精神科治療の特殊性にも基づいている。患者の人権に対する関心の高まりと、コンピュータ化や複写機、データバンク等の潜在的な弊害により、個人情報が伝搬する危険が高まっている。精神科医はきめ細かい対応が必要とされる私的な情報を扱わなければならないため、患者に関する情報を他者に開示する際には、公開してもよい情報を慎重に吟味しなくてはならない。また患者の幸福と利益については継続的に考慮しなければならない。

2. 精神科医が秘密情報を開示してもよいのは、患者が許可した場合もしくは法的強制力が働いた場合のみである。患者を守ることは精神科医の継続的な義務であり、その中には守秘特権を放棄することの意味を十分に患者に伝えることも含まれている。このことは患者が政府関係機関の調査を受けている場合や、何らかの職に応募している場合、訴訟に巻き込まれている場合に問題となる可能性がある。治療に関連する情報を政府機関の医療部門や企業組織、労働団体、保険会社などに開示する際にも同じ原則が当てはまる。学生保健センターで診療を受けている患者について得られた秘密情報も、学生の明確な許可なしに開示されるべきではない。

3. 教育や著作に使用する臨床資料その他の資料は、関係する個人の匿名性を確保するために十分に改編されなくてはならない。

4. 守秘義務の順守に対する倫理的責任は、患者が同席しなかったコンサルテーションや医師以外の相談員が対応した場合にも同様に適用される。そのような場合には、指導医は相談員に対して守秘義務に関する注意喚起を行うべきである。

5. 倫理的には、精神科医が開示してよいのは特定の状況に関連する情報のみである。精神科医は推測を事実として提示することを避けなければならない。個人の性的指向や空想内容のようなデリケートな情報は通常不必要である。

6. 精神科医はしばしば保安を目的とした個人の検査や、さまざまな仕事への適格性の判定、法的能力の判定を依頼される。精神科医は検査開始時に、被検者に対して、検査の特性とその目的、検査結果は守秘の対象とならないことについて十分に説明しなければならない。

7. 未成年者の治療に両親や後見人が関与することが妥当な場合には、精神科医は彼らの関与について慎重に判断しなければならない。それと同時に、精神科医は、未成年者にも適切な守秘性を保証しなければならない。

8. ときに精神科医は、患者や地域を差し迫った危険から守るために、患者が明かした秘密情報を開示する必要に迫られる可能性がある。

9. 患者に委ねられた秘密を開示するよう法廷から指示されたときには、精神科医はそれに従ってもよいし、倫理的な対応として、法の枠内で異議を唱える権利を行使してもよい。精神科医が判断できない場合には、患者の秘密保持の権利と、拡大解釈すれば治療が損なわれないようにする権利を優先させるべきである。精神科医は、開示が必要であるという妥当な理由について質問する権利を確保しておくべきである。法的開示の必要性が法廷において示された場合には、精神科医はその時点で法的問題となっていることに関連する情報のみを開示する権利を主張してもよい。

10. 患者について学術集会で発表することは、患者の尊厳とプライバシーが尊重され、インフォームド・コンセントが正しく得られており、参加者が発表内容に対する守秘義務について理解し受け入れているのであれば、倫理に適っている。

11. 患者や元患者について公的な集会や報道機関に公開することが倫理的に許されるのは、判断能力のある患者が守秘特権を失うことを認め、強制されることなく書面で同意した場合に限られる。

12. 受託研究を行う場合には、精神科医の倫理的対応としては、出資者に関すること、精神科医は研究データと研究結果を公開する自由を有していること、研究はヒトを対象とした研究に関する適切かつ最新のガイドラインに準拠して行われることについて被検者に通知することが求められる。

13. 医療行為における倫理的配慮により、犯罪行為により告訴されている人に対する精神医学的評価は、その人が弁護士に依頼あるいは接見する前に行ってはならない。唯一の例外は、医学的治療のみを目的として当該人物にケアを提供する場合である。

14. 教員またはスーパーバイザーと、研修生または学生との性的関係は、そのような状況では権力の乱用が起こる可能性があり、しばしば仕事関係における力の不均衡が利用されることから、反倫理的である。このような関係性が反倫理的である他の理由としては、以下のようなことが挙げられる。

- スーパービジョンを受けている患者の治療に悪影響が及ぶ可能性がある。
- 教師と学生の間の信頼関係が損なわれる。
- 教師は研修生にとって重要な職業上のロールモデルであるため、研修生が将来専門職となったときの態度に影響する。

## 第5節

医師は科学的知識について研究を行い、応用し、それらを向上させ続けなければならない。また関連情報を患者や同僚、一般市民に役立て、相談を受け、必要があれば他の保健専門職の技能を用いること。

1. 精神科医は継続教育を受ける責任があり、生涯にわたり学習を続けなければならないことに留意するべきである。

2. 精神科医は専門的な実務において、心理士、心理学者、ソーシャルワーカー、アルコール依存症カウンセラー、結婚カウンセラー、保健師などの多くの専門職と相談し、連携し、協働し、それぞれの仕事を統合することになる。さらに現代の精神科の臨床実務の性質上、精神科医は、教師、未成年者あるいは成年者の保護観察官、弁護士、福祉相談員、ボランティア職員、近隣住民とも接触を持つ。治療やカウンセリング、またはリハビリテーションのため他職種の人に患者を紹介する際には、精神科医は、協同で患者に関与する専門職や準専門職の人が自分と同じ学問領域に通じており、必要とされる治療的役割を遂行する能力を有していることを確認するべきである。精神科医が他の医師に患者を紹介する場合も同様である。連携しようとしている専門職の教育水準や技能、または倫理的適格性が不十分であると疑う理由がある場合には、精神科医はそのような人に患者を紹介するべきではない。

3. 精神科医が他の精神保健の専門職に対して協同的あるいは指導的役割を担っている場合には、十分な時間をかけて適切なケアが提供されていることを確認しなければならない。精神科医が傀儡に甘んじると、患者の利益や患者のケアを損なうことになる。

4. 精神科医が専門的な医学的判断を求められた場合には、資格を持つ臨床心理士や、医師以外の他のいかなる専門職に対しても、その判断を委ねてはならない。

5. 精神科医は患者からの相談依頼や、判断無能力者や未成年者の家族からの同様の依頼に応じるべきである。精神科医は別の医師を勧めてもよいが、患者や家族が自ら相談先を選択できるようにすべきである。精神科医がその相談に対応するための専門的技能を十分有していない場合や、元の治療者が解決できない意見の相違が存在する場合には、適切な説明の後にその事例への関与を断ってもよい。施設または組織の内部でこのような不都合な状況が起きた場合には、その施設または組織内のより高い権限を持つ専門職の介入や仲裁によって解決を図るべきである。

## 第6節

医師は、緊急時以外では、患者のケアが適切に行われるという条件の下で、誰の下で働き、誰と連携し、どのような環境で医療サービスを提供するかを選択する自由がある。

1. 医師は通常、医師患者関係は効果的治療のためのきわめて重要な要因であり、医師と患者の良好な関係性構築のために最適な状態を維持しておくことは他のどの検討事項よりも優先されるべきであるという見解に賛同する。医師とその家族を専門家として特別扱いすることは、完全に公平な条件での契約ではないことによる迷いが生じるため、精神科治療の質を低下させることにつながり得る。

2. ある人の状態について、精神科治療が効を奏するような精神疾患に罹っているとはいえないと判断した場合には、精神科医がその人に対する精神科治療の提供を断ることは倫理に適っていると考えてもよい。

## 第7節

医師は地域社会の改善に貢献するような活動に参加する責任があることを認識すべきである。

1. 精神科医は、精神保健および精神疾患の医学的、心理的、社会的、法的諸側面に関わる有資格者との協力関係を推進すべきである。精神科医は、行政府、立法府、司法機関に対する勧告や専門的な助言を行うことによって、社会の役に立つよう推奨される。精神科医は、自分の発言が個人としてのものであるのか、組織を代表しているのかを明確にするべきである。さらに精神科医は、職業上の特殊性を利用した発言は避けるべきである（「精神科医であれば……だとわかるものである」という類の発言）。

2. 精神科医は、精神保健や精神疾患に関連する可能性のあるさまざまな心理社会的問題についての専門知識を一般市民に伝達したり説明したりすべきである。精神科医は市民に対して献身するという役割と、心理学的医学の専門家という役割の双方を常に気にかけるべきである。

3. ときに精神科医は、世間の注目を集めている人やメディアを通じて自己開示している人についての意見を求められる。その場合、精神科医は、一般的な精神医学的問題に関する専門知識を一般市民に伝えてもよい。しかしながら、自ら診察することなく、発言に対する正式な承諾を得ずして、精神科医が専門家としての見解を述べることは反倫理的である。

4. 精神科医は、ある人を自ら診察した場合にのみ、その人に対して非自発的治療を行ってもよいという認証を与えてもよい。そうするためには、精神科医は、その人が精神疾患のため何が自分の最善の利益になるのかを判断できないということと、そのような治療を受けなければ本人または他者に実質的な損害が生じる可能性が高いことを見出さなければならない。

（藤井千代、水野雅文　訳）

# 監訳者あとがき

精神科ほど倫理的ジレンマに陥る場面の多い診療科は他にないだろう。精神科臨床においては、非自発的治療の適否の判断など、患者の自己決定を覆すべきか否かといった重大な決断をしなくてはならないような場面に日々遭遇することになる。精神科医療の専門職が倫理的課題への対応を避けて通ることは不可能であり、臨床実践の中で常にその倫理観が問われているといっても過言ではない。

しかし残念ながらわが国では、精神科臨床における倫理に対してこれまであまりにも無頓着であった。たしかに最近では「医の倫理」についての議論が盛んに行われるようになり、インフォームド・コンセントや個人情報保護といった医療専門職の責務に対する認識も高まっている。しかし主として議論の対象となるのは生殖医療やクローン技術の応用、脳死判定や臓器移植のあり方といった、高度の医療技術がもたらした生と死に関わる問題である。このような先進医療における倫理的ジレンマと精神科臨床における倫理的ジレンマとでは質的に大きな隔たりがある。

通常、医療現場で生じる倫理的な問題を検討していく際には、患者が理性的な存在であることが前提となっている。しかし精神科臨床では、精神障害によって患者の理性が脅かされている可能性を常に考慮しなくてはならないため、話は複雑になってくる。そもそも人が理性的であるとはどういう状態をいうのか、理性的であるかどうかの判断はいかにして行えばよいのか、というところから考えなくてはならない。しかもその理性の状態は一定ではなく、病状によって大きく変動しうるものである。精神科臨床における倫理的ジレンマに対応するためには、一般的な生命倫理や医療倫理のみでは不十分なのである。

本書の原書は、一九八一年に初版が上梓された Psychiatric Ethics の第4版である。一九八一年といえば、わが国は精神衛生法の時代であり、本人の同意に基づく入院形態すら存在しなかった。そのころ既に海の向こうでは、精神療法や薬物療法の倫理的側面について詳細な検討が行われ、非自発的入院や精神科医の社会に対する責任などの倫理的問題を幅広く取り扱った本が出版されていたことに驚かされる。少なくともこの分野に関しては、わが国は欧米諸国に大きく後れをとっていることを認めざるを得ないようである。

本書の翻訳メンバーは、監訳者を含め、倫理学の専門家ではなく精神科医療の現場で働く臨床家である。我々は、日常的に倫理的ジレンマに対峙することになる精神科医療の専門職にとって、倫理が「とっつきにくいもの」のままであってはならないと考えている。我々は常に患者の治療方針について同僚と意見を交わし合うが、それと同様に、日々の臨床実践の中で生じる倫理的問題について臨床家同士で議論できるようになることを目指すべきではないだろうか。本書は、そのような議論を行うために必要な知識や考え方を提供してくれるものと確信している。本書を読むと、倫理的視点を持つことが、よりよい精神科医療を提供するうえでいかに重要であるかがわかる。倫理は決して机上の空論でも単なる理想論でもなく、臨床に直結する実用的な学問なのである。

本書は全二十五章から構成されている。第1章から順に読んでいただくことが最も望ましいのはもちろんであるが、現実的には無理な注文であろう。以下に、各章の内容をごく手短に紹介する。読者のみなさんはこの要約を参考に、興味ある章から目を通していただければ幸いである。

第1章　「精神科臨床倫理」の概観：本書『精神科臨床倫理　第4版』の全体の構成や、本書の効果的な活用方法についての解説。精神科臨床倫理に関する教育を実施するにあたっての留意点についても言及する。

第2章　精神科臨床倫理の歴史：ギリシャ・ローマ時代から現代に至るまでの精神科医療の歴史を振り返りつつ、各時代における倫理的課題に対する考え方を解説する。精神科医療の専門性が発展するにつれて生じてきた新たな課題にも触れ、専門性を追求するにあたっては同時に倫理的問題についても考察を深めていく必要があると説く。

第3章　精神科臨床倫理の哲学的基礎：生命倫理の大御所トム・L・ビーチャムが執筆を担当した章である。功利主義や義務論といった古典的倫理理論から、それらを補完する理論として登場した徳倫理やケアの倫理、決議論に至るまで、精神科臨床倫理を論じる際の基礎となる理論が解説されている。医療倫理の四原則（自律尊重、無危害、善行、正義）についても、ここで詳しく述べられる。

第4章　ナラティヴ倫理：近年、医療において「エビデンス・ベイスト・メディシン」と並んで「ナラティヴ・ベイスト・メディシン」の考え方が注目されている。この章では、精神科臨床におけるナラティヴ・アプローチの位置づけを概観し、著者の経験した二つの事例を通じて、倫理的ジレンマへの対応において「患者の物語」に着目することの重要性が示される。

第5章　精神医学における価値観と科学：判断能力や症状の客観的評価が困難であるという精神障害の特徴についてさまざまな角度から検討を加え、医学的概念を「客観的事実」のみからとらえるのではなく「価値観」に基づいてとらえる必要もあるという議論が展開される。その上で、「価値観に基づく実践」に必要な指針が示される。

第6章　精神科臨床における専門職の意義：「専門家」と呼ばれる人たちに与えられている権力と特権、そしてそれらを乱用してしまう危険性について、ナチスドイツやスペースシャトル「チャレンジャー」の事故の例などを挙げながら解説する。専門職という役割に伴うべき倫理観について考えるうえで、示唆に富む章である。

第7章　精神医学の乱用：旧ソ連、ナチスドイツ、中国といった全体主義国家における組織的な精神医学の乱用の歴史を振り返るとともに、個人レベルでの乱用についても言及する。精神科医療の特殊性を考慮すると、乱用はいつでも起こり得ることであり、組織的乱用についても過去のものとして片づけることはできない。精神科医療に携わる者は、精神医学のダークサイドについても認識しておくべきである。第6章と併せて読んでいただきたい。（日本における乱用についても触れられているが、著者の見方はやや楽観的すぎるかもしれない）。

第8章　精神保健資源の配置：命や健康はお金には換えられないとはいえ、現実問題として医療にはお金がかかる。限られた資源をいかしてに有効に使えばよいのかという問題は、精神科医療においても切実な課題である。この章では、国家レベルの資源配置のあり方から治療ガイドラインに至るまで、日本人が避けて通りがちな「お金」の問題をリアルに取り扱っている。

第9章　精神科医と製薬産業：米国精神医学会（ＡＰＡ）総会はＡＰＡ-グラクソ・スミスクライン大会であると断じるなど、なんとも辛辣な論調であるが、最近話題の医師と製薬会社との間の利益相反の問題に鋭く切り込む読み応えのある章である。研究や臨床、教育における利益相反の影響のみならず、製薬産業が社会全体に及ぼす影響についても論じている。

第10章　倫理綱領：「ヒポクラテスの誓い」にその原型を見出すことのできる医の倫理綱領であるが、精神科に特化した綱領が制定されたのは一九七〇年代になってからである。本章では、倫理綱領の目的について解説したうえで、王立オーストラリア・ニュージーランド精神医学会の倫理綱領を例に、倫理綱領が作られる過程が具体的に示される。

第11章　守秘義務：守秘義務は医療専門職にとって最重要とされる義務の一つであるが、さまざまな状況で脅かされ、守秘義務を順守することが罪に問われる場合すらある。守秘義務が他の義務と対立した場合にはどのように考えればよいのか、この章にはその手掛かりが数多く含まれている。守秘義務の問題を論じる際には必ず言及される、有名なタラソフ事例についても解説されている。

第12章　非自発的入院と脱施設化：医療の価値基準と法の価値基準の違いなど、精神科医療に関わるさまざまな立場のさまざまな価値基準から非自発的治療について論じている。精神障害によって判断能力を失った人への最善の対応はいかにあるべきかについて、脱施設化が進むことにより新たに問題となってきたこととも関連させながら検討する。

第13章　自殺：なぜ人は自殺してはならないのか。この章では、まずこの哲学的難題に正面から取り組んでいる。そして自殺に対して精神医学的介入をすることの倫理的ジレンマについて、いくつかの事例を基に論じている。さらには自殺幇助の問題、自殺に関係する研究のあり方についても言及する。

第14章　境界侵犯：治療者-患者関係のあり方や治療的枠組みは、精神科においては特に重要視される。この章では、望ましい治療者-患者関係とはどのようなものなのか、専門職が守るべき「境界」とは何か、いかにして境界侵犯を予防するのか、といったテーマについて詳述されている。

第15章　精神医学研究：ここでは、一般的な医学研究に際して留意すべき倫理的課題を整理するとともに、精神医学の研究を行うにあたり特に重要とされる問題についても扱っている。被検者の意思決定能力の評価のあり方、意思決定能力に限界のある患者を研究対象とすることの是非についての議論は、実際に研究に従事しない人にとっても重要な箇所である。

第16章　倫理学と精神科遺伝学：原著者は、精神科遺伝学という魅力的な学問の持つ可能性について語りつつ、この分野に存在する倫理的陥穽に警鐘を鳴らす。優生学という歴史的な負の遺産をふりかえり、バイオバンク、予測検査といった遺伝学的研究に特有の問題に対する考え方の道筋が示される。

第17章　脳神経倫理学：この章では、ニューロサイエンスという新しい分野がもたらした倫理的問題について論じている。「人間性」を科学的に説明することは可能なのか。人間の意図というものが、単に脳が作り出す身体的変化だとしたら、道徳はどうなってしまうのか。薬などを用いて脳の機能を人為的に強化することの倫理的含意とは。さまざまなテーマが扱われているが、原著者は最後にニューロサイエンスのもたらす知見の不完全さを指摘し、新発見の持つインパクトに惑わされることなく「慎重さという倫理」を忘れないようにすべきであると警告している。

第18章　薬物療法の倫理：向精神薬の発見と、ＳＳＲＩおよび非定型抗精神病薬の登場という二つの「向精神薬革命」のもたらした倫理的問題について、主としてリスク-ベネフィットおよびコスト-ベネフィットという側面から解説している。ここで論じられているＡＲＭＳ（精神病発症危険状態）に対する薬物療法の倫理は、早期介入を推進するにあたって十分に議論するべき重要な課題である。

第19章　精神療法の倫理的諸側面：精神療法は、人々の考え方や価値観に影響を与える点や、治療者と患者の対話や人間関係そのものが治療の中心であるという点が特徴的であり、それにより他の治療法では生じ得ないような倫理的ジレンマが生じてくる。この章では精神療法の倫理について、主として医療倫理の四原則との関連で論じている。

第20章　児童青年精神医学の倫理：子どもは絶えず成長すること、大人の保護と監督が必要であることから、倫理的に困難な状況は避けられない。患児に対する義務と保護者に対する義務の対立、子どもの自己決定権はどの程度まで認められるべきなのか、発達段階の脳に対して行う薬物療法の倫理など、幅広いテーマが論じられている。

第21章　老年精神医学における倫理：超高齢社会となったわが国にとって、老年精神医学における倫理的問題への対応を検討することは喫緊の課題である。この章では、たとえば、精神疾患を患っている高齢者には「価値」があるのか、などというなかなか正面から論じられることの少ないテーマについても取り上げられている。資源配置という現実的な問題についても、興味深いエビデンスを示しつつ論じられている。

第22章　倫理学と司法精神医学：著者は、司法精神医学は精神科医が無遠慮に立ち入るべき領域ではない、と警告する。一般の精神科医は患者のために働くが、司法精神科医は弁護士や裁判所のために働く。本章では、この異なる関係性の生み出す倫理的ジレンマや、精神鑑定を行う際の留意点が詳しく述べられている。

第23章　地域精神科医療における倫理：「病院中心から地域生活中心へ」のスローガンのもと、地域精神科医療を推進しつつあるわが国でも今後問題となってくると思われる倫理的問題について取り扱った章である。地域精神科医療を展開していく際には、それに伴って生じ得る倫理的課題についての理解と、必要とされる倫理的枠組の準備が必要不可欠であることがわかる。

第24章　トラウマと心的外傷後ストレス障害：ＰＴＳＤは人間の苦悩を「医療化」したにすぎないものなのか、

それとも診断的妥当性を有した精神障害なのか。現在でも議論が続くこの問題の倫理的側面や、治療的対応に伴う倫理的ジレンマについて、医療的側面のみならず、文化的、政治的、社会的、法的諸側面から検討している。

第25章　コンサルテーション・リエゾン精神医学：原著者らは精神腫瘍学を専門とする精神科医であり、終末期の事例を中心に倫理的問題が論じられる。ここでは、コンサルテーション・リエゾンにおける倫理的ジレンマへの対応方法として、多軸的分析を用いたアプローチである「状況診断」が紹介されている。

本書の翻訳作業も終盤を迎えていた二〇一一年三月十一日、未曾有の大災害が日本を襲った。東日本大震災である。直視できないほどの凄まじい被害と、情報が更新されるたびに増える死者・行方不明者の数、そのような状況にあって、「大災害の中でもモラルを忘れない日本人」を称える海外メディアの報道に一筋の希望の光を見出し、日本人であることに誇らしさを感じたのは筆者だけではないと思う。しかしその後、被災者に対する配慮に欠けた面談やアンケートによる調査・研究が行われていることが問題となり、倫理的に問題のある調査・研究を即刻中止するよう求めた「東日本大震災被災地における調査・研究に関する緊急声明文」が日本精神神経学会の鹿島晴雄理事長から出される事態となった。この一事をもってすべてを論じるつもりは毛頭ないが、これは一般に求められるモラル（共通道徳、本書第3章参照）を身に付けていることが、すなわち専門職に求められる倫理性を有していることにはつながらないことを示す一つの例なのではないだろうか。精神科医療の専門職は、一般的なモラルを身につけているだけでなく、「精神科臨床倫理」という特定の専門職をターゲットにした倫理観を持つことが必要なのである。

医は仁術なり――平安時代に記された日本最古の医書『医心方』にまでそのルーツを遡ることのできるこの

金言は、わが国における医の倫理の根幹である。事実、二〇〇〇年に日本医師会で採択された「医の倫理綱領*」を読むと、「医は仁術」という言葉こそ使われていないが、その精神が確かに継承されていることがわかる。精神科医療も医療の一分野であり、精神科医療の専門職が提供するサービスが「仁術」であるべきなのはいうまでもない。しかし「仁術」を行うためには具体的にどうすればよいのか、それは曖昧なままであり、わが国の精神科臨床においては各人の価値観と判断に委ねられているのが現状であろう。「仁術」を明確に定義することなどもちろん不可能なのであるが、仁術であるためには最低限必要な条件や、考え方の道筋を示す必要はある。現在わが国でも精神科医療に特化した倫理綱領を定める動きはあるものの、今後さらなる検討が必要であろう。

本書は、倫理学にあまり馴染みのない臨床家にも文意が十分伝わるよう、翻訳にあたっては、我々訳者にとって理解が難しかった語句を中心に随所に訳注を加えた。訳文や訳語については原書の意図を十分に伝えられるよう努めたが、不十分な点は監訳者らの不明によるものである。

最後に、本書の翻訳出版にあたって辛抱強くお付き合いくださり、終始貴重な助言と励ましをいただいた星和書店の佐々木悠氏と近藤達哉氏に心から感謝申し上げる。

監訳者を代表して
藤井　千代

二〇一一年九月

*日本医師会　会員の倫理向上に関する検討委員会、「医の倫理綱領」「医の倫理綱領注釈」、会員の倫理向上に関する検討委員会答申、二〇〇〇年

# さくいん

ACT　537
ADHD　415, 456
advance statements (AS)　547
alienist　513
American Academy of Psychiatry and Law (AAPL)　513
Aristotle　36, 271
ARMS　408
assertive community treatment (ACT)　537
Augustine　272
Bayh-Dole Act　156
Beauchamp, T　3, 60, 206
Bernard, C　22
BRACA-1　344, 354
Brandt, K　121
CAM　468
Camus　269
Care Programme Approach (CPA)　539
CATIE　161, 168, 175
CBT　469
Childress, J　40, 60
clinical equipoise　322
continuing medical education (CME)　156
contract research organization　160
CPR　596, 597
Crisis Card (CC)　548
CRO　160, 163
CUtLASS　168, 175
David A. Bazelon Center for MentalHealth Law　250
deep brain stimulation　390
DNA　350
DNA 検査　350
DNR　593, 597
DSM　83, 118, 130, 348
due process　246
DUP　407
Durkheim, E　273
ECT　468
Fabian group　345
FDA　153, 473
fMRI　363
Foucault, M　25, 410
functional magnetic resonance imaging (fMRI)　363
Galton, F　344
Guardianship of Infants' Act　454
Hampshire, S　104
Hatch-Waxman Act　169
Health Maintenance Organization (HMO)　145
HIPAA　215
HIV　230
Hooker, W　19
Illich, I　103
institutional review board　320
International Network for Philosophy and Psychiatry　75
IQ 検査　346
IRB　160, 320, 350
IVF　359
Joint Crisis Plan (JCP)　548
Jonsen, A　59
Kant, I　33, 59, 273
Kraepelin　341
Laing, RD　25
managed care　26
medical representatives (MR)　157
Medical Research Council　342
MedicareBill　166
Mendel, G　341, 344
Mengele　122
Menninger, K　308
Mental Capacity Act 2005　351, 550
Mill, JS　4
Montesquieu　272
MR　157
MRI　320
Munro, R　123
NAMI　252

National Child Abuse Intervention Act 454
National Health Service (NHS) 138
National Institute for Clinical Excellence 507
National Alliance on the Mentally Ill (NAMI) 250
Neuroethics Society 362
NICE 507
NIH 473
No free lunch 171
PAS 274
Patients Self-Determination Act 549
Percival, T 17, 179
PET 320
physician-assisted suicide (PAS) 274
Pinel, P 16
Plato 36
Professional Conduct Committee (PCC) 195
Psychiatric Advance Directives (PAD) 548
psychological autopsy 521
PTSD 9, 138, 140
QALY 508
quality of life 270
quality adjusted life year (QALY) 508
randomized controlled trial (RCT) 322
RCT 322
ReF 訴訟 498
Ross, WD 48
Royal Australian and New Zealand College of Psychiatrists (RANZCP) 177
Rush, B 16
Samaritans 279
Shaw, GB 345
Shepherd, M 79
Snezhnezsky, A 120
Socrates 271
SSRI 139, 148, 163, 359, 403, 411, 467
Stevenson-Wydler Act 156
suicide pacts 288
Szasz, T 25, 125
Tarasoff 39
The birth of bioethics 59
Thomas Aquinas 272
TMS 468
transcranial magnetic stimulation (TMS) 390
Treatment Advocacy Center 250
Ulysses contract 257
vagus nerve stimulation 390
validation therapy 505
value based practice (VB) 445
VNS 468
Watson, J 343
Wellcome Trust 343
Wirths, E 105

**【あ行】**

愛着 440
アウグスティヌス 272
悪性症候群 405
アクセス 536
アサイラム 17, 249, 263, 400, 536
アサフ・ハロフェ 179
アタッチメント理論 446
厚い記述 236
アットリスク 407
アドヒアランス 315
アドボカシー団体 250
アパルトヘイト 575
アブグレイブ 126
アボリジニ 347, 570
アポリポプロテインE 357
アムネスティ・インターナショナル 124
アリストテレス 36, 59, 271
アルコール依存症 81, 277, 346
アルツハイマー協会 480, 508
アルツハイマー病 341, 498, 504, 506
安楽死 61, 121, 346
——率 588
医学教育 64
医学研究審議会 342
医師-患者関係 317, 417
意思決定 490
意思決定能力 316, 332, 333, 484, 549
意思能力 78, 365, 375, 530, 586
医師の誓い 120

一応の義務　48
一卵性双生児　349, 358
一般疾患　359
遺伝学　231
遺伝子　341
　——検査　232
　——多型　409
遺伝性疾患　231
　——子孫防止法　106
異文化　569
イミプラミン　399
イリッチ, イヴァン　103
医療過誤　117, 520
　——訴訟　307
医療情報　216
医療情報担当者　157
医療保険の相互運用性と説明責任に関する法律　215
医療倫理　6
因果律　376
インフォームド・コンセント　42, 253, 261, 290, 316, 321, 332, 350, 401, 417, 433, 436, 477, 518
ヴィルツ, エドゥアルト　105
ウェルカム・トラスト　343
ウェルビーイング　139, 149
うつ病　78, 277, 290, 327
エイズ　230
エピソード記憶　574
エホバの証人　552
遠隔治療　407
援助付きPAD　549
延命治療　501
大うつ病　250, 334
大うつ病性障害　462
オーストラリア　419
オーストラリア・ニュージーランド精神医学会　114, 177, 184, 193
お抱え鑑定人　524
贈物　298, 310
オシェロフ事例　570
オセロ症候群　79
オランザピン　408

【か行】
懐疑論　102
介護者　480, 495, 506
開示請求　222
ガイドライン　413, 419
開発業務受託機関　160
回避　552
外来治療命令　544
解離　573
解離性健忘　573
かかりつけ医　330
核磁気共鳴　320
覚醒度　384
隔離　15
過誤記憶　439
　——症候群　574
過食症　467
家族　546, 554
家族療法　235, 469
語り　58, 62
価値観に基づく実践　445
価値理論学　75
学校精神医学　515
カッコーの巣の上で　263
葛藤　436, 502
家庭裁判所　462
カナダ精神医学会　183
神　272
カミュ　269
加齢　479
ガレノス　15
監獄　25
幹細胞研究　341
患者-治療者間　430
患者-治療者関係　442
患者の自己決定権法　548
慣習法　498, 514
間主観的対話　69
カント, イマヌエル　33, 59, 273
　——哲学　4
　——派　190
　——倫理学　32, 34

帰結主義　32
危険引受　484
規則功利主義　33
機能局在　372
気分安定薬　147, 467
基本財　32
基本的ユーティリティ　32
帰無仮説　326
義務論　33, 190
虐待　528
逆転移　301, 307, 311, 448
急性精神病　465
旧ソ連　119, 263
キューバ　121
旧約聖書　271
境界　241, 293, 430
　――横断　297, 438, 580
　――侵犯　296, 438, 580
境界型パーソナリティ　250
境界性パーソナリティ障害　567
強制　540
強制外来治療　256, 392, 539
矯正機関　256
行政機関　248
強制収容　20
強制治療　422
強制的治療　250
強制入院　490
強直性脊椎炎　359
共通道徳　29, 551
共同危機管理計画　548
強迫性障害　467
強要　542
ギリシャ　271
キリスト教　14, 272
記録保管ガイドライン　212
緊急避難　287
グアンタナモ　126
愚者　14
クルーザン事例　61
グループ療法　234
クレペリン　341
グローバル・ジャスティス　35
クロザピン　405
クロルプロマジン　399

軍事精神医学　515
ケア　141
　――の倫理　6, 32, 37, 60
ケアコーディネーション　536
ケアの声　37
ケアプログラムアプローチ　539
ケアリング　37
経済的搾取　128
形式的正義の原則　46
刑事裁判　396
刑事責任能力　375, 513
軽躁状態　80
継続的医学教育　156
携帯電話　216
傾聴　58
経頭蓋磁気刺激法　468
系統的脱感作　295
軽度認知障害　482
刑務所　249, 253
ケースマネジメント　536
決疑論　5, 32, 39
決定論　247, 378
ゲノム　355
　――科学　316
ゲノムワイド関連解析　349
研究プロトコール　338
研究補助金　170
健康維持機構　145
言語分析　81
研修医　168, 202
研修　450
現象学　75
原則　197
原則中心主義　5
行為規範　180, 191
行為障害　465
抗うつ薬　147
講演料　156
拘禁　256
後見　256
後見人　455
高次機能　333
抗精神病薬　147, 168, 261, 359, 406
向精神薬　146, 161, 401, 410

抗てんかん薬　158
行動療法　441, 469
行動療法家　295
抗不安薬　147
功利主義　4, 32, 59
高齢者　159, 479
国王ジョージ三世　356
国際哲学精神医学ネットワーク　75
国際トラウマティック・ストレス学会　564
国際法律家委員会　123
国際連合　184
国富論　100
国民保健サービス　138
コクラン・レビュー　573
国立衛生研究所　473
国立臨床研究所　507
誤診　159
誇大妄想　80
コミュニケーション技能　94
コリンエステラーゼ阻害剤　507
ゴルトン, フランシス　344
根拠に基づく実践　76
コンサルテーション・リエゾン　9
コンピテンス　8
コンプライアンス　404

【さ行】

サイコオンコロジー　580
罪状認否前　527
最小リスク　474
最善の利益　336, 422, 490, 499, 500, 501, 503, 550, 553
再発　548
搾取　293, 296, 302, 332, 437, 543, 544
サス, トーマス　25, 125, 252
サバイバー　565
サマリタンズ　279
三環系抗うつ薬　411
産業精神医学　515
ジェネリック医薬品　147
シェパード, マイケル　79
死刑　530
死刑執行　202
死刑囚　260
資源配置　134, 200, 489

自己決定　334
自己決定権　456, 461
自己決定能力　334
自己達成的予言　435
自己知　435, 446
自己統治　41
自殺　267, 521
　──念慮　71
　──幇助　61, 284
　──予防　268
　──率　138
事実-価値観モデル　89
四肢麻痺　71
自主規制　131, 177, 186
自傷　460, 552
施設症　264
施設内研究委員会　160
施設内倫理委員会　320
事前指示　257, 338, 500
事前指示書　592
事前の意思表明　547
思想史　75
持続睡眠療法　193
疾患感受性遺伝子座位　359
実験的医学研究序説　22
実際の義務　48
実在論的制約　379
実質的正義の原則　46
実践知　7
質調整生存年　508
質の高い薬物療法のための指針　412
疾病　84
指導医　202
児童虐待　228, 454
児童精神科医　454
児童保護機関　459
ジプシー　346
自閉症　353, 456
司法精神医学　513
司法精神科医　260
司法精神科病院　529
市民的不服従　507
社会精神医学　24
社会福祉　502
瀉血　15, 130

社交恐怖　168
謝罪　305
ジャフィ事例　227
自由意思　376
自由主義的道徳　41
修正型パターナリズム　496
集団療法　469
集中力　384
終末期　587
受刑者　390
十戒　272
ジュネーブ宣言　190
守秘義務　12, 180, 195, 290, 353, 430, 470, 516, 538, 554, 563, 582
　──違反　296
　──ガイドライン　212
守秘義務と法　210
守秘特権　211
殉教　272
障害者の権利に関する条約　185
生涯罹患率　349
承諾　461
小児　415
小児性愛　258
証人　532
情報開示　225
情報請求　222
ショー, ジョージ・バーナード　345
ジョージⅢ世　16
職業的同一性　449
職業道徳　30
職能団体　177
食品医薬品局　473
処刑　260
所持品検査　192
女性治療者　300
ジョンセン, アルバート　59
自律性　434, 483, 490
自律尊重　40, 41, 316, 400, 430
ジレンマ　540
新規化合物　162
神経科学　361
親権裁判　520
親権剥奪　462
心中　288

人種差別　570
心神喪失　14, 513, 518, 528
人生の質　270
神聖法　272
身体　581
身体障害　86
信託関係　203
慎重さ　394
心的外傷　528
心的外傷後ストレス障害　9, 558
心肺蘇生　596
新薬　412
信用失墜　203
心理学的剖検　290, 521
心理士の倫理原則および行為規範　193
心理社会的治療　159
心理テスト　346
診療録　220
心理療法士　311
髄鞘形成　395
錐体外路症状　417
スーパービジョン　239, 438, 444, 451
スクリーニング　389
スターリン政権　119
スティーブンソン・ワイドラー法　156
スティグマ　129, 332, 348, 463
ストア派　271
スネツネツキー, アンドレイ　120
滑り坂現象　307
滑り坂論　297
生活史　488
正義　4, 40, 400, 430, 532
正義原則　457
税金　169
誠実性　519
脆弱　319
脆弱性　473
性障害　258
精神内部調査　388
精神医学教育　238
精神衛生裁判所　256
精神科アセスメント　69
精神科遺伝学　341
精神科事前指示　548
精神鑑定医　513

精神腫瘍学　10
精神薄弱　106
精神病　252, 334
　　——発症危険状態　407
　　——未治療期間　407
精神病理学的搾取　128
精神分析　131, 295, 579
精神分析的精神療法　295
精神分析的療法　469
精神保健　3, 77, 133
精神保健センター　295
精神保健法　192, 510
精神療法　26, 140, 429, 442, 466
精神分析療法　425
性的関係　202
性的虐待　129, 562
性的境界侵犯　293
性的搾取　126, 194
性的職権乱用　303
性的侵犯　430
性的精神病質　258
性的倒錯　81, 258, 300
性的誘惑仮説　440
成年後見法　351, 490, 495, 498, 550
成年被後見人　334
生物医学倫理　35
生物学的基盤　372
生物学的精神医学　27
生命倫理学の誕生　59
生命倫理産業　342
製薬企業　128, 156, 354, 403, 410, 414
製薬産業　9, 153, 414
世界医師会　182
世界精神医学会　183
セカンドオピニオン　101
責任能力　365, 375, 378, 396
セクシャルハラスメント　203
絶対主義者　4
説得　542
セルブスキー司法精神医学研究所　120
善　32
全塩基配列決定　341
善行　40, 316, 430, 514

善行原則　432, 458, 587, 595
前駆期　407
前駆症状　408
前駆状態　464, 465
先住民　569
宣誓　532
選択的セロトニン再取り込み阻害薬　139, 359, 403, 467
全米児童虐待介入法　454
全米精神疾患患者家族会　250
せん妄　586
専門行為委員会　195
躁うつ病　346, 358
早期介入　407, 408
早期徴候　548
早期治療　19
増強操作　382
双極性障害　250, 315, 334, 349, 467
双生児　347
想像曝露療法　571
早発性アルツハイマー病　354
躁病エピソード　300
双方代理　8, 413
ソーシャル・インクルージョン　536
ソーシャルワーカー　298
ソクラテス　270, 271
　　——の原則　448
訴訟能力　259
ソビエト精神医学　120
素朴心理学モデル　366
ソ連　130
尊厳死　61, 483

【た行】
第一世代抗精神病薬　168
体外受精　359
対症療法　315
対人交流　457
対人コミュニケーション療法　295
対審プロセス　246
第二世代抗精神病薬　168
代理決定　499
代行判断　336

多剤併用療法　406
多職種チーム　541
ダックス事例　61
脱施設化　26，245，264，400
タラソフ型　540
タラソフ事例　39，111，227，443，540
短期精神療法　439
断種　345
地域精神科医療　214，535
地域治療命令　539，544
チーム医療　94
父親　453
知的能力　490
遅発性ジスキネジア　296，405，417，419
チャラカ・サムヒタ　179
注意欠陥障害　136
注意欠陥／多動性障害　159，415，456
注意力　384
中間レベルの原則　5
中国　121，123，130
忠実性　400
中枢神経刺激薬　148
中世　13
忠誠心　584
中立性　451
超自我　450
調整権者　266
調停　305
治療ガイドライン　139
治療技法　436
治療義務　328
治療拒否　425
治療者-患者関係　294
治療抵抗性　404，411
治療抵抗性統合失調症　416
治療的空間　438
治療的枠組み　294
治療費　310
治療擁護センター　250
チルドレス，ジェイムズ　40，60
沈黙の共謀　589，592，593，594
製薬産業　465
デイヴィッド・バゼロン精神保健法センター　250，252
定言命法　34
適応外使用　158，168，467
適正手続き　246
——の保障　421
適正配置　201
デザイナードラッグ　27，403
鉄道性脊椎　566
デビー事例　61
デブリーフィング　572
デュルケム，エミール　273
転移　302，311
転移-逆転移　439
電気けいれん療法　468
電子カルテ　215
電子メール　215
同意　460
同意能力　415，423
統計的検出力（パワー）　324
統合失調症　84，140，250，315，327，346，349，353，358
統合失調症を生む母親　356
道徳規則　34
道徳恐慌　538
道徳的感性　188
道徳的規準　542
道徳的規則　551
道徳的義務　4
道徳的行為者性　247
道徳的痕跡　49
道徳的実在論　471
道徳療法　12，20，263
徳　5，297，486，519
——倫理　32，36
ドナルドソン事例　254
トマス・アクィナス　272
ドメスティック・バイオレンス　566
トラウマ　9，528，558，579
ドラッグ・コート　256
囚われの聴衆　529
ドリー　342

**【な行】**

内省　440
ナチス　112，121，320，342
ナチスドイツ　130
ナラティヴ倫理　4，9，481

難民　569
ニーズ　31，296，509，514，536
ニコチン依存症　416
二重効果　275
日本　122
ニュルンベルグ医療裁判　182
ニュルンベルグ綱領　320，352
認知機能　80，382，486
　──障害　405，495
　──テスト　384
認知行動療法　469
認知症　78，159，334，484，502
認知能力　460，486
妊婦　415
ネグレクト　454
ネットコミュニケーション　215
脳画像研究　316
脳磁気刺激法　390
脳神経倫理学　9，361
脳神経倫理学会　362
脳深部刺激療法　390
能力アセスメント　338
ノーフリーランチ　171


**【は行】**


パーキンソン病　341
パーシバル，トーマス　17，43，179，182
パーソナリティ障害　299
陪審員　526
バイドール法　156
ハイブリッド胚　341
ハイリスク　359，408
パターナリスティック　557
パターナリズム　24，52，178，417，483，551，595
パッカード夫人　21，22
ハッチ・ワクスマン法　169
母親　486
バリデーション療法　505
パレンス・パトリエ　253
ハワイ宣言　184
反因果律的自由　376，378
反抗挑戦性　464
反抗挑戦性障害　465
反精神医学　25
反政府主義者　120
判断能力　262，418，484，490，494，497，503，547，550，550
判断無能力　422，423，494，499，511
ハンチントン病　350
ハンチントン舞踏病　345
万能薬療法　403
ハンプシャー，スチュアート　104
判例　39
非愛着　441，451
ビーチャム，トーマス　60
ビーチャム，トム　3，206
被験者保護　323
非行　81
非自発的外来治療　539，544
非自発的治療　77，245，256
非自発的入院　31，129，256，423
非定型抗精神病薬　403，408
ヒトゲノム　341
ヒトラー　121
ピネル，フィリップ　16
ヒポクラテス　11，177
ヒポクラテスの誓い　12，28，110，178，190，209
被保護観察者　516
病気　84
費用対効果　432
標本サイズ　324
広場恐怖　295
不意打ち裁判　517
フーコー，ミシェル　25，410
フェニルケトン尿症　349
フェビアン協会　345
フォード対ウェインライト事例　530
複雑疾患　347
副作用　359，389，425
フッカー，ワージントン　19
不同意　460
普遍主義　32
プライバシー　209，216，296，388，410，471，482，540，550
プライマリー・ケア　64
プラセボ効果　401
プラセボ対照試験　318，322
プラトン　36，189

フランス革命　15
ブラント，カール　121
フルシチョフ　120
フロイト　26，274，312
プロテスタント　14
分担治療　466
分配的正義　46
米国医師会　18
　――倫理綱領　582
米国食品医薬品局　153
米国心理学会　193
米国精神医学会　214，420
米国法精神科学会　513
ベトナム　126
ベトナム戦争　565
ベネフィット　401
ヘルシンキ宣言　190
ベルナール，クロード　22
弁護士　517，532
ベンジャミン・フランクリン　209
ベンゾジアゼピン系薬剤　404，416
防衛的医療　415
包括型地域生活支援プログラム　537
法システム　513
法定代理人　549
法的能力　490
法的判断力　333，334
法輪功　124
補完代替医療　468
保険制度　135
保険プール　133
保護者　456，471
保佐人　549
ポジショナルクローニング　355
ポストモダン　64
ポッペリアン　446
ホロコースト　122
香港　124

【ま行】

マーケティング　160，167
マインドコントロール　390
巻き込まれ　451
マクノートン（M'Naghten）事例　524
マクリーン病院　150
マドリード宣言　184
マネイジドケア　26，144，225，413
未成年者後見法　454
ミル，JS　4
民族浄化　122
無顆粒球症　405
無危害　40，43，316，430，437，514
　――原則　458
無作為化比較試験　322，402，434，545
ムスリム世界　13
ムハンマド　13
ムンロー，ロビン　123
迷走神経刺激法　390，468
酩酊　81
メタボリック症候群　161
メディア　563
　――法案　166
メニンガー，カール　308
メノン　188，189
免許委員会　293
メンゲレ　122
免罪　528
面接時間　310
メンデル，グレゴール　341，344
妄想　79
妄想型統合失調症　311
ものぐさ統合失調症　120
モラル・ハザード　128
モンテスキュー　272

【や行】

薬剤費　146
薬品サンプル　173
薬物依存　136，459
薬物関連犯罪専門裁判所　256
薬物治療　159
薬物動態学　409
薬物乱用　416
薬物乱用者　416
薬物療法　399，466
薬理遺伝学　409
薬理経済学　410
薬理ゲノム科学　409
薬局方　420
遺言訴訟　522

有害事象　329
遊戯療法　469
優生学　342, 344
優生手術　121
ユダヤ教　14
ユダヤ人　122, 346
ユリシーズ契約　257
養護施設　484
養子研究　347
陽電子放射断層撮影　320
ヨーク・リトリート　20
四原則　430

【ら行】
ライセンス提供　156
ライフステージ　455
ラッシュ，ベンジャミン　16
ラベリング　348
ラポール　312, 399
乱用　117, 262
利益相反　128, 154, 172, 201
力動的精神医学　24
力動的精神療法家　295
リスク社会　538
リスク判断　334
リスク–ベネフィット　319, 458
リスク・ベネフィットバランス　329
リスク–ベネフィット分析　467, 473
リスペリドン　408
リチウム　399
立法機関　248
リハビリテーション　304
略奪的精神病質　300
良心の囚人　125
両立主義　379
臨床症例　218
臨床的均衡　322, 325
倫理　3
　　──原則　583
　　──綱領　28, 131, 177, 414
　　──委員会　160, 202, 293
倫理的ジレンマ　60, 430
倫理的推論　458
倫理哲学　189
ルネッサンス　13, 272

レイン　25
暦年齢　460
レッテル貼り　463, 481
連鎖解析　355
老年　479
ローマ　271
ロシア精神科医師会　184
ロス，WD　48
ロビー活動　165, 175
論理地図　81

【わ行】
ワトソン，ジェームズ　343

# 文　献

## 1


1. Kant I. Grounding for the metaphysics of morals. Indianapolis, IN: Hackett; 1983.
2. Mill JS. Utilitarianism. Indianapolis, IN: Hackett; 2001.
3. Beauchamp T, Childress J. Principles of biomedical ethics. 5th ed. New York: Oxford University Press; 2001.
4. Aristotle. Nicomachean ethics. Indianapolis, IN: Hackett; 1985.
5. Plato. Meno. In: Allen R, editor. Greek philosophy: Thales to Aristotle. 3rd ed. New York: Free Press; 1991. p. 110–41.
6. Jonsen A, Toulmin S. The abuse of casuistry: A history of moral reasoning. Berkeley, CA: University of California Press; 1988.
7. Gilligan C. In a different voice. Cambridge: Harvard University Press; 1982; see also Veatch R. The place of care in ethical theory. J Med Philos 1998;23:210–24; Baier A. Demoralization, trust and the virtues. In: Calhoun C, editor. Setting the moral compass. New York: Oxford University Press; 2004. p. 176–88; and Baier A. The commons of the mind. Chicago, IL: Open Court; 1997, especially Lectures 11 and 111.
8. Hume D. A treatise of human nature. Harmondsworth: Penguin; 1969.
9. Bloch S, Green S. An ethical framework for psychiatry. Br J Psychiatry 2006;188:7–12.
10. Bloch S. Teaching psychiatric ethics. Br J Psychiatry 1980;136:300–1.
11. Bloch S, Green S. Promoting the teaching of psychiatric ethics. Academic Psychiatry, 2009, in press.
12. Michels R, Kelly K. Teaching psychiatric ethics. In: Bloch S, Chodoff P, Green S, editors. Psychiatric ethics. 3rd ed. Oxford: Oxford University Press; 1999.


## 2


1. Edelstein L. The Hippocratic Oath, text, translation and interpretation. In: Temkin O, Temkin CL, editors. Ancient medicine. Baltimore, MD: Johns Hopkins University Press; 1967. p. 17–8.
2. Ibid., p. 6.
3. Rosen G. Madness in society: chapters in the historical sociology of mental illness. Chicago, IL: University of Chicago Press; 1968. p. 125–8.
4. Mora G. History of psychiatry. In: Freedman AM, Kaplan HI, editors. Comprehensive textbook of psychiatry. Baltimore: Williams and Wilkins; 1967. p. 12. For a dissenting view, see: Mobaraky GH. Islamic view of mental disorders (Letter to the editor). Am J Psychiatry 1989;146:561.
5. Mora, ibid., p. 5.
6. Ackerknecht EH. In: Wolff S, translator. A short history of psychiatry. New York: Hafner; 1968. p. 17.
7. Mora G. History of psychiatry. In: Freedman AM, Kaplan HI, editors. Comprehensive textbook of psychiatry. Baltimore, MD: Williams and Wilkins; 1967. p. 16–7.

8. Neugebauer R. Treatment of the mentally ill in medieval and early modern England: a reappraisal. J Hist Behav Sci 1978;14:158–69.
9. Ellenberger HF. Psychiatry from ancient to modern times. In: Arieti S, editor. American handbook of psychiatry. 2nd ed. New York: Basic Books; 1974. p. 14 (vol 1).
10. Hunter R, Macalpine I. Three hundred years of psychiatry 1535–1860: a history presented in selected English texts. London: Oxford University Press; 1963. p. 602–10.
11. Dain N. Concepts of insanity in the United States, 1789–1865. New Brunswick, NJ: Rutgers University Press; 1964. p. 18–9, 23.
12. Percival T. In: Leake CD, editor. Medical ethics (1803). Huntington, NY: Robert E. Krieger; 1975. p. 126.
13. Ibid., p. 89.
14. Code of medical ethics adopted by the National Medical Convention in Philadelphia, June, 1847, in Hooker WL. Physician and patient; or, a practical view of the mutual duties, relations and interests of the medical profession and the community (1849). New York: Arno Press; 1972. p. 440–53.
15. Ibid., p. 444.
16. Hooker WL. Physician and patient; or, a practical view of the mutual duties, relations and interests of the medical profession and the community (1849). New York: Arno Press; 1972. See also Musto DF. Worthington Hooker (1806–1867): physician and educator. Conn Med 1984;48:569–74.
17. Ibid., p. 334.
18. Ibid., p. 340.
19. Ibid., p. 342.
20. Ibid., p. 342.
21. Musto DF. Therapeutic intervention and social forces: historical perspectives. In: Arieti S, editor. American handbook of psychiatry. New York: Basic Books; 1975. p. 34–42 (vol 5).
22. Hunter R, Macalpine I. Three hundred years of psychiatry 1535–1860. A history presented in selected English texts. London: Oxford University Press; 1963. p. 602–10, 684–90.
23. Grob GN. Mental institutions in America: social policy to 1875. New York: Free Press; 1973. p. 160–1.
24. Packard, Mrs EPW. Marital power exemplified in Mrs Packard's trial, and self-defense from the charge of insanity; or three years' imprisonment for religious belief, by the arbitrary will of a husband with an appeal to the Government to so change the laws as to protect the rights of married women. Hartford, CT: Case, Lockwood; 1866. p. 55.
25. Anonymous comment Am J Insanity 1872:29:302.
26. Harvey J. Human experimentation in the nineteenth century. Unpublished manuscript. Harvard University; 1977. (I am indebted to Ms Harvey for calling my attention to this reference in psychosurgery.)
27. Bartholow R. Experimental investigations into the functions of the human brain. Am J Med Sci 1874;67:305–13.
28. BMJ 1874;i:687.
29. Bernard C. In: Greene HC, translator. An introduction to the study of experimental medicine (1865). New York: Henry Schuman; 1949. p. 101.

30. Bartholow R. Experiments on the functions of the human brain. BMJ 1874;i:727.
31. French RD. Antivivisection and medical science in Victorian society. Princeton, NJ: Princeton University Press; 1975.
32. Rohe GE. The etiological relation of pelvic disease in women to insanity. BMJ 1897;ii:766–9.
33. Hobbs AT. Surgical gynaecology in insanity. BMJ 1897;ii:769–70.
34. Russell J. The after-effects of surgical procedure on the generative organs of females for the relief of insanity. BMJ 1897;ii:770–7.
35. Ibid., p. 770.
36. Ibid., p. 774.
37. Deutsch A. The mentally ill in America (1938). New York: Columbia University Press; 1949.
38. In the United States, the 1880 census listed 91,997 insane persons out of a total population of 50 million. By 1940, the population in the continental United States increased to around 133 million, but the number of patients in American public mental hospitals alone expanded fivefold to 450,000. Grob GN. Mental illness and American society, 1875–1940. Princeton, NJ: Princeton University Press; 1983.
39. Swayze VW. Frontal leukotomy and related psychosurgical procedures in the era before antipsychotics (1935–1954): a historical overview. Am J Psychiatry 1995;152:505–15.
40. Valenstein ES. Great and desperate cures. The rise and decline of psychosurgery and other radical treatments for mental illness. New York: Basic Books; 1986.
41. Postel J, Allen DF. History and anti-psychiatry in France. In: Micale MS, Porter R, editors. Discovering the history of psychiatry. New York: Oxford University Press; 1994. p. 384–414.
42. Dain N. Psychiatry and anti-psychiatry in the United States. In: Micale MS, Porter R, editors. Discovering the history of psychiatry. New York: Oxford University Press; 1994. p. 415–44.
43. Goffman E. Asylums. Harmondsworth: Penguin; 1968.
44. Foucault M. Madness and civilization: a history of insanity in the age of reason (1961). New York: Random; 1965.
45. Laing RD. The divided self (1960). Baltimore, MD: Penguin; 1971.
46. Szasz TS. The myth of mental illness: foundations of a theory of personal conduct (1961). New York: Harper and Row; 1974.
47. Szasz TS. The manufacture of madness: a comparative study of the Inquisition and the mental health movement. New York: Harper and Row; 1970.
48. Holmes J. Editorial review. The assault on Freud. Curr Opin Psychiatry 1996;9:175–6.
49. Holmes J. Values in psychotherapy. Am J Psychother 1996;50: 259–73.
50. Gabbard GO. Lessons to be learned from the study of sexual boundary violations. Am J Psychother 1996;50:311–22.
51. Winslade WJ. Ethics and ethos in psychiatry: historical patterns and conceptual changes. Unpublished paper presented at the American College of Psychiatrists, Annual Meeting, San Antonio, Texas; 6 Feb. 1980.
52. Chodoff P. Ethical dimensions of psychotherapy: a personal perspective. Am J Psychother 1996;50:298–310.
53. Greene J. From neutral 'is' to moral 'ought': what are the moral implications of neuroscientific moral psychology? Neuroscience 2003;4:849–50.
54. Blomquist CDD. From the Oath of Hippocrates to the Declaration of Hawaii. Ethics

Sci Med 1977;4:139–49.

55. See, for example, Bloch S, Reddaway P. Russia's political hospitals. London: Gollancz; 1977; and Soviet psychiatric abuse. London: Gollancz; 1984.

## 3

1. See, for example, Dworkin R. Taking rights seriously. Cambridge, MA: Harvard University Press; 1977 and Law's empire. Cambridge, MA: Harvard University Press; 1986; Thomson JJ. The realm of rights. Cambridge, MA: Harvard University Press; 1990; Macklin R. Universality of the Nuremberg code. In: Annas GJ, Grodin M, editors. The Nazi doctors and the Nuremberg code. New York: Oxford University Press; 1992. p. 240–57.
2. For utility-centered theory, see Mill JS. Utilitarianism. In: Robson JM, editor. Collected works of John Stuart Mill. Toronto: University of Toronto Press; 1969. (vol 10); Singer P. Practical Ethics. 2nd ed. Cambridge: Cambridge University Press; 1993; Brandt RB. Morality, Utilitarianism, and Rights. Cambridge: Cambridge University Press; 1992; Stein MS. Distributive justice and disability: Utilitarianism against Egalitarianism. New Haven, CT: Yale University Press; 2006; Hooker B. Ideal code, real world: A rule-consequentialist theory of morality. Oxford: Oxford University Press; 2000; Kagan S. The limits of morality. Oxford: Clarendon Press; 1989; Scheffler S, editor. Consequentialism and its critics. Oxford: Oxford University Press; 1988.
3. Kant I. In: Beck LW, translator. Foundations of the metaphysics of morals. Indianapolis, IN: Bobbs-Merrill; 1959. p. 37–42.
4. There are competitive interpretations of Kant's idea of contradiction in conception. See Korsgaard C. Kant's formula of universal law. Pac Phil Q 1985;66:24–47; Kant's formula of humanity. Kant-Studien 1986;77:183–202; and Herman B. The practice of moral judgment. Cambridge, MA: Harvard University Press; 1993. p. 132–58.
5. Kant. Foundations of the metaphysics of morals. p. 47.
6. Korsgaard C. The sources of normativity. Cambridge: Cambridge University Press; 1996; O'Neill O. Toward justice and virtue: a constructive account of practical reasoning. Cambridge: Cambridge University Press; 1996.
7. See esp. Aristotle. In: Irwin T, translator. Nicomachean ethics. Indianapolis, IN: Hackett; 1985.
8. Compare the thesis of Martha Nussbaum that, in an Aristotelian philosophy, certain 'non-relative virtues' are objective and universal. Non-relative virtues: An Aristotelian approach. In: French P, *et al.*, editors. Ethical theory, character, and virtue. Notre Dame, IN: University of Notre Dame Press; 1988. p. 32–53, esp. p. 33–4, 46–50.
9. See Noddings N. Caring: A feminine approach to ethics and moral education. Berkeley, CA: University of California Press; 1984; and the evaluation of her work in Halwani R. Care ethics and virtue ethics. Hypatia 2003;18:162ff.
10. Gilligan C. In a different voice. Cambridge, MA: Harvard University Press; 1982. esp. p. 21. See also her mapping the moral domain: new images of self in relationship. Cross currents (Spring) 1989;39:50–63.
11. Baier A. What do women want in a moral theory? Nous 19 March 1985:53–56.
12. Jonsen AR. Casuistry as methodology in clinical ethics. Theoretical Medicine 12 December 1991; Jonsen, Toulmin S. Abuse of casuistry. Berkeley, CA: University of California Press; 1988; Jonsen. Casuistry: an alternative or complement to principles? Kennedy Institute of

Ethics J 1995;5:237–51.

13. Arras JD. Principles and particularity: the role of cases in bioethics. Indiana Law Journal (Fall) 1994;69:983–1014 (with two replies); and Getting down to cases: the revival of casuistry in bioethics. J of Medicine and Philosophy 1991;16:29–51.
14. See, for example, Beck JC, editor. Confidentiality versus the duty to protect: foreseeable harm in the practice of psychiatry. Washington DC: American Psychiatric Press; 1990. esp. chs 7 and 9; Stone AA. The *Tarasoff* decision: suing psychiatrists to safeguard society. Harvard Law Review 1976;90:358–78; Roth LH, Meisel A. Dangerousness, confidentiality, and the duty to warn. American J of Psychiatry 1977;134:508-511; Paredes J, Beyerstein D, Ledwidge B, Kogan C. Psychiatric ethics and ethical psychiatry. Canadian J of Psychiatry 1990;35:600–603; Kopelman L. Moral problems in psychiatry. In: Veatch RM, editor. Medical ethics. 2nd ed. Boston, MA: Jones and Bartlett; 1997. p. 290–3; Smith ML, Martin KP. Confidentiality in the age of AIDS: a case study in clinical ethics. J of Clinical Ethics 1993;4:236–41, esp. 238f.; Beck JC. Violent patients and the *Tarasoff* duty in private psychiatric practice. J of Psychiatry and Law 1985;13:361–76; Goldman DL, Jacob T. Anatomy of a second generation *Tarasoff* case. Canadian J of Psychiatry 1991;36:35–8.
15. See the arguments to this effect in Beldecos A, Arnold RM. Gathering information and casuistic analysis. J of Clinical Ethics 1993;4:241–5; Pettis RW, Gutheil TG. Misapplication of the *Tarasoff* duty to driving cases: a call for a reframing of theory. Bulletin of the American Academy of Psychiatry and the Law 1993;21:263–75; Gutheil TG. Moral justification for *Tarasoff*-type warnings and breach of confidentiality. Behavioral Sciences and Law 29 June 2001;19:345–53.
16. Jonsen AR, Toulmin S. Abuse of casuistry. p. 16–19, 66–67; Jonsen AR. Casuistry and clinical ethics. p. 67, 71.
17. See Baruch Brody, Life and Death Decision Making. New York: Oxford University Press; 1988. p.13.
18. Some reservations about them have been expressed in the alternative accounts discussed in the previous section, as well as in some literature in biomedical ethics. For reservations, see Gillon R, Lloyd A, editors. Principles of health care ethics. London: John Wylie & Sons; 1994; and Ashcroft R, Dawson A, Draper H, McMillan J, editors. Principles of health care ethics. 2nd ed. London: John Wylie & Sons; 2007; Toulmin S. The tyranny of principles. Hastings Center Report 1981;11; Clouser KD, Gert B. A critique of principlism. J of Medicine and Philosophy April 1990;15:219–36; Clouser KD. Common morality as an alternative to principlism. Kennedy Institute of Ethics J 1995;5; Gert B, Culver CM, Clouser KD. Bioethics: A systematic approach. New York: Oxford University Press; 2006.
19. Principles of biomedical ethics. 6th ed. New York: Oxford University Press; 2009. chs. 4–7.
20. For an example of a code with abstract principles that make only minimal commitments, see American Academy of Psychiatry & the Law. Ethical guidelines for the practice of forensic psychiatry. Revised 1995, p. 1–5. See https://www.aapl.org/pdf/ETHICSGDLNS.pd, and www.ncbi.nlm.nih.gov/sites/entrez?Db=pubmed&Cmd=Search&Term=%22 American%20Academy%20of%20Psychiatry%20%26%20Law%22%5BCorporate%20Author%5D&itool=EntrezSystem2.PEntrez.Pubmed.Pubmed_ResultsPanel.Pubmed_RVAbstractPlus.
21. For autonomy-based theory, see Nozick R. Anarchy, state, and utopia. New York: Basic Books; 1974; Engelhardt HT Jr. The foundations of bioethics. 2nd ed. New York: Oxford University Press; 1996; Feinberg J. The moral limits of the criminal law. New York: Oxford

University Press; 1984–1987; Katz J. The silent world of doctor and patient. New York: Free Press; 1984; and various essays in Taylor JS, editor. Personal autonomy. New York: Cambridge University Press; 2005.

22. See Faden RR, Beauchamp TL. A history and theory of informed consent. New York: Oxford; 1986.
23. See the example of this problem in Sigal M. Involuntary hospitalization – medical or judicial authority. Israel J of Psychiatry and Related Sciences 1994;31:254–60.
24. See Jonsen AR. Do no harm: axiom of medical ethics. In: Spicker SF, Engelhardt HT Jr, editors. Philosophical and medical ethics: its nature and significance. Dordrecht: D. Reidel; 1977. p. 27–41.
25. Percival T. Medical ethics; or a code of institutes and precepts, adapted to the professional conduct of physicians and surgeons. Manchester: S. Russell; 1803. p. 165, 166. Percival's work was the pattern for the American Medical Association's (AMA) first code of ethics in 1847.
26. See Gert, Culver, and Clouser. Common morality versus specified principlism: reply to Richardson. J of Medicine and Philosophy 2000;25:308–22; and Culver and Gert. Philosophy in medicine: conceptual and ethical issues in medicine and psychiatry. New York: Oxford; 1982.
27. See, for example, Davis N. The piority of avoiding harm. In: Steinbock B, editor. Killing and letting die. Englewood Cliffs, NJ: Prentice-Hall; 1980. p. 172–214; Ramsey P. McCormick RA, editors. Doing evil to achieve good: moral choice in conflict situations. Chicago, IL: Loyola University Press; 1978; Gaylin W, Kass L, Pellegrino E, Siegler M. Doctors must not kill. J of the American Medical Association 8 April 1988;259:2139–40.
28. See, for example, Bloch S, Reddaway P. Soviet psychiatric abuse: the shadow over world psychiatry. Boulder, CO: Westview Press; 1984. esp. ch. 1.
29. For the legal implications of these failures, see Wettstein RM. Legal and ethical issues. In: Hersen M, Ammerman RT, Sisson LA, editors. Handbook of aggressive and destructive behavior in psychiatric patients. New York: Plenum Press; 1994. p. 113–28.
30. Appelbaum PS. The parable of the forensic psychiatrist: ethics and the problem of doing harm. International J of Law and Psychiatry 1990;13:249–59, esp. 250–1.
31. See the range of questions discussed in Macklin R. A perspective on ethics in forensic psychiatry. In: Rosner R, editor. Critical issues in American psychiatry and the law. vol 2. New York: Plenum Press; 1985. 19–39; Appelbaum P. A theory of ethics for forensic psychiatry. J of the American Academy of Psychiatry and Law 1997;25:233–47; Wettstein RM. Ethics and forensic psychiatry. ethics primer of the American Psychiatric Association. http://books.google.com/books?id=JSejeebTrH4C&dq=Ethics+Forensic+Psychiatry&pg=PA65&ots=kpYcbY10xo&sig=Z2snIJOk2kRFseOeudvKEIy2LrA&prev=; www.google.com/search%3Fsourceid%3Dnavclient%26ie%3DUTF-8%26rls%3DRNWK,RNWK:2005-24, RNWK:en%26q%3DEthics%2BForensic%2BPsychiatry&sa=X&oi=print&ct=result&cd=1#PPA11,M1.
32. For a strong statement of the importance of beneficence for biomedical ethics, see Pellegrino E, Thomasma D. For the patient's good: the restoration of beneficence in health care. New York: Oxford University Press; 1988.
33. For accounts of justice that have deeply influenced contemporary biomedical ethics, see Rawls J. A theory of justice. Cambridge, MA: Harvard University Press; Daniels N. Equity and population health: toward a broader bioethics agenda. Hastings Center Report

2006;36(4):22–35; Powers M, Faden R. Social justice: the moral foundations of public health and health policy. New York: Oxford University Press; 2006; Pogge TW. Freedom from poverty as a human right: who owes what to the very poor? Oxford: Oxford University Press; 2007.

34. See Sabin JE, Daniels N. Determining 'medical necessity' in mental health practice. Hastings Center Report November–December 1974:5–13.
35. Novack DH, *et al.* Physicians' attitudes toward using deception to resolve difficult ethical problems. J of the American Medical Association 26 May 1989;261:2980–5. See also Daniels N. Why saying no to patients in the United States is so hard: cost containment, justice, and provider autonomy. New England J of Medicine 1986;314:1380–3.
36. See Morreim EH. The new economics of medicine: special challenges for psychiatry. J of Medicine and Philosophy 1990;15:97–119.
37. Bloomber J, Wozniak J, Fost N, Medearis DN, Herzog DB. Ethical dilemmas in child and adolescent consultation psychiatry. J of the American Academy of Child and Adolescent Psychiatry 1992;31:557–61.
38. Kibsi HD. Sexton's Psychiatrist violated ethics [letter]. New York Times 9 August 1991, p. A26.
39. On the complicated balancing involved in judgments of confidentiality, see Kopelman LM. Moral problems in psychiatry. *op. cit.*; Beck JC. When the patient threatens violence: an empirical study of clinical practice after *Tarasoff.* Bulletin of the American Academy of Psychiatry and the Law 1982;10:189–201; Smith ML, Martin KP. Confidentiality in the age of AIDS: a case study in clinical ethics. J of Clinical Ethics 1993;4:236–41; Lipton EL. The analyst's use of clinical data, and other issues of confidentiality. J of the American Psychoanalytic Association 1991;39:967–85; Beck JC, editor. Confidentiality versus the duty to protect: foreseeable harm in the practice of psychiatry. *op. cit.*; Goldstein RL. When doctors divulge: is there a 'threat from within' to psychiatric confidentiality? J of Forensic Sciences 1989;34:433–8; Carpenter MA. The process of ethical decision making in psychiatric nursing practice. Issues in Mental Health Nursing 1991;12:179–91.
40. See Nozick R. Moral complications and moral structures. Natural law forum 1968;13:1–50; Brummer JJ. Ross and the ambiguity of prima facie duty. History of Philosophy Quarterly 2002;19:401–22.
41. Richardson HS. Specifying norms as a way to resolve concrete ethical problems. Philosophy and Public Affairs Fall 1990;19:279–310; and also from the same author: Specifying, balancing, and interpreting bioethical principles. J of Medicine and Philosophy 2000;25:285–307, as In: Childress JF, Meslin EM, Shapiro HT, editors. Belmont revisited: ethical principles for research with human subjects. Washington, DC: Georgetown University Press; 2005. p. 205–27. See also DeGrazia D. Moving forward in bioethical theory: theories, cases, and specified principlism. J of Medicine and Philosophy 1992;17:511–39.
42. Some reflection on the limits in psychiatry of the four principles mentioned previously, and the need for their specification, is found in Fulford KWM, Hope T. Psychiatric ethics: A bioethical ugly duckling. In: Gillon R, editor. Principles of health care ethics. *op. cit.*: 681–95.
43. As revised October 1991: p. 2.
44. Many of the problems of psychiatric research that would have to be explored in any well

specified research ethics are explored in Howell T, Sack RL. The ethics of human experimentation in psychiatry: Toward a more informed consensus. Psychiatry 1981;44:113–32.

45. For problems of paternalism in psychiatry, see Kjellin L, Nilstun T. Medical and social paternalism: regulation of and attitudes towards compulsory psychiatric care. Acta Psychiatrica Scandinavica 1993;88:415–9; Young EWD, Corby JC, Johnson R. Does depression invalidate competence? Consultants' ethical, psychiatric, and legal considerations. Cambridge Quarterly of Healthcare Ethics 1993;2:505–15; Lipsedge M. Choices in psychiatry. In: Dunstan GR, Shinebourne EA, editors. Doctors' decisions: ethical conflicts in medical practice. New York: Oxford University Press; 1989. p. 145–53; Schwartz HI, Roth LH. Informed consent and competency in psychiatric practice. In: Review of psychiatry. Washington DC: American Psychiatric Press; 1989. p. 409–31 (vol 8); Engelhardt HT Jr, McCullough LB. Ethics in psychiatry. In: Arieti S, Brodie HKH, editors. American handbook of psychiatry. 2nd ed. New York: Basic Books; 1981. p. 795–818 (vol 7).
46. See the documentation in the study by Bagby RM, Thompson JS, Dickens SE, Nohara M. Decision making in psychiatric civil commitment: an experimental analysis. American J of Psychiatry 1991;148:28–33.
47. Principles of medical ethics with annotations especially applicable to psychiatry. Washington DC: APA; 1995.
48. Ethical guidelines for the practice of forensic psychiatry. *op. cit.* p. 1–5.
49. See Childress JF. Civil disobedience, conscientious objection, and evasive noncompliance: a framework for the analysis and assessment of illegal actions in health care. J of Medicine and Philosophy 1985;10:63–83.
50. See the discussion of this problem in psychiatry in Weinstock RG, Leongt GG, Silva JA. Opinions by AAPL forensic psychiatrists on controversial ethical guidelines: a survey. Bulletin of the American Academy of Psychiatry & the Law 1991;19:237–48.

## 4

1. Spanbauer T. The man who fell in love with the moon. New York: Atlantic Press; 1991.
2. Spanbauer T. The man who fell in love with the moon. New York: Grove Press; 2000.
3. Charon R, Montello M, editors. Stories matter: the role of narrative in medical ethics. New York: Routledge; 2002.
4. Jonsen AR. The birth of bioethics. Oxford: Oxford University Press; 1998.
5. Pellegrino ED, Thomasma DC. The virtues of medical practice. New York: Oxford University Press; 1993.
6. Toulmin S. How medicine saved the life of medicine. Perspect Biol Med 1982;25:736–50.
7. Beauchamp TL, Childress JF. Principles of biomedical ethics. 5th ed. New York: Oxford University Press; 2001.
8. Gilligan C. In a different voice: psychological theory and women's development. Cambridge, MA: Harvard University Press; 1982.
9. Lindemann-Nelson H. Stories and their limits: narrative approaches to bioethics. New York: Routledge; 1997.
10. Chambers T. The fiction of bioethics: cases as literary texts. New York: Routledge; 1999.

11. Luhrmann TM. Of two minds: the growing disorder in American psychiatry. New York: Knopf; 2000.
12. Engel G. The need for a new medical model: a challenge for biomedicine. Science 1977;196:129–36.
13. Morris DB. Illness and culture in the postmodern age. Berkeley, CA: University of California Press; 1998.
14. See Callahan D. The goals of medicine: setting new priorities. Hastings Cent Rep November/December 1996:S1–27.
15. Elliott C. Bioethics, culture, and identity: a philosophical disease. New York: Routledge; 1999.
16. Lewis B. Psychiatry and postmodern theory. J Med Humanit 2000;21:71–84.
17. Fulford B, Morris K, Sadler J, *et al.*, editors. Nature and narrative: an introduction to the new philosophy of psychiatry. Oxford: Oxford University Press; 2003.
18. Kleinman A. The illness narratives: suffering, healing, and the human condition. New York: Basic Books; 1988.
19. White M, Epston D. Narrative means to therapeutic ends. New York: Norton; 1990.
20. Frank AW. The wounded storyteller: body, illness, and ethics. Chicago, IL: University of Chicago Press; 1995.
21. Samway P, editor. Walker Percy: signposts in a strange land. New York: Farrar, Straus, and Giroux; 1991.

## 5

1. The American psychiatrist and neuroscientist, Nancy Andreasen, has argued that advances in neuroscience pushed many traditional problems of philosophy – such as freedom of the will and the mind-brain problem – to the top of psychiatry's agenda. See Andreasen NC. Brave new brain: conquering mental illness in the era of the genome. Oxford: Oxford University Press; 2001.
2. For a brief overview and introduction see Fulford KWM, Morris KJ, Sadler J Z, *et al.* Past improbable, future possible: the renaissance in philosophy and psychiatry. In: Fulford KWM, Morris KJ, Sadler, JZ, editors. Nature and narrative: an introduction to the new philosophy of psychiatry. Oxford: Oxford University Press; 2003. p. 1–41; for detailed accounts of each of these areas with self-training exercises and a supporting CD-ROM of readings, see Fulford KWM, Thornton T, Graham G. The Oxford textbook of philosophy and psychiatry. Oxford: Oxford University Press; 2006.
3. For details of the statistics, see Fulford KWM. Values-based practice: a new partner to evidence-based practice and a first for psychiatry? Editorial for Mens Sana Monographs: India; 2008; also the website of the International Network for Philosophy and Psychiatry www.inpponline.org.
4. These initiatives include a new Institute for Philosophy, Diversity and Mental Health with over £1.5m of funding at the University of Central Lancashire in the UK, and a recently announced DPhil scholarship in the Philosophy Faculty at Oxford. For details see www.philosophy.ox.ac.uk.
5. 'Mr Brown' is a composite of real people, but with identifying information altered to ensure confidentiality. His story was published under the name of 'Mr AB' in Fulford KWM. Moral theory and medical practice. Cambridge: Cambridge University Press; 1989 (reprinted 1995 and 1999).

6. In a case vignette study, Mr Brown's story was one of those over which clinicians were split 50:50 about whether involuntary treatment would be appropriate. See, Fulford KWM. Thought insertion and insight: disease and illness paradigms of psychotic disorder. In: Spitzer M, Uehlein F, Schwartz MA, *et al.*, editors. Phenomenology, language and schizophrenia. New York: Springer; 1993. p. 355–71.
7. See, Bloch S, Reddaway P. Russia's political hospitals: the abuse of psychiatry in the Soviet Union. London: Gollancz; 1997; also published in the US as Psychiatric terror. New York: Basic Books; 1997; and for the links to diagnostic concepts and the role of values, Fulford KWM, Smirnoff AYU, Snow E. Concepts of disease and the abuse of psychiatry in the USSR. Br J Psychiatry 1993;162:801–10.
8. See, for example, the results of a survey carried out in European countries under the Biomed 1 program of the European Community – see Fulford KWM, Hope T. Informed consent in psychiatry: comparative assessment of Section 5 of the National Reports – control and practical experience. Report for Biomed 1 Project: Biomedical ethics in Europe – control and practical experience, published as p. 31–66, in Koch H-G, Reiter-Theil S, Helmchen H, editors. Informed consent in psychiatry: European perspectives on ethics, law and clinical practice. Baden-Baden: Nomos Verlagsgesellschaft; 1996.
9. See, Robinson D. Wild beasts and idle humours. Cambridge, MA: Harvard University Press; 1996. The special ethical status of mental disorder in this respect has been disputed in relation to involuntary treatment – see, for example, Szmukler G, Holloway F. Mental health legislation is now a harmful anachronism. Psychiatric Bull 1998;22:662–5, for a clearly argued view based on an assertion of equal rights for people with mental disorders. My point here is merely descriptive: there *is* this widespread intuition that *mental* disorder *has* special ethical features; it is a different question whether the intuition is right or wrong.
10. Beauchamp TL, Childress JF. Principles of biomedical ethics. Oxford: Oxford University Press; 2001; 5th ed. New York: Oxford University Press. My summary does not do justice to their approach: for a more detailed account, see Fulford KWM, Hope RA. Psychiatric ethics: a bioethical ugly duckling? In: Gillon R, Lloyd A, editors. Principles of health care ethics. Chichester: Wiley; 1994. ch. 58, p. 681–95.
11. Flew A. Crime or disease? New York: Barnes and Noble; 1973. A similar line is taken by Quinton A. Madness. In: Griffiths AP, editor. Philosophy and practice. Cambridge: Cambridge University Press; 1985. ch. 2.
12. See for example, the definition of delusion in Harre R, Lamb D, editors. Dictionary of philosophy and psychology. Oxford: Blackwell; 1987.
13. Shepherd M. Morbid jealousy: some clinical and social aspects of a psychiatric syndrome. J Ment Sci 1961;107:687–704.
14. See Fulford KWM. Moral theory and medical practice. Cambridge: Cambridge University Press; 1989; reprinted in paperback 1995 (ch. 10) for a case example of the paradoxical delusion of mental illness.
15. This is the line taken, for example, by Jonathan Glover in Glover J. Responsibility. London: Routledge & Kegan Paul; 1970.
16. For a comprehensive and still current review, see Garety PA, Freeman D. Cognitive approaches to delusions: a critical review of theories and evidence. Br J Clin Psychol, 1999;38:113–54.
17. Evaluative delusions are described in chapter 10 of Fulford KWM (1989) (see note 12); and in Fulford KWM. Evaluative delusions: their significance for philosophy and psychiatry.

Br J Psychiatry 1991;159:108–12 (Suppl. 14, Delusions and awareness of reality).

18. Beauchamp TL, Childress JF. (1989). (See note 10 above.) p. 84.
19. Ryle G. The concept of mind. London: Penguin; 1980.
20. This map was first published in Fulford KWM. Value, action, mental illness and the law. In: Shute S, Gardner J, Horder J, editors. Action and value in criminal law. Oxford: Oxford University Press; 1993. p. 279–310. For a more detailed account, see Oxford textbook of philosophy and psychiatry, ch. 2 (note 2 above).
21. An early and valuable review is, Clare A. The disease concept in psychiatry. In: Hill P, Murray R, Thorley A, editors. Essentials of postgraduate psychiatry. New York: Academic Press; 1979. An important collection of papers is Caplan AL, Englehardt T, McCartney JJ, editors. Concepts of health and disease: interdisciplinary perspectives. Reading, MA: Addision-Wesley; 1981. For other reviews, see Fulford KWM. Mental illness. In: Chadwick R, editor. Encyclopaedia of applied ethics. San Diego, CA: Academic Press; 1998; and Fulford KWM. Mental illness: definition, use and meaning. In: Post SG, editor. Encyclopedia of bioethics, 3rd ed. New York: Macmillan; 2003. p. 1789–800.
22. Szasz TS. The myth of mental illness. Am Psychol 1960;15:113–8.
23. Kendell RE. The concept of disease and its implications for psychiatry. Br J Psychiatry 1975:127;305–15.
24. Austin JL. A plea for excuses. Proceedings of the Aristotelian Society 1956–57;57:1–30. Reprinted in White AR, editor. The philosophy of action. Oxford: Oxford University Press; 1968. p. 19–42. Austin actually resisted the idea that linguistic analysis involved anything as grand as a fully worked up 'method'. It offers an approach that, particularly combined with other methods, may be helpful in exploring conceptual problems: for a clear account of the linguistic analytic 'method' as represented by Austin, see Warnock GJ. J. L. Austin. London: Routledge; 1989.
25. This analysis of how the debate about mental disorder turns out, on closer inspection, to be a debate about bodily disorder, is set out in detail in chapter 1 of Fulford KWM (1989) (see note 14 above).
26. See note 21 above.
27. World Health Organization. The international pilot study of schizophrenia. Geneva: World Health Organization; 1973 (vol 1).
28. Diagnostic and statistical manual of mental disorders. 4th ed. Washington, DC: American Psychiatric Association; 1994.
29. St Augustine was the first to point out the difficulty of defining time despite our effective use of the concept. In his *Confessions* he says 'So what is ... time? If no one asks me, I know; if they ask and I try to explain, I do not know'. St Augustine, Confessions, Bk 11, Ch. 14, No. 17. Again, we owe the explicit development of this idea in a linguistic-analytic framework primarily to Austin – see note 24, above.
30. See Boorse C. On the distinction between disease and illness. Philosophy and Public Affairs 1975;5:49–68. Also, a companion article, Boorse C. What a theory of mental health should be. J Theory Soc Behav 1976;6:61–84.
31. For a more detailed discussion of Boorse's early work, see chapters 2 and 3 of my Moral Theory and Medical Practice (see note 14). Other key papers by Boorse include, Boorse C. Wright on functions. Philosophy Rev 1976;85:70–86; and Boorse C. Health as a theoretical concept. Philosophy Sci 1977;44:542–73. Boorse has published a comprehensive reply to

his critics in Boorse C. A Rebuttal on health. In: Humber JM, Almeder RF, editors. What is disease? ch. 1. Totowa, NJ: Humana Press; 1997. p. 1–134. This volume includes key articles by various contributors exploring Boorse's work. For further development, see Fulford KWM. 'What is (mental) disease?': an open letter to Christopher Boorse. J Med Ethics 2001;27:80–85; and Boorse C. Four recent accounts of health. University of Delaware; 2004.

32. Boorse (see note 30), 1975. p. 59.

33. A similar slip in usage comes a little further on, when Boorse's evaluatively neutral 'environmental auses' (as an elaboration of his definition of disease) becomes the value-laden' 'hostile environment': see, Boorse (see note 30), 1975. p. 59.

34. For a brief introduction, see Warnock GJ. Contemporary moral philosophy. London: Macmillan; 1967. For a contribution to the debate, see Putnam H. The collapse of the fact/value dichotomy and other essays. London: Harvard University Press; 2002.

35. See for example, Wakefield's proposed value-free definition of 'disorder', for example, in Wakefield JC. Aristotle as sociobiologist: the 'function of a human being' argument, black box essentialism, and the concept of mental disorder. Philosophy, Psychiatry, & Psychology, 1995, 2000;7/1:17–44; and for related linguistic-analytic critiques: Fulford KWM. Nine variations and a coda on the theme of an evolutionary definition of dysfunction. J Abnorm Psychol 1999;108(3):412–20; and Fulford KWM. Teleology without tears: naturalism, neo-naturalism and evaluationism in the analysis of function statements in biology (and a bet on the twenty-first century). Philosophy, Psychiatry, & Psychology 2000;7/1:77–94.

36. Work in this area is exemplified by mid 20th-century Oxford philosophers such as Hare RM. Descriptivism. Proc Br Acad 1963;49:115–34; reprinted in Hare RM. Essays on the moral concepts. London: Macmillan; 1972; Warnock GJ. The object of morality. London: Methuen; 1971; and Urmson JO. On grading. Mind 1950;59:145–69; although the tradition reaches as far back as David Hume, and important work continues to this day – see the collection of essays by Hilary Putnam, noted above, note 34.

37. It is important to emphasize that what is proposed is only a *more* complete, not a *complete*, view. Much is still lacking, notably the need for an account of the *kind* of negative value expressed by the medical concepts (and hence how, for example, 'mad' differs from 'bad'). I develop this aspect of a 'more complete view' in the second half of my moral theory and medical practice (see note 14 above); and in Fulford KWM. Value, action, mental illness and the law. In: Shute S, Gardner J, Horder J, editors. Action and value in criminal law. Oxford, Oxford University Press; 1993. p. 279–310. This work draws on an area of philosophy closely related to philosophical value theory, and concerned with the nature of agency or action. Again, Austin provides a helpful approach(see reference in note 24 above; also the introduction to the collection in which that article is reprinted, White AR. Introduction, In: White AR, editor. The philosophy of action. Oxford: Oxford University Press; 1968. p. 1–18. For an innovative use of action theory in relation to concepts of health, see the Swedish philosopher, Lennart Nordenfelt's (1987) On the nature of health: an action-theoretic approach. Dordrecht: Reidel, and his development of this approach in relation to mental health and responsibility in Nordenfelt L. Rationality and compulsion: applying action theory to psychiatry. Oxford: Oxford University Press; 2007. A classic paper on the links between illness and action is Toulmin S. Agent and patient in psychiatry. Int J Law Psychiatry 1980;3:267–78.

38. See, for example, Brown MM, Brown GC, Sharma S. Evidence-based to value-based

medicine. Chicago, IL: American Medical Association Press; 2005.

39. See, for example, Hunink MGM, Glasziou PP. Decision making in health and medicine: Integrating evidence and values. Cambridge: Cambridge University Press; 2001.
40. See, for example, the service user literature and other materials in Fulford KWM, Dickenson D, Murray TH, editors. Healthcare ethics and human values: an introductory text with readings and case studies. Oxford: Blackwell; 2002.
41. See, for example, Colombo A, Bendelow G, Fulford KWM, *et al.* Evaluating the influence of implicit models of mental disorder on processes of shared decision making within community-based multidisciplinary teams. Soc Sci Med 2003;56:1557–70.
42. This figure is taken from the first training manual for values-based practice 'Whose Values?', which was developed in a partnership between the Philosophy and Ethics of Mental Health programme at Warwick University and a British mental health NGO, The Sainsbury Centre for Mental Health, see Woodbridge K, Fulford KWM. Whose values? A workbook for values-based practice in mental health care. London: Sainsbury Centre for Mental Health; 2004. 'Whose Values?', was launched by the Minister of State in the UK's Department of Health, Rosie Winterton, at a conference in London in 2005, and has subsequently become the basis of the policy and service development initiatives described in the chapter. The links between practical 'tools', for values-based practice, like 'Whose Values?', and a fact-plus-value model of the medical concepts, are set out in Fulford KWM. Ten principles of values-based medicine. In: Radden J, editor. The philosophy of psychiatry: a companion. New York: Oxford University Press; 2004. Ch 14, p. 205–34. The latter reference includes a detailed case history of the 'artist who couldn't see colours', set out in 10 episodes illustrating each of the ten elements of good process in values-based practice.
43. The National Framework of Values for Mental Health was published by NIMHE in 2004 at http://nimhe.csip.org.uk/ValuesBasedPractise. It has also been published in hard copy in, for example, the manual, 'Whose Values?' (note 42 above), and in the 'Ten ESCs' (see note 44 below).
44. The 'Ten ESCs' was published as Department of Health (2004) (40339) The ten essential shared capabilities: a framework for the whole of the mental health workforce. London: Sainsbury Centre for Mental Health, the NHSU (National Health Service University), and the NIMHE (National Institute for Mental Health England).
45. Woodbridge K, Fulford KWM. Values-based practice. Module 4. In: Basset T, Lindley L, editors. The ten essential shared capabilities learning pack for mental health practice. For the National Health Service University (NHSU) and the National Institute of Mental Health in England (NIMHE); 2005.
46. See, in particular, Department of Health. New ways of working for psychiatrists: Enhancing effective, person-centred services through new ways of working in multidisciplinary and multiagency contexts (Final report 'but not the end of the story'). London: Department of Health; 2005.
47. For an analysis of values in psychiatric diagnosis, see Sadler JZ. Values and psychiatric diagnosis. Oxford: Oxford University Press; 2005. The 'fact-plus-value' approach to diagnosis is set out in Fulford KWM, Broome M, Stanghellini G, *et al.* Looking With both eyes open: fact *and* value in psychiatric diagnosis? World Psychiatry 2005;4:2,78–86; includes commentaries both for and against the approach. For an example of how the approach could be applied in manuals such as the DSM, see Fulford KWM. Report to the Chair of the DSM-VI Task Force from the Editors of *PPP* on 'Contentious and

Noncontentious Evaluative Language in Psychiatric Diagnosis' (Dateline 2010). In: Sadler JZ, editor. Descriptions & prescriptions: values, mental disorders, and the DSMs. Baltimore, MD: Johns Hopkins University Press; 2002. Ch. 21, p. 323–62; and Fulford KWM. Values in psychiatric diagnosis: executive summary of a Report to the Chair of the ICD-12/DSM-VI Coordination Task Force (Dateline 2010). Psychopathology 2002;35:132–8.

48. Notable exceptions include, Nathaniel L, Joseph A. Diagnosis: philosophical and medical perspectives (Epistheme, Vol. 15) Kluwer; 1990; and the special issue of the J of Medicine and Philosophy, Rawlinson MC (Guest Editor). Philosophical problems in psychiatric nosology. J Med Philosy 1994;19(3). Articles on values and psychiatric diagnosis are published in Philosophy, Psychiatry, & Psychology, see for example, (1) several articles and commentaries in 2006, 13/4 including, Tan JOA, Stewart A, Fitzpatrick R, *et al.* Competence to make treatment decisions in anorexia nervosa: thinking processes and values. 2006;13/3:267–82; Grisso T, Appelbaum PS. Commentary 'Appreciating anorexia: decisional capacity and the role of values', 2006;13/3:299–302; and (2) Broome MR. Review Article 'Taxonomy and Ontology in Psychiatry: A Survey of Recent Literature', 2006;13/3:303–20. There are also relevant volumes in the Oxford University Press book series on International Perspectives in Philosophy and Psychiatry, see for example, Sadler JZ. Values and psychiatric diagnosis. Oxford: Oxford University Press; 2005.

49. See note 7 above.

50. This program is the result of a series of research seminars exploring how values and evidence underpin psychiatric diagnostic assessment held since the late 1990s, bringing together the three key stake-holder groups for values-based practice, patients/carers, professionals/researchers and policy makers. These meetings have been supported by a number of international partners, notably the World Psychiatric Association and the Mental Health and Substance Abuse Section of the WHO, and are modeled on a first such conference organized by John Sadler in Dallas. The joint leads for this work are not professionals but the patient and carer leads for the Department of Health, respectively, Laurie Bryant and Lu Duhig.

51. See Sackett DL, Straus SE, Scott Richardson W, *et al.* Evidence-based medicine: how to practice and teach EBM. 2nd ed. Edinburgh: Churchill Livingstone; 2000. p. 1.

52. Sackett *et al.*, note 51 above, emphasis in original.

53. Sackett *et al.*, note 51 above, emphasis and parentheses added.

54. See, for example, Roberts G, Dorkins E, Wooldridge J, *et al.* Detained: what's my choice? A discussion paper. Advances in Psychiatric Treatment; and a commentary; Fulford KWM, King M. Good practice in compulsion: a values-based perspective. Advances in Psychiatric Treatment 2008;14:172–80.

55. See note 7 above.

56. See the section on 'objective competencies' in the chapter (above, p. 63, above).

57. Department of Health. Mental Health Act 2007. London: Department of Health; 2007.

58. The training materials can be viewed at http://mhact.csip.org.uk.

59. The leads for the development of the training materials are Malcolm King, who was one of the trainers at the Sainsbury Centre for Mental Health who contributed to the values-based training manual, 'Whose Values?' (see note 42), working together with Sarah Dewey, a service user herself, who has collected accounts of service users' actual experiences of compulsion, and Dora Jonathan, an experienced Tribunal Member and advocate for Black and Minority

Ethnic groups in mental health. The narrative accounts from patients collected by Sarah Dewey are published as a CD-ROM for the Care Services Improvement Partnership in the UK Department of Health – *Living Through the Act*, 2008, published by Care Services Improvement Partnership and A Word in Edgeways.

60. See note 58.
61. This model is consistent with the philosophical work on the role of law of the lawyer and former Professor of Jurisprudence in Oxford, Hart HLA. Punishment and responsibility: essays in the philosophy of law. Oxford: Oxford University Press; 1968; it is also reflected in the interpretation of human rights law as providing a framework of values, proposed by one of the UK's most senior lawyers, Lord Woolf in his lecture to the British Academy, 15/10/02, quoted in Hansard 28/10/02 col 607.
62. For recent emprical work showing the importance of understanding both provider and service user perpectives on compulsion, see Sheehan KA. Perceived coercion in mental health care. DPhil Thesis. Oxford: University of Oxford; 2007.
63. In focusing by way of example on linguistic analytic philosophy, I have neglected many rich traditions of philosophy with contributions to make to practice in mental health. These include not only the analytic and Continental traditions but also African philosophy (for example, Coetzee PH, Roux APJ, editors. Philosophy from Africa. 2nd ed. Cape Town: Oxford University Press; 2002); and the more meditative and spiritual Eastern traditions (for example, Yuasa Y. The body. Toward an Eastern mind-body theory. New York: State University of New York Press; 1987). These traditions are influencing practice and service development, see for example, Depraz N. Putting the *épоché* into practice: schizophrenic experience as illustrating the phenomenological exploration of consciousness. In: Fulford KWM, Morris KJ, Sadler JZ, *et al.* editors. Nature and narrative: an introduction to the new philosophy of psychiatry. Oxford: Oxford University Press; 2003. Ch. 12; and Coyte ME, Gilbert P, Nicholls V, editors. Spirituality, values and mental health: jewels for the journey. London: Jessica Kingsley; 2007.
64. Fulford KWM, Morris KJ, Sadler JZ, *et al.* Past improbable, future possible: the renaissance in philosophy and psychiatry. In: Fulford KWM, Morris KJ, Sadler JZ, *et al.* editors. Nature and narrative: an introduction to the new philosophy of psychiatry. Oxford: Oxford University Press; 2003. ch. 1, p. 1–41.
65. An example of an area in which this is happening is reproductive medicine and the difficult issues of conflicting values generated by the range of choices produced by advances in 'assisted fertility'.

## 6

1. Davis M. Profession, code and ethics. Aldershot: Ashgate; 2002.
2. Pritchard MS. Professional integrity: thinking ethically. Lawrence, KS: University Press of Kansas; 2006. p. 4.
3. Fullinwider RK. Professional codes and moral understanding. In: Margaret MC, Sidney B, editors. Codes of ethics and the professions. Melbourne: Melbourne University Press; 1996.
4. Smith A. The wealth of nations. Hoboken, NJ: BiblioBytes. Electronic book, retrieved April 2008. Original publication 1776, p. 8.
5. Fullinwider *op. cit.* p. 74.
6. Davis *op. cit.* p. 108.

7. Hartmann. Paracellus. New York: Lovell; 1891. p. 203, 204.
8. Lewis CS. That hideous strength. London: Macmillan; 1965. p.130.
9. Larson MS. The rise of professionalism: A sociological analysis. Berkeley, CA: University of California Press; 1977. p. vii.
10. See Lichtenberg J. Altruism Philos Pub Policy Q 2008;28(1/2) for a discussion of biological altruism and other interpretations of altruism.
11. Garoupa N. Regulation of professions in the US and Europe: A comparative analysis. London: CEPR; 2004.
12. See note 11, and also John W, Toni M, Julie M, *et al.* The nature and characteristics of professionals in Australia. In: Russell S, editor. Crime in the professions. Aldershot: Ashgate; 2002.
13. See note 11.
14. Hampshire S. Innocence and experience. London: Penguin; 1989. p. 75.
15. Lifton R. The Nazi doctors. London: Macmillan; 1986. p. 228.
16. Ibid., p. 295.
17. Kramer H. The 'doubled self' of SS doctors at Auschwitz revisited: An empirical critique of Robert Jay Lifton's hypothesis in 'The Nazi doctors'. Paper presented at the 25th Annual Scientific Meeting of the International Society of Political Psychology, Berlin, July 16–19, 2002. See also criticisms of Robert Jay Lifton in Burleigh M. Death and deliverance: 'Euthanasia' in Germany 1900–1945. Cambridge: Cambridge University Press; 1994.
18. Kramer op. cit., p. 6.
19. Burleigh op. cit.
20. Burleigh op. cit. p. 62
21. Jarausch KH. The perils of professionalism: Lawyers, teachers, and engineers in Nazi Germany. Ger Stud Rev 1986;9:107–37.
22. Ibid., p. 136.
23. Bradley FH. My station and its duties. In: Wollheim R, editor. Ethical studies. 2nd ed. London: Oxford University Press; 1962. p. 173.
24. Ibid., p. 174.
25. Ibid., p. 199.
26. Ibid., p. 197.
27. Ibid., p. 212.
28. Hampshire op. cit., p. 54.
29. Davis op. cit., p. 14.
30. Luban D. Lawyers and justice. Princeton: Princeton University Press; 1988.
31. Kamenetsky C. Children's literature in Hitler's Germany. Athens, Ohio: Ohio University Press; 1984. p. 51.
32. Ibid., p. 242.
33. Ibid., p. 52. These are the words of Blunck explaining the task given him by Goebbels.

## 7

1. Bloch S. Abuses of psychiatry. In: Post S, editor. Encyclopedia of bioethics. New York: Macmillan; 2004. p. 2172–8.

2. Chodoff P. Misuse and abuse of psychiatry: an overview. In: Bloch S, Chodoff P, Green S, editors. Psychiatric ethics. 3rd ed. Oxford: Oxford University Press; 1999. p. 49–66.
3. Robitscher J. The powers of psychiatry. New York: Houghton-Mifflin; 1980.
4. Chodoff P. Paternalism vs autonomy in medicine and psychiatry. Psychiatr Ann 1983;8:320–4.
5. Veatch RM, Gaylin W, Steinboch B. Can the moral commons survive autonomy? Hastings Cent Rep 1996;26:41–7.
6. Chodoff P. Effects of the new economic climate on psychotherapeutic practice. Am J Psychiatry 1987;144:1293–7.
7. Diagnostic and statistical manual of mental disorders, 4th ed. Washington, DC: American Psychiatric Association; 1994.
8. In the service of the state: the psychiatrist as double agent. Hastings Cent Rep 1978; 8(Supp):1–23.
9. Bloch S, Reddaway P. Psychiatric terror. New York: Basic Books; 1977.
10. Brown C, Lago A. The politics of psychiatry in revolutionary Cuba. New Brunswick, NJ: Transaction; 1991.
11. Quoted in Bloch S. Psychiatry: an impossible profession. Aust N Z J Psychiatry 1997;31:172–83.
12. Muller-Hill B. Psychiatry in the Nazi era. In: Bloch S, Chodoff P, editors. Psychiatric ethics. 2nd ed. Oxford: Oxford University Press; 1991. p. 461–91; see also Burleigh M. Death and deliverance. Cambridge: Cambridge University Press; 1994.
13. Proctor RN. Racial hygiene. Cambridge, MA: Harvard University Press; 1988.
14. Lifton RJ. The Nazi doctors. New York: Basic Books; 1986.
15. Harding T. Ethical issues in the delivery of mental health services. In: Bloch S, Chodoff P, editors. Psychiatric ethics. 2nd ed. Oxford: Oxford University Press; 1991. p. 473–92.
16. Jellinek M, Nurcombe B. Two wrongs don't make a right: managed care, mental health, and the marketplace. JAMA 1993;14:1737–9.
17. Kaplan A. Psychiatry and human rights abuses. Psychiatric Times 2004;20(11):1.
18. Munro R. Political psychiatry in China today and its origins in the Mao era. Geneva: Human Rights Watch/Geneva Initiative of Psychiatry; 2002.
19. Munro R. Judicial psychiatry in China. Columbia J Asian Law 2001;14:1–128.
20. Okasha A. On the China issue. World Psychiatry 2004;3(3):129.
21. Birley J. Political abuse of psychiatry in the Soviet Union and China: a rough guide for bystanders. J Am Acad Psychiatry Law 2002;30:145–7.
22. Lu S, Galli V. Psychiatric abuse of the Falun Gong practitioners in China. J Am Acad Psychiatry Law 2002;30:126–30.
23. Stone A. Psychiatrists on the side of the angels: the Falun Gong and Soviet Jewry. J Am Acad Psychiatry Law 2002;30:107–11.
24. Lee S, Kleinman A. Psychiatry in its political and professional contexts: a response to Robin Munro. J Am Acad Psychiatry Law 2002;30:120–5.
25. Szasz T. Psychiatric slavery. New York: Free Press; 1977.
26. Torrey EF. Out of the shadows: confronting America's mental illness crisis. New York: Wiley; 1997.
27. Principles of medical ethics with annotations especially applicable to psychiatry. Washington, DC: American Psychiatric Association; 2006:Section 2:1.
28. The Royal Australian and New Zealand College of Psychiatrists. The RANZCP code of ethics.

Melbourne, Australia, October 2004.

29. Pellegrino E. The medical profession as a moral community. Bull N Y Acad Med May–June 1990;66(3):221–32.
30. Harris G. After sanctions, doctors get drug company pay. New York Times, 3 June 2007:A1.
31. Kassirer J. On the take: how America's complicity with big business can endanger your health. New York: Oxford University Press; 2005.
32. Sharfstein S. Psychotherapy and managed care: compatible or incompatible? In: Janowsky D, editor. Psychotherapy: indications and outcomes. Washington, DC: American Psychiatric Press; 1999.
33. Chodoff P. Psychiatry and the fiscal third-party. Am J Psychiatry 1978;135:1141–7.
34. Lakin M. Ethical issues in the psychotherapies. Oxford: Oxford University Press; 1988.
35. Gardner R. Sex abuse hysteria. Creskill, NJ: Creative Therapeutics Inc.; 1991.
36. Kramer PD. Freud: inventor of the modern mind. New York: Harper-Collins; 2006.
37. Chodoff P. The medicalization of the human condition. Psychiatric Services 2002;53:67–8.
38. See the issue of Psychiatry Summer 2007;70(2) for several articles dealing with this subject.
39. Shulman R, Branigan W. Donagy pleads guilty in scandal; former NBA referee faces prison and fine. Washington Post 16 August 2007:E1.
40. Scull A. Madhouse: a tragic tale of megalomania and modern medicine. New Haven, CT: Yale University Press; 2005.
41. Valenstein E. Great and desperate cures. New York: Basic Books;1986.
42. Hornstein G. To redeem one person is to redeem the world: the life of Frieda Fromm-Reichmann. New York: Free Press; 2005.
43. Kanner L. Autistic disturbances of affective contact. Nervous Child 1943;2:217–50.
44. Bloch S, Green S. Promoting the teaching of psychiatric ethics. (Scheduled for publication

## 8

1. Grob G. From asylum to community: mental health policy in modern America. Princeton, NJ: Princeton University Press; 1991.
2. Daniels N. Just health: meeting health needs fairly. Cambridge: Cambridge University Press; 2008.
3. Hays RD, Wells KB, Sherbourne CD, *et al.* Functioning and well-being outcomes of patients with depression compared with chronic medical diseases. Arch Gen Psychiatry 1995;52:11–9.
4. Goodwin FK, Alfred DC, Coyle JT, *et al.* National Advisory Mental Health Council: Health care reform for Americans with severe mental illnesses. Am J Psychiatry 1993;150:1447–65.
5. Boyle PJ, Callahan D. What price mental health: the ethics and politics of setting priorities. Washington, DC: Georgetown University Press; 1995.
6. Sabin JE, Daniels N. Setting behavioral health priorities: good news and crucial lessons from the Oregon Health Plan. Psychiatr Serv 1997;48:883–9.
7. Garland M. Justice, politics, and community: expanding access and rationing health services in Oregon. Law Med Health Care 1992;20:67–81.
8. Pollack DA, McFarland BH, George RA, *et al.* Ethics and value strategies used in prioritizing mental health services in Oregon. Healthc Ethics Comm Forum 1993;5:322–39.
9. Pollack DA, McFarland BH, George RA, *et al.* Prioritization of mental health services in

Oregon. Milbank Q 1994;72:515–50.

10. Daniels N. Rationing fairly: programmatic considerations. Bioethics 1993;7:224–33.
11. Sabin JE, Daniels N. Lessons for US managed care from the British National Health Service, II: setting priorities. Psychiatr Serv 1997;48:469–470; 482.
12. Jenkins R. The health of the nation: recent government policy and legislation. Psychiatr Bull 1994;18:324–7.
13. Department of Health: Mental illness key area handbook. London: HMSO; 1993.
14. Corrigan PW, Watson AC. Factors that explain how policy makers distribute resources to mental health services. Psychiatr Serv 2003;54:501–7.
15. Mechanic D. Establishing mental health priorities. Milbank Q 1994;72:501–14.
16. Sabin JE, Daniels N. Determining 'medical necessity' in mental health practice. Hastings Cent Rep 1994;24:5–13.
17. Kramer P. Listening to Prozac. New York: Viking; 1993.
18. Deegan PE. The lived experience of using psychiatric medication in the recovery process and a shared decision-making program to support it. Psychiatr Rehab J 2007;31:62–9.
19. Forrow L, Daniels N, Sabin JE. When is home care medically necessary? Hastings Cent Rep 1991;21:36–8.
20. Sabin JE, Daniels N. Strengthening the consumer voice in managed care: VII. The Georgia peer specialist program. Psychiatr Serv 2003;54:497–8.
21. Furman R, Jackson R. Wrap-around services: An analysis of community-based mental health services for children. J Child Adolesc Psychiatr Nurs 2002;15:124–31.
22. Sabin JE, Neu C. Real world resource allocation: the concept of 'good enough' psychotherapy. Bioethics Forum 1996;12:3–9.
23. Berghmans R, Berg M, van den Burg M, *et al.* Ethical issues of cost effectiveness analysis and guideline setting in mental health care. J Med Ethics 2004;30:146–50.
24. Sabin JE. General hospital psychiatry and the ethics of managed care. Gen Hosp Psychiatry 1995;17:193–8.
25. The principles of medical ethics: with annotations especially applicable to psychiatry. Washington, DC: American Psychiatric Association; 2006.
26. Levinsky ND. The doctor's master. N Engl J Med 1984;314:1573–5.
27. Daniels N, Sabin JE. Setting limits fairly: Learning to share resources for health. 2nd ed. New York: Oxford University Press; 2008.
28. Sabin JE. Organized psychiatry and managed care: quality improvement or holy war? Health Aff 1995;14:32–3.
29. Sabin JE, Granoff K, Daniels N. Strengthening the consumer voice in managed care: VI. Initial lessons from independent external review. Psychiatr Serv 2003;54:24–5; 28.
30. Mechanic D. Dilemmas in rationing health care services: the case for implicit rationing. BMJ 1995;310:1655–9.
31. Mechanic D. Managed care and the imperative for a new professional ethic. Health Aff 2000;19(5):100–11.
32. Daniels N, Teagarden JT, Sabin JE. An ethical template for pharmacy benefits. Health Aff 2003;22:125–37.
33. Sabin JE, Daniels N, Teagarden JR. The perfect storm. Psychiatr Ann 2004;34:125–32.
34. Sabin JE, Daniels N. Improving psychiatric drug benefit management: II. Kaiser

Permanente's approach to SSRIs. Psychiatr Serv 2003;54:1343–4; 1349.

35. Kroenke K, West SL, Gilsenan A, *et al.* Similar effectiveness of paroxetine, fluoxetine, and sertraline in primary care: a randomized trial. JAMA 2001;286:2947–55.
36. Goldman HH. Making progress in mental health policy in conservative times: one step at a time. Schizophrenia Bull 2006;32:424–27.
37. Callahan D. Setting mental health priorities: problems and possibilities. Milbank Q 1994;72:451–70.
38. Sabin JE. Managed care and health care reform: comedy, tragedy and lessons. Psychiatr Serv 2000;51:1392–96.
39. Neuhaus EC. Fixed values and a flexible partial hospital program model. Harvard Rev Psychiatry 2006;14:1–14.
40. Moffic HS. The ethical way: challenges and solutions for managed behavioral healthcare. San Francisco, CA: Jossey-Bass; 1997.

## 9

1. Bodenheimer T. Uneasy alliance – clinical investigators and the pharmaceutical industry. N Engl J Med 2000;342:1539–44.
2. Lieberman JA, Stroup ST, McEvoy JP, *et al.* Effectiveness of antipsychotic drugs in patients with chronic schizophrenia. N Engl J Med 2005;353:1209–23.
3. Jones PB, Barnes TR, Davies L, *et al.* Randomized controlled trial of the effect on quality of life of second- vs. first-generation antipsychotic drugs in schizophrenia. Arch Gen Psychiatry 2006;63:1079–87.
4. Blumenthal D. Doctors and drug companies. N Engl J Med 2004;351:1885–90.
5. Relman AS, Angell M. America's other drug problem. New Repub 2002;4:3–41.
6. Collier J. Conflicts between pharmaceutical company largesse and patients' rights. Med Leg J 1992;60:243–4.
7. Martin JB, Kasper DL. In whose best interest? Breaching the academic-industrial wall. N Engl J Med 2000;343:1646–9.
8. Coyle S. Physician-industry relations. Part 1: individual physicians. Ann Int Med 2002;136:396–402.
9. Kassirer J. On the take: how America's complicity with big business can endanger your health. New York, NY: Oxford University Press; 2005.
10. Lurie P, Tran T, Wolfe SM, *et al.* Violations of exhibiting and FDA rules at an American Psychiatric Association annual meeting. J Pub Health Policy 2005;26:389–99.
11. Wager E. How to dance with porcupines: rules and guidelines on doctors' relations with drug companies. BMJ 2003;326:1196–8.
12. Dyer A. Psychiatry as a profession. In: Bloch S, Chodoff P, Green S, editors. Psychiatric ethics. 3rd ed. Oxford: Oxford University Press; 1999. p. 67–79.
13. Brennan TA, Rothman DJ, Blank L, *et al.* Health industry practices that create conflicts of interest: a policy proposal for academic medical centers. N Engl J Med 2006;295:429–33.
14. Thompson DF. Understanding financial conflicts of interest. N Engl J Med 1993;329:573–6.
15. Dana J, Lowenstein G. A social science perspective on gifts to physicians from industry. N Engl J Med 2003;290:252–5.

16. Messick DM, Sentis KP. Fairness, preference, and fairness biases. In: Messick D, Cook K, editors. Equity theory: psychological and sociological perspectives. New York, NY: Praeger; 1983.
17. Psychiatrists, troubled children and drug industry's role. New York Times 10 May 2007:A1.
18. Dr drug rep. New York Times Magazine 25 November 2007:64.
19. Press E, Washburn J. The kept university. Atlantic Monthly March 2000:39.
20. Hodges B. Interactions with the pharmaceutical industry. Can Med Assoc J 1995;153:553–9.
21. Strang D, Gagnon M, Molloy W, *et al.* National survey of the attitudes of Canadian physicians towards drug-detailing by pharmaceutical representatives. Ann Roy Coll Physicians Surg Can 1996;29:474–8.
22. Sandberg WS, Carlos R, Sandberg EH, *et al.* The effect of educational gifts from pharmaceutical firms on medical students' recall of company names or products. Acad Med 1997;72:916–8.
23. Cialdini RB. The science of persuasion. Scientific American January 2004:76–81.
24. Wazana A. Physicians and the pharmaceutical industry: is a gift ever just a gift? JAMA 2000;283:373–80.
25. Lurie N, Rich EC, Simpson DE, *et al.* Pharmaceutical representatives in academic medical centers. J Gen Int Med 1990;5:240–3.
26. Spingarn R, Berlin J, Strom B. When pharmaceutical manufacturers' employees present ground rounds, what do residents remember? Acad Med 1996;71:86–8.
27. Chren M, Landefeld C. Physicians' behavior and their interactions with drug companies: a controlled study of physicians who requested additions to a hospital drug formulary. JAMA 1994;271:684–9.
28. Caudill T, Johnson M, Rich E, *et al.* Physicians, pharmaceutical sales representatives, and the cost of prescribing. Arch Fam Med 1996;5:201–6.
29. Ziegler MG, Lew P, Singer BC. The accuracy of drug information from pharmaceutical representatives. JAMA 1995;273:1296–8.
30. Thomson AN, Craig BJ, Barham PM. Attitudes of general practitioners in New Zealand to pharmaceutical marketing representatives. Br J Gen Prac 1994;44:220.
31. Haayer F. Rational prescribing and sources of information. Soc Sci Med 1982;16:2017–23.
32. McCormick BB, Tomlinson G, Brill-Edwards P, *et al.* Effects of restricting contact between pharmaceutical company representatives and internal medicine residents on post-training attitudes and behavior. JAMA 2001;286:1994–9.
33. Relman AS. Separating continuing education from pharmaceutical marketing. JAMA 2001;285:2009–12.
34. Who's teaching the doctors? USA Today 9 March 2000:D1.
35. Drug companies influence on medical education in USA. Lancet 2000;356:781.
36. Relman AS. Defending professional independence: ACCME's proposed new guidelines for commercial support of CME. JAMA 2003;289:2418–20.
37. Peterson M. Madison Ave. has growing role in drug research. New York Times 22 November 2002:A1.
38. Peterson M. Court papers suggest scale of drug's use: lawsuit says doctors were paid endorsers. New York Times 30 May 2003:C1.
39. Drug files show maker promoted unapproved use. New York Times 6 February 2007:A12.
40. See www.ACCME.org/ for a detailed mission statement (last accessed August 2008).
41. Angell M. The truth about drug companies: how they deceive us and what to do about it.

New York: Random House; 2004.

42. Sharfstein challenges psychiatrists to help reform health system. Psychiatr News 2005;40:3,4.
43. Wazana A, Primeau F. Ethical considerations in the relationship between physicians and the pharmaceutical industry. Psychiatr Clin North Am 2002;25:647–63.
44. Halasz G. A symposium of attention deficit hyperactivity disorder (ADHD): an ethical perspective. Aust N Z J Psychiatry 2002;36:472–5.
45. Zito JM, Safer DJ, Reis S, *et al.* Trends in the prescribing of psychotropic medications to preschoolers. JAMA 2000;283:1025–30.
46. Olfson M, Marcus SC, Shaffer D. Antidepressant drug therapy and suicide in severely depressed children and adults: a case-control study. Arch Gen Psychiatry 2006;63:865–72.
47. Schuman M. Commercializing clinical trials – risks and benefits of the CRO room. N Engl J Med 2007;357:1365–8.
48. Zarin DA, Ide NC, Tse T, *et al.* Issue in the registration of clinical trials. JAMA 2007;297:2112–20.
49. CATIE highlights metabolic issues. Clin Psychiatry News October 2006;34(10):1.
50. Stroup TS, Lieberman JA, McEvoy JP, *et al.* Effectiveness of olanzapine, quetiapine, risperidone, and ziprasidone in patients with chronic schizophrenia following discontinuation of a previous atypical antipsychotic. Am J Psychiatry 2006;163:611–22.
51. Eli Lilly said to play down risk of top pill. New York Times 17 December 2006:A1.
52. Lilly to pay out millions to settle lawsuits over Zyprexa. Psychiatr News 2 February 2007;42:1.
53. Kondro W. Drug company experts advised staff to withhold data about SSRI use in children. Can Med Assoc J 2004;170:783–5.
54. Lo B, Wolf L, Berkeley A. Conflict-of-interest policies for investigators in clinical trials. N Engl J Med 2000;343:1616–20.
55. Report assails FDA oversight of clinical trials. New York Times 28 September 2007:A1.
56. Elliott C. Guinea-pigging. The New Yorker 7 January 2008:36.
57. Blumenthal D, Gluck M, Louis KS, *et al.* Industrial support of university research in biotechnology. Science 1986;231:242–6.
58. Blumenthal D, Causino N, Campbell E, *et al.* Relationships between academic institutions and industry in the life sciences: an industry survey. N Engl J Med 1996;334:368–73.
59. Pressman L. AUTM licensing survey: FY 1999. Northbrook, IL: Association of University Technology Managers; 2000.
60. Bekelman JE, Li Y, Gross CP. Scope and impact of financial conflicts of interest in biomedical research: a systematic review. JAMA 2003;289:454–65.
61. Campbell EG, Louis KS, Blumenthal D. Looking a gift horse in the mouth; corporate gifts supporting life sciences research. JAMA 1998;279:995–9.
62. Campbell E, Weissman J, Ehringhaus S, *et al.* Institutional academic-industry relatiosnships. JAMA 2007;298:1779–86.
63. Krimsky S, Rothenberg LS, Stott P, *et al.* Scientific journals and their authors' financial interests: a pilot study. Psychother Psychosom 1998;67:194–201.
64. Keller MB, McCullough JP, Klein DN, *et al.* A comparison of nefazodone, the cognitive behavioral-analysis system of psychotherapy, and their combination for treatment of chronic depression. N Engl J Med 2000;342:1462–70.

65. Blumenthal D, Gluck M, Louis KS, *et al.* University-industry research relationships in biotechnology: implication for the university. Science 1986;232:1361–6.
66. Blumenthal D, Campbell EG, Causino N, *et al.* Participation of life-science faculty in research relationships with industry. N Engl J Med 1996;335:1734–9.
67. Hansen RA, Gartleher G, Lohr KN, *et al.* Efficacy and safety of second-generation anti-depressants in the treatment of major depressive disorder. Ann Int Med 2005;143:415–26.
68. Bero LA, Rennie D. Influences on the quality of published drug studies. Int J Technol Assess Health Care 1996;12:209–37.
69. Perlis R, Perlis C, Wu Y, *et al.* Industry sponsorship and financial conflict of interest in the reporting of clinical trials in psychiatry. Am J Psychiatry 2005;162:1957–60.
70. Commercial influence on psychiatric drug studies and prescribing practices. Psychiatric Times May 2006:p71.
71. Melander H, Ahlqvist-Rastad J, Meijer G, *et al.* Evidence b(i)ased medicine – selective reporting from studies sponsored by pharmaceutical industry: review of studies in new drug applications. BMJ 2003;326:1171–8.
72. Turner EH, Matthews AM, Linardatos BS, *et al.* Selective publication of antidepressant trials and its influence on apparent efficacy. N Engl J Med 2008;358:252–60.
73. Phillips RA, Hoey J. Constraints of interest: lessons at the Hospital for Sick Children. Can Med Assoc J 1998;159:955–7.
74. Blumenthal D, Campbell EG, Anderson MS, *et al.* Withholding research results in academic life science: evidence from a national survey of faculty. JAMA 1997;277:1224–8.
75. Financial ties to drug makers cloud major depression study. Wall Street Journal 11 July 2006:A1.
76. NIH scientist pleads guilty in accepting $285,000 from Pfizer. New York Times 9 December 2006:B2.
77. The Fortune 500. Fortune 15 April 2002:F 26.
78. 2002 drug industry profits: hefty pharmaceutical company margins dwarf other industries. Public Citizens Congress Watch June 2003. (www.citizen.org/documents/Pharma_Report.pdf.)
79. Congressional Budget Office Study: Research and development in the pharmaceutical industry. Washington, DC; 2006.
80. The best-selling drugs in America. Forbes 18 February 2004. (www.forbes.com/healthcare/2004/02/18/cx_mh_0218ims.html.)
81. DiMasi JA, Hansen RW, Grabowski HG. The price of innovation: new estimates of drug development costs. J Health Econ 2003;22:151–85.
82. National Briefing. The Washington Post 20 October 2006:D2.
83. Profiting from pain: where prescription drug dollars go. Families USA July 2002. (www.Familiesusa.org/site/DocServer/PReport.pdf?docID=249.)
84. Drug companies increase spending on efforts to lobby congress and governments. New York Times 6 June 2003:A33.
85. FDA widens safety reviews on new drugs. New York Times 31 January 2007:A1.
86. Congress seeks to balance drug safety, quick approval. Washington Post 5 July 2007:A4.
87. Committee on the Assessment of the US Drug Safety System. The future of drug safety: promoting and protecting the health of the public institute of medicine. Washington, DC: Institute of Medicine; 2006.

88. Altman D. The new Medicare prescription-drug legislation. N Engl J Med 2004; 350:9–10.
89. Medicare helps push drug spending up. Washington Post 8 January 2008:A3.
90. US General Accounting Office. Prescription drugs. October 2002. (www.gov.gao.)
91. Rosenthal MB, Berndt ER, Donohue JM, *et al.* Promotion of prescription drugs to consumers. N Engl J Med 2002;346:498–505.
92. Mintzes B, Barer M, Kravitz R, *et al.* How does direct-to-consumer advertising (DTCA) affect prescribing? A survey in primary care environments with and without legal DTCA. Can Med Assoc J 2003;169:405–12.
93. Tandon R, Carpenter WT, Davis JM. First- and second-generation antipsychotics: learning from CUtLASS and CATIE. Arch Gen Psychiatry 2007;64:977–8.
94. Mintz J, Kopelowicz A. CUtLASS confirms CATIE. Arch Gen Psychiatry 2007;64:978.
95. Andradee C, Kharawala S. First- and second-generation antipsychotic drugs in schizophrenia. Arch Gen Psychiatry 2007;64:978–9.
96. Jones P, Barnes T, Elton P, *et al.* In reply. Arch Gen Psychiatry 2007;64:979–80.
97. Latest round of CATIE data sparks many questions. Psychiatr News 1 December 2006; 41(23):1.
98. Lieberman J. Comparative effectiveness of antipsychotic drugs. Commentary in Arch Gen Psychiatry 2006;63:1069.
99. In antipsychotics, newer isn't better. Washington Post 3 September 2006:A-1.
100. Sernyak M, Rosenheck R. Experience of VA psychiatrists with pharmaceutical detailing of antipsychotic medications. Psychiatr Serv 2007;58:1292–6.
101. Lehman A. Commentary. Psychiatr Times December 2006;23(14):1.
102. Payer L. Disease-mongers. New York: John Wiley; 1992.
103. Moynihan R, Heath I, Henry D. Selling sickness: the pharmaceutical industry and disease mongering. BMJ 2002;324:886–90.
104. Chimonas S, Rothman D. New federal guidelines for physician-pharmaceutical industry relations: the politics of policy formation. Health Aff 2005;24:949–59.
105. Mark TL, Levit KR, Buck JA, *et al.* Mental health treatment expenditures trends, 1986–2003. Psychiatr Serv 2007;58:1041–8.
106. Patients paying much more for psychiatric medications. Psychiatr News August 2007; 42(16):2–23.
107. Lilly to pay up to $500 million to settle claims. New York Times 4 January 2007:A12.
108. Lilly considers $1 billion fine to settle case. New York Times 31 January 2008:A1.
109. Paxil dispute settled. Washington Post 29 March 2006:D2.
110. Glaxo to pay $70 million to settle suits on drug prices. New York Times 11 August 2006:A 12.
111. Schering-Plough agrees to plead guilty, pay fine. Washington Post 30 August 2006:D3.
112. AstraZeneca to pay $12.9 million. Washington Post 3 November 2007:D2.
113. Glaxo to pay IRS $3.4 billion. New York Times 12 September 2006:D3.
114. Hundert EM. A model for ethical problem solving in medicine, with practical applications. Am J Psychiatry 1987;144:839–46.
115. Bloch S, Green S. An ethical framework for psychiatry. Br J Psychiatry 2006;188:7–12.
116. See theoretical foundations. In: Green S, Bloch S, editors. An anthology of psychiatric ethics. Oxford: Oxford University Press; 2006. p. 1–44.

117. AMA American Medical Association. Ethical guidelines for gifts to physicians from industry. June 1998 (www.amaassn.org/ama/pub/category); Council on Ethical and Judicial Affairs. Guidelines on gifts to physicians from industry: an update. Food Drug Law J 2001;56:27–40.
118. American College of Physicians. Ethics manual. 4th ed. 1997–1998.
119. The Royal Australian and New Zealand College of Psychiatrists. The RANZCP code of ethics. Melbourne; October 2004.
120. Pharmaceutical Research and Manufacturers of America. PhRMA code on interactions with healthcare professionals. 1 July 2002. (www.pharma.org/publications/policy 2004.)
121. AMSA policy on pharmaceutical promotions. 2002. (www.amsa.org/prof/policy.cfm last accessed August 2008.)
122. www.nofreelunch.org (last accessed August 2008).
123. www.ti.ubc.ca/ (last accessed August 2008).
124. www.prescrire.org (last accessed August 2008).
125. www.dtb.org.uk (last accessed August 2008).
126. US Department of Health and Human Services, Office of Inspector General. Compliance program for pharmaceutical manufacturers. Fed Regist 2003;68(86):23731–43.
127. Rothman D. Medical professionalism – focusing on the real issues. N Engl J Med 2000; 342:1283–6.
128. MDs tutored to say no to drug companies. Washington Post 3 November 2006:A 14.
129. Project urges more medical schools to ban acceptance of gifts from drug industry. Chronicle of Higher Education 13 February 2007:1.
130. Katz D, Caplan A, Merz J. All gifts large and small: toward an understanding of the ethics of pharmaceutical industry gift-giving. Am J Bioethics 2003;3:39–46.
131. Cutrona SL, Woolhandler S, Lasser KE, *et al.* Characteristics of recipients of free prescription drug samples: a nationally representative analysis. Am J Pub Health 2008;98:284–9.
132. Hold the hors d'oeuvres. Washington Post 23 January 2007:F1.
133. Biostatistics a mystery to many residents. Psychiatr News 2 November 2007;42(21):8.
134. Prescription drug cost increases far outpace US inflation rate. Psychiatr News 7 December 2007;42:12.
135. Little difference found in schizophrenia drugs. New York Times 9 September 2005:A1.
136. Arno P, Davis M. Why don't we enforce existing drug price controls? Tulane Law Rev 2001; 75(3):631–93.
137. Former FDA chief illegally held stocks. Washington Post 17 October 2006:A19.
138. FDA limits role of advisers tied to industry. New York Times 22 March 2007:A1.
139. Medicare helps push drug spending up. Washington Post 8 January 2008:A3.
140. www.ahrp.blogspot.com (last accessed August 2008).


## 10


1. Foucault M. Madness and civilization: a history of insanity in the age of reason. New York: Random House; 1965.
2. Temkin O, Temkin C, editors. Ancient medicine: selected papers of Ludwig Edelstein. Baltimore, MD: Johns Hopkins University Press; 1967.

3. Marketos S, Diamandopoulos A, Bartsocas C, *et al.* The Hippocratic Oath. Lancet 1996;347:101,102.
4. Veatch R. Medical codes and oaths.1. History. In: Reich W, editor. Encyclopedia of bioethics. New York: Macmillan; 1995. p. 1419, 1420 (vol 3).
5. Rosner F, Muntner S. The oath of Asaph. Annals of Internal Medicine 1965;63:317–20.
6. In: Reich W, editor. Encyclopedia of bioethics. New York: Free Press; 1978. p. 1734, 1735.
7. Unschuld P. Medical ethics in Imperial China: a study in historical anthropology. Berkeley, CA: University of California Press; 1979.
8. In: Reich W, editor. Encyclopedia of bioethics. New York: Free Press; 1978. p. 1736, 1737.
9. Percival T. Codes of institutes and precepts adapted to the professional conduct of physicians and surgeons. Birmingham, AL: Classics of Medicine Library; 1985.
10. Pellegrino E. Thomas Percival's ethics: the ethics beneath the etiquette. Introduction to Percival, see note 9.
11. Katz J. The silent world of doctor and patient. New York: Free Press; 1975.
12. Veatch R. A theory of medical ethics. New York: Basic Books; 1981.
13. Veatch R. Medical codes and ethics. 1. History. In: Reich W, editor. Encyclopedia of bioethics. New York: Macmillan; 1995. p. 1423, 1424 (vol 3).
14. See Annas G, Grodin M, editors. The Nazi doctors and the Nuremberg codes. New York: Oxford University Press; 1992.
15. Katz J. The Nuremberg code and the Nuremburg trial: a reappraisal. J Am Med Assoc 1996;276:1662–6.
16. The principles of medical ethics with annotations especially applicable to psychiatry. Washington, DC: American Psychiatric Association; 1991.
17. The Canadian Medical Association codes of ethics annotated for psychiatrists. Can J Psychiatry 1980;25:432–8.
18. Sarkar S, Adshead G. Protecting altruism: a call for a code of ethics in British psychiatry. Br J Psychiatry 2003;183:95–7.
19. Bloch S, Reddaway P. Russia's political hospitals. London: Gollanz; 1977; Bloch S, Reddaway P. Soviet psychiatric abuse. London: Gollancz; 1984.
20. Pargiter R, Bloch S. Developing a code of ethics for psychiatry: the Australian experience. Aust NZ J Psychiatry 1994;28:188–96.
21. Polubinskaya S, Bonnie R. The code of professional ethics of the Russian Society of Psychiatrists. Int J Law and Psychiatry 1996;19:143–72.
22. United Nations. Principles for the protection of persons with mental illness and the improvement of mental health care. General Assembly Resolution 1991;46(119).
23. United Nations. Convention on the rights of persons with disabilities. General Assembly Resolution 2006;61st session. 2006.
24. Hughes E. Professions. Daedalus 1963;92:655–68.
25. Stone A. Law science and psychiatric malpractice: a response to Klerman's indictment of psychoanalytic psychiatry. Am J Psychiatry 1990;147:419–27.
26. Bloch S, Brown P. Can there be a right to effective treatment in psychiatry? Changes 1991;9:101–12.
27. Skene L. A legal perspective on codes of ethics. In: Coady M, Bloch S, editors. Codes of ethics and the professions. Melbourne: Melbourne University Press; 1996.

28. Pellegrino E. The virtuous physician, and the ethics of medicine. In: Beauchamp TL, Walters L, editors. Contemporary issues in bioethics. 3rd ed. Belmont, CA: Wadsworth; 1982. p. 316–22.
29. Plato. In: Jowett B, editor. Dialogues. Oxford: Oxford University Press; 1953.
30. Clouser KI. Medical ethics: some uses, abuses and limitations. N Engl J Med 1975;293:384–7.
31. Bloch S. Teaching psychiatric ethics. Medical Education 1988;22:550–3.
32. Thompson I. Letter to the Editor. Br J Psychiatry 1980;137:302.
33. Calman K, Downie R. Practical problems in the teaching of ethics to medical students. J Med Ethics 1987;13:153–6.
34. Gillon R. Philosophical medical ethics. Chichester: Wiley; 1985. p. 108.
35. Codes of Practice, Discussion Paper No. 20. Melbourne: Law Reform Commission of Victoria; 1990.
36. Code of Practice. Department of Health and Welsh Office, London, 1990. A revised version was published in 1993.
37. Code of Professional Conduct. Melbourne: Australian Psychological Society; 1994. See www.psychology.org.au/about ethics/(accessed 1 July 2007).
38. American Psychological Association. Ethical principles of psychologists and code of conduct. Am Psychologist 2002;57:1060–73.
39. Report of the Royal Commission into Deep Sleep Therapy (Slattery Royal Commission). Sydney: NSW Government Printer; 1990.
40. Memorandum and Articles of Association. Melbourne: Royal Australian and New Zealand College of Psychiatrists; 1991.
41. Pargiter R, Bloch S. The ethics committee of a psychiatric college: its procedures and themes. Aust NZ J Psychiatry 1997;31:76–82.
42. Royal Australian and New Zealand College of Psychiatrists. The RANZCP code of conduct. Melbourne; October, 2004.
43. Pipes R, Holstein J, Aguirre M. Examining the personal-professional distinction. Am Psychologist 2005;60:325–34.
44. Berkman D, Wynia M, Churchill L. Gaps, conflicts, and consensus in the ethics statements of professional associations, medical groups, and health plans. BMJ 2004;30:395–401.
45. Blank L. Medical professionalism in the new millenium: a physician charter. Annals of Internal Medicine 2002;136:243–6.
46. Reiser S, Banner R. The Charter on Medical Professionalism and the limits of medical power. Annals of Internal Medicine 2003;138:844–6.
47. Ladd J. The quest for a code of professional ethics: an intellectual and moral confusion. In: Rhode D, Luban D, editors. Legal ethics. St Paul, MN: Foundation Press; 1992.
48. Lichtenburg J. What are codes of ethics for? In: Coady M, Bloch S, editors. Codes of ethics and the professions. Melbourne: Melbourne University Press; 1996.
49. Fullinwider R. Professional codes and moral understanding. In: Coady M, Bloch S, editors. Codes of ethics and the professions. Melbourne: Melbourne University Press; 1996.
50. Baker R. A draft model aggregated code of ethics for bioethicists. Am J Bioethics 2005;5:33–41.
51. Beauchamp T. Commentary. Am J Bioethics 2005;3:42–3.

# 11


1. Lear J. Confidentiality as a virtue. In: Furlong A, Levin C, O'Neil, MH, editors. Confidentiality: ethical perspectives and clinical dilemmas. London: Analytic Press; 2003. p. 1–15.
2. Joffe S. Public dialogue and the boundaries of moral community. J Clin Ethics 2003;14:101–8.
3. The principles of medical ethics with annotations especially applicable to psychiatry. Washington, DC: American Psychiatric Association; 2006.
4. Winslade WJ. Confidentiality. In: Reich WT, editor. Encyclopedia of bioethics. New York: Free Press; 1978. p. 184–200.
5. Appelbaum PS. Depressed? Get out!: Dealing with suicidal students on college campuses. Psychiatric Services 2006;57:914–6.
6. Leong GB, Silva JA. Another courtroom assault on the confidentiality of the psychotherapist–patient relationship. J Forensic Sciences 1995;40:862–4.
8. Kipnis K. A defense of unqualified medical confidentiality. Am J Bioethics 2006;6:7–18.
9. Shah ST. Privileged communications, confidentiality and privacy. Professional Psychology 1969;1:56–69.
10. Knapp S, Vandecreek L. Privileged communications in the mental health professions. New York: Van Nostrand Reinhold; 1987.
11. Garvey P, Layton A. Comparative confidentiality in psychoanalysis. London: Biddles; 2004.
12. *In re: Lifschutz*, 85 Cal. Rptr. 829, 476 P.2d 557 Cal. Sup. Ct. 9 (1970).
13. Everstine L, Everstine DS, Heymann GM, *et al.* Privacy and confidentiality in psychotherapy. Am Psychologist 1980;35:828–40.
14. *Jaffee v. Redmond*, 518 US 1 (1996).
15. Appelbaum PS. Confidentiality in psychiatric treatment. In: Grinspoon L, editor. The American annual psychiatric review. Washington, DC: American Psychiatric Press; 1982. p. 327–34.
16. Gilmore M, Shear K. Ethical and legal considerations of confidentiality in the treatment of hospitalized health professionals. Psychiatric Quarterly 1978;50:237–45.
17. American Psychiatric Association, Guidelines on confidentiality. Am J Psychiatry 1987;144:1522–6. Available at www.psych.org/edu/other_res/lib_archives/archives/198701.pdf (accessed 7 August 2007).
18. American Psychiatric Association, Documentation of psychotherapy by psychiatrists, March 2002. Available at www.psych.org/psych_pract/psych_doc41602.pdf (accessed 7 August 2007).
19. American Psychological Association, Record keeping guidelines, 2007. Available at www.apa.org/practice/recordkeeping.pdf (accessed 7 August 2007).
20. Lowenthal D. Case studies in confidentiality. J Psychiatric Practice 2002;8:151–89, 2002.
21. Jagim RD, Wittman WD, Noll JO. Mental health professionals' attitudes toward confidentiality, privilege and third-party disclosures. Professional Psychology

confidentiality, privilege and third-party disclosures. Professional Psychology 1978;9:458–66.

22. Lindenthal JJ, Thomas CS. Consumers, clinicians and confidentiality. Social Service and Medicine 1982;16:333–5.
23. Lindenthal JJ, Thomas CS. Psychiatrists, the public and confidentiality. J Nervous and Mental Disease 1982;170:319–23.
24. Schmid D, Appelbaum PS, Roth LH, *et al.* Confidentiality in psychiatry: a study of the patient's view. Hospital and Community Psychiatry 1983;34:353–5.
25. Appelbaum PS, Kappen G, Waiters B, *et al.* Confidentiality: an empirical test of the utilitarian perspective. Bull of the Am Academy of Psychiatry and the Law 1984;12:109–16.
26. Lindenthal JJ, Thomas CS, Ghali AY. A cross cultural study of confidentiality. Social Psychiatry 1985;20:140–44.
27. McGuire JM, Toai P, Biau B. The adult client's conception of confidentiality in the therapeutic relationship. Professional Psychology 1985;16:375–84.
28. Nowel D, Spruill JJ. If it's not absolutely confidential will it be disclosed? Professional Psychology: Research and Practice 1993;24:367–9.
29. Marsh JE. Empirical support for the United States Supreme Court's protection of the psychotherapist-patient privilege. Ethics and Behavior 2003;13:385–400.
30. Siegler M. Confidentiality in medicine – a decrepit concept. N Engl J Med 1982;307:1518–21.
31. McMahon M, Knowles AD. Confidentiality in psychological practice: a decrepit concept? Aust Psychologist 1995;30:164–8.
32. Slovenko R, Usdin GL. The psychiatrist and privileged communication. Archives of Gen Psychiatry 1961;4:431–44.
33. Stoller RJ. Patients' responses to their case reports. J Am Psychoanalytic Assoc 1988;36:371–92.
34. Lindenthal JJ, Thomas CS. Confidentiality in clinical psychiatry. Medicine and Law 1992;11:119–25.
35. Dubey J. Confidentiality as a requirement of the therapist: technical necessities for absolute privilege in psychotherapy. Am J Psychiatry 1974;131:1093–6.
36. Plaut EA. A perspective on confidentiality. Am J Psychiatry 1974;131:1021–4.
37. Kottow MH. Medical confidentiality: an intransigent and absolute obligation. J Med Ethics 1986;12:117–22.
38. Bollas C, Sundelson D. The new informants: the betrayal of confidentiality in psychoanalysis and psychotherapy. New Jersey: Jason Aronson; 1995.
39. Kipnis K. A defense of unqualified medical confidentiality. Am J Bioethics 2006;6:7–18.
40. Finkbine R, Redwine MB, Hardesty S, *et al.* Ethical approaches in contemporary psychiatry: a pragmatic approach in a psychiatry access center. General Hospital Psychiatry 1999;20:321–38.
41. Szmukler G. Ethics in community psychiatry. Aust NZ J Psychiatry 1999;33:328–38.
42. American Psychiatric Association, State update. December, 1996.
43. American Psychiatric Association, e-Therapy FAQs; Cybermedicine FAQs; Electronic Health Records. Available at www.psych.org/psych_pract/ (accessed 7 August 2007).
44. American Medical Association, Guidelines for physician-patient electronic

communications; 2004. Available at www.ama-assn.org/ama/pub/category/print/2386.html (accessed 7 August 2007).

45. American Psychological Association, Statement on services by telephone, teleconferencing, and internet; 1997. Available at www.apa.org/ethics/stmnt01.html (accessed 7 August 2007).
46. Genensen C, Sharp H, Genensen M. Faxing medical records: another threat to confidentiality in medicine. J Am Med Assoc 1994;271:1401–2.
47. Schetky DH. The confidentiality of electronic communication. American Association of Child and Adolescent Psychiatry News September/October, 1996.
48. Public Law 21 August 1996: 104–91.
49. 45 CFR §164.306(a)(1)–(2), *et seq.*
50. 45 CFR §§164.502, *et seq.*
51. Kassaw K, Gabbard GO. The ethics of e-mail communication in psychiatry. Psychiatric Clinics of North Am 2002;25:665–74.
52. Bengtsson S. Clinical requirements for the security of the electronic patient record. Int J Bio-medical Computing 1994;35(Suppl):29–31.
53. Flynn HA, Marcus SM, Kkeiber K, *et al.* Patients' concerns about and perceptions of electronic psychiatric records. Psychiatric Services 2003;54:1539–41.
54. Brendel RW, Bryan E. HIPAA for psychiatrists. Harv Rev Psychiatry 2004;12:177–83.
55. 45 CFR §160.103.
56. Mosher P, Swire PP. The ethical and legal implications of *Jaffee v. Redmond* and the HIPAA medical privacy rule for psychotherapy and general psychiatry. Psychiatric Clinics of North Am 2002;25:575–84.
57. Rosenbaum S, Borzi PC, Burke T, *et al.* Does HIPAA preemption pose a legal barrier to health information transparency and interoperability? BNA's Health Care Policy Report 19 March 2007;15:1.
58. 45 CFR §164.506.
59. 45 CFR §164.502(a)(2).
60. 45 CFR §164.502(b).
61. 45 CFR §164.524.
62. 45 CFR §164.526.
63. 42 CFR §164.524(a)(3)(1).
64. 42 CFR §164.501.
65. Maio JD. HIPAA and the special status of psychotherapy notes. Lippincott's Case Management 2003;9:24–9.
66. 42 CFR §164.508(a)(2).
67. Appelbaum PS. Privacy in psychiatric treatment: threats and responses. Am J Psychiatry 2002;159:11.
68. Levin C. Civic confidentiality and psychoanalytic confidentiality. In: Furlong A, Levin C, O'Neil M, editors. Confidentiality: ethical perspectives and clinical dilemmas. London: Analytic Press; 2003. p. 51–76.
69. Fink R. Viewpoint. Psychiatric News 3 February 1989:18.
70. Rosenbaum JE, Subrin M. The psychology of gossip. J Am Psychoanalytic Assoc 1963;11:817–31.

71. Medini G, Rosenberg EH. Gossip and psychotherapy. Am J Psychotherapy 1976;30:452–6.
72. Olinick SL. The gossiping psychoanalyst. Int Rev Psychoanalysis 1986;7:439–45.
73. Caruth EG. Secret bearer or secret barer? Contemporary Psychoanalysis 1985;4:548–62.
74. Lakin M. Ethical issues in the psychotherapies. New York: Oxford University Press; 1988.
75. Lander R. The incontinent analyst. Int J Psychoanalysis 2003;84:891–6.
76. American Psychiatric Association, Psychiatric News 1990;25:1.
77. *Crescenzo v. Crane*, 796 A.2d 283 (NJ Super. Ct. App. Div. 2002).
78. *Runyon v. Smith*, 163 N.J. 439, 441–2 (2000).
79. Psychiatric Times February 1997;14:1.
80. McConnell T. Confidentiality and the law. J Med Ethics 1994;20:47–9.
81. Chodoff P. The Anne Sexton biography: the limits of confidentiality. J Am Academy of Psychoanalysis 1992;20:639–44.
82. Joseph DI. Discussion of the panel: Anne Sexton and the ethics of psychotherapy. J Am Academy of Psychoanalysis 1992;20:665–70.
83. Onek JN. Legal issues in the Anne Sexton case. J Am Academy of Psychoanalysis 1992;20:655–8.
84. Viorst J. Listening at the keyhole: the Anne Sexton Case. J Am Academy of Psychoanalysis 1992;20:645–54.
85. Weissberg JH. Therapeutic responsibility in the case of Anne Sexton. J Am Academy of Psychoanalysis 1992;20:633–8.
86. Weissman SM. Discussion of the panel: Anne Sexton and the ethics of psychotherapy. J Am Academy of Psychoanalysis 1992;20:659–64.
87. Annas GJ. Family privacy and death – Antigone, war, and medical research. N Engl J Med 2005;352:501–05.
88. Robinson DJ, O'Neill D. Access to health care records after death. J Am Med Assoc 2007;297:634–6.
89. Rosner BL. Psychiatrists, confidentiality and insurance claims. Hastings Center Report 1980;10:5–7.
90. Schwed HJ, Kuvin SF, Baliga RK. Medicaid audit: crisis in confidentiality and the patient–psychiatrist relationship. Am J Psychiatry 1979;136:447–50.
91. Mosher PW. A disturbing trend: defining confidentiality down. Am Psychoanalyst 1995;29:10.
92. Chodoff P. The effects of the new economic climate on therapeutic practice. Am J Psychiatry 1987;144:1293–7.
93. Robitscher J. The powers of psychiatry. Boston, MA: Houghton Mifflin; 1980.
94. The Uniting and Strengthening America by Providing Appropriate Tools Required to Intercept and Obstruct Terrorism Act ('USA Patriot Act'), Pub. L. No. 107-56, 115 Stat. 272 (26 October 2001).
95. Foreign Intelligence Surveillance Act ('FISA'), 50 USC §1801 (1978).
96. Sec. 215 of the USA Patriot Act, 36 USC §1861.
97. Sec. 106(b)(2)(A). USA Patriot Improvement and Reauthorization Act of 2005, Pub. L. 109–177, 120 Stat.196 (9 March 2006).
98. 50 USC §1861.

99. Pub. L. 109–178, 120 Stat. 278 (9 March 2006).
100. 45 CFR §164.512.
101. Moran M. AMA endorses several APA-sponsored proposals. Psychiatric News 15 July 2005;40(14):8.
102. Department of Justice, Press release, Attorney General Alberto R. Gonzales calls on Congress to renew vital provisions of the USA Patriot Act, 5 April 2005. Available at: www.usdoj.gov/opa/pr/2005/April/05_ag_161.htm.
103. Sec. 102(b). USA Patriot Improvement and Reauthorization Act of 2005, Pub. L. 109–177, 120 Stat. 195 (9 March 2006).
104. Noll JO, Hanlon MJ. Patient privacy and confidentiality at mental health centers. Am J Psychiatry 1976;133:1286–88.
105. Lindenthal JJ, Amaranto EA, Jordan TJ, *et al.* Decisions about confidentiality in medical student mental health settings. J Counseling Psychology 1984;31:572–5.
106. Furlong A. Confidentiality with respect to third parties: A psychoanalytic view. Int J Psychoanalysis 2005;86:375–94.
107. Nedelsky C. Review of Constitutional Studies. 1993;1:1–26.
108. 45 CFR 164.512(k)(2).
109. *Tarasoff v. Regents of the University of California*, 551 P.2d 334 (Cal. 1976).
110. Jones C. Tightropes and tragedies: 25 years of *Tarasoff.* Medicine, Science and the Law 2003;43:13–22.
111. *United States v. Glass*, 133 F.3d 1356, 1360 (10th Cir.1998).
112. *United States v. Chase*, 340 F.3d 978 (9th Cir. 2003).
113. *United States v. Hayes*, 227 F.3d 578 (6th Cir. 2000).
114. Felthous AR. The clinician's duty to protect third parties. Psychiatric Clinics of North Am 1999;22:49–60.
115. Roth LH, Meisel A. Dangerousness, confidentiality and the duty to warn. Am J Psychiatry 1977;134:508–11.
116. 45 CFR 164.512(b)(1)(ii), (c)(1).
117. Kelly RJ. Limited confidentiality and the pedophile. Hospital and Community Psychiatry 1987;38:1046–48.
118. Bruni F. Jury finds psychiatrist was negligent in pedophile case. New York Times 9 October 1988.
119. McCullough L. A training analyst's dilemma: the limits of confidentiality. Psychiatric News 4 September 1998.
120. Ginzburg HM, Gostin L. Legal and ethical issues associated with HTLV-III diseases. Psychiatric Annals 1986;16:180–85.
121. Kelly K. AIDS and ethics: an overview. General Hospital Psychiatry 1987;9:331–40.
122. Dyer AR. AIDS, ethics and psychiatry. Psychiatric Annals 1988;18:557–61.
123. Eth S. The sexually active, HIV infected patient: confidentiality versus the duty to protect. Psychiatric Annals 1988;18:571–6.
124. Gostin L, Hodge J. Piercing the veil of secrecy in HIV/AIDS and other sexually transmitted diseases: theories of privacy and disclosure in partner notification. Duke J Gender Law and Policy 1998;5:14–51.
125. American Psychiatric Association, AIDS policy: confidentiality and disclosure. Am J

Psychiatry 1988;145:541–42.

126. American Psychiatric Association, Position Statement: Confidentiality, disclosure, and protection of others; 2003. Available at www.psych.org/edu/other_res/lib_archives/archives/200302.pdf.

127. American Psychological Association, Legal liability related to confidentiality and the prevention of HIV transmission; 1991. Available at www.apa.org/pi/hivres.html# confihiv (accessed 8 August 2007).

128. American Psychological Association, Public Interest Directorate. Ethical issues for practitioners: Duty to warn. Available at www.apa.org/pi/aids/major.html#issues (accessed 8 August 2007).

129. Perry S. Warning third parties at risk of AIDS: APA's policy is a barrier to treatment. Hospital and Community Psychiatry 1984;40:158–61.

130. Zonana H. Warning third parties at risk of AIDS: APA's policy is a reasonable approach. Hospital and Community Psychiatry 1984;40:162–4.

131. Boyd KM. HIV infection and AIDS: the ethics of medical confidentiality. J Med Ethics 1992;18:173–9.

132. Seawright HR, Pound P. The HIV positive patient and the duty to protect: ethical and legal issues. Int J Psychiatry in Medicine 1994;24:259–70.

133. Weinstock R. Confidentiality and the new duty to protect: the therapist's dilemma. Hospital and Community Psychiatry 1988;39:607–9.

134. Carlson GA, Greeman M, McClellan TA. Management of HIV-positive psychiatric patients who fail to reduce high risk behaviors. Hospital and Community Psychiatry 1989;40:511–4.

135. Zonana H, Norko M, Stier D. The AIDS patient on the psychiatric unit: ethical and legal issues. Psychiatric Annals 1988;18:587–93.

136. Price RW, Sidtis JJ, Navia BA. The AIDS-generation complex. In: Rosenblum MG, editor. AIDS and the nervous system. New York: Raven; 1988.

137. Leeman CP, Cohen MA, Parkos V. Should a psychiatrist report a bus driver's drug and alcohol abuse? An ethical dilemma. General Hospital Psychiatry 2001;23:333–6.

138. American Medical News 26 March 2007:9.

139. Niveau G, Kelley PM. Psychiatric disorders and fitness to drive. J Med Ethics 2001;27:36–9.

140. Wolff K, Brun W, Kvale G. Confidentiality versus duty to inform – an empirical study on attitudes towards the handling of genetic information. Am J Med Genetics 2007;143:142–8.

141. Green J, Stewart A. Ethical issues in child and adolescent psychiatry. J Med Ethics 1987;13:5–11.

142. Erikson E. Psychoanalysis and ethics – avowed and unavowed. Int Rev Psychoanalysis 1986;13:409–15.

143. Kolansky SK. Personal communication, 1989.

144. Lipton EL. Considerations concerning discussions and publication of case histories. Delivered at the meeting of the American Psychoanalytic Association, New York, 17 December 1988.

145. Pert IN. Confidentiality and consent in psychiatric treatment of minors. J Legal Med 1976;4:9–13.
146. Kobocow B, McGuire JM, Blau BI. The influence of confidentiality conditions on self disclosure of early adolescents. Professional Psychology 1983;14:435–43.
147. Cheng TL, Savageau JA, Sattler AL, *et al.* Confidentiality in health care: a survey of knowledge, perceptions, and attitudes among high school students. J Am Med Assoc 1993;269:1404–7.
148. Slovenko R. Group psychotherapy: privileged communication and confidentiality. J Psychiatry and Law 1977;5:405–66.
149. Slovenko R. Psychotherapy and confidentiality. Springfield, IL: Thomas;1998.
150. Morrison J, Frederico M, Rosenthal HJ. Contracting confidentiality in group psychotherapy. Forensic Psychology 1976;7:4–5.
151. Gutheil TG, Appelbaum PS. Clinical handbook of psychiatry and law. New York: McGraw-Hill; 1982.
152. Davis KL. Is confidentiality in group counseling realistic? Personnel and Guidance J 1980;58:197–201.
153. Hines PM, Hare-Muslin RT. Ethical concerns in family therapy. Professional Psychology 1978;9:165–71.
154. Margolin G. Ethical and legal considerations in marital and family therapy. Am Psychologist 1982;37:788–801.
155. Galatzer-Levy R, Psychoanalytic research and confidentiality. In: Furlong A, Levin C, O'Neil MH, editors. Confidentiality: ethical perspectives and cultural dilemmas. London: Analytic Press; 2003, p. 86–106.
156. Davis DS. Rich cases: the ethics of thick description. Hastings Center Report 1991;21:12–7.
157. Freud S. Fragment of an analysis of a case of hysteria. Standard ed. London: Hogarth Press; 1901–1905. p. 7–122 (vol 7).
158. Stein MH. Writing about psychoanalysis. J Am Psychoanalytic Assoc 1988;36:105–24.
159. Scharff JS. Writing from clinical experience. J Am Psychoanalytic Assoc 2007;48:421–48.
160. Coen SJ. Why we need to write openly about our clinical cases. J Am Psychoanalytic Assoc 2000;48:459–70.
161. Furlong A. Should we or shouldn't we? Some aspects of the confidentiality of clinical reporting and dossier access. Int J Psychoanalysis 1998;79:727–39.
162. Gabbard GO. Letter to the editor. Int J Psychoanalysis 1997;78:820–1.
163. Goldberg A. Writing case histories. Int J Psychoanalysis 1998;78:435–8.
164. Goldberg A. Response to Gabbard (letter to the editor). Int J Psychoanalysis 1998;78:820.
165. Kantrowitz JL. Writing about patients: Responsibilities, risks, and ramifications. New York: Other Press; 2006.
166. Michels R. The case history. J Am Psychoanalytic Assoc 2000;48:355–75.
167. Marzi A. Letter to the editor. International J Psychoanalysis 2005;86:1198–9.
168. Tuckett D. Discussion of 'The case history'. J Am Psychoanalytic Assoc 2000;48:403–11.
169. Brendel DH. Complications to consent. J Clin Ethics 2003;14:90–4.
170. Carter J. Looking into a distorted mirror. J Clin Ethics 2003;14:95–100.
171. Halpern J. Beyond wishful thinking: Facing the harm that psychotherapists can do by

writing about their patients. J Clin Ethics 2003;14:118–38.
172. Mitchell C, Truog R. Seeking blinded consent. J Clin Ethics 2003;14:88–9.
173. Gill MM, Simon J, Fink G. Studies in audio-recorded psychoanalysis: I. General considerations. J Am Psychoanalytic Assoc 1968;16:230–44.
174. Canevar JO, Rhoades EJ, Sullivan JL. Ethical and legal aspects of supervision. Bull Menninger Clinic 1980;44:15–22.
175. DeBell DE. A critical digest of the literature on psychoanalytic supervision. J Am Psychoanalytic Assoc 1963;11:546–75.
176. Hassenfeld IN. Ethics and the role of the supervision of psychotherapy. J Psychiatric Education 1987;11:73–7.
177. Betcher RW, Zinberg NE. Supervision and privacy in psychotherapy training. Am J Psychiatry 1988;145:796–803.
178. Scharff D. Personal communication, 1973.
179. Dulchin J, Segal AJ. The ambiguity of confidentiality in a psychoanalytic institute. Psychiatry 1982;45:13–25.
180. Dulchin J, Segal AJ. Third party confidences: the uses of information in a psychoanalytic institute. Psychiatry 1982;45:27–37.
181. Kernberg OF. Institutional problems of psychoanalytic education. J Am Psychoanalytic Assoc 1986;34:799–834.
182. Britton R. In: Levin C, Furlong A, O'Neil MK, editors. Confidentiality and training analyses in confidentiality: ethical perspectives and clinical dilemmas. Hillsdale, NJ: Analytic Press; 2003. p. 107–12.
183. Malone RD, Benedek DM. I could tell you but then I'd have to kill you: classified information in the psychiatric evaluation. J Am Academy of Psychiatry and the Law 2002;30:232–7.
184. Joseph DI. Review of 'Confidentiality: ethical perspectives and clinical dilemmas. J Am Psychoanalytic Assoc 2007;53:1023–8.
185. Meissner WW. What if there is an ethical dimension in psychoanalysis. J Am Psychoanalytic Assoc 2007;55:541–69.

## 12

1. Chodoff P. Involuntary hospitalization of the mentally ill as a moral issue. Am J Psychiatry 1984;141:384–9.
2. Appelbaum PS. Almost a revolution: an international perspective on involuntary commitment. J Academy of Psychiatry and Law 1997;25:135–48.
3. Chodoff P. Paternalism vs. autonomy in medicine and psychiatry. Psychiatric Annals 1983;13:318–20.
4. Torrey EF. Nowhere to go: the tragic odyssey of the homeless mentally ill. New York: Harper and Row; 1988.
5. Felder RL. I'm paid to be rude. New York Times July 1997: p. 24
6. Galie LP. An essay on the civil commitment lawyer: or how I learned to hate the adversary system. J Psychiatry and Law 1968;6:71–8.
7. *Shelton v. Tucker*, 374 US 479, 81 S CT 257, 5 LED 2ND 231 (1960).
8. *O'Connor v. Donaldson*, 95 S.CT. 2486 (U.P. SUP.CT, 26 June 1975).

9. Torrey EF. Out of the shadows: confronting America's mental health crisis. New York: Wiley; 1997.
10. Koontz H, O'Donnell C. Principles of management. New York: McGraw-Hill; 1968. p. 215.
11. Appelbaum PS. Commentary: psychiatric advance directives at a crossroads – when can PADs be overridden? Am Academy of Psychiatry and Law 2006;34:385–94.
12. Green S, Bloch S. An anthology of psychiatric ethics. Oxford: Oxford University Press; 2006. p. 181–9.
13. Szasz TS. The myth of mental illness: foundations of a theory of personal conduct. New York: Dell; 1961.
14. Morse SJ. A preference for liberty: a case against involuntary commitment of a mentally disordered. Calif Law Rev 1982;70:54–106.
15. Judge David A Bazelon Center for Mental Health Law. Position statement on involuntary commitment. Washington, DC;1999.
16. Group for the Advancement of Psychiatry. Focused into treatment: the role of coercion in clinical practice. Washington, DC: American Psychiatric Press; 1994.
17. *Wyatt v. Stickney*, 344 F Supp 373, 276, 379–385 (1972).
18. Grasso T, Appelbaum PS. Comparison of standards for assessing patients' capacity to make treatment decisions. Am J Psychiatry 1995;152:1033–7.
19. Munetz MR, Gallon PA, Frese FJ. The ethics of mandatory community treatment. J Am Academy of Psychiatry and the Law 2003;31:173–83.
20. *Rogers v. Commission of the Department of Mental Health*, 458 NE 2d 308 (Mass Sup Jud Ct, 1983).
21. Appelbaum PS. The right to refuse treatment with antipsychotic medications: retrospect and prospect. Am J Psychiatry 1988;145:413–9.
22. Stone A. The right to refuse treatment: Why psychiatrists should and can make it work. Archives of General Psychiatry 1981;38:358–62.
23. Greasy JB, Bonnie RJ, Binder RI. Resource document on mandatory outpatient treatment. J Am Academy of Psychiatry and the Law 2000;28:127–44.
24. Zany G, Devious L. Inpatients stays before and after outpatient commitment. Hospital and Community Psychiatry 1986;37:941–2.
25. Thomas P, Cahill A. Compulsion and psychiatry: the role of advanced statements. BMJ 2004;329:122–3.
26. *Kansas v. Hendrickson*, ST. S.CT. (1997).
27. Appelbaum PS. Treating the incompetent defendant: the Supreme Court's decision in a tough sell. Psychiatric Services 2003;54:1335–41.
28. Annals GJ. Forcible medication for courtroom competence – the case of Charles Sell. N Engl J Med 2004;350:2297–301.
29. *Sell v. US*, 539 US 166 (2003).
30. Zapf PA, Boccaccini MT, Brodsky SL. Assessment of competency for execution: professional guidelines and an evaluation checklist. Behaviour Science and Law 2003;21:103–20.
31. Gomez J, Arboleda-Florez J. Competency to be sentenced. Current Opinion in Psychiatry 2005;18:547–9.
32. Kastrup M. Psychiatry and the death penalty. Medical Ethics 1988;14:179–83.

33. Van Staden CW, Kruger C. Incapacity to give informed consent owing to mental disorder. J Med Ethics 2003;29:41–3.
34. Roberts L. Informed consent and the capacity for volunteerism. Am J Psychiatry 2002;159:705–12.
35. Stone A. Psychiatry and morality. Washington, DC: American Psychiatric Press; 1984. See also Bloch S, Reddaway P. Psychiatric terror. New York: Basic Books; 1977.
36. Kesey K. One flew over the cuckoo's nest. New York: Penguin; 1977.
37. Braslow J. Mental ills, bodily cures. Berkeley, CA: University of California Press; 1997.
38. Deutsch A. The shame of the states. New York: Harcourt Brace; 1948.
39. Goffman E. Asylums: essays on the social situation of mental patients and other inmates. New York: Doubleday; 1967.
40. Canavan P. Personal communication, 13 September 2007.
41. Wyatt RJ, DeRenzo EG. Scienceless to homeless. Science 1986;234;1309.
42. Barton R. Institutional neurosis. Bristol: Wright; 1959.
43. Goin MK. The wrong place to treat mental illness. Washington Post, 8 July 2007: B07.

## 13

1. Diekstra R. The epidemiology of suicide and parasuicide. Arch Suicide Research 1996;2:1–29, 1996. See also: Wasserman D, Cheng O, Jiang G. Global suicide rates among young people aged 15–19. World Psychiatry 2005;4:114–20 and Sakinofsky I. The current evidence base for the clinical care of suicidal patients: Strengths and weaknesses. Can J Psychiatry 2007;52(6 Suppl 1):7S–20. For further details on prevalence, see www.who.int/mental_health/prevention/suicide/country_reports.
2. Battin M. Suicide. In: Post S, editor. Encyclopedia of bioethics. New York: Macmillan; 2004. p. 2475–83. See also by the same author: Ending life: ethics and the way we die. New York: Oxford University Press; 2005.
3. Kleespies P, Hughes D, Gallacher F. Suicide in the medically and terminally ill: psychological and ethical considerations. J Clin Psychology 2000;56:1153–71.
4. Daube D. The linguistics of suicide. Philosophy and Public Affairs 1972;1:415–7; See also Fairbairn GJ. Suicide, language, and clinical practice. Philosophy, Psychiatry and Psychology 1998;5:157–69.
5. Camus A. The myth of Sisyphus. Harmondsworth: Penguin; 1975. p. 11,12.
6. For a detailed analysis of the various aspects of the valuation of life, see Kleinig J. Valuing life. Princeton, NJ: Princeton University Press; 1991. See also: Nagel T. Death. In: Rachels J, editor. Mortal problems. New York: Harper and Row; 1975. p. 403.
7. Freud S. Thoughts on war and death. Standard ed. London: Hogarth; 1915, p. 14, 289, 290.
8. Koch H. Suicides and suicide ideation in the Bible: An empirical survey. Acta Psychiatrica Scandinavica 2005;112:167–72. See also: Koch H. Hostile traits in Bible suicides. Acta Psychiatr Scand 2006;113:237,238.
9. Aristotle. Nichomachean ethics. Oxford: Oxford University Press; 1925. p. 1138a.
10. Plato. Phaedo. The dialogues of Plato. Oxford: Clarendon Press; 1953. p. 62b,62c (vol 1).
11. Seneca. Epistle 70. In: Loeb, editor. Epistulae morales. London: Heinemann; 1925 (vol II).
12. Augustine. The city of God. Harmondsworth: Penguin; 1972 (Book I, Chs 17–27).

13. Thomas Aquinas. Summa Theologica. New York: Benziger; 1947 (II, ii, Q. 64, Art. 5).
14. Montesquieu, Baron de. Persian letters, No. 76. Harmondsworth: Penguin; 1973.
15. Hume D. On suicide. In: Green TH, Grose TH, editors. Essays. London: Longman; 1882. p. 406–14 (vol 4); see also Lester D. Can suicide be a good death? Death Studies 2006;30:511–27 for the argument that suicide can be defined as potentially appropriate as well as potentially rational; and Feldman D. Can suicide be ethical? A utilitarian perspective on the appropriateness of choosing to die. Death Studies 2006;30:529–38 who offers a critique of Lester's position using a utilitarian perspective, namely that an act is good or not dependent on how it affects the individual as well as others – emotionally, interpersonally and economically.
16. Kant I. Groundwork of the metaphysic of morals. In: Paton J, editor. The moral law. London: Hutchinson; 1948. p. 89. Cf. Lectures on ethics. New York: Harper and Row; 1963. p. 148–54. See Brassington I. Killing people: What Kant could have said about suicide and euthanasia but did not. J Med Ethics 2006;32:571–4 for an argument against the Kantian position.
17. Burton R. Anatomy of melancholy. London: Nonesuch Press; 1925. p. 224–6.
18. Durkheim E. Suicide: a study in sociology. London: Routledge and Kegan Paul; 1952.
19. Freud S. Mourning and melancholia. Standard ed. London: Hogarth; 1957. 14:239–60.
20. Kopelman LM, deVille KA, editors. Physician-assisted suicide: what are the issues? Dordrecht: Kluwer; 2001. For a strong view against the practice from a psychiatric point of view, see Barbara AO. Protecting psychiatric patients and others from the assisted-suicide movement. Westport, CT: Praeger; 2002. Olevitch is particularly concerned about the 'slippery slope effect' and the spill-over of the practice of assisted suicide to illegitimate forms of involuntary euthanasia and the abuse of psychiatric power.
21. Dworkin R, Nagel T, Nozick R, *et al.* Assisted suicide: the philosophers' brief. New York Review of Books; March 27, 1997. This is a text, presented as an *amicus curiae*, to the US Supreme Court by six prominent moral philosophers.
22. Zaubler TS, Sullivan MD. Psychiatry and physician-assisted suicide. Psychiatric Clinics of North Am 1996;19:413–27.
23. Quoted in Rachels J. The end of life. Oxford: Oxford University Press; 1986. p. 81.
24. Robertson M. Books reconsidered: Emile Durkheim, Le suicide. Australasian Psychiatry 2006;14:365–8.
25. Goldney R, Beautrais A. Suicide and suicidal behaviour. In: Bloch S, Singh B, editors. Foundations of clinical psychiatry. Melbourne: Melbourne University Press; 2007. p. 523–37.
26. Barraclough B, Bunch L, Nelson B, *et al.* A hundred cases of suicide: clinical aspects. Br J Psychiatry 1974;125:355–73.
27. Robins E, Murphy GE, Wilkinson RH, *et al.* Some clinical considerations in the prevention of suicide based on a study of 134 successful suicides. Am J Public Health 1959;49:888–98.
28. Robins E. The final months: a study of the lives of 134 persons who committed suicide. New York: Oxford University Press; 1981.
29. Hunt IM, Kapur N, Webb R, *et al.* Suicide in current psychiatric in-patients: a case-controlled study: the National Confidential Inquiry into Suicide and Homicide. Psychological Med 2007;37:831–7.
30. Martin G, Rozanes P, Pearce C, *et al.* Adolescent suicide, depression and family dysfunction. Acta Psychiatr Scand 1995;92:336–44.

31. Mann J, Waternaux C, Haas G, *et al.* Toward a clinical model of suicidal behavior in psychiatric patients. Am J Psychiatry 1999;156:181–9.
32. Isometsa E, Henriksson M, Hillevi M, *et al.* Suicide in major depression. Acta Psychiatr Scand 1994;151:530–6.
33. Morgan H. Suicide prevention and 'the health of the nation'. Psychiatr Bull 1993;17:135,136.
34. Depression and suicide: are they preventable? Lancet 1992;340:700,701.
35. Garland A, Zigler E. Adolescent suicide prevention. Am Psychologist 1993;48:169–82. See also: Brent D, Mann J. Familial pathways to suicidal behavior-understanding and preventing suicide among adolescents. N Engl J Med 2006;355:2719–21 and Fortune S, Clarkson H. The role of child and adolescent mental health services in suicide prevention in New Zealand. Australasian Psychiatry 2006;14:369–73.
36. Forum: Prevention of suicide worldwide. World Psychiatry 2004;3:147–62. A series of commentaries on an article by Bertolote JM. on Suicide prevention: at what level does it work? (p. 147–51) by experts from different countries, including the developing world.
37. Goldney R. Suicide prevention: a pragmatic review of recent studies. Crisis 2005;26:128–40.
38. Motto J. A psychiatric perspective on rational suicide: 24 points of view: contemporary perspectives on rational suicide. Philadelphia: Brunner/Mazel; 1999. p.121–5. See also: Suicide in the medically and terminally ill: psychological and ethical considerations. J Clin Psychology 2000;56:1153–71.
39. *Bouvia v. County of Riverside.* No. 159780, Supreme Court, Riverside County, CA, Tr. 1238–1250,16 December 1983. For an account of Elizabeth Bouvia and three other cases of disability in the US who requested asistance in dying, and the concept of rational depression inherent in each situation, see Gill C. Depression in the context of disability and the 'right to die'. Theoretical Medicine Bioethics 2004;25:171–98.
40. Bursztajn H, Gutheil TG, Warren MJ, *et al.* Depression, self-love, time and the 'right' to suicide. General Hospital Psychiatry 1986;8:91–5.
41. Stone A. Response to the article by Bursztajn H, Gutheil TG, Warren MJ, *et al.* Depression, self-love, time and the 'right to suicide'. General Hospital Psychiatry 1986;8:97–9.
42. Kane FI. Keeping Elizabeth Bouvia alive for the public good. Hastings Center Report 1985;15:5–8.
43. Sheldon T. Judges make historic ruling on euthanasia. BMJ 1994;309:7–8; Dutch argue that mental torment justifies euthanasia. BMJ 1994;308:431,432. Also see: Hendin H. Assisted suicide, euthanasia, and suicide prevention: the implications of the Dutch experience. Suicide and Life-Threatening Behaviour 1995;25:193–204 and Burgess S, Hawton K. Suicide, euthanasia, and the psychiatrist. Psychology, Psychiatry, Philosophy 1998;5:113–56.
44. Battin M. Assisted suicide: can we learn from Germany? Hastings Center Report 1992;22:44–9. (Battin provides an account of the role of the non-medical German Society for Humane Dying in facilitating suicide; it was established in 1980.)
45. Zaubler T, Sullivan M. Psychiatry and physician-assisted suicide. Psychiatric Clinics of North Am 1996;19:413–27.
46. For a good description and critical analysis of the case, see Griffiths J. Assisted suicide in the Netherlands: the Chabot case. Mod Law Rev 1995;58:232–47.
47. Stone A. Psychiatry's undiscovered country. Am J Psychiatry 1994;151:953–5.

48. Hendin H, Klerman G. Physician-assisted suicide: the dangers of legalisation. Am J Psychiatry 1993;150:143–5.
49. Report of the House of Lords Select Committee on medical ethics. London: HMSO; 1994.
50. Report of the Committee on physician-assisted suicide and euthanasia. Suicide and Life-Threatening Behaviour 1996;26(Suppl):1–19.
51. Gostin L. Deciding life and death in the courtroom. J Am Med Assoc 1997;278:1523–8.
52. For an ethically sensitive account of the suicide of Arthur Koestler and his wife Cynthia, including the letters left by both, see Cesarani D. Arthur Koestler: The homeless mind. New York: Free Press; 1999. p. 542–50.
53. Mishara B, Weisstub D. Ethical and legal issues in suicide research. Int J Law and Psychiatry 2005;28:23–41.
54. Stoff D, Mann J. Suicide research. Overview and introduction. Annals of the New York Academy of Sciences 1997;836:1–11.
55. Pearson J, Stanley B, King C, *et al.* Intervention research with persons at high risk for suicidality: safety and ethical considerations. J Clin Psychiatry 2001;25:17–26.
56. Goldsmith S, Pellmar T, Kleinman A, *et al.*, editors. Reducing suicide: a national imperative. Washington, DC: National Academies Press; 2002. p. 388, 389.


## 14


1. Gutheil TH, Gabbard GO. The concept of boundaries in clinical practice: theoretical and risk-management dimensions. Am J Psychiatry 1993;150:188–96.
2. Gabbard GO, Lester EP. Boundaries and boundary violations in psychoanalysis. New York: Basic Books; 1995.
3. Langs R. The therapeutic interaction: a synthesis. New York: Aronson; 1977.
4. Gutheil TH, Gabbard GO. Misuses and misunderstandings of boundary theory in clinical and regulatory settings. Am J Psychiatry 1998;155:409–14.
5. Greenberg JR. Psychoanalytic technique and the interactive matrix. Psychoanalytic Quarterly 1995;64:122.
6. Mitchell SA. Hope and dread in psychoanalysis. New York: Basic Books; 1993.
7. Gutheil TG. Borderline personality disorder, boundary violations, and patient–therapist sex: medicolegal pitfalls. Am J Psychiatry 1989;146:597–602.
8. Epstein RS, Simon RI. The exploitation index: an early warning indicator of boundary violations in psychotherapy. Bulletin of the Menninger Clinic 1990;54:450–65.
9. Gabbard GO. Lessons to be learned from the study of sexual boundary violations. Am J Psychotherapy 1996;50:311–22.
10. Langs R. Psychotherapy: a basic text. New York: Aronson; 1982.
11. Epstein R. Keeping boundaries: maintaining safety and integrity in the psychotherapeutic process. Washington, DC: Am Psychiatric Press; 1994.
12. Keisler DJ. Therapeutic metacommunication: therapist impact disclosure of feedback in psychotherapy. Palo Alto, CA: Consulting Psychologists Press; 1988.
13. Gabbard GO, Nadelson C. Professional boundaries in the physician-patient relationship. J Am Med Assoc 1995;273:1445–9.
14. Strasburger LH, Jorgenson L, Sutherland P. The prevention of psychotherapist sexual

misconduct: avoiding the slippery slope. Am J Psychotherapy 1992;46:545–55.

15. Johnson SH. Judicial review of disciplinary action for sexual misconduct in the practice of medicine. J Am Med Assoc 1993;270:1596–1600.
16. McCullough LB, Chervenak FA, Coverdale JH. Ethically justified guidelines for defining sexual boundaries between obstetrician-gynecologists and their patients. Am J Obstetrics & Gynecology 1996;175:496–500.
17. Holroyd JC, Brodsky AM. Psychologists' attitudes and practices regarding erotic and nonerotic physical contact with patients. Am Psychologist 1977;23:843–9.
18. Pope KS, Levenson H, Schover LR. Sexual intimacy in psychology training: results and implications of a national survey. Am Psychologist 1979;34:682–9.
19. Pope KS, Keith-Spiegel P, Tabachnick BG. Sexual attraction to clients: the human therapist and the (sometimes) inhuman training system. Am Psychologist 1986;41:147–58.
20. Pope KS, Tabachnick BG, Keith-Spiegel P. Ethics of practice: the beliefs and behaviors of psychologists as therapists. Am Psychologist 1987;42:993–1006.
21. Gartrell N, Herman J, Olarte S, *et al.* Psychiatrist–patient sexual contact: results of a national survey, I: prevalence. Am J Psychiatry 1986;143:1126–31.
22. Akamatsu TJ. Intimate relationships with former clients: national survey of attitudes and behavior among practitioners. Professional Psychology: Research and Practice 1988;19:454–8.
23. Gechtman L. Sexual contact between social workers and their clients. In: Gabbard GO, editor. Sexual exploitation in professional relationships. Washington, DC: American Psychiatric Press; 1989. p. 27–38.
24. Borys DS, Pope KS. Dual relationships between therapist and client: a national study of psychologists, psychiatrists, and social workers. Professional Psychology: Research and Practice 1989;20:283–93.
25. Schoener GR, Milgrom JH, Gonsiorek JC, *et al.* Psychotherapists' sexual involvement with clients: intervention and prevention. Minneapolis, MN: Walk-In Counseling Center; 1989.
26. Kardener SH, Fuller M, Mensh IN. A survey of physicians' attitudes and practices regarding erotic and nonerotic contact with patients. Am J Psychiatry 1973;130:1077–81.
27. Gartrell NK, Milliken N, Goodson WH, *et al.* Physician–patient sexual contact: prevalence and problems. Western J Med 1992;157:139–43.
28. Committee on Physician Sexual Misconduct. Crossing the boundaries: the report of the Committee on Physician Sexual Misconduct. Vancouver: College of Physicians and Surgeons of British Columbia; 1992.
29. Wilbers D, Veensstra G, van d Wiel HBM, *et al.* Sexual contact in the doctor–patient relationship in the Netherlands. BMJ 1992;304:1531–4.
30. Lamont JA, Woodward C. Patient–physician sexual involvement: a Canadian survey of obstetrician–gynecologists. Can Med Assoc J 1994;150:1433–9.
31. Schoener GR, Gonsiorek JC. Assessment and development of rehabilitation plans for the therapist. In: Schoener GR, Gansiorek JC, Milgrom JH, Luepker ET, Conroe RM, editors. Psychotherapists' sexual involvement with clients: intervention and prevention. Minneapolis, MN: Walk-In Counseling Center; 1989. p. 401–20.
32. Simon RI. Clinical psychiatry and the law. 2nd ed. Washington, DC: American Psychiatric Press; 1992.

33. Gabbard GO. Psychotherapists who transgress sexual boundaries with patients. Bulletin of the Menninger Clinic 1994a;58:124–35.
34. Appelbaum PS, Jorgenson L. Psychotherapist-patient sexual contact after termination of treatment: an analysis and a proposal. Am J Psychiatry 1991;148:1466–73.
35. Gabbard GO. Reconsidering the American Psychological Association's policy on sex with former patients: is it justifiable? Professional Psychology: Research and Practice 1994;25:329–55.
36. Celenza A. Sexual boundary violations: therapeutic, supervisory, and academic contexts. Lanham, MD: Jason Aronson; 2007.
37. Gutheil TG, Applebaum PS. Clinical handbook of psychiatry and the law. 3rd ed. Philadelphia, PA: Lippincott, Williams and Wilkins; 2000.
38. Celenza A, Gabbard GO. Analysts who commit sexual boundary violations: a lost cause? J Am Psychoanalytic Assoc 2003;51:618–36.
39. Gabbard GO. Sexual misconduct. In: Oldham J, Riba M, editors. Review of psychiatry. Washington, DC: American Psychiatric Press; 1994. p. 433–56 (vol 13).
40. Pope KS, Gabbard GO. Individual psychotherapy for victims of therapist–patient sexual intimacy. In: Sexual exploitation in professional relationships. Washington, DC: American Psychiatric Press; 1989.
41. Margolis M. Analyst–patient sexual involvement: clinical experiences and institutional responses. Psychoanalytic Inquiry 1997;17:349–70.
42. Wohlberg J. Sexual abuse in the therapeutic setting: what do victims really want? Psychoanalytic Inquiry 1997;17:329–48.
43. Epstein RS, Simon RI, Kay GG. Assessing boundary violations in psychotherapy: survey results with the Exploitation Index. Bulletin of the Menninger Clinic 1992;56:150–66.
44. Frick DE. Non-sexual boundary violations in psychiatric treatment. In: Oldham J, Riba M, editors. Review of psychiatry. Washington, DC: American Psychiatric Press; 1994 (vol 13).
45. Lamb DH, Strand KK, Woodburn JR, *et al.* Sexual and business relationships between therapists and former clients. Psychotherapy 1994;31:270–8.
46. Gutheil GH, Brodsky A. Preventing boundary violations in clinical practice. New York: Guilford; 2008.
47. Pope KS, Vasquez MJT. Ethics in psychotherapy and counseling: A practical guide. 3rd ed. San Francisco, CA: Jossey-Bass; 2007.
48. Chused JF. The evocative power of enactments. J Am Psychoanalytic Assoc 1991;39:615–39.
49. Gabbard GO. Countertransference: the emerging common ground. Int J Psycho-Analysis 1995;76:475–85.
50. Jacobs TJ. On countertransference enactments. J Am Psychoanalytic Assoc 1986;34:289–307.
51. McLaughlin JT. Clinical and theoretical aspects of enactment. J Am Psychoanalytic Assoc 1991;39:595–614.
52. Renik O. Analytic interaction: conceptualizing technique in light of the analyst's irreducible subjectivity. Psychoanalytic Quarterly 1993;62:553–71.
53. Waldinger RJ. Boundary crossings and boundary violations: thoughts on navigating a slippery slope. Harv Rev Psychiatry 1994;2:225–7.
54. Geller JD. Self-disclosure in psychoanalytic-existential therapy. J Clin Psychology/In

Session 2003;59:541–54.
55. Lohser B, Newton PM. Unorthodox Freud: the view from the couch. New York: Guilford; 1996.
56. McDaniel SH, Beckman HB, Morse DS, *et al.* Physician self-disclosure in primary care visits. Archives of Internal Med 2007;167:1321–6.
57. Gabbard GO. The analyst's contribution to the erotic transference. Contemporary Psychoanalysis 1996;32:249–73.
58. Gutheil T, Gabbard GO. Misuse and misunderstanding of boundary theory in clinical and regulatory settings. Focus 2003;1:415–21.
59. Sarkar S. Boundary violations and sexual exploitation in psychiatry and psychotherapy. Advances in Psychiatric Treatment 2004;10:312–20.
60. Schoener GR. Preventive and remedial boundary training for helping professionals and clergy: successful approaches and useful tools. J Sex Education and Therapy 1999;24:209–17.

## 15

1. Beauchamp T, Childress JF. Principles of biomedical ethics. 5th ed. New York: Oxford University Press; 2001.
2. Miller FG, Rosenstein DL. The therapeutic orientation to clinical trials. N Engl J Med 2003;348:1383–6.
3. Emanuel EJ, Wendler D, Grady C. What makes clinical research ethical? JAMA 2000;283:2701–11.
4. Wendler D, Miller FG. Deception in the pursuit of science. Archives of Internal Medicine 2004;164:597–600.
5. Department of Health and Human Services. Protection of human subjects. Code of Federal Regulations. 45CFR46, 1991.
6. Annas GJ, Grodin MA. The Nazi doctors and the Nuremberg Code. New York: Oxford University Press; 1992.
7. Faden RR, Beauchamp TL. A history and theory of informed consent. New York: Oxford University Press; 1986; p. 200–26.
8. Slutsky AS, Lavery JV. Data safety and monitoring boards. N Engl J Med 2004;350:1143–7.
9. Rothman KJ, Michels B. The continuing unethical use of placebo controls. N Engl J Med 1994;331:394–8.
10. Freedman B, Glass KC, Weijer C. Placebo orthodoxy in clinical research. II: Ethical, legal, and regulatory myths. J Law, Medicine & Ethics 1996;24:252–9.
11. Freedman B. Equipoise and the ethics of clinical research. N Engl J Med 1987;317:141–5.
12. Freedman B. Placebo-controlled trials and the logic of clinical purpose. IRB 1990;12(6):1–6.
13. Temple R, Ellenberg SE. Placebo-controlled trials and active-control trials in the evaluation of new treatments: part 1: ethical and scientific issues. Annals of Internal Medicine 2000;133:455–63.
14. Ellenberg SE, Temple R. Placebo-controlled trials and active-control trials in the evaluation

of new treatments: part 2: Practical issues and specific cases. Annals of Internal Medicine 2000;133:455–63.

15. Emanuel EJ, Miller FG. The ethics of placebo-controlled trials – a middle ground. N Engl J Med 2001;345:915–9.
16. Sackett DL. Why randomized controlled trials fail but needn't: 2. Failure to employ physiological statistics, or the only formula a clinician-trialist is ever likely to need (or understand!) CMAJ 2001;165:1226–37.
17. Spilker B. Guide to clinical trials. Philadelphia, PA: Lippincott Williams & Wilkins: 1991:62
18. Hypericum Depression Trial Study Group. Effect of *Hypericum perforatum* (St John's Wort) in major depressive disorder: a randomized controlled trial. JAMA 2002;287:1807–14.
19. Makuch RW, Johnson MF. Dilemmas in the use of active control groups in clinical research. IRB 1989;11:1–5.
20. Leon AC. Placebo protects subjects from nonresponse: a paradox of power. Archives of Gen Psychiatry 2000;57:329–30.
21. Miller FG, Brody H. What makes placebo-controlled trials unethical? Am J Bioethics 2002;2(2):3–9.
22. Weijer C. When argument fails. Am J Bioethics 2002;2(2):10.
23. Miller FG, Brody H. A critique of clinical equipoise: therapeutic misconception in the ethics of clinical trials. Hastings Center Report 2003;33(3):19–28.
24. Miller FG. Placebo-controlled trials in psychiatric research: an ethical perspective. Biological Psychiatry 2000;47:707–16.
25. Khan A, Warner HA, Brown WA. Symptom reduction and suicide risk in patients treated with placebo in antidepressant clinical trials: an analysis of the Food and Drug Administration database. Archives of Gen Psychiatry 2000;57:311–7.
26. Levine RJ. Ethics and regulation of clinical research. 2nd ed. New Haven, CT: Yale University Press; 1986; p. 111–12.
27. Chen DT, Miller FG, Rosenstein DL. Clinical research and the physician-patient relationship. Annals of Internal Medicine 2003;138:669–72.
28. Quitkin FM. Placebos, drug effects, and study design: a clinician's guide. Am J Psychiatry 1999;156:829–36.
29. Lidz CW, Appelbaum PS. The therapeutic misconception: problems and solutions. Medical Care 2002;40(supplement):V-55–V-63.
30. Appelbaum PS, Roth LH, Lidz CW, *et al.* False hopes and best data: consent to research and the therapeutic misconception. Hastings Center Report 1987;17(2):20–4.
31. Carpenter WT, Gold JM, Lahti AC, *et al.* Decisional capacity for informed consent in schizophrenia research. Archives of Gen Psychiatry 2000;57:533–8.
32. Kim SYH, Cox C, Caine ED. Impaired decision-making ability in subjects with Alzheimer's disease and willingness to participate in research. Am J Psychiatry 2002;159:797–802.
33. Dunn LB, Lindamer LA, Palmer BW, *et al.* Enhancing comprehension of consent for research in older patients with psychosis: a randomized study of a novel consent procedure. Am J Psychiatry 2001;158:1911–3.
34. Griffith HR, Dymek MP, Atchison P, *et al.* Medical decision-making in neurodegenerative disease: mild AD and PD with cognitive impairment. Neurology 2005;65:483–5.

35. Jeste DV, Depp CA, Palmer BW. Magnitude of impairment in decisional capacity in people with schizophrenia compared to normal subjects: an overview. Schizophr Bull 2006;32:121–8.

36. Kim SYH, Cox C, Caine ED. Impaired decision-making ability in subjects with Alzheimer's disease and willingness to participate in research. Am J Psychiatry 2002;159:797–802.

37. Karlawish JHT, Casarett DJ, James BD, *et al.* The ability of persons with Alzheimer disease (AD) to make a decision about taking an AD treatment. Neurology 2005;64:1514–9.

38. Stroup S, Appelbaum P, Swartz M, *et al.* Decision-making capacity for research participation among individuals in the CATIE schizophrenia trial. Schizophrenia Research 2005;80:1–8.

39. Moser DJ, Schultz SK, Arndt S, *et al.* Capacity to provide informed consent for participation in schizophrenia and HIV research. Am J Psychiatry 2002;159:1201–7.

40. Palmer BW, Dunn LB, Appelbaum PS, *et al.* Assessment of capacity to consent to research among older persons with schizophrenia, Alzheimer disease, or diabetes mellitus: comparison of a 3-item questionnaire with a comprehensive standardized capacity instrument. Am J Psychiatry 2005;62:726–33.

41. Wirshing DA, Wirshing WC, Marder SR, *et al.* Informed consent: assessment of comprehension. Am J Psychiatry 1998;155:1508–11.

42. Appelbaum PS, Grisso T, Frank E, *et al.* Competence of depressed patients for consent to research. Am J Psychiatry 1999;156:1380–4.

43. Lapid MI, Rummans TA, Poole KL, *et al.* Decisional capacity of severely depressed patients requiring electroconvulsive therapy. J ECT 2003;19:67–72.

44. Moser DJ, Reese RL, Schultz SK, *et al.* Informed consent in medication-free schizophrenia research. Am J Psychiatry 2005;162:1209–11.

45. Dunn LB, Palmer BW, Keehan M. Understanding of placebo controls among older people with schizophrenia. Schizophr Bull 2006;32:137–46.

46. Moser DJ, Reese RL, Hey CT, *et al.* Using a brief intervention to improve decisional capacity in schizophrenia research. Schizophr Bull 2006;32:116–20.

47. Chen DT, Miller FG, Rosenstein DL. Enrolling decisionally impaired adults in clinical research. Medical Care 2002;40:V20–V29.

48. Wendler D, Shah S, Whittle A, *et al.* Nonbeneficial research with individuals who cannot consent: Is it ethically better to enroll healthy or affected individuals? IRB 2003;25(4):1–4.

49. Buchanan AE, Brock DW. Deciding for others. New York: Cambridge University Press; 1989.

50. Grisso T, Appelbaum PS. Assessing competence to consent to treatment. New York: Oxford University Press; 1998.

51. Drane JF. The many faces of competency. Hastings Center Report 1985;15(2):17–21.

52. Shalowitz DI, Garret-Mayer E, Wendler D. The accuracy of surrogate decision makers: a systematic review. Archives of Internal Medicine 2006;166:493–97.

53. Appelbaum PS, Roth LH. Competency to consent to research: a psychiatric overview. Archives of Gen Psychiatry 1982;39:951–8.

54. Joffe S, Cook EF, Cleary PD, *et al.* Quality of informed consent in cancer clinical trials: a cross-sectional survey. Lancet 2001;358:1772–7.

55. Horng S, Grady C. Misunderstanding in clinical research: distinguishing therapeutic

misconception, therapeutic misestimation, and therapeutic optimism. IRB 2003;25(1):11–6.

56. Leikin S. Minors' assent, consent, or dissent to medical research. IRB 1993;15(2):1–7.
57. Redmon RB. How children can be respected as 'ends' yet still be used as subjects in non-therapeutic research. J Med Ethics 1986;12:77–82.
58. Freedman B, Fuks A, Weijer C. In loco parentis: minimal risk as an ethical threshold for research upon children. Hastings Center Report 1993;23(2):13–9.
59. Kopelman LM. Children as research subjects: a dilemma. J Med and Philosophy 2000;25:745–64.
60. National Bioethics Advisory Commission. Research involving persons with mental disorders that may affect decisionmaking capacity, vol I. Rockville, MD: NBAC, 1998.
61. Dukoff R, Sunderland T. Durable power of attorney and informed consent with Alzheimer's disease patients: a clinical study. Am J Psychiatry 1997;154:1070–5.

## 16

1. Rutter M, Plomin R. Opportunities for psychiatry from genetic findings. Br J Psychiatry 1997;17:209–19.
2. The ethics industry [editorial]. Lancet 1997;350:897.
3. Wilmut T, Schnieke AK, McWhir J, *et al.* Viable offspring derived from fetal and adult mammalian cells. Nature 1997;385:810–13.
4. Galileo, Copernicus – and now Dolly! Independent 26 February 1997, p. 17; see also: The spectre of a human clone, ibid., p. 1.
5. Clone cologne – for men who want to smell like themselves. Daily Telegraph 1 March 1997, p. 14.
6. Cloning presents an opportunity, not a threat. Independent 28 February 1997, p. 17.
7. Dolly's already here – ethics will have to cope. Daily Telegraph 5 March 1997, p. 22.
8. Meslin E. Plenary address. 5th World Congress of Psychiatric Genetics, Santa Fe, USA, 1997.
9. Department of Health and Human Services, National Institutes of Health, FY 2008 Budget. www.genome.gov/Pages/About/Budget/NHGRIFY2008CJ.pdf (accessed January 2008).
10. Watson JD. Genes and politics. J Mol Med 1997;75:624–36.
11. Wadman M, Levitin C, Abbott A, *et al.* Business booms for guides to biology's moral maze. Nature 1997;389:658–9.
12. Nuffield Council on Bioethics. Mental disorders and genetics: the ethical context. London: Nuffield Council on Bioethics, 1998.
13. Butler D. France reaps benefits and costs of going by the book. Nature 1997;389:661–2.
14. National Ethics Council homepage www.ethikrat.org/_english/main_topics/advance_directive.html
15. Trust and the bioethics industry [editorial]. Nature 1997;389:647.
16. Mitchison N. An outline for boys and girls. Cited in: When Britain was for good breeding. Sunday Times 31 August 1997.
17. Plomin R, De Fries JC, McClearn, *et al.* Behaviour genetics. 3rd ed. New York: Freeman; 1997.
18. Slater E, Cowie V. The genetics of mental disorders. Oxford: Oxford University Press; 1971.
19. Gottesman II. Bertelsen A. Legacy of German psychiatric genetics: hindsight is always

20/20. Am J Med Genet B Neuropsychiatr Genet 1996;67:343–6.

20. Kendler K, Zerbin-Rüdin E. Abstract and review of 'Zur Erbpathologie der Schizophrenie' (Contribution to the genetics of schizophrenia) 1916. Am J Med Genet B Neuropsychiatr Genet 1996;67:338–42.
21. Gejman PV. Ernst Rüdin and Nazi euthanasia: another stain on his career. Am J Med Genet B Neuropsychiatr Genet 1997;74:455–6.
22. Gershon ES. Ernst Rüdin, a Nazi psychiatrist and geneticist. Am J Med Genet B Neuropsychiatr Genet 1997;74:457–8.
23. Lerer B, Segman RH. Correspondence regarding German psychiatric genetics and Ernst Rüdin. Am J Med Genet B Neuropsychiatr Genet 1997;74:459–60.
24. Kendler K. Reply to Gejman, Gershon, and Lerer and Segman. Am J Med Genet B Neuropsychiatr Genet 1997;74:461–3.
25. Muller-Hill B. Murderous science. Oxford: Oxford University Press; 1988.
26. Slater E. Autobiographical sketch: the road to psychiatry. In: Shields J, Gottesman II, editors. Man, mind and heredity. Baltimore, MD: Johns Hopkins Press; 1971, p. 1–23.
27. Kamin LJ. The science and politics of IQ. Chichester: Wiley; 1974.
28. Gottesman II, McGuffin P. Eliot Slater and the birth of psychiatric genetics in Great Britain, in 150 years of British psychiatry II, ed. H. Freeman and G. E. Berrios. London: Athlone; 1996, p. 537–48.
29. Tsuang MT, Faraone SV. The genetics of mood disorder. Baltimore, MD: Johns Hopkins Press; 1991.
30. Gottesman II. Schizophrenia genetics. San Francisco, CA: Freeman; 1991.
31. Rose S, Kamin L J, Lewontin RC. Not in our genes: biology, ideology and human nature. London: Penguin; 1990.
32. Diagnostic and Statistical Manual of Mental Disorders. 4th ed. American Psychiatric Association, 1994.
33. Craddock N, O'Donovan MC, Owen MJ. The genetics of schizophrenia and bipolar disorder: dissecting psychosis. J Med Genet 2005;42:193–204.
34. Craddock N, O'Donovan MC, Owen MJ. Phenotypic and genetic complexity of psychosis. Invited commentary on schizophrenia: a common disease caused by multiple rare alleles. Br J Psychiatry 2007;190:200–3.
35. Wellcome Trust Case Control Consortium. Genome-wide association study of 14,000 cases of seven common diseases and 3,000 shared controls. Nature 2007;447:661–78.
36. Shore D. Ethical issues and informed consent in psychiatric genetic research. Am J Med Genet B Neuropsychiatr Genet 1997;74:593.
37. Owen MJ, McGuffin P. Genetics and psychiatry. Br J Psychiatry 1997;171:201–2.
38. Craddock N, O'Donovan MC, Owen MJ. The genetics of schizophrenia and bipolar disorder: dissecting psychosis. J Med Genet 2005;42:193–204.
39. Mental Capacity Act 2005. London: Department for Constitutional Affairs.
40. Watts G. Genes on ice. BMJ 2007;334:662–3.
41. Faraone S V, Gottesman II, Tsuang MT. Fifty years of the Nuremberg Code: a time for retrospection and introspection editorial. Am J Med Genet B Neuropsychiatr Genet 1997;74: 345–7.
42. Harper PS, Clarke AJ. Genetics, society and clinical practice. Oxford: Bios Scientific; 1997.

43. Goate A, Chartier-Harlin M, Mullan M. *et al.* Segregation of a missense mutation in the amyloid precursor protein gene with familial Alzheimer's disease. Nature 1991;349:704–6.
44. Knowles J. Hunting down diseases. Odyssey 1997;3:18–24.
45. Farmer AE, Owen MJ. Genomics: the next psychiatric revolution? Br J Psychiatry 1996; 169:135–8.
46. Craddock N, Owen MJ. The beginning of the end for the Kraepelinian dichotomy. Br J Psychiatry 2005;186:364–6.
47. Collins F. Positional cloning: let's not call it reverse any more. Nature Genetics 1992;1:36.
48. McGuffin P, Owen M, O'Donovan M, Thapar A, Gottesman II. Seminars in psychiatric genetics. London: Gaskell; 1994.
49. Sandbrink R, Hartmann T, Master CL, *et al.* Genes contributing to Alzheimer's disease. Mol Psychiatry 1996;1:27–40.
50. Farmer AE. Current approaches to classification. In: Murray R, Hill P, McGuffin P, editors. Essentials of postgraduate psychiatry. 3rd ed. Cambridge: Cambridge University Press; 1997, p. 53–64.
51. Craddock N, Owen MJ. The beginning of the end for the Kraepelinian dichotomy. Br J Psychiatry 2005;186:364–6.
52. Cardno, AG, Rijsdijk FV, Sham PC, *et al.* A twin study of genetic relationships between psychotic symptoms. Am J Psychiatry 2002;159:539–45.
53. Scourfield J, Soldan J, Gray J. *et al.*. Huntington's disease: psychiatric practice in molecular genetic prediction and diagnosis. Br J Psychiatry 1997;170:146–9.
54. Williams J, Spurlock G, McGuffin P, *et al.* Association between schizophrenia and the T102C polymorphism of the 5-hydroxytryptamine type 2a-receptor gene. Lancet 1996;347:1294–6.
55. Williams J, McGuffin P, Nöthen M, *et al.* EMASS Collaborative Group. A meta analysis of association between the 5-HT2a receptor T102C polymorphism and schizophrenia. Lancet 1997;349:1221.
56. Rasmussen-Torvik LJ, McAlpine DD. Genetic screening for SSRI drug response among those with major depression: great promise and unseen perils. Depress Anxiety 2007;24:350–7.
57. Arranz MJ, de Leon J. Pharmacogenetics and pharmacogenomics of schizophrenia: a review of last decade of research. Mol Psychiatry 2007;12:707–47.


## 17


1. Craver CF. Explaining the brain: mechanisms and the mosaic unity of neuroscience. Oxford: Oxford University Press; 2007.
2. Levy N. Neuroethics: challenges for the 21st century. Cambridge: Cambridge University Press; 2007.
3. Dana Foundation. Neuroethics: mapping the field [conference proceedings]. New York: Dana Press; 2002.
4. Garland B, editor. Neuroscience and the law; brain, mind and the scales of justice. New York: Dana Press; 2004.
5. Glannon W. Bioethics and the brain. Oxford: Oxford University Press; 2007.
6. Illes J, editor. Neuroethics: defining the issues in theory, practice and policy. Oxford:

Oxford University Press; 2006.

7. Roskies A. A case study in neuroethics: the nature of moral judgment. In: Illes J, editor. Neuroethics: defining the issues in theory, practice and policy. Oxford: Oxford University Press; 2006, p. 17–18.
8. Koenigs M, Young L, Adolphs R, *et al.* Damage to the prefrontal cortex increases utilitarian judgments. Nature 2007;446:908–11.
9. Seymour B, Singer T, Dolan R. The neurobiology of punishment. Nat Neurosci 2007;8:300–11.
10. Appiah KA. Experiments in ethics. Cambridge, MA: Harvard University Press; 2008.
11. Sinnott-Armstrong W, editor. The neuroscience of morality: emotion, brain disorders and development. Cambridge, MA: MIT Press; 2008.
12. McGinn C. The mysterious flame: conscious minds in a material world. New York: Basic Books; 1999.
13. Haynes JD, Datsuyuki S, Rees G, *et al.* Reading hidden intentions in the human brain. Curr Biol 2007;17:1–6.
14. Frith C. Making up the mind: how our brain creates the mental world. Oxford: Blackwell; 2007.
15. Racine E, Bar-Ilan O, Illes J. fMRI in the public eye. Nat Rev Neurosci 2005;6:159–64.
16. McCabe DP, Castel AD. Seeing is believing: the effect of brain images on judgments of scientific reasoning. Cognition 2008;107:343–52.
17. Weisberg DS, Keil FC, Goodstein J, Rawson E, Gray JR. The seductive allure of neuroscience explanations. J Cogn Neurosci 2008;20:3:1–8.
18. Audi R. Action, intention and reason. Ithaca, NY: Cornell University Press; 1993, p. 1–4.
19. McHugh PR, Slavney PR. The perspectives of psychiatry, 2nd ed. Baltimore, MD: Johns Hopkins University Press; 1998, p. 11–12.
20. Wegner DM.The illusion of conscious will. Cambridge, MA: MIT Press; 2002.
21. Greene J, Cohen J. For the law, neuroscience changes nothing and everything.Philosophical Transactions Royal Society B: Biological Sciences 2004;359:1775–85.
22. Dennett DC. Calling in the Cartesian loans. Behav Brain Sci 2004;27:661.
23. Morse SJ. Neither desert nor disease. Legal Theory 1999;5:265–309.
24. Bargh JA. Bypassing the will: toward demystifying the nonconscious control of social behavior. In: Hassin RR, Uleman JS, Bargh JA, editors. The new unconscious. New York: Oxford University Press; 2005, p. 37–58.
25. Fodor J. The modularity of mind. Cambridge, MA: MIT Press; 1983.
26. Libet B. Do we have free will? J Consciousness Studies 1999;6:47–57.
27. Libet B. Mind time: the temporal factor in consciousness. Cambridge, MA: Harvard University Press; 2004.
28. Soon CS, Brass M, Heinze H-J, Haynes JD. Unconscious determinants of free decisions in the human brain. Nature Neuroscience 2008;11:543–5.
29. Banks WP, Pockett S. Benjamin Libet's work on the neuroscience of free will. In: Velmans M, Schneider S, editors. The Blackwell companion to consciousness. Malden, MA: Blackwell Publishing; 2007, p. 657–70.
30. Brass M, Haggard P. To do or not to do: the neural signature of self-control. J Neuroscience 2007;27:9141–5.
31. Mele AR. Free will and luck, New York: Oxford University Press; 2006, p. 30–48.

32. Wood JN, Glynn DD, Phillips BC, *et al.* The perception of rational, goal-directed action in non-human primates. Science 2007;317:1402–05.
33. Morse SJ. Uncontrollable urges and irrational People. Va Law Rev 2002;88:1025–78.
34. Kalivas PW, Volkow ND. The neural basis of addiction: a pathology of motivation and choice. Am J Psychiatry 2005;162:1403–13.
35. Richards JR. Human nature after Darwin: a philosophical introduction. London: Routledge; 2000.
36. Strawson G. Consciousness, free will, and the unimportance of determinism. Inquiry 1989;32:3–27.
37. Strawson PF. Freedom and resentment In: Watson G, editor. Free will. Oxford: Oxford University Press; 1982 p. 59–80.
38. Morse SJ. The non-problem of free will in forensic psychiatry and psychology. Behav Sci Law 2007;27:203–20.
39. Morse SJ. Culpability and control. Univ PA Law Rev 1994;142:1587–660.
40. *Roper v. Simmons*, 543 US 551 (2005).
41. Morse, SJ. Brain overclaim syndrome: a diagnostic note. Ohio State J Crim Law 2006;3:397–412.
42. Mandavilli A. Actions speak louder than images. Nature 2006;466:664–5.
43. Harris J. Enhancing evolution: the ethical case for making better people. Princeton, NJ: Princeton University Press; 2007.
44. Garreau J. Radical evolution: the promise and peril of enhancing our minds, our bodies – and what it means to be human. New York: Doubleday; 2005.
45. Sandel MJ. The case against perfection: ethics in the age of genetic engineering. Cambridge, MA: Harvard University Press; 2007.
46. *Kyllo v. US*, 533 US 27 (2001).
47. Marangell LB, Martinez M, Jurdi RA, Zboyan H. Neurostimulation therapies in depression: a review of new modalities. Acta Psychiatr Scand 2007;116:174–81.
48. *Washington v. Harper*, 494 US 211 (1990).
49. Walsh MT, Dinan TG. Selective serotonin reuptake inhibitors and violence: a review of the available evidence. Acta Psychiatr Scand 2001;104:84–91.
50. *State v. Randall*, 532 N.W.2d 94, 106–10 (Wis., 1995).
51. *Sell v. US*, 539 U.S. 166 (2003).
52. Berg JW, Appelbaum PS, Lidz CW, *et al.* Informed consent: legal theory and clinical practice, 2nd ed. New York: Oxford University Press; 2001. p. 41–74.
53. Iacoboni M, Freedman J, Kaplan J, *et al.* This is your brain on politics. New York Times 11 November 2007; 4:14.
54. Amen DG. Getting inside their heads … really inside. Los Angeles Times 5 December 2007; A:31.
55. Greely HT, Illes J. Neuroscience-based lie detection: the urgent need for regulation. Am J Law Med 2007;33:377–431.

## 18

1. Delay J, Denkier P. Chlorpromazine and neuroleptic treatments in psychiatry. J Clin Exp

Psychopathol 1956;17:19–24.

2. Kuhn R. The treatment of depressive states with G22355 (imipramine hydrochloride). Am J Psychiatry 1958;115:459–64.
3. Sternbach LH. Pharmacology of benzodiazepines, in the discovery of CNS active 1,4-benzodiazepines (chemistry). E. Usdin., T.J.R. Skolnick. Jr., *et al*, editors. London: Macmillian; 1982. p. 7–14.
4. Cade JFJ. Lithium salts in the treatment of psychotic excitement. Med J Aust 1949;36:349–52.
5. Davis JM, Barter JT, Kane JM. Antipsychotic drugs. In: Kaplan HI, Sadock BJ, editors. Comprehensive textbook of psychiatry. New York: Williams and Wilkins; 1989.
6. Curson D, Pantelis C, Ward J, *et al.* Institutionalism and schizophrenia 30 years on. Clinical poverty and the social environment in three British mental hospitals in 1960 compared with a fourth in 1990. Br J Psychiatry 1992;160:230–41.
7. Brahams D, Weller M. Crime and homelessness among the mentally ill. Medical Legal J 1986;54:42–53.
8. Sullivan G, Burnam A, Koegel P. Pathways to homelessness among the mentally ill. Soc Psychiatry Psychiatr Epidemiol 2000;35:444–50.
9. Davies LM, Drummond MF. Assessment of costs and benefits of drug therapy for treatment-resistant schizophrenia in the United Kingdom. Br J Psychiatry 1994;162:38–42.
10. Bosanquet N, Zajdler A. Psychopharmacology and the ethics of resource allocation: Comment. Br J Psychiatry 1994;162:29–32.
11. Bergen J. Report on 'Psychotherapeutic Medication in Australia'. Australas Psychiatry 1997;5:91–3.
12. Roth LH. Four studies of mental health commitment. Am J Psychiatry 1989;146:135–7.
13. Goffman E. Asylums: essays on the social situation of mental patients and other inmates. Chicago, IL: Aldine; 1962.
14. Scheff TJ. Being mentally ill: a sociological theory. Chicago, IL: Aldine; 1966.
15. Thompson IE. Fundamental ethical principles in health care. BMJ 1987;295:1461–5.
16. Klerman GL, Dimascio A, Weissman MM, Prusoff BA, Paykel ES. Treatment of depression by drugs and psychotherapy. Am J Psychiatry 1974;131:186–91.
17. Pantelis C, Barnes TRE. Drug strategies and treatment-resistant schizophrenia. Aust N Z J Psychiatry 1996;30:20–38.
18. King DJ, Green JF. Medication and cognitive functioning in schizophrenia. In: Pantelis C, Nelson HE, Barnes TRE, editors. Schizophrenia: a neuropsychological perspective. Chichester: Wiley; 1996. p. 419–45.
19. Stockler M, Coates A. What have we learned from meta-analysis? Med J Aust 1993;159:291–3.
20. Adams C, Anderson J, Awad G, *et al.* Schizophrenia and the Cochrane Collaboration. Schizophr Res 1994;13:185–8.
21. Felson DT. Bias in meta-analytic research. J Clin Epidemiol 1992;45:885–92.
22. Stewart LA, Parmer MKB. Meta-analysis of the literature or of individual patient data: is there a difference? Lancet 1993;341:418–22. 57. Eysenck HJ. An exercise in mega-silliness. Am Psychol 1978;33:517.
23. Eysenck HJ. An exercise in mega-silliness. Am Psychologist 1978;33:517.
24. Sackett DL, Haynes RB, Guyatt GH, *et al.* Clinical epidemiology: a basic science for clinical

medicine. Boston, MA: Little, Brown; 1991.

25. Sacks HS, Berrier J, Reitman D, *et al.* Meta-analysis of randomized controlled trials. N Engl J Med 1987;316:450–5.
26. Normand JM. France's unethical medics. Le Monde, 1993.
27. Uhlenhuth EH, DeWitt H, Balter MB, *et al.* Risks and benefits of long-term benzodiazepine use. J Clin Psychopharmacol 1988;8:161–7.
28. Hallstrom C. Use and abuse of benzodiazepines. Br J Hosp Med 1989;41:115.
29. Ballenger JC. Benzodiazepines. In: Schatzberg AF, Nemeroff CB, editors. Textbook of psychopharmacology. Washington DC: American Psychiatric Press; 1995,11. p. 215–30.
30. Shader RI, Greenblatt DJ. Use of benzodiazepines in anxiety disorders. N Engl J Med 1998;328:1398–405.
31. Hirsch SR, Barnes TRE. Clinical use of high-dose neuroleptics. Br J Psychiatry 1994;164:94–6.
32. Thompson C. The use of higher-dose antipsychotic medication: consensus statement. Br J Psychiatry 1994;164:448–58.
33. Kane JM, McGlashan TH. Treatment of schizophrenia. Lancet 1995;346:820–5.
34. Goldberg D, Huxley P. Mental illness in the community. London: Tavistock; 1980.
35. Cooper GL. The safety of fluoxetine – an update. Br J Psychiatry 1988;153:77–86.
36. Pedersen OL, Kragh-Srensen P, Bjerre M, *et al.* Citalopram, a selective serotonin reuptake inhibitor: clinical antidepressive and long-term effect – a phase II study. Psychopharmacology (Berl) 1982;77:199–204.
37. Leonard BE. Pharmacological differences of serotonin reuptake inhibitors and possible clinical relevance. Drugs 1992;43:3–10.
38. Tollefson GD. Selective serotonin reuptake inhibitors. In: Schatzberg AF, Nemeroff CB, editors. Textbook of psychopharmacology. 8th ed. Washington DC: American Psychiatric Press; 1995. p. 161–82.
39. Candilis PJ. Early intervention in schizophrenia: three frameworks for guiding for ethical inquiry. Psychopharmacology 2003;171:75–80.
40. Michelson LK, Ray WJ, editors. Handbook of dissociation. Theoretical, empirical, and clinical perspectives. London: Plenum Press; 1996.
41. Davidson JRT, Van der Kolk BA. The psychopharmacological treatment of posttraumatic stress disorder. In: Van der Kolk BA, McFarlane AC, Weisaeth L, editors. Traumatic stress: the effects of overwhelming experience on mind, body and society. London: Guilford; 1996. p. 510–24.
42. Krystal JH, Bennet A, Bromner JD, *et al.* Recent developments in the neurobiology of dissociation: implications for Posttraumatic Stress Disorder. In: Michelson LK, Ray WJ, editors. Handbook of dissociations: theoretical, empirical and clinical perspectives. New York: Plenum Press; 1996. p. 163–90.
43. Oldham JM, Hollander E, Skodol AE, editors. Impulsivity and compulsivity. Washington DC: American Psychiatric Press; 1996.
44. Aizenberg D, Gur S, Zemishlany Z, *et al.* Mianserin, a 5-ht2a/2c and alpha(2) antagonist, in the treatment of sexual dysfunction induced by serotonin reuptake inhibitors [Review]. Clin Neuropharmacol 1997;20:210–4.
45. Potter WZ, Manji HK, Rudorfer MV. Tricyclics and tetracyclics. In: Schatzberg AF, Nemeroff CB, editors. Textbook of psychopharmacology. Washington DC: American

Psychiatric Press;1995. p. 161–82.

46. Carpenter WT, Jr. Heinrichs, DW, Alphs LD. Treatment of negative symptoms. Schizophr Bull 1985;11:440–52.
47. Barnes TR, Liddle PF. Evidence for the validity of negative symptoms. In: Andreasen NC, editor. Schizophrenia: positive and negative symptoms and syndromes. Basel: Karger; 1990. p. 43–72.
48. Breier A, Buchanan RW, Kirkpatrick B, *et al.* Effects of clozapine on positive and negative symptoms in outpatients with schizophrenia. Am J Psychiatry 1994;151:20–6.
49. Barnes TRE. Tardive dyskinesia: can it be prevented? In: Hawton K, Cowen P, editors. Dilemmas and controversies in the management of psychiatric patients, 1990.
50. Marder SR, Van Putten T. Antipsychotic medications. In: Schatzberg AF, Nemeroff CB, editors. Textbook of psychopharmacology. Washington DC: American Psychiatric Press; 1995. p. 247–61.
51. Shalev A, Hermesh H, Munitz H. Mortality from neuroleptic malignant syndrome. J Clin Psychiatry 1989;50:18–25.
52. Baldessarini RJ, Frankenburg FR. Clozapine: A novel antipsychotic agent. N Engl J Med 1991;324:746–54.
53. Meltzer HY. The mechanism of action of novel antipsychotic drugs. Schizophr Bull 1991;17:263–87.
54. Gerlach J. New antipsychotics: classification, efficacy, and adverse effects. Schizophr Bull 1991;17:289–309.
55. Hippius H. The history of clozapine. Psychopharmacology 1989;99:53–5.
56. Lieberman JA, Saltz BL, Johns CA, *et al.* The effects of clozapine on tardive dyskinesia. Br J Psychiatry 1991;158:503–10.
57. King, DJ, Green JF. Medication and cognitive functioning in schizophrenia. In: Pantelis C, Nelson HE, Barnes TRE, editors. Schizophrenia: a neuropsychological perspective. Chichester: Wiley; 1996. p. 419–45.
58. Owens MJ, Craig-Risch S. Atypical antipsychotics. In: Schatzberg AF, Nemeoff CB, editors. Textbook of psychopharmacology. Washington DC: American Psychiatric Press; 1995. p. 263–80.
59. Alvir JMJ, Lieberman JA. A reevaluation of the clinical characteristics of clozapine-induced agranulocytosis in light of the United States experience. J Clin Psychopharmacol 1994;14:87–9.
60. Golden RN, Bebchuk JM, Leatherman MA. Trazodone and other antidepressants. In: Schatzberg AF, Nemeroff CB, editors. Textbook of psychopharmacology. Washington DC: American Psychiatric Press; 1995. p. 195–213.
61. Leo RJ, Kreeger JL, Kim KY. Cardiomyopathy associated with clozapine. Ann Pharmacother 1996;30:603–5.
62. Preskorn SH. Clinically relevant pharmacology of selective serotonin reuptake inhibitors – an overview with emphasis on pharmacokinetics and effects on oxidative drug metabolism [Review]. Clin Pharmacokinet 1997;32 Suppl 1:1–21.
63. Gullick EL, King LJ. Appropriateness of drugs prescribed by primary care physicians for depressed outpatients. J Affect Disord 1979;1:55–8.
64. Catalan J, Gath DH, Bond G, *et al.* General practice patients on long-term psychotropic

drugs. Br J Psychiatry 1988;152:399–405.

65. Yellowlees PM, Kennedy C. Telemedicine: here to stay. Med J Aust 1997;166:262–5.
66. Crowe GR. Telemedicine: Solution of problem? Med J Aust 1997;167:56. Klerman GL, Dimascio A, Weissman MM, *et al.* Treatment of depression by drugs and psychotherapy. Am J Psychiatry 1974;131:186–91.
67. Amminger GP, Edwards J, Brewer WJ, *et al.* Duration of untreated psychosis and cognitive deterioration in first-episode schizophrenia. Schizophr Res 2002;54:223–30.
68. Edwards J, Maude D, McGorry PD, *et al.* Prolonged recovery in first episode psychosis. Br J Psychiatry Suppl 1998;172:107–16.
69. Haas GL, Garratt LS, Sweeney JA. Delay to first antipsychotic medication in schizophrenia: impact on symptomatology and clinical course of illness. J Psychiatr Res 1998;32:151–9.
70. Johnstone EC, Crow TJ, Johnson AL, *et al.* The Northwick Park study of first episodes of shiczophrenia: I. Presentation of the illness and problems relating to admission. Br J Psychiatry 1986;148:115–20.
71. Larsen TK, McGlashan TH, Johannessen J, *et al.* First episode schizophrenia: II. Schizophr Bull 1996;22:257–69.
72. Loebel AD, Lieberman JA, Alvir JMJ, *et al.* Duration of psychosis and outcome in first-episode schizophrenia. Am J Psychiatry 1992;149:1183–8.
73. Addington J, Van Mastrigt S, Addington D. Duration of untreated psychosis: impact on 2-year outcome. Psychol Med 2004;34:277–84.
74. Yung AR, McGorry PD, McFarlane CA, *et al.* Monitoring and care of young people at incipient risk of psychosis. Schizophr Bull 1996;22:283–303.
75. Miller TJ, McGlashan TH, Rosen JL, *et al.* Prospective diagnosis of the initial prodrome for schizophrenia based on the Structured Interview for Prodromal Syndromes: preliminary evidence of interrater reliability and predictive validity. Am J Psychiatry 2002;159:863–5.
76. Cornblatt BA, Lencz T, Smith C, *et al.* Can antidepressants be used to treat the schizophrenia prodrome? Results of a prospective, naturalistic treatment study of adolescents. J Clin Psychiatry 2007;68:546–57.
77. McGorry PD, Yung AR, Phillips LJ, *et al.* Randomized controlled trial of interventions designed to reduce the risk of progression to first-episode psychosis in a clinical sample with subthreshold symptoms. Arch Gen Psychiatry 2002;59:921–8.
78. McGlashan TH, Zipursky RB, Perkins D, *et al.* Randomised double-blind trial of olanzapine versus placebo in patients prodromally symptomatic for psychosis. Am J Psychiatry 2006;163(5):170–9.
79. Yung AR, McGorry PD. Is pre-psychotic intervention realistic in schizophrenia and related disorders? Aust NZ J Psychiatry 1997;31:799–805.
80. Morice R. Comment: should we walk before setting the PACE? Aust NZ J Psychiatry 1997;31:806–7.
81. Yung AR, McGorry PD. Is pre-psychotic intervention realistic in schizophrenia and related disorders? Aust N Z J Psychiatry 1997;31:799–805.
82. Schaffner KF, McGorry PD. Preventing severe mental illness: new prospects and ethicsl challenges. Schizophr Res 2001;51:3–15.
83. Heinessen RK, Perkins DO, Appelbaum PS, *et al.* Informed consent in early psychosis

research. National Institute of Mental Health Workshop. Schizophr Bull 2000;27:571–84.

84. American Psychiatric Association. Diagnostic and statistical manual of mental disorders, DSM-IV. 4th ed. Washington DC: American Psychiatric Association; 1994.
85. Morley KI, Hall WD. Using pharmacogenetics and pharmacogenomics in the treatment of psychiatric disorders: some ethical and economic considerations. J Mol Med 2004;82:21–30.
86. Issa AM. Ethical considerations in clinical pharmacogenomics research. Trends in Pharmacological Science 2000;21:247–9.
87. Lindpaintner K. Pharmacogenetics and the future of medical practice. J Mol Med 2003;81:141–53.
88. Lindpaintner K. The impact of pharmacogenetics and pharmacogenomics on drug delivery. National Review of Drug Discovery 2002;1:463–9.
89. Issa M. Ethical perspectives on pharmacogenomic profiling in the drug development process. National Review of Drug Discovery 2002;1:300–08.
90. Robertson JA, Brody B, Buchanan A, *et al.* Pharmacogenetic challenges for the health care system. Health Aff 2002;21:155–67.
91. Beauchamp TL, Childress JF. Principles of biomedical ethics. Oxford: Oxford University Press; 2001.
92. Brody BA. The ethics of biomedical research: an international perspective. Oxford: Oxford University Press; 1998.
93. Foster MW, Sharp RR, Mulvihill JJ. Pharmacogenetics, race and ethnicity: social identities and individualised medical care. Ther Drug Monit 2001;23:232–8.
94. Moldrup C. Ethical, social and legal implications of pharmacogenomics: a critical review. Community Genet 2001;1:204–14.
95. Gennery B. The role of pharmacoeconomics. Br J Med Economics 1993;6:3–4.
96. Boyer, WF, Feighner JP. The efficacy of selective serotonin uptake inhibitors in depression, in selective serotonin uptake inhibitors. In: Feighner JP, Boyer WF, editors. Chichester: Wiley; 1991. p. 89–108.
97. Healey D. Psychopharmacology and the ethics of resource allocation. Br J Psychiatry 1993;162:23–9.
98. Bosanquet N, Zajdler A. Psychopharmacology and the ethics of resource allocation: Comment. Br J Psychiatry 1964;162:29–32.
99. McKenna PJ, Bailey PE. The strange story of clozapine. Br J Psychiatry 1988;162:32–7.
100. Whitford H. The National Mental Health Strategy: is it making any difference? Australas Psychiatry 1996;4:313–5.
101. Beilby JJ, Silagy CA. Trials of providing costing information to general practitioners – a systematic review [Review]. Med J Aust 1997;167:89–92.
102. Cassel CK. Doctors and allocation decisions: a new role in the new Medicare. J Health Polit Policy Law 1985;10:549–64.
103. Pellegrino ED. Rationing healthcare: the ethics of medical gatekeeping. Law Policy 1986;2:23–45.
104. Daniels N. Why saying no to patients in the United States is so hard. N Engl J Med 1986;314:1380–4.
105. Brody H, editor. The healer's power. New Haven, CT: Yale University Press; 1992.

106. Bochner F, Burgess NG, Martin ED. Approaches to rationing drugs in hospitals – an Australian perspective [Review]. Pharmacoeconomics 1996;10:467–74.

107. Calman KC. Ethics, allocation of health care resources, education, outcome. The ethics of allocation of scarce health care resources – a view from the centre. J Med Ethics 1994; 20:71–4.

108. Chadwick R, Levitt M. When drug treatment in the elderly is not cost effective – an ethical dilemma in an environment of healthcare rationing. Drugs Aging 1995;7:416–9.

109. Horn S. Quality, clinical practice improvement, and the episode of care. Manag Care Q 2001;9:10–24.

110. Dougherty CJ. Mind, money, and morality: ethical dimensions of economic change in American psychiatry. Am J Psychiatry 1998;18:15–20.

111. Schneider-Braus K. Exploring the ethics of cost containment in psychiatric training. Acad Psychiatry 1996;20:158–64.

112. Perlis RH, Perlis CS, Wu Y, *et al.* Industry sponsorship and financial conflict of interest in the reporting of clinical trials in psychiatry. Am J Psychiatry 2005;162:1957–60.

113. Kirmsky S, Rothenber LS. Financial interest and its disclosure in scientific publications. JAMA 1998;280:225–6.

114. Blumenthal D, Causino N, Campbell E, *et al.* Relationships between academic institutions and industry in the life sciences – an industry survey. N Engl J Med 1996;329:573–6.

115. Lexchin J, Bero LA, Djulbegovic B, *et al.* Pharmaceutical industry sponsorship and research outcome and quality: systematic review. Br Med J 2003;326:1167–70.

116. Bekelman JE, Li Y, Gross CP. Scope and impact of financial conflicts of interest in biomedical research: a systematic review. JAMA 2003;289:454–65.

117. Vitiello B. Long term effects of stimulant medications on the brain: possible relevance to the treatment of attention deficit hyperactivity disorder. J Child Adolesc Psychopharmacol 2001a;11:25–34.

118. Vitiello B. Psychopharmacology for young children: clinical needs and research opportunities. Pediatrics 2001;108:983–9.

119. Bosco JJ, Robbins SS, editors. The hyperactive child and stimulant drugs. Chicago, IL: Chicago University Press; 1976.

120. Wender P. Minimal brain dysfunction in children. New York: Wiley; 1971.

121. Main TF. The ailment. Br J Med Psychol 1957;30:129–45.

122. Spetie L, Arnold LE. Ethical issues in child psychopharmacology research and practice: emphasis on preschoolers. Psychopharmachology 2007;191:15–26.

123. Posternak MA, Mueller TI. Assessing the risks and benefits of benzodiazepines for anxiety disorders in patients with substance abuse or dependence. Am J Addiction 2001;10:48–68.

124. Covell NH, Jackson CT, Evans AC, *et al.* Antipsychotic prescribing practices in Connecticut's public mental health system: rates of changing medications and prescribing styles. Schizophr Bull 2002;28:17–29.

125. Fruedenreich O, Goff DG. Antipsychotic combination treatment in schizophrenia: a review of efficacy and risks of current combinations. Acta Psychiatr Scand 2002; 106:323–30.

126. Miller AL, Craig CS. Combination antipsychotics: pros, cons, and questions.

Schizophrenia Bull 2002;28:105–09.

127. Reinstein MJ, Sirotovskaya LA, Jones LE, *et al.* Effect of clozapine-quetiapine combination therapy on weight and glycemic control: preliminary findings. Clinical Drug Investigations 1999;18:99–104.

128. Dyer AR, Bloch S. Informed consent and the psychiatric patient. J Med Ethics 1987;13:12–6.

129. Winslade WJ. Informed consent in psychiatric practice: the primacy of ethics over law. Behav Sci Law 1983;1:47–56.

130. Mullen PD, Green LW, Persinger GS. Clinical trials of patient education for chronic conditions: a comparative meta-analysis of intervention-types. Preventative Medicine 1985;14:753–81.

131. Sider RC, Clements C. Psychiatry's contribution to medical ethics education. Am J Psychiatry 1982;139:498–501.

132. Holloway F, Szmukler G. Involutary psychiatric treatment: capacity should be central to decision making. J Mental Health 2003;12:443–7.

133. Belmaker RH, Klein E, Dick E. Ethics and psychopharmacologic research. In: Morgan D, editor. Pharmacology: impact on clinical psychiatry. 2nd ed. St. Louis: Ishiyaku Euro America;1985. p.19–29.

134. Appelbaum PS, Grisso T. The MacArthur treatment competence study. 1. Mental illness and competence to consent to treatment. Law Hum Behav 1995;19:105–26.

135. Kleinman I, Schachter D, Koritar E. Informed consent and tardive dyskinesia. Am J Psychiatry 1989;146:902–4.

136. Kleinman I, Schachter D, Jeffries J, *et al.* Effectiveness of two methods for informing schizophrenic patients about neuroleptic medication. Hosp Community Psychiatry 1993;44:1189–91.

137. Kleinman I, Schachter D, Jeffries J, *et al.* Informed consent and tardive dyskinesia: long-term follow-up. J Nerv Ment Dis 1996;184:517–22.

138. Clayton EW. From Rogers to Rivers: the rights of the mentally ill to refuse medication. Am J Law Med 1987;13:7–52.

139. Liddel M. Rational prescribing and professional standards. Med J Aust 1994;160:564–7.

140. Health and Community Services. SSRI Antidepressants – Information for Patients. Psychiatric Services Division, Victorian Government Department of Health and Community Services, 1994.

141. Health and Community Services. Major tranquillisers: information for patients. Psychiatric Services Division, Victorian Government Department of Health and Community Services, 1994.

142. Victorian Postgraduate Medical Federation. Psychotropic drug guidelines. 3rd ed. Melbourne: Victorian Medical Postgraduate Foundation, 1995.

143. RANZCP Guidelines for psychotropic drugs in psychiatric practice. Melbourne: Royal Australian and New Zealand College of Psychiatrists, 1994.

144. Waddell M, Doherty Dr PJ, Schweitzer API. The Australian Psychotropic Pharmacopoeia. Melbourne: North Eastern Health Care Network, 1996.

145. *Rogers v. Whitaker*, 175 C L R 479 (1991).

146. Sexton. P. Rogers v. Whitaker revisited: why do we have medical ethics? Australian

Medicine 1996;8:14.

147. *Rogers v. Commissioner of Department of Mental Health*, 458 NE 2d. 308 (Mass., 1983).
148. Beck JC. Determining competency to assent to neuroleptic drug treatment. Hosp Community Psychiatry 1988;39:1106–8.
149. Appelbaum PS. The right to refuse treatment with antipsychotic medications: retrospect and prospect. Am J Psychiatry 1988;145:413–9.
150. Applebaum PS, Gutheil TG. The right to refuse treatment: the real issue is quality of care. Bull Am Acad Psychiatry Law 1981;9:199–202.
151. Geiselmann B. Informed refusal: the patient's influence on long-term treatment. Pharmacopsychiatry 1994;27(Supplement):58–62.
152. *Rogers v. Okin*, 478 F. Supp. 1342 (D.Mass., 1979).
153. Gutheil TG. In search of true freedom: drug refusal, involuntary medication and rotting with your rights on. Am J Psychiatry 1980;137:577–80.
154. Roth L. Mental health commitment: the state of the debate. Hosp Community Psychiatry 1980;31:385–96.
155. *Rogers v. Okin*, 738 F2d. 1 (1st Cir., 1984).
156. *Mills v. Rogers*, 457 US 291.
157. Brooks AD. Law and antipsychotic medications. Behav Sci Law 1986;4:247–63.
158. Sidley NT. The right of involuntary patients in mental institutions to refuse drug treatment. J Psychiatry Law 1984;12:231–55.
159. Leong GB. The expansion of psychiatric participation in social control. Hosp Community Psychiatry 1989;40:240–2.
160. Rodenhauser P, Heller A. Management of forensic psychiatric patients who refuse medication – 2 scenarios. J Forensic Science 1984;29:237–44.
161. Schwartz HI, Vingiano W, Bezirganian Perez C. Autonomy and the right to refuse treatment: patient's attitudes after involuntary medication. Hosp Community Psychiatry 1988;39:1049–54.
162. Hoge SK, Appelbaum PS, Lawlor T, *et al.* A prospective, multicenter study of a patient's refusal of antipsychotic medication. Arch Gen Psychiatry 1990;47:949–56.
163. Marder SR, Mebane A, Chein C. A comparison of patients who refuse and consent to neuroleptic treatment. Am J Psychiatry 1983;140:470–2.
164. Marder SR, Swann E, Winslade WJ. A study of medication refusal by involuntary psychiatric patients. Hosp Community Psychiatry 1984;35:724–6.
165. Kalman TP. An overview of patient satisfaction with psychiatric treatment. Hosp Community Psychiatry 1983;34:48–53.
166. Keisling R. Characteristics and outcome of patients who refuse medication. Hosp Community Psychiatry 1983;34:847–8.
167. Ziegenfuss JT. Conflict between patients' and patients' needs: an organisational systems problem. Hosp Community Psychiatry 1986;37:1086–8.
168. Sider RC. The ethics of therapeutic modality choice. Am J Psychiatry 1984;41:390–4.
169. Bloch S, Brown P. Can there be a right to effective treatment in psychiatry? Changes – An International Journal of Psychology and Psychotherapy 1991;9:101–12.
170. Klerman GL. The psychiatric patient's right to effective treatment: implications of Osheroff v. Chestnut Lodge. Am J Psychiatry 1990;147:409–18.

171. Stone A. Law, science and psychiatric malpractice: a response to Klerman's indictment of psychoanalytic psychiatry. Am J Psychiatry 1990;147:419–27.
172. Osinga M. But the patient has responsibilities as well. Australasian J Medical Defence Union 1989;38–9.

## 19

1. Beauchamp T. The 'four principles' approach. In: Gillon R, editor. Principles of health care ethics. Chichester: Wiley; 1994. p. 3–12.
2. Roth A, Fonagy P. What works for whom? A critical review of psychotherapy research. New York: Guilford Press; 1996.
3. Seligman M. The effectiveness of psychotherapy: the Consumer Reports study. Am Psychologist 1995;50:965–74.
4. Cohen J, Marecek J, Gillham J. Is three a crowd? Clients, clinicians and managed care. Am J Orthopsychiatry 2006;76:251–9.
5. Parry G, Richardson A. NHS services in England: review of strategic policy. London: National Health Service; 1996.
6. Amies P. Psychotherapy patients: are they the 'worried well'? Psychiatr Bull 1996;20:153–6.
7. Winship G. The ethics of reflective research in single case study enquiry. Perspect Psychiatr Care 2007;43,174–82.
8. Adshead G. Do you feel lucky? In: Adshead G, Brown C, editors. Ethics of forensic mental health research. London: Jessica Kingsley; 2003. p. 11–29.
9. Mace C, editor. The art and science of assessment in psychotherapy. London: Routledge; 1995.
10. Gutheil T, Gabbard G. Misuse and misunderstanding of boundary theory in clinical and regulatory settings. Focus 2003;1:415–21.
11. Adshead G. Ethics and psychotherapy. In: Gabbard G, Beck J, Holmes J, editors. Oxford textbook of psychotherapy. Oxford: Oxford University Press; 2004. p. 477–86.
12. Orlinsky D, Grawe K, Parks B. Process and outcome in psychotherapy. In: Bergin A, Garfield S, editors. Handbook of psychotherapy and behaviour change. New York: Wiley; 1994. p. 270–376.
13. Livingstone-Smith D. Hidden conversations: Introduction to communicative psychoanalysis. London: Routledge; 1991.
14. Freeman A, Mahoney M, Devito P, *et al.*, editors. Cognition and psychotherapy. New York: Springer; 2004.
15. Lomax JW, Karff RS, Mckenny GP. Ethical considerations in the integration of religion and psychotherapy: three perspectives. Psychiatr Clin North Am 2002;25:547–59.
16. Holmes J. Attachment, intimacy, autonomy: using attachment theory in adult psychotherapy. New York: Jason Aronson; 1996.
17. Goldberg A. Writing case histories. Int J Psychoanal 1997;78, 435–8.
18. Stoller R. Patients' responses to their own case reports. J Am Psychoanal Assoc 1988;36:371–92.
19. Lowenthal D. Case studies. J Psychiatr Pract 2002;8:151–9.

20. *Palmer v. West Tees Health Authority*, Lloyds Law Reports: Medical 351 (1999).
21. Koggel CM, Levin C, Furlong A, editors. Confidential relationships: psychoanalytic, ethical and legal contexts. Value Inquiry Book Series 141. New York: Rodopi; 2003.
22. Sacks O. Musicophilia: tales of music and the brain. London: Picador; 2007.
23. Yalom I. Love's executioner: and other tales of psychotherapy. New York: Harper; 2000.
24. Sarkar SP. Boundary violations and sexual exploitation in psychiatry and psychotherapy. Advances in Psychiatric Treatment 2004;10:312–20.
25. Woodbridge K, Fulford KW. Whose values ? A work book for values based practice in mental health care. London: Sainsbury Centre for Mental Health; 2004.
26. The ethical group psychotherapist (ed. Virginia Brabender). Int J Group Psychother 2006;56(4).
27. The ethical group psychotherapist (ed. Virginia Brabender). Int J Group Psychother 2007;57(1).
28. Surowiecki J. The wisdom of crowds. New York: Brown; 2004.
29. Reiff P. Freud: the mind of the moralist. Chicago, IL: University of Chicago Press; 1959.
30. Holmes J, Lindley R. The values of psychotherapy. 2nd ed. London: Karnac; 1998.
31. Bowlby J. A secure base: clinical applications of attachment theory. London: Routledge; 1988.
32. Hinshelwood R. Therapy or coercion? Does psychoanalysis differ from brainwashing? London: Karnac; 1997.
33. Agich G. Autonomy and long term care. Oxford: Oxford University Press; 1992.
34. Bloch S, Hafner J, Harari E, *et al.* The family in clinical psychiatry. Oxford: Oxford University Press; 1994.
35. Symington N. The analyst's act of freedom as an agent of therapeutic change. In: Kohon G, editor. The British school of psychoanalysis: the independent tradition. London: Free Association; 1986. p. 253–70.

## 20

1. Aries P. Centuries of childhood. New York: Random House; 1962.
2. DeMause L. The evolution of childhood. In: DeMause L, editor. The history of childhood, New York: Harper & Row; 1974.
3. Kroll J, Bachrach B. Child care and child abuse in early medieval Europe. J Am Acad Child Adolesc Psychiatry 1986;25:562–8.
4. Enzer N. Ethics in child psychiatry – an overview. In: Schetky D, Benedek E, editors. Emerging issues in child psychiatry and the law. New York: Brunner/Mazel; 1985.
5. Graham P. Ethics and child psychiatry. In: Bloch S, Chodoff P, Green S, editors. Psychiatric ethics. Oxford: Oxford University Press; 1999.
6. Barton W. The history and influence of the American Psychiatric Association. Washington DC: American Psychiatric Press; 1987.
7. Freeman W, Ebaugh F, Boyd D. The founding of the American Board of Psychiatry and Neurology. Am J Psychiatry 1959;115:769–78.
8. Dingle A, Stuber M. Ethics education. In: Dell M, editor. Child and adolescent psychiatric clinics of North America. Philadelphia, PA: Elsevier Saunders; 2008.

9. Schetky D. Boundaries in child and adolescent psychiatry. In: Schetky D, editor. Child and adolescent psychiatric clinics of North America. Philadelphia, PA: Saunders; 1995.
10. Martin A, Bostic J, Pruett K. The vip: hazard and promise in treating 'special' patients. J Am Acad Child Adolesc Psychiatry 2004;43:366–9.
11. Bloch S. Care ethics: what psychiatrists have been waiting for to make sound ethical decisions. Psychiatr Ann 2007;37:787–91.
12. Beauchamp T, Childress J. Principles of biomedical ethics. New York: Oxford University Press; 2001.
13. Engel G. The need for a new medical model: a challenge for biomedicine. Science 1977;196:129–36.
14. Engel G. The clinical application of the biopsychosocial model. Am J Psychiatry 1980;137:535–44.
15. Cohen D, Leckman J, Volkmar F. The diagnostic process and classification in child psychiatry: issues and prospects. In: Mezzich J, von Vranach M, editors. International classification in psychiatry: unity and diversity. Cambridge: Cambridge University Press; 1988.
16. Jonsen A, Siegler M, Winslade W. Clinical ethics: a practical approach to ethical decisions in clinical medicine. New York: McGraw-Hill; 2002.
17. Marshall R. Countertransference in the psychotherapy of children and adolescents. Contemporary Psychoanalysis 1979;15:595–629.
18. Kaltiala-Heino R, Frojd S. Severe mental disorder as a basic commitment criterion for minors. Int J Law Psychiatry 2007;30:81–94.
19. Campbell A. Consent, competence and confidentiality related to psychiatric conditions in adolescent medicine practice. Adolesc Med Clin 2006;17:25–47.
20. Group for the Advancement of Psychiatry. How old is old enough? The ages of rights and responsibilities. New York: Brunner/Mazel; 1989.
21. Ford K, Sankey J, Crisp J. Development of children's assent documents using a child-centered approach. J Child Health Care 2007;11:19–28.
22. Sondheimer A. Ethical issues in child and adolescent psychiatry. In: Sadock B, Sadock V, editors. Comprehensive textbook of psychiatry. 8th ed. Philadelphia, PA: Lippincott Williams & Wilkins; 2005.
23. Pies R. How 'objective' are psychiatric diagnoses? Psychiatry 2007;4:18–22.
24. Hariri A, Weinberger D. Imaging genomics. Br Med Bull 2003;65:259–70.
25. Pescosolido B, Perry B, Martin J, *et al.* Stigmatizing attitudes and beliefs about treatment and psychiatric medications for children with mental illness. Psychiatric Services 2007;58:613–18.
26. Rosen A, Walter G, Casey D, Hocking B. Combating psychiatric stigma: an overview of contemporary initiatives. Australas Psychiatry 2000;8:19–26.
27. Keenan K, Wakschlag L, Danis B, *et al.* Further evidence of the reliability and validity of DSM-IV ODD and CD in preschool children. J Am Acad Child Adolesc Psychiatry 2007;46:457–68.
28. Moreno C, Laje G, Blanco C, *et al.* National trends in the outpatient diagnosis and treatment of bipolar disorder in youth. Arch Gen Psychiatry 2007;64:1032–9.
29. Chang K, Dienes K, Balsey C, *et al.* Divalproex monotherapy in the treatment of bipolar offspring with mood and behavioral disorders and at least mild affective symptoms. J Clin Psychiatry 2007;64:781–8.

30. Corcoran C, Malaspina D, Herscher L. Prodromal interventions for schizophrenia vulnerability: the risks of being 'at risk'. Schizophr Res 2005;73:173–84.
31. Cornblatt B, Lencz T, Kane J. Treatment of the schizophrenia prodrome: is it presently ethical? Schizophr Res 2001;51:31–8.
32. McClellan J, Werry J. Evidence-based treatments in child and adolescent psychiatry. J Am Acad Child Adolesc Psychiatry 2003;42:1388–400.
33. Jensen P, Hinshaw S, Swanson J, *et al.* Findings from the NIMH multimodal treatment study of ADHD (MTA): implications and applications for primary care providers. J Dev Behav Pediatr 2001;22:60–73.
34. Dewan M. Are psychiatrists cost-effective? An analysis of integrated versus split treatment. Am J Psychiatry 1999;156:324–6.
35. Beauchamp T, Childress J. Justice. In: Principles of biomedial ethics, *op. cit.*
36. Zito J. American Society of Clinical Psychopharmacology: Pharmacoepidemiology: recent findings and challenges for child and adolescent psychopharmacology. J Clin Psychiatry 2007;68:966–7.
37. Zito J, Safer D, *et al.* Psychotropic practice patterns for youth: a 10-year perspective. Arch Peds Adol Med 2003;157:17–25.
38. Kazdin A, Weisz J. Evidence-based psychotherapies for children and adolescents. New York: Guilford; 2003.
39. Schouten R, Duckworth K. Medicolegal and ethical issues in the pharmacologic treatment of children. In: Werry J, Aman M, editors. Practitioner's guide to psychoactive drugs for children and adolescents. New York: Plenum; 1993.
40. Thompson J, Blaine J. Use of ECT in the United States in 1975 and 1980. Am J Psychiatry 1987;144:557–62.
41. Rey J, Walter G. Half a century of ECT use in young people. Am J Psychiatry 1997;154:595–602.
42. Rey J, Walter G, Soh N. Complementary and alternative medicine (CAM) treatments and pediatric psychopharmacology. J Am Acad Child Adolesc Psychiatry 2008;47:364–8.
43. Hibbs E, Jensen P, editors. Psychosocial treatment for child and adolescent disorders: empirically based strategies for clinical practice. Washington DC: American Psychological Association; 1996.
44. Green J, Stewart A. Ethical issues in child and adolescent psychiatry. J Med Ethics 1987;13:5–11.
45. Erikson E. Psychoanalysis and ethics – avowed and unavowed. Int Rev of Psychoanal 1986;13:409–15.
46. Colby A, Kohlberg L, Gibbs J, *et al.* A longitudinal study of moral judgment. Society for Research in Child Development (monograph) 48, 1983.
47. Alessi N. Information technology and child and adolescent psychiatry. Behav Health Trends 2001;13:24–9.
48. Pert I. Confidentiality and consent in psychiatric treatment of minors. J Leg Med (N Y) 1976;4:9–13.
49. Kobocow B, McGuire J, Blau B. The influence of confidentiality conditions on self-disclosure of early adolescents. Prof Psychol 1983;14:435–43.
50. Carlisle J, Shickle D, Cork M, *et al.* Concerns over confidentiality may deter adolescents from consulting their doctors: a qualitative exploration. J Med Ethics 2006;32:133–7.

51. Cheng T, Savageau J, Sattler A, *et al.* Confidentiality in health care: a survey of knowledge, perceptions, and attitudes among high school students. JAMA 1993;269:1404–7.
52. Pumariega A, Rothe E, Pumariega J. Mental health of immigrants and refugees. Community Ment Health J 2005;41:581–7.
53. Mabe P, Josephson A. Child and adolescent psychopathology: spiritual and religious perspectives. Child Adolesc Psychiatr Clin N Am 2004;13:111–25.
54. Jensen P, Bhatara V, Vitiello B, *et al.* Psychoactive medication prescribing practices for US children: gaps between research and clinical practice. J Am Acad Child Adolesc Psychiatry 1999;38:557–65.
55. Department of Health and Human Services. Protection of human subjects: research involving children. Fed Regist 1983;48:9814–20.
56. National Commission for the Protection of Human Subjects of Biomedical and Behavioral Research. Research involving children: report and recommendations. Washington DC: DHEW Publication No. (OS) 77–0005, 1977.
57. Department of Health and Human Services. OPRR Reports: protection of human subjects. Fed Regist 1991;46:115–408.
58. Arnold L, Stoff D, Cook E, *et al.* Biologic procedures: ethical issues in research with children and adolescents. In: Hoagwood K, Jensen P, Fisher C, editors. Ethical issues in mental health research with children and adolescents. New Jersey: Erlbaum; 1996.
59. Kopelman L. When is the risk minimal enough for children to be research subjects? In: Kopelman L, Moskop J, editors. Children and health care: moral and social issues. Boston, MA: Kluwer; 1989.
60. Fisher C, Hoagwood K, Jensen P. Casebook on ethical issues in research with children and adolescents with mental disorders. In: Hoagwood K, Jensen P, Fisher C, editors. Ethical issues in mental health research with children and adolescents. New Jersey: Erlbaum; 1996.


## 21


1. Baldwin C, Hope T, Hughes J, *et al.* Making difficult decisions: the experience of caring for someone with dementia. Alzheimer's Society, Gordon House, 10 Greencoat Place, London SW1P 1PH: 2005.
2. Hughes JC, Baldwin C. Ethics and old age psychiatry. In: Jacoby R, Oppenheimer C, Dening T, Thomas A, editors. Oxford Textbook of Old Age Psychiatry. 4th ed. Oxford: Oxford University Press; 2008. ch 38.
3. Matthews E. Dementia and the identity of the person. In: Hughes JC, Louw SJ, Sabat SR, editors. Dementia: mind, meaning and the person. New York: Oxford University Press; 2006.
4. Graham JE, Ritchie K. Mild cognitive impairment: ethical considerations for nosological flexibility in human kinds. Philos Psychiatr Psychol 2006;13: 31–43.
5. Pleschberger S. Dignity and the challenge of dying in nursing homes: the residents' view. Age Ageing 2007;36:197–202.
6. Childress JF. Who should decide? Paternalism in health care. New York: Oxford University Press; 1982.
7. Collopy BJ. Autonomy in long term care: some crucial distinctions. Gerontologist 1988;28:10–17. Reprinted in Green SA and Bloch S, editors. An anthology of psychiatric ethics, New York: Oxford University Press; 2006. p. 302–7.
8. Hughes JC, editor. Palliative care in severe dementia. London: Quay; 2006.

9. Hughes JC, Louw SJ, Sabat SR, *et al.*, editors. Dementia: mind, meaning and the person. New York: Oxford University Press; 2006.
10. Post SJ. The moral challenge of Alzheimer's disease. London: Johns Hopkins University Press; 1995.
11. Post SJ. Respectare: moral respect for the lives of the deeply forgetful. In: Hughes JC, Louw SJ, Sabat SR, editors. Dementia: mind, meaning and the person. New York: Oxford University Press; 2006. p. 223–34.
12. Daniels N. Am I my parents' keeper: an essay on justice between the young and the old. Oxford: Oxford University Press; 1988.
13. Dilnot A, Taylor J. The economics of long-term care provision. In: Jacoby R, Oppenheimer C, editors. Psychiatry in the elderly. 2nd ed. Oxford: Oxford University Press; 1997. p. 376–91.
14. Hope T, Oppenheimer C. Ethics and the psychiatry of old age. In: Jacoby R, Oppenheimer C, editors. Psychiatry in the elderly. 2nd ed. Oxford: Oxford University Press; 1997. p. 709–35.
15. Mental Capacity Act 2005. London, Department for Constitutional Affairs 2005.
16. Peele R, Chodoff P. Involuntary treatment and deinstitutionalisation. ch 12. In: Bloch S, Green S, editors. Psychiatric ethics. 4th ed. Oxford: Oxford University Press; 2009. p. 211–28.
17. Buchanan AE, Brock DW. Deciding for others: the ethics of surrogate decision-making. Cambridge: Cambridge University Press; 1990.
18. Strang DG, Molloy DW, Harrison C. Capacity to choose place of residence: autonomy vs. beneficence? J Palliat Care 1998;14:25–9.
19. Pucci E, Belardinelli N, Borsetti G, *et al.* Information and competency for consent to pharmacologic clinical trials in Alzheimer disease: an empirical analysis in patients and family caregivers. Alzheimer Disease and Associated Disorders 2001;15:146–54.
20. Department of Health. Health Circular HC(90)22: a guide to consent for examination or treatment. London: Department of Health NHS Management Executive; 1990.
21. Seckler AB, Meier DE, Mulvihill M, *et al.* Substituted judgment: how accurate are proxy predictions? Ann Intern Med 1991;115:92–98.
22. Volicer L, Rheaume Y, Brown J, *et al.* Hospice approach to the treatment of patients with advanced dementia of the Alzheimer type. JAMA 1986;256:2210–13.
23. BMA (British Medical Association): Advance statements about medical treatment. London: Br Med J; 1995.
24. Rich BA. The values history: a new standard of care. Emory Law J 1991;40:1109–81.
25. Treloar A, Philpot M, Beats B. Concealing medication in patients' food. Lancet 2001;357:62–4,.
26. Feil N. The validation breakthrough: simple techniques for communicating with people with Alzheimer's type dementia. Baltimore, MD. Health Professions Press; 1993.
27. Ballard CG, O'Brien J, James I, *et al.* Dementia: management of behavioural and psychological symptoms. New York: Oxford University Press; 2001.
28. Hoey R. Experts disagree over NICE's approach for assessing drugs. Lancet 2007;370:643–4.
29. Chalmers I. The Alzheimer's Society, drug firms, and public trust. Br Med J 2007;335:400.
30. Appleby J, Devlin N, Parkin D. NICE's cost-effectiveness threshold. How high should it be?

Br Med J 2007;335:358–9.

31. Werntoft E, Hallberg IR, Elmståhl, *et al.* Older people's views of prioritisation in health care. Aging Clin Exp Res 2005;17:402–11.

## 22

1. American Academy of Psychiatry and the Law ethics guidelines for the practice of forensic psychiatry. Baltimore, MD. Adopted 1987, revised 1989, 1991, 1995, 2005.
2. Appelbaum PS. In: Candilis PJ, Weinstock R, Martinez R, editors. Forensic ethics and the expert witness. Foreword, p. vii. New York: Springer; 2007.
3. Appelbaum PS, Gutheil TG. Clinical handbook of psychiatry and the law. 4th ed. Baltimore, MD: Williams and Wilkins; 2007.
4. Gutheil TG. The psychiatrist as expert witness. Washington DC: American Psychiatric Press; 1998.
5. Appelbaum PS. A theory of ethics for forensic psychiatry. J Am Acad Psychiatry Law 1997;25:233–47.
6. Griffith EEH. Ethics in forensic psychiatry: a response to Stone and Appelbaum. J Am Acad Psychiatry Law 1998;26:171–84.
7. Norko MN. Commentary: Compassion at the core of forensic ethics. J Am Acad Psychiatry Law 2005;33:386–9.
8. Martinez R, Candilis PJ. Commentary: Toward a unified theory of personal and professional ethics. J Am Acad Psychiatry Law 2005;33:382–5.
9. Candilis PJ, Martinez R. Commentary: The higher standards of aspirational ethics. J Am Acad Psychiatry Law 2006;34:242–4.
10. Stone AA. The ethics of forensic psychiatry: a view from the ivory tower. In: Rosner R, Weinstock R, editors. Ethical practice in forensic psychiatry and the law. New York: Plenum; 1990. p. 3–17.
11. Reiser S, Bursztajn H, Gutheil TG, *et al.* Divided staffs, divided selves: a case book of mental health ethics. Cambridge: Cambridge University Press; 1987.
12. In the service of the state: the psychiatrist as double agent. Hastings Center Report 1978;8 (Suppl.):1–23.
13. Appelbaum PS, Roth LH, Lidz CW, *et al.* False hopes and best data: consent to research and the therapeutic misperception. Hastings Center Report 1987;17:20–4.
14. *Washington v. Harper,* 100 S.Ct. 1028 (1990).
15. *Riggins v. Nevada,* 60 U.S.L.W. 3302 (1991).
16. Gutheil TG, Hauser M, White MS, *et al.* 'The whole truth' versus 'the admissible truth': an ethics dilemma for expert witnesses. J Am Acad Psychiatry Law 2003 ;31:422–7.
17. Commons ML, Miller PM, Gutheil TG. Expert witness perceptions of bias in experts. J Am Acad Psychiatry Law 2004;32:70–5.
18. Gutheil TG, Simon RI. Avoiding bias in expert testimony. Psychiatric Annals 2004;34:258–70.
19. Candilis PJ, Weinstock R, Martinez R. Forensic ethics and the expert witness. New York: Springer; 2007.
20. Goldzband MG. Custody cases and expert witnesses: a manual for attorneys. 2nd ed. Clifton, NJ: Prentice-Hall; 1988.

21. Gutheil TG, Bursztajn H, Brodsky A. Subjective data in suicide assessment in the light of recent legal developments. Part I: Malpractice prevention and the use of subjective data. Int J Psychiatry and Law 1983;6:317–29.
22. Gutheil TG, Bursztajn H, Brodsky A. Subjective data and suicide assessment in the light of recent legal developments. Part II: Clinical uses of legal standards in the interpretation of subjective data. Int J Psychiatry and Law 1983;6:331–50.
23. Strasburger LH, Gutheil TG, Brodsky A. On wearing two hats: role conflict in serving as both psychotherapist and expert witness. Am J Psychiatry 1997; 154:448–56.
24. Schouten R. Pitfalls of clinical practice: the treating clinician as expert witness. Harv Rev Psychiatry 1993;1:64–5.
25. Gutheil TG, Havens LH. The therapeutic alliance: contemporary meanings and confusions. Int Rev Psycho-Analysis 1979;6:467–481.
26. Gutheil TG, Bursztajn H, Brodsky A. Malpractice prevention by the sharing of uncertainty: informed consent and the therapeutic alliance. N Engl J Med 1984;311:49–51.
27. *M'Naghten* case: 8 Eng Rep. 718, * Eng. Rep. 722 (1843).
28. Gutheil TG. A confusion of tongues: competence, insanity, psychiatry and the law. Psychiatric Services 1999;50:767–73.
29. Schultz-Ross RA. Ethics and the expert witness. Hospital and Community Psychiatry 1993;44:388–9.
30. Goldzband MG. Pre arraignment psychiatric examinations and criminal responsibility: a personal odyssey through the law and psychiatry west of the Pecos. J Psychiatry and the Law 1976;4:447–66.
31. *Ford v. Wainwright,* 477 US 399, 106 S.Ct. 2595 (1986).
32. Psychiatric News, 20 June 1997. p. 6, 18.
33. Gutheil TG, Bursztajn H, Hilliard JT, *et al.* 'Just say no': experts' late withdrawal from cases to preserve independence and objectivity. J Am Acad Psychiatry Law 2004;32:390–4.
34. Rappeport J. Ethics and forensic psychiatry. In Bloch S, Chodoff P, editors. Psychiatric ethics. 2nd ed. Oxford: Oxford University Press; 1991. p. 391–413.

## 23

1. Thornicroft G, Szmukler G, editors. What is community psychiatry? In: Textbook of Community Psychiatry. Oxford: Oxford University Press; 2001.
2. Glover G. Adult mental health care in England. Eur Arch Psychiatry Clin Neurosci 2007;257:71–82.
3. Mandersheid RW, Berry JT. Mental Health, United States 2004, US Department of Health and Human Services, Rockville, MD; 2004.
4. Intagliata J. Improving the quality of community care for the chronically mentally disabled: the role of case management. Schizophr Bull 1982;8:655–74.
5. Marshall M, Gray A, Lockwood A, *et al.* Case management for people with severe mental disorders. Cochrane Database Syst Rev CD000050, 2000.
6. Marshall M, Lockwood A. Assertive community treatment for people with severe mental disorders. Cochrane Database Syst Rev CD001089, 2000.

7. Sledge WH, Astrachan B, Thompson K, *et al.* Case management in psychiatry: an analysis of tasks. Am J Psychiatry 1995;152:1259–65.
8. Mueser KT, Bond GR, Drake RE, *et al.* Models of community care for severe mental illness: a review of research on case management. Schizophr Bull 1998; 24:37–74.
9. Ziguras SJ, Stuart GW. A meta-analysis of the effectiveness of mental health case management over 20 years. Psychiatric Services 2000;51:1410–21.
10. Ziguras SJ, Stuart GW, Jackson AC. Assessing the evidence on case management. Br J Psychiatry 2002;181:17–21.
11. Stein LI and Test MA. Alternative to mental hospital treatment. I. Conceptual model, treatment program, and clinical evaluation. Arch Gen Psychiatry 1980;37:392–7.
12. Smith L, Newton R. Systematic review of case management. Aust NZ J Psychiatry 2007;41:2–9.
13. Knapp M, Beecham J, Koutsogeorgopoulou V, *et al.* Service use and costs of home-based versus hospital-based care for people with serious mental illness. Br J Psychiatry 1994;165:195–203.
14. Beck U. Risk society: towards a new modernity. London: Sage; 1992.
15. Rose N. Governing risky individuals: the role of psychiatry in new regimes of control. Psychiatry, Psychology and Law 1998;5:177–95.
16. Ritchie JH. The report of the inquiry into the care and treatment of Christopher Clunis. London: HMSO; 1994.
17. Department of Health. Inpatients formally detained in hospitals under the Mental Health Act 1983 and other legislation, England: 1994-5 to 2004-05 (www.ic.nhs.uk/webfiles/publications/inpatientdetmha94to05/InpatientsFormallyDetainedMentalHealthAct260506_PDF.pdf, 2006).
18. Holloway F. Community psychiatric care: from libertarianism to coercion. Moral panic and mental health policy in Britain. Health Care Analysis 1996;4 235–43.
19. Lipsedge M. Clinical risk management in psychiatry. In: Vincent C, editor. Clinical Risk Management. London: BMJ; 1995. p. 276–93.
20. Harrison G. Risk assessment in a climate of litigation. Br J Psychiatry 1997;170:37–9.
21. Appelbaum P. The new preventive detention: psychiatry's problematic responsibility for the control of violence. Am J Psychiatry 1988;145:779–85.
22. Stone AA. Vermont adopts *Tarasoff*: a real barn-burner. Am J Psychiatry 1986;143:352–5.
23. Appelbaum PS. Almost a revolution: mental health law and the limits of change. New York: Oxford University Press; 1994.
24. Diamond RJ, Wikler D. Ethical problems in the community treatment of the chronically mentally ill. In: Stein LI, Test MA, editors. Training in community living model: a decade of experience. San Franscisco, CA: Josey-Bass; 1985. p. 169–96.
25. Dennis DL, Monahan J, editors. Coercion and aggressive community treatment: a new frontier in mental health law (The Springer Series in Social/Clinical Psychology). Springer; 1996.
26. Szmukler G, Appelbaum PS. Treatment pressures, coercion and compulsion. In: Thornicroft G, Szmukler G, editors. Textbook of community psychiatry. Oxford: Oxford University Press; 2001. p. 529–43.
27. Szmukler G, Appelbaum PS. Treatment pressures, leverage, coercion and compulsion in

mental health care. J Mental Health 2008;17:233–44.
28. Wertheimer A. Coercion. Princeton, NJ: Princeton University Press; 1987.
29. Berg JW, Bonnie RJ. When push comes to shove. In: Dennis DL, Monham J, editors. Coercive and aggressive community treatment: a new frontier in mental health law. New York: Plenum Press; 1996. p. 169–96.
30. Feinberg J. Harm to self. New York: Oxford University Press; 1986.
31. Rhodes M. The nature of coercion. J Value Inquiry 2000;34:369–81.
32. Schramme T. Coercive threats and offers in psychiatry. In: Schrammer T, Thome J, editors. Philosophy and psychiatry. Berlin: Walter de Gruyter; 2004. p. 357–69.
33. Dawson J. Community treatment orders: international comparisons, Dunedin: Otago University Press; 2005.
34. Swartz MS, Swanson JW. Involuntary outpatient commitment, community treatment orders, and assisted outpatient treatment: what's in the data? Can J Psychiatry 2004;49:585–91.
35. Churchill R, Owen G, Singh S, Hotopf M. International experiences of using community treatment orders, Department of Health, London, 2007 (www.dh.gov.uk/en/Publicationsandstatistics/Publications/PublicationsPolicyAndGuidance/DH_072730).
36. Lawton-Smith S. A question of numbers. London: King's Fund; 2005.
37. Burgess P, Bindman J, Leese M, Henderson C, Szmukler G. Do community treatment orders for mental illness reduce readmission to hospital? An epidemiological study. Soc Psychiatry Psychiatr Epidemiol 2006;41:574–9.
38. Dawson J. Fault-lines in community treatment order legislation. Int J Law Psychiatry 2006;29:482–94.
39. Szmukler G. Risk assessment: 'numbers' and 'values'. Psychiatr Bull 2003;27:205–7.
40. Wallace C, Mullen P, Burgess P, *et al.* Serious criminal offending and mental disorder. Case linkage study. Br J Psychiatry 1998;172:477–84.
41. Shergill S, Szmukler G. How predictable is violence and suicide in psychiatric practice? J Mental Health 1998;7:393–401.
42. Watts D, Leese M, Thomas S, *et al.* The prediction of violence in acute psychiatric units. Int J Forensic Mental Health 2003;2:173–80.
43. Buchanan A, Leese M. Detention of people with dangerous severe personality disorders: a systematic review. Lancet 2001;358:1955–9.
44. Szmukler G, Burgess P, Herrman H, *et al.* Caring for relatives with serious mental illness: the development of the Experience of Caregiving Inventory. Soc Psychiatry Psychiatr Epidemiol 1996;31:137–48.
45. Bloch S, Szmukler GI, Herrman H, *et al.* Counseling caregivers of relatives with schizophrenia: themes, interventions, and caveats. Family Process 1995;34:413–25.
46. Rose D, Fleischman P, Tonkiss F, *et al.* User and carer involvement in change management in a mental health context: review of the literature. London: NHS Service Delivery and Organisation R&D Programme; 2003.
47. Sutherby K, Szmukler G, Halpern A. Crisis cards and self-help initiatives. Psychiatr Bull 1998;22:3–7.
48. Sutherby K, Szmukler G, Halpern A, *et al.* A study of 'crisis cards' in a community psychiatric service. Acta Psychiatr Scand 1999;100:56–61.

49. Henderson C, Flood C, Leese M, *et al.* Effect of joint crisis plans on use of compulsory treatment in psychiatry: single blind randomised controlled trial. BMJ 2004;329:136–40.
50. National Resource Centre on Psychiatric Advance Directives, 2007. www.nrcpad.org/index.php?option=com_content&task=section&id=6&Itemid=41.
51. Swanson JW, McCrary SV, Swartz MS, *et al.* Superseding psychiatric advance directives: ethical and legal considerations. J Am Acad Psychiatry Law 2006;34:385–94.
52. Swanson JW, Swartz MS, Elbogen EB, *et al.* Facilitated psychiatric advance directives: a randomized trial of an intervention to foster advance treatment planning among persons with severe mental illness. Am J Psychiatry 2006;163:1943–51.
53. Dworkin G. http://plato.stanford.edu/entries/paternalism/, 2005.
54. Beauchamp TL, Childress JF. Principles of biomedical ethics. 4th ed. Oxford: Oxford University Press; 1994.
55. Law Commission. Mental incapacity. Report No. 231, London: HMSO; 1995.
56. Grisso T, Appelbaum PS. Assessing competence to consent to treatment: A guide for physicians and other health professionals. New York: Oxford University Press; 1998.
57. McCubbin M, Weisstub DN. Toward a pure best interests model of proxy decision making for incompetent psychiatric patients. Int J Law and Psychiatry 1998;21:1–30.
58. Culver CM, Gert B. Philosophy in Medicine: conceptual and ethical issues. Oxford: Oxford University Press; 1982.
59. Gert B, Culver CM, Clouser KD. Bioethics: a systematic approach. 2nd ed. New York: Oxford University Press; 2006.
60. Dickenson D. Ethical issues in long-term psychiatric management. J Med Ethics 1997;23:300–04.
61. Szmukler G, Holloway F. Reform of the Mental Health Act. Health or safety? Br J Psychiatry 2000;177:196–200.
62. Department of Health. Best practice in managing risk: principles and guidance for best practice in the assessment and management of risk to self and others in mental health services, 2007. (www.dh.gov.uk/en/Publicationsandstatistics/Publications/Publications PolicyAndGuidance/DH_076511).
63. Taylor PJ, Gunn J. Homicides by people with mental illness: myth and reality. Br J Psychiatry 1999;174:9–14.
64. Large M, Smith G, Swinson N, *et al.* Homicide due to mental disorder in England and Wales over 50 years. Br J Psychaitry 2008;193:130–3.
65. Szmukler G, Bloch S. Family involvement in the care of people with psychoses: an ethical argument. Br J Psychiatry 1998;171:401–5.

## 24

1. Levi P. The drowned and the saved. London: Abacus Books; 1989.
2. Barker P. Regeneration. London: Viking Press; 1991.
3. Webster's new world medical dictionary. 2nd ed. New York: Wiley; 2003.
4. American Psychiatric Association. Diagnostic and statistical manual of mental disorders. 4th ed. Text Revision (DSM-IV-TR). Washington, DC: American Psychiatric Press; 2004.
5. Breslau N, Davis G, Andreski P, *et al.* Traumatic events and posttraumatic stress disorder in

an urban population of young adults. Archives of General Psychiatry 1991;152:216–22.

6. Galea S, Nandi A, Vlahov D. The epidemiology of post-traumatic stress disorder after disasters. Epidemiological Reviews 2005;27:78–91.
7. Leys R. Trauma: a genealogy. Chicago, IL: University of Chicago Press; 2000.
8. McNally R. Progress and controversy in the study of posttraumatic stress disorder. Annual Review of Psychology 2003;54:1–24, 2003.
9. Summerfield D. Princess Diana and post-traumatic stress. Br J Psychiatry 1998;172:364.
10. Shalev A. Post-traumatic stress disorder: diagnosis, history and life course. In: Nutt D, Davidson J, Zohar J, editors. Post-traumatic stress disorder: diagnosis, management and treatment. London: Martin Dunitz; 2000. p. 1–15.
11. Kessler R, Bromet E, Nelson CA, *et al.* Posttraumatic stress disorder in the National Comorbidity Survey. Archives of General Psychiatry 1995;52:1048–60.
12. Lawyer S, Resnick H, Galea S, *et al.* Predictors of peritraumatic reactions and PTSD following the September 11 terrorist attacks. Psychiatry 2006;69:130–41.
13. Bromet E, Havenaar J. Mental health consequences of disasters. In: Sartorius N, Gaebel W, López-Ibor J, editors. Psychiatry in society. Chichester: Wiley; 2002. p. 241–62.
14. Levav I. Psychiatric consequences of September 11: letter to the editor. JAMA 2002;288:2683.
15. Bryant R, Harvey A. Acute stress disorder: a handbook of theory, assessment, and treatment. Washington, DC: American Psychological Association; 2000.
16. Marshall R, Spitzer R, Liebowitz M. Review and critique of the new DSM-IV diagnosis of acute stress disorder. Am J Psychiatry 1999;156:1677–85.
17. Breslau N, Kessler R. The stressor criterion in DSM-IV posttraumatic stress disorder: an empirical investigation. Biological Psychiatry 2001;50:699–704.
18. Breslau N, Kessler R, Chilcoat H, *et al.* Trauma and posttraumatic stress disorder in the community: the 1996 Detroit Area Survey of Trauma. Archives of General Psychiatry 1998;55:626–32.
19. Zisook S, Shuchter S. PTSD following bereavement. Annals of Clinical Psychiatry 1998;10:157–63.
20. Helzer J, Robins L, McEvoy L. Posttraumatic stress disorder in the general population. N Engl J Med 1987;317:1630–4.
21. Kulka R. Trauma and the Vietnam War generation: report of findings from the National Vietnam Veterans Readjustment Study. New York: Brunner Mazel; 1990.
22. Dohrenwend B, Turner J, Turse N, *et al.* The psychological risks of Vietnam for US veterans: a revisit with new data and methods. Science 2006;18:979–82.
23. Kilpatrick D. Letter. Science 2007;315:184, 185.
24. McNally R. Letter. Science 2007;315:185, 186.
25. Moynihan R, Heath I, Henry D. Selling sickness: The pharmaceutical industry and disease-mongering. BMJ 2002;324:886–91.
26. Szasz T. The myth of mental illness. Am Psychologist 1960;15:113–8.
27. Illich I. Limits to medicine. London: Penguin; 1976.
28. Lykes M, Mersky M. Reparations and mental health: psychosocial interventions towards healing, human agency, and rethreading social realities. In: de Grieff P, editor. Handbook

of reparations. New York: Oxford University Press; 2006. p. 589–622.

29. Edkins J. Trauma and the memory of politics. Cambridge: Cambridge University Press; 2003.
30. Shalev A, Galai T, Eth S. Levels of trauma: A multidimensional approach to the treatment of PTSD. Psychiatry 1993;56:166–77.
31. Janoff-Bulman R. Shattered assumptions: towards a new psychology of trauma. New York: Free Press; 1992.
32. Schlenger W, Cadell J, Ebert L, *et al.* Psychological reactions to terrorist attacks: findings from the National Study of American's reactions to September 11. JAMA 2002;288:241–62.
33. Galea S, Resnick H, Ahern J, *et al.* Posttraumatic stress disorder in Manhattan, New York City, after the September 11 terrorist attacks. J Urban Health: Bulletin of the New York Academy of Medicine 2002;79:340–53.
34. Schuster M, Stein B, Jaycox L, *et al.* A national survey of stress reactions after the September 11, 2001 terrorists attacks. N Engl J Med 2001;345:1507–12.
35. Stuber J, Galea S, Boscarino J, *et al.* Was there unmet mental health need after the September 11, 2001 terrorist attacks? Social Psychiatry and Psychiatric Epidemiology 2006;41:230–40.
36. Rosenheck R, Fontana A. Post-September 11 admission symptoms and treatment response among veterans with posttraumatic stress disorder. Psychiatric Services 2003;54:1610–7.
37. Mayou R, Bryant B, Ehlers A. Prediction of psychological outcomes one year after a motor vehicle accident. Am J Psychiatry 2001;158:1231–8.
38. Shalev A, Freedman S, Peri T. Prospective study of posttraumatic stress disorder and depression following trauma. Am J Psychiatry 1998;155:630–7.
39. Hobbes T. Leviathan. London: Penguin; 1985.
40. Silove D. Is posttraumatic stress disorder an overlearnt response? An evolutionary-learning hypothesis. Psychiatry: Interpersonal & Biological Processes 1998;61:181–90.
41. Cantor C. Evolution and posttraumatic stress – disorders of vigilance and defence. London: Routledge; 2005.
42. McFarlane A, van der Kolk B. Trauma and its challenge to society. In: van der Kolk B, McFarlane A, Weisath L, editors. Traumatic stress. New York: Guilford; 1996. p. 24–46.
43. Terr L. Childhood traumas: an outline and overview. Am J Psychiatry 1991;148:10–20.
44. Bremner J, Randall P, Vermetten E, *et al.* MRI-based measurement of hippocampal volume in posttraumatic stress disorder related to childhood physical and sexual abuse: a preliminary report. Biological Psychiatry 1997;41:23–32.
45. Schore A. Dysregulation of the right brain: a fundamental mechanism of traumatic attachment and the psychopathogenesis of posttraumatic stress disorder. Aust NZ J Psychiatry 2002;36:9–30.
46. Neumann D, Houskamp B, Pollock V, *et al.* The long-term sequelae of childhood sexual abuse in women: a meta-analytic review. Child Maltreatment 1996;1:6–16.
47. Scheeringa M, Zeanah C. A relational perspective on PTSD in early childhood. J Traumatic Stress 2004;14:799–815.
48. Carey-Trefzer C. The results of a clinical study of war damaged children who attended the child guidance clinic, the hospital for sick children, Great Ormond St, London. J Mental Science 1949;95:535–59.

49. Jones L. Then they started shooting – growing up in wartime Bosnia. Cambridge, MA: Harvard University Press; 2004.
50. Shay J. Achilles in Vietnam: combat trauma and the undoing of character. New York: Scribner; 1994.
51. Kardiner A. The traumatic neurosis of war. Washington, DC: National Research Council; 1941.
52. Lifton R. Advocacy and corruption in the healing professions. Int Rev Psychoanalysis 1976;3:385–98.
53. Shatan C. Post-Vietnam Syndrome. The New York Times. 6 May 1972.
54. Shepherd B. A war of nerves – soldiers and psychiatrists 1914-1994. London: Pimlico; 2002.
55. Erickson K. Everything in its path: destruction of community in the Buffalo Creek flood. New York: Simon and Schuster; 1976.
56. Walker L. The battered woman. New York: Harper Row; 1979.
57. Ettinger L. Organic and psychosomatic after effects of concentration camp imprisonment. Int Psychiatry Clinics 1971;8:205–15.
58. Hoppe K. Re-somatization of affects in survivors of persecution. Int J Psychoanalysis 1968;49:324–6.
59. Jaffe R. Dissociative phenomena in former concentration camp inmates. Int J Psychoanalysis 1968;49:310–2.
60. Krystal H. On some roots of creativity. Psychiatric Clinics of North Am 1988;11:475–91.
61. Bloom S. Our hearts and our hopes are turned to peace: origins of the International Society for Traumatic Stress Studies. www.istss.org/what/history.htm (accessed 16 April 2006).
62. Kilpatrick D. Defining the ISTSS mission in 2006. Traumatic Stress Points. 2008;20(2). www.istss.org/publications/TST_common.cfm (accessed 22 January 2008).
63. McNally R. Remembering trauma. New York: Bellknap; 2003.
64. Brewin C. Posttraumatic stress disorder – malady or myth. New Haven, CT: Yale University Press; 2003.
65. Brody H. 'My story is broken; can you help me fix it?' Medical ethics and the joint construction of narrative. In: Fulford K, Dickenson D, Murray T, editors. Healthcare ethics and human values. Malden, MA: Blackwell; 2002. p.133–41.
66. Foucault M. Psychiatric power – lectures at the College de France 1973-74. Houndmills: Palgrave Macmillan; 2006.
67. Scheff T. Being mentally ill: the sociological theory. Chicago, IL: Aldine Press; 1999.
68. Sadler J. Diagnosis/antidiagnosis. In: Radden J, editor. The philosophy of psychiatry. New York: Oxford University Press; 2004. p.163–79.
69. Kleinman A. Writing at the margin: discourse between anthropology and medicine. Berkeley, CA: University of California Press; 1995.
70. Erichsen J. On railway and other injuries of the nervous system. London: Walton and Maberly; 1866.
71. Snell J, Rosenwald R, Robey A. The wife-beater's wife. Archives of General Psychiatry 1964;11:107–12.
72. Kaplan M. A woman's view of DSM-III. Am Psychologist 1983;38:786–92.

73. Caplan P. They say you're crazy. New York: Addison-Wesley; 1995.
74. Herman J. Trauma and recovery. New York: Basic Books; 1992.
75. Herman J. Complex PTSD: A syndrome in survivors of prolonged and repeated trauma. J Traumatic Stress 1992;5:378–91.
76. Stern A. Psychoanalytic investigation of and therapy in the borderline group of neuroses. Psychoanalytic Quarterly 1938;7:467–89.
77. Kernberg O. The treatment of patients with borderline personality organization. Int J Psycho-Analysis 1968;49:600–19.
78. Tyrer P. Commentary: Treatability of personality disorder. Advances in Psychiatric Treatment 1991;7:16, 17.
79. Adshead G. Murmurs of discontent: treatment and treatability of personality disorder. Advances in Psychiatric Treatment 2001;7:407–16.
80. Akiskal H. Demystifying borderline personality: critique of the concept and unorthodox reflections on its natural kinship with the bipolar spectrum. Acta Psychiatr Scand 2004;110:401–7.
81. Herman J, Perry J, van der Kolk B. Childhood trauma in borderline personality disorder. Am J Psychiatry 1989;146:490–5.
82. Zanarini M, Frankenberg F, Hennen J, *et al.* Pathways to the development of borderline personality disorder. Childhood antecedents of self destructiveness in borderline personality disorder. J Personality Disorders 1997;11:93–104.
83. Briere J. The long-term clinical correlates of childhood sexual victimization. Annals of the New York Academy of Sciences 1988;528:327–34.
84. Wilkins T, Warner S. Understanding the therapeutic relationship – women diagnosed as borderline personality disordered. Br J Forensic Practice 2000;2:30–7.
85. Lewis G, Appleby L. Personality disorder: the patients psychiatrist dislike. Br J Psychiatry 1988;153:44–9.
86. McAndrew S, Warne T. Cutting across boundaries: a case study using feminine praxis to understand self harm. Int J Mental Health Nursing 2005;17:172–80.
87. Bracken P, Giller J, Summerfield D. Psychological responses to war and atrocity: the limitations of current concepts. Social Science and Medicine 1995;40:1073–82.
88. Bracken P. Trauma: culture, meaning and philosophy. London: Whurr; 2002.
89. Bracken P, Petty P. Rethinking the trauma of war. New York: Free Association Books; 1998.
90. Kleinman A, Kleinman J. The appeal of experience; the dismay of images: cultural appropriations of suffering in our times. In: Kleinman A, Das V, Lock M, editors. Social suffering. Berkeley, CA: University of California Press; 1997. p. 1–24.
91. Summerfield D. Cross-cultural perspectives on the medicalization of human suffering. In: Rosen G, editor. Post-traumatic stress disorder: issues and current controversies. Chichester: John Wiley and Sons; 2004. p. 233–45.
92. Summerfield D. The effects of war: 'trauma', moral knowledge, revenge, reconciliation and medicalised notions of 'recovery'. Rivista Sperimentale di Freniatria: La Rivista della Salute Mentale 2005;129:17–26.
93. Summerfield D. The psychological legacy of war and atrocity: The question of long-term and transgenerational effects and the need for a broad view. J Nervous and Mental Disease 1996;184:375–7.

94. Summerfield D. War, exile, moral knowledge and the limits of psychiatric understanding: A clinical case study of a Bosnian refugee in London. Int J Social Psychiatry 2003;49:264–8.
95. Summerfield D. A critique of seven assumptions behind psychological trauma programmes in war-affected areas. Social Science and Medicine 1999;48:1449–62.
96. Aregnti-Pillen A. Masking terror: how women contain violence in southern Sri Lanka. Philadelphia, PA: University of Pennsylvania Press; 2002.
97. Bolton P. Cross-cultural validity and reliability testing of a standard psychiatric assessment instrument without a gold standard. J Nervous and Mental Disease 2001;189:238–42.
98. Njenga F, Nguithi A, Kang'ethe R. War and mental disorders in Africa. World Psychiatry 2006;5:38–39.
99. Silove D, Steel Z, McGorry P, *et al.* Trauma exposure, postmigration stressors, and symptoms of anxiety, depression and post-traumatic stress in Tamil asylum-seekers: comparison with refugees and immigrants. Acta Psychiatr Scand 1998;97:175–81.
100. Sinnerbrink I, Silove D, Manicavasagar V, *et al.* Asylum seekers: general health status and problems with access to health care. Med J Australia 1996;165:634–7.
101. Silove D, Steel Z, Watters C. Policies of deterrence and the mental health of asylum seekers. JAMA 2000;284:604–11.
102. Sinnerbrink I, Silove D, Field A, *et al.* Compounding of premigration trauma and postmigration stress in asylum seekers. J Psychology 1997;131:463–70.
103. Steel Z, Silove D. Science and the common good: indefinite, non-reviewable mandatory detention of asylum seekers and the research imperative. Monash Bioethics Rev 2004;23:93–103.
104. Steel Z, Silove D. The mental health implications of detaining asylum seekers. Med J Australia 2001;175:596–9.
105. Steel Z, Silove D, Brooks R, *et al.* Impact of immigration detention and temporary protection on the mental health of refugees. Br J Psychiatry 2006;188:58–64.
106. Garcia-Peltoniemi R. Clinical manifestations of psychopathology. In: Westermeyer J, Williams C, Nguyen A, editors. Mental health services for refugees. Washington, DC: US Government Printing; 1992. p. 42–55.
107. Westermeyer J. Cross-cultural care for PTSD: research, training and service needs for the future. J Traumatic Stress 1989;2:515–36.
108. Fanon F. The wretched of the earth. New York: Grove; 1963.
109. Higginbotham N, Marsella A. International consultation and the homogenization of psychiatry in South East Asia. Social Science and Medicine 1988;27:553–61.
110. Bhugra D, Bhui K. Racism in Psychiatry: paradigm lost – paradigm regained. Int Rev Psychiatry 1999;11:236–43.
111. Littlewood R, Lipsedge M. Aliens and alienists. 3rd ed. London: Routledge; 1997.
112. Cohen A. The mental health of indigenous peoples. An international overview. Geneva: World Health Organization; 1999.
113. Swan P, Raphael B. 'Ways forward: national consultancy report on Aboriginal and Torres Strait Islander mental health. Canberra: Australian Government Publishing Service; 1995.
114. Australian Human Rights and Equal Opportunity Commission Report of the National

Inquiry into the Separation of Aboriginal and Torres Strait Islander Children from Their Families; 1997; see www.hreoc.gov.au/pdf/social_justice/bringing_them_home_report.pdf (Accessed 8 April 2007).

115. Klerman G. The psychiatric patient's right to treatment: implications of *Osheroff v Chestnut Lodge*. Am J Psychiatry 1990;147:419–27.

116. Robertson M. Power and knowledge in psychiatry and the troubling case of Dr Osheroff. Australasian Psychiatry 2005;13:343–50.

117. Van Etten M, Taylor S. Comparative efficacy of treatments for posttraumatic stress disorder: a meta-analysis. Clinical Psychology and Psychotherapy 1998;5:144–54.

118. van der Kolk B, McFarlane A, van der Hart O. A general approach to treatment of posttraumatic stress disorder. In: van der Kolk B, McFarlane A, Weisath L, editors. Traumatic stress. New York: Guilford Press; 1996. p. 417–40.

119. Rothbaum B, Schwartz A. Exposure therapy for post traumatic stress disorder. Am J Psychotherapy 2002;56:59–75.

120. Keane T, Marshall A, Taft C. Post Traumatic Stress Disorder: etiology, epidemiology, and treatment outcome. Annual Review of Clinical Psychology 2006;2:161–97.

121. Tarrier N, Pilgrim H, Sommerfield C, *et al.* A randomized trial of cognitive therapy and imaginal exposure in the treatment of chronic posttraumatic stress disorder. J Consulting and Clinical Psychology 1999;67:13–8.

122. Hembree E, Foa E, Dorfan N, *et al.* Do patients drop out prematurely from exposure therapy for PTSD? J Traumatic Stress 2004;16:555–62.

123. McFarlane A. Avoidance and intrusion in posttraumatic stress disorder. J Nervous and Mental Disease 1992;180:258–62.

124. Rapp M. Ethics in behaviour therapy: historical aspects and current. Can J Psychiatry 1984;29:547–50.

125. Adshead G. Ethics and psychotherapy. In: Gabbard G, Beck J, Holmes J, editors. Oxford textbook of psychotherapy. New York: Oxford University Press; 2005. p. 477–85.

126. Desapriya E, Nobutada I. Stigma of mental illness in Japan. Lancet 2002;359:1866–1866.

127. Figley C. Compassion fatigue as secondary traumatic stress disorder: an overview. In: Figley C, editor. Compassion fatigue: coping with secondary traumatic stress disorder in those who treat the traumatized. New York: Brunner/Mazel; 1995. p. 1–20.

128. Desapriya E, Nobutada I. Stigma of mental illness in Japan. Lancet 2002;359:1866.

129. Danieli Y. The treatment and prevention of long-term effects and intergenerational transmission of victimization: a lesson from Holocaust survivors and their children. In: Figley C, editor. Trauma and its wake. Vol 1: The study and treatment of post-traumatic stress disorder. New York: Brunner-Mazel; 1985. p. 295–313.

130. Ornstein A. The effect of the Holocaust on life-cycle experiences: the creation and recreation of families. J Geriatric Psychiatry 1981;14:135–54.

131. Davidson A, Mellor D. The adjustment of children of Australian Vietnam veterans: Is there evidence for the transgenerational transmission of the effects of war-related trauma? Aust NZ J Psychiatry 2001;35:345–51.

132. Pearlman L, MacIan P. Vicarious traumatization: an empirical study of the effects of trauma work on trauma therapists. Professional Psychology: Research and Practice

1995;26:558–65.

133. Rose S, Bisson J, Wessely S. Psychological debriefing for preventing post traumatic stress disorder (PTSD) (Cochrane Review). In: The Cochrane Library, Issue 4 (accessed 17 January 2007).

134. Dyer C. War veterans lose compensation battle. BMJ 2003;326:1166.

135. Frueh B, Gold P, de Arellano M. Symptom overreporting in combat veterans evaluated for PTSD: Differentiation on the basis of compensation seeking status. J Personality Assessment 1997;68:369–84.

136. McFarlane A. The phenomenology of post-traumatic stress disorders following a natural disaster. J Nervous and Mental Disease 1988;176:22–9.

137. Pope H, Poliakoff M, Parker M, *et al.* Is dissociative amnesia a culture-bound syndrome? Findings from a survey of the historical literature. Psychological Medicine 2007;37:225–33.

138. Herman J, Schatzow E. Recovery and verification of memories of childhood sexual trauma. Psychoanalytic Psychology 1987;4:1–14.

139. Yapko M. Suggestions of abuse. New York: Simon and Schuster; 1994.

140. Loftus E, Ketcham K. The myth of repressed memory: false memories and allegations of sexual abuse. New York: St Martin's Press; 1994.

141. Crews F. The trauma trap [review of *Remembering trauma* by RJ McNally and *Memory, trauma treatment, and the Law* by D Brown, AW Scheflin & DC Hammond]. The New York Review of Books 2004;51:37–40.

142. Solomin Z. Oscillating between denial and recognition of PTSD: why are lessons learned and forgotten? J Traumatic Stress 1995;8:271–82.

143. Bleich A. Military psychiatry in Israel: a 50-year perspective. Harefuah 2000;138:728–33.

144. Brendal D. Psychotherapy and the truth and reconciliation commission: the dialectic of individual and collective healing. In: Potter N, editor. Trauma, truth and reconcilitation – healing damaged relationships. Oxford: Oxford University Press; 2006. p. 15–28.

145. Swartz L, Drennan G. The cultural construction of healing in the Truth and Reconciliation Commission: implications for mental health practice. Ethnicity and Health 2000;5:205–13.

146. Kaminer D, Stein D, Mbanga I, *et al.* The truth and reconciliation commission in South Africa: Relation to psychiatric status and forgiveness among survivors of human rights abuses Br J Psychiatry 2001;178:373–7.

147. Pham P, Weinstein H, Longman T. Trauma and PTSD symptoms in Rwanda: implications for attitudes toward justice and reconciliation. JAMA 2004;292:602–12.

148. Silove D, Zwi A, le Touze D. Do truth commissions heal? The East Timor Experience. Lancet 2006;367:1222–4.

149. Hamber B. Narrowing the micro and the macro: A psychological perspective on reparations in societies in transition. In: de Grieff P, editor. Handbook of reparations. New York: Oxford University Press; 2007. p. 560–88.

150. Lira E. The reparations policy for human rights violations in Chile. In: De Grieff P, editor. Handbook of reparations. New York: Oxford University Press; 2007. p. 55–101.

151. Robertson M, Walter G. The many faces of the dual-role dilemma in psychiatric ethics. Aust NZ J Psychiatry 2008;42:228–35.

152. Green S, Bloch S. Working in a flawed mental health care system: an ethical challenge.

Am J Psychiatry 2001;158:1378–83.

## 25

1. Lipsitt DR. Psychosomatic medicine: History of a 'new' specialty. In: Blumenfeld M, Strain JJ, editors. Psychosomatic medicine. Philadelphia, PA: Lippincott Williams and Wilkins; 2006. p. 3–20.
2. Engel GL. The need for a new medical model: a challenge to biomedicine. Science 1977;196:129–36.
3. Saravay SM. Presidential address: Academy of Psychosomatic Medicine. Tucson, November 2006. Psychosomatics 2008;49:3–7.
4. Gutheil TG, Gabbard GO. Misuses and misunderstandings of boundary theory in clinical and regulatory settings. Am J Psychiatry 1998;155:409–14.
5. Rosenstein L, Miller FG. Ethical issues. In: Levenson JL, editor. Textbook of psychosomatic medicine. 1st ed. American Psychiatric Publishing; 2005.
6. American Medical Association. Principle of medical ethics. Chicago, IL 2001.
7. American Psychiatric Association. Principles of medical ethics. With annotations especially applicable to psychiatry. Arlington, VA: American Psychiatric Association; 2006.
8. Mermelstein HT, Wallack JJ. Confidentiality in the age of HIPAA: a challenge for psychosomatic medicine. Psychosomatics 2008;49:97–103.
9. Rait D, Lederberg MS. The family of the cancer patient. In: Holland J, Rowland J, editors. Handbook of psychooncology: psychological care of the patient with cancer. New York: Oxford University Press; 1989. p. 585–97.
10. Azoulay E, Pochard F, Kentish-Barnes N, *et al.* Risk of post-traumatic stress symptoms in family members of intensive care unit patients. Am J Respiratory and Critical Care Medicine 2005;171:987–94.
11. Kissane DW, Bloch S. Family focused grief therapy: a model of family-centred care during palliative care and bereavement. Buckingham: Open University Press; 2002.
12. Kim SY, Caine ED, Swan JG, *et al.* Do clinicians follow a risk-sensitive model of capacity-determination? An experimental video survey. Psychosomatics 2006;47:325–9.
13. Fins JJ, Bacchetta MD, Miller FG. Clinical pragmatism: a method of moral problem solving. Kennedy Institute of Ethics J 1997;7:129–45.
14. Steinberg MD. Psychiatry and bioethics. An exploration of the relationship. Psychosomatics 1997;38:313–20.
15. Breitbart W, Gibson C, Tremblay A. The delirium experience: delirium recall and delirium-related distress in hospitalized patients with cancer, their spouses/caregivers, and their nurses. Psychosomatics 2002;43:183–94.
16. Breitbart W, Rosenfeld B, Pessin H, *et al.* Depression, hopelessness, and desire for hastened death in terminally ill patients with cancer. JAMA 2000;284:2907–11.
17. Bharucha AJ, Pearlman RA, Back AL, *et al.* The pursuit of physician-assisted suicide: role of psychiatric factors. J Palliative Med 2003;6:873–83.
18. Ganzini L, Lee MA, Heintz RT, *et al.* The effect of depression treatment on elderly patients' preferences for life-sustaining medical therapy. Am J Psychiatry 1994;151:1631–6.
19. Ganzini L, Dobscha SK. If it isn't depression. J Palliative Med 2003;6:927–30.
20. Ganzini L, Dobscha SK, Heintz RT, *et al.* Oregon physicians' perceptions of patients who

request assisted suicide and their families. J Palliative Med 2003;6:381–90.

21. Ganzini L, Nelson HD, Schmidt TA, *et al.* Physicians' experiences with the Oregon Death with Dignity Act. N Engl J Med 2000;342:557–63.
22. van der Heide A, Onwuteaka-Philipsen BD, Rurup ML, *et al.* End-of-life practices in the Netherlands under the Euthanasia Act. N Engl J Med 2007;356:1957–65.
23. Reagan P, Hurst R, Cook L, *et al.* Physician-assisted death: dying with dignity? Lancet Neurology 2003;2:637–43.
24. Fallowfield LJ, Jenkins VA, Beveridge HA. Truth may hurt but deceit hurts more: communication in palliative care. Palliative Medicine 2002;16:297–303.
25. Lederberg MS. Making a situational diagnosis. Psychiatrists at the interface of psychiatry and ethics in the consultation-liaison setting. Psychosomatics 1997;38:327–38.
26. Rhodes R, Strain JJ. Ethical considerations. In: Blumenfeld M, Strain JJ, editors. Psychosomatic medicine. Philadelphia, PA Lippincott Williams and Williams; 2006. p. 730, 731.
27. Aulisio MP, Arnold RM, Youngner SJ, editors. Ethics consultations. From theory to practice. Baltimore, MD: Johns Hopkins University Press; 2003.

Memorial Sloan-Kettering Cancer Center, New York, USA
CLINICAL PROFESSOR OF PSYCHIATRY
Weill Cornell Medical Center, New York, USA

**Tomer Levin,** ASSISTING ATTENDING PSYCHIATRIST, ASSISTANT PROFESSOR
Weill Cornell College of Medicine, Memorial Sloan-Kettering Cancer Center, Department of Psychiatry and Behavioral Science, New York, USA

**Richard Martinez,** DIRECTOR
Psychiatric Forensic Services, Health Medical Center, Denver, USA
DIRECTOR
Fellowship in Forensic Psychiatry, University of Colorado, Denver, CO, USA

**Peter McGuffin,** PROFESSOR OF PSYCHOLOGICAL MEDICINE
Institute of Psychiatry, King's College London, London, UK

**Franklin G. Miller,** SPECIAL EXPERT, NIMH INTRAMURAL RESEARCH PROGRAM, DEPARTMENT OF BIOETHICS
National Institutes of Health, Bethesda, MD, USA

**Stephen J. Morse,** FERDINAND WAKEMAN HUBBELL PROFESSOR OF LAW AND PROFESSOR OF PSYCHOLOGY AND LAW IN PSYCHIATRY
University of Pennsylvania Law School, Philadelphia, PA, USA

**David F. Musto,** PROFESSOR OF CHILD PSYCHIATRY and HISTORY OF MEDICINE
Yale University, New Haven, CT, USA

**Joseph Onek,** ATTORNEY
Washington DC, USA

**Catherine Oppenheimer,** CONSULTANT PSYCHIATRIST
The Fulbrook Centre, Churchill Hospital, Oxford, UK

**Christos Pantelis,** PROFESSOR OF PSYCHIATRY
University of Melbourne, Sunshine Hospital, St Albans VIC, Australia

**Russell Pargiter,** CONSULTANT PSYCHIATRIST
Hobart, Tasmania, Australia

**Roger Peele,** CLINICAL PROFESSOR OF PSYCHIATRY
George Washington University, Washington DC, USA

**Michael Robertson,** CLINICAL SENIOR LECTURER
Centre for Values, Ethics and the Law in Medicine & Discipline of Psychological Medicine, University of Sydney, NSW, Australia

**Donald L. Rosenstein,** SENIOR CLINICIAN
Division of Intramural Research Programs, National Institutes of Health, Bethesda, MD, USA

**James E. Sabin,** DIRECTOR, ETHICS PROGRAM, HARVARD PILGRIM HEALTH CARE, Boston, MA, USA
CLINICAL PROFESSOR, DEPARTMENT OF AMBULATORY CARE / PREVENTION AND PSYCHIATRY
Harvard Medical School, Boston, MA, USA

**Adrian Sondheimer,** PEDIATRIC AND ADOLESCENT PSYCHIATRIST
Livingston, NJ, USA

**George Szmukler,** CONSULTANT PSYCHIATRIST AND MEDICAL DIRECTOR
David Goldberg Centre, Institute of Psychiatry, King's College, London, UK

**Garry Walter,** PROFESSOR OF CHILD AND ADOLESCENT PSYCHIATRY
Discipline of Psychological Medicine, University of Sydney, NSW, Australia

## ◆著者◆

**Gwen Adshead,** CONSULTANT FORENSIC PSYCHIATRIST
Broadmoor Hospital, Crowthorne, Berks, UK

**Charlotte Allan,** ACADEMIC CLINICAL FELLOW
Department of Psychiatry, University of Oxford, Oxford, UK

**Tom L. Beauchamp,** PROFESSOR OF PHILOSOPHY and SENIOR RESEARCH SCHOLAR
Georgetown University, Washington DC, USA

**Sidney Bloch,** PROFESSOR IN PSYCHIATRY AND ADJUNCT PROFESSOR IN HEALTH AND SOCIETY
University of Melbourne, Australia

**Paul Chodoff,** PROFESSOR EMERITUS PSYCHIATRY
George Washington University, Washington DC, USA

**Margaret Coady,** SENIOR LECTURER
Centre for Applied Philosophy and Public Ethics, University of Melbourne, Australia

**Norman Daniels,** MARY B. SALTONSTALL PROFESSOR, PROFESSOR OF ETHICS AND POPULATION HEALTH
Harvard School of Public Health, Boston, MA, USA

**Anne Farmer,** PROFESSOR OF PSYCHIATRY
Institute of Psychiatry, King's College London, London, UK

**K. W. M. (Bill) Fulford,** PROFESSOR OF PHILOSOPHY AND MENTAL HEALTH
University of Warwick, Coventry, UK

**Glen O. Gabbard,** CALLOWAY DISTINGUISHED PROFESSOR OF PSYCHOANALYSIS AND EDUCATION
Baylor College of Medicine, Houston, TX, USA

**Melissa M. Goldstein,** ASSOCIATE RESEARCH PROFESSOR
Department of Health Policy, School of Public Health and Health Services
George Washington University Medical Center, Washington DC, USA

**Stephen A. Green,** CLINICAL PROFESSOR OF PSYCHIATRY
Georgetown University School of Medicine, Washington DC, USA

**Thomas G. Gutheil,** PROFESSOR OF PSYCHIATRY AND CO-FOUNDER OF THE PROGRAM IN PSYCHIATRY AND THE LAW
Department of Psychiatry, Beth Israel-Deaconess Medical Center, Harvard Medical School, Boston, MA, USA

**David Heyd,** CHAIM PERELMAN PROFESSOR OF PHILOSOPHY
The Hebrew University of Jerusalem, Israel

**Jeremy Holmes,** CONSULTANT PSYCHOTHERAPIST AND PROFESSOR IN PSYCHOTHERAPY
Department of Psychology, University of Exeter, Devon, UK

**Peter S. Jensen,** PRESIDENT & CEO
The REACH Institute, Resource for Advancing Children's Health, New York, USA

**David I. Joseph,** CLINICAL PROFESSOR OF PSYCHIATRY AND BEHAVIOURAL SCIENCES
George Washington University, Washington DC, USA

**Linda Kader,** CLINICAL PROFESSOR OF PSYCHIATRY
Sunshine Hospital, St Albans VIC, Australia

**Marguerite S. Lederberg,** ATTENDING PSYCHIATRIST

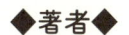

## ◆訳者◆


| 担当章 | 訳者 | |
|---|---|---|
| 1・付録 | 水野雅文 | 東邦大学医学部精神神経医学講座 |
| 2・3 | 村上雅昭 | 明治学院大学社会学部社会福祉学科 |
| 4・10・11 | 菅原道哉 | 社会福祉法人恵友会 |
| 5 | 舩渡川智之 | 東邦大学医学部精神神経医学講座 |
| 6 | 武士清昭 | 東邦大学医学部精神神経医学講座 |
| 7 | 森田桂子 | 東邦大学医学部精神神経医学講座 |
| 8 | 山澤涼子 | 慶應義塾大学医学部精神神経科学教室 |
| 9 | 茅野分 | 銀座泰明クリニック |
| 10 | 諸井一郎 | 石川町クリニック |
| 12 | 片桐直之 | 東邦大学医学部精神神経医学講座 |
| 13・付録 | 藤井千代 | 埼玉県立大学保健医療福祉学研究科 |
| 14 | 吉田尚史 | 東邦大学医学部精神神経医学講座 |
| 15 | 小林啓之 | ケンブリッジ大学精神医学部門 |
| 16 | 中村道子 | 東邦大学医学部精神神経医学講座 |
| 17 | 東儀奈生 | 東邦大学医学部精神神経医学講座 |
| 18 | 辻野尚久 | 東邦大学医学部精神神経医学講座 |
| 19 | 新村秀人 | 慶應義塾大学医学部精神神経科学教室 |
| 20 | 蓮舎寛子 | 東邦大学医学部精神神経医学講座 |
| 21 | 熊崎博一 | 慶應義塾大学医学部精神神経科学教室 |
| 22 | 根本隆洋 | 東邦大学医学部精神神経医学講座 |
| 23 | 佐久間啓 | 医療法人安積保養園あさかホスピタル |
| 23 | 水野裕也 | 慶應義塾大学医学部精神神経科学教室 |
| 24 | 李創鎬 | 東邦大学医学部精神神経医学講座 |
| 25 | 當間実名雄 | 東邦大学医学部健康推進センター |

## ◆監訳者◆

**水野雅文**　（みずの　まさふみ）
東邦大学医学部精神神経医学講座・教授
1986年慶應義塾大学医学部卒業，同大学院修了，医学博士。イタリア政府給費留学生，パドヴァ大学心理学科客員教授，慶應義塾大学医学部精神神経科学教室専任講師，助教授を経て2006年より現職。
日本精神保健・予防学会理事長，日本社会精神医学会副理事長，International Early Psychosis Association, Board Member，東京都精神保健福祉協議会理事長など。

**藤井千代**　（ふじい　ちよ）
埼玉県立大学保健医療福祉学研究科・准教授
1993年防衛医科大学校卒業，2001年慶應義塾大学大学院修了，医学博士。自衛隊中央病院精神科医長を経て，2008年より現職。
日本社会精神医学会理事，東邦大学医学部精神神経医学講座・客員講師。

**村上雅昭**　（むらかみ　まさあき）
明治学院大学社会学部社会福祉学科・教授
1977年慶應義塾大学医学部卒業，医学博士。慶應義塾大学医学部精神神経科学教室助手，大泉病院診療部長を経て，1996年明治学院大学社会学部社会福祉学科助教授，1999年より現職。
NPO法人みなとネット21副理事長，日本社会精神医学会理事，日本精神保健・予防学会理事。

**菅原道哉**　（すがわら　みちや）
社会福祉法人恵友会・理事長
1972年東邦大学医学部卒業，北里大学精神神経科入局，医学博士。1978年フランス政府給費留学生（パリ第七大学平衡生理機能研究所研究員），1990年東邦大学医学部精神神経科助教授，2006年東邦大学教授退職，現客員教授。
元日本社会精神医学会理事。

## ◆編者◆

**シドニー・ブロック**　(Sidney Bloch)

メルボルン大学精神科および同大学付属保健社会センター名誉教授，セント・ビンセント病院名誉上級精神科医。英国王立精神医学会および王立オーストラリア・ニュージーランド精神医学会の特別会員。*Australian and New Zealand Journal of Psychiatry*の編集長を13年，*British Journal of Psychiatry*の副編集長を10年務めた。13冊の著書の多くは改訂を重ね，14カ国語に翻訳されたものもある。*Russia's Political Hospitals*（『政治と精神医学：ソヴェトの場合』みすず書房，1983年）は1978年に米国精神医学会のグットマッハー賞を受賞し，*An Anthology of Psychiatric Ethics*（精神科倫理集成）は2007年に英国医師会から表彰されている。精神療法，精神腫瘍学，精神科臨床倫理を中心とした分野について，200を超す論文や書籍の章を執筆している。

**ステファン・A・グリーン**　(Stephen A. Green)

ジョージタウン大学精神科臨床教授。医学博士号取得後，精神医学のインターンシップおよび臨床研修を修了し，のちに哲学および生命倫理の修士号を取得。ジョージタウン大学医学部の医学生および研修医の全研修期間を通じて指導を行っており，教育に関する数々の賞を受賞している。米国精神医学会倫理委員会の副委員長としても活躍してきた。精神療法や心身医学，マネイジドケアに関する数多くの論文，身体疾患と精神疾患の相互関係に関する2冊の著書，さらに4冊の編著書を出版している。現在，*The American Journal of Psychiatry*，*Academic Psychiatry*，*Psychosomatics*など，数多くのジャーナルのレビュアーを務めている。

## 精神科臨床倫理 第4版

2011年11月9日 初版第1刷発行

編 者 シドニー・ブロック，ステファン・A・グリーン
監訳者 水野雅文，藤井千代，村上雅昭，菅原道哉
発行者 石澤雄司
発行所 ㈱星和書店
〒168-0074 東京都杉並区上高井戸1-2-5
電話 03 (3329) 0031 (営業部)／03 (3329) 0033 (編集部)
FAX 03 (5374) 7186 (営業部)／03 (5374) 7185 (編集部)
http://www.seiwa-pb.co.jp

Ⓒ 2011 星和書店　Printed in Japan　ISBN978-4-7911-0791-9

- 本書に掲載する著作物の複製権・翻訳権・上映権・譲渡権・公衆送信権 (送信可能化権を含む) は㈱星和書店が保有します。
- JCOPY 〈(社)出版者著作権管理機構 委託出版物〉
本書の無断複写は著作権法上での例外を除き禁じられています。複写される場合は，そのつど事前に(社)出版者著作権管理機構 (電話 03-3513-6969，FAX 03-3513-6979, e-mail：info@jcopy.or.jp) の許諾を得てください。

## 精神科地域ケアの新展開
OTPの理論と実際

水野雅文、村上雅昭、佐久間啓 編

B5判
328p
2,800円

## 精神障害と回復
リバーマンの
リハビリテーション・マニュアル

R.P.リバーマン 著
西園昌久 総監修
池淵恵美 監訳
SST普及協会 訳

B5判
492p
6,600円

## 新しいコミュニティづくりと精神障害者施設
「施設摩擦」への挑戦

大島巌 編著

B5判
344p
2,816円

## 脱入院化時代の地域リハビリテーション

江畑敬介 著

A5判
128p
2,500円

## 病院医療と精神科リハビリテーション
英国における歴史的展開

J.シェパード 著
斎藤幹郎、野中猛 訳

四六判
232p
2,680円

発行：星和書店　http://www.seiwa-pb.co.jp　価格は本体（税別）です

| 統合失調症への<br>アプローチ | 池淵恵美 著 | A5判<br>504p<br>3,600円 |

| 暴力のリスクアセスメント<br>精神障害と暴力に関する<br>マッカーサー研究から | J.モナハン、<br>H.J.ステッドマン、他著<br>安藤久美子、<br>中澤佳奈子 訳 | A5判<br>220p<br>2,800円 |

| 児童・青年の<br>反社会的行動に対する<br>マルチシステミックセラピー<br>（MST） | ヘンゲラー、ボルディン、<br>ショーエンワルド、他著<br>吉川和男 監訳 | A5判<br>400p<br>3,900円 |

| 医療観察法と<br>事例シミュレーション | 武井満 編著 | A5判<br>172p<br>3,800円 |

| 暴力を治療する<br>精神保健における<br>リスク・マネージメント・ガイド | アンソニー・メイデン 著<br>吉川和男 訳 | A5判<br>320p<br>3,600円 |

発行：星和書店　http://www.seiwa-pb.co.jp　価格は本体(税別)です

| 書名 | 著者 | 判型・頁・価格 |
|---|---|---|
| **障害の思想**<br>共存の哲学は可能か | 武井満 著 | 四六判<br>256p<br>2,670円 |
| **医学モデルを超えて** | E.G.ミシュラー、他著<br>尾崎新、三宅由子、<br>丸井英二 訳 | 四六判<br>480p<br>3,800円 |
| **緩和ケアにおける<br>心理社会的問題** | マリ・ロイド＝<br>ウィリアムズ 編<br>若林佳史 訳 | A5判<br>416p<br>3,300円 |
| **統合失調症100のQ&A**<br>苦しみを乗り越えるために | リン・E・デリシ 著<br>功刀浩、堀弘明 訳 | 四六判<br>272p<br>1,800円 |
| **すぐ引ける、すぐわかる<br>精神医学最新ガイド** | R.W.ロゥキマ 著<br>勝田吉彰、吉田美樹 訳 | 四六判<br>596p<br>2,700円 |

発行：星和書店　http://www.seiwa-pb.co.jp　価格は本体(税別)です

| | | |
|---|---|---|
| 精神科における<br>予診・初診・初期治療 | 笠原嘉 著 | 四六判<br>180p<br>2,000円 |

| | | |
|---|---|---|
| 精神科の専門家をめざす<br>「精神科臨床サービス」自選集 | 福田正人 編著 | 四六判<br>172p<br>1,500円 |

| | | |
|---|---|---|
| 精神科臨床を<br>始める人のために<br>精神科臨床診断の方法 | 中安信夫 著 | A5判<br>80p<br>1,900円 |

| | | |
|---|---|---|
| 体験を聴く・症候を読む・<br>病態を解く<br>精神症候学の方法についての覚書 | 中安信夫 著 | 四六判<br>208p<br>2,600円 |

| | | |
|---|---|---|
| 研修医のための<br>精神医学入門 第2版 | 石井毅、栗田広 著 | 四六変形<br>(105mm<br>×188mm)<br>112p<br>1,300円 |

発行：星和書店　http://www.seiwa-pb.co.jp　価格は本体(税別)です

| 書名 | 著者 | 仕様 |
|---|---|---|
| 精神科症例報告の上手な書きかた | 仙波純一 著 | 四六判 152p 1,800円 |
| 新版 脳波の旅への誘い 楽しく学べるわかりやすい脳波入門 | 市川忠彦 著 | 四六判 260p 2,800円 |
| 適切な診療録：精神科・心理療法編 精神科臨床に携わる人が知っておくべきこと | M.E. モーリン、他著 斎藤朱実、岡島詳泰、加藤正樹、大橋嘉樹 訳 | A5判 192p 2,800円 |
| 臨床精神神経薬理学テキスト 改訂第2版 | 日本臨床精神神経薬理学会専門医制度委員会 編 | B5判 544p 8,600円 |
| 向精神薬・身体疾患治療薬の相互作用に関する指針 日本総合病院精神医学会治療指針5 | 日本総合病院精神医学会治療戦略検討委員会 編 | 四六変形 (112mm×188mm) 296p 3,500円 |

発行：星和書店　http://www.seiwa-pb.co.jp　価格は本体（税別）です